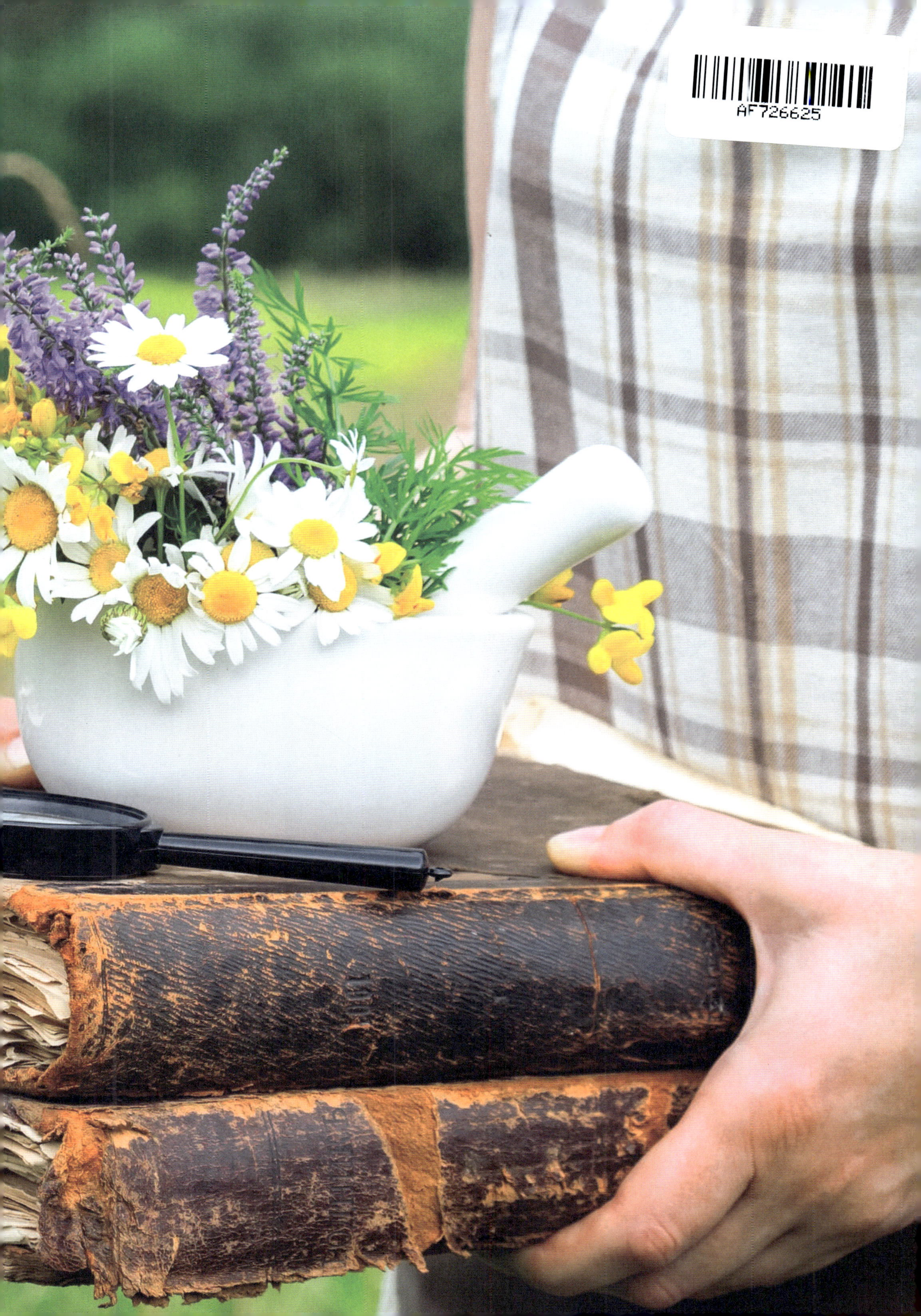

Impressum

Dr. rer. nat. Hartmut P. A. Fischer
Baumhofstraße 43
97828 Marktheidenfeld
DEUTSCHLAND
E-Mail: info@pranatu.de

Dominik Dietz, M. Eng.
Leharstr. 22
91074 Herzogenaurach
DEUTSCHLAND
E-Mail: dietz@pranatu.de

Autoren: Hartmut Fischer | Dominik Dietz
Umschlaggestaltung, Illustration: Dominik Dietz

Internet: www.MedizinZumSelbermachen.de

Verlag: Praxisinstitut Naturmedizin
ISBN: 978-3-949754-02-9

Erste Auflage: März 2022, 5000 Exemplare
Zweite Auflage: Dezember 2022, 9000 Exemplare
Dritte Auflage: Oktober 2023, 11000 Exemplare
Vierte Auflage: November 2024, 13000 Exemplare

Haftungsausschluss

Die im Buch dargestellten Inhalte dienen ausschließlich der neutralen Information und allgemeinen Weiterbildung. Sie stellen keine Empfehlung oder Bewerbung der beschriebenen oder erwähnten diagnostischen Methoden, Behandlungen oder Arzneimittel dar. Das Werk erhebt weder einen Anspruch auf Vollständigkeit noch kann die Aktualität, Richtigkeit und Ausgewogenheit der dargebotenen Information garantiert werden. Es ersetzt keinesfalls die fachliche Beratung durch einen Arzt oder Apotheker und es darf nicht als Grundlage zur eigenständigen Diagnose und Beginn, Änderung oder Beendigung einer Behandlung von Krankheiten verwendet werden. Konsultieren Sie bei gesundheitlichen Fragen oder Beschwerden immer den Arzt Ihres Vertrauens! Der Autor übernimmt keine Haftung für Unannehmlichkeiten oder Schäden, die sich aus der Anwendung der hier dargestellten Informationen ergeben.

Die dargestellten medizinischen Inhalte stellen Informationen zum Thema Gesundheit dar und sind ausschließlich für den Informationsgebrauch bestimmt. Die Erkenntnisse in der Medizin unterliegen einem laufenden Wandel durch Forschung und klinische Erfahrung. Der Autor verwendete große Sorgfalt darauf, die sachlichen Informationen in verständlicher Form darzustellen. Die Informationen sind kein Ersatz für eine Beratung oder Behandlung durch einen Arzt. Sie können den Rat eines Mediziners in keinem Fall ersetzen. Ferner sind die Inhalte dieses Buches nicht dazu geeignet, eigenständig Diagnosen zu stellen oder Behandlungen zu beginnen. Ebenso wenig dürfen die erteilten Informationen oder Auskünfte als Aufforderung zu einer bestimmten Behandlung oder Nicht-Behandlung einer möglichen Krankheit verstanden werden. Die Diagnose oder Behandlung einer Krankheit oder eines anderen Leidens kann allein durch die Konsultation eines Arztes erfolgen. Alle Angaben in diesem Buch erfolgen daher ohne Gewährleistung oder Garantie seitens des Autors.

Dr. Hartmut Fischer | Dominik Dietz, M. Eng.

Ihr Weg zu therapeutischer Freiheit, Sicherheit und Unabhängigkeit für ein natürlich gesundes Leben!

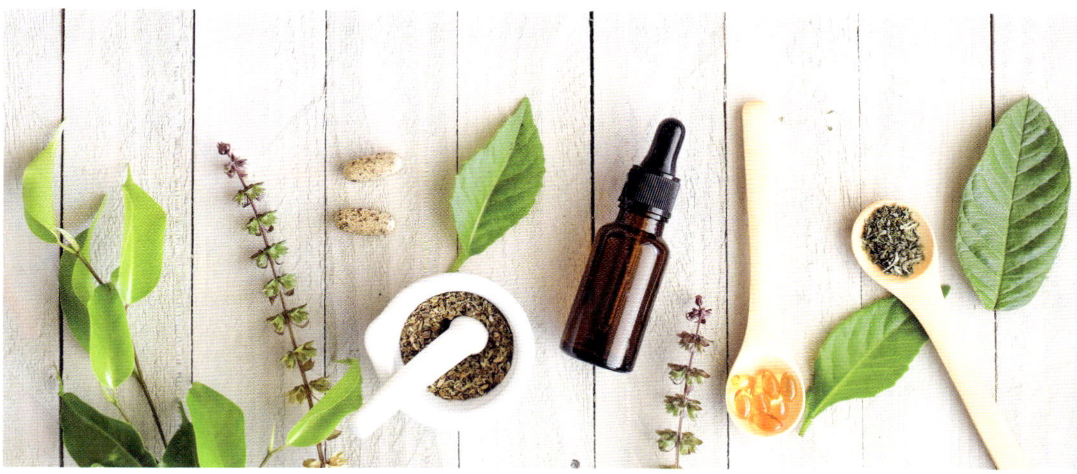

Dieses Buch vermittelt Kenntnisse und Fertigkeiten der selbstverantwortlichen Anwendung vielseitiger, einfacher und zugleich hochwirksamer Mittel, um eigene therapeutische Fähigkeiten zu erlernen und optimale Gesundheit zu erreichen.

Praxisinstitut Naturmedizin

Inhaltsverzeichnis

DMSO – ein vielseitiges und natürliches Hausmittel

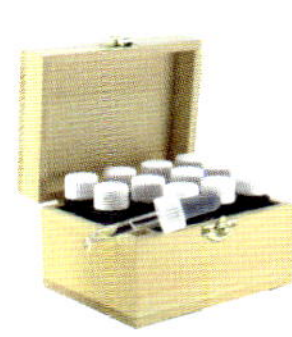

Ihr Gesundheitswerkzeugkasten für zu Hause und in der Praxis

Medizinisch-therapeutische Methodiken zur Aktivierung Ihrer Selbstheilungskräfte

Weitere Rundbriefthemen zur Erweiterung Ihres Wissensschatzes

Ihr Gesundheitswerkzeugkasten für verschiedenste Symptome

Ihr Gesundheitswerkzeugkasten – Basismittel für Ihren Körper

Ihr Gesundheitswerkzeugkasten für Hauterkrankungen

Ihr Gesundheitswerkzeugkasten für akute und chronische Infektionen

Ihr Gesundheitswerkzeugkasten für Krebs

Ihr Gesundheitswerkzeugkasten für neurodegenerative Erkrankungen

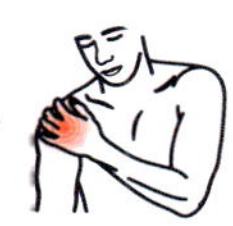

Ihr Gesundheitswerkzeugkasten für akute oder chronische Schmerzsyndrome

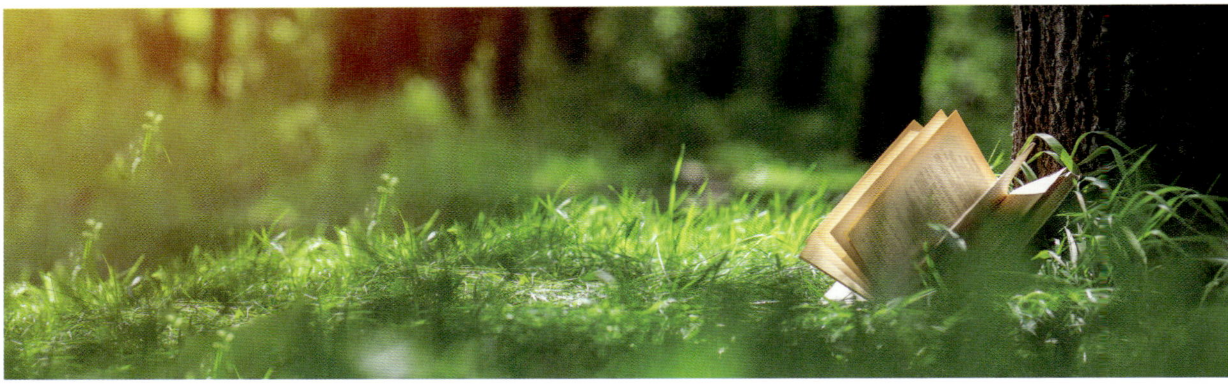

Einführung

Als Dr. Fischer vor über 10 Jahren das Praxisinstitut Naturmedizin gründete, fehlte es an vielen Mitteln. Pflanzliche Extrakte, also echte Phytomedizin, und zahlreiche „alte“ Hausmittel, die er schon als Student, ja schon als jugendlicher Schüler kennengelernt hatte und einsetzen wollte, fand er oft nur „verpanscht“ in Dragees, minderwertigen Kapseln, in unzureichender Dosierung, teilweise rezeptpflichtig oder mit anderen Nachteilen verbunden. Man denke nur daran, dass es zum Beispiel Vitamin D3 noch gar nicht freiverkäuflich gab und niemand wusste, wo man pharmazeutisch reines DMSO beschaffen konnte.

Diese ungünstige Ausgangsituation nahm Dr. Fischer motiviert zum Anlass, genau das (wieder) zu tun, was er als Naturwissenschaftler an der Universität und auch danach als Angestellter in der forschenden Pharmaindustrie gelernt hatte. Fachliteratur wälzen und Substanzen ausfindig machen.

Auf diese Weise entwickelte sich schnell ein eigener Gesundheitswerkzeugkasten aus reinen, frei zugänglichen, bewährten, simplen und zugleich hochwirksamen Mitteln, mit DMSO als Dachmittel und vielen weiteren Substanzen, die sich gut damit kombinieren lassen.

Sowohl für den Privatgebrauch zu Hause als auch für den therapeutischen Einsatz in Praxis und Klinik in allen erdenklichen Anwendungsformen, einschließlich Injektion und Infusion.

Diese „Medizin zum Selbermachen“ führte nicht nur zur Veröffentlichung von „Das DMSO Handbuch“, des ersten deutschsprachigen Buches zum Thema DMSO & Co., sondern auch zu großer Nachfrage nach Seminaren, Vorträgen und allgemeiner Information. Letzteres veranlasste Dr. Fischer ab 2017 (un)regelmäßig den „persönlichen kostenfreien DMSO & Co. Rundbrief“ zu veröffentlichen und der Verteiler wuchs schnell.

Die vielfältigen Themen dieser Rundbriefe sammelten sich bis heute zu einem ansehnlichen Vorrat an Ideen und Impulsen für die Eigenanwendung und für die Therapeutentätigkeit mit Medizin, die wieder näher bei den Menschen ist. Das umfangreiche Material ist nun geordnet und bearbeitet worden, sodass dieses wunderbare Buch daraus entstehen konnte.

So wird das Wissen um effektive, unmittelbare Therapiemöglichkeiten erstens an viele Ärzte und Heilpraktiker weitergegeben und zweitens werden viele Menschen ermutigt, einfache, bewährte, preisgünstige und natürliche Mittel selbst zu beschaffen und virtuos und kreativ auch zu Hause anzuwenden.

Persönliche Erfahrungen gehen dabei ebenso ein, wie zahlreiche Berichte von Selbstanwendern und Therapeuten, vor allem jene, denen Dr. Fischer aus Anlass von Seminaren, Workshops und Kongressen persönlich begegnen darf.

DMSO als Dachmittel spielt hier ebenso eine wichtige Rolle, wie viele weitere „effektive Hausmittel", Heilpflanzen, Methoden und geistig-seelische Hilfen. Eine solche Bandbreite wird benötigt, um individuellen Symptomen und ihren Ursachen gerecht zu werden. Dies ist das Kennzeichen der Integrativen Medizin. Ein Integral, wie in der Schule gehört, schließt die gesamte Fläche darunter mit ein. Integrative Medizin schließt nichts aus, betreibt keine Vorurteile und gehorcht keinen Dogmen.

Zu allen Themen, Mitteln und Methoden in Dr. Fischer's Rundbriefen kann man kontroverser Meinung sein. Da sie bisher schon positive Anwendungsergebnisse hervorbrachten, dürfen sie jedoch Beachtung finden. Es sind vielfältige Impulse auf dem Weg zur Gesundheit.

Unsere Gesundheit sollten wir also nach wie vor in den eigenen Händen halten. Mit materiellen Hausmitteln für den Körper und mit spirituellen Hausmitteln für den Geist können wir Gesundheit bewahren und Krankheit behandeln.

> *Das Ziel sollte immer Selbsthilfe sein! Nur sie macht frei, unabhängig, krisenfest und ist im Einklang mit der Selbstbestimmtheit, die wir für uns selbst wünschen, jedoch auch für alle Mitmenschen fördern können. Impulse zu geben, die jeder selbst weiterentwickeln kann, das ist der Sinn dieses Buches.*

Für alle, die sich für Integrative Medizin interessieren und ihren eigenen Gesundheitswerkzeugkasten entwickeln möchten, ist der Medizin zum Selbermachen Rundbrief eine unverzichtbare Ressource. Seit 2017 bietet Dr. Fischer in diesem kostenfreien DMSO & Co. Rundbrief ausführliche Erläuterungen zu Beschaffung, Handhabung, Dosierung und Einsatzgebieten von bewährten und hocheffektiven Mitteln. Darüber hinaus gibt es Gastbeiträge und Fallberichte von Menschen, die bedeutende Behandlungserfolge erzielt haben. Registrieren Sie sich einfach auf www.MedizinZumSelbermachen.de mit Ihrer E-Mail-Adresse und profitieren Sie von diesem wertvollen Wissen.

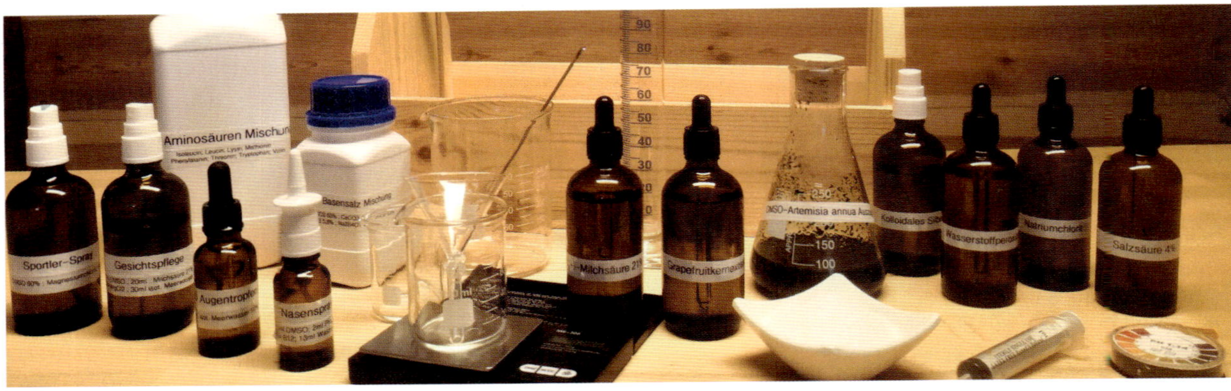

Medizin zum Selbermachen

„Medizin zum Selbermachen" – vielen war bisher nicht klar, welche Bedeutung ein gewisses Maß an medizinischer Eigenständigkeit heute hat und warum es wichtig ist, dass wir, wie unsere Groß- und Urgroßeltern es gewohnt waren, zu Hause und in den Praxen bewährte Mittel zur Selbstanwendung jederzeit bereithalten und den Umgang mit ihnen beherrschen.

Leitgedanke

Wir benötigen ein Repertoire an **bewährten, „freien" Mitteln**, welche wir zu Hause genauso wie in der Praxis/Klinik, **gut verträglich** und **hochwirksam,** griffbereit haben und weitgehend **selbsterklärend, vielfältig einsetzen** können.

Kreativ, intuitiv und **virtuos. Ohne Beipackzettel.**

Wir haben diesen Frühsommer genau das erlebt, was ich seit Jahren in den Seminaren beispielhaft erläutert habe: Im Falle von unvorhergesehenen, bis dahin unvorstellbaren Ereignissen, steht zuallererst die normale medizinische Versorgung auf der Kippe.

Engpässe bei Arzneimitteln, geschlossene Notaufnahmen, Apotheken, Arztpraxen – all das haben wir zwar über Jahre hin „aus der Ferne" in naheliegenden europäischen Krisenstaaten wie Italien oder Griechenland mit eigenen Augen gesehen oder via Fernsehen aus anderen Erdteilen miterlebt.

Wohlgemerkt geht es dabei um die Sicherstellung der Behandlung von akuten und chronischen Symptomen sowie leichten und schweren Erkrankungen, die uns ständig und alltäglich umgeben oder selbst betreffen – nicht um die jetzt für das Chaos ursächliche, skurrile und unwissenschaftliche Aufblähung einer Erkältungserkrankung.

Ist der Kerngedanke all der Arbeiten zu DMSO & Co. schon weit genug durchgedrungen? Die Medizin soll und kann wieder zu den Menschen kommen!

Die Kenntnisse und Fertigkeiten der selbstverantwortlichen Anwendung vielseitiger, einfacher und zugleich hochwirksamer Mittel im Bedarfsfall und deren wohlüberlegte Vorratshaltung, lässt uns ruhig und gelassen sein, auch wenn das öffentliche Gesundheitssystem zusammenbricht, ganz gleich aus welchen Gründen politischer, ökonomischer, monopolistischer oder sonstiger Art.

Machen Sie also reichlich Gebrauch von den Angeboten, Ihr therapeutisches Spektrum und Ihre Selbsthilfemöglichkeiten zu erweitern und zu festigen.

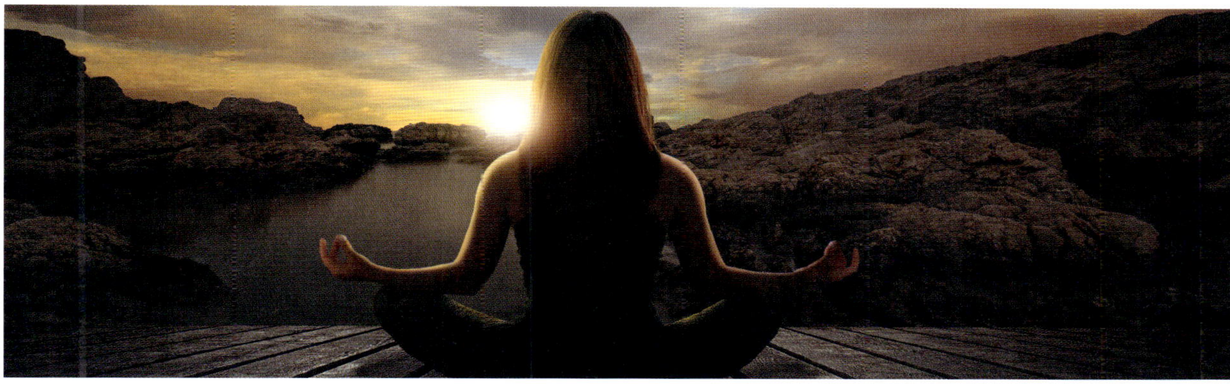

Nutzen Sie Ihre natürlichen Fähigkeiten und Ihre Körpersprache

Schnell umsetzbare Möglichkeiten zur Aufrechterhaltung oder Wiederherstellung der eigenen Gesundheit, ebenso wie derjenigen von Ihren Klienten oder Patienten, werden täglich wichtiger. Sie werden heute so wichtig, wie sie einst waren, als wenige Ärzte nur selten Hausbesuche machten, Groß- und Mehrgenerationenfamilien auf sich gestellt waren und die Gemeindeschwestern hauptsächlich Verletzungen behandelten. Heute sind es ganz andere Gründe, wie wir sehen, doch die Dringlichkeit zu einem vorteilhaften Maß an Eigenständigkeit im Feld der gut wirksamen und gleichzeitig verträglichen Medizin ist gegeben.

Es ist verwunderlich, dass vielen zwar längst klar ist, dass man ein vorteilhaftes Maß an Eigenständigkeit etwa im Bereich der Lebensmittelversorgung, Hygieneartikel, Werkzeuge, Wasser/Strom, und andere etablieren sollte, doch beim Thema Gesundheit setzt unsere Wahrnehmung nach wie vor sehr auf das allgemeine Gesundheitssystem.

Das kann trügerisch sein, abgesehen davon, dass schnell wirksame Hilfe dort gar nicht mehr im Fokus steht, geht es doch längst mehr um (gewinnbringende) Diagnostik als um wohltuende Symptomlinderung und effektive Behandlung.

Zeit für Diagnostik und Ursachenforschung gäbe es dann immer noch.

Fast scheint es, als ob die reine Feststellung und Dokumentation von Erkrankungen zum übergreifenden Geschäftsmodell wurde und die darangehängte Leitlinienmedizin eher der lästige Teil ist.

Viele beklagen seit langer Zeit, dass „man vom Arzt noch nicht einmal mehr angeschaut und angefasst wird", zum Zweck der körperlichen Untersuchung. Den Blick fest auf den Bildschirm gerichtet, wird der Patient lediglich nebenbei befragt und dokumentiert. Selbst so etwas wie Sportverletzungen oder Gelenkbeschwerden, können da ganz ohne Hinschauen erfasst und eingetippt werden. Dabei galt doch früher der Leitspruch „Keine Diagnose durch die Hose!".

> *Nutzen Sie also wieder Ihre **natürlichen Fähigkeiten** und Ihre **Körpersprache**, um herauszufinden, welche bewährten und simplen Mittel bei den unterschiedlichsten Symptomen und Erkrankungen zu schnellen Anwendungserfolgen führen.*
>
> *Und teilen Sie dies großzügig mit Freunden, Bekannten und Kunden.*
>
> *Praxisinstitut Naturmedizin*

Das Integral über Körper, Geist und Seele schließt dabei Mittel, Pflanzen, Hände, Worte, Orte und manches andere mit ein. So entsteht Ihr ganz eigener, individueller Gesundheitswerkzeugkasten. Sie können es!

KAPITEL 1

Umfassende Berichte und Hintergründe zu alltäglichen Themen

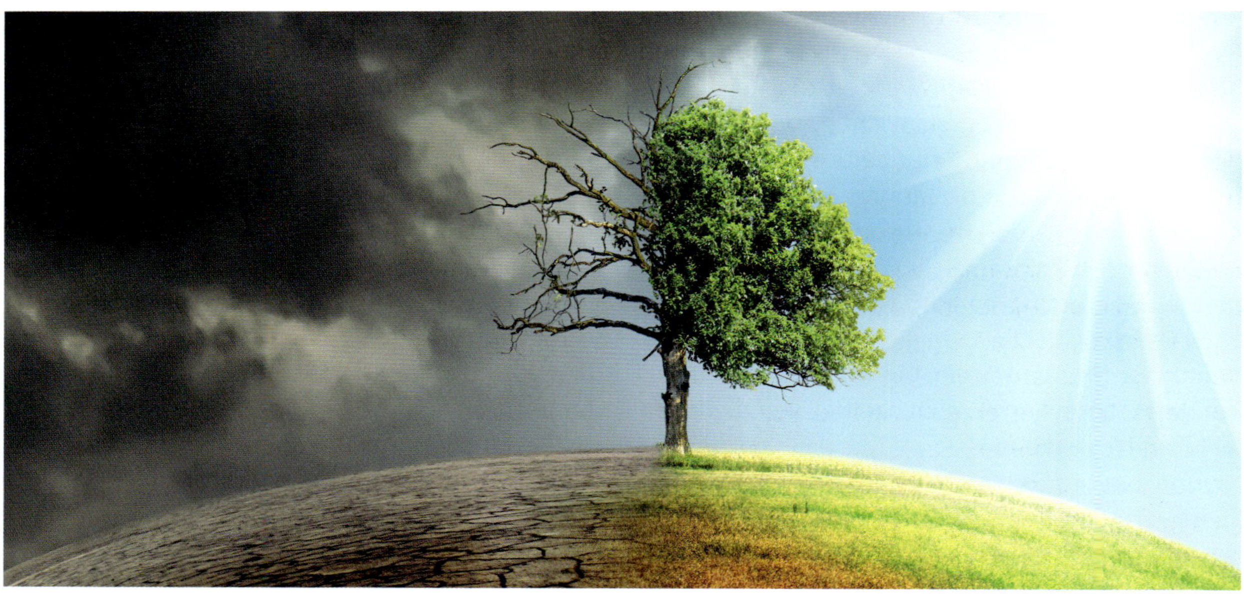

Ein Lehrer kann nur da **Lehrer** sein, wo sich **ein Schüler** einfindet.
Unter den vielen Menschen, die sich von den Medien verängstigen lassen, sind keine Schüler zu sehen.
Es ist wichtig, jetzt und sonst, einen **effektiven Gesundheitswerkzeugkasten zu Hause** und in der **Praxis** zu haben.
Wenn wir uns treffen, sind wir gerne bereit das **Wissen** um die **hochwirksamen, bewährten Hausmittel** zu teilen.
Nicht als Lehrer, sondern als **Diener**.

Praxisinstitut Naturmedizin

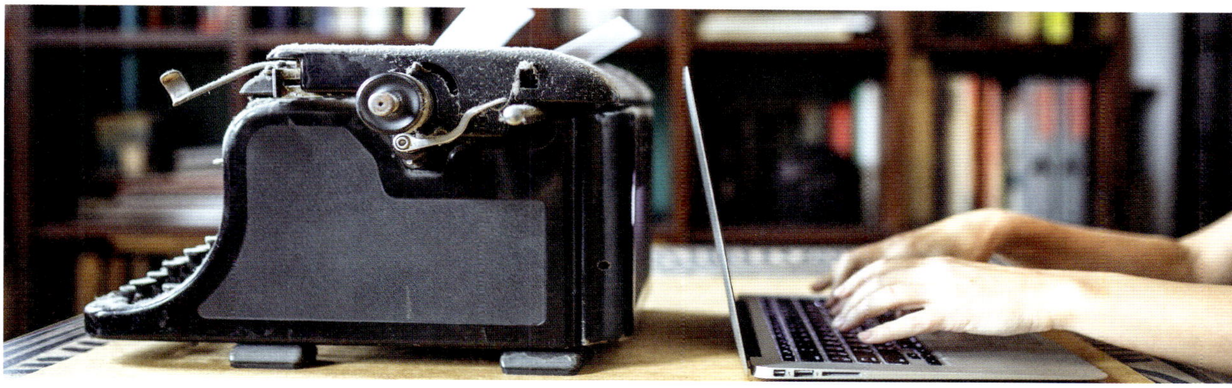

Angst macht (nur) krank! – Das Ende des fünften Kondratjew

„Wir leben in verrückten Zeiten!", sagte Harry Potters Zaubertranklehrer Horace Slughorn und wollte damit mehr Gehalt aushandeln. Viele Menschen fragen mich heute: Leben wir tatsächlich in besonders bewegten Zeiten, in einer Zeit des Wandels, in einer Zeit der starken Veränderungen? Ja, das ist so. Es ist eine historische Konstellation, die die meisten von uns nur einmal bewusst oder eben unbewusst miterleben – das Ende (und der Neubeginn) einer „langen Welle", auch Kondratjew-Zyklus genannt. Die fünfte, seit Beginn der Industrialisierung Mitte des 18. Jahrhunderts. Und dies erzeugt Ängste, die viele sich nicht erklären können. Lasst uns zunächst die Situation betrachten und uns, die wir mehr oder weniger in der Mitte unseres Lebens stehen, in schwelgenden Szenen des zu Ende gehenden erstaunlichen, furiosen Zeitabschnitts erinnern.

Schon zur jüngsten Jahrhundertwende wurde, voreilig, das Ende des 5. Technologiezyklus herbeigeredet. Verbunden mit der Verkündigung, dass der beginnende 6. Kondratjew-Zyklus bahnbrechende und weltweite Basisinnovation im Bereich Biotechnologie/Medizin und psychosoziale Gesundheit hervorbringen würde. Darum ist es still geworden. Die wichtigen Indikatoren sprechen eine andere Sprache.

Auch die lange gehandelten Themen Nanotechnologie/Neue Materialien oder die „Neuerfindung" der Produktion durch 3D-Druck oder auch die ersehnte Beherrschung der Kernfusion auf Erden – alles versickert. Nix mehr.

Der neue Zyklus wird beherrscht und getrieben werden von der Technologie-Kombination Künstliche Intelligenz/Robotik.

Schon sagen die Leute zu mir: „Ich werde mich nie in ein selbstfahrendes Auto setzen!" oder sie fragen: „Was wird aus all den Arbeitsplätzen?" oder „Werde ich dann tatsächlich bei der Krankenkasse, der Versicherung oder der Bank nur noch mit künstlichen Stimmen sprechen?".

Die Geschichte: Anfang der 60er Jahre wurde der integrierte Schaltkreis, IC/Mikrochip, „erfunden" und um 1965 herum kommerziell entwickelt. Genau 1970 verkündete Gordon Moore das Postulat, welches inzwischen als „Mooresches Gesetz" geläufig ist, dass die „Leistung" oder Geschwindigkeit oder Bauteildichte integrierter Schaltkreise sich ca. alle 18 Monate verdoppeln würde. Zu marktüblichen Preisen natürlich, also kommerziell verwendbar.

Anfang der 70er bekam mein ältester Bruder zu Weihnachten einen der ersten bei Neckermann erhältlichen Taschenrechner mit groben, roten LED Ziffern. Fantastisch. Trotzdem arbeitete unser Vater in seinem Büro weiterhin mit dem Rechenschieber. Wenig später, um 1975, gab es im Gymnasium das neue Wahlfach Informatik und dazu passend die ersten Commodore Computer mit langgezogenen schwarz-weiß Bildschirmen – Braunsche Glasröhren, schwer und nur 18 cm Diagonale. Fantastisch. Gleichzeitig traten die Visionäre auf, typisch für die Anfangsphase eines neuen Kondratjew. Microsoft, Apple, Cisco, ... entstanden.

Zu den überraschenden Wendungen dieses famosen IT-Zyklus, der natürlich die Dimensionen aller vorherigen übertraf, gehört auch, dass sich fast die ganze Kraft der neuen Errungenschaften und ebenso der Finanzströme, im letzten Drittel der langen Welle auf einen einzigen Anwendungsbereich konzentrierte: Kommunikation und Mobile Computing. Mit der Einführung des ersten IPhones 2007. Sogar Bill Gates hat dies überrascht, wie er unlängst öffentlich erklärte. Und nun lesen wir schon wieder allerorten Titel wie „Die Ära der Smartphones geht zu Ende ...".

Im gleichen Jahr 2007, welch Zufall, verkündete Gordon Moore, dass die nach ihm benannte, sich selbst erfüllende Prophezeiung, Mooresches Gesetz, nur noch etwa 10 - 15 Jahre Bestand haben wird. 2007 plus 10 - 15 Jahre, das ist jetzt! 2016 wurde die jüngste Transistordichte-Verdopplung von Intel zwar angekündigt, jedoch mit dem Hinweis, dass sie sich verzögern würde – aus Sicht von Intel das erste Mal, dass das Mooresche Gesetz außer Kraft gesetzt wurde.

Und was für eine Überraschung: Der sonst ewige Zweite, Chip-Konzern AMD, führte diese neue 7 Nanometer Technologie Ende 2018 in kommerziell erhältlichen Chips ein. Intel kriegt's noch nicht hin! Dass solche „starken" Nachrichten die Öffentlichkeit kaum noch interessieren und dass auch die verzückt-euphorischen Reaktionen bei Einführung wieder neuer Smartphone Generationen inzwischen ausbleiben, sind weitere untrügliche Anzeichen für das Auslaufen der Welle.

Und es gibt die physikalischen Gründe! Die Halbierung der Gate-Längen auf den Silizium-Chips von 14 auf 7 Nanometer bringt das Zeitalter der „Elektronen-Computer" an die Machbarkeitsgrenze. Diesmal sind es nicht die Hilfstechniken wie etwa die Größe der Silizium-Scheiben (Wafer) oder die Belichtung der Strukturen für die Lithographie (normales grünes Licht hat immerhin, wie im Physikunterricht gehört, die vergleichsweise gigantische Wellenlänge von 540 Nanometer). Diesmal ist es eine fundamentale Grenze.

Bei einer weiteren Halbierung der Gate-Längen, nämlich auf 3,5 nm, kommt man bei elektrischen Leitern in den Grenzbereich der quantenmechanischen Tunneleffekte, wodurch z.B. die Fehlerfreiheit nicht mehr gewährleistet ist. Auch hat es etwas mit elektrischen Widerständen zu tun und auch mit atomaren Einflusssphären sog. Vander-Waals-Radien (ja, das war auch Schulstoff Mittelstufe). 3,5 Nanometer entspricht 3500 Pikometer, also nur noch etwa das 20fache von den Atomradien der Dotierungsatome, wie z.B. Gallium, Phosphor oder Aluminium (jeweils ca. 180 Pikometer). Zwar wird man mit geschicktem Parallelbetrieb und weiteren Kunstgriffen diesen Verkleinerungsschritt vermutlich noch vollführen können, jedoch nicht mehr innerhalb des Mooreschen Zeitraums und danach ist „Ende im Gelände".

Die Technologie der Elektronencomputer, also mit Elektrizität betriebener, ist ausgereizt und das Ganze läuft jetzt in einer Flanke aus. Ersatz ist noch nicht in Sicht – Photonen- oder Quantencomputer müssen noch höhere Know-how Hürden meistern, als wir sie im nächsten, sechsten Zyklus überspringen können. Die Basisinnovationen, die nun anstehen, werden also mit den vorhandenen und eben optimierten Silizium-Chip Computern arbeiten. Dies ist typisch für das Ineinandergreifen der Zyklen. Die auslaufende Flanke ist, auch das ist typisch für die Zyklen, inklusive der typischen „beiläufigen Wirtschaftswunderzeit" kurz vor Schluss und inklusive der typischen chaotischen „Endzeit-Philosophien", die aus den diffusen Ängsten und den Wiederholungen (!) resultieren.

Auch wenn es die meisten schon wieder vergessen oder nicht miterlebt haben – wie war das nochmal Ende der 60er Jahre, als der vierte Kondratjew auslief ...?

Eine Mischung aus ekstatischer Mondlandungseuphorie, Sinnsuche der 68er Love & Peace Bewegung, kalter Krieg und Ablehnung des Establishments, die sogar im RAF Terrorismus mündete. Diesmal haben wir es glücklicherweise mit (weitgehend) friedlichen Klimakatastrophen-Propheten zu tun. All dies passt in die Muster der langen Wellen. Diese Leute berufen sich auf die Wissenschaft, doch sie lesen die wissenschaftlichen Daten falsch, denn die Erderwärmung ist in vollem Gange und ganz und gar nicht mehr aufzuhalten, auch nicht „gaaaanz schnell" und auch nicht am nächsten Freitag.

Deswegen werden keine Endzeit-Propheten (mehr) gebraucht, sondern Generationen von Instant-Ingenieuren (ich nenne sie so, seit der Umstellung/Verkürzung der Studienordnungen von Diplom- auf Bachelorstudiengänge), die den Schlamassel, den die „alte Ingenieur-Epoche" mit ihrer auf größer, schneller, glänzender reduzierter Denk- und Arbeitsphilosophie angerichtet hat, wieder hinzubiegen.

Die Kondratjew-Zyklen dauern ca. 50 bis 60 Jahre an. Wenn man die bisherigen, also von 1750 bis heute, betrachtet, sind es im Mittel 54 Jahre. Wobei, auch das haben wir in der Schule gelernt, eine Statistik eigentlich erst ab 7 Ereignissen „erlaubt" ist. Tendenziell verkürzen sich die Zyklen mit der Zeit etwas, sodass also 50 Jahre, von 1970 bis 2020, passen. Microsoft wurde 1975 gegründet, Apple 1976 und weitere Visionäre, die heute an den Börsen gefeiert werden, traten hinzu.

Nun jedoch mündet alles, wie üblich, in diffuse Ängste. Die erste Botschaft, um diese Ängste hinter sich zu lassen und daran nicht zu erkranken, ist deswegen: Auch „damals" wurde gesagt: „Ich werde mich doch nicht in einen Zug setzen oder in einen Motorwagen, sondern ich werde meine Pferdekutsche behalten." Auch damals wurde gesagt: „Ich werde mir kein elektrisches Licht ins Haus legen, das ist wahnsinnig gefährlich. Ich werde meine Petroleumlampen behalten." Und: „Ich werde keine elektrische Waschmaschine kaufen – sie wird nicht so sauber waschen, wie ich mit den Händen!". Und so weiter und so fort.

Unsere (un)bewussten Widerstände gegenüber dem schon Angekündigten sind also zunächst einmal ganz normal, ganz menschlich. Doch es gibt noch gewichtigere Gründe dafür, sich nicht den allgemeinen Ängsten, weder vor neuen Technologien noch vor Klimawandlungen, hinzugeben. Es ist die wichtigste Eigenschaft des Menschen selbst, dass er einen einmal ausgelösten Schlamassel auch wieder ordnen, das heißt mit notwendigen Veränderungen und Reaktionen, zukunftsfähig agieren kann. Dies gelingt am besten ohne Angst!

Wo immer im Universum eine multifunktionale Schnittstelle zwischen Geist und Materie entsteht (wir nennen diese Schnittstelle hier bei uns Gehirn oder Verstand), beginnt, neben technologischen Erfindungen wie dem Faustkeil, unweigerlich das Ringen zwischen Gut & Böse, zwischen Hell & Dunkel. In der Mythologie entspricht dies dem Kosten vom „verbotenen Baum der Erkenntnis des Guten und des Bösen". Statt gegen diese ewige Tatsache innere Widerstände aufzubauen und immer neu zu fragen „Wann ist denn endlich überall auf dem Planeten Frieden?" oder „Gegen was müssen wir denn nun schon wieder demonstrieren?" können wir sie zur Grundlage unseres Handelns machen – uns ganz konkret für das Helle entscheiden.

Wie wir wissen, kann jede Technologie für oder gegen den Menschen und die Natur eingesetzt werden. Auch dies galt schon für den Faustkeil, mit dem man entweder weiteres Werkzeug oder Behausungen bauen konnte oder einen anderen umbringen konnte. Selbstverständlich und leicht können wir neue Technologien zum Wohle der Menschen einsetzen, wenn wir das Helle anstreben. Eines Tages vielleicht auch für eine ergebnissichere Medizin, die momentan noch unerreichbar ist. Das liegt daran, dass die technologischen Meilensteine dafür ungleich höher liegen, als für ergebnissichere Kurznachrichten, Online-Bestellungen, Social Media Nachrichten oder Sofort-Überweisungen.

Dies sollte in realistischer Bescheidenheit ab und zu in Erinnerung gerufen werden. Dafür brauchen wir größere Visionäre und Genies als die bisherigen, denn es handelt sich beim Menschen und seinem Organismus um das komplexeste System, das es zu erkunden gilt.

> *Unsere Gesundheit sollten wir also nach wie vor in den eigenen Händen halten.*
>
> *Mit materiellen Hausmitteln für den Körper und mit spirituellen Hausmitteln für den Geist können wir Gesundheit bewahren und Krankheit behandeln.*
>
> *Intuition, Freiheit und Leichtigkeit können allgemein aufkommende Ängste auflösen.*

Die neuen Technologien Künstliche Intelligenz und Robotik werden uns dienen, wenn wir achtsam sicherstellen, dass wir selbst nicht ihnen dienen! Das Konzept „Die Dinge dienen uns und nicht wir den Dingen" beginnt schon beim alltäglichen Umgang mit dem Smartphone, das kennt jeder aus eigener Erfahrung.

Künstliche Intelligenz mit neuronalen Netzwerken und damit programmierte „Roboter" können Routinetätigkeiten ebenso übernehmen wie die Lösung von komplexen Problemstellungen. Kritische Äußerungen über Spülmaschinen hört man nur von Menschen, die nie eine hatten.

Wenn uns in der Zukunft viele Arbeiten von „Maschinen" abgenommen werden, dann rücken wir näher an unsere eigentliche Bestimmung. Denn kein Roboter, bestückt mit künstlichem neuronalem Netzwerk, kann so etwas tun, wie ein Kind ins Leben bringen oder einen Permakultur-Garten anlegen oder einen alten Menschen im Tod begleiten. Der Homo sapiens, der Verstehende, wird dann zum Homo sapiens rex, dem Königlichen unter den Vernünftigen.

Trotz aller Unsicherheiten und Kritik ist die Digitalisierung eindeutig mit gesellschaftlichen Erfolgen verknüpft, wie auch der bekannte Soziologe Armin Nassehi in seinem Buch „Muster" anschaulich erläutert. Und die Digitalisierung begann nicht erst mit der Erfindung der Chips, sondern viel früher, nämlich auch mit Beginn der Industrialisierung. Sie beginnt dort, wo der Mensch anfängt zu zählen und auszuwerten. Einwohnerzahlen, Geburten, Produktivität, Krankheitstage usw.. Nur dass eben der 5. Zyklus erst die rasante Verbreitung der Digits bis in unsere Hosentaschen befördert hat.

Eine fulminante Zeit geht zu Ende – von der Postkarte und dem Wählscheibentelefon bis zu WhatsApp und Facebook hat sie gereicht. Eine neue Handvoll Jahrzehnte steht bereit und wird uns abermals verändern und wachsen lassen, wenn wir sie in heller Absicht annehmen. Habt keine Angst, sondern bewahrt innere Ruhe. Es kommt (wieder einmal) Hermann Hesse zu Hilfe: „Und jedem Anfang wohnt ein Zauber inne ...".

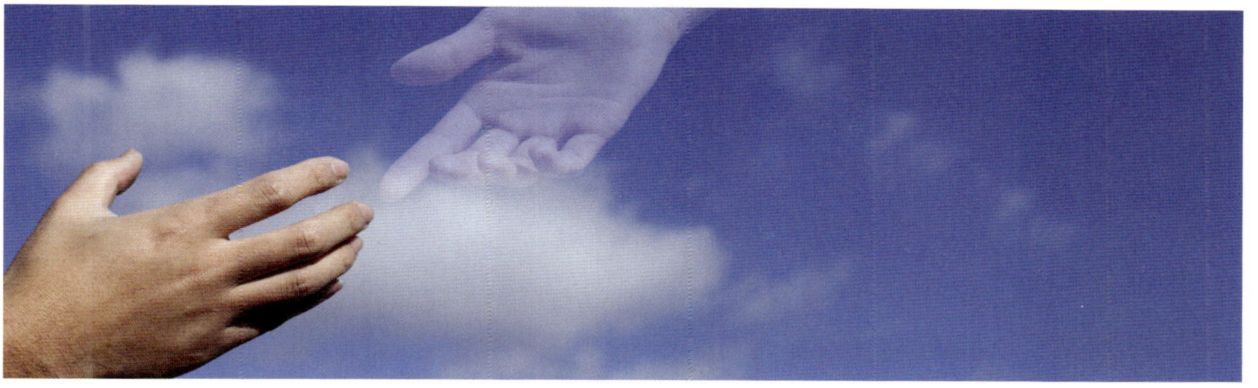

Angst macht (nur) krank! – Die größte Angst ist ...?

Allgemein wird angenommen, die größte Angst des Menschen wäre diejenige vor dem physischen Ende auf Erden, vor dem, was wir allgemein mit Tod bezeichnen.

Wie jedoch aus der Beobachtung von Handlungsabläufen und auch aus Gesprächen mit Menschen, die sich nahe dem physischen Ende ihrer Existenz wähnen, abzuleiten ist, gibt es da eine deutlich größere Angst. Sie wirkt in uns allerdings nicht erst am vermeintlichen Lebensende, sondern schon viel früher.

Es ist die Angst, ein Niemand zu sein.

Wäre die Angst vor dem reinen physischen Ende sehr stark, dann müssten andere Handlungsweisen, andere gedankliche Prioritäten angetroffen werden. Es müsste sich beispielsweise alles um eine mögliche weitere Lebenserhaltung drehen. Dagegen zeigt die Praxis, zum Beispiel die Erfahrungen in der therapeutischen Praxis und auch die Erfahrungen in der Sterbebegleitung, dass mögliche Wege zur Wiederherstellung von Gesundheit oder zumindest Verbesserung von Symptomen von den Betroffenen oft „links liegen gelassen werden". Viele Therapeuten sagen dann: „Die Patienten wollen lieber ihre Krankheit behalten, weil sie dann eine Geschichte haben." Ein bekanntes Phänomen.

Dieses typische „Aufgeben" gilt jedoch keineswegs für vielerlei Aktivitäten anderer Art. Ich habe es vor langer Zeit schon als „Pharao-Effekt" bezeichnet. Eine Art hektische Betriebsamkeit um weiterhin, über den Tod hinaus, „Jemand" zu sein.

Das weithin bekannte Verteilen von Gegenständen an Kinder und/oder Enkelkinder gehört dazu. Ebenso „das Ausgraben" von Fotoalben, Sterbebildchen von Verwandten und anderen Erinnerungen. Auch verbal werden vergangene Leistungen wieder sehr viel mehr thematisiert als in all den Jahren zuvor. Mit anderen Worten: Es werden „Schnüre" in die Zukunft und in die Vergangenheit gespannt oder Anker ausgeworfen. Das alles mit überdeutlich mehr Eifer und Drang als ein Kümmern um Genesung des Körpers.

Freilich wird oft eingeräumt, dass die Menschen (un)bewusst ihr körperliches Ende „spüren", welches nicht aufhaltbar sei und sich deshalb ans Aufräumen machen, daran die Dinge zu regeln, wie man sagt. Doch mit der Zeit und mit der Anzahl der Erlebnisse in der Sterbebegleitung kristallisierte sich für mich diese Wahrnehmung heraus, dass die „**Angst davor Niemand zu sein**", die eigentliche **treibende Kraft** hinter dem beschriebenen Verhalten ist.

Die Angst vor einem Tod unserer verschiedenen Rollen. Die Rolle als Vater/Mutter, als Oma/Opa, als Bruder/Schwester, als Nachbar, als Vereinsmitglied, als Bekanntheit, als Autor, als Kunst-Sammler, … .

Es werden „Jemand-Anker" ausgeworfen. Das Enkelkind bekommt die Armbanduhr, damit die Oma/der Opa darin weiter existent ist. Besucher bekommen wieder alte „Heldengeschichten" erzählt. Kunstgegenstände werden übereignet. Oder es soll sichergestellt werden, dass Fotos, Portraits, von „besseren Tagen" bei den Verwandten auf den Kommoden verbleiben.

Diese betriebsamen, äußerlichen und innerlichen Aktivitäten zur Sicherstellung unserer Rolle sind für die dringend anstehenden Loslassprozesse jedoch eher hinderlich. Gerade dieser Punkt ist nicht nur für Menschen am vermuteten Lebensende wichtig, sondern schon vom jungen Erwachsenenalter an. Vielleicht noch früher. Die Etablierung einer Rolle hindert uns zeitlebens am Loslassen. In allen Ebenen unseres Daseins.

Als ich vor über 20 Jahren in der Ausbildung zum Sterbebegleiter war, gab es eine Übung. Man sollte einen Brief an jemanden schreiben, der nicht abgesendet, sondern einfach aufbewahrt wird. Als ob man einen Pfeil in die Zukunft schießt, dessen Eintreffen man nicht kennt und trotzdem weiß, dass man Jemandem als Jemand geschrieben hat und also selbst Jemand ist.

Was könnte man tun, um die Angst davor zu überwinden, Niemand (mehr) zu sein?

Die Identifikation mit Rollen, die Definition des eigenen Wesens über die die Wechselbeziehung zu anderen Wesen, ist sehr stark in uns verankert.

Ich habe schwer kranken Menschen wiederholt empfohlen, einfach alles hinter sich zu lassen und zu diesen oder jenen verbliebenen Naturvölkern zu gehen, von denen man weiß, dass sie in jedem kleinen Dorf einen Heiler oder eine Heilerin haben, der/die gut helfen könnte. Die Reaktionen bezogen sich nicht auf eventuelle Kosten, die Organisation oder Sonstiges. Die Reaktionen bezogen sich auf die Angst, die eigene Rolle, in der körperlichen oder imaginären Präsenz bei den Rollengebern, zu verlieren. „Dann bin ich so weit weg von meinen Kindern/Enkelkindern" oder „Da wird mein Mann, meine Frau nicht mitgehen" oder „Was soll mein Hausarzt von mir denken?".

Wie kann man angesichts solcher Denkweisen annehmen, dass des Menschen größte Angst, die vor dem körperlichen Tod sei?

Einen Rat zur Auflösung der größten Angst will ich hier also nicht angeben. Das ist auch gar nicht erforderlich. Der- und diejenige, welche das Dilemma verstanden haben, werden durch diesen Impuls allein einen guten Weg finden.

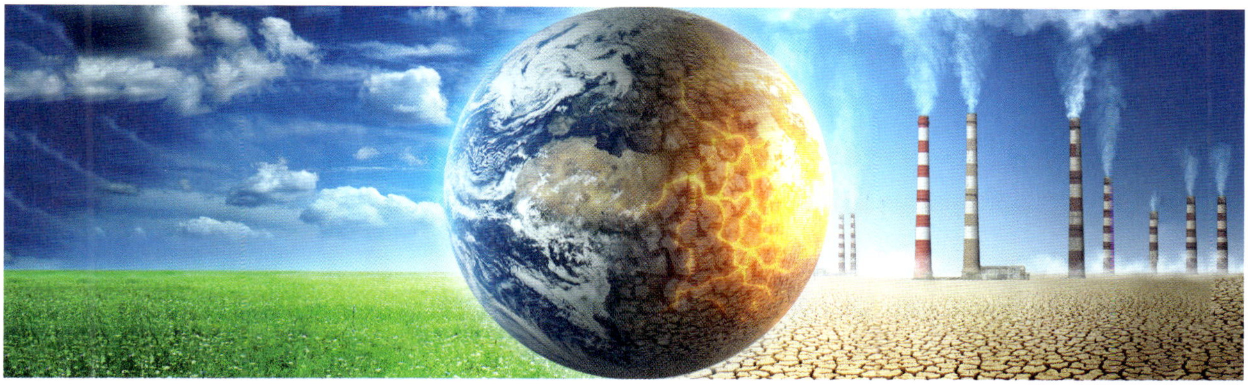

Angst macht (nur) krank! – Klima draußen, Klima drinnen

Ohne Frage: Der Schutz von Umwelt und Natur in vielfältigem Sinne, sollte/dürfte/könnte für uns alle eine viel höhere Priorität einnehmen. Von A wie Abbau von Bodenschätzen über M wie Methan durch industrielle Tiermast bis Z wie Zementierung von Bodenflächen – die Liste dessen, was wir als Menschen dem Planeten und seiner Atmosphäre zufügen und zumuten, ist lang und wiegt schwer. Insofern ist die Fokussierung auf lediglich einen einzigen Aspekt des humanen Eingriffs in die Ökosysteme, nämlich die vermehrte Erzeugung von CO_2 , und die damit forcierte Erwärmung, schon ungeeignet, um über die Bewahrung der Natur insgesamt für kommende Generationen zu urteilen und zu diskutieren.

Der Prozess ist ohnehin soweit fortgeschritten, dass es zum jetzigen Zeitpunkt keiner „Klimawarnungen" oder Krawall machender „Fridays for future" mehr bedarf, sondern der Mensch sich schon eilig daran machen sollte, die unweigerlichen Folgen zu handhaben.

Jede/r, der auch nur ein bisschen von seinem Schulwissen in den Fächern Geographie, Mathematik, Physik, Biologie rekrutiert und auf genau eben die zitierten Wissenschaftler und ihre Forschungsergebnisse aus Zahlen, Kurven, Messungen schaut, glasklar erkennen kann: Die Erwärmung ist in vollem Gange und nicht mehr aufzuhalten. Auch nicht „gaaanz schnell" und auch nicht am nächsten Freitag.

Insofern spreche ich gerne von der Panthermie des 21. Jahrhunderts (Panthermie ist hier eine Wortneuschöpfung, die 2009 auftauchte und kann bedeuten „Globale-Wärme-Erkrankung" oder „Globale-Temperatur-Krankheit").

Dabei geht es durchaus nicht nur um CO_2. Jeder, der Gold liebt, um nur ein einziges winziges Beispiel zu bringen, trägt weitreichend zur Zerstörung uralter Ökosysteme bei.

Panthermie ist sicher, jedoch wissen wir so gut wie nichts über die kybernetischen, komplexen Zusammenhänge und auch nicht, inwieweit evtl. eine rapid-climate-change Phase überlagernd wirken könnte. Aus dem universitären Elfenbeinturm heraus zu behaupten, wie vor wenigen Tagen geschehen, man könne jetzt jahrgenau berechnen, wann Friesland unter Wasser steht, grenzt an Größenwahn.

Wir werden zunächst einmal, die sich jetzt beschleunigend entwickelnde „Künstliche Intelligenz" dringend benötigen, um überhaupt mögliche Szenarien berechnen und einschätzen zu können. Bei allem Getöse – wir wissen nur wenig bis gar nichts von der Zukunft. Oder mit den Worten von Sadhguru: „Unser Wissen ist ein kleiner Teil vom Ganzen, aber unser Unwissen ist grenzenlos."

Anstatt also Energie in hippe jugendliche „Publicity“ zu stecken und so zu tun, als ob die Welt oder besser gesagt die besiedelte Landfläche der Erde, nur aus ein paar wenigen soweit entwickelten Ländern bestünde, die sich momentan die CO_2 Reduktion als politisches Ziel leisten wollen und diese wenigen alles retten könnten, sollten wir aufrecht nach vorne blicken. Als Kind musste ich mir den Satz anhören „Der kluge Mensch baut vor“ (eigentlich hieß es „der kluge Mann baut vor“, aber das ist heute nicht mehr zulässig).

In Bezug auf den durchaus wissenschaftlich belegten, unumkehrbaren Klimawandel heißt das zum Beispiel: Sind wir fähig und bereit unseren Schwestern und Brüdern, die eben noch an der Küste wohnen, dabei zu helfen, ein paar Meter höher landeinwärts ein neues Zuhause aufzubauen? Das mag sich flapsig anhören, ist jedoch konkreter als Gretas Wiederholungen: „Ich will, dass ihr die Angst spürt ...“ oder die Botschaft „Wir fahren mit dem Segelboot.“

Ohnehin benötigen wir für die Feststellung, dass wir uns in einem langfristigen Temperaturanstieg befinden, keine Experten, denn wir wissen aus eigener Erfahrung: Winter mit ordentlichem Schnee und zugefrorenen Fischteichen, wie wir sie als Kinder regelmäßig erlebt haben, sind seit bald 30 Jahren zunehmend selten. Und den zugefrorenen Main oder sonstige größere Flüsse, den/die man mit Pferdewagen von Dezember bis März sicher überqueren konnte, habe ich im Gegensatz zu den Großeltern und Eltern überhaupt nie mehr gesehen. Daher ist es auch gänzlich unwichtig darüber zu diskutieren, ja zu streiten, ob die Erwärmung nun menschengemacht ist oder sich in übliche, historisch belegbare Kalt- und Warmphasen einordnen lässt.

Während dies alles also offensichtlich ist und die Panthermie die Menschheit zu neuen Anstrengungen, Erfindungen und Veränderungen zwingen wird, benötigen wir eins am wenigsten, nämlich sich schleichend radikalisierende Endzeit-Stimmungsmacher, die sich im Ursprung als niedlich und angeblich segenbringend ausgebreitet haben.

Dieser Tage war eine ganz kleine Meldung in den Medien, die anscheinend wenig Interesse auslöste und schon gar nicht gefeiert wurde: Das „Ozonloch“ ist derzeit wieder so klein, wie seit den frühen 80er Jahren nicht mehr. Hoppla – da erinnern wir uns doch glatt an ein ungeschriebenes Gesetz im Journalismus: Wenn du mehr als eine gute Nachricht in Folge bringst, schaltet der Zuschauer um oder der Leser blättert weiter. Oder anders herum: Sobald zwei gute Nachrichten in Folge gezeigt werden, bricht die Quote weg.

Zur Erinnerung: In den 90er Jahren mussten wir uns tagtäglich diese „Ozon-Loch-Horror-Szenarien“ anhören. Viele hatten schon Alpträume von massenhaft mutierten Kreaturen und Pflanzen, wegen der erhöhten UV-Strahlung auf Erden. Und selbstredend gab es enorm großzügige Forschungsgelder für die Atmosphären-Wissenschaftler. Angeblich konnte man jahrgenau ausrechnen, wann die Ozon-Schicht zusammenbricht und wir schutzlos der harten, kurzwelligen UV-Strahlung ausgesetzt sind. Immerhin wurden damals im großen Stil die toxischen Spraydosen Treibmittel abgeschafft/ersetzt.

Jeder kann sich selbst seine Denkkonsequenzen aus diesem Beispiel ableiten und, um auf die Überschrift zurückzukommen, sehen, wie sehr Information und Angst genutzt werden. Was wäre also, wenn sich die Panthermie abbremsen würde/ließe? Würde die Menschheit dann gemeinsam feiern oder sogleich einen neuen globalen „Feind“ benennen, mit dem man Angstmacherei betreiben, Forschungsgelder eintreiben und Geschäfte machen kann.

Eine andere Meldung dieser Tage, die mehr Beachtung fand: Eine Gruppe von Wissenschaftlern hat herausgefunden, dass Pyridin, ein wichtiges industrielles Lösemittel bzw. das Pyridinium-Kathion, $C_5H_6N^+$, entscheidenden Einfluss auf die Bildung von Kondensationskeimen in der Atmosphäre hat. Mit anderen Worten: Diese simple, organische, jedoch toxische Substanz, die 1851 erstmals durch Destillation von Knochenöl isoliert wurde, kann sehr effektiv Wolken entstehen lassen.

Die bewölkte Fläche des Himmels hat logischerweise maßgeblichen Einfluss auf die Temperaturen. Schon nehmen Journalisten und Forscher frohlockend eine neue Möglichkeit des Geoengineerings voraus. Hoffentlich sagt ihnen rechtzeitig jemand, der/die die Schule nicht zu oft bestreikt hat, dass man im Erdkundeunterricht der Mittelstufe lernt, dass Wolken nicht nur die Sonnenstrahlung abschirmen können (und so zu einer Abkühlung beitragen), sondern umgekehrt, auch die auf der Erdoberfläche reflektierte IR-Strahlung zurückhalten und auf diese Weise genauso effektiv zu einer Erwärmung führen.

Jeder weiß: Wenn nach einem sonnenreichen Tag am Abend Wolken aufziehen, kühlt es in der Nacht viel weniger ab. Eine, beim Versprühen des protonierten Pyridins unvermeidliche, örtliche und zeitliche Unschärfe und Veränderlichkeit der Aerosol-Felder könnte dann „ins Auge gehen". Im Übrigen wird bisher gar nicht über den Einfluss der seltsamen „Flugzeugkondensstreifen" in diesem Sinne geredet – sind eventuell auch diese für die Erwärmung zu einem gewissen Ausmaß mitverantwortlich und wenn ja, wie müssen wir dann generell das Geschäftemachen mit der Klimaangst einordnen ... .

Die Liste der seltsamen Äußerungen des schwedischen Mädchens ist lang. „Ich will, dass ihr Angst habt", „Mein Kampf gegen den Klimawandel ...", „Wir werden euch nie vergeben". Wer oder was immer solche Worte auf das Papier schreibt, von dem abgelesen wird, es ist eindeutig und offensichtlich die Sprache des Dunklen.

Während wir die ersten beiden Worte des zweiten Zitats, mit Blick auf die Verfilmung der Posse „Er ist wieder da", belächeln könnten, weist das dritte hier genannte, eindeutig Kräfte aus, die Angst und Spaltung für Publicity und für Schlimmeres nutzen möchten. Mit all den anderen Menschen, meist Erwachsene, die dieser Stimme eine Bühne bieten, sie für ihre kommerziellen Zwecke einsetzen oder einfach nur „dabei" sein wollen.

Mit diesen brisanten Worten, „... wir werden euch nie vergeben ..." hat sich die jugendliche Gallionsfigur der Endzeitkatastrophen Klimawandelgegner anlässlich ihrer Wut-Zorn-Tränen-Rede beim Klimagipfel endgültig selbst geoutet.

Dies ist ein erster Höhepunkt der Stimmungsmache – Generationen gegeneinander aufzuhetzen und zu suggerieren, dass wir uns alle schämen sollen, (erwachsene) Menschen zu sein, die nach derzeitigen üblichen Rahmenbedingungen ein Leben mit Reisen und Freizeitgestaltung führen, das ist ein starkes Stück.

Diese Klima-Kinder bleiben natürlich vorläufig den Beweis schuldig, dass sie selbst einmal freiwillig auf Individualverkehr, steigenden Stromverbrauch für Elektronik oder luxuriösen Konsum verzichten werden, um die Welt zu retten. Ohne Frage: Jeder von uns kann durch sein persönliches Verhalten und Konsumieren zu mehr Naturschutz beitragen – die Möglichkeiten dazu sind längst nicht ausgeschöpft!

Viel wichtiger ist jedoch etwas anderes. „Vergebung ist ein Geschenk, das du dir selbst machst." – eine der wichtigsten Erkenntnisse für jeden, der leichter aus diesem Leben gehen möchte, als er angekommen ist.

Vergebung macht groß, hell und frei. Nur wenn sich Generationen ihre Unwissenheit und Unbewusstheit vergeben können und sich achten, kann eine positive Entwicklung entstehen – letztlich auch für das Klima.

Öffentlich dazu aufzurufen „nicht zu vergeben", belastet dagegen enorm, insbesondere wenn man durch die erreichte Bekanntheit zu einem Verstärker wird und große Verantwortung hat.

Wieder setze ich hier und heute bewusst etwas Anderes, etwas Helles, an die Stelle von Angstverbreitung und Schuldzuweisungen:

Ein lebenserfahrener grönländischer Schamane, Angaangaq Angakkorsuaq, der vor ein paar Wochen in einer kleinen Schweizer Zeitschrift mit den Worten zitiert wurde:

> *Viele haben vergessen, wie schön diese Welt ist.*

Ganz nebenbei wird erwähnt, dass er sich, heute 72 Jahre alt, ganze 57 (!) Lebensjahre innerhalb seiner Schamanenfamilie auf seine spirituelle Aufgabe, auf seinen Dienst für andere Menschen, vorbereitet hat.

Tiefe Lebenserfahrung steht hier jugendlicher Publicity gegenüber. Für was von beiden dürfen wir uns entscheiden, wenn es um Mensch und Natur geht?

Niemand hofiert den weisen Mann. Keine Politiker, keine Medien, nicht der Papst und auch nicht der Sponsor einer professionellen Segelyacht mit Werbeaufschrift. Er ist „ganz normal" gereist, im Rahmen der gegebenen Möglichkeiten. Selbstverständlich, meine ich, hätte er das schwerelose Lufttaxi mit energie-neutralem Ionenimpulsantrieb genommen, wenn es ein solches schon allgemein verfügbar gäbe und nicht nur für Milla Jovovich in dem Film „Das fünfte Element".

Das Thema mit den Ängsten, die die Herzen der Menschen gefrieren lassen, sieht der Schamane, entgegen „Fridays for future", an ganz anderer Stelle, wenn er erzählt: „Vor ein paar Tagen war ich am Hauptbahnhof und Ihr werdet es kaum glauben, aber niemand hat mich angelächelt, niemand!"

So frage ich Sie: Lächelt sie, die Greta?

Ja, viele haben vergessen wie schön diese Welt ist! Auch heute rufe ich Ihnen deshalb erneut zu: „Haben Sie keine Angst, sondern seid frei!" und in Anlehnung an Wendelin Wiedekings berühmte „letzte Rede" an die versammelten Beschäftigten von Porsche: „Der Mythos blauer Planet wird niemals untergehn!". Zumindest solange die Sonne in unverändertem Abstand und mit gleichbleibender Intensität strahlt.

Nicht Angst zu fördern, sondern unbeschwert zu sein, keine Schuld zu zementieren, sondern zu vergeben und nicht dem Dunklen zu frönen, sondern zu lächeln – das sind die wichtigen Zutaten für uns und kommende Generationen, um diesen Planeten, unsere derzeitige Heimat, zu achten, zu schützen und, gemeinsam mit den Naturkräften selbst, zu sanieren.

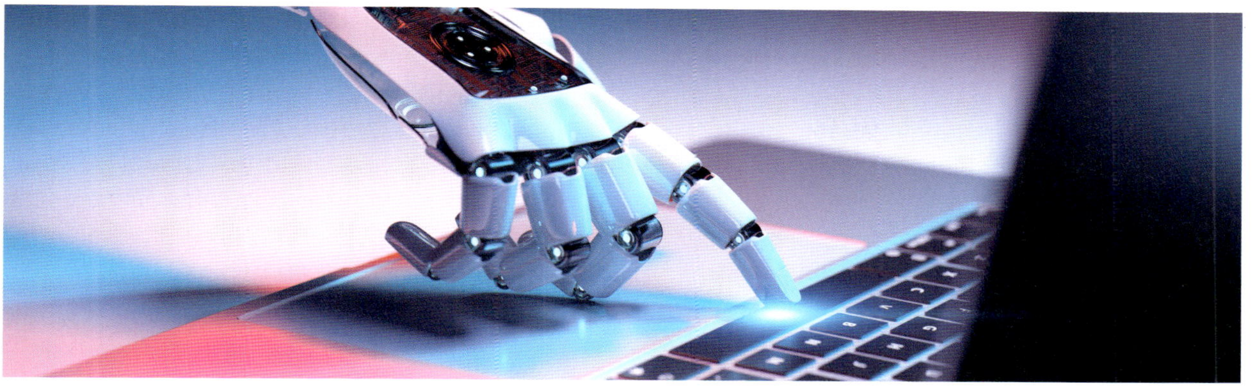

Angst macht (nur) krank! – Künstliche Intelligenz und dann?

> *Nicht der Computer will sein wie ein Mensch, sondern viele Menschen wollen sein wie Computer!*
>
> *Hartmut Fischer*

Die Ängste, die heute die Worte „AI", „KI" oder „Künstliche Intelligenz" in vielen Menschen auslösen, lassen sich eindampfen auf die (oft unbewusste) Frage: Welche Rolle werde ich/werden wir dann (noch) haben, wenn Algorithmen „alles" übernehmen?

Künstliche Intelligenz – dieses Attribut lag schon in der Wiege der allerersten „Chips", also Mikroprozessoren.

Die Patentierung des TMS1000 durch Texas Instruments im Jahr 1971 markierte weltweit den Übergang von der heute als monströs angesehenen Röhrenelektronik in die neue Zeit der Silizium-basierten Mikroelektronik, die 50 Jahre lang große Veränderungen generierte. Sogar noch drei Jahre früher, 1968, zog der Kinofilm „2001 - Odyssee im Weltraum" die Menschen in seinen Bann – ein Film, der thematisiert, wie ein intelligenter Computer, der auf den Namen HAL hört, selbstständig Entscheidungen trifft, die den menschlichen Figuren im Film nicht gefallen. Das Filmlexikon schreibt dazu: „Der Film wird heutzutage als einer der besten und einflussreichsten Filme aller Zeiten angesehen."

Seit es also Computer Chips gibt, ist die Menschheit „in Erwartung" der Zeit gewesen, in der man „Programme" dazu bringen würde, Eigendynamik mit „intelligenten Zügen", also Lernfähigkeit, anzunehmen. Diese Zeit ist nun in vollem Gange und eine lapidare und zugleich nutzlose Variante, die Angst vor künstlicher Intelligenz als völlig überflüssig zu deklarieren, wäre:

> Es lohnt sich nicht vor etwas Angst zu haben, was schon längst da ist.

Vieles in der Welt kann verhindert werden, indem man etwa Unterschriften gegen einen Autobahnbau sammelt oder demonstrieren geht, wegen sozialer Ungerechtigkeit oder einer Impfpflicht. Jedoch etwas Unaufhaltsames, eine Entwicklung, die seit 50 Jahren in der Luft liegt und Forscher aller Fachrichtungen, Techniker, Visionäre und eben auch die Massen fast magisch träumen lässt, etwas, das Hoffnungen, Faszination und Ängste gleichermaßen wild durcheinanderwirbelt und nun erreichbar wurde, lässt sich nicht stoppen. Es ist beinahe wie mit einer Droge, deren Gefährlichkeit sich die Welt bewusst ist, aber nicht davon lassen kann.

Und nun, da es also soweit war, dass "AI" ihre ersten deutlichen Schritte machen konnte, in den letzten Jahren, köcheln natürlich auch die damit verbundenen Ängste immer mehr.

Wie bei allen einflussreichen technologischen Neuerungen wird es Opfer geben. Die Entdeckung und Entwicklung der Röntgenstrahlen brachte tausenden Arzthelferinnen, die aus Unkenntnis der Gefährlichkeit tagtäglich mit dem Fotoschirm hinter den Patienten standen, den frühen qualvollen Tod. Die Verbreitung des Automobils beendete das Leben unzähliger Straßenhühner, die früher überall frei herumliefen und diese Gefahr nicht in ihrem epigenetischen Programm hatten.

Die Erfindung des Fernsehens, brachte Entfremdung und Abhängigkeiten. Die Einführung der Kreditkarte führte zum exorbitanten Anstieg der Privatinsolvenzen. Die von der Entwicklung des Smartphones in Kindheit und Pubertät „überraschten" Generationen Y und Z, wurden vielfach zu Patienten mit weitreichenden Symptomen an Körper, Geist und Seele.

Doch es darf etwas angemahnt werden: Jede/jeder, die/der von vornherein und geradezu dogmatisch als gesetzt annimmt, dass auch die Entwicklung/Verbreitung der AI „wieder ausschließlich" zum Schaden der Menschen beiträgt, der befördert genau dies!!! Der trägt selbstentscheidend dazu bei, dass es so kommen kann.

Wir stehen gerade eben, jetzt, an der Schwelle der Durchdringung des allgemeinen Lebens durch Künstliche Intelligenz. Am Mittwoch, 29. Januar 2020, überstieg erstmals der Börsenwert des jungen „Elektroautobauers" Tesla, den des weltweit zweitgrößten und schon 1937 gegründeten Autobauers Volkswagen. Auf den ersten Blick lediglich ein Signal, dass die „alte Garde" der Industrie in Inflexibilität gefangen ist und ihre Anführer wenig für die neue Zeit geeignet sind.

Doch dieser Tag markierte eben nicht bloß einen nüchternen technischen Sieg der Paarung Batterie-Kupferkabelspule über die Paarung Benzintank-Explosionskammer. Auch dass hier zweifellos ein Tech-Visionär-Genie zusammen mit seinen Ingenieuren beispielsweise die verwegene, bisher als undenkbar geltende Idee umsetzt, die Kabellänge von bisher ca. 3 Kilometer, die in einem herkömmlichen Auto verbaut werden „muss", auf 300 oder gar 100 Meter zu verkürzen, mag in den Aktienkursen mitschwingen.

Doch im Kern ist an diesem Tag eine Firma in den finanziellen Olymp aufgestiegen, die weit fortgeschrittene KI-Trainingsmaschinen herstellt und verbreitet, mit einer eigens entwickelten und seit Anfang 2019 produzierten zentralen Steuereinheit, „full self-driving computer" oder auch Hardware 3 genannt, die zwei spezielle 260 mm^2 AI-Chips trägt.

Tesla ist dafür, und das ist der gravierende Unterschied zu anderen Herstellern/Unternehmen, nicht auf Zulieferer angewiesen. Der Vorsprung in Sachen Elektronik/Künstliche Intelligenz wird von japanischen Fachleuten auf 6 Jahre geschätzt – eine schier uneinholbare Zeitspanne in diesem neuen Aktionsraum.

Es ist völlig gleichgültig, ob sich der Aktienkurs von Tesla „dort oben" halten kann oder nicht. Die Symbolkraft dieses Ereignisses wird bleiben. Außerdem fließt dieser Firma inzwischen aus verschiedensten Richtungen so viel Geld zu, dass die Börse an sich eher nachrangig ist. Beispielsweise soll die Fabrik in Grünheide bei Berlin weitgehend von der Überweisung einiger Milliarden des Fiat-Chrysler Konzerns an Tesla bezahlt werden, die jene als Ausgleichszahlung für die errechneten „CO_2-Sünden" ihrer eigenen Verbrenner-Flotte als Ablasshandel nutzen. Ob Nicola Tesla sich freuen würde über die Namensgebung der Autofirma?

Ein „Tesla" wird nicht nur in bisher ungekannter Rate als Maschine von Maschinen gebaut. Ein Tesla, ist er erstmal auf der Straße, wird von seinen FahrerInnen ununterbrochen trainiert, mit Daten gefüttert und an die Daten-Cloud gekoppelt. Es werden also Algorithmen an menschliche Reaktionen, Entscheidungen, Verhaltensweisen adaptiert. Auswertungen/Ergebnisse fließen dann als Optimierungs-Apps (kostenpflichtig) in die Maschinen zurück – und so weiter und so fort. Nun mag man sagen, dass das ja schon länger geschieht, auf unseren Handys oder durch Suchmaschinen usw..

Ein Tesla ist jedoch „draußen" unterwegs und lernt sogar solche Sachen wie „Kampf" (Unfall) oder „Flucht" (Diebstahl). Wenn er geparkt ist, überwacht er audiovisuell seine Umgebung. Es ließe sich noch mehr aufzählen – es dürfte klar sein, in welche Richtung das zeigt … . Ja, es ist nicht mehr Science-Fiction und manchem kommt jetzt sicher das Wort „Replikator" in den Sinn. Der süchtig machende „Stoff" AI durchdringt die Finanzwelt und dies wird noch mehr Schleusen öffnen und auch rechtlich-moralische Hürden immer weiter zerbröckeln.

Diese aktuellen Entwicklungen zeigen erneut, wie ich schon in vorangegangenen Rundbriefen vorhergesagt hatte, dass der Brennstoff für den neuen Kondratjew-Zyklus, der soeben Fahrt aufnimmt, aus der Kombination Künstliche Intelligenz/Robotik besteht. Von manchen vehement genannte Kandidaten wie „Energieerzeugung durch Kernfusion" oder „Nanotechnologie" werden höchstens Beiprodukte der selbstlernenden Systeme sein.

Der europäische Forschungs-Kernfusionsreaktor in Südfrankreich wird schon jetzt zum Milliarden-Sarkophag, seine Bauzeit verlängert sich stetig und sollte er irgendwann fertig sein, wird die theoretische Physik ihn überholt haben, was die Geometrie der Plasmakammer, die Magnetfelder und die Materialauswahl betrifft. Das Monstrum aus Beton und Stahl erinnert an die schöne Unterhaltung, die die Hauptdarstellerin Rose beim Dinner mit den anwesenden Ingenieuren und Erbauern der Titanic in dem gleichnamigen Film führt. Sie verweist mit Blick auf die Titanic und die seinerzeitige Industrialisierungs-Euphorie etwas zynisch darauf, dass „männlicher Größenwahn" oft nicht zielführend ist.

Replikatoren werden nicht, wie in manchen Science-Fiction Romanen dargestellt, monströse Maschinen sein, sondern wendig und spezialisiert. Sie können alles Mögliche sein – Flugtaxi, Fabrikarbeiter, Raumfahrzeug, Diamantschürfer, Hausdiener, Polizist (https://www.mittelstandswiki.de/2018/03/kuenstliche-intelligenz-in-zukunft-ermittelt-kollege-ki/), … .

Auch die immer noch kursierende Voraussage, dass der nächste Zyklus sich der Medizin, z.B. in Form der psychosozialen Gesundheit, widmen würde, ist wohl eher eine Hoffnung und kann nur noch von Auguren angeführt werden, die selbstverliebt an ihren vergangenen Ideen festhalten. Die globalen Polit-Theater werden ständig zahlreicher und die Ausbeutung der menschlichen Arbeitskraft, auch in Europa, immer drastischer. Von einem „Gesundheits-Zyklus" keine Spur.

Und die Künstliche Intelligenz?

Jeder Einzelne kann durch individuelle Entscheidungen, wo man mitmacht oder welche Entwicklung man, auch indirekt, unterstützt, Einfluss nehmen. Auf sein eigenes Leben und auch auf die Gesamtströmung. Und an dieser Stelle soll gerne eine herausragende Lebens- und Überlebenskünstlerin zur Geltung kommen: Pippi Langstrumpf.

Was hat sie getan, als das Unvermeidliche kam? In Form der Diebe, die ihre Goldmünzen stehlen wollten, die sie von ihrem seefahrenden Papa im Haus in Verwahrung hatte?

Sie hat beim Bürgermeister oder der Lehrerin nicht um Hilfe gerufen. Sie hat nicht zu Protesten aufgerufen. Sie ist nicht geflohen. Sie hat nicht die Schusswaffen zurechtgemacht, um zu verletzen oder zu töten. Sie hat noch nicht einmal ihr Haus verriegelt/verschlossen. Und schon gar nicht hat sie das Unvermeidliche verdammt, verflucht oder ihre Situation bejammert.

Was hat sie getan – wer weiß es?

Sie hat das Unvermeidliche, hier die Diebe, in Empfang genommen.

Das ist verwegen. Es ist heldenhaft. Es ist als ob man am Strand steht und ein Tsunami am Horizont erscheint. Weglaufen, protestieren, um Hilfe rufen, … das alles bringt nichts mehr. Die verwegene, die angstfreie, die individuelle Reaktion heißt: Wo ist ein Surfboard, damit ich diese verdammte und gleichzeitig abenteuerliche Welle reiten kann?

Das Unvermeidliche in Empfang zu nehmen, ist die wohl „gesündeste“ Art und Weise, mit der großen Welle der Künstlichen Intelligenz, die soeben auf uns zukommt, umzugehen. Gefühlsmäßig und im tatsächlichen Verhalten. Sollte sich die „Freisetzung“ selbstlernender Algorithmen eines Tages als ein historisch bedeutendes Puzzleteil zur möglichen Selbstzerstörung der Menschheit entpuppen, dann ist das so.

Selbst anerkannte, renommierte Forscher aus Physik, Astronomie, Entwicklungsbiologie u.a., gehen inzwischen davon aus, dass überall im Universum zu jeder Zeit Zivilisationen emporkommen und wieder verschwinden. Wollen wir weiterhin glauben, dass wir so besonders wären, so einzigartig, dass eine Auslöschung des Homo sapiens im Universum zu ungerecht sei, als dass sie passieren dürfte? Für die aktuellen Ängste in den Menschen vor der künstlichen Intelligenz spielen solche Gedanken, wie sie von Philosophen gewälzt werden, keine Rolle.

Deshalb: Lasst uns gelassen und gleichzeitig entschlossen gestalterisch mitwirken, an den ohnehin nicht umkehrbaren technischen Grenzlinien. Man muss dazu kein Ingenieur sein, kein Tech-Mogul, kein Genie. Es geht zuerst um die Gestaltung des Alltags. Genauso, wie wir lernen konnten, dass man ein Smartphone tatsächlich auch mal wieder aus der Hand legen kann, können wir ein gutes Maß bei der Nutzung und Eindringtiefe von selbstlernenden Steuerungen finden. Diejenigen, die euch einreden wollen, dass wir alle zwangsläufig zu hilflosen Opfern werden, wenn wir zulassen, dass Software sich selbst trainieren kann – wer sind sie und wem nützt das?

Zu einem entweder hilflosen Opfer oder andererseits zu einem kreativen Starkmenschen macht sich jede/jeder tagtäglich und lebenslang selbst, durch viele Entscheidungen in allen Lebensbereichen.

Die Ängste, die die Entwicklung Künstlicher Intelligenz hervorruft, dürfen also Beachtung finden und sein. Ihnen Kraft zu geben ist jedoch unnötig und würde nur (wieder) der Angstwirtschaft nutzen.

Wenn man um die Möglichkeiten und potenziellen Gefahren von Technologie oder anderen Dingen weiß, können eigene Entscheidungen getroffen werden. Wie selbstverständlich machen wir das inzwischen etwa bei der Nahrungsauswahl, bei Impfungen, bei WLAN Nutzung, bei Medienkonsum, ... Vielleicht hatte sogar Pippi Langstrumpf ein bisschen Angst. Doch damit hat sie gespielt. Genauso, wie sie mit den Einbrechern gespielt hat. Aus dem heraus, was uns wirklich zu kreativen HeldInnen machen kann: eine kindliche, tiefe Lebensfreude.

Auch in Zeiten von extrem beschleunigten, entfesselten Technologiesprüngen ist es erlaubt, sich diese Lebensfreude zu bewahren. Ein Algorithmus, ein Roboter, wird sie niemals „spüren“ können. Die größte Stärke der Software, die Fehlerlosigkeit, ist am Ende ihre größte Schwäche, wenn es um den Vergleich Mensch – Maschine geht. Es ist gerade die mathematische Unzulänglichkeit, die beiläufig passierende Variation der Logik, das „Fehler machen“, welche uns auszeichnen.

Die Sorgen und Ängste, wie eingangs beschrieben, um die Rolle der Menschen, die übrigbleibt, wenn selbstlernende Algorithmen mehr und mehr Bereiche des modernen Lebens „besetzen“, benötigt man also nicht. Vielmehr dürfen wir uns Gedanken machen, ob dadurch eine noch schneller fortschreitende Gefühlsverarmung unter uns entsteht.

> *Die meisten vergessen nämlich: Nicht der Computer will sein wie ein Mensch, sondern viele Menschen wollen sein wie Computer!*

Achtsam mit den eigenen Gefühlen umzugehen und mit denen der Menschen, die uns umgeben, halte ich für wichtiger als den sinnlosen Protest, den inneren Widerstand gegen eine schon in vollem Gange befindliche, äußere Umwälzung unseres Daseins, die ganz sicher mehr verändern wird, als wir uns im Augenblick vorstellen können.

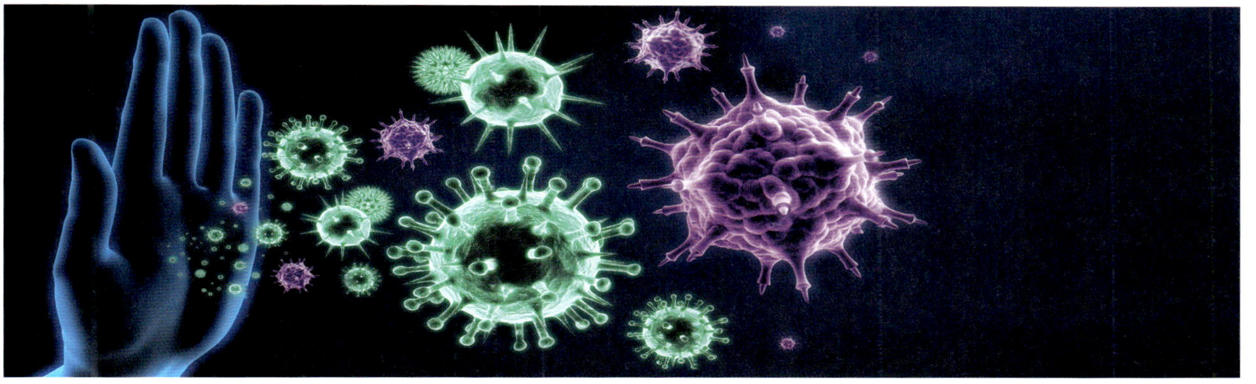

Angst macht (nur) krank! – Sind Mikroorganismen unser natürlicher Feind?

Es war eine kleine Meldung in den Medien im Oktober: Der internationale Dachverband der forschenden Pharmaindustrie verkündete „trocken", dass es keine Neuentwicklungen im Bereich Antibiotika mehr geben, die Forschung dazu eingestellt, wird. Im ersten Moment denkt man: Aha, die haben endlich verstanden, dass sie den Wettlauf mit der Entwicklung von resistenten Mikroorganismen nicht gewinnen können. Doch weit gefehlt. Die lapidare, frei herausgeschriebene, offizielle Begründung für diese Entscheidung lautete in etwa so:

> Man wendet sich mit der zur Verfügung stehenden Forschungs-, Wissens- und Finanzpower lieber Indikationen zu, bei denen standardmäßig Behandlungsdauern von deutlich mehr als einigen Tagen erforderlich sind. Ein Antibiotikum, welches zwischen 3 und 7 Tagen verabreicht wird, sei kein lukratives Geschäft mehr.

Immerhin, es scheint eine „ehrliche" Aussage zu sein und man bekennt sich öffentlich klar zur Betriebswirtschaft und nicht zur menschlichen oder tierischen Hilfe. So wissen wir woran wir sind, was die Absichten der meisten forschenden Pharmafirmen angeht.

Parallel dazu bemerken jedoch viele Menschen, dass die Angstmacherei vor Mikroorganismen stetig zunimmt, ja schon hysterische Formen annimmt. Einige Jahrzehnte der großzügigen und oft voreiligen Verteilung von eben diesen Antibiotika hat dazu beigetragen. Und ebenso die aktuellen, hitzigen Debatten bezüglich der Impferei. Und ebenso, das wollen wir ehrlich erkennen, haben auch diejenigen Ärzte und Heilpraktiker dazu beigetragen, die bei einer Vielzahl von akuten und chronischen Symptomen, mit denen PatientInnen so in die Praxen spazieren, mal eben ihr Bioresonanzgerätchen anklemmen und auf Knopfdruck die üblichen Verdächtigen am Display ablesen – Borrelien stehen hoch im Kurs, und ebenso der Epstein-Barr-Virus, „die Parasiten", Schimmelpilze und eine lange Reihe von Bakterien, angeführt von Salmonellen.

Weiterhin kommt dazu, dass auch die Medien verschiedene „Mikroorganismen-Gefahren" abwechselnd puschen. In 2019 waren das zum Beispiel die „allgemeine Gefährlichkeit" von allen Mückenstichen/Insektenbissen (nicht mehr nur die der Zecken) und auch das „neue" West-Nil-Fieber. West-Nil-Fieber – da staunt der Europäer. Und bekommt bei jeglichem „Erkältungssymptom" gleich Angst, dass er sich ausgerechnet mit diesem Virus infiziert haben könnte … .

Dieser Planet, Mutter Erde, ist im Grunde seines/ihres Seins mikrobiologisch dominiert.

Das lernt man in der Schule und es ist tatsächlich so. An der Universität war es ein beliebtes Späßle, zum Beispiel ein Handtuch am Laborwaschbecken oder eine Türklinke, mit einer Petrischale mit Nährboden „abzuklatschen" (sog. Abklatschprobe) und in den Brutschrank zu stellen. Schon nach einem Tag kann man die buntesten Kulturen wachsen sehen und sich im Verstand ausmalen, was man da so alles anfasst – immer und überall. Nun ist ein Forschungslabor nicht „die Erde", jedoch kann sich wohl jeder vorstellen, dass eine solche Abklatschprobe natürlich auch im Garten oder am Bach oder im Wald ebenfalls die interessantesten Ergebnisse erbringen kann. In Bezug auf die Vielfalt und das ubiquitäre Vorhandensein von Mikroorganismen allgemein und Bakterien im Speziellen.

Wie kann es also sein, wie ist es gekommen, dass der Mensch irgendwann anfing Angst vor dem zu bekommen, was er gar nicht sieht, es sei denn er bemüht ein Mikroskop? Ganz einfach. Es geschah wie mit den meisten Ängsten – sie wurden uns „nahegelegt" durch die Medien, durch „Fachleute", bis hinein in die Schulen durch die BiologielehrerInnen. Und nun haben wir sie also, die vielen Menschen, die bei einem Besuch eines Freundes oder eines Verwandten in der Klinik zuallererst noch vor der Eingangstür, jedoch spätestens direkt nach der Eingangstür, getrieben nach dem Desinfektionsmittelspender Ausschau halten.

Vor vielen Jahren gab es einmal eine Studie zu der Frage: Gibt es mehr Komplikationen (Infektionen), wenn bei Blutabnahmen oder anderen Injektionen/Punktionen die Haut vorher nicht desinfiziert wird? Wohlgemerkt, wir sprechen hier von einer direkten Verletzung der „Außenhaut", also ein sofortiges Überspringen der natürlichen Barrieren. Ihr könnt euch denken, wie das Ergebnis der Studie war – oder? Beim Krankenhausbesuch geht es um Kontakt auf der unverletzten Haut. Eine Infektion durch Türklinken- oder Händekontakt ist direkt auf unverletzter Haut gar nicht möglich. Lediglich das Risiko des „in-den-Verdauungstrakt-Gelangens" oder des „in-den-Atemtrakt-Gelangens" durch Mund- oder Nasenberührung bleibt übrig. Dies ist jedoch, sofern man über die natürlichen Abwehrmechanismen verfügt, wenig vorstellbar, denn Immunglobuline auf der Schleimhaut, Lysozym im Speichel, Magensäure, Phagozyten usw. verhindern eine um sich greifende Infektion. Letztlich gibt es also nur ein Risiko, nämlich, dass ich eine vorübergehende oder chronifizierte Immunschwäche habe. Dann kann auch jeder andere Kontakt infizierend sein – dies auf Kliniken/Praxen zu zentrieren ist Augenwischerei.

Anekdotisch kann ich Folgendes dazu beitragen: Während der fast 7-jährigen Tätigkeit in der forschenden Pharmaindustrie war der Besuch von Kliniken, der stundenlange Aufenthalt dort und das Händeschütteln von Ärzten und Pflegekräften, im Rahmen der Studienbetreuung, an der Tagesordnung. Zu einer Zeit, als es eben diese Alkoholspender an allen Türen gar nicht gab. Um es kurz zu machen: Ich kann mich an keine andere Lebensphase erinnern, in der ich über einen so langen Zeitraum keinerlei „Erkältungen", „Grippe" oder sonst was hatte! Dies deutet darauf hin, dass der häufige Kontakt mit „Sparringspartnern" für unser Immunsystem förderlich ist. Die gleiche Annahme besteht ja für das Phänomen, dass Kinder die „im Dreck" aufwuchsen, oftmals „resistenter" sind und auch weniger Autoimmun- oder Allergieerkrankungen zeigten. Mal ganz zu schweigen von den heilsamen und stark fördernden „Wirkungen", die vom Durchstehen, also dem Kontakt mit Bakterien und Viren, der „Kinderkrankheiten" im Kindesalter ausgehen ...

Dadurch kehrt sich jedoch die Perspektive um:

> Infektionen werden in der Vorsehung der Natur nicht dadurch verhindert, dass man die „Natur" desinfiziert (hier einfach die Umgebung oder die Hände), sondern indem man die eigene Abwehrkraft, den Widerstand, stärkt.

Die Natur ist, wie gesagt, mikrobiologisch dominiert – immer schon. Und das ist gut so, denn ganz viele der Mikroorganismen bildeten und bilden überhaupt unsere Lebensgrundlage und leben mit uns, hoffentlich, in Symbiose. Deshalb sollte man sie auch nicht zu sehr verärgern.

Sonst überlegen sie es sich vielleicht irgendwann anders ... . Wenn der Mensch die gesamte Natur „keimarm" machen würde (so der Fachausdruck für das Herumsprühen von allerlei toxischen Gemischen, die für das wenigstens 100fache ihres Warenwertes als zertifizierte Desinfektion verkauft werden), wären wir tags darauf alle tot.

Eine erste knappe Antwort auf die eingangs gestellte Frage: „Sind Mikroorganismen unser natürlicher Feind?", lautet also: „Der natürliche Feind des Menschen, ist der Mensch."

Vorübergehende Abwehrschwächen hat jeder Mensch dann und wann. Aus den unterschiedlichsten Gründen. „Stress" ist in den Industrienationen ein wichtiger Grund. Ob wir nun zulassen, dass unser teilweiser fremd-manipulierter Verstand die „Schuld" dafür bei einem Klinikbesuch eines Freundes sucht, wenn es uns „erwischt" hat oder nicht, es gibt jedenfalls keinen Grund Mikroorganismen generell und unreflektiert als Feinde zu betrachten! Insbesondere wenn wir die „Gelegenheit" einer Infektionserkrankung zu Bettruhe und „innerem Wachstum" nutzen würden, zu ordentlichem Fiebern und Fasten, könnten wir sie auch willkommen heißen. Doch dies hat weitgehend keinen Platz mehr.

Ein anderer Grund für vorübergehende oder chronifizierte Abwehrschwäche ist schlicht ein Leben unter „schlechten" Bedingungen – Hunger, Durst, Kinderarbeit, Drogen, Perspektivlosigkeit, ... Wo in der Welt breiten sich nach Medienberichten Virus-Infektionen schnell aus? Dabei sind Viren im engeren Sinne noch nicht einmal Lebewesen ... .

Deshalb, zurück zur Einleitung dieses Abschnitts, haben die Mittel in meinem Gesundheitswerkzeugkasten, welche Mikroorganismen in ihre Schranken verweisen, eine stetig wachsende Bedeutung! Wenn ganz offiziell die industriellen Antibiotika nun zu einem Auslaufmodell werden, benötigen wir für den Fall der Fälle, hochwirksame, schnelle Hilfe.

Der Fall der Fälle tritt immer ein, wenn unerwünschte Arten von Mikroorganismen zu frech werden, wenn sie sich ungezügelt ausbreiten, eine Abwehrschwäche-Phase rigoros zu ihrer Vermehrung ausnutzen. Dies kann eine schlecht heilende Wunde sein oder eine Lungenentzündung oder eine lästige Virus-Infektion wie Gürtelrose, EBV, ... oder vieles andere.

Zu Ende gedacht ist es ja so, dass wir im Tode die größte Abwehrschwäche zeigen und dann überwuchern uns die Mikroorganismen komplett – auch dies ein natürlicher Vorgang, denn die Mikroflora von Mutter Erde räumt dann auf. Zuvor jedoch wollen wir leben und Leben heißt, dass die Lebendigkeit des Gesamtorganismus unter Energieaufwand ständig aufrechterhalten werden muss. Traditionell gibt es hier den Begriff Ordnung bzw. Ordnungstherapie.

Die Aufrechterhaltung der Ordnung also, ist der Schlüssel zur Abwehrkraft! Je mehr Ordnung im System, je weiter weg also das Gesamtsystem vom Tod, desto weniger können die niederen Wesen, Mikroorganismen, den höheren Wesen gefährlich werden. Die Entsprechung in der Physik ist die Lehre von der Entropie. Wenn ein höheres Wesen vor dem niedrigeren Wesen Angst hat, ist jedoch schon die Ordnung gestört ... . Ebenso ist zum Beispiel die Ordnung gestört, wenn zu viel Zucker im Umlauf ist, der Bakterien geradezu einlädt sich zu laben. Oder die Verkürzung der Regenerationszeiten, insbesondere Schlaf, kann die Ordnung nachhaltig aus der Mitte bringen. Möglichkeiten, sich selbst zu schaden, gibt es viele ... .

Die Aufrechterhaltung der Ordnung bedarf Energie – dies haben wir im Physikunterricht in der Schule schon gelernt. Ebenso wie ein Kinderzimmer „von alleine" unordentlich wird und eines gebührenden Energieaufwands bedarf, um wieder „ordentlich" zu werden, sollten wir uns also nicht bequem auf Desinfektionsspender am Praxiseingang verlassen, sondern Eigeninitiative und Energie für unsere Abwehrkraft, das heißt, für unsere Burgverteidigung, unser Haus, aufwenden.

Dies ist eine gute Investition, wird doch heute allgemein davon ausgegangen, dass das Nachlassen der Abwehrkraft unmittelbar mit dem Alterungsprozess zusammenhängt.

Ordnung, in diesem Zusammenhang, bedeutet keineswegs, dass unser Alltag gleichförmig sein soll! Ordnungstherapie beinhaltet sehr wohl starke Änderungen, die sich regulierend auf den Organismus auswirken. Durch (un)regelmäßige starke Änderungen im Bereich von Ernährung (Fastenphasen), Umgebung („Luftveränderung"), Temperatur (Schwitzen/Abkühlung), Tätigkeit (Wechsel von körperlich und geistig) und andere, wächst unsere Widerstandskraft, unsere Lebendigkeit, sodass die niederen Wesen eine unüberwindbare Burg vorfinden.

Anders ausgedrückt: Je älter ein Mittel- oder Nordeuropäer wird, desto eher sehnt er sich nach ganzjährig gleichbleibend warmen Temperaturen und liebäugelt mit „dem Süden" ... (an den Humor denken).

H_2O_2, einjähriger Beifuß, Jod, DMSO, Chlordioxid CD, Ozon, Kaliumpermanganat, Grapefruitkern-Extrakt, Vitamin C, Vitamin D, Selen, ... sie alle helfen uns schnell, effektiv und verträglicher als die synthetischen Antibiotika, deren Götterdämmerung gekommen zu sein scheint.

<u>Und weiterhin:</u> Ein synthetisches Antibiotikum trägt schon die Gefahr der Resistenzenbildung in sich, wenn es das Entwicklungslabor verlässt. Dagegen werden Wasserstoffperoxid oder Jod oder CD auch noch in 1000 Jahren frechgewordene Bakterien schnell reduzieren und auch die Entzündungssymptome mildern. Viren sind gegenüber Oxidationsmitteln ohnehin machtlos.

In der Hausapotheke, respektive Gesundheitswerkzeugkasten, sollte also immer vorhanden sein:

- Wasserstoffperoxid-Lösung 3 % Ph. Eur. (gibt es phosphorsäurefrei)
- Lugolsche Lösung 4,9 %
- DMSO Ph. Eur.
- Natriumchlorit-Lösung ca. 23%ig / (+)-Milchsäure 21 % oder Salzsäure 4 % zur frischen Erzeugung von CD-Lösungen
- Kaliumpermanganat-Lösung 1 %
- Artemisia annua (einjähriger Beifuß) entweder als DMSO-Auszug oder als getrocknetes Kraut für Eigenmischungen
- Ozongenerator oder Wasserstoffperoxid-Flüssigkeitsverdampfer für die „Behandlung" der Raumluft/der Räume (es tut auch ein Blumensprüher)
- Natriumselenit-Lösung in geeigneter Konzentration für mindestens 300 Mikrogramm-Dosierung, insbesondere in der „kalten Jahreszeit"

„Mit ihnen können wir uns und, falls wir Therapeuten sind, unseren Patienten schnell helfen. Auf Termine warten und in Wartezimmern herumsitzen, stellt keine schnelle Hilfe dar. Diese ist jedoch geboten, um zeitnah wieder in die Ordnung zu kommen. Denn schließlich wollen wir leben. Gestärkt und mit Freude.

Die Mikroorganismen dürfen und sollen die Erde dominieren. Uns jedoch nicht. Wir sind ein höheres Wesen. Nicht weil wir größer, schwerer oder stärker sind, sondern weil der Mensch in ganz besonderer Weise von Geist erfüllt ist.

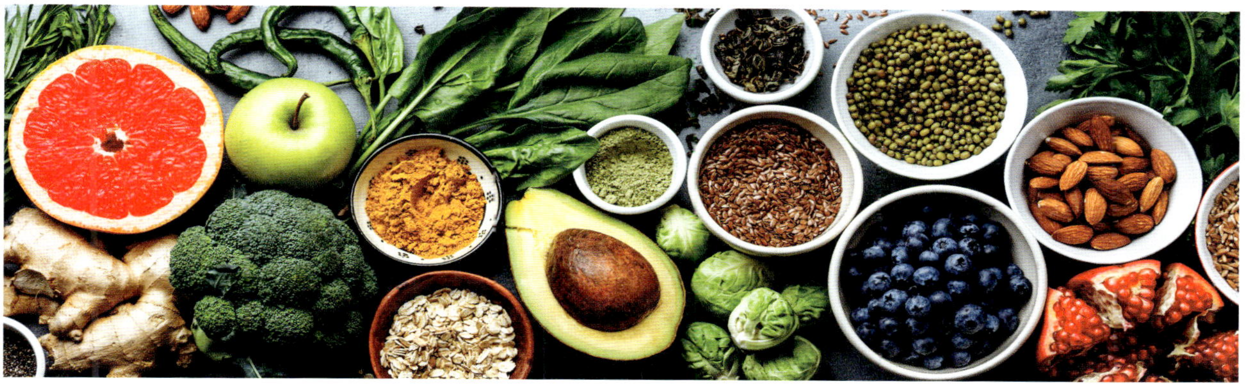

Anti-Oxidantien neu bewerten – Forschungsergebnisse ETH Zürich

Im letzten Rundbrief hatte ich im Zusammenhang mit der Milbenbehandlung für die Bienen mithilfe von Lithium-Salz (Lithiumchlorid) den Ernährungsmediziner Michael Ristow, jetzt an der ETH Zürich tätig, erwähnt. Er konnte, zusammen mit anderen Wissenschaftlern, zeigen, dass ein Zusammenhang zwischen der Lebenserwartung und einer höheren Lithiumkonzentration „in der Umgebung", vor allem im Trinkwasser, besteht.

Höhere Lebenserwartung durch Lithiumchlorid

- 50 mg Lithiumchlorid
- 1 Liter Quell-/Umkehrosmosewasser

bzw.

- 250 mg Lithiumchlorid
- 5 Liter Quell-/Umkehrosmosewasser

Da kann man also schon mal für ganz wenig Geld etwas für sich tun, indem man das Lithiumchlorid mit ca. 50 Milligramm pro Liter Trinkwasser dosiert. Der Einfachheit halber und weil die kostengünstigen Milligramm-Waagen im unteren Bereich nicht absolut genau wiegen, ist es besser 250 Milligramm Lithiumchlorid abzuwiegen und in handelsüblichen 5 Liter Trinkwasserbehältern in Umkehrosmosewasser oder einem guten Quellwasser zu lösen.

Professor Ristow macht allem Anschein nach gute Arbeit etwas abseits vom Mainstream, was die Alterungswissenschaft betrifft, und konnte noch etwas Wichtiges herausfinden, was die derzeit gängigen Meinungen über Vitamine/Antioxidantien und deren Angebots- und Verkaufshype infrage stellt.

Ich zitiere aus seiner Forschungs-Vita:

> *Zusammen mit Matthias Blüher in Leipzig gelang ihm der Nachweis, dass Antioxidantien, indem sie der Bildung freier Radikale entgegenwirken, die Diabetes vorbeugende Wirkung von Sport verhindern. Dieser Prozess wurde „Mitohormesis" genannt. Die daraus resultierende Fragwürdigkeit antioxidativer Nahrungsergänzungsmittel mit möglicher schädlicher Wirkung im Menschen, wurde auch in der internationalen Presse eingehend diskutiert.*
>
> *Mehrere Metaanalysen kamen analog hierzu, unabhängig von Ristow, zu dem Schluss, dass die Gabe von bestimmten Antioxidantien (beta-Carotin, Vitamin A, Vitamin E) beim Menschen die Entstehung von Krankheiten einschließlich Krebs fördert.*

Da schaun wir erst mal seltsam drein – oder?

Und es geht noch weiter:

„Ristows Arbeiten am Modellorganismus Caenorhabditis elegans zeigten erstmals, dass oxidativer Stress bzw. freie Radikale und reaktive Sauerstoffspezies (ROS) – einer Impfung vergleichbar – in der Lage sind, lebensverlängernd auf einen Organismus zu wirken. Diese unerwartete Beobachtung wurde nachfolgend vielfach auch an weiteren Modellorganismen und von anderen Arbeitsgruppen reproduziert. Hierauf aufbauend konnte Ristow erstmals zeigen, dass die, seit langem bekannte, gesundheitsfördernde und lebensverlängernde Wirkung von Ausdauersport ebenfalls auf der Wirkung von freien Radikalen bzw. reaktiven Sauerstoffspezies (ROS) beruht." Ergebnisse wurden unter anderem in Nature Medicine, Cell u.a. veröffentlicht.

Und jetzt wundert es mich auch nicht mehr, dass wir, ebenfalls entgegen dem „Anti-Oxi-Marketing-Trend" der letzten Jahre, oftmals in der Praxis verblüffende Therapieergebnisse mit der bewussten und gezielten Gabe von Oxidantien, also tatsächlich auch „ROS-Erzeugern", hatten. Auch bei Krebserkrankungen.

Und auch passt es in diese Züricher Erkenntnisse und Nachweise, dass das pflanzlich-organische Peroxid Artemisinin aus dem einjährigen Beifuß, nicht nur zur Behandlung von Parasiteninfektionen funktioniert, sondern auch zur Behandlung von Tumoren in der Integrativen Medizin und sogar aus meiner Erfahrung als Wohlfühl- und Fitnessmittel taugt. Gleiches gilt für das altbekannte Ozon, welches ebenso Sauerstoffradikale bildet wie Chlordioxid oder Kaliumpermanganat (letzteres nur äußerlich anzuwenden!).

Es scheint also tatsächlich ein Paradigmenwechsel angezeigt. Nun, wir haben im Bereich Gesundheits- und Ernährungslehre, ebenso wie im Bereich Medizin, in den letzten einigen hundert Jahren schon viele Dogmen kommen und gehen sehen.

Ein schönes Beispiel ist die von mir gerne zitierte (+)-Milchsäure, die auch heute noch im Biologieschulunterricht als „Abfall" und „Belastung" bei anaerobem Zellstoffwechsel denunziert wird und aufgrund neuerer Forschungen komplett als hilfreicher Botenstoff und Zellstoffwechsel-Substrat rehabilitiert werden muss.

Nun also die Antioxidantien – genau umgekehrt. Bisher über den Klee gelobt und empfohlen und sogar im Multi-Level-Marketing-System bis in den letzten Haushalt getragen, inklusive der daraus erschienenen „Verkaufs- und Down-Line Millionäre" – was ist die Welt doch so herrlich schräg und bunt. Niemand hat sich vor Leuten wie Ristow daran gemacht, das Ganze wissenschaftlich zu hinterfragen, obwohl doch niemand jemand kannte, den diese Antioxidantien wirklich gesund gemacht hätten? Wie viele Menschen haben mir in all den Jahren geschrieben, dass sie dies und dies und das alles einnehmen – teure Kapseln, Pülverchen und Dragees – vom Heilpraktiker und Arzt schließlich direkt empfohlen und erworben oder bei der Verkaufsparty im eigenen Haus, und es ihnen auch nicht besser geht als zuvor und was ich empfehlen könnte.

Manchmal halfen dann 15 Tropfen Wasserstoffperoxid 3 % in Wasser, dreimal täglich, wie auch von Kollege Gartz empfohlen, für umgerechnet nicht mal 10 Cent, um die Schaufensterkrankheit oder die Koronarinsuffizienz Symptome innerhalb weniger Tage zu lindern. Oder die Einnahme von ein paar Tropfen eines DMSO-Artemisia annua Auszugs, um die chronische Energielosigkeit zu überwinden. Oder eine Blut-Ozon-Behandlung oder ein Chlordioxid-Fußbad. Oder die simple Inhalation einer Wasserstoffperoxid-Lösung 0,5 % bei Asthma, COPD oder akuter und chronischer Lungenentzündung (letzteres oft lebensentscheidend bei Bettlägerigen und mit einem einfachen Raumvernebler zu realisieren) – alles Oxidantien!

Professor Ristows Ergebnisse sind ziemlich drastisch. Gerade das, was bisher verdammt wurde, nämlich freie Radikale und ROS, sind quasi Botenstoffe für gesunde Gegenreaktionen des Körpers, ermöglichen ein Training des Immunsystems und wirken vorbeugend gegenüber Zivilisationserkrankungen! Das heißt für mich, dass der Vorgang der Antioxidation (Reduktion) quasi sowieso eingebaut ist und wir diesbezüglich ganz auf unsere natürliche Biochemie vertrauen dürfen. Allenfalls bei räumlich umschriebenen oder systemischen, schweren akuten oder chronischen Entzündungen, in deren Verlauf offensichtlich das Hydroxylradikal OH· eine deutlich destruktive Rolle spielt, kann/sollte man etwa mit DMSO, gezielter Vitamingabe, Wasserstofftherapie und/oder Pflanzenauszügen im naturheilkundlichen Falle oder mit Cortison im schulmedizinischen Falle, einschreiten.

Die Vitamine, sekundären Pflanzenstoffe und sonstigen, als Anti-Oxidantien angepriesenen Stoffe, haben in vielen Fällen natürlich trotzdem andere wichtige Funktionen und Wirkungen und sollten im Rahmen einer „guten Ernährung“ dem Körper zur Verfügung stehen.

Hier halte ich es jedoch für besser, auf 1A Rohstoffe in Form von Gemüse, keimfähigem Getreide, Obst, Nüsse/Samen usw. zu achten, als 10-mal täglich Kapseln einzuwerfen. Vor allem die Zubereitungsart hat auch einen wichtigen Einfluss auf den physiologischen und biologischen Wert unserer Ernährung. Da lagen die Vorfahren mit ihren Fermentationsverfahren, Vergärungen, Keimung usw. schon ganz gut.

Immer daran denken: Unser Organismus hat sich seit der Steinzeit (und noch länger) nicht verändert und sollte dementsprechend anders betrachtet/behandelt werden als ein Software-Update oder die nächste Generation Ihres Smartphones. Was dem menschlichen Körper vor 10.000 Jahren gutgetan hat, tut ihm auch heute noch gut. In diesem Falle ist es also prima, zu den „Ewiggestrigen“ zu gehören.

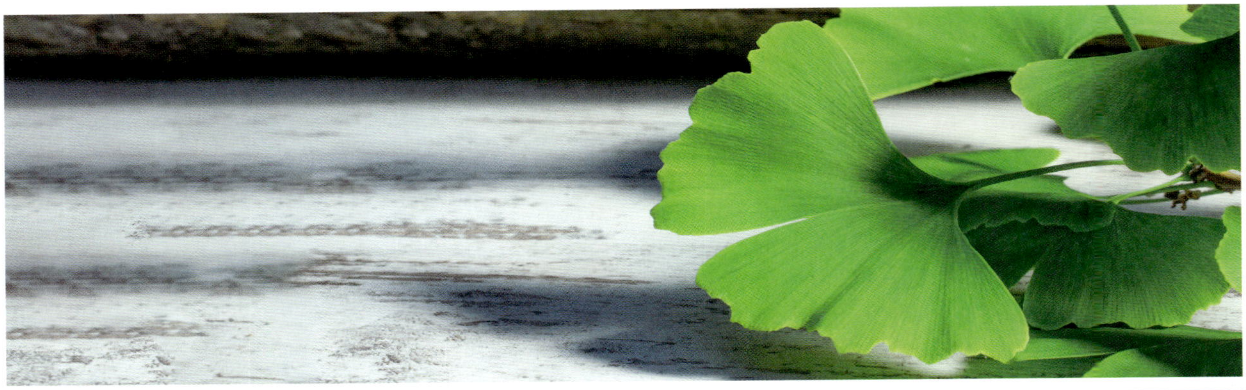

Bewahrer und Veränderer

Aspekte ganzheitlicher Gesundheit – Bewahrer und Veränderer – es ist "en vouge" die „Zwei-in-Eins“ Prinzipien des Universums zu zitieren und beispielsweise damit für eine ganzheitliche Sicht im Bereich Naturheilkunde zu werben. Ying und Yang, Männlich und Weiblich, Geben und Nehmen, Materie und Anti-Materie, Körperlich und Geistig, … . Alle Polaritäten unseres Erfahrungsraums sind stets lediglich die beiden Seiten ein und derselben Münze. Die Erkenntnis ist simpel – wenn man eine Münze entlang des Radius zersägt, um ausschließlich Vorder- oder Rückseite zu besitzen, besitzt man überhaupt keine „wertvolle“ Münze mehr. Ebenso ist es mit einem Baum, der Wurzeln unten und Äste oben zeigt. Oder unseren Planeten, mit dem Nordpol „oben“ und dem Südpol „unten“ (in der Astronomie werden Richtungsbezeichnungen anders festgelegt).

Heute jedoch soll es um das Zwei-in-Eins, welches Goethe im Liebesrausch in Gestalt eines Gingkoblattes poetisch-lyrisch verewigt hat, in unserem Geist gehen. Denn der Geist ist Ursprung unseres Handelns. Ob wir es nun religiös, philosophisch, spirituell oder sonst wie betrachten und erklären, die Erkenntnis „wir sind alle eins“, ist sogar im „Volksmund“ tief verankert. Zum Beispiel mit „Was du nicht willst, das man dir tut, …“ oder „Bevor du zur Rache schreitest, vergiss nicht zwei Gräber zu graben.“

Auf die Spitze bringt es Meister Eckhart in seiner gewohnt mächtigen Sprache: „Und liebst du hundert Mark mehr bei dir als bei einem anderen, das ist unrecht.“

Das Gingkoblatt als Symbol des Zwei-in-Eins zeigt uns den einen Ursprung am Ansatz am Ast des Lebensbaums und dann, wie es in der Physik und Mathematik ausgedrückt wird, die Bifurkation – den Tanz von zwei sich bildenden Anteilen, die wir staunend betrachten. Und in dem wir eins sind, gibt es zwei Archetypen, die sich, wie die beiden Seiten einer Münze, gegenseitig bedingen und erhalten: Bewahrer und Veränderer. Sowohl unter den Menschen als auch in jedem von uns selbst ebenso.

> *Geistige Gesundheit erfordert einen guten Ausgleich zwischen dem Bewahrer und dem Veränderer in uns!*

Blicken wir zuerst nach außen: Bewahrer lassen sich in der Zeit gerne selbst feiern. Veränderer dagegen werden oft nicht zu Lebzeiten gefeiert. Bewahrer ruhen auf dem Status Quo. Veränderer nehmen Mühen auf sich. Bewahrer können Wurzeln geben. Veränderer haben Visionen.

Da war Ignaz Semmelweis. Er forschte unermüdlich an der damals unbefriedigenden Tatsache, dass so viele Mütter nach der Geburt an Kindbettfieber verstarben. Er hätte einfach seinen Status Quo bewahren können. Es war ganz normal, dass viele Mütter starben und seine medizinische Laufbahn war gesichert. Heute gilt er als Begründer der Hygiene.

Damals jedoch wurde Ignaz Semmelweis verlacht und unter mysteriösen Umständen „um die Ecke gebracht“. Er erzielte mit der vorsichtigsten aller denkbaren Hygienemaßnahmen, nämlich dem schlichten Händewaschen seiner Ärzte vor der Geburtshilfe, in seiner Klinik deutlich (!) weniger Todesfälle und veröffentlichte diese Ergebnisse um 1847 – ja, das ist noch gar nicht lange her.

Da war auch Christoph Kolumbus mit seiner schlichten Idee: Wir segeln einfach geradewegs nach Westen, ins offene Meer. Obwohl es damals, um 1500 herum, üblich war, an den Küsten Europas und Afrikas entlang zu segeln. Seine Gründe mögen vielfältig gewesen sein, von Handel über Abenteuer bis Eroberungsgelüsten, und wir müssen sie nicht gutheißen, ebenso wenig wie die Zustände auf den Schiffen ... . Und ja, wir wissen, dass er eigentlich nicht der (Erst-)Entdecker „Amerikas“ war.

Und doch hat dieser Veränderer, ebenso wie seine Vorgänger, die vor Jahrtausenden neue Horizonte erkundeten, indem sie ihre Dörfer in südlichen Gefilden verließen, um nach Norden zu ziehen, langfristige Möglichkeiten und Entwicklungen erschlossen. Mittelfristig, das kommt noch dazu, können Veränderungen sogar in das Gegenteil des ursprünglich Gewollten umschlagen.

So bei Semmelweis – er hätte sicher nicht gewollt, dass wir inzwischen in eine Hygiene-Hysterie geraten. Da sieht man Mütter, die mit alkoholischen oder sonst wie toxischen Sprays den Einkaufswagen absprühen, bevor sie ihr Kleinkind hineinsetzen ... . Oh je! So bei Kolumbus – er wollte die heimische Krone stärken, seinem Land dienen. Doch nun, nur kurze Zeit später, haben wir, was den nördlichen Teil des „neuen Kontinents“ betrifft, ein machthungriges Imperium. Sein Heimatland auf dem alten Kontinent unter ferner liefen.

Doch langfristig sieht die Bilanz der historischen Veränderer besser aus: Diejenigen, die vor Jahrtausenden nach Norden zogen, waren beim Herannahen der letzten Eiszeit durch die zuvor mühevoll errungenen neuen Fähigkeiten der Herstellung warmer Kleidung, Vorratsbildung und fortschrittlicher Haustierhaltung und Züchtung, fähig, den von außen kommenden Veränderungen aufrecht zu begegnen. Die Bewahrer dagegen wurden, je nach Standort zur neuen Kaltfront, vernichtet.

Es liegt auf der Hand: Gäbe es nur Bewahrer, würden wir noch am Lagerfeuer in Lehmhütten sitzen. Gäbe es nur Veränderer, wären wir nicht in der Lage moralische, kulturelle oder auch materielle Werte als Grundlage für die Weiterentwicklung zu sichern. Übertragen wir diese Bilder und Beispiele auf ein einzelnes Menschenleben und richten wir den Blick nach innen: Bewahrer und Veränderer – beide sind wichtig und beide ergänzen sich. Die Ergebnisse von Veränderungen dürfen bewahrt werden und das Bewahrte darf für neue Veränderungen dienen.

Und: Wir sollten nicht warten mit Veränderungen, bis sie uns von außen aufgezwungen werden. Vielleicht kennen Sie diese Stimmen aus Ihrem Umfeld: „Was ist mit dir los? Bist du nicht mehr der/die Alte? Früher hast du doch auch ...". Oder die ganz anderen, die sagen: „Was ist mit dir los? In welchem Jahrhundert lebst du? Gehörst du zu den Ewiggestrigen?"

Entscheidend sind jedoch nicht die äußeren Stimmen, die in Ihrem Kopf unablässig rauschen, sondern der reine Blick auf Ihren eigenen inneren Bewahrer und Veränderer.

Besonders im Juni, mit den langen Tagen um die Sommersonnenwende herum, ist eine gute Gelegenheit dazu. Wir können unseren Blick in der Nacht des neuen Lichts nach innen wenden. Da gibt es vielleicht Leute um Sie herum, die wollen die Familientradition bewahren oder ihre Arbeitsbedingungen. Doch was juckt Sie das alles?

Wenn es ums Bewahren und Verändern geht, dann sind jegliche Bewertungen, was zu bewahren oder verändern gut sei, für Sie selbst unwichtig. Sie sind stets Ihre eigene Instanz.

> Wenn wir Ängste haben, Panikattacken, depressiv verstimmt sind, Weltschmerz empfinden oder Streit suchen und auch bei vielen weiteren „geistigen Symptomen", ist es an der Zeit den Veränderer in uns und den Bewahrer anzuschauen und das Ungleichgewicht zu beheben.

Dazu benötigen wir keine Chemieportionen, keine Therapie, sondern die feinen, subtilen Mittel, die ich uns jetzt an die Hand gebe:

Im Falle eines Zuviels an Veränderungswillen drohen wir uns zu verzetteln. Dann können wir eine Prise von Meister Yoda nehmen: „Beende auch, was du begonnen." oder die schlichte Erkenntnis von Niccolò Machiavelli nutzen: „Handelt man zu früh, hat man nicht genug Kräfte gesammelt." Im Falle des auf der Stelle tretens jedoch, der Übermacht des Bewahrers, koste man von Robert Frost:

> *Im Wald zwei Weg boten sich mir dar und ich nahm den der weniger betreten war und das veränderte mein Leben.*

oder von Kolumbus selbst, der handschriftlich in einem Tagebuch festhielt:

> *Und die See wird allen Menschen neue Hoffnung geben, wie der Schlaf die Träume gibt, daheim.*

> Ersetzen Sie das Wort „die See" darin mit dem Kernelement Ihrer Visionen und ersetzen Sie „allen Menschen" mit dem Wörtchen „mir". Und augenblicklich erwacht der Veränderer in Ihnen. Wenn wir uns in einem ausgewogenen Fluss von Bewahrung und Veränderung befinden, dann handhaben wir beides angstfrei und bei Veränderungen von außen bleiben wir gelassen.
>
> Verändern sobald es nötig ist und Bewahren solange es nötig ist, erfolgen dann spielerisch leicht. Probieren Sie es aus. Sie können es.

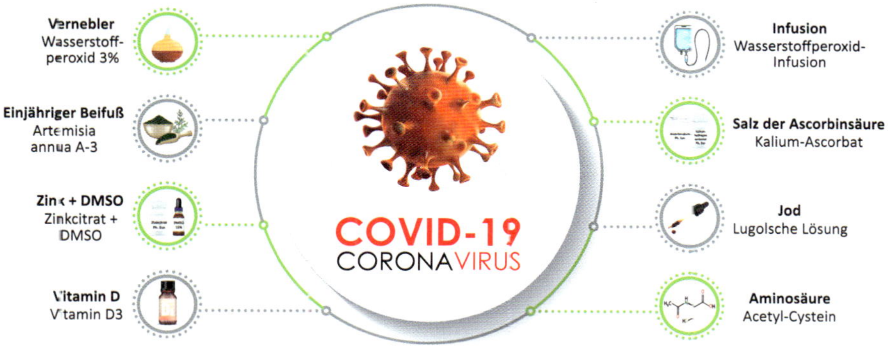

Corona Moleküle – Therapeutische Möglichkeiten bei Symptomen

Die Welt sitzt zu Gericht und widmet sich der Frage, ob nun diese Moleküle, die von der Mikrobiologie den Namen SARS-CoV-2 bekommen haben und allgemein als Corona-Virus bezeichnet werden, beschuldigt werden können, besonders gemeingefährlich zu sein. Dabei stützt sich die Anklage auf Vergleiche zu anderen pathogenen, also potenziell krankmachenden, Molekülen. Gefährlichkeit schließt die Punkte Übertragbarkeit, Ausbreitungsgeschwindigkeit, Pathogenität, Persistenz und die Rate von schweren Komplikationen, einschließlich Tod, ein.

Ganz aktuell: Prof. John Ioannidis hat im November 2020 seine neueste Meta-Analyse veröffentlicht. Nach Auswertung von weltweit erhobenen Zahlen, beziffert er nun die Sterblichkeit unter den Betroffenen mit 0,23 %. Nun, ich hatte im März 2020, 0,3 % vorausgesagt. Lapidare Bemerkung in den Medien nach Ioannidis Studie: „Ergebnis überrascht selbst die Experten ... ." Ach so.

Wir haben es mit einer Erkältungskrankheit zu tun, die, wie andere auch, in sehr seltenen Fällen schwere Komplikationen mit sich bringen kann. Die Häufigkeit unter den Erkrankten (nicht Infizierte!), die solche schwere Komplikationen einschließlich Tod entwickeln, lässt sich üblicherweise mit ca. **0,3 %** grob beziffern.

Mittel aus dem Gesundheitswerkzeugkasten

Grundversorgung des Körpers
Vitamin C, Vitamin D, Lugolsche Lösung, Acetylcystein, Selen, Lithium (10 mg pro Tag)

Aromaöl-Verdampfer/Luftbefeuchter
Indirektes Inhalieren von Oxidationsmitteln wie Wasserstoffperoxid (3 %) oder CDL-Lösung

Einjähriger Beifuß
Artemisia annua (frische/getrocknete Pflanze, Auszug, Tee)

Wasserstoffperoxid Infusion
- 500 ml NaCl Infusionslösung
- 1 - 2 g Magnesiumchlorid
- 5 ml H_2O_2 3 %

Zink + DMSO
- 500 mg Zinkcitrat
- DMSO, um den Transport der Zink-Ionen in die Zellen zu ermöglichen

Kalium-Ascorbat
- 1 - 2 g Kalium-Ascorbat
- Zellstabilisierung, Regeneration von Redox-Kaskaden

Nasensonde
Anreicherung der Atemluft mit medizinischem Sauerstoff

Die therapeutische Vorgehensweise im Falle einer Erkrankung dient also, hier in den Industrieländern, vor allem dazu, schwere Komplikationen zu vermeiden. Ein abgestuftes Schema mit der Überschrift „Was ist sinnvoll?“ könnte wie folgt aussehen:

Bei nachgewiesener Infektion und fehlenden Symptomen gar nichts.

Bei Aufkommen von **grippalen Symptomen** kann die tägliche Einnahme von 500 mg **Zinkcitrat** (entsprechend ca. 50 mg Zink) und 1 - 2 g **Kalium-Ascorbat** empfohlen werden (speziell Kalium-Ascorbat siehe Abschnitt Kalium-Ascorbat – Das simple Krebsmittel).

Ebenso die Anreicherung der Raumluft mit **Wasserstoffperoxid 3 %** aus einem einfachen Vernebler.

Beim Thema Zink ist vielen inzwischen geläufig, dass es am besten mit einem Ionophor kombiniert wird – einer Substanz, die den Transport der Zink-Ionen in die Zellen ermöglicht. Diese Eigenschaft wird Hydroxychloroquin zugeschrieben, doch wir kennen ein simples Mittel Namens DMSO, welches bekannt dafür ist, anderen Stoffen den Zelleintritt zu ermöglichen – oder? Zu einem Bruchteil der Kosten von HCQ und freiverkäuflich.

Durch das **Zink mit DMSO** und durch das Einatmen von Wasserstoffperoxid werden Viren rasch dezimiert.

Das **Kalium-Ascorbat** ist wichtig für die Zellstabilisierung, für Regeneration von Redox-Kaskaden und vieles mehr.

Ganz wichtig: Keine Einnahme von üblichen „Schmerzmitteln“! Sie hemmen die Selbstheilungsmechanismen. Allenfalls Ambroxol würde ich einsetzen, welches ebenfalls schmerzlindernd wirkt, jedoch einen völlig anderen Wirkmechanismus bedient als Paracetamol, ASS oder Diclofenac beispielsweise. Auch DMSO wirkt schmerzlindernd.

Beim Aufkommen von Komplikationen in der Abklingphase der grippalen Symptome, also hier zum Beispiel Atemnot, sind weitere Maßnahmen angezeigt. Die Komplikationen werden nach Lesart aus der Klinik durch eine Art überschießende Immunreaktion hervorgerufen. Dies ist nichts Unbekanntes im Verlauf von Infektionserkrankungen und wird allgemein sogenannten Antigen-Antikörper-Komplexen zugeschrieben, die massenhaft beim Abbau der pathogenen Moleküle entstehen und nicht umgehend abgebaut oder ausgeschieden werden können.

Hier ist aus meiner Sicht die Wasserstoffperoxid-Infusion angezeigt, mit der auch schon komplizierte Verläufe von anderen „Viruserkrankungen“ wie zum Beispiel Herpes-Viren (Gürtel- oder Gesichtsrose) oder Eppstein-Bar-Viren (EBV, Pfeiffersches Drüsenfieber) erstaunlich rasch gut behandelt werden konnten. Die besagten Komplexe werden damit offensichtlich intern abgebaut. Die Wasserstoffperoxid-Infusion ist seit Jahrzehnten weltweit bekannt und es bleibt ein Rätsel, warum solche bewährten und kostengünstigen Dinge nicht offiziell eingesetzt werden.

Basisrezeptur: 500 ml NaCl Infusionslösung, 1 - 2 Gramm Magnesiumchlorid, 5 ml Wasserstoffperoxid 3 %.

Zusätzlich kann die Atemluft mit einer einfachen Nasensonde mit medizinischem Sauerstoff angereichert werden. Die weißen Druckflaschen mit medizinischem Sauerstoff gibt es bei ganz normalen Gasehändlern vor Ort, ebenso die benötigten Druckminderer. Eine 10 Liter Druckgasflasche wird schon für ca. 35 Euro pro Füllung angeboten und diese Menge reicht bei ca. 2 - 4 Liter Sauerstoff pro Minute für viele viele Patienten.

Weiterhin sollte man die Besonderheit der „Embolie ähnlichen" Lungensymptome beachten, die seit Beginn der Infektionswelle beschrieben werden. Ein Kliniker drückte es einmal so ähnlich aus: „Es manifestiert sich teilweise eher wie eine Gefäßerkrankung als eine Viruserkrankung." Insbesondere die Lungengefäße sind betroffen, weil hier das größte Kapillarbett des Körpers konzentriert ist.

Was kann man aus dem Werkzeugkasten nehmen, was Ablagerungen und Gefäßentzündungen und überschießende Blutgerinnung verhindert? Richtig, DMSO. Und was noch? **Vitamin D**, **Jod**, **Acetylcystein** und **einjähriger Beifuß**. Entweder direkt als frische oder getrocknete Pflanze oder als Auszug.

Dafür hat man den madagassischen Präsidenten dieses Jahr international diffamiert und Dr. Martin Hirt, Gründer von ANAMED International, wollen deutsche Behörden an seiner Arbeit hindern, weiterhin weltweit vielen einkommensschwachen Menschen die Therapie mit hochwirksamen Heilpflanzen, wie Artemisia annua A-3, zu ermöglichen. Er bittet um Unterstützung zum Beispiel durch das Einsenden von Erfahrungsberichten.

> *Wir haben also genug bewährte Mittel, um bei den seltenen, nicht-stummen Infektionsverläufen wirksam eingreifen zu können.*

Ob wir als Gesellschaft dafür Prämien für die Vorhaltung von Intensivbetten ausloben müssen? Die Zeit wird vielleicht Antworten bringen.

Mikrobiologisch gesehen gehören diese als Viren bezeichneten Teilchen nicht zu den Mikroorganismen, sondern stellen Moleküle auf der Nanometerskala dar und werden in einem Atemzug beispielsweise mit Prionen genannt. Dies ist wichtig zu wissen, da auf manipulative Art und Weise meist suggeriert wird, dass die Welt hier gegen „kleine Lebewesen" zu „kämpfen" hat, die eine besondere Schlauheit haben könnten und als bunte Stacheltierchen existieren.

Beispiel: „Diese Viren können auf bestimmten Oberflächen bis zu x Stunden überleben."

Finden Sie den Fehler: Ein Nicht-Lebewesen kann nicht überleben, sondern höchstens vollständig bleiben.

Letztlich lässt sich die Debatte auf die Frage fokussieren, ob diese Sorte (offiziell Gattung und Untergattung) von Molekülen gefährlicher ist als andere, die eine vergleichbare weltweite Verbreitung haben.

Die Vorgehensweisen beim Durchzug bzw. der Verbreitung anderer bisheriger „Erkältungsviren" laufen seit vielen tausend Jahren stets ähnlich ab. Mehr oder weniger Menschen aus der Gruppe derjenigen, die man als Infizierte bezeichnet, entwickeln ähnliche Symptome, die allgemein als grippale Symptome definiert sind. Dazu gehören Schwäche, Fieber, Schleim (lat. Virus), Kreislaufschwäche, Kopfschmerzen, Husten, Schnupfen, Sinusitis, Gliederschmerzen. Diesen Symptomen begegnete man mit **Bettruhe**, **Fasten**, **Heilpflanzenauszügen** mit Wirksamkeit bei Fieber und Schleim sowie in neuerer Zeit teilweise mit „Schmerzmitteln", die auch fiebersenkend wirken (obwohl das kontraproduktiv ist) und sonstigen Erkältungsmitteln.

Die Anzahl derer, die solche Symptome entwickeln, liegt stets bei einem gewissen niedrigen Prozentsatz der Gesamtbevölkerung des „betroffenen“ Gebiets. Ist das Ganze nach ca. 7 - 14 Tagen überstanden, so wurde und wird, insbesondere bei Kindern, freudig von Entwicklungsschüben berichtet.

Meist während des Abklingens der typischen Symptome können einzelne Erkrankte Komplikationen entwickeln. Die Rate der Betroffenen, oft im 0,... Prozentbereich, liegt hier noch einmal deutlich unter der Rate derjenigen Infizierten, die überhaupt Symptome entwickeln und betrifft, wie zu erwarten, vor allem geschwächte, unterernährte, multimorbide, traumatisierte, vorgeschädigte Patienten. Für diese wenigen „Fälle“ war es schon immer notwendig, wenn möglich, besondere Maßnahmen einzuleiten. Dazu gehört eine therapeutische Betreuung mit beispielsweise bestimmten Infusionen, Überwachung der Vitalfunktionen, medikamentöse Behandlung eventuell aufkommender Sekundärinfektionen (z.B. Lungenentzündung, Mittelohrentzündung, Hirnhautentzündung, ...) und weiteres.

Betroffene in Entwicklungsländern etwa können so etwas nicht in Anspruch nehmen und haben dann ein wesentlich höheres Risiko zu versterben. All dies sind ganz normale tagtägliche Vorgänge in der Welt und über die Wichtigkeit des permanenten Kontakts mit potentiell pathogenen „Teilchen“ für unseren Organismus bzw. für die Entwicklung und den Fortbestand der Spezies Mensch, die sich auf einem mikrobiologisch dominierten Planeten als Ausnahmeerscheinung ausgebreitet hat, gab es hier in den Rundbriefen schon ausreichend Informationen.

Es gibt also in der „Gesamtmenge Mensch“ des Verbreitungsgebiets eine gewisse Anzahl von Individuen, die in Kontakt kommen mit Pathogenen (die Pathogen-These ist nach wie vor ein wissenschaftliches Modell, ähnlich dem kosmischen Modell oder dem Atommodell, also nicht abschließend bewiesen).

Dann gibt es eine gewisse niedrigere Anzahl, welche sich mit den Pathogenen infizieren. Dann gibt es eine gewisse niedrigere Anzahl, welche typische „Grippesymptome“ entwickeln. Dann gibt es eine gewisse niedrigere Anzahl, welche Komplikationen entwickeln. Dann gibt es eine gewisse niedrigere Anzahl, welche daran versterben. Die Todesursachen beruhen in diesen Einzelfällen wohlgemerkt auf den Komplikationen.

Schon alleine bei diesen einfachsten, logischen Zusammenhängen scheitern sogar offizielle Informationsquellen kläglich. Hier ein Beispiel:

Wenn man die Suchworte „Virus Corona“ eingibt, dann finden sich nicht wie gewohnt in der üblichen Suchmaschine, eine ganze Auswahlreihe von Treffern, sondern es erscheint direkt oben eine Informationsseite: https://www.google.com/search?client=firefox-b-d&q=virus+corona

Hier steht im mittleren Kasten:

> *... Die meisten infizierten Menschen entwickeln leichte bis mittelschwere Symptome und werden ohne Krankenhausaufenthalt wieder gesund.*

Und im rechten Kasten:

> *... Die meisten Menschen, die an COVID-19 erkranken, haben leichte bis mittelschwere Symptome und werden wieder gesund, ohne dass sie eine besondere ärztliche Behandlung benötigen.*

Die Frage ist hier: Können offizielle Stellen nicht zwischen „Infizierten“ und „Erkrankten“ unterscheiden oder wollen sie nicht?

Zurück zum Weltgericht, welches über schuldig oder nichtschuldig im Fall von SARS-CoV-19 zu befinden hat. Wenn es Zweifel gibt, in der Schuldfrage, dann greift in der Juristerei der Grundsatz „Im Zweifel für den Angeklagten“. Gibt es Zweifel daran, dass diese Infektionswelle die Welt in den Abgrund reißen könnte und nicht andere Schuldige?

Oh ja, sehr viele Zweifel. Das Auffälligste ist hier, dass es sehr viele Zweifel innerhalb der Fachwelt gibt!

Und noch etwas bleibt allzu oft unberücksichtigt. Die sogenannten „Maßnahmen", etwa Mund-Nasen-Schutz, Handschuhe, Desinfektion, ... könnten ausschließlich etwas bewirken, wenn sie professionell durchgeführt werden. Dafür gibt es schon seit vielen Jahren wissenschaftliche Untersuchungen und Belege. Aus einem einfachen Grund: Der Ausschluss von potenziell infektiösen Molekülen oder Mikroorganismen ist beispielsweise im Bereich des Betriebs von Operationssälen oder der Herstellung von Arzneimitteln zur Anwendung als Infusion oder Injektion von enormer Wichtigkeit. Und hier hat man vieles gelernt über wirklich „sauberes" Arbeiten und die Effektivität von einzelnen Maßnahmen.

Wie wird zum Beispiel eine Produktionsstraße für pharmazeutische Ampullen desinfiziert? Nein, nicht mit alkoholischen Lösungen, sondern mit der automatischen, zeitgesteuerten Einspritzung von Wasserstoffperoxid!

Warum wird im OP-Bereich die persönliche Schutzausrüstung bei jedem Eintritt komplett erneuert? Weil eine mehrfache Verwendung von Mund-Nasen-Schutz oder Einweghandschuhen zu großen Infektionsproblemen in den Räumen führt.

Warum müssen alkoholische Flächen- oder Hautdesinfektionsmittel so oft angewendet werden? Weil eine Reinfektion nach ihrer Anwendung umso schneller auftritt.

Warum ist bekannt, dass ein OP-Bereich durch das Betreten von Menschen jeweils erneut mit Viren geflutet wird? Weil der vorgeschriebene FFP2 Atemschutz lediglich für die Zurückhaltung von Bakterien oder noch größeren Mikroorganismen ausgelegt ist.

Viele weitere Fragen dieser Art könnten gestellt werden. Gemessen an diesen Fragen und Antworten kann jeder für sich selbst abschätzen, was all die dilettantischen, ja stümperhaften Vorgehensweisen bewirken und nicht bewirken sollen, die derzeit betrieben werden. Oder anders herum: Wenn es etwas wirklich Gefährliches gäbe, wie könnte es durch die aus völliger Unkenntnis der mikrobiologischen Zusammenhänge heraus entstandenen und vielerorts beobachtbaren abartigen Verhaltensweisen der Menschen aufgehalten werden.

Mehrfach und „seitenabwechselnd" getragene Gesichtsvlies? Verrenkungen, um den Knopf der Fußgängerampel mit der Schulter zu drücken? Mit gebeugtem Oberkörper und abgewandtem Gesicht den Gehweg verlassend, wenn andere Fußgänger daherkommen? Alkoholische Mischungen auf den Händen verreiben und dann den Einkaufswagen schieben, Waren aus dem Regal nehmen oder das Bezahldisplay benutzen (nach dieser sogenannten Desinfektion verkürzt sich wie gesagt nachgewiesenermaßen die Reinfektionszeitdauer auf der Haut enorm. Von der leber- und nervenschädigenden Wirkung dieser Mischungen ganz zu schweigen – beim Pflegepersonal wird dies als Berufskrankheit anerkannt)? Allein in einem Auto sitzen und den Gesichtsschutz tragen? Zu Hause den ganzen Nachmittag Mund-Nasen-Schutz tragen, wenn die Kinder aus der Schule gekommen sind? Und vieles mehr.

Fazit: Die vielen Diskussionen in der Fachwelt bezüglich Gefährlichkeit oder eben Harmlosigkeit der beschuldigten Moleküle lassen zumindest Fragezeichen aufkommen. Interessant ist dabei, dass vor allem „Ärzte an der Front", also mit täglicher Praxiserfahrung (!), die zur Diskussion gestellten derzeitigen Infektionen als normal verlaufend einschätzen.

Der Blick aus dem sprichwörtlichen Elfenbeinturm der Forschungsinstitute dagegen, die nie oder selten die tatsächlichen Patienten auf dem freien Feld sehen, darf angezweifelt werden. Warum? Weil, und hier spreche ich aus eigener langjähriger Erfahrung, Forschung sich traditionell um der Forschung willen vorrangig selbst am Leben erhält. Forschung ist zu einem großen Teil immer auch gesteuert von Geld-Eintreiber-Mechanismen, von Modeströmungen und vom Kokettieren unter Kollegen.

Geschichten über viele berühmte Entdeckungen, Erfindungen und Entwicklungen lesen sich deshalb heute wie Krimis – Geschichten vom Wetteifern, vom Intrigieren, vom Streiten und von Neid, Betrug und Gier. Dies übersehen die meisten Menschen, wenn sie staunend und achtungsvoll auf Preisträger aus Wissenschaft und Forschung blicken – insbesondere, wenn diese es bis in die Massenmedien „schaffen". Schon Isaac Newton (1643 – 1727) bemerkte so trefflich: Denken Sie daran, dass auch Wissenschaft von Menschen gemacht wird.

Die Erfahrungen der praktischen Ärzte über die vergangenen Monate sind hier für mich wichtiger. Aus dem inzwischen stattlich gewachsenen DMSO und Co. Netzwerk aus Ärzten, Heilpraktikern und anderen Therapeuten kam bisher kein einziger Bericht zu einem Erkrankungsfall mit Komplikationen. Persönlich habe ich von einem Patienten mit Komplikationen gehört – er hatte mehrere chronische Vorerkrankungen und war übergewichtig.

Zu behaupten, dass diese äußerst niedrigen Erkrankungsraten (nicht Infektionszahlen!) dadurch zustande gekommen wären, dass man uns Atemschutz, Einweghandschuhe, Desinfektionsmittel, Abstand, ... verordnet hat – nun, das darf jeder für sich selbst beantworten.

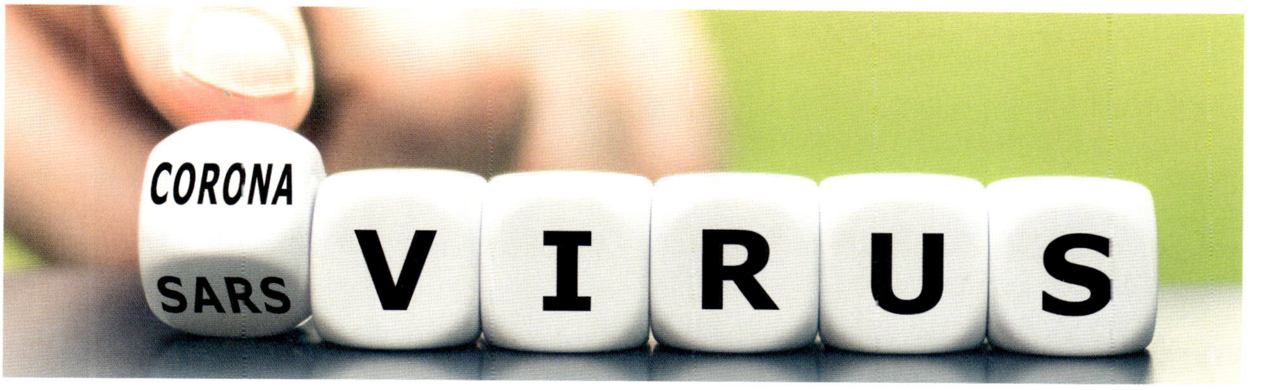

Corona Virus – DMSO wirkt zellschützend und zellstabilisierend

Inzwischen hat sich herumgesprochen, dass Virusinfektionen, soweit überhaupt nachgewiesen und falls tatsächlich Symptome auftreten, sich gut mit Ruhe, Atemübungen, Vitaminen, Jod/Selen und Artemisia annua (einjähriger Beifuß) oder anderen Oxidationsmitteln behandeln lassen. Dem ist auch nicht andauernd etwas hinzuzufügen. Wobei ich persönlich im Falle von aufkommenden Symptomen hauptsächlich auf den einjährigen Beifuß setzte. All dies ist auch vorbeugend einzusetzen.

Wem diese ebenso bewährten wie hochwirksamen Maßnahmen und Mittel zu simpel oder zu kostengünstig erscheinen, der darf weiterhin auf „das ganz besondere Mittel" hoffen und warten.

Jod als Lugolsche Lösung, Selen als Natriumselenit und Lysin, sind freiverkäuflich erhältlich. Vitamine, wie C und D3, gibt es ebenfalls und überall. Bettruhe gibt es zu Hause für umsonst. Wer sich mit „grippalen Symptomen" zur Arbeit ins Büro oder die Fabrik schleppt, um die Produktivität aufrecht zu erhalten, darf diese Einstellung überprüfen.

Für generell wichtig in der Jahreszeit der akuten Infektionen halte ich den präventiven Einsatz von DMSO, da zellschützend und zellstabilisierend wirksam.

Geht es um die Desinfektion der Umgebung und der Haut, und damit auch um die Verhinderung der Ausbreitung, so sind nach wie vor die klassischen Oxidationsmittel der zuverlässigste bzw. verträglichste Weg. Es handelt sich etwa um Wasserstoffperoxid-Lösung, Ozon(-Wasser), Chlordioxid-Lösung, Kaliumperoxomonosulfat-Lösung, Magnesiumperoxid, Kaliumpermanganat-Lösung etc..

Tatsächlich lassen sich Oxidationsmittel auch therapeutisch einsetzen (innerlich/oral, Infusion, Injektion), doch in der Praxis ist das eher ein Fall für chronifizierte Infektionen oder Fälle mit Komplikationen und nicht für die jetzt betrachteten überwiegend akuten und leichten Fälle.

In der jetzigen Situation ist es jedoch sinnvoll, beispielsweise Aromaöl-Verdampfer mit Wasserstoffperoxid 3%ig zu befüllen und die Wohn-, Büro-, Praxis-, Klinik-, Schul- und Pflegeräume damit zu bedampfen. Lungenentzündungen haben dann wenig Chancen … .

Auch wenn es im Internet Forschungsarbeiten gibt, die zeigen, dass Wasserstoffperoxid die Abwehrkraft von Schleimhaut nicht verbessert, darf man hier aufpassen, dass nicht Äpfel mit Birnen verglichen werden (was ja in der Wissenschaft eine weit verbreitete Masche ist ...). Beim genauen Studieren dieser Arbeiten stellt sich heraus, dass bei „starker lokaler Belastung“ mit H_2O_2 diese Effekte eintreten. Erstens haben wir es im Falle der Verdampfung von wenigen Millilitern Wasserstoffperoxid verdünnt auf 3 % im gesamten Raumvolumina mit rechnerisch sehr geringen Mengen zu tun (die jedoch therapeutisch durchaus wirksam sind). Zweitens ist es ein uralter Hut, dass Wasserstoffperoxid in höheren Konzentrationen jede Haut schädigt, also auch die Abwehrmechanismen herabsetzt. Die Dosis machts ... .

Davon abgesehen darf hier abermals darauf hingewiesen werden, dass „Viren“ keine Mikroorganismen sind. Organismen, also Lebewesen, lassen sich anhand ihrer Lebensfunktionen erkennen. Dazu gehört unter anderem auch die eigenständige Vermehrung, eine Möglichkeit, die den sogenannten Viren fehlt. Dazu benötigen sie Wirtszellen und können die biologischen Membranen auf dem Weg dorthin umso leichter überwinden, je schwächer diese aufgestellt sind.

DMSO wirkt in erster Linie zellschützend und zellstabilisierend!!!

So ist leicht zu verstehen, dass auch bisher in der sonst üblichen „Grippesaison“ DMSO in kleinen Mengen präventiv sehr gerne eingesetzt wurde/wird, um das Eindringen von Viren abzuwehren. Wie eine Art Stadtmauerverstärkung. Dieser „Trick“ wurde schon vor der Veröffentlichung von „Das DMSO Handbuch“ von kundigen Apothekern, Ärzten und Heilpraktikern an Besucher/Patienten weitergegeben.

Insofern ist also für Viren eher die Bezeichnung „Partikel“ zutreffend oder wie es bei Wikipedia etwas verwaschen ausgedrückt ist:

„ ... infektiöse organische Strukturen ...“.

Vor allem auch, weil es kein einheitliches Verständnis oder keine einheitliche Definition gibt, was Viren betrifft.

Die Sache mit den Oxidationsmitteln hat auch die WHO aufgegriffen und zwei Rezepte zur Eigenherstellung von Desinfektionsmittel veröffentlicht. Darin befindet sich Wasserstoffperoxid 3 % als viruzide Komponente und noch hauptsächlich Alkohol und Glycerin als Benetzungsmittel. Die Firma Lanxess hat kürzlich eine Tonne Kaliumperoxomonosulfat an China gespendet – ebenfalls ein simples Oxidationsmittel, welches, wie Wasserstoffperoxid, beispielsweise auch in Pools verwendet wird und auch in der Trinkwasserverordnung als Desinfektionsmöglichkeit verankert ist. Kaliumperoxomonosulfat, mit der einfachen Formel $KHSO_5$, ist ein farbloses Pulver, welches üblicherweise in großen Mengen und kostengünstig auch in China produziert wird.

Wikipedia schreibt dazu:

> *Kaliumperoxomonosulfat wird als Oxidationsmittel bei der chemischen Synthese, als Desinfektionsmittel in Schwimmbädern, der Medizin und in der Wasseraufbereitung, als Bleich- und Reinigungszusatz für Textilien und Zahnprothesen ... verwendet.*

Eine wässrige Lösung des Pulvers reiht sich in die Vielfalt der einfachen und bewährten Oxidationsmittel ein. Dazu gehören, neben Wasserstoffperoxid, etwa auch Magnesiumperoxid, Ozon/Ozonwasser, Chlordioxid, Kaliumpermanganat oder das organische Peroxid Artemisinin (aus dem einjährigen Beifuß).

Sie alle sind hochwirksam gegenüber Mikroorganismen und Viren im Sinne einer Vernichtung dieser, wenn sie in Kontakt kommen.

Die Wirkung beruht nach allgemeinem Verständnis darauf, dass die Peroxide/Oxidationsmittel ein oder mehrere Sauerstoffatome freisetzen. Im Gegensatz zum sogenannten Sauerstoff, womit wir im allgemeinen Sprachgebrauch Sauerstoffmoleküle O_2 meinen, sind Sauerstoffatome Radikale, also Teilchen mit „scharfem" Elektronenmangel. Diese gehen schon bei Raumtemperatur und darunter leicht chemische Verbindungen mit allen möglichen anderen Atomen/Molekülen ein, die ihnen „vor die Nase schwimmen". So entstehen oxidative Schäden, die einfache Mikroorganismen oder Viren-Partikel in der Regel nicht reparieren oder verhindern können.

Beispielsweise steht im Wikipedia-Artikel zu Chlordioxid:

> *Während Chlordioxid gegen Viren, Bakterien, Sporen, Schimmelpilze und sogar Prionen wirksam ist, zeigen einige Typen der sich langsamer vermehrenden Mykobakterien eine hohe Resistenz.*

<u>Zwei Dinge sind hier wichtig:</u>

Erstens: Es steht da "gegen Viren"!!!
Es steht nicht da: gegen diese oder jene Viren, sondern „gegen Viren". Also alle Viren. Verstehen Sie?

Zweitens: Bei Infektion mit Mykobakterien bringt Chlordioxid nichts. Das ist eine Ausnahme. Dazu gehören die vermuteten Erreger von Tuberkulose und Lepra. Für solche benötigt man dann etwas „Kräftigeres" wie etwa Ozon.

Wasserstoffperoxid (H_2O_2) 3 % ist aus meiner Sicht einfacher „zu bedienen" und auch besser haltbar als CDL und/oder MMS. Weiterhin ist es komplett geruchsneutral. Viele stören sich ja an dem „Chlorgeruch" beim CDL, der allerdings keiner ist, aber unsere Nase kann das kaum unterscheiden.

H_2O_2 ist eine vielseitig einsetzbare Substanz und meiner Meinung nach, kann man davon nicht genug zu Hause haben. Ich beziehe es phosphorsäurefrei und habe Sprayflaschen damit gefüllt, stets griffbereit im Bad und in der Küche stehen (bestens zur Wunddesinfektion geeignet). Ebenso befülle ich damit die Aromaöl-Verdampfer zur Raumdesinfektion, Geruchsneutralisation und Erfrischung.

Solche Verdampfer gibt es auch mit Zertifikat als Medizintechnikgeräte für gutes Geld. Per Zeitschaltuhr bedampfen sie dann über Nacht die Praxis-/Klinikräume. Und die Vorhänge bleiben auch schön weiß … . Im einfachsten Fall tut es jedoch auch ein Blumensprüher. Kann man auch stets im Auto mit sich führen. Im Falle von Racheninfektionen kann das Wasserstoffperoxid gegurgelt oder eingesprüht werden. Und noch vieles weitere … .

Übrigens ist auch „vermehrtes Händewaschen" kontraproduktiv, wenn dadurch, wie mir nun schon zahlreiche Menschen berichteten, die Hände/die Haut rissig wird. Das erleichtert ein Eindringen von „Partikeln" natürlich erst recht!

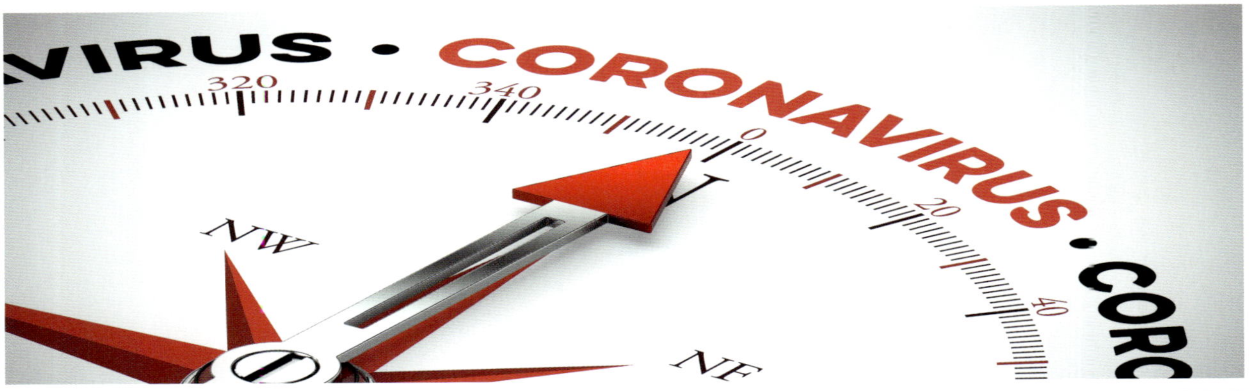

Corona Virus – Irreführende Sprache, Berufsgenossenschaft und was einfach helfen kann

Vor lauter Getöse und Durcheinander sind inzwischen viele Menschen völlig verwirrt und orientierungslos, was es denn nun eigentlich mit dem auf sich hat, was als „Pandemie" bezeichnet wird.

In diesen Wochen und Monaten kann man einmal mehr erspüren, dass die menschliche Sprache, obwohl einerseits ein großes Geschenk, auch jederzeit als „Waffe" benutzt werden kann. Wörter werden zur Munition der Angstmache. Deshalb sei hier einmal erklärt, warum die aktuelle Bezeichnung „Lungenerkrankung" oder „Lungenseuche", nicht bloß irreführend, sondern eben vorsätzlich zerstörerisch ist. Und das, obwohl wir alle es doch besser wissen!

> Jede Infektion, viral, bakteriell oder sonst wie verursacht, führt manchmal (!) zu sekundären Symptomen, meist in Form von Entzündungen in anderen Organen oder Organsystemen.

Und Beispiele dafür kennen praktisch alle Menschen. Nehmen wir etwa „Mumps" – diese „Virus Kinderkrankheit" führt, neben dem üblichen „grippeähnlichen" Symptomen Fieber/Unwohlsein/Schwäche, bei einem Teil der Infizierten zur Entzündung der Speicheldrüse(n). Bei einem noch kleineren Teil kommt es bei Jungen/Männern auch zur Entzündung der/des Hoden/s. Weitere Symptome können dazukommen.

Nennen wir Mumps deswegen eine „Speicheldrüsen-Seuche"???

Nehmen wir die „Virus Kinderkrankheit Windpocken": Bei einem Teil der Infizierten „kann es zum Auftreten von leichtem und kurzanhaltendem Fieber sowie Kopf- und Gliederschmerzen kommen." (Wikipedia). Bei einem noch kleineren Teil kommt es dann zu Entzündungen an der Haut – die typischen geröteten Pusteln/Bläschen.

Jeder weiß das! Nennen wir Windpocken deswegen „Hauterkrankung"??? Nein, weil es sich eben um Sekundäreffekte handelt!

Nehmen wir die „Virus Erkrankung Kinderlähmung": Bei den allermeisten verläuft die Infektion stumm, also ohne jegliche Symptome. Bei manchen kommt es zu typischen „grippeähnlichen" Symptomen wie Fieber, Halsschmerzen, Abgeschlagenheit, Durchfall/Erbrechen.

Bei weniger als 1 % der Infizierten kommt es zusätzlich zu problematischen Entzündungen von Nervenzellen/Nervenzellfortsätzen genauer der Motoneuronen. Nennen wir Kinderlähmung deswegen eine „Nervenseuche"???

Auch im Bereich bakterieller Infektionen ist das Phänomen bekannt. Beispiel: Morbus Reiter. Dabei handelt es sich um entzündliche Vorgänge an Gelenken und Augen, im Nachgang zu einer bakteriellen Infektion von Darm oder Blase.

Auch hier in den meisten Fällen lediglich Fieber und Abgeschlagenheit als Symptome vorhanden.

> Nebenbei: Viren sind immer noch weitgehend unerforscht und über ihre tatsächliche Natur wird nach wie vor auch in der Fachwelt diskutiert. Jedenfalls sind Viren keine Mikroorganismen.

Übrigens sind die Ursachen für diese bekannten Sekundärphänomene in Form von Entzündungen an anderer Stelle im Körper nach wie vor nicht klar. Dies ist ein interessantes physiologisches Forschungsgebiet.

Zurück zu Corona: Wie jedes Jahr bringt auch diese Grippewelle, bei einigen Menschen, typische Sekundärsymptome mit sich. In manchen Jahren waren das vermehrt Blasenentzündungen, manchmal vermehrte Nebenhöhlenentzündungen, manchmal Nierenentzündungen und in diesem Winter bzw. bei diesem Erreger, sind es eben nun mal Lungenentzündungen – bei einigen wenigen der Infizierten. Den genauen Prozentsatz enthält man uns zurzeit noch vor oder ist sich darüber nicht einig. Es ist auch nicht besonders relevant.

Tests und Statistiken sind kaum verlässlich – weder qualitativ noch quantitativ. Wenn man sich ein bisschen eingehender mit den Testverfahren beschäftigt, leuchtet das schnell ein. Hier gilt der alte Spruch, den wir schon in der Uni als Jungspunde von den alten Professoren hörten: „Wenn man analytisch etwas finden will, dann muss man zuerst wissen, wonach man sucht." Das gilt für eine Trinkwasseranalyse genauso wie für Dopinguntersuchungen oder eben die Jagd auf Molekülschnipsel von Viren. Damit kann man sich ausmalen, was diese ach so schnell verfügbaren Tests hergeben ... .

Sir Isaac Newton (1642 - 1726) „gilt als einer der bedeutendsten Wissenschaftler aller Zeiten", vor allem auf den Gebieten Mathematik und Physik, und doch stammen von ihm die Worte: „Bedenken Sie, dass auch Wissenschaft von Menschen gemacht wird."

Er wollte damit auch zum Ausdruck bringen, dass das menschliche Streben in die Arbeit einfließt und auch zu Manipulationen führen kann. Er wäre sicher erstaunt über die in heutiger Zeit hier und da ausufernde Zahlenschieberei und Trickserei im Namen von Karriere oder Angstmache oder Machtstreben.

Noch einmal: Wir haben/hatten es mit einer typischen Virus-Infekt-Welle zu tun (wenn man es so bezeichnen will), bei der es in seltenen Fällen zu sekundären Entzündungen im Bereich der Atemwege/Lunge kommt/kam. Nix Neues also.

Und trotzdem wird in den Medien von einer „neuen Lungenseuche" gesprochen. Wer zu diesem Virusinfekt „Lungenkrankheit" sagt, entlarvt sich selbst als Nix-Wisser. Das ist unwissenschaftlich, irreführend, lächerlich und tatsächlich auch fachlich unüblich. Dieser letzte Punkt scheint mir wichtig, denn in der Medizin gab es seit langer Zeit einen Konsens über „Virusinfektionen" bzw. zu ihrer Behandlung. Dieser hieß: Nicht medikamentös behandeln!

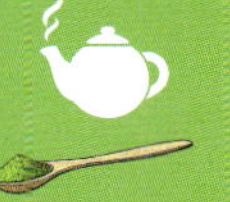

> Viruserkrankungen wurden lange Zeit ausschließlich mit Bettruhe und wässrigen Auszügen von heimischen Pflanzen (genannt Kräutertee) behandelt. Und zwar sehr erfolgreich. Meine eindeutige Empfehlung hier ist natürlich der einjährige Beifuß in Form von Tee oder einfach als Kraut gegessen. **Bettruhe beinhaltet: ohne künstliche Beleuchtung, ohne Fernsehen, ohne Mobile, ohne Laptop!**

Dieses Konzept: „Nicht medikamentös behandeln" hatte mehrere wichtige Vorteile. Erworbene Immunität, körperliche Entwicklungsschritte, Immunsystemschärfung – jede/r kann seine eigenen Bezeichnungen einsetzen. Treten die beschriebenen sekundären Entzündungen dennoch manchmal auf, werden sie spezifisch behandelt. Aber nur, wenn sie tatsächlich auftreten!

Diese spezifische Behandlung der Sekundärinfektion in den Atemwegen / der Lunge, kann natürlich völlig unterschiedlich aussehen. Jetzt sind wir (endlich) bei der Integrativen Medizin angelangt!

Wie schon in den vorangegangenen Rundbriefen erläutert, empfehle ich vor allem das (indirekte) Inhalieren von Oxidationsmitteln wie Wasserstoffperoxid oder Chlordioxid-Lösung (frisch zubereitet!). Diese werden einfach mit einem „Aromaöl-Verdampfer“ oder Luftbefeuchter (oder ganz simpel mit einem Blumensprüher) als wässrige Lösung im Raum als Aerosol verteilt. Beim Wasserstoffperoxid nehme ich einfach die handelsübliche 3%ige Lösung, so wie sie ist. Im Fall der Fälle also auch im Krankenhauszimmer oder Intensivzimmer. Ansonsten natürlich lieber zu Hause. Und zusätzlich den Körper mit genügend Vitamin D, C und Jod und Selen auffüllen.

Ja, auch Selen – ich rede hier nicht, weder beim Vitamin C noch beim Selen, von Hochdosistherapien, die man mit diesen Stoffen zum Beispiel im Rahmen der alternativen Krebstherapie vollführt. Ich rede von der Grundversorgung des Körpers mit diesen Mitteln und Elementen, um überhaupt geregelte Entzündungsreaktionen, Geweberegeneration und Enzymsteuerung leisten zu können. Ja, auch Selen. Und auch das Lithium (10 mg pro Tag), welches ich hier schon genauer beschrieben habe, ist im Falle von fiebrigen Erkrankungen wichtig.

Die Infektwelle klingt derzeit, wie jedes Jahr, „automatisch“ ab und wer wirklich, wirklich etwas für die Gesundheit der Bevölkerung tun wollte, der sieht zu, dass alle (!) genügend von den einfachen Mitteln, wie z.B. Vitamin D, C und Jod bekommen und zwar spätestens schon ab Herbst! Dann kommt es bei vielen nämlich erst gar nicht zu fiebrigen Verläufen und/oder Sekundär-Entzündungs-Reaktionen. Dies wäre auch finanziell um ein Vielfaches leichter!

Man wusste beispielsweise schon lange Zeit, dass Jodmangel nicht nur zu Kropfbildung, Stoffwechselstörungen und Immunschwäche führt, sondern auch „zuständig“ ist für das Phänomen der „Dorfdeppen“, also kognitiv zurückgebliebenen Mitmenschen aufgrund Jodmangel in der Schwangerschaft. Trotzdem wurde die schon 1835 von ihrem Namensgeber entwickelte, billige Lugolsche Lösung nicht an die Bevölkerung verteilt.

Überhaupt ist die Geschichte der Medizin mehr von Irrtümern und Irrwegen geprägt – ein Umstand, der mir schon vor vielen Jahren von Professoren der „seltenen“ Fakultät für Medizingeschichte an der Universität Würzburg erläutert wurde. Beispiele gibt es genug.

Unsere Eltern hat „man“ davon überzeugt, dass es eine sehr gute Sache ist, uns, also ihren Kindern, schon in die Milchzähne Quecksilber-Silber-Zinn-Legierungen (Amalgam ist ein Sammelbegriff für unterschiedliche Mischungen von Metallen mit Quecksilber) zu drücken … .

Heute lässt man Menschen mit geschwächter Magenschleimhaut und dementsprechend symptomatischer Helicobacter pylori Besiedelung, drei Antibiotika auf einmal schlucken (plus Magensäurehemmer) und spricht von ‚Eradikation“, also „Auslöschung“. Da diese Bakterien jedoch überall vorhanden sind, kann man sie gar nicht eradizieren. Eine Magenschleimhaut kann man nun mal nicht steril machen. Die Nebenwirkungen dieser unsinnigen Therapie, die übrigens bei den wenigsten mir bekannten Patienten je geholfen hat, sind logischerweise enorm und langwierig. Und so gibt es unzählige weitere Irrwege.

Man muss kein Prophet sein, um voraussagen zu können, dass sowohl COVID-19 als auch die geschichtlich temporäre Überhöhung der Bedeutung der Virusforschung insgesamt, entweder als Irrweg und Schwindel in die Medizingeschichte eingehen und/oder im Grundrauschen der Forscher-Mode-Wettstreit-Amplituden versinken wird.

Ich hoffe dennoch, dass die derzeit „Aufrechten", Ärzte, Wissenschaftler, Politiker, Fachleute aller Art, die derzeit auftauchen und sachlich-aufklärend zur Situation beitragen, noch zu Lebzeiten gewürdigt werden. Nicht wie Ignaz Semmelweis, der zu Lebzeiten aufs Bitterste von der damalig herrschenden Lehrmeinung und ihren Vertretern denunziert wurde. Heute trägt sogar ein Asteroid seinen Namen sowie eine Universität und er wurde posthum als „Retter der Mütter" idealisiert. Mit nur 47 Jahren wurde er zuerst gedemütigt, dann gequält und dann umgebracht – so sehr können sich Akteure auf der Medizinbühne moralisch und ethisch verirren. Damals wie heute.

Zitat Wikipedia:

> *Zahlreiche Widersprüche und Ungereimtheiten deuten neben dem Exhumierungsbericht aus dem Jahr 1963 und Motiven für seine Beseitigung auf willkürliche Psychiatrisierung und ein darauf folgendes Tötungsdelikt.*

Mmh, willkürliche Psychiatrisierung war davon nicht eben gerade auch hier im März/April 2020 die Rede ... . Nun, die meisten werden sagen, dass es solche Zeiten wie bei Semmelweis ja nicht mehr gibt. Wirklich?

Was derzeit bleibt, ist erstens die Erkenntnis, dass auch dieses Welt-Theaterstück einmal mehr viele Trittbrettfahrer und Geschäftemacher hervorbringt, die ohne Scham eine Stückchen Vlies mit zwei Gummibändern für den 100fachen Preis weiterverkaufen. Oder an den parkenden Autos entlang laufen und Flyer mit der lächerlichen Headline „Wir desinfizieren Ihr Auto" unter die Scheibenwischer klemmen.

Und zweitens, die anderen, denn es braucht ja immer zwei Parteien, damit ein Rollenspiel entsteht. Nämlich die, die mir wie Zombies vorkommen, indem sie in geduckter Haltung, mit sabbernden, manchmal Lippenstift durchtränkten Gesichtslätzchen und schon 15-mal an- und ausgezogenen Einweg(!)-Handschuhen, an manchen Fingern schon zerschlissen oder vom vielen Einkaufen gräulich-pappig, ganz am Rand des Gehwegs entlang laufen, sodass ich fürchte, sie holen sich auch noch blutige Ellbogen an den rau verputzten Hauswänden.

Aufgrund der Lätzchen und Handschuhe werden wir jetzt deutlich vermehrt mit Dermatomykosen (Hautpilz) zu tun haben, an den Händen und peri-oral und sonst wo, denn Pilze breiten sich ja auf angstgeschwächten höheren Organismen selbstständig aus – im Gegensatz zu Viren, die sich gar nicht selbst vermehren können.

> Wo bleiben eigentlich die Berufsgenossenschaften?!? Lange Zeit schon gibt es zeitliche Beschränkungen für das Tragen von Arbeitsschutzausrüstung, wie Handschuhe, Atemschutz, Schutzbrille, Ohrstöpsel usw.. Zu Recht! Denn zum Beispiel ein Atemschutz verändert ja den Atemwiderstand und den CO2-Gehalt – das hat selbstredend negative Auswirkungen auf die Lunge, sonst hätte die Natur uns ja Nasenklappen mitgegeben oder so ähnlich. Stundenweise erhöhte CO2-Gehalte im Blut sind ein Risikofaktor für die Entwicklung von Demenz, wie man auch von Schlafapnoikern weiß.

Bei den Berufsgenossenschaften sind alle Schutzausrüstungen aufgelistet und es gibt Vorgaben, wie lange diese ununterbrochen getragen werden dürfen. Ich müsste jetzt nachschauen, jedoch habe ich in Erinnerung, dass da von Zeiträumen von maximal 2,5 Stunden die Rede war und dann sind längere Pausen vorgeschrieben.

Wie gesagt zurecht, denn wenn man länger Handschuhe trägt, dann sind Hauterkrankungen wahrscheinlich und diese wiederum sind ja als Berufskrankheiten anerkannt. Ist das alles plötzlich gesundheitlich gar nicht mehr relevant?? Da müssen/sollen VerkäuferInnen, Tankstellenpersonal, Lehrer, und viele andere, Stunden pro Tag Schutzausrüstung tragen und es scheint niemanden zu interessieren, was das für Folgen haben wird.

Ähnlich schlimm ist es mit den Desinfektionsmitteln. Auch hier gibt es Vorgaben über Häufigkeit der Nutzung und Raumbelüftung beispielsweise. Der enthaltene Isopropylalkohol ist lebertoxisch, insbesondere als Aerosol eingeatmet und die Haut an den Händen leidet natürlich extrem unter häufiger Anwendung von solchen Mischungen. Wo bleiben da die Arbeitnehmerrechte??

Noch einmal zur Integrativen Medizin: Wer partout für die natürliche Kurierung eines grippalen Infekts, durch Bettruhe und Kräuter-Tee-Fasten, keine Zeit hat oder behauptet, er hätte keine Zeit dafür, den begrüße ich trotzdem gerne und zeige, welche Mittel aus dem Gesundheitswerkzeugkasten ich dann wie einsetzen würde. In Seminaren und Vorträgen.

Ein Lehrer kann nur da Lehrer sein, wo sich ein Schüler einfindet. Unter den vielen Menschen, die sich von den Medien verängstigen lassen, sind keine Schüler zu sehen. Es ist wichtig, jetzt und sonst, einen effektiven Gesundheitswerkzeugkasten zu Hause und in der Praxis zu haben. Wenn wir uns treffen, auf einem Seminar, bin ich gerne bereit das Wissen um die hochwirksamen, bewährten Hausmittel zu teilen. Nicht als Lehrer, sondern als Diener.

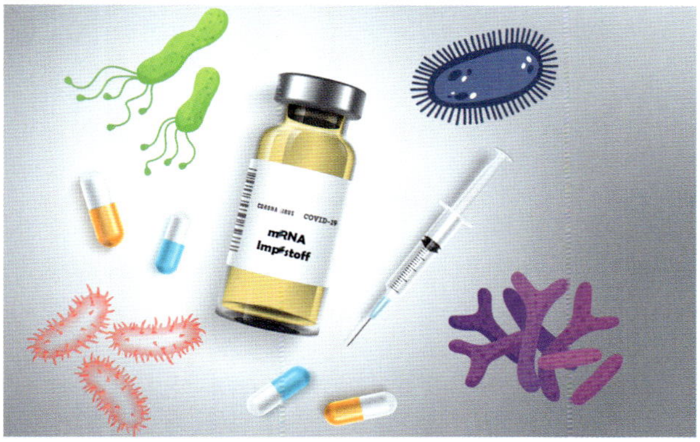

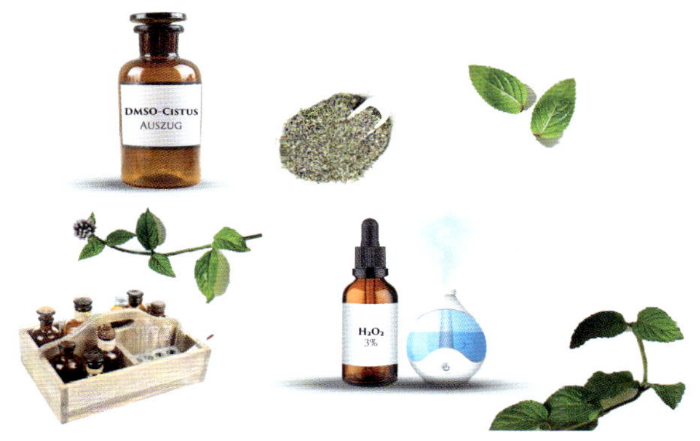

COVID-19 –
Eine weitere Anekdote der Medizingeschichte

Geschlossene Grenzbalken und Schulen, Begegnungsverbote, Hygieneversuche, Überlüften, experimentelle Mischinjektionen, … .

Selbstverständlich werden sich unsere Nachfahren amüsieren oder in mitleidiges Grübeln geraten, wenn sie in (Medizin-) Geschichtsbüchern oder im Netzgedächtnis stöbern und von grobschlächtigen, ja tölpelhaften Denkweisen und Methoden lesen, die einst angewendet wurden, um seltene molekülvermittelte Infektionssymptome zu verhindern oder zu behandeln.

Genauso wie wir selbst uns amüsieren und wundern, über noch frühere Anschauungen und Vorgehensweisen, im Umgang mit und in der Therapie von fiebrigen Erkrankungen.

Da lesen wir zum Beispiel vom Pulverdampf, der unter Deck durch Anzünden von Kanonen Schwarzpulver erzeugt wurde und den die seefahrende Meute einatmen sollte, um von Husten, Schnupfen und auch Schlimmerem befreit oder bewahrt zu werden. Die gesundheitsschädlichen Stickoxide NOx und Schwefeloxide SOx lassen grüßen – es gab noch keine Verbrennungskatalysatoren. Bis man feststellte, dass ein paar Zitronen im Mannschaftsvorrat wesentlich besser wirkten … .

Oder wir lesen vom Aderlass an der offenen Vene, oder sogar Arterie, der so manchen Patienten oder Kursuchenden das Leben gekostet hat.

Vom Trinken von radioaktivem Radonwasser, Gülleeinläufen oder Waschverboten, bis hin zu absurden Peststorys, ist die Geschichte der Medizin voll von Skurrilität und Wahnwitz, ohne dass sie bisher je zu einer exakten Wissenschaft herangereift wäre. Noch ist die Zeit nicht reif, siehe Rundbriefbeitrag zum Kondratjew-Zyklus!

An der Universität Würzburg, Fakultät für Medizin, ist einer der wenigen Lehrstühle für das Fach Medizingeschichte angesiedelt und wenn man dort anfängt zu stöbern, dann fällt man von der einen in die andere extreme Emotion. Vom Lachen mit Bauch halten über spontane Übelkeitsgefühle bis hin zu schaurigem Entsetzen, je nachdem, welche Therapieversuche und Medizin Anekdoten von den Wissenschaftlern aus der vergangenen „Fach"-Literatur gefischt wurden.

Ja, heute wird erst recht alles aufgeschrieben und so wird man in Zukunft noch ein genaueres Bild davon bekommen, wie es zu abwegigen und experimentellen Behandlungsmethoden kommen konnte und auf welchen Glaubenssystemen, Dogmen und unbewiesenen Modellen jener Zeit diese beruhten. Anno 2020.

Dabei sind die Vorfahren frei von jeder Schuld, denn ihre Vorstellungen von und über Erkrankungen entstanden, ebenso wie heute, aus Beobachtung, Erfahrung und dem historischen Kontext mit der jeweils kollektiven Perspektive. Forschung und Medizin sind stets im Fluss.

Oh, jetzt fühlen sich viele auf den Schlips getreten. Mokieren sich angesichts solcher perspektivischen ungeschminkten Anschauungen. Ja, wir alle „denken", dass wir doch in einer so fortschrittlichen Zeit leben und wir mögen den Gedanken gar nicht, dass sich kommende Generationen über unsere Gehversuche der Medizin lustig machen. Wie wir überhaupt nicht mögen, dass sich jemand lustig macht über unsere umständlichen, mühevollen und teuren Anstrengungen. Die Menschen palavern von mRNA, monoklonalen Antikörpern, Aerosolverbreitungsgeschwindigkeiten, Zytokin-Sturm, Mutation, ... und vielem mehr. Jeder weiß Bescheid.

<u>Noch einmal:</u> Selbstverständlich werden sich zukünftige Generationen amüsieren. Selbstverständlich. Diese Prophezeiung muss eintreffen und deshalb kann sie jeder aufstellen – dazu braucht man kein Studium und man geht dabei auch kein Risiko ein.

Es kann nicht oft genug erläutert werden, was der Wahrheit entspricht und von jeder Wissenschaft bestätigt werden kann: Alle unsere Anschauungen und die daraus entwickelten Methoden, gleichgültig ob Physik, einschließlich Quantenphysik, Chemie, Biologie, Kosmologie, Geologie, Paläontologie, ... beruhen auf Modellen! Es gibt ein Atommodell. Es gibt ein kosmologisches Modell. Es gibt ein Evolutionsmodell. Es gibt ein Reaktionsmodell. Es gibt ein Klimamodell. Es gibt ...

Wissenschaft befasst sich seit Francis Bacon und anderen, mit dem Versuch durch experimentelle Vorgehensweisen, solche Modelle zu beweisen und dazu Wissen zu schaffen. Ganz nüchtern können wir also nach ungefähr 400 Jahren feststellen, dass keines dieser Modelle endgültig bewiesen ist.

Wie also soll das derzeit gängige immunologische Modell in Bezug auf sogenannte Infektionserkrankungen in der medizinischen Disziplin bewiesen sein?

Unsere komplette Vorstellung von den körperlichen Vorgängen im Umgang mit Mikroorganismen oder replizierbaren Molekülen (auch Prionen und Viren sind ein Modell!) ist ständigen Veränderungen unterworfen. An der Universität gibt es den Spruch: Nichts ändert sich so schnell wie das Fach Immunologie.

Gerade diese noch anhaltenden schnellen Änderungen und auch die vorhandene Meinungsvielfalt und auch die sich scheinbar widersprechenden Forschungsergebnisse sind ein gutes Indiz dafür, dass das Modell der Immunologie, einschließlich des Verständnisses dafür, was Viren überhaupt sind, noch in den Kinderschuhen steckt.

Zugeben will das natürlich keiner der beteiligten Protagonisten. Recht haben wollen ist eine Eigenschaft, die den forschenden Geist meist auszeichnet. Es kommt, wie schon erwähnt, noch erschwerend hinzu, dass Medizin als Disziplin noch nicht als exakte Wissenschaft agieren kann. Zu unscharf sind die Bedingungen in lebenden Organismen nach wie vor, als dass sie sich mit unseren bisher zur Verfügung stehenden methodischen Möglichkeiten vollständig erschließen lassen.

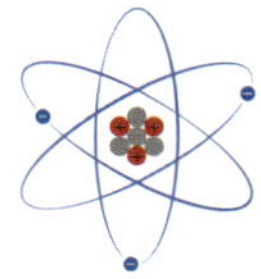

Nehmen wir als Gegenbeispiel das Atommodell: Hier gibt es nur noch in großen zeitlichen Abständen geringfügige Änderungen und es herrscht weitgehend Einvernehmen darüber, wie Atome aufgebaut sind, wie sie sich verhalten und welche Möglichkeiten sie haben.

Das Modell des Virus hingegen ist weitgehend unbewiesen in Bezug auf solche Eigenschaften. Auch was die Herkunft/Entstehung und die Natur an sich betrifft.

Elektronenmikroskopische Untersuchungen haben wenig Aussagekraft, da sie zerstörend für die Probe sind. Manche sagen deshalb, dass die Elektronenmikroskopie oftmals eher ästhetische, vielleicht sogar künstlerische, Funktion hat.

Jedenfalls stecken Studien mit und über Viren immer noch voller (unbewusst) manipulierbarer und willkürlicher experimenteller Settings und das wird, wie gesagt, die Nachwelt mit Amüsement zur Kenntnis nehmen. Die Güte von Forschungsarbeiten und Forschungsmethoden lässt sich am besten über die exakte Reproduzierbarkeit der Ergebnisse durch Kollegen in anderen Labors bewerten. In diesem Sinne hapert es im Bereich Infektiologie und Virenforschung sowie selbstredend auch in anderen Disziplinen, nach wie vor gewaltig.

Damit es richtig gesehen wird: Ich bin jederzeit und grundsätzlich dafür, unbewiesene **Erfahrungsmedizin** zu betreiben. Ein Mensch, dem es nach einer therapeutischen Behandlung spürbar und vielleicht auch messbar besser geht – das ist grandios. Dazu darf man stehen. Jedoch ohne dieses Vorgehen als rechthaberische Dogmen zu zementieren.

Was darf uns das in Bezug auf die derzeitigen medizinischen Strategien sagen?

Nehmen wir als Beispiel heute einmal, anstatt der zweckentfremdeten mRNA (messenger Ribonukleinsäuren), die monoklonalen Antikörper, wie sie beispielsweise von der Firma Regeneron und vielen anderen als mögliche Behandlungsstrategie entwickelt wird.

Ist der Fall TeGenero schon vergessen, aus dem menschlichen Gedächtnis gelöscht? Nach gerade einmal knapp 15 Jahren? Die Horrormeldungen überschlugen sich am 13. März 2006. Vieles wiederholt sich in der Geschichte. TeGenero, ein sogenanntes Biotech-Start-up an der Universität Würzburg, mutierte zu einem Vorzeigeprojekt in der zweiten großen Start-up Welle, nach dem Crash ab 2001.

Die Probandenstudie für die entwickelten monoklonalen Antikörper begann einen Tag zuvor in London mit sechs freiwilligen Testpersonen und großen Versprechungen und Investoren Pomp. Schon wenige Stunden danach und monatelang ergaben sich Szenen, die Frankensteins Horrorfilme toppten. Aufgeblähte Schädel, abgestorbene Glieder, unerträgliche Schmerzen, extrem hohes Fieber, Organversagen und in einem Fall die kurzfristige Entwicklung von Lymphdrüsenkrebs. Nur enorme intensivmedizinische Anstrengungen konnten die jungen Leute, die mal eben ein Taschengeld dazu verdienen wollten, vor dem sicheren Tod bewahren. Die Firma wurde abgewickelt, ihre vormals gefeierten Heroen vergessen und die Versicherungen sind eingesprungen.

Sicher, wir können dies als Einzelfall werten. Die Probanden als Opfer für den medizinischen Fortschritt betrachten. So wie jene, die schon kurz nach der Entdeckung der Röntgenstrahlen, täglich als Praxishelferinnen dutzendfach ungeschützt mit dem Photoschirm hinter den Patienten standen. Und bald qualvoll verstarben. Fortschritt bringt immer Opfer mit sich.

Doch im Fall TeGenero (https://de.wikipedia.org/wiki/TeGenero) bzw. der Strategie mit den monoklonalen Antikörpern gibt es weitreichendere Zusammenhänge. So spricht man im Falle Regeneron und anderer experimenteller Ansätze von einem „synthetischen Antikörper-Cocktail" (https://www.pharmazeutische-zeitung.de/monoklonale-antikoerper-gegen-covid-19-enttaeuschen-121528/). Die Neutralisierung von Viren, durch Besetzung von Spike Proteinen, ist bisher ein theoretisches Konstrukt bzw. löst nicht die Probleme, die bei den sehr seltenen Fällen von schweren Komplikationen im Verlauf einer Infektion auftreten.

Worin liegt also der Sinn, hier eine mit deutlichen Risiken behaftete Methodik eilig einzuführen? Auch die Verwendung der Vokabel „Schutzimpfung" ist hier wenig angebracht.

Und wie sieht es mit der derzeit favorisierten neuen Strategie von Impfstoffen aus, die gegenüber viralen Infektionen immun machen sollen und auf sogenannter messenger-RNA beruht?

Nun, so ganz neu ist diese Idee nicht. Sie stammt aus den frühen 90er Jahren und scheint jetzt ein geeignetes Szenario gefunden zu haben, um sich realisieren zu können. Eigentlich setzte man hier Hoffnungen in die Behandlung seltener chronischer oder genetisch bedingter Erkrankungen. Jetzt aber, befeuert durch aberwitzige globale Geldströme, sollen diese Boten-Moleküle die Produktion von Antigen-Molekülen in den Zellen ermöglichen – ein Himmelfahrtskommando.

Selbst eindeutige Befürworter können/wollen auf Nachfrage nicht 100%ig bestätigen, dass Wechselwirkungen oder Beeinflussung von Zellkernmaterial ausgeschlossen werden können. Dies ist im Internet ganz einfach für jeden nachvollziehbar.

Auch wenn man diese Möglichkeit als sehr unwahrscheinlich annehmen will, eine andere Gefahr ist allemal gegeben und inzwischen durch die ersten Geimpften auch bestätigt worden. Es kam nämlich schon in den ersten Tagen zu anaphylaktischen Schockzuständen nach der Impfung – ein Beleg dafür, dass es selbstverständlich auch zu einer Antigen Überproduktion, mit überschießender Immunantwort kommen kann. Ja, ich weiß, das kann auch bei Injektionen mit Sonnenhutextrakt vorkommen, jedoch haben wir es im Fall der mRNA Impfungen mit einem „technischen Cocktail" zu tun, der aus einer Vielzahl von nicht-natürlichen Inhaltsstoffen besteht, die unser Organismus falsch interpretieren kann und die auch einer verzögerten Ausscheidung unterliegen.

Bei all diesen Umständen ist zu beobachten, dass die einfachen und bewährten Mittel, die ich mehrfach in vergangenen Rundbriefen erläutert habe und die auch viele andere Kollegen aus dem Bereich der Integrativen Medizin beschreiben und anwenden, zu wenig Beachtung finden. Fieberhafte akute Erkrankungen erfolgreich zu behandeln, war für unsere Großeltern eine beiläufige Kleinigkeit. Doch das scheint nicht besonders genug zu sein und so setzen die meisten Menschen wieder einmal lieber auf ganz besondere Mittel.

Fazit: Wozu ein Risiko eingehen? Auch die WHO hat inzwischen eingeräumt, dass Prof. John Ioannidis, University of Stanford, wohl von Anfang an richtig lag, als er die Gefahr für die Menschen durch Lock Down Maßnahmen höher einschätzte als die tatsächliche Gefahr der Erkältungserkrankung. Diese Einschätzung ist inzwischen mehrfach international bestätigt worden.

Wozu also ein Risiko eingehen mit einer experimentellen Injektionsmischung?

Laut langjähriger Statistik versterben in Deutschland seit Jahrzehnten ca. 900.000 Menschen pro Jahr, also täglich ca. 2.600 Menschen, an „allem Möglichen". Wobei realistisch betrachtet das Alter, gepaart mit mehrfachen chronischen Erkrankungen, die Hauptursache ist – ganz gleich was auf dem Totenschein eingetragen wird oder einzutragen ist oder was gerade als Modediagnose geläufig ist.

Wozu also Angst haben, vor dem extrem seltenen Fall einer echten (!) Infektionskomplikation, die unmittelbar und nachweislich im Zusammenhang mit den direkt vorangegangenen Erkältungssymptomen auftritt und zu schweren Symptomen oder zum Tod führt. Die **Wahrscheinlichkeit** dafür liegt, inzwischen weltweit nachgewiesen, bei durchschnittlich **0,28 %** der tatsächlich Erkrankten. Mit erheblichen Schwankungen natürlich, was jedoch stets so war, denn die Bedingungen und Möglichkeiten im Bereich Betreuung, Ernährung u.a., sind natürlich weltweit stark unterschiedlich.

Was also für Kinderlähmung oder Masern oder Herpes gilt, nämlich dass schwere Komplikationen im Erkrankungsverlauf in Entwicklungsländern öfters auftreten, als in Zentraleuropa, dürfte jedem einleuchten. Es gibt nichts Neues unter der Sonne!

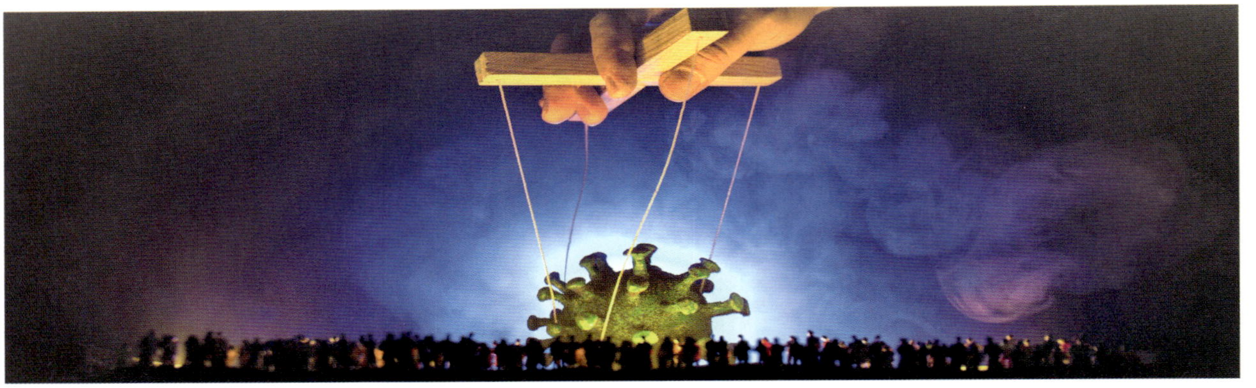

Erkältungswelle endlos – Unwissenschaftliche Instrumentalisierung eines natürlichen Phänomens

Das Chaos hält an. Die sprachliche Verwirrung verknotet sich weiterhin. Renommierte ExpertInnen werden nach wie vor ignoriert.

Und das nachdem wir selbst sehenden Auges miterleben durften, dass die ehemals verkündete Gefährlichkeit von Schweinegrippe, Vogelgrippe, Westnilfieber und sonstigen, sich mindestens als Übertreibung herausstellten, eher jedoch sogar als Manipulation. Wer einmal lügt, dem glaubt man nicht – so der bekannte Spruch.

<u>Noch einmal:</u> Dass es aufgrund von Infektionen, und im Nachgang dazu, in Einzelfällen zu Komplikationen und in noch einzelneren Einzelfällen auch zu schweren, ja lebensbedrohlichen Verläufen kommen kann, ist ein alter Hut. Ansonsten bräuchten wir das Fachgebiet der Infektiologie ja gar nicht ... . Sowohl von bakteriellen und parasitären als auch von viralen Erkrankungen ist das lange lange bekannt.

Insbesondere, wenn es sich bei den Erkrankten um geschwächte (z.B. unterernährte Kinder in Entwicklungsländern), alte (Alter ist der natürlichste Risikofaktor für „alles"), multimorbide (die Multi-Tablettenschubladen für jeden Wochentag lassen grüßen), chemotherapeutisch belastete, bestrahlte, verletze oder operierte Patienten handelt. Beispiele dazu habe ich in den letzten Rundbriefen vorgestellt.

Vermeidungsstrategien für die Gesamtbevölkerung der Welt jeglicher Art, ob Kontaktvermeidung, Desinfektion, Grenzschranken, Impfungen oder sonstiges, werden uns jedoch trotz allem immer wieder einholen. Sie sind aus Prinzip keine Lösung, sondern kontraproduktiv im Sinne der Physiologie und darüber hinaus lächerlich! Es sei denn, wir wollen uns konsequenterweise in einem Utopia wiederfinden – vereinzelt, isoliert, in Schutzanzügen, mit sterilisierter Nahrung, ohne Naturerlebnisse, in ozonisierten Räumen.

Doch auch dies würde uns keine Gesundheit garantieren. Ganz im Gegenteil, wie man längst weiß – der andauernde Kontakt mit vielfältigen Erscheinungsformen körperfremden Materials ist, aus unterschiedlichsten biochemischen Gründen, schlicht und einfach gut für uns. Forschungsarbeiten dazu gibt es genug und auch der Volksmund weiß beispielsweise seit langer Zeit, dass „im Dreck spielen" eine zusätzliche Entwicklungshilfe für Kinder ist.

<u>Auf den Punkt gebracht:</u> Mit Vermeidung werden wir dem Infektionsgeschehen immer hinterherlaufen und immer zu langsam sein. In der Entwicklungs-Biologie gibt es den bekannten Spruch: Kampf oder Flucht. Im Fall der Mikroorganismen ist der Versuch der Flucht aussichtslos. Global gesehen.

Hier sollte tatsächlich jeder höhere Organismus kämpfen bzw. stets (!) so kräftig sein, dass die Mikrobenwelt brav in ihrer Nische bleibt. Es wird häufig so getan, als ob man einer (Virus-)Infektion stets völlig hilflos ausgeliefert sei. Dass der körperliche und psychische Zustand im Moment des Kontakts jedoch die entscheidendsten Faktoren darstellt, im Sinne Symptomentwicklung ja oder nein, ist bestens erforscht, nachgewiesen und allgemein bekannt.

Jeder weiß, dass ein unterernährtes, traumatisiertes Kind, welches Pfützenwasser trinken muss, keine gute Prognose hat, wenn etwa die Masern daherkommen oder die Polio. Und doch gibt es weltweit nur in deutlich weniger als 1 % der Fälle Komplikationen, d.h. also schwerwiegende Symptome. In der Regenbogenpresse wird es jedoch fälschlich so dargestellt, als ob eine Infektion mit Polio immer unweigerlich zu Lähmungen führt oder die Masern in jedem Fall zu Gehirnentzündungen. Das ist falsch.

<u>Aus dem Pflanzenreich ist längst bekannt:</u> Zwar wurden gegen virale Erkrankungen oder Pilzbefall, welche sich vor allem wegen der Monokulturen ausbreiteten, jahrzehntelang unterschiedlichste Pflanzenschutzmittel kreiert, jedoch ist man damit ebenso über Jahrzehnte gesehen immer dem Problem hinterhergelaufen, da sich Ernteschäden orts- und erregervariabel trotzdem zeigten. So blieb bekanntermaßen in der Konsequenz die einzige Möglichkeit, Pflanzen gentechnisch zu verändern. „Oha", sagen Sie jetzt, „stimmt tatsächlich, so war es". „Nein", sage ich, „so ist es!". Wir haben es nur meist schon wieder vergessen und verdrängt. Die gentechnische Manipulation erscheint den Heilsbringern im Elfenbeinturm, analog zur Geschichte bei den Pflanzen, als genialer Ausweg. Der Widerstand im Agrarbereich ist längst abgeebbt oder es wurden ohne geforderte Genehmigungen Tatsachen geschaffen. Daraus hat man gelernt ... .

<u>Zurück zur normalen Pandemie:</u> Sprachliche Verwirrung und Manipulation zeigt sich zum Beispiel bei dem Ausdruck „ein Fall" oder „Fälle"!

Ist das jemand, der „positiv getestet" wurde (zur zweifelhaften Aussagekraft derzeit hauptsächlich eingesetzter PCR Tests gesellt sich noch die Information hinzu, dass diese weder nach Arzneimittelrecht, noch nach Medizinproduktegesetz überhaupt zur Diagnose einer Corona-Infektion zugelassen sind ...)? Oder ist das jemand, der nachweislich (durch Tracking) „nur" Kontakt mit „Infizierten" (PCR Test) hatte? Oder ist das jemand, der Erkältungssymptome hat und im ersten Test positiv war? Oder ist das jemand, der sich aufgrund von Erkältungssymptomen in ärztliche Behandlung begeben hat? Oder ist das jemand, der aufgrund von (Reise-)Verordnungen vorsorglich in Quarantäne sitzt? Oder ist das jemand, der sich in einem Risikogebiet aufhält oder aufgehalten hat und (noch) nicht negativ getestet wurde (PCR Test)? Oder ist das ein Verstorbener? Oder ein Obduzierter?

In der Phrase „... die Zahl neuer Fälle ..." steckt also keinerlei Informationsgehalt, der einer neutralen Information entsprechen könnte.

Das Wort Virus bedeutet in der lateinischen Sprache Schleim oder Saft, ist also ursprünglich lediglich ein Hinweis auf oder eine Bezeichnung für die bekannte Erkältungssymptomatik. Die jetzt allgegenwärtigen lustigen lilafarbenen oder giftgrünen Komikdarstellungen von Seeminen aus dem letzten Krieg, mit den vielen „Stacheln", sind absolut wissenschaftsfern. Dass man sie in Nachrichtensendungen und auf Plakaten als Hinter- oder Vordergrund benutzt, zeigt, welchen IQ die Verantwortlichen den Menschen in diesem Land und anderen Ländern zutrauen. Diese bunten Stachelbällchen waren bisher ja auch auf freiverkäufliche „Grippemittel" gedruckt und wurden in den Wartezimmern in Kinderheftchen „pädagogisch" verwendet.

Wer je in einem biologisch-physikalischen Labor war, der weiß, dass solche „Bildchen von Viren" nicht einfach der Realität entsprechen, sondern, wie man sagt „erzeugt" werden. Es ist gar nicht möglich Nanometerstrukturen „unbeeinflusst", nativ darzustellen, denn die Elektronenmikroskopie gehört zu den Proben zerstörenden Verfahren.

Wir reden von organischen Molekülen der Größenordnung 10 bis 400 Nanometer! Bezeichnenderweise heißt es hierzu etwa: „Die aufwendige Vorbereitung der Objekte kann zu Artefakten führen – Strukturen, die nur durch die Vorbereitung entstanden sind und nichts mit dem eigentlichen Objekt zu tun haben – was die Auswertung erschwert."

Etwas anderes: Nehmen wir einmal so einen geflügelten Satz wie: ... aber in den USA sterben doch derzeit hundertausende ... .

Ja, das müssen sie auch! Denn damit die Vereinigten Staaten der Statistik entsprechend auf die über 2 Millionen Verstorbenen pro Jahr kommen, müssen nun mal innerhalb von einigen Monaten auch einige 100.000 Einwohner sterben. Hier eine Statistik, die für 2015 bis 2020 ca. 8,5 Tote pro 1000 Einwohner jährlich ausweist: https://www.tilasto.com/thema/bevoelkerung-und-gesundheit/sterbefaelle/allgemein/sterberate-gesamt/usa

Das sind dann, bei 328 Millionen Einwohnern (dividiert durch 1000 mal 8,5) ca. 2,8 Millionen Verstorbene pro Jahr. Dividiert durch 12 Monate sind das dann über 200.000 pro Monat. Ja, in der Tat, in den USA sterben derzeit (wie immer) hunderttausende ... .

Eine eventuelle Übersterblichkeit, so der Fachjargon, kann erst im langjährigen Mittel zuverlässig detektiert werden und kann durch die unterschiedlichsten Effekte beeinflusst sein. So hat auch Prof. John Ioannidis, Uni Stanford, der meistzitierte Wissenschaftler in diesem Bereich überhaupt, wiederholt darauf hingewiesen, dass die „Randeffekte" durch den Lock Down sich erheblich auf die Sterblichkeit auswirken können und werden! Er schließt dabei nicht aus, dass diese Toten zahlreicher sein könnten, als diejenigen die vermutlich durch eine Infektion sterben.

Manche dieser Effekte können sich auch wieder aufheben. Nehmen wir zum Beispiel die Auswirkungen durch das massenhafte Arbeiten von zu Hause aus (den Begriff Homeoffice gibt es im angelsächsischen Sprachraum gar nicht ...). Hier diskutieren zwar viele über die zunehmende häusliche Gewalt, welche krankmachend wirkt. Jedoch steht dem gegenüber, dass es weniger Mobbing am Arbeitsplatz gibt, was auch schon manchen in den Suizid getrieben hat. Dies sind nur zwei kleine Beispiele für die vielen komplexen Zusammenhänge, die sich auf die allgemeine Sterblichkeit auswirken können. Wer hier voreilige Schlüsse zieht, handelt einmal mehr unwissenschaftlich und unsachlich.

Um es kurz zu machen – bei Lichte betrachtet hat die Welt vielleicht gar kein Problem, außer ein einziges und das seit langer Zeit: die verfilzte, machthungrige Vetternwirtschaft der Größenwahnsinnigen. Größenwahnsinn ist unter anderem gekennzeichnet durch die Ignoranz von Fakten. Und er ist natürlich krankhaft.

Medizinisch-wissenschaftlich betrachtet ist und bleibt die Sache nämlich sehr einfach. Wir stehen als Menschen, von der Geburt bis zum Tod, im natürlichen Kontakt mit anderen Menschen, Tieren, Pflanzen und mit der gesamten Oberfläche des Planeten. An allen Oberflächen gibt es Mikroorganismen und auch andere biochemische Reaktanten, wie z.B. Pollen, Proteine, Prionen u.a.. Dafür ist unser Körper mehrheitlich entwickelt und ausgerüstet. Die schlichte Möglichkeit zur Infektion ist also ausdrücklich von der Natur vorgesehen. Die vorsätzliche und dauerhafte Vermeidung von Kontakten aller Art (z.B. durch Luftfilterung, Desinfektionsmittel, antibiotische Oberflächenbeschichtungen u.v.m.) ist unnatürlich und für die Entwicklung, Dynamik und Anpassungsfähigkeit unseres Organismus hinderlich und langfristig sicher schädlich. Allein die vielen Forschungsarbeiten, die sich mit dem Zusammenhang zwischen Immunzellenbildung und Alterung beschäftigen, weisen darauf hin.

Ich möchte an dieser Stelle hinzufügen, dass ich diese absurde Kontakt-Vermeidungsstrategie sogar für psychopathisch halte, mit tiefen Wurzeln im Unterbewusstsein (Stichwort: „Das ist bääh").

Wie in anderen Rundbriefen mehrfach ausgeführt, gibt es eine wesentlich bessere Strategie, die die Natur uns an die Hand gegeben hat: Die Nutzung zahlreicher bewährter und ebenso kostengünstiger Möglichkeiten, um den Körper dauerhaft zu stärken, sodass Mikroorganismen und „pathogene Moleküle" stets in der Defensive sind. Dazu gehören so einfache Dinge wie **starke Temperaturwechsel, genügend Schlaf, natürlicher Stressabbau, ein „ruhiger" Darm, gute Lebens- und Denkgewohnheiten, individuelle Ernährungskonzepte** und **genügend Spurenelemente.**

Apropos „Infektion". Schauen wir uns einmal zur Unterhaltung und Wissensvermehrung die Definition von Infektion bei Wikipedia an:

> *Eine **Infektion** (wohl neuzeitliche Sekundärbildung aus lateinisch īnficere ‚anstecken', ‚vergiften'; wörtlich ‚hineintun') oder Ansteckung ist das (passive) Eindringen von Krankheitserregern in einen Organismus, wo sie verbleiben und sich anschließend vermehren. Konkret handelt es sich bei den Krankheitserregern um **pathogene Lebewesen** (z. B. Bakterien, Pilze, Parasiten) **oder um Moleküle** (z.B. Viren, Transposons und Prionen), die zum Überleben einen Wirt benötigen. ... . Der Nachweis des Zusammenhangs zwischen einem Infektionserreger und einer Infektionskrankheit **wird bis heute** durch Überprüfung der Henle-Koch-Postulate erbracht. Der Nachweis eines Erregers oder der Immunreaktion in einem Wirt erfolgt durch eine **abgestufte Diagnostik**.*

Noch einmal: „ ... Pathogene Lebewesen **oder Moleküle** (z.B. Viren)", bedeutet, dass Viren auf gar keinen Fall Lebewesen/Mikroorganismen sind!!

Und „ ... der Zusammenhang wird **bis heute** ...", bedeutet, dass es sich um ein veraltetes System handelt.

Und: „**abgestufte** Diagnostik", bedeutet: Man sollte sich nicht nur auf einen Test verlassen ... .

Was bleibt, sind die frohen Nachrichten für uns:

Es gibt bei „viralen Infekten" verschiedenster Art weltweit sehr gute Behandlungserfolge mit dem **einjährigen Beifuß** (siehe z.B. auch „Covid Organics" aus Madagaskar). Ebenso mit anderen organischen und anorganischen Oxidationsmitteln, im einfachsten Fall Wasserstoffperoxid. Mit den simplen **Wasserstoffperoxid Infusionen** konnte in der Praxis unter anderem bei Gürtelrose, Pfeifferschem Drüsenfieber und auch bakteriellen und parasitären Infektionen schnell und gut geholfen werden. Siehe auch der Absatz „Borreliose". Die Rezeptur ist sowohl im „Das DMSO Handbuch" als auch in diesem Buch beschrieben.

Treten Lungensymptome auf (Erinnerung: Virus = Schleim), so sind Vernebler oder Inhalationen mit Wasserstoffperoxid die Methode der Wahl. Es funktioniert sowohl mit Ultraschallverneblern als auch mit Kompressortechnik. Eingefüllt wird einfach 3%iges Wasserstoffperoxid. Für Inhalationen verdünne ich es auch gerne nochmal 1:1 mit reinem Wasser. Abwechselnd kann man dann auch mit 1%igem DMSO in isotonischer Lösung inhalieren, um nicht nur oxidativ, sondern gleichzeitig auch regenerativ zu behandeln. Hierfür mische ich das isotonische Meerwasser mit DMSO im Verhältnis 99:1.

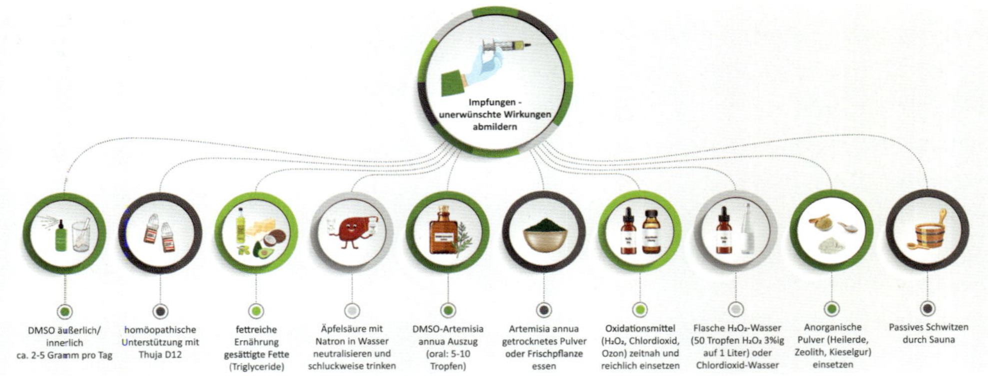
Impfungen - unerwünschte Wirkungen abmildern
DMSO äußerlich/ innerlich ca. 2-5 Gramm pro Tag
homöopathische Unterstützung mit Thuja D12
fettreiche Ernährung gesättigte Fette (Triglyceride)
Äpfelsäure mit Natron in Wasser neutralisieren und schluckweise trinken
DMSO-Artemisia annua Auszug (oral: 5-10 Tropfen)
Artemisia annua getrocknetes Pulver oder Frischpflanze essen
Oxidationsmittel (H_2O_2, Chlordioxid, Ozon) zeitnah und reichlich einsetzen
Flasche H_2O_2-Wasser (50 Tropfen H_2O_2 3%ig auf 1 Liter) oder Chlordioxid-Wasser
Anorganische Pulver (Heilerde, Zeolith, Kieselgur) einsetzen
Passives Schwitzen durch Sauna

Impfung – Vorher-, Nachheranwendungen mit Integrativer Medizin

Die Frage, was man denn tun könne, um eine „unvermeidbare“ Impfung abzumildern oder gar unwirksam werden zu lassen, wird beinahe täglich gestellt.

Einerseits betrifft diese Frage selbstverständlich alle existierenden Impfungen, andererseits geht es den Fragenden in diesen Tagen natürlich ausnahmslos um die Impfungen im Zusammenhang mit der potenziellen Infektion durch SARS-CoV-2. Diese Impf-Mischungen befinden sich nach dem Wortlaut der Arzneimittelgesetze, AMG, noch im Entwicklungsstadium, bekamen jedoch Ausnahmezulassungen mit Verlagerung der Verantwortlichkeiten und zeitlich begrenzt.

Zu unterscheiden sind zweimal drei Dinge. Erstens sind die eigentlichen (benannten) Wirkstoffe und die Zusatzstoffe und Adjuvantien zu betrachten. Und zweitens sind die unterschiedlichen Wirkstoffansätze zu betrachten – inaktiviertes Virusmaterial (sog. klassische Impfstoffe, Totimpfstoffe) oder veränderte Adenovieren (Vektor-Impfmischungen wie von AstraZeneca) oder mRNA mit dem Bauplan für Virus Proteine, sogenannte Kodierung.

Erinnerung: Das Konzept der Viren ist nach wie vor ein Modell! Es gibt in allen Wissensbereichen aktuell diskutierte Modelle, so z.B. Atom Modell, kosmisches Modell, Klima Modell, Modell des schwarzen Lochs, Modell des Immunsystems, u.v.a..

Bei den sogenannten Viren ist es so, dass es sich um molekulare Partikel handelt, ohne Lebensfunktionen und auf einer Stufe genannt mit Prionen, also mittelgroßen Molekülen, die einen gewissen Grad der Ordnung aufweisen.

Eines der vielen Probleme, oder sagen wir Herausforderungen, in der Forschung ist, dass die Elektronenmikroskopie als Methode zerstörend arbeitet. Beinahe könnte man meinen es handelt sich um eine makroskopische Variante der quantenmechanischen Vorhersage, dass man einen „Partikel“ nicht ohne Beeinflussung beobachten kann.

Genauso wie es unterschiedliche Interpretationen von Klimadaten oder astronomischen Teleskopdaten gibt, gibt es auch unterschiedliche Interpretationsmöglichkeiten von elektronenmikroskopischen Messdaten oder sonstigen Laborbefunden. Dies als Impuls. Viren sind längst nicht abschließend verstanden.

Zurück zu den insgesamt vier Aspekten rund um die aktuellen Impfungen. Informationen dazu gibt es im Netz reichlich, z.B. Pharmazeutische Zeitung vom Dezember 2020 und viele andere: https://www.pharmazeutische-zeitung.de/mehr-details-zum-biontech-impfstoff-122358/ Ebenso kann man zu allen Impfmischungen die Fachinformation einsehen.

In Bezug auf den Biontech Impfstoff ist zu lesen:

„Ein Fläschchen (0,45 ml) enthält fünf Dosen á 30 µg hochgereinigte einzelsträngige, 5'-verkappte mRNA (BNT162b2-RNA), die durch zellfreie In-vitro-Transkription an einem entsprechenden DNA-Template hergestellt wird und für das virale Spike-(S)-Protein von SARS-CoV-2 kodiert. Diese mRNA ist eingebettet in Lipid-Nanopartikel."

Ein Adjuvans ist nicht enthalten, ebenso wenig ein Konservierungsstoff. Als Hilfsstoffe sind aufgeführt:

- ALC-0315 = ((4-Hydroxybutyl)azandiyl) bis (Hexan-6,1-diyl)bis(2-hexyldecanoat)
- ALC-0159 = 2-[(Polyethylenglykol)-2000]-N,N-ditetradecy acetamid
- 2-Distearoyl-sn-glycero-3 phosphocholin
- Cholesterol
- Kaliumchlorid
- Kaliumdihydrogenphosphat
- Natriumchlorid
- Dinatriumhydrogenphosphat-Dihydrat
- Saccharose
- Wasser für Injektionen

Es handelt sich also hauptsächlich um die Herstellungs- und Stabilisierungsstoffe für diese Lipid-Nanopartikel.

Die Ribonukleinsäuren selbst, also die weitgehend einzelsträngigen Ketten aus Ribose (Zucker), Phosphat und den sogenannten Stickstoffbasen (vier verschiedene), tragen die Kodierung für die Vervielfältigung eines Proteins, welches man typischerweise an der Außenseite der SARS-CoV-2 Partikel findet, das sogenannte Spike-(S)-Protein.

Jede Ampulle enthält 150 Mikrogramm dieser mRNA und soll auf fünf Impfungen aufgeteilt werden.

Zwischenfazit: Die neuen mRNA Impfstoffe enthalten offensichtlich keine Konservierungsmittel und herkömmliche Adjuvantien, weil diese die Stabilität der Lipid Nanopartikel stören würden. Dies ist einer der wichtigen Gründe für die zwingende Kühlkette.

Klassische „Totimpfstoffe" enthalten dagegen sowohl Konservierungsmittel als auch Adjuvantien. Adjuvantien sollen die Impfwirkung verstärken, etwa durch Aktivierung von CD4+-T-Zellen oder der humoralen Immunantwort. Es handelt sich zum Beispiel um Mineralöl-Emulsionen mit weiteren Zusätzen. Ebenfalls zu den Adjuvantien gehören seit langer Zeit Aluminiumsalze wie Aluminiumhydroxid oder Aluminiumphosphat.

Konservierungsmittel wiederum sind vor allem Thiomersal, 2-Phenoxyethanol (2-PE) oder Phenol. Bei Thiomersal handelt es sich um ein Thiosalicylat, also eine schwefelhaltige Schwester der Salicylsäure (sie ist bekannt aus der Weidenrinde). Allerdings, und das ist das eigentlich kritische, wird an diese thio-Salicylsäure Ethyl-Quecksilber angelagert (substituiert). Deshalb der ganze Name: Quecksilberethylnatriumthiosalicylat.

Die Vektor-Impfstoffe wiederum (z.B. AstraZeneca, Johnson & Johnson oder auch Sputnik V), enthalten lebende Adenoviren, denen der Bauplan für das Spike Protein in Form von DNA mitgegeben wird. Also echte Biotechnologie.

Was kann man also tun, angesichts dieser vielfältigen Stoffgemische und komplexen Zusammenhänge, wenn es darum geht, Nebenwirkungen abzuwenden, unerwünschte Wirkungen abzumildern?

<u>Zusammenstellung:</u>

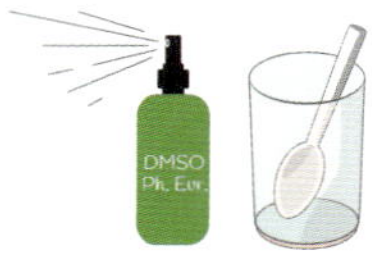

Einige Tage vor der geplanten Impfung **DMSO äußerlich** oder **innerlich**, ca. 2 bis 5 Gramm pro Tag. Erinnerung: DMSO verbessert Transportmöglichkeiten – also vor allem „das Hinaus".

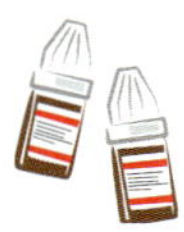

Außerdem **homöopathische Unterstützung** mit Thuja D12, das klassische Haut-/Schleimhaut- und Warzen-Mittel.

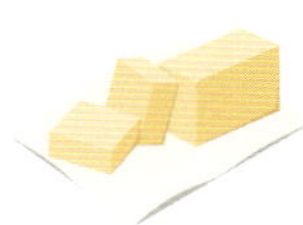

Direkt vor einer Impfung, insbesondere derjenigen Mischungen, die Lipide, Emulsionen, ... enthalten, **fettreiche Ernährung** und zwar vorsätzlich mit hauptsächlich gesättigten Fetten (sog. Triglyceride) wie Butter. Dies soll sich auf Verteilung, Verweilzeit und Abbau der mit der Impfung eingespritzten Lipid-Partikel im Sinne einer schnelleren Inaktivierung auswirken.

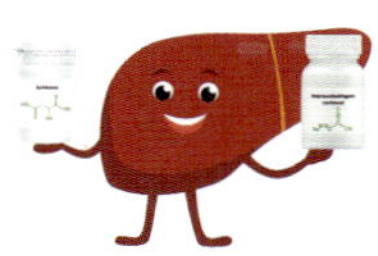

Um die Leber für die Abbau- und Ausleitungsaufgaben vorzubereiten, kann auch schon vorher die Äpfelsäure (oder wirklich saure Äpfel) zum Einsatz kommen. Zweimal täglich ein Gramm **Äpfelsäure mit Natron in Wasser** neutralisieren und schluckweise trinken. Äpfelsäure ist zusätzlich, wie in einem vorigen Rundbrief erläutert, für die Aluminium Ausleitung hilfreich, falls es sich um Totimpfstoffe mit Aluminiumsalzen als Adjuvanz handelt.

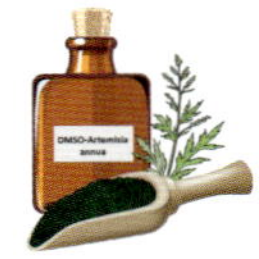

Ebenfalls direkt vor der Impfung kommt auch schon das effektive Oxidationsmittel mit der längsten Halbwertszeit zum Einsatz: **Einjähriger Beifuß** A-3 mit dem organischen Endo-Peroxid Artemisinin darin. Entweder das getrocknete Pulver oder die Frischpflanze essen (zusammen mit Fett!) oder einen konzentrierten DMSO Auszug (1:9) mit 5 bis 10 Tropfen im Mund belassen oder einen Tee davon zubereiten (Wasser nicht wärmer als 75 °C). Anwendungsdetails zu Artemisia annua A-3 gibt es ebenfalls sehr ausführlich in vorangegangenen Rundbriefen.

Die anorganischen Oxidationsmittel, wie Wasserstoffperoxid, Chlordioxid oder Ozon, haben zu kurze Halbwertszeiten – man weiß ja nicht, wie lange man in der Schlange steht, beim Impfzentrum ... .

Diese **Oxidationsmittel** können nach der Impfung, möglichst zeitnah und reichlich eingesetzt werden. Oxidationsmittel zerstören in vitro sehr sicher Lipid-Partikel durch Aufbrechen.

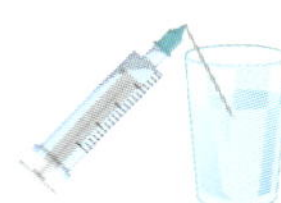

Ich würde eine Flasche **Wasserstoffperoxid-Wasser** (50 Tropfen H_2O_2 3%ig auf 1 Liter) oder **Chlordioxid-Wasser** (mit 10 aktivierten Tropfen in der Spritzenmethode, wie im letzten Rundbrief erläutert oder <u>https://www.youtube.com/watch?v=JRpM9ysFyq8</u>) dabeihaben. Nach der Impfung gibt es schließlich ordentlich Durst.

Davor oder danach kann man dann auch die **anorganischen Pulver** zum Einsatz bringen, Heilerde oder Zeolith oder Kieselgur (aluminiumfrei) oder Enterosgel. Sie helfen die Ausscheidungen der Abbauprodukte und Leber gängigen Zusatzstoffe, die in der Gallenflüssigkeit erscheinen zu absorbieren. Einen guten Gallenfluss unterstützen wir ja schon mit der Äpfelsäure.

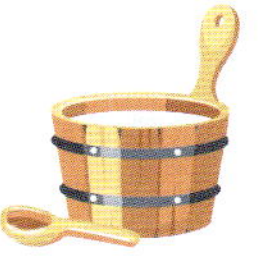

Woran dürfen wir noch denken? Richtig, an die thermische Empfindlichkeit von Inhaltsstoffen unterschiedlicher Impfmischungen. Also ist Schwitzen/Fieber angesagt. Ob man nun das nötige Geld für eine Hyperthermiebehandlung oder Pyrogen-Infusion hat – Sauna dürfte für jeden erschwinglich sein. Es geht also um **passives Schwitzen**, nicht durch Sport.

Wie geht es weiter? DMSO, Thuja, Äpfelsäure (gepuffert mit Natron), Oxidationsmittel nach Wahl, anorganische poröse Pulver, werden für bis zu ca. 10 Tagen fortgeführt. Das ist die klassische Zeitdauer, die man auch für natürlich durchgemachte Infektionen zur Rekonvaleszenz ansetzt.

Noch eine einfache (jederzeit im Netz überprüfbare) Wahrheit:

Die Methoden PCR und mRNA und Vektorübertragung wurden ursprünglich im medizinischen Bereich zur Erkennung und Behandlung von genetisch bedingten Erkrankungen erforscht und entwickelt.

Diesen Satz kann man so oft wiederholend lesen, bis man ihn durchdrungen hat.

Ein Wort zu den, von vielen so bezeichneten, „unumgänglichen" Impfungen:

> *Über allem steht der freie Wille. Welche Prioritäten man für sich selbst setzt, berufliche, gesellschaftliche, kulturelle, beziehungsmäßige, ..., entscheidet niemand anderes.*

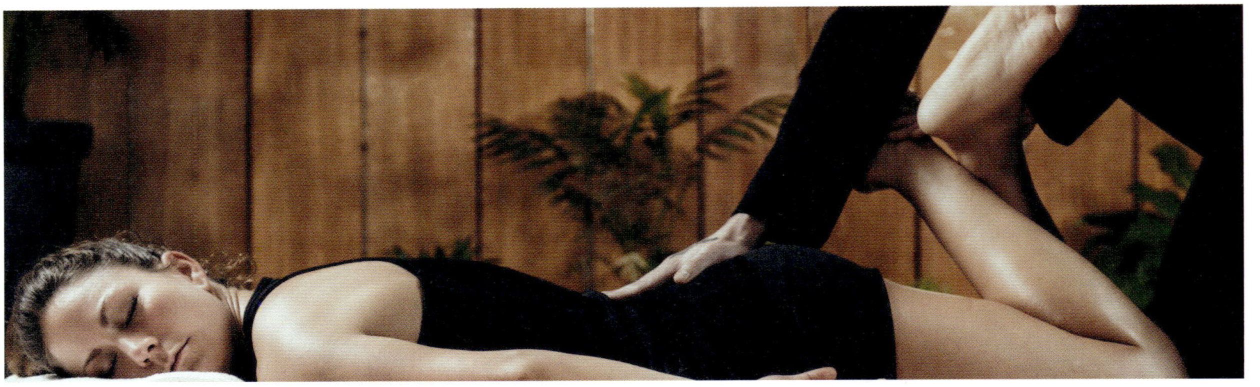

Kleider machen Leute – Ist Schwarz eine Farbe?

Ein Seminarteilnehmer schilderte uns folgende persönliche Begebenheit: Er war auf einem Chiropraktik Wochenendkurs gewesen und stellte fest, dass ihn die gegenseitigen Übungsbehandlungen, sobald er selbst andere behandelte, sehr anstrengten und stark schwächten. Darüber beklagte er sich beim Kursleiter. Der sagte zu ihm: Zieh mal dein T-Shirt aus und behandle weiter. Nach kurzer Zeit nahm er die Behandlung an anderen Kursteilnehmern als leicht wahr. Erstaunt fragte er den Kursleiter, was das mit dem T-Shirt zu tun hatte. Der sagte: Es ist schwarz.

Sicher werden zahlreiche Leser jetzt innere Widerstände entwickeln und ihre geliebte moderne schwarze Kleidung verteidigen. Tatsächlich nimmt das „Schwarz" in den letzten Jahren noch einmal deutlich mehr Raum in der Mode ein. Nicht nur bei der Kleidung selbst, sondern auch bei allen möglichen Accessoires und auch in sonstigen Lebens- und Konsumbereichen. Man kann mit einem Schritt auf die Straße oder in die Geschäfte eine „Schwarz-Dominanz" erkennen. Autos, Schuhe, Rucksäcke, Kleidung, Schaufensterdeko, ...

Schauen wir einmal in die Natur. Schwarz gehört hier zu den Ausnahmen. Kohle, also Holz, welches seine Energie fast vollständig abgegeben hat, gehört dazu. Ebenso die eher seltene schwarze Fellfarbe bei manchen Tieren. Oder auch Schlangenschuppen und Vogelfedern, wie bei Raben oder dem Paradiesvogel. Auch Onyx, eine Quarzvarietät oder andere schwarze Minerale kommen in der Natur vor, sind jedoch oft farblich durchsetzt.

Physikalisch entsteht „die Farbe" Schwarz vor allem durch Absorption von Licht über einen breiten Frequenzbereich. Auf diese Weise strahlt die schwarze Oberfläche nur sehr wenig einfallendes Licht wieder ab und unsere Augen nehmen es als dunkel bis schwarz wahr. Insofern handelt es sich also, bezogen auf die menschliche Farbwahrnehmung mit den Augen, um einen neutralen Effekt. Allerdings absorbieren schwarze Flächen eben nicht nur das sichtbare Spektrum der elektromagnetischen Strahlung, sondern auch im UV- und im IR-Bereich. Letzteres ist nun eindeutig nachteilig, wenn es um die gefühlte Energie in schwarzer Kleidung geht.

Wie aus den Erkenntnissen der Thermodiagnose und Thermotherapie hervorgeht, besitzen wir zum Beispiel Infrarotsensoren in den Handballen und an anderen Stellen der Körperoberfläche, die mit 10 cm Reichweite und mehr, elektromagnetische Strahlung detektieren und aussenden können.

In einem der vergangenen Rundbriefe wurde dies schon anhand einer Crossover Methode zusammen mit DMSO erklärt.

Welche Bedeutung hat die Nicht-Farbe „Schwarz“ in anderen Zusammenhängen?

In der Technik wird „Schwarz“ vielfältig eingesetzt. Gehäuse von Laptops und Haushaltsgeräten, Autoinnenverkleidungen und Schalter, Lackierungen von Autos und Maschinen und viele weitere, sollen vor allem Solidität und Sicherheit (elektrischer Strom, Motoren) ausstrahlen.

Im Bereich Kleidung, Limousinen, Brillengestelle, Schmuck, ... steht „Schwarz“ für Geld, Macht, Stolz, Hierarchie, Verschwiegenheit, Gehorsam und Trauer. Beispiele sind schwarze Roben/Gewänder/Anzüge in Religion, Politik, Geschäftswelt, Banken und auch in verschiedenen Kulturkreisen insgesamt.

Wir können also keine klare Aussage oder Einschätzung geben, wenn es um „Schwarz“ geht, sondern es hängt auch vom individuellen Empfinden ab. Insofern können diese Gedanken hier lediglich als Impulse angesehen werden.

Im Bereich der Integrativen Medizin wird immer wieder der Aspekt angeführt, dass schwarze Kleidung auf der Haut unnötig viele Biophotonen absorbiert und so die Zellkommunikation stört. Eindeutige Nachweise dazu habe ich zwar bisher nicht gesehen, jedoch klingt es zusammen mit dem oben über Infrarotsender in unserer Haut Gesagten, doch auch plausibel.

Vielleicht hilft einfach die allgemeine Lebenserfahrung: Wenn man in farbenfroher Kleidung das Haus verlässt, „sieht“ man in mehr strahlende Gesichter und der Gang scheint aufrechter und leichter zu sein. Oder?

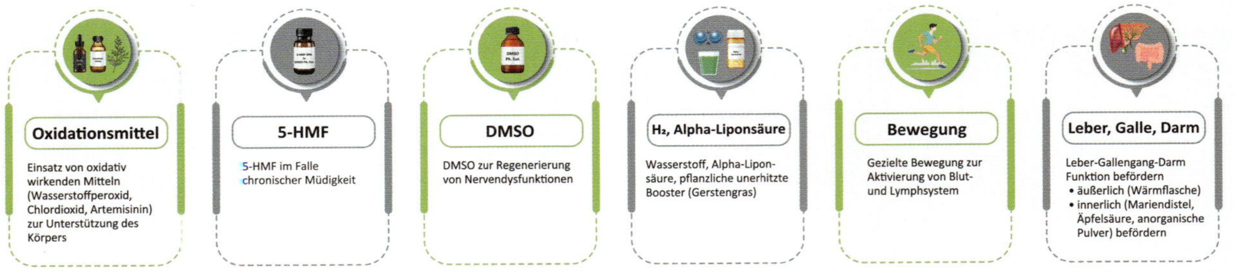
Oxidationsmittel
Einsatz von oxidativ wirkenden Mitteln (Wasserstoffperoxid, Chlordioxid, Artemisinin) zur Unterstützung des Körpers
5-HMF
5-HMF im Falle chronischer Müdigkeit
DMSO
DMSO zur Regenerierung von Nervendysfunktionen
H₂, Alpha-Liponsäure
Wasserstoff, Alpha-Liponsäure, pflanzliche unerhitzte Booster (Gerstengras)
Bewegung
Gezielte Bewegung zur Aktivierung von Blut- und Lymphsystem
Leber, Galle, Darm
Leber-Gallengang-Darm Funktion befördern
• äußerlich (Wärmflasche)
• innerlich (Mariendistel, Äpfelsäure, anorganische Pulver) befördern

Post Covid Syndrom (oder long Covid) – Nichts Ungewöhnliches und behandelbar

Post Syndrome kennen wir schon lange und vielen fällt eventuell dabei zuerst das Post Zoster Syndrom ein, also nach Gürtelrosen. Diese „komplexen Nachwirkungen" haben jeweils unterschiedliche Leitsymptome – bei der „long Gürtelrose" ist das bekanntermaßen die sog. Trigeminusneuralgie, also eine neuronale Dysfunktion. Schätzungen zeigen eine Häufigkeit von 10 - 15 % nach Gürtelrose.

<u>Noch einmal:</u> 10 - 15 % der Gürtelrose Patienten entwickeln eine Trigeminusneuralgie als Symptom eines Post Zoster Syndroms. Hier sind also diejenigen Post Zoster Betroffenen, die andere Symptome haben, noch gar nicht eingerechnet. Wie viele sind es bei long Covid? Das wissen wir noch nicht so genau, jedoch nach bisherigem Stand deutlich weniger.

Wir reden bei der Trigeminusneuralgie weiterhin von einer Symptomatik, die in zahlreichen Fällen zum Suizid führt, also eine schwerwiegende Beeinträchtigung.

Nehmen wir ein anderes Beispiel: Die saisonale Grippe lässt/ließ stets Patienten mit Herzmuskel oder Herzklappen Entzündungen und Schäden zurück. Statistiken darüber habe ich jetzt nicht gefunden, jedoch sind mir persönlich Fälle bekannt. Was viel wichtiger dabei ist:

Auch Herzmuskel- oder Herzklappenschäden sind, ebenso wie Trigeminusneuralgie, weniger mit dem normalen Leben vereinbar als Riech- und Geschmacksstörungen – dem Leitsymptom, welches derzeit, neben Müdigkeit, bei long Covid genannt wird.

Es gibt selbstverständlich noch mehr Beispiele. Post Masern Syndrom, Post EBV Syndrom (Pfeifferschés Drüsenfieber), ...

Der Logik und Stimmigkeit halber, nenne ich in dieser kleinen Aufzählung hier ausschließlich sogenannte virale Infektionen (mehr dazu weiter unten), da es sich ja bei Covid offiziell um eine solche handelt. Damit es nicht so ausgeht wie bei den wissenden Journalisten, die derzeit tagein tagaus das globale Geschehen „historisch belesen" mit den Pest Epidemien vergleichen ... . Wo doch die Pest ein bakterielles Geschehen ist und von der Art Yersinia pestis (Ordnung: Enterobacterales) ausgelöst wird. Viren tragen übrigens keine Eigennamen, da sie auch keine Lebewesen sind. Die Pest wurde/wird noch dazu über gänzlich andere Übertragungswege weitergegeben und es gibt noch weitere wichtige Unterschiede, die anscheinend in den Chefredaktionen dieser Welt unbekannt sind.

Selbstverständlich gibt es jedoch auch nach bakteriellen Infektionserkrankungen Post Syndrome, wie zum Beispiel Morbus Reiter, etwa nachdem Chlamydien oder Salmonellen (letztere gehören auch zur Ordnung der Enterobacterales) im Körper freche Vermehrungspartys feierten.

Ganz nebenbei betrachtet hängt die Einladung für die ungebremste Vermehrung von Bakterien aus der Sicht der Integrativen Medizin stark vom Milieu ab. Das kann jeder selbst herausfinden, wenn er im Falle eitriger Rachenmandeln nach Aufnahme unterschiedlicher Essensbestandteile direkt feststellt, ob sich die Infektion verschlimmert oder nicht. Zum Beispiel nach einem industriell hergestellten Müsliriegel oder einer thermisch behandelten Milch (Kuhmilch A1) ist die Wahrscheinlichkeit hoch, dass die Beschwerden stärker werden, aufgrund des örtlichen Milieus im Rachenraum. Das ist auch der Grund, warum wir uns als Menschen gegenüber der Gefahr bakteriell unerwünschter und überschießender Besiedelung so gut wappnen können!

Ein Lebensstil, der unser hominid-aufrechtes Milieu stärkt, lässt „die Kleinen kriechenden" nur in symbiotisch-hilfreicher Artenvielfalt und in den vorgesehenen Nischen zu, etwa im Darm oder in der Mundhöhle auf der Haut. Unerwünschte, oft anaerobe Bakterien, werden in die Schranken gewiesen, und zwar von der Geburt bis zum körperlichen Tod. Danach überwuchern sie und andere Kleinlebewesen uns blitzartig, damit materielle Bestandteile wieder der Biomasse des Planeten zugeführt werden.

Gegenüber den sogenannten viralen Infektionen ist diese Milieustärkung weniger eindeutig möglich. Und noch etwas wichtiges unterscheidet sie von den „Bakteriellen", wie man in jedem Pathologie Buch nachlesen kann. Sie verlaufen häufig mit wenig oder keinem Fieber. Selbst eine mutmaßlich viral verursachte Lungenentzündung kommt oft ohne oder mit nur geringem Fieber daher – sog. subfebrile Temperaturen bis maximal ca. 38,5 °C. Dagegen sehen wir bei bakteriellen Lungenentzündungen regelmäßig Temperaturen deutlich über 40 °C.

Das genau führt uns zurück zur Post Covid Thematik bzw. allgemein zu den Ursachen langzeitlicher, potentiell chronischer Auswirkungen solcher Erkrankungen.

Erstaunlicherweise wird vom Post Covid Syndrom durchaus bei jüngeren Betroffenen berichtet, und zwar, wieder erstaunlich, bei Fällen, die eigentlich, was den anfänglichen Verlauf betrifft, als mild eingestuft werden. Dies bedeutet, dass auch hier kaum Fieber festgestellt wurde, weder im Prodromalstadium noch während der Generalisation.

Und hier liegt meiner Meinung nach einer der entscheidenden Punkte. Fieber hat viele Wirkungen. Eine davon ist, dass spezialisierte weiße Blutkörperchen schneller von A nach B kommen, je höher die Körpertemperatur. Eine andere ist, dass die entstehenden Antigen-Antikörper-Komplexe schneller/besser abgebaut und ausgeleitet werden können.

Antigen-Antikörper-Komplexe sind das natürliche Resultat der Produktion und Ausschüttung von Immunglobulinen und können molekular betrachtet „ordentliche Brocken" sein. So liegt allein die Molekülmasse von IgM (Immunglobulin M) bei fast 1.000.000 u (zum Vergleich: DMSO hat eine Molekülmasse von ca. 78). Zusammen mit bis zu 10 Antigenstrukturen (z.B. Viren Proteine) angelagert, man spricht hier von Agglutination, also Verklumpung oder Verklebung, reden wir hier von derart großen Molekülen, dass man diese im Labor sogar als Ausfällung mit dem bloßen Auge sehen kann. Der Begriff Sperrmüll ist also in diesem Zusammenhang gerechtfertigt und man kann sich so besser vorstellen, was diese Komplexe für unseren Organismus im Sinne einer Belastung bedeuten können.

Diese Ag-Ak-Komplexe, auch als Immunkomplexe oder AAK bezeichnet, werden normalerweise, also bei banalen Infektionen oder kleinen Verletzungen, ordnungsgemäß vom RES (retikuloendotheliales System) und/oder nach Transport mit dem „Erythrozyten Taxi" in der Leber abgebaut. Zum RES gehören auch die eben erwähnten spezialisierten weißen Blutkörperchen, z.B. Monozyten, die Vorläufer von Makrophagen.

Ein gewisses Maß an Fieber kann demnach eine übermäßige Anhäufung der Immunkomplexe verhindern. Und es besteht seit langem der Verdacht, dass die im Höhepunkt einer Infektion massenhaft entstehenden AAKs, wenn sie nicht abgebaut werden können, ein wichtiger Faktor für die Ausbildung von Post Syndromen sind. Fieber ist hierbei natürlich nicht das einzige Kriterium, jedoch aus meiner Erfahrung ein wichtiges. Viele weitere körperliche Gegebenheiten sind mitentscheidend, wenn es um die Fähigkeit des Organismus geht, den AAK Sperrmüll wieder wegzuräumen.

Schauen wir uns kurz an, was Wikipedia zu den Komplexen zu sagen hat:

> *Als Antigen-Antikörper-Reaktion (AAR) wird in der Biochemie, der Immunologie, der Infektiologie und in verwandten Wissenschaften ein Bestandteil der Immunreaktion bezeichnet, bei dem sich ein Komplex aus Antigen und Antikörper bildet. ... Auch bei viralen Infekten ist dieser Zusammenhang bekannt. Die Immunkomplexe ... binden an Erythrozyten und werden zur Leber transportiert und dort abgebaut. Große, zur Ablagerung neigende Immunkomplexe entstehen dann, wenn hohe, nahezu äquimolare Konzentrationen an Antigenen und Antikörpern aufeinandertreffen. Dann binden Antigene und Antikörper aneinander und bilden große, stark vernetzte Immunkomplexe, die im Plasma nicht mehr löslich sind und ausfallen. ... Die Ablagerung von Immunkomplexen in den Gefäßen führt zur Komplementaktivierung und konsekutiver neutrophiler Chemotaxis sowie zu apoptotischem Zerfall der neutrophilen Leukozyten. ... Immunkomplexe können schädigende, krankheitserregende, bis hin zu tödlichen Effekten haben. ...*
>
> *Wikipedia*

Ich wiederhole:

„... wenn hohe, nahezu äquimolare Konzentrationen an Antigenen und Antikörpern aufeinandertreffen ...“

Die geschieht oft zeitversetzt beim oder nach dem Abklingen der ersten typischen, sogenannten grippalen Symptome. Dann, wenn die Antikörperproduktion und -freisetzung in den Abwehrzellen so richtig hochgefahren wird. Der Vorgang ist also mehr oder weniger unabhängig davon, ob die Erstsymptome schwach oder stark ausgeprägt waren.

Zusammenfassung/Empfehlungen:

1. Post Syndrome sind allgemein, in unterschiedlicher Häufigkeit, etwas lange Bekanntes und kein Grund sich als Betroffene für „aussätzig“ zu halten.

2. Für die meisten Post Syndrome gibt es meines Wissens kein Therapieangebot von Seiten der institutionellen Medizin und Betroffene fühlen sich allein gelassen. Diagnostische Standardverfahren bescheinigen meist „normale Werte“ und man muss aufpassen, dann nicht in die Psycho-Ecke gestellt zu werden.

Das ist eine weit verbreitete Grundhaltung in der Medizin: „Wenn's brennt, fahren wir alles etablierte Tatü Tata auf, aber hinterher, um die unwichtigen Narben, können sich andere kümmern.“

3. Eine der Hauptursachen für Komplikationen bei und nach Infektionserkrankungen ist die Anhäufung von entstehenden Antigen-Antikörper-Komplexen. Diese können allerhand Schaden anrichten, wenn sie nicht adäquat abgebaut werden können.

4. Wir können den Körper mit **oxidativ wirkenden Mitteln** dabei unterstützen. Dazu gehören Wasserstoffperoxid, Chlordioxid, Artemisinin (in einjährigem Beifuß A-3).

5. Im Falle chronischer Müdigkeit kommt **5-HMF** als weitere Behandlungsoption dazu (siehe Beitrag CFS).

6. **DMSO** kann Nervendysfunktionen regenerieren. Ähnliches gilt für **Wasserstoff** (H2), **Alpha-Liponsäure** oder auch pflanzliche unerhitzte Booster wie **Gerstengras**. DMSO kann weiterhin die biochemischen und Ladung vermittelten (Ionenkanäle) Transportmechanismen unterstützen.

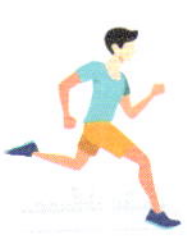

7. Gezielte **Bewegung**, die Blut- und Lymphsystem aktiviert, unterstützt ebenfalls Abbau und Abtransport der AAKs. Dazu gehören die kindlich beliebten Basisübungen „Brücke“, „Knie an die Ohren“ und „Kobra“ sowie „Der vierte und fünfte Tibeter“. Hilfsmittel: Gymnastikmatte.

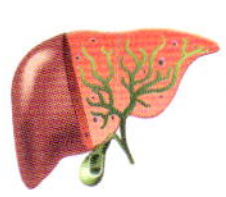

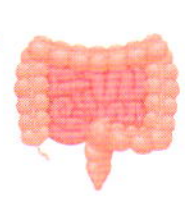

8. Die **Leber-Gallengang-Darm Funktion** kann äußerlich mit der guten alten Wärmflasche und innerlich mit Mariendistel, Äpfelsäure und anorganischen Pulvern, wie Heilerde oder Zeolith oder Kieselgur (aluminiumfrei) befördert werden.

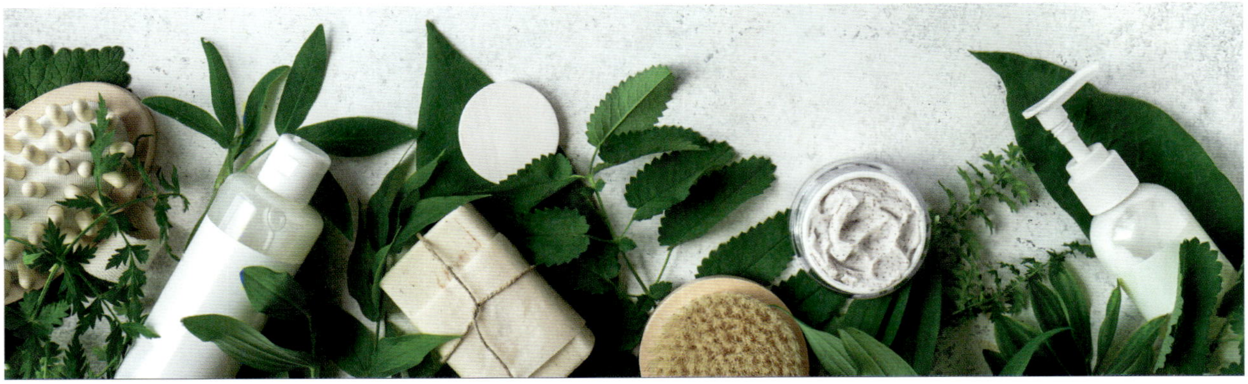

Reinstoffe – Fertigarzneimittel strikt meiden!

Erst jüngst hat mir ein Leser und ehemaliger Seminarteilnehmer eine erschreckende Expertise zu dem weit verbreiteten und Arzneimittelzusatzstoff Titandioxid gesendet. Dieses harmlos aussehende weiße Pulver ist jedoch in Sachen akute und langfristige Toxizität von Tabletteninhaltsstoffen bei weitem keine Ausnahme.

Die ursprüngliche Triebkraft für die Entwicklung des Gesundheitswerkzeugkastens mit dem Dachmittel DMSO und vielen weiteren wichtigen, bewährten Hausmitteln und API's (active pharmaceutical ingredient) in reiner Form war ja genau die Tatsache, dass es keine Fertigarzneimittel gibt, die ohne eine lange Liste von bedenklichen Zusatzstoffen produziert werden und werden können. Da machen die naturheilkundlich orientierten Präparate keine Ausnahme!

Alles was in Tabletten, Dragees, Brausen, Cremes, Tropfen, ... und auch oft in Kapseln daherkommt, enthält beispielsweise das oben erwähnte Titandioxid, aber auch Stearate, Povidon (Polyvinylpyrrolidon, extrem unerwünscht aber dennoch weit verbreitet – lesen Sie selbst nach), Trennmittel, Rieselhilfen, Stabilisatoren, Süßungsmittel, Geschmacksstoffe, Überzüge, Vikositätsregulierung, Konservierung wie Benzoate u.v.a.. Sie können es einfach auf den Packungen oder den Beipackzetteln nachlesen.

Wenn ich also meinem Körper Magnesium-Ionen zuführen will, dann kaufe ich nicht eine Packung Magnesiumdragees oder Magnesium-Brausepulver, sondern ich nehme reines Magnesiumchlorid oder reines Magnesiumsulfat (für äußerliche Anwendung) oder reines Magnesiumlactat oder -citrat für die innerliche Anwendung und wiege mir die entsprechend gewünschte Menge ab und rühre diese Pulver in Wasser oder ein anderes Getränk oder ins Essen.

Was hier so einfach klingt, ist tatsächlich ohne weiteres auf quasi alle anderen Substanzen übertragbar. Im einfachsten Idealfall hat man also den Wirkstoff/die Wirkstoffe und Wasser und sonst nichts. Das Entscheidende ist, dass man auch als Privatanwender freien Zugang zu den Mitteln und API's hat. Deshalb bin ich sehr froh über die Internetshops mit dieser Ausrichtung, die es inzwischen gibt, was bei Drucklegung von „Das DMSO Handbuch“ nicht der Fall war.

Deshalb verweise ich gerne auf die Bezugsquellen auf der Internetseite www.MedizinZumSelbermachen.de, weil dort der „allgemeine Selbstmischer“ (eine besondere Spezies) fündig wird und alles frei bestellen kann, also ohne Regulierung, Fachkundenachweis, Endverbleibserklärung u.a.. Ganz wichtig ist dies bei Substanzen, die sonst nur schwierig oder immer schwieriger zugänglich sind, wie Borax, Hämatoxylin, Natriumselenit, Bengalrosa, Furfural u.a..

Doch auch bei den gängigen Stoffen und Kombinationen ist es wichtig, hohe Reinheiten, also möglichst pharmazeutische Qualität und sinnvolle Packungsgrößen zu günstigen Preisen zu bekommen.

Die Aufsummierung der unerwünschten Arzneimittelzusatzstoffe im Organismus bei regelmäßiger Verwendung von Tabletten und anderen industriellen Formen ist beträchtlich, zumal sich Stoffe wie Povidon oder Stearate oder Titandioxid den physiologischen Entgiftungsmechanismen entziehen. Ebenso sind sie geeignet, sich ungünstig auf Verdauung/Darmflora auszuwirken, was alleine schon einer der wichtigsten Gründe für die mögliche Konsumvermeidung von Fertigarzneimitteln darstellt.

Und noch einmal: Selbst die noch so „grün“ daher kommenden Firmen, die vielleicht Pflanzenextrakte, Homöopathika oder Salze zu Tabletten, Dragees und Co. verarbeiten, verwenden, und müssen verwenden, solche industriellen Zusatzstoffe.

Auch hier haben wir jederzeit die Möglichkeit Pflanzenauszüge selbst herzustellen, reine Salze von Magnesium, Kalium, Calcium, Natrium einzukaufen und sogar selbst zu potenzieren. Es lohnt sich vor allem langfristig, den eigenen Körper frei von jeglichen Chemikalien zu halten, die nur um der maschinellen Verarbeitung Willen verwendet werden, jedoch selbst gar keine erwünschte Wirkung beitragen.

Das geht natürlich bis hinein in die Bereiche Kosmetik und Körperpflege, wo wir ebenfalls die einfache und zugleich kostengünstige Möglichkeit haben, uns z.B. mit Natron-Brei (Natron plus Heilerde plus Magnesiumchlorid-Lösung 12 % im Verhältnis 2:1:2) oder Aleppo-Seife zu waschen und anschließend mit reinem Mandelfett oder eigenen Öl-Mischungen und Aloe arborescence zu pflegen – ganz und gar ohne Zusatzstoffe, ohne Fernsehwerbung mit Stars, ohne Hochglanzverpackungen, ohne hautschädigende Inhalte. Es gibt keine industriellen pharmazeutischen, kosmetischen oder Körperpflegezubereitungen ohne unerwünschte Zusatzstoffe!

Auch nicht die allerteuersten, die aus Barcelona, Paris oder New York kommen ... . Da zaubert mir ein universell einsetzbarer Eimer reines Natron, 2,5 Kilogramm für ca. 30 Euro, ein Lächeln ins Gesicht.

Weitere Mischungen mit Reinstoffen

Basen-Duschgel
Kapitel DMSO - Anwendungsvarianten - Basen-Duschgel

Bindegewebsmischung
Kapitel DMSO in Kombination mit anderen Wirkstoffen - DMSO und Milchsäure

Cellulite / Gesichtspflege Mischung
Kapitel DMSO in Kombination mit anderen Wirkstoffen - DMSO und Milchsäure - Teil 1

Demenzmischung
Kapitel Lithiumchlorid - Variante einer Mineralienmischung bei Demenz

Hauterkrankungen
Kapitel Harnstoff - Kosmetische Premiumsubstanz

Hauterneuerung / "Schönheit von innen"
Kapitel Lugolsche Lösung - Ergänzung / Kapitel Oxidationsmittel - Wasserstoffperoxid - Trinklösung

Nasenspray mit Vitamin B12
Kapitel DMSO - Anwendungsvarianten - Nasenspray mit Vitamin B12

Pilzerkrankungen
Kapitel DMSO in Kombination mit anderen Wirkstoffen - DMSO und Milchsäure - Teil 2

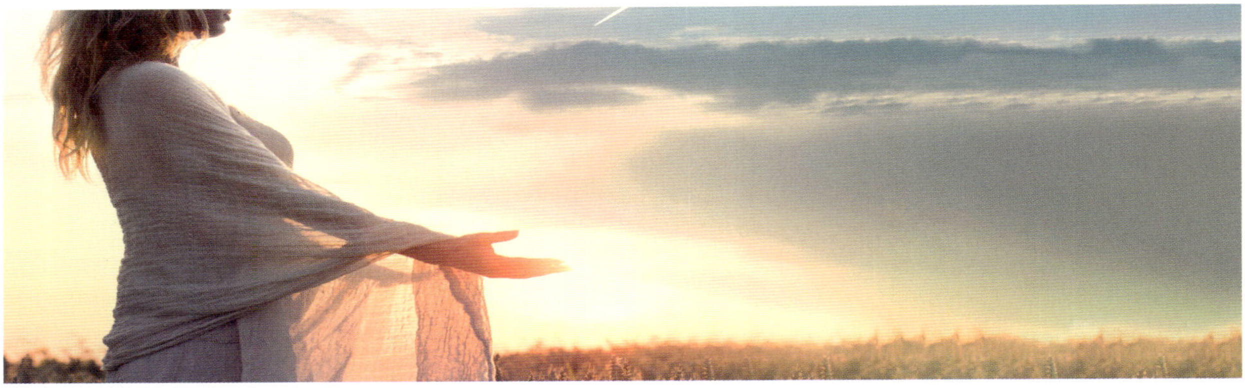

Spiritualität als bloße Ambition – Die selbsternannten Erleuchteten

Gefühlsmäßig immer öfter tauchen sie auf „Gesundheitskongressen“ und sonst wo auf – Leute, die von sich selbst behaupten „erwacht“ zu sein oder gerne andere über sich sagen lassen „erleuchtet“ zu sein, spirituell „sehr weit“ zu sein.

Spiritualität jedoch ist der einzige Bereich menschlicher Fähigkeiten, der keinem Wettbewerb unterliegen kann!

Wir können uns beim Fußball gegenseitig messen, beim Studieren, beim Singen, sogar beim Gesund- oder Kranksein.

Es gibt Menschen, die können nicht Fußball spielen oder singen. Es gibt jedoch keine Menschen, die nicht spirituell sind!

Ein Freund schrieb mir einmal: Du bist eben nicht spirituell. Egal, wem er dies schreibt oder sagt – er irrt immer.

Als Wesen mit Geist ist Spiritualität in uns von Natur aus angelegt. Mehr noch, im Geist ist das Absolute eher zu vermuten, als sonst wo, wie uns schon Hegel und viele seiner Philosophen-Kollegen in ihrem Schriftwerk nahelegen.

Durchaus gibt es Menschen, das ist jedem klar, die ihre innewohnende Spiritualität mehr oder weniger bewusst erkennen und leben. Sich deswegen jedoch als „erleuchteter“ zu wähnen, als andere, ist Selbstbetrug.

Ein wirklich bewusst spiritueller Mensch würde im gleichen Moment erkennen, dass er dann die Spiritualität als reine Ambition lebt und augenblicklich verstummen. Ein „ich bin besser“, wie beim Schach oder beim Wettlauf, ist hier unmöglich. Viele weise Menschen haben auf diesen Umstand seit Jahrtausenden hingewiesen.

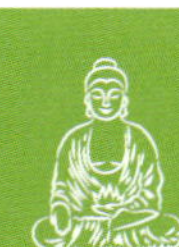

Die Konsequenz ist, und hier irren ebenso viele, dass sich Spiritualität letztlich nicht mit Übung, mit Training, „vermehren“ oder verbessern lässt. Diese Erkenntnis gipfelte etwa in Buddhas Hinweis, dass all seine Askese, Meditationen, Opfer, Gebete, Fasten, … ihn nicht zum erhofften Ziel führten. Zum einfach Glücklichsein, zur wahren Freude, zur Erleuchtung, braucht es nichts, so erkannte er!

Was aber machen die selbsternannten Erleuchteten unentwegt? Sie behaupten, dass du vieles brauchst auf dem spirituellen Weg – ihre Bücher, ihre Lehre, ihre Formeln, ihre Betreuung, ihr Coaching. Nicht anders handhaben es die institutionellen Religionen seit langer Zeit. Ihre geschäftsmäßige Botschaft ist immerzu: Du brauchst uns auf dem Weg zum Glück. Wir haben die richtigen Gebete, Übungen, Riten, Symbole, Texte, ... Die Spiritualität abermals als Ambition?

Ohne Frage können uns Übungen aller Art dienlich sein, wenn wir damit etwas Konkretes ansteuern. Wie zum Beispiel ein Gute-Nacht-Ritual, welches uns zum guten Einschlafen dient.

Spiritualität jedoch, sie ist geduldig, wartet lediglich darauf, wie sehr wir sie in unser alltägliches Leben einziehen lassen. Sie ist immer da. Wir besitzen sie stets. Garantiert. Und wenn wir mit ihr „arbeiten", die Spiritualität also einbeziehen in Gedanken, Worten und Werken, so unterscheidet uns auch dies konsequenterweise im Innersten nicht von anderen, die diese Entscheidung (noch) nicht getroffen haben. Sonst ginge es abermals um ein „besser". Bewusst spirituelle Menschen gehen keinen „geistigen Wettbewerb" ein oder hegen die Ambition für andere Lehrer zu sein!

Was machen sie dann?

Ganz einfach. Sie wissen, dass sie lediglich den Ausgleich für das Unbewusste in der Welt darstellen. Weil eine Batterie zwei Pole benötigt, weil es heiß und kalt gibt, weil hell und dunkel sich bedingen.

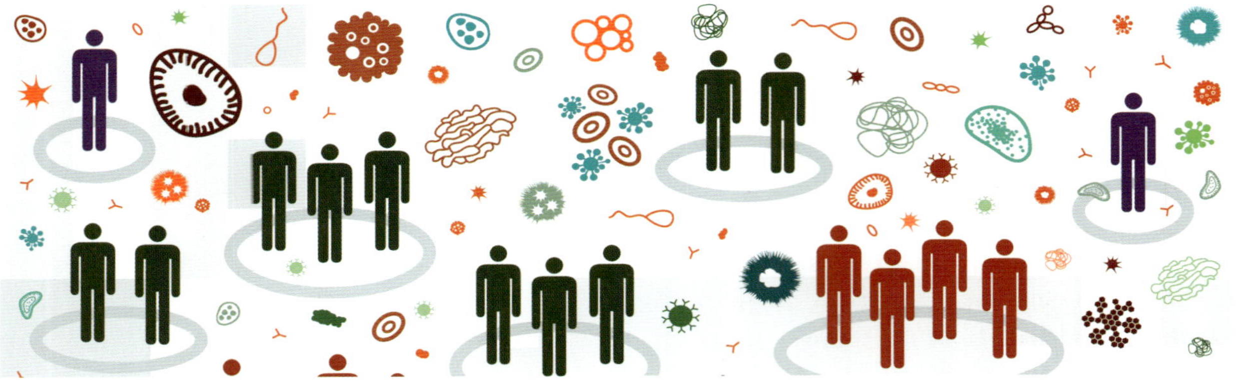

Verkappte Pandemie – Das Sägen an dem Ast, auf dem wir sitzen

Es ist ein wenig schönes Wort – Herdenimmunität. Lange Zeit ging medizinische Forschung und Erkenntnis hauptsächlich entweder mit dem hohen Aufkommen von Verletzten und Toten durch kriegerische Auseinandersetzungen oder mit Experiment und Beobachtung von Tieren einher. Der Begriff Herde ist uns für Tiere geläufig, trifft jedoch auch für so etwas wie eine Soldatenformation zu. In beiden beispielhaften Gruppen kann es zur Ausbreitung von Infektionen kommen, sofern einige Bedingungen günstig dafür stehen. Dies konnte man am Beispiel der Spanischen Grippe studieren. Auch damals hat man sich in Deutschland teilweise erdreistet dieser Infektwelle einen neuen Angst-Namen „Lungenpest“ zu geben. Obwohl die Ärzte wussten, dass es sich in denjenigen Fällen, die zum Tod führten, um übliche bakterielle Sekundärinfektionen der Lunge handelte.

Zitat:

> *Der Tod trat in der Regel am achten oder neunten Krankheitstag ein, Ursache war zumeist die bakterielle Sekundärinfektion.*

Historisch gesehen ist man sich einig, dass die damalige, vergleichsweise hohe Mortalitätsrate vor allem einer Randbedingung geschuldet war: Diese Grippe kam im Winter/Frühjahr des Jahres 1918 daher.

Zu diesem Zeitpunkt befanden sich Europa und die USA sprichwörtlich „am Ende“, nämlich am Ende dessen, was wir als „Mutter aller Kriege“ bezeichnen.

Noch ein Bonmot: In den (Medizin-)Geschichtsbüchern wird der Verwunderung darüber Ausdruck verliehen, dass die Spanische Grippe vor allem bei den 20 - 40-jährigen Komplikationen auslöste und teilweise zum Tod führte. Halloo!!! Wer geht denn in den Krieg und ist dann traumatisiert, unterernährt, geburnoutet??? Die Alten oder die Kinder?? Nein, es gehen selbstverständlich genau die 20 – 40-jährigen in den Krieg. Sowohl an der Front, als auch im Nachschub, als auch im Sanitätsdienst usw.. Verstehen Sie?

Natürlich kann man jetzt sofort einwenden, dass solche Vergleiche nicht weiterhelfen, weil es sich ja, wie „bewiesen“ wurde, um völlig unterschiedliche „Familien“ von Viren handele. Doch lassen wir das zunächst noch beiseite und die Gedanken ungehindert weiter gedeihen.

Bis vor wenigen Monaten war auch ein Großteil der Menschheit insgesamt ebenso als Herde zu betrachten. Die sogenannte Globalisierung, ein Prozess, der seinen Ursprung in der Möglichkeit zu schnellen Reisen und Warenlieferungen über weite Strecken hat, war an einem vorläufigen Höhepunkt angekommen. Ein epochaler Zeitpunkt.

Reisen und Warenaustausch machten jedoch schon seit Jahrhunderten die Menschen irgendwie zu Herden. Und dies hat auch positive Auswirkungen auf die Immunkompetenz aller auf irgendeine Art und Weise in Kontakt tretenden.

Von Geburt an ist es für den Organismus Mensch und Tier entscheidend, mit vielfältiger biochemischen Herausforderungen konfrontiert zu werden. Nicht mehr nur die Stoffe des Körpers der Mutter, aus dem wir entstanden, zu „berühren". Mit „Fremdstoffen" in den mannigfaltigsten Erscheinungsformen und Ausprägungen zurechtzukommen, ist nicht eine bloße Begleiterscheinung des Lebens höherer Wesen auf einem mikrobiologisch dominierten Planeten, sondern es ist das Kennzeichen des Lebens an sich. Es ist das bestimmende Agens für die Interaktion, die Einbettung der eigenen Existenz in das große Ganze.

Umgekehrt hat sicher jeder schon einmal Bilder von Kindern gesehen, die mit sogenannten Immundefiziten zur Welt kommen und dann mit einer Art Raumfahrerhelm ihre wichtigen Aufnahmewege, Mund, Nase, Augen, abschotten müssen.

An diesem Ast also, auf dem wir sitzen, die von Geburt an erworbene Kompetenz der stofflichen Interaktion, sägen wir immer dann, wenn wir uns, wie auch immer, abtrennen wollen. Nun mag die aktuell erlebbare Trennung durch Erziehung zu „einmeterfünfzig Deppen" oder durch die Aufhebung von Jahrtausenden verankerten Begrüßungsgesten als drastisch empfunden werden. Doch das Sägen am eigenen Ast haben die Menschen, vor allem in den sog. führenden Zivilisationen, natürlich schon viel früher und einschneidender erfunden.

Es begann zum Beispiel damit, dass irgendwann Eltern zu ihren Kindern sagten, dass „das da" bääh ist. Pfützenwasser, Erde, Pipi, Nasenpopel, Kacke, tote oder lebendige Insekten, Schnupfen-Rotz, tote Tiere am Wegrand, Stubenfliegen auf dem Kuchen, ... und auch andere Menschen, z.B. aus anderen Volksgruppen, waren von da an bääh. Insbesondere Kacke gilt als bäääh, obwohl doch schon von Friedensreich Hundertwasser die Aussage bekannt wurde:

„Mit einer Humustoilette wird Scheiße zu Gold." Ebenfalls verfasste er ein Manifest mit dem Titel „Die heilige Scheiße".

Und dann haben diese Kinder, als sie erwachsen waren, begonnen, die Wände weiß zu kacheln und ihr allgemeines Lebensumfeld zu desinfizieren. Das ist einer der Ursprünge der Trennung von dem entscheidenden Agens der materiellen Kommunikation von Lebewesen mit dem Planeten und mit anderen Lebewesen. Ich nenne es materielle Kommunikation, weil es dem Austausch von stofflichen, substanziellen Informationen dient.

Doch es gab historisch gesehen auch andere Trennungen. Und hier können wir verstehen lernen, warum die jetzt politisch-bürokratisch verordnete Trennung langfristig an unserem Ast sägt:

In den Geschichtsbüchern wird es als „das große Sterben" geführt. Gemeint ist der millionenfache Tod unter der südamerikanischen Bevölkerung durch die Flutung des „neuen Kontinents" mit Europäern in Folge der Entdeckungsreisen von Christoph Kolumbus, Amerigo Vespucci und andere. Und zwar nicht der Tod durch gewaltsame Eroberung, sondern der Tod durch simple „mitgebrachte" Infekte.

Die Europäer waren damals lange Zeit schon in regem Reise- und Warenaustausch mit anderen Völkern. Infektwellen aller Art hatte der große europäisch-asiatische Kontinent gesehen. Südamerika hingegen war lange Zeit isoliert.

Das Ausmaß des Sterbens muss wohl unermesslich gewesen sein. Das einst durch seine frühen Hochkulturen vergleichsweise dicht bevölkerte Südamerika, wurde infolge des großen Sterbens blitzartig derart entvölkert, dass Forscher heute davon ausgehen, dass der daraufhin einsetzende ungehinderte Baumwuchs mit zur Entstehung der kleinen Eiszeit beitrug! Die vorher ausgedehnten landwirtschaftlich intensiv genutzten, also entwaldeten Areale, erlebten eine schlagartige Re-Vegetation mit Urwald, die natürlich im südamerikanischen Klima rasant verlief.

Es wurde von der Natur eine gigantische Menge Kohlendioxid als Holz eingelagert. Wie soll es also werden, wenn wir uns als Menschheit jetzt isolieren wollen. Voneinander und von „den Viren".

Die Familie der Coronaviridae, zu den behüllten gehörig, wird von den Forschern, die sich berufen fühlen, nach Viren zu forschen, bisher in zwei Unterfamilien eingeteilt. Die hier relevante Unterfamilie der Orthocoronavirinae wiederum, lässt sich nach internationaler Klassifikation in die beiden Gattungen Alpha- und Beta-Coronavirus ordnen (ja, Ordnung muss sein). Beide Gattungen sind bekannt dafür, dass sie simple „Erkältungen" auslösen. Einige von ihnen lösen, so die Lehrmeinung und Erfahrung, Erkältungen und manchmal (!) Erkältungen mit möglichen Komplikationen aus. Ja, das tun alle Viren, die Erkältungssymptome auslösen ... . Ist nichts Neues.

Hierzu gehören die Untergattungen Embecovirus, Merbecovirus, Sarbecovirus. Letztere beherbergt die beiden SARS-CoV Typen, genannt SARS-CoV und SARS-CoV-2. Soweit die Theorie.

Wie im vergangenen Rundbrief ausführlich dargelegt, ist das Vorkommen von sogenannten Komplikationen, im Nachgang, also typischerweise beim Abklingen der eigentlichen „grippalen Symptome", Schwäche, Kälte, Fieber, Kopfschmerzen, ein gängiges und altbekanntes Phänomen. Das Ausmaß dieser Komplikationen, auch das ist lange bekannt, hängt von Randbedingungen ab, die die Immunkompetenz jedes Einzelnen betreffen. Siehe Beispiel „Spanische Grippe" gegen Ende des Krieges, also in der größtmöglichen Schwächephase der Bevölkerung.

Wie sind heute die Randbedingungen? Für Wuhan wurde beispielsweise die enorme Luftverschmutzung sowie die Überarbeitung der Menschen ins Feld geführt, als verstärkende Randbedingung. Gerade in Bezug auf die Lunge durchaus auch nachvollziehbar. Aus meiner Sicht war/ist die Situation nicht nur in Wuhan oder generell in China völlig überdreht.

In den gut zehn Jahren nach der Finanzkrise hatte sich das Tempo, die generelle Hektik und Überdrehtheit, die sich eben global breit machte, noch einmal deutlich zugespitzt. Dies mag eine andere Sichtweise auf die Geschehnisse sein. Wer möchte, nimmt es als Impuls für sich.

Von den sogenannten Kinderkrankheiten (die auch bei Erwachsenen auftreten) her wissen wir, dass körperliche Ruhe, Informationsabschottung (Fernseher aus, Telefon weg, Licht aus) und vor allem das „Behütet-Gefühl" durch Mutter oder Vater, entscheidende Faktoren für einen völlig komplikationslosen Verlauf sind. Wenn noch Fasten mit Tee dazu kommt, dann sind auch „die Masern" oder „die Windpocken" schnell wieder vergessen. Angstmacherei durch die WHO ist da völlig fehl am Platz und unwissenschaftlich.

Und genau diese Einfachheiten sind scheinbar nicht mehr möglich in der überdrehten Epoche. Ruhe, Informationsunterbrechung und Behütetsein – wer kann diese besten Arzneimittel bei Infekten aller Art heute noch geben und wer kann sie nehmen?

So war für viele der einzige positive Aspekt in der Reihe von unsinnigen Trennungsmaßnahmen im Namen der „Pandemie", das zahlreiche Ankommen zu Hause. Um diesen Aspekt auch wirklich im Sinne der Herdenimmunität für die Spezies Mensch nutzen zu können, ist jedoch eines ganz entscheidend: Wir begeben uns erst in Ruhe und Untätigsein, nachdem wir „infiziert" sind und nicht präventiv. Wie sagten doch früher die Ärzte zu den Eltern: „Wenn irgendwo Kinder dies oder das haben, stecken Sie ihre gleich dazu."

Ausnahmen davon sind natürlich Menschen, die zu diesem Zeitpunkt schon „krank" oder sonstwie immungeschwächt sind. Doch das ist eine Selbstverständlichkeit, die banal ist.

Langfristig ist natürlich-erworbene, globale (!) Herdenimmunität nicht weniger als **DER Lebensgarant** für die Spezies Mensch.

Sie ist in ihrer Vielseitigkeit und Flexibilität der Wirkungen jeder anderen „Krücke", wie z.B. Impfungen oder Trennungen, weit weit überlegen.

Wenn wir also den Ast, auf dem wir sitzen, stärken wollen, dann sollten wir das „Recht auf Infektion", also den Kontakt mit unseresgleichen und der Welt an sich, wahrnehmen. Obwohl dies im aktuellen Fall gar nicht so einfach ist, denn scheinbar kennt niemand jemanden, der erkrankt wäre. Ohne sich ständig weiter entwickelnde Immunkompetenz, ohne Herdenimmunität, könnten wir ansonsten eines Tages tatsächlich durch einen noch lächerlicheren „Vektor" (die Natur der Viren ist längst nicht geklärt), als einen Coronavirus, einem neuen „großen Sterben" zum Opfer fallen. Dann jedoch bleibt es nicht auf einen Kontinent beschränkt.

Der fortlaufende und heutzutage weltumspannende Kontakt mit „Erregern" aller Art ist unverzichtbar und ist deshalb einer **DER wichtigsten Lebensfaktoren** – bewusst oder unbewusst.

Beispiele: Ich benutze bewusst meine unverhüllten Hände, wie von der Natur vorgesehen, um die Fußgängerampel zu drücken, den Fahrstuhlknopf, die Türklinke. Ich halte mich bewusst fest, mit den Händen, etwa an Haltestangen im Bus oder am Einkaufswagen. Ich lasse meinen Händen auch in der Öffentlichkeit freien Lauf, wenn sie mein Gesicht berühren wollen, meine Nase, meine Augen, meine Haare. Ich reiche gerne die Hand und nehme beim Einkaufen gerne Waren in die Hand. Wenn jemand niest oder hustet in der Öffentlichkeit, so lächle ich. Es ist ein wunderbares Gefühl in direktem Kontakt zu stehen mit der Welt und meine Hände sind dafür ein wertvolles Geschenk, ein Wunderwerk des Lebens. Nichts ist bääh und ich bin angstfrei.

Wie sagte doch eine Hannoveraner Ärztin auf einer Kundgebung so schön:

> *Und wenn ich (ernsthaft) krank werde, dann setze ich mich mit meiner eigenen Endlichkeit auseinander, anstatt die Schuld bei etwas anderem zu suchen.*

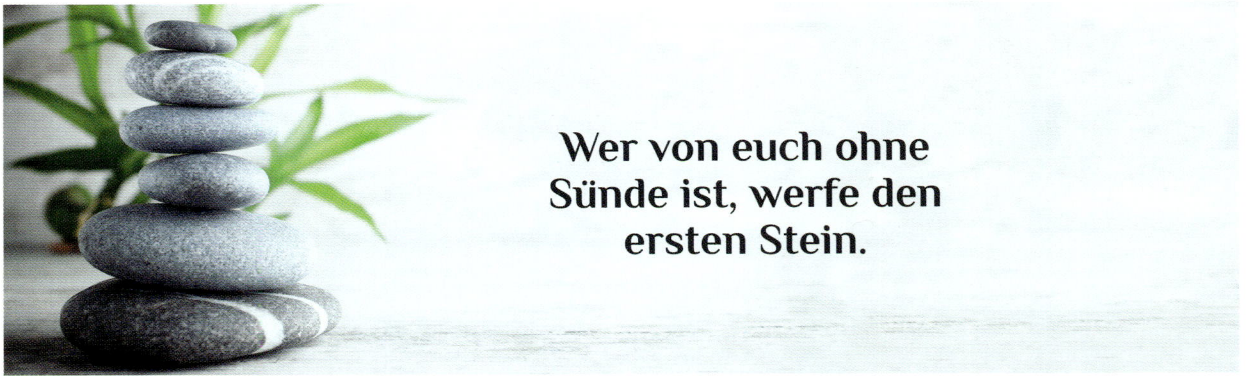

Die aktuelle Situation – Wer von euch ohne Sünde ist, werfe den ersten Stein

Das wird manchen nicht gefallen. Doch viele, sehr viele Akteure im ganzen Bereich von Naturheilkunde, Alternativmedizin, Gesundheitsberatung usw., haben auch den Weg mitbereitet, der nun einen großen Teil der Menschen seit über einem Jahr noch mehr zu Gefangenen ihrer Ängste macht(e).

Begonnen hat vieles mit der industriell werbemäßigen Programmierung vor Jahrzehnten, dass gute Hausfrauen alles desinfizieren und gute Hausmänner alles reinweiß kacheln. Insbesondere die „schlimmen Zonen" im Haus – Küche und Bad. Parallel dazu durften die Kinder nach und nach nicht mehr im Dreck spielen und die Milch musste von nun an immer abgekocht sein.

Und die Therapeuten? Viele von Ihnen schieben inzwischen (fast) alles, auch oft aus Bequemlichkeit, auf „die Keime". Schnell die Elektroden zur Hand nehmen, schließlich muss sich das teure Bioresonanz-Gerätchen amortisieren, und auf den Knopf gedrückt, werden die üblichen Verdächtigen angezeigt. Borrelien, Salmonellen, Chlamydien, ... , ebenso molekulare Nicht-Lebewesen wie Viren oder Prionen, ebenso die höheren wie Pilze und Einzeller. Die Patienten werden damit, das scheint vielen dabei nicht klar zu sein, im höchsten Maß verängstigt. Eine natürliche Haltung gegenüber dem eigenen Körper und der Umwelt wird pathologisiert.

Ohnmächtigkeit gegenüber der Mikrowelt entsteht und auf einmal muss „alles" bekämpft werden. Da ist es nur logisch, wenn der Mensch sich irgendwann vor dem Menschen fürchtet. Natürlich hat ein gewisser Grad an Hygiene und Verständnis/Wissen über die Zusammenhänge von Abwasser, Ratten oder verdorbener Nahrung uns bedeutende gesundheitliche Fortschritte beschert.

Doch warum diese Gegebenheiten und Lernbausteine immer weiter auf die Spitze treiben, sodass „es" sich am Ende gegen uns richtet. Nicht nur körperlich, sondern auch psychisch. Oder fällt inzwischen niemandem mehr auf, dass es irgendwie abartig und mit dem natürlichen Leben so gar nicht mehr vereinbar ist, wenn wir uns vor unseren eigenen Händen ekeln (sollen) und sie deshalb wiederholend alkoholisch behandeln, so wie man anatomische Präparate von Toten in Alkohol einlegt. Wohlgemerkt nicht aus beruflichen Gründen, wie der Chirurg, sondern als private Bewohner unserer eigenen Räume oder als Kunden in einem Geschäft.

Ganz nebenbei: Es gibt verlässliche Studien darüber, dass die Besiedelung mit Fremdkeimen nach der Behandlung/Desinfektion mit üblichen Flüssigkeiten auf einer Fläche/auf der Haut sehr viel schneller vonstatten geht, als wenn die natürliche Hautflora belassen wird. Das könnte man auch ohne Studien mit dem gesunden Menschenverstand als logisch annehmen.

<u>Mein Rat:</u> Patienten lieber zu mehr Stärke verhelfen. Therapeuten sollten sich als Helfer für natürliche Gesundheit sehen. Bioresonanzgerätchen beiseitelassen und die Menschen mit hilfreichen, aufbauenden Mitteln/Methoden begleiten. Und selbst vorleben! Gute Lebens-, Ernährungs- und Denkgewohnheiten, die uns stark machen, weisen die "Mikros" in ihre natürlichen Schranken. Das beginnt etwa früh am Morgen mit dem Barfuß-Tautreten in einer Wiese.

> *Die wahren Pandemien sind industrielles Essen, Bewegungsarmut, Stress/Geldsorgen, Schlafmangel, Informationsüberflutung, das Leben in Betonwüsten, elektromagnetische Dauerbelastung und manches mehr.*

Der Mensch ist bestens konstruiert für das (Über-)Leben in einer mikrobiologisch dominierten Umgebung. Bakterien und andere bis zur Auslöschung bekämpfen zu wollen ist nicht nur ein falscher Weg, sondern obendrein auch noch aussichtslos. Ebenso die Idee, wir könnten uns von ihnen abschotten.

Kinder mit angeborener Immunschwäche laufen mit einem kompletten Klarsichthelm und Beatmungsgerät durch die Welt – diese Bilder hat wohl jeder schon mal gesehen. Sollen wir uns so ausrüsten, um weiterhin auf diesem Planeten umhergehen zu können?

Überall sind Mikroorganismen und wenn zum Beispiel unsere Augen „sterile" Bedingungen bräuchten, könnten wir nicht mit offenen Augen sein. Ebenso die Lunge usw..

<u>Deshalb:</u> Tragen wir als Therapeuten nicht weiter zur Kultivierung von Über-Ängsten vor dem, was wir mit bloßem Auge nicht sehen können, bei!

Fördern wir lieber das Vertrauen in die eigenen natürlichen Abwehrkräfte und geben wir Hilfe für die Stärkung des Großorganismus gegenüber den Kleinstorganismen (und Molekülhaften).

Es sind einfache Beispiele:

> *Helicobacter pylori „verschwindet", wenn jemand den Arbeitsplatz verlässt, an dem er gemobbt wurde. Chronifizierte EBV Symptome oder Herpes verschwinden, wenn (junge) Menschen aktive Stressbewältigung betreiben. Wiederkehrende Blasenentzündungen bleiben aus, wenn Harmonie in die Partnerschaft zurückkehrt. Bakterielle Sinusitis oder Mittelohrentzündungen in der typischen Infektzeit treten seltener auf, wenn eine durchgehende Substitution mit Vitamin D, Vitamin C, Jod und Selen betrieben wird. Fußpilz geht zurück, wenn die Durchblutung der Beine sich verbessert, etwa durch Temperaturwechsel, mehr Bewegung, Abbau von Arteriosklerose. Weitere Beispiele kann jeder selbst aufzählen.*

KAPITEL 2

DMSO – ein vielseitiges und natürliches Hausmittel

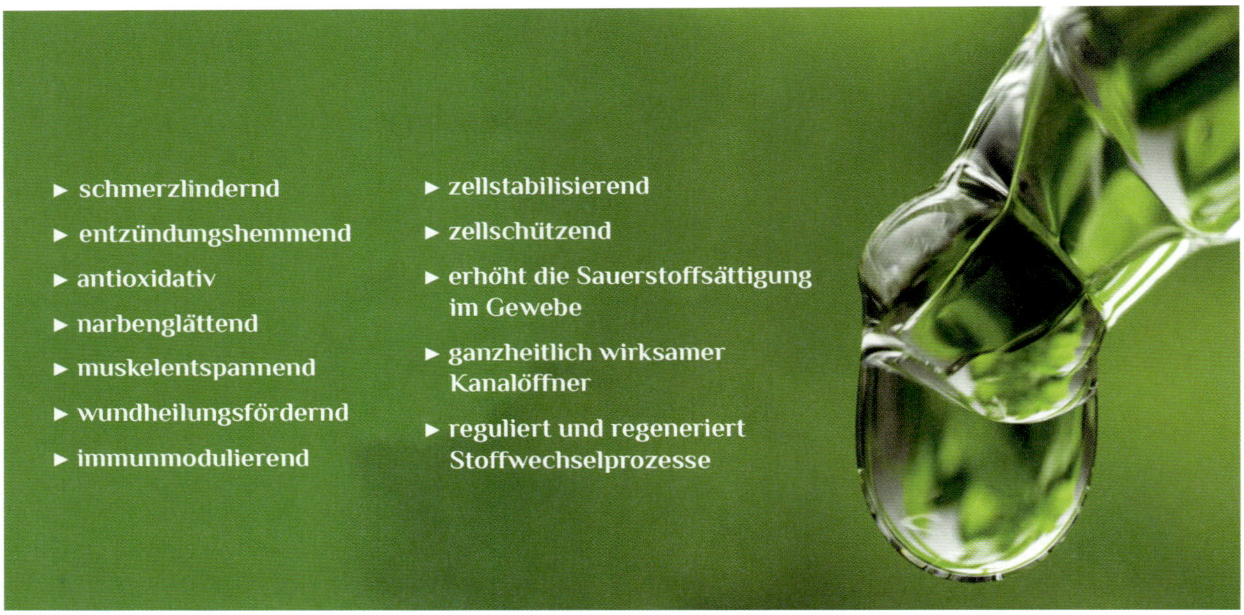

► schmerzlindernd
► entzündungshemmend
► antioxidativ
► narbenglättend
► muskelentspannend
► wundheilungsfördernd
► immunmodulierend
► zellstabilisierend
► zellschützend
► erhöht die Sauerstoffsättigung im Gewebe
► ganzheitlich wirksamer Kanalöffner
► reguliert und regeneriert Stoffwechselprozesse

Es handelt sich bei **DMSO** um ein Mittel, welches man erst nach dem Kauf kennenlernen darf/sollte, da es **keinen Beipackzettel** gibt und die **Wirkungen äußerst vielfältig** sind.

Praxisinstitut Naturmedizin

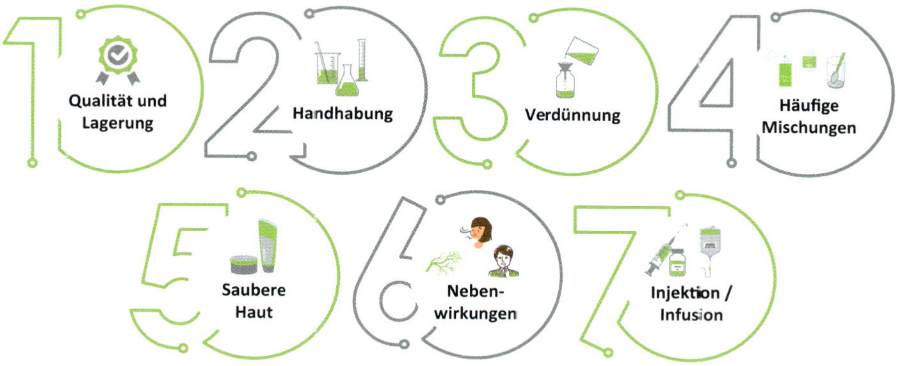

DMSO – Anleitung/Checkliste/Leitfaden – 7 Tipps für DMSO Beginner und Fortgeschrittene

Bevor Sie mit der praktischen Anwendung von DMSO starten, beachten Sie bitte die folgenden Empfehlungen und Hilfestellungen:

1. Qualität und Lagerung

Kaufen Sie DMSO ausschließlich in reiner pharmazeutischer Qualität – Etikett Aufschrift: DMSO Ph. Eur. oder USP. Der Preisunterschied zu minderwertigeren Reinheitsstufen ist vernachlässigbar. Meist wird die Konzentration mit 99,9 % angegeben. Im Falle der pharmazeutischen Reinheit besteht der Restgehalt von ca. 0,1 % ganz einfach aus Wasser.

Die Flüssigkeit wird lichtgeschützt, z.B. in Braunglasflaschen, bei Raumtemperatur gelagert. Sollte das DMSO versehentlich unterhalb ca. 18,5 °C fest geworden sein, zum Beispiel auch auf dem Transportweg im Winter, stellt man es einfach warm, bis es wieder flüssig ist. Im Gegensatz zu Wasser bleiben bei einem solchen Einfrier-/Auftauvorgang von DMSO die Glasflaschen ganz. DMSO kann beliebig oft fest und wieder flüssig werden. Für die Anwendung benötigen wir es jedoch stets in flüssiger Form.

2. Handhabung

DMSO ist ein vielseitiges therapeutisches Mittel und hat zugleich hervorragende Lösungseigenschaften, weshalb es in Labor und Forschung geschätzt wird. DMSO nimmt sowohl wasserlösliche als auch fettlösliche Stoffe sehr gut auf. Deshalb sollte man für das Lagern, Abmessen und Mischen von reinem DMSO keine Utensilien aus Billigkunststoffen verwenden. Die auf den Kunststoffoberflächen vorhandenen industriellen Beimischungen und Zuschlagstoffe, wie UV Stabilisatoren, Formtrennmittel, Weichmacher, Rieselhilfen u.a., werden von DMSO aufgenommen und können etwa auf der Haut oder im Gewebe zu unerwünschten Reaktionen führen.

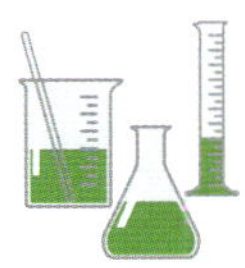

Für die Handhabung von reinem DMSO eignen sich daher vor allem Gegenstände aus Glas, Porzellan und Metall. Lediglich die Kunststoffsorte HDPE ist für Lagerung und Transport von DMSO zugelassen.

Sobald DMSO verdünnt ist, also mit wässrigen Flüssigkeiten auf übliche Konzentrationen gemischt wurde (siehe Punkt 3), kann es auch mit Kunststoffmaterialien genutzt werden, wie zum Beispiel Sprühköpfe, Einwegspritzen, Pasteurpipetten, Pipettenhütchen, ... Will man trotzdem reines DMSO mit Hilfsmitteln aus Kunststoffen handhaben, so empfiehlt es sich, diese vor dem ersten Gebrauch wenigstens mit einer kleinen Menge reinem DMSO ein- bis zweimal vorzuspülen.

3. Verdünnung

Für äußerliche und innerliche Anwendungen wird DMSO stets verdünnt!

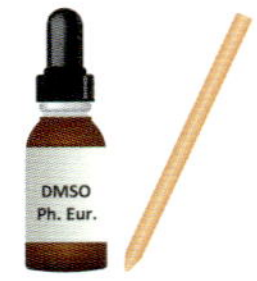

Pures DMSO mit einer Konzentration von 99,9 %, wird allenfalls sehr sorgfältig und nur punktuell direkt auf krankes Gewebe getupft, wie zum Beispiel Warzen, Herpes, Aphthen, Haut- und Nagelpilz, Hauttumore u.a..

Zur Verdünnung von DMSO können zahlreiche wässrige Flüssigkeiten, aber auch Pflanzenöle oder Aloe Saft genutzt werden. Zu den sinnvollen und beliebten Flüssigkeiten für DMSO-Mischungen gehören Wasser, abgekühlte Tees, Magnesiumchlorid-Lösung 12%ig (Delbet-Lösung), Eigenurin, isotonische Kochsalzlösung, isotonisches Meerwasser, Procain-Lösung 1 - 2 %, Milchsäure-Lösung 21%ig, Natriumgluconat-Lösung 5%ig u.v.a.. Die Flüssigkeiten werden je nach Anwendungsbereich und Behandlungsziel zweckgerichtet ausgewählt. Mit Hilfe von Gelbildnern oder Salben- und Cremegrundlagen kann man flüssige Mischungen auch in höherviskose Zubereitungen umwandeln.

In der Regel wird für eine Mischung zuerst die gewünschte Menge DMSO in das Gefäß, meist Braunglasflasche, abgemessen und dann mit der ausgewählten Verdünnungsflüssigkeit aufgefüllt. Beispiel: 30 ml DMSO werden in einer 100 ml Braunglasflasche mit 70 ml isotonischem Meerwasser aufgefüllt – es entsteht eine 30%ige DMSO-Mischung.

<u>Achtung:</u> Beim Zusammenmischen von DMSO und wässrigen Flüssigkeiten kommt es zu einer spontanen Erwärmung. Dies ist ganz normal und stellt ein physikalisches Phänomen dar – zuvor gespeicherte Bindungsenergie zwischen den Wassermolekülen wird freigesetzt.

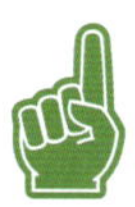

<u>Ganz wichtig:</u> Flaschen/Gefäße mit DMSO-Mischungen immer gut mit Mischungsverhältnis, Datum und evtl. Anwendungsziel beschriften.

4. Häufige Mischungen

Für äußerliche Anwendungen wird das reine DMSO Ph. Eur. wie beschrieben, mit unterschiedlichen gewünschten Verdünnungsflüssigkeiten, auf Konzentrationen von ca. 60 % bis 1 % verdünnt. Für Anwendungen in Körperhöhlen und auf Schleimhaut wird mit isotonischen Flüssigkeiten verdünnt. Dazu gehören etwa Augentropfen, Nasentropfen, Ohrentropfen, Mundspülungen, Gurgelmischungen, Einläufe, Scheidenspülungen und Inhalationslösungen.

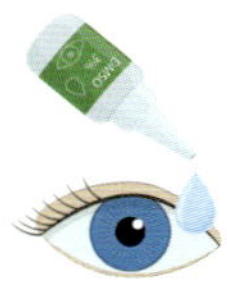

<u>Beispiel Augentropfen:</u> 3 Teile DMSO Ph. Eur. plus 97 Teile isotonisches Meerwasser ergibt eine 3%ige DMSO-Lösung. Die gewünschte Gesamtmenge entscheidet man selbst. Es kann sich also beispielsweise um 3 Tropfen plus 97 Tropfen handeln oder um 3 ml plus 97 ml oder um 0,3 ml plus 9,7 ml oder ... .

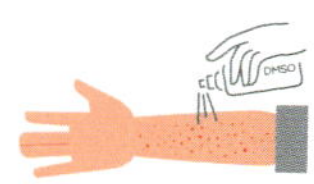

<u>Beispiel Neurodermitis:</u> 1 Teil DMSO Ph. Eur. wird mit 9 Teilen Eigenurin oder abgekühltem Stiefmütterchen Tee gemischt. Oder 1 Teil DMSO wird mit 4,5 Teilen Eigenurin und 4,5 Teilen abgekühltem Stiefmütterchen Tee gemischt. Es resultiert eine 10%ige DMSO-Lösung.

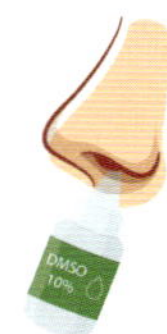

<u>Beispiel Nasentropfen:</u> 1 Teil DMSO Ph. Eur. wird mit 9 Teilen isotonischem Meerwasser verdünnt – es resultiert eine 10%ige DMSO-Mischung.

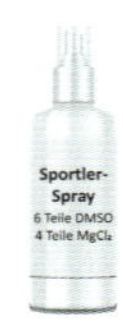

<u>Beispiel Sportlerspray:</u> 3 - 6 Teile DMSO Ph. Eur. werden mit 7 - 4 Teilen Magnesiumchlorid-Lösung 12%ig vermischt. Es resultiert eine 30 bis 60%ige DMSO-Lösung.

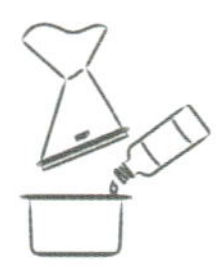

<u>Beispiel Inhalationslösung:</u> 1 Teil DMSO Ph. Eur. wird mit 99 Teilen isotonischem Meerwasser oder isotonischer Kochsalzlösung gemischt. Es resultiert eine 1%ige DMSO-Lösung.

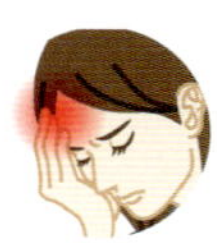

<u>Beispiel Neuralgie:</u> 3 Teile DMSO Ph. Eur. werden mit 3 Teilen Magnesiumchlorid-Lösung 12%ig und 4 Teilen Procain-Lösung 2%ig vermischt. Es resultiert eine 30%ige DMSO-Lösung.

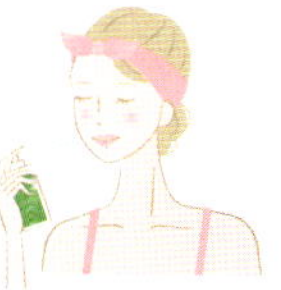

Beispiel Gesichtspflege: 1 Teil DMSO Ph. Eur. wird mit 5 Teilen isotonischem Meerwasser, 3 Teilen Natriumgluconat-Lösung 5%ig und 1 Teil MilchsäureLösung 21%ig vermischt. Es resultiert eine 10%ige DMSO-Lösung zum Aufsprühen.

Die Intensität der Lösungen richtet sich also auch nach Hautareal, Art und Stärke der Symptome und individuellen Gegebenheiten. Detaillierter Leitfaden:

DMSO Konzentrationen	
1 %	Inhalationslösungen
3 %	Augentropfen, Infusion
10 %	Kosmetische Zwecke (Gesichtswasser)
15 %	Einlauf, Ohren- oder Nasentropfen, Scheiden- oder Mundspülungen, frische Operationsnarben, Injektionen in steriler Form (s.c., i.m.)
30 %	Äußerliche lokale Anwendungen (empfindliche Haut, Rumpf, Hals, Kopf)
50 %	Blasenspülungen
60 %	Äußerliche lokale Anwendungen (Schmerzen am Bewegungsapparat, Füße, Hände, Beine, Verbrennungen, Blutergüsse)
100 % / pur	Aphthen, Herpesbläschen, Nagelpilz, Warzen (mit Holzwattestäbchen gezielt betupfen)

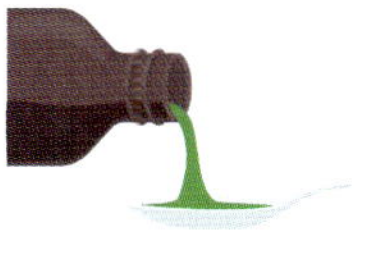

Für die innere, orale Anwendung werden Trinklösungen mit ca. 1 bis 5 Teelöffel DMSO (entspricht ca. 3 bis 15 Gramm) in einem üblichen 300 ml Getränk angesetzt. Diese Menge kann je nach Akutizität des Geschehens auch mehrmals täglich angewendet werden. Als Getränke kommen in Frage: Wasser, Tee, Säfte/ Schorlen.

5. Saubere Haut

Bei allen äußerlichen Anwendungen mit DMSO und seinen Mischungen ist darauf zu achten, dass sich keinerlei industrielle Hautpflegeprodukte auf dem Areal befinden. Lotionen, Salben, Sonnenschutzcremes, Kosmetika, ... , enthalten eine unübersichtliche Anzahl an industriellen Zuschlagstoffen und Hilfsmitteln, die teilweise nachgewiesenermaßen als allergieauslösend oder hautschädigend deklariert sind. Mit DMSO zusammen können deren unerwünschte Nebenwirkungen eventuell deutlicher zu Tage treten. Dieser Effekt wurde schon oft fälschlicherweise als DMSO Unverträglichkeit gedeutet ... .

Darüber hinaus ist es unnötig eine besondere Hautreinigung vorzunehmen. Einfach vor einer geplanten Applikation von unterschiedlichen DMSO Rezepturen daran denken, keine industriellen Fertigmischungen auf die Haut zu bringen.

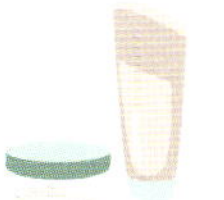

Selbst hergestellte Kosmetika auf der Basis von naturreinen Fetten, Bienen- oder Wollwachs und anderen Grundlagen, die frei von Konservierungsmitteln sind, können und dürfen jederzeit mit DMSO zusammen angewendet werden. Dies wird zum Beispiel im Bereich der manuellen Therapie, der Ultraschalltherapie oder der Schönheitspflege gerne genutzt.

6. Mögliche Neben- und Wechselwirkungen

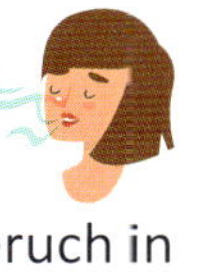

DMSO kann, wie jedes Mittel, neben seinen vielfältigen Wirkungen auch unerwünschte Nebenwirkungen haben. Unerwünscht ist zum Beispiel der Geruch in der Ausatemluft, der sich nach äußerlicher oder innerlicher Anwendung von DMSO für ca. 2 Tage bei den meisten Menschen einstellt. Dieser ist in der Fachliteratur als austernartig oder knoblauchartig beschrieben. Das Ausmaß der Geruchsentwicklung hängt von verschiedenen individuellen Faktoren ab. Dazu gehören: Menge DMSO, Körpergewicht, Enzymlage, individuelle Disposition, Ernährung, Durchblutungsstörungen u.v.a..

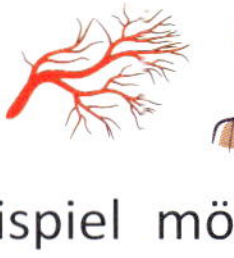

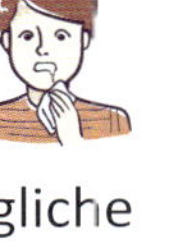

Weitere in den alten Beipackzetteln aufgeführten Nebenwirkungen sind eigentlich die Wirkungen selbst, wie zum Beispiel mögliche Hautrötung (Durchblutungsverbesserung), vermehrter Speichelfluss (parasympatikotone Wirkung), vorübergehender Kopfdruck oder Schwindel (blutdrucksenkende Wirkung durch Gefäßerweiterung). Alle Wirkungen und Nebenwirkungen sind erfahrungsgemäß vollkommen reversibel.

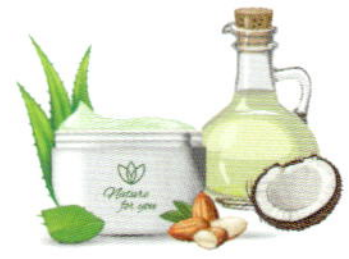

Bei äußerlicher wiederholter Anwendung mit höheren DMSO Konzentrationen kann es zu trockener und rissiger Haut kommen, weil DMSO auch den natürlichen Film der Außenhaut mit den darin enthaltenen Fettsäuren löst. Hier kann man sehr schnell Abhilfe durch Nachpflege mit Aloe Gel oder natürlichen Fetten/Ölen schaffen, sobald das DMSO eingezogen ist.

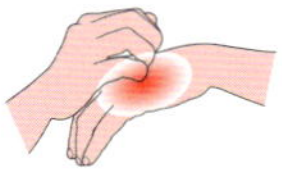

Die bei äußerlicher Anwendung meist auftretende Hautrötung, die wie erläutert eine stärkere Durchblutung anzeigt, kann von Juckreiz und Kribbeln begleitet sein. Wenn diese Empfindungen als zu stark wahrgenommen werden, wäscht man DMSO-Mischungen einfach sofort wieder mit Wasser ab. Bei der nächsten Anwendung kann man dann eine etwas niedrigere DMSO Konzentration in der Mischung wählen. Auf diese Weise lässt sich eine individuell gut verträgliche Konzentration herausfinden, denn umgekehrt können zu gering konzentrierte DMSO-Lösungen als zu schwach wirksam empfunden werden.

7. Injektion / Infusion

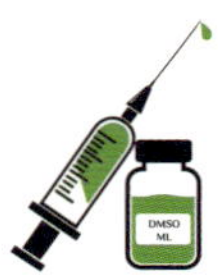

DMSO-Lösungen können in maximal 15%iger Konzentration auch für Injektionen in und unter die Haut, in Gelenke oder Muskeln angewendet werden. Die erforderlichen sterilen Ampullen mit vorverdünnten 15%igen DMSO-Mischungen kann man als Arzt oder Heilpraktiker bestellen – Bezugsquellen siehe Internetseite www.MedizinZum-Selbermachen.de. Die Vorverdünnung auf 15 % schon beim Herstellungsprozess hat den großen Vorteil, dass die Lösungen direkt mit Einwegkunststoffartikeln wie Spritze oder Transferspike gehandhabt werden können.

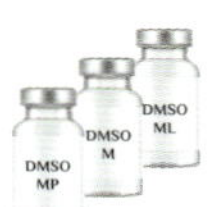

Auch eine sorgfältige Eigenherstellung mit Hilfe von einzeln verpackten, sterilen Spritzenfiltern mit Porengrößen im Bereich 0,2 Mikrometer (sogenannte Sterilfiltration) ist möglich. Das DMSO wird für diesen Anwendungszweck mit Procain (DMSO MP) oder Magnesiumchlorid-Lösung (DMSO M) oder Magnesiumlactat-Lösung (DMSO ML) verdünnt. Hauptanwendungsgebiete sind Narben, Heilungsstörungen, auch im Zahn-/Kieferbereich, Gelenkerkrankungen einschließlich Wirbelsäulen- bzw. Bandscheibensymptome, Weichteilentzündungen, Sehnenentzündungen u.a..

Die gleichen Ampullenmischungen oder Eigenherstellungen können als Infusionszusatz angewendet werden. So enthält eine steril abgefüllte 50 ml Stechampulle, wie soeben beschrieben, jeweils 7,5 Gramm DMSO (15 % von 50 ml). Dies ist eine übliche Menge für die Beimischung zu einer 500 ml NaCl oder Ringer Infusionslösung.

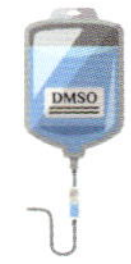

DMSO Infusionen können zum Beispiel bei akuten und chronischen Durchblutungsstörungen wie Schlaganfall, Herzinfarkt, Schaufensterkrankheit oder Koronarverengungen angewendet werden. Ebenso bei allen Entzündungssymptomen, Verletzungen, nach Operationen, Schmerzsyndromen oder Infektionen. Als Zusatz wird DMSO gerne zusammen mit Vitamin-, Aminosäuren-, Protokoll- oder anderen Infusionen eingesetzt, um deren Wirkung zu verbessern, da DMSO auch als Kanalöffner wirkt. Dosierungen oder Tropfgeschwindigkeiten bleiben dabei unverändert.

Weiterführende Informationen

DMSO Anwendungsvarianten
Kapitel DMSO - Anwendungsvarianten

DMSO Einsatzgebiete
Kapitel DMSO - Einsatzgebiete

DMSO & Co. Informationsmöglichkeiten
Kapitel DMSO & Co. - Informationsmöglichkeiten

DMSO Injektionen / Infusionen
Kapitel DMSO - Injektionen / Infusionen

DMSO Kombinationen
Kapitel DMSO in Kombination mit anderen Wirkstoffen

DMSO Kontraindikationen
Kapitel DMSO - Kontraindikationen

DMSO und Kunststoffmaterialien
Kapitel DMSO - Kunststoffmaterialien

DMSO Qualität und Reinheit
Kapitel DMSO - Qualität und Reinheit

DMSO Verdünnungsflüssigkeiten
Kapitel DMSO - Verdünnungsflüssigkeiten

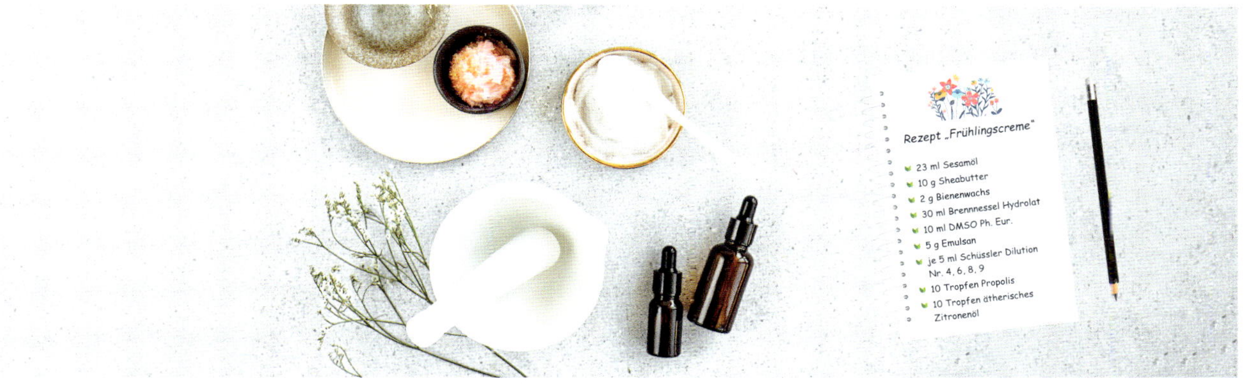

DMSO & Co. – Anti-Aging / Schönheit

Ingrid gehört zu den ehemaligen Seminarteilnehmerinnen, die sofort einen Draht zu den vortrefflichen und schier unbegrenzten Möglichkeiten mit dem Gesundheitswerkzeugkasten DMSO & Co. erkannt haben. Ihr gingen sozusagen im Hinblick auf die DMSO Wirkungskräfte für Hautpflege und Hautbehandlung augenblicklich alle Lichter auf. Ein Mensch der Tat mit einer erstaunlichen Eigenmotivation. Sie sagt, dass das Strahlen der Kunden und Kundinnen sie antreibt.

Zell im Fichtelgebirge. Ein Ort mit guten gesundheitlichen Voraussetzungen. Die Luft ist frisch, das (Leitungs-)Wasser sehr weich und die Natur wunderschön. Hier hat sich Ingrid eingerichtet und ist für viele Menschen tätig. Wenn sie nicht gerade in Südafrika ist, wo sie ebenfalls, bis zu den Veränderungen im Reiseverkehr, in Sachen Schönheit behandelt hat.

> *Schönheit und Gesundheit gehen Hand in Hand, das ist eine alte Weisheit. Dabei geht es selbstredend nicht um „Magazintitelbild Schönheit", sondern um individuelle Ausstrahlung, um sichtbaren Charakter und um das Erahnen innerer Freude.*

Ingrid hat wegweisende Methodiken etabliert, um das Hautbild zu verjüngen und entwickelt Rezepturen mit DMSO für Hautpflegemischungen schier spielerisch, als ob sie eine alchemistische Ader hätte. Dabei ist sie so bodenständig geblieben und ich kann heute beispielhaft eine dieser Rezepturen, die „Frühlingscreme", mit Ihnen teilen.

> Das Teilen und offen sein für den Austausch, das dürfte sich herumgesprochen haben, ist in meiner Arbeit der wichtigste Aspekt. Aus diesem Grund bleibt auch dieser sehr umfangreiche Rundbrief weiterhin absolut kostenfrei.

Natürlich gab und gibt es unter den Seminarteilnehmern und Buchlesern und Podcast Konsumenten auch die andere „Sorte" – Leute die spionieren oder sich „heimlich" etwas abschauen/ablesen und dann, unerkannt, ihr eigenes Ding drehen, aber mit Texten und Rezepturen, die sie nur kopiert und abgeschaut haben. Nun, solches Verhalten hat seine Ursache mutmaßlich in der Kindheit und wird zu seinen Verursachern stets als Bumerang zurückkehren.

Das Leben selbst beweist uns doch immer wieder: Wenn man offen aufeinander zugeht, Ideen zusammenwirft, Erfahrungen austauscht und freigiebig ist, dann kommt vieles ins Rollen und vielen kann geholfen werden.

Hier also das Rezept „Frühlingscreme". Ich weiß, dass der Frühling gerade vorbei ist, doch erstens kommt er wieder und zweitens lässt sich die Mischung mit kleinsten Variationen als Sommercreme nutzen.

Frühlingscreme von Ingrid:
Für 100 ml: 23 ml Sesamöl, 10 g Sheabutter, 2 g Bienenwachs, 30 ml Brennnessel Hydrolat, 10 ml DMSO Ph. Eur., 5 g Emulsan, je 5 ml Schüssler Dilution Nr. 4, 6, 8, 9 sowie 10 Tropfen Propolis und 10 Tropfen ätherisches Zitronenöl.

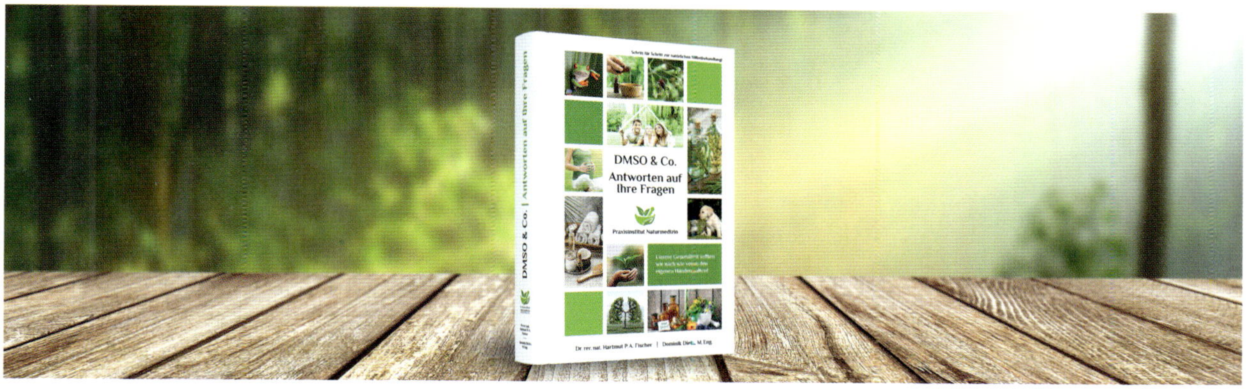

DMSO & Co. Buch – Antworten auf Ihre Fragen

Endlich ist es soweit! Heute kann ich mit großer Freude das Erscheinen des dritten DMSO & Co. Buches verkünden. In den vergangenen Monaten konnten sich „Medizin zum Selbermachen“ und „Erfahrungsberichte“ schon bei vielen Privatanwendern und in Praxen und Kliniken bewähren. Nun gesellt sich „Antworten auf Ihre Fragen“ hinzu und erweitert die praktische Anwendbarkeit von DMSO & Co. im Alltag um die Perspektive derer, die den Gesundheitswerkzeugkasten schon virtuos nutzen und mit ihren Fragen und den von mir gegebenen Antworten weiterführende Hinweise für alle Interessierten geben.

Dominik Dietz hat, die über Jahre gesammelten und von mir beantworteten Fragen vieler DMSO Anwender, in Fleißarbeit strukturiert und in ein neues Buch gewandelt.

Dieses dritte Buch ergänzt in hervorragender Art und Weise die beiden schon vorhandenen, „Medizin zum Selbermachen“ und „Erfahrungsberichte“.

Das Interesse an DMSO & Co. wächst seit der Veröffentlichung von „Das DMSO Handbuch“ stetig und zeigt, dass dieses Mittel in der Wirksamkeit und Verträglichkeit überzeugt und gerne weiterempfohlen wird.

In vielen Fällen entstehen weiterführende Fragen beim Tun, beim Hantieren und Anwenden von DMSO und anderen Mitteln aus dem Gesundheitswerkzeugkasten.

Das neue Buch ist entstanden, um möglichst vielen Menschen Sicherheit zu geben, indem Sie in den Fragen und Antworten des neuen Buches Ihre eigenen Fragen erkennen und beantwortet wissen.

Lassen Sie es mich für alle drei Bücher DMSO & Co. so ausdrücken:

„Medizin zum Selbermachen“ ist für Ihre Möglichkeiten und Ihr Wissen.

„Erfahrungsberichte“ ist für Ihren Mut und Ihre Kreativität.

„Antworten auf Ihre Fragen“ ist für Ihre Sicherheit und Ihr Erkennen.

Alle drei Bücher DMSO & Co. können direkt hier bezogen werden: https://medizinzumselbermachen.de/buecher/

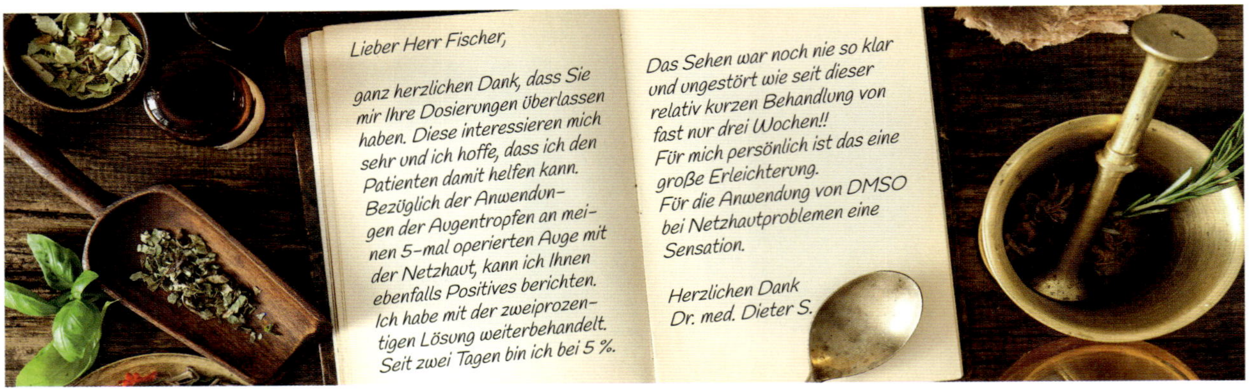

DMSO & Co. Erfahrungsberichte – Bitte um Einsendung von Berichten

Um vielen weiteren Selbstanwendern, die sich für DMSO & Co. interessieren, hilfreiche Impulse für die Handhabung und Verwendung zu geben, bitte ich um die Einsendung von Anwendungsberichten, die gerne auch anonym bleiben können.

Sie als Einsender werden dadurch selbst zu Botschafterinnen und Botschaftern für die eigenverantwortliche Nutzung bewährter Hausmittel.

So kann das Buch „DMSO & Co. Erfahrungsberichte" weiterwachsen und erfolgreiche Vorgehensweisen bleiben für alle erhalten. Die Bücher DMSO & Co. sind hier zu finden: https://medizinzumselbermachen.de/buecher/

Wer Erfolgserlebnisse mit der Anwendung von DMSO alleine oder zusammen mit Magnesiumchlorid, Wasserstoffperoxid, (+)-Milchsäure, ... hat, möge diese bitte mit uns teilen, um damit vielen Menschen zu helfen.

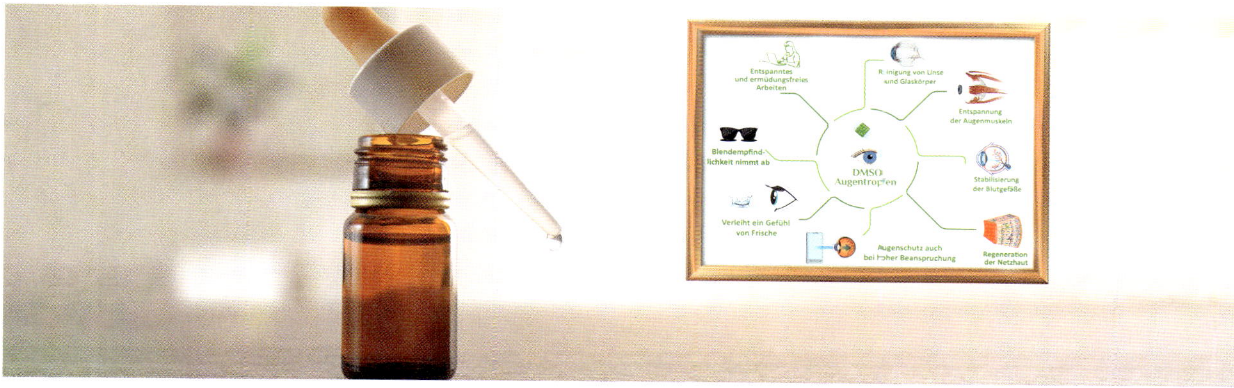
Entspanntes
und ermüdungsfreies
Arbeiten
Reinigung von Linse
und Glaskörper
Entspannung
der Augenmuskeln
Blendempfind-
lichkeit nimmt ab
DMSO
Augentropfen
Stabilisierung
der Blutgefäße
Verleiht ein Gefühl
von Frische
Augenschutz auch
bei hoher Beanspruchung
Regeneration
der Netzhaut

DMSO & Co. Erfahrungsbericht – Augenverletzung

Lieber Herr Dr. Fischer,

zunächst einmal vielen herzlichen Dank für Ihren informativen Rundbrief und Ihr wundervolles DMSO-Handbuch.

Ich gehöre zu den Menschen, die durch DMSO geheilt wurden, deshalb mein Erfahrungsbericht:

Im Januar dieses Jahres habe ich mich beim Blumengießen durch ein spitzes Blattende übel verletzt. Mein rechtes Auge fing an zu brennen und war durch geplatzte Blutgefäße ganz rot geworden. Was tun?

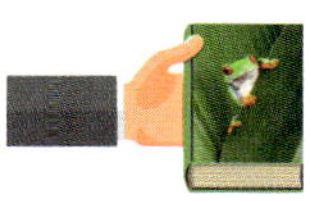

Während ich noch überlegte, meldete sich unsere liebe gemeinsame Freundin Silke (Gesundheitsfee Silke) bei mir. Ich habe ihr erzählt, was mir passiert ist, und sie erinnerte mich an Ihr DMSO-Handbuch und gab mir den Tipp, es mit den Augentropfen (3%ige Lösung) zu probieren. Das hab ich dann auch gemacht.

Bereits nach einem Tag spürte ich eine deutliche Erleichterung. Das Brennen spürte ich nur noch, wenn ich die Augen schloss. Nach 6 Tagen war der Schmerz komplett weg und nach einer weiteren Woche auch die Rötung völlig verschwunden.

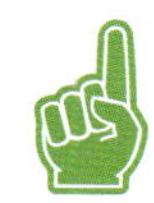

Fazit: DMSO Augentropfen sollten in jeder Hausapotheke vorhanden sein.

Herzliche Grüße aus Regensburg. Danke für Ihr Wirken, Rosie

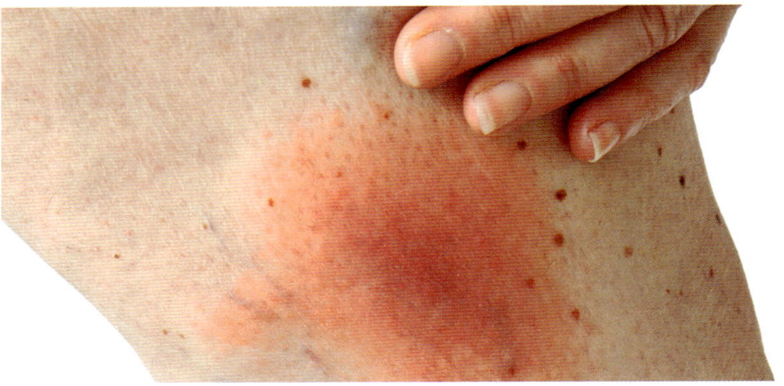

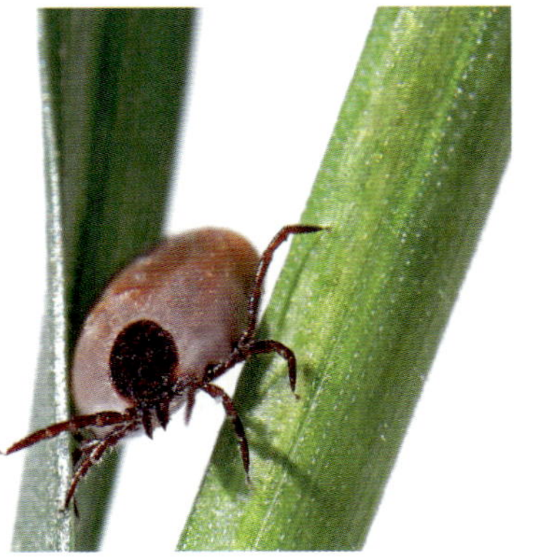

DMSO & Co. Erfahrungsbericht – Borreliose

Bei Borrelien handelt es sich um schraubenförmige, ca. 10 bis 20 Mikrometer lange (das sind 10 - 20.000 Nanometer!), gramnegative Bakterien. Die Bezeichnung gramnegativ (oder grampositiv) rührt von einer Färbemethode in der Mikroskopie her und unterscheidet Bakterien mit unterschiedlichem Zellwandaufbau.

Gramnegative Bakterien sind bei ihrer Zerstörung (sog. Zelllyse) prädestiniert für die Bildung von Endotoxinen, welche wiederum als Pyrogene wirken (fieberauslösend) und Entzündungen befördern. Ein Paradebeispiel dafür war die HUS-Epidemie 2011, ausgelöst durch bestimmte, gramnegative E. coli Bakterien. Hier wurden die Patienten nicht (antibiotisch) behandelt, sondern lediglich mit Elektrolyt-Infusionen betreut, um Komplikationen zu vermeiden.

Da Borrelien weiterhin das bisher noch unvollständig erforschte Phänomen der Formveränderung zeigen, ist eine durch sie ausgelöste Infektionserkrankung komplex und gilt als schwierig zu behandeln.

Und drittens wurde für Borrelienkolonien die Möglichkeit der taktischen Erzeugung eines geschlossenen Biofilms aus Polymermolekülen nachgewiesen, der sie vor Abwehrzellen oder Arzneimitteln schützt.

Umso erfreulicher ist es, wenn Erfahrungsberichte wie dieser eintreffen – kurz und knackig:

Sehr geehrter Dr. Fischer,

ich war vor ca. 9 Jahren bei Ihnen in Behandlung und habe eine Infusionstherapie mit DMSO und H_2O_2 gegen Borreliose erhalten, die mir sehr gut bekommen ist. Nun habe ich eine Neuinfektion mit der typischen Wanderröte. Führen Sie noch Behandlungen durch oder kann ich das Therapiekonzept irgendwo gezielt nachschlagen?

Mit freundlichen Grüßen, Charlotte

Vielleicht mag der eine oder andere aufgrund der Wortwahl etwas schmunzeln – „ ... die mir sehr gut bekommen ist." Was die Patientin damit sagen will, ist, dass die Therapie sehr gut gewirkt hat und Ihre Symptome damals verschwanden.

Dies ist zugleich ein schlichter und zugleich eindeutiger Beleg dafür, dass die simple, weltweit bekannte Wasserstoffperoxid-Infusion, die ich schon damals um die Komponente DMSO erweiterte, auch bei dieser komplexen und schwierigen Infektion mit Borrelien hochwirksam ist.

Die Rezeptur ist sowohl im „Das DMSO Handbuch“ als auch diesem Buch beschrieben und kann von jedem Therapeuten, der sonst auch Infusionstherapien anbietet, kostengünstig durchgeführt werden.

Bis heute weiß wohl niemand, wie der exakte Wirkmechanismus der vielseitigen Wasserstoffperoxid-Infusion ist. Auch wissen wir nicht, warum sie nach meiner Erfahrung keine Herxheimer-Reaktion auslöst.

Denn, wie oben erläutert, müssten der Logik nach bei der schlichten Zerstörung von Borrelien, da sie gramnegativ sind, massenhaft Endotoxine entstehen.

Die Definition lautet:

> *Die Herxheimer-Reaktion (auch Jarisch-Herxheimer-Reaktion genannt oder kurz Herx) ist eine bis zu mehreren Tagen andauernde Reaktion des Körpers auf Bakteriengifte (Endotoxine), die durch den therapiebedingten Zerfall einer großen Menge von Erregern entstehen und zur Freisetzung von Entzündungsbotenstoffen führen.*

Doch in der Praxis wird die H_2O_2 Infusion in der Regel als „Wohlfühltherapie“ wahrgenommen – von Fieber oder Erstverschlimmerung keine Spur.

Die Wasserstoffperoxid-Infusion 500 ml lässt man am besten langsam, über ca. 90 Minuten laufen, mit ca. 2- bis 3-mal pro Woche, solange bis die Symptome der Infektion verschwinden.

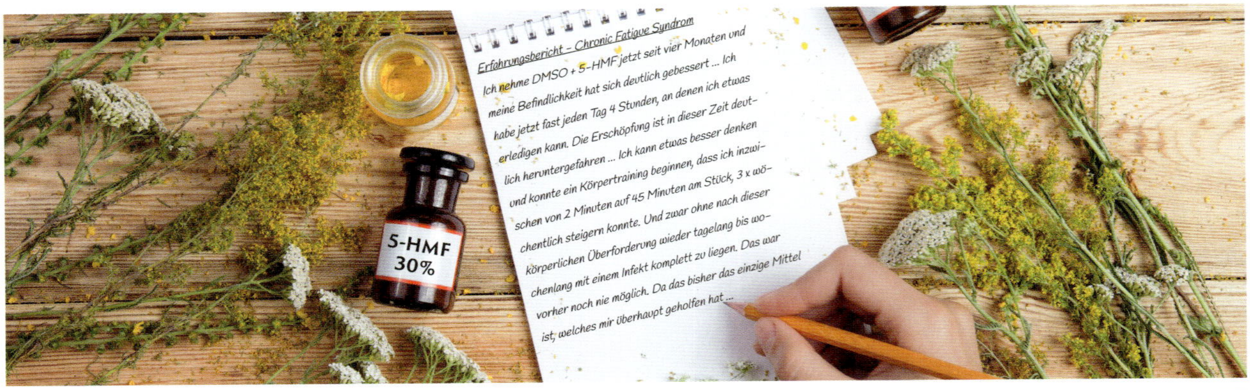
Erfahrungsbericht – Chronic Fatigue Syndrom
Ich nehme DMSO + 5-HMF jetzt seit vier Monaten und
meine Befindlichkeit hat sich deutlich gebessert ... Ich
habe jetzt fast jeden Tag 4 Stunden, an denen ich etwas
erledigen kann. Die Erschöpfung ist in dieser Zeit deut-
lich heruntergefahren ... Ich kann etwas besser denken
und konnte ein Körpertraining beginnen, dass ich inzwi-
schen von 2 Minuten auf 45 Minuten am Stück, 3 x wö-
chentlich steigern konnte. Und zwar ohne nach dieser
körperlichen Überforderung wieder tagelang bis wo-
chenlang mit einem Infekt komplett zu liegen. Das war
vorher noch nie möglich. Da das bisher das einzige Mittel
ist, welches mir überhaupt geholfen hat ...
5-HMF
30%

DMSO & Co. Erfahrungsbericht – Chronische Müdigkeit (CFS)

Beim chronischen Müdigkeitssyndrom CFS (Chronic Fatigue Syndrom) handelt es sich zwar offiziell um ein inzwischen international anerkanntes eigenständiges Krankheitsbild, jedoch erfahren Betroffene oftmals immer noch Unverständnis und einen Mangel an wirksamen therapeutischen Angeboten. CFS ist in der ICD-10 (International Classification of Diseases) unter G93.3 zu finden und dort mit „Chronisches Müdigkeitssyndrom: Myalgische Enzephalomyelitis, Postvirales Müdigkeitssyndrom" bezeichnet. Teilweise ist auch die Bezeichnung „Benigne myalgische Enzephalomyelitis" zu finden. Kategorie: „Krankheiten des Nervensystems" und „Sonstige Krankheiten des Gehirns".

Oftmals, jedoch nicht immer, kann als Ausgangspunkt der sich chronifizierenden Symptome anamnestisch ein Primärereignis benannt werden, wie zum Beispiel eine Infektion, eine Operation, ein Unfall oder auch psychische Traumata.

Sogenannte Leitsymptome bei chronischer Müdigkeit sind:

- Deutlich schnellere Erschöpfbarkeit durch körperliche, intellektuelle oder psychosoziale Belastung
- Deutlich längere anhaltende Entkräftung nach Belastung als üblich

Das klingt doch irgendwie nach Mitochondrienfunktion!?

Hydroxymethylfurfural (5-HMF), wirksamer Bestandteil der Fertigarznei Sanopal, kann hilfreich bei körperlichem und psychischem Stress unterschiedlicher Genese eingesetzt werden. Klinische Studien dazu sind im Internet leicht zu finden und zeigen eindrückliche Verbesserungen, etwa von Rehabilitationszeiten.

5-HMF wurde in einem vorigen Rundbrief ausführlich vorgestellt und seine Anwendung erläutert. Es handelt sich um einen Naturstoff, der z.B. in geringen Mengen auch in Trockenpflaumen zu finden ist, also durch thermischen Abbau von Kohlenhydraten entstehen kann, und nicht Bestandteil unseres körpereigenen Substanz Repertoires ist.

Ich empfehle an dieser Stelle einmal den Wikipedia Artikel zu Hydroxymethylfurfural zu lesen.

Dagegen kann unser Körper die zweite Komponente, die in der Fertigarznei Sanopal vorhanden ist, nämlich Alpha-Ketoglutarat, selbst ohne weiteres produzieren, da es Aminosäuren Baustein ist und sowohl im Citratzyklus als auch im Stickstoffhaushalt eine Rolle spielt.

Alpha-Ketoglutarat wird gerne von Bodybuildern zusätzlich eingenommen und ist sehr preisgünstig im Nahrungsergänzungsmittelbereich zu haben.

Mit 5-HMF haben wir also eine wirksame Therapiemöglichkeit bei CFS zur Hand. Im Falle von infektiösen Primärereignissen, die zur chronischen Müdigkeit geführt haben, auch wenn diese im Nachhinein nur vermutet werden können, lohnt sich aus meiner Sicht, die zusätzliche Anwendung von Oxidationsmitteln zur Räumung der Antigen-Antikörper-Komplexe, die bei überfordernden Infektionen bakterieller oder viraler Art als Sperrmüll im Organismus verbleiben können und den Energiestoffwechsel blockieren.

Auch gerade jetzt sehen wir mit den komplikationsreichen Verläufen bei manchen COVID Patienten ganz eindrücklich diese Überforderung des Organismus mit der schieren Masse an Antigen-Antikörper-Komplexen, deren Abbau und Ausscheidung nicht mehr gelingt, da das Immunsystem samt Leber heillos überfordert ist. Wir werden bei einigen dieser Fälle aufgrund dieser Zusammenhänge sehen, dass sich mittelfristig ein CFS ausbildet.

Geeignete Oxidationsmittel, dass wissen Sie als LeserInnen der Rundbriefe schon lange, sind zum Beispiel Wasserstoffperoxid, Chlordioxid, Artemisinin (im einjährigen Beifuß A-3) oder früher auch Ozon.

Doch lesen wir an dieser Stelle einmal einen besonderen Erfahrungsbericht aus erster Hand. Hier ist auch wieder einmal sehr schön zu sehen, dass viele Therapeuten, Ärzte wie Heilpraktiker, wie Selbsternannte, allerhand kostspielige Methoden für die Behandlung von CFS anbieten, die Medizin insgesamt jedoch bisher kein zufriedenstellendes, schlüssiges Hilfsangebot bereit hat. Wenn dann das ganze Geld ausgegeben ist, kann 5-HMF mit Tageskosten von ca. 1,70 € bei 300 Milligramm ein Segen sein. Dabei handelt es sich hier sogar um einen schwerwiegenden Verlauf:

Einen schönen guten Tag Herr Dr. Fischer,

ich möchte Ihnen auch eine positive Rückmeldung zur Mischung DMSO + 5-HMF geben, und zwar bei einer Erkrankung, die bei Ihren Rundbriefen noch keine Erwähnung bekommen hat.

Es handelt sich um ME/CFS - Myalgische Enzephalomyelitis/Chronic Fatigue Syndrom, woran allein in Deutschland ca. 250.000 Menschen leiden und ärztlicherseits keinerlei Hilfe bekommen.

Ich selbst Jahrgang 1966 leide seit einem Blinddarmdurchbruch nun inzwischen 25 Jahre an ME/CFS. Ich bin inzwischen zu 100 % schwerbehindert, pflegebedürftig, liege mindestens 20 Stunden am Tag und kann die Wohnung nur selten und nicht allein verlassen. Sowohl die Liegezeiten als auch die 1 - 4 Stunden am Tag, die ich auf den Beinen bin, sind eine Qual durch die tödliche Erschöpfung und die ständigen Schmerzen.

Da ich ärztlicherseits keine Hilfe bekommen habe, war ich bei sehr vielen Heilpraktikern, Heilern, Psychotherapeuten und habe sehr viel innere Arbeit geleistet. Leider war alles ohne Erfolg, einige Behandlungen haben meinen Körperzustand sogar dauerhaft massiv verschlechtert. Auch eine sehr teure Behandlung der Mitochondriopathie brachte zwar wieder gute Werte, aber keinerlei Besserung meiner Befindlichkeit.

So, und jetzt endlich die gute Nachricht:

Ich nehme DMSO + 5-HMF jetzt seit vier Monaten und meine Befindlichkeit hat sich deutlich gebessert, auch wenn ich von einem normalen Leben noch sehr weit entfernt bin.

Ich habe jetzt fast jeden Tag 4 Stunden, an denen ich etwas erledigen kann. Die Erschöpfung ist in dieser Zeit deutlich heruntergefahren, wenn auch nicht weg und somit ist der Kampf gegen meinen Körper etwas kleiner geworden.

Ich kann etwas besser denken und konnte ein Körpertraining beginnen, dass ich inzwischen von 2 Minuten auf 45 Minuten am Stück, 3-mal wöchentlich steigern konnte. Und zwar ohne nach dieser körperlichen Überforderung wieder tagelang bis wochenlang mit einem Infekt komplett zu liegen. Das war vorher noch nie möglich.

Da dies bisher das einzige Mittel ist, welches mir überhaupt geholfen hat, hoffe ich, dass Sie mir bzw. ich mir gesundheitlich noch weiterhelfen können/kann.

Ich hoffe auf eine positive Rückmeldung und verbleibe mit herzlichen Grüßen, Kathrin

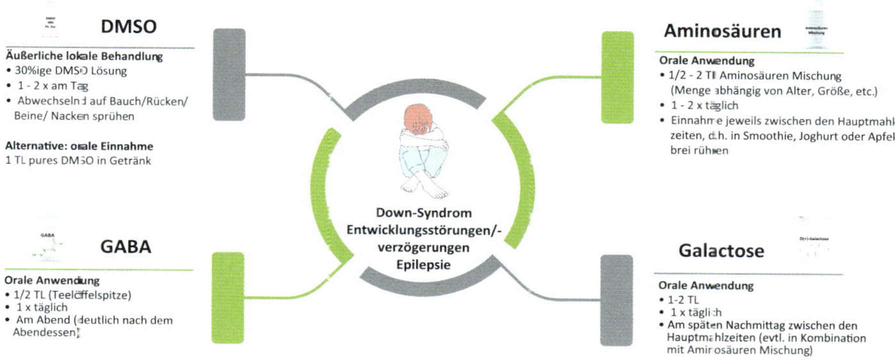

DMSO & Co. Erfahrungsbericht – Down Syndrom

Sehr viele Leser und DMSO Anwender interessieren sich für die von mir schon öfters vorgestellte Kombination aus DMSO und Aminosäuren zur Behandlung von verschiedensten Symptomen, die im erweiterten Sinn mit dem zentralen Nervensystem zu tun haben. Dazu gehören neurodegenerative Erkrankungen, Epilepsie, Konzentrations- und Lernstörungen, Entwicklungsverzögerungen und auch die Einschränkungen, die oftmals mit dem Down Syndrom einhergehen. Nachdem es schon einmal einen sehr ermutigenden Bericht auf der Facebook Seite Praxisinstitut Naturmedizin gab, möchte ich einen weiteren heute hier einfügen:

Schönen guten Tag Herr Fischer,

hier ist mein Erfahrungsbericht für Sie. Es betrifft genauer gesagt meine kleine Tochter. Ich gebe ihr seit ein paar Wochen die im „Medizin zum Selbermachen" Buch genannte Mischung "Down Syndrom/Entwicklungsverzögerungen". Morgens vor der Schule gebe ich ihr diese in ihr Müsli. Wie im Buch beschrieben – 1 Teelöffel DMSO, 1 gehäufter Teelöffel Aminosäuren-Pulver, aber nur einmal am Tag. Neulich sagte sie zu mir:

„Papa, ich kann in der Schule viel besser aufpassen, ich bin konzentrierter und ich fühle mich wacher." Ich denke das sagt alles. Ich habe mich darüber riesig gefreut. Ich werde sie ihr weiterhin geben.

Ich danke Ihnen für Ihr Wirken und Ihre Bücher.

Herzliche Grüße aus dem schönen Bayern,
Florian

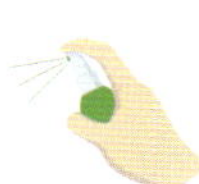

Die Kombination aus **DMSO und Aminosäuren** kann man sehr unterschiedlich in die Tat umsetzen. So könnte das DMSO auch über die Haut appliziert werden, zum Beispiel am Bauch oder in der Nackenregion.

Ergänzen kann man diese Behandlungsform durch die Gabe von **GABA** am Abend. Ich nehme hier eine Menge von ca. einer guten Teelöffelspitze deutlich nach dem Abendessen.

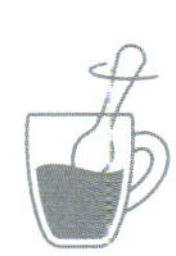

Eine zusätzliche Gabe von **Galactose** hat sich ebenfalls bewährt. Hier wird ähnlich wie bei der Aminosäuren-Mischung mit 1 bis 2 Teelöffel pro Tag kalkuliert, wobei die Galactose nach dem Essen angewendet wird, z.B. in Wasser gelöst.

Sowohl die Aminosäuren-Mischung in Pulverform, mit allen 8 essentiellen Aminosäuren, als auch die Galactose, als auch GABA, sind in Lebensmittelreinheit erhältlich. Das DMSO Ph. Eur. natürlich auch.

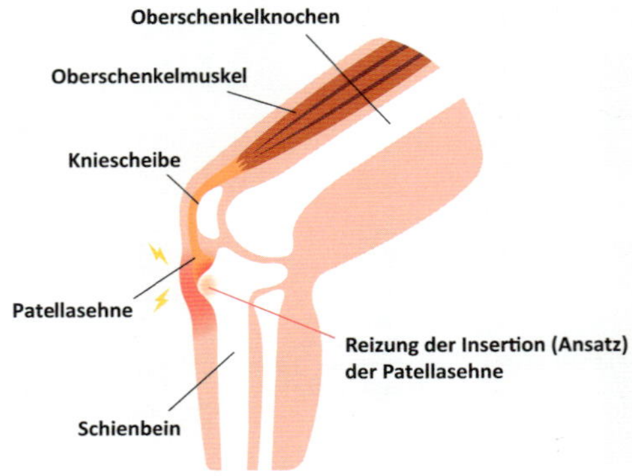

DMSO & Co. Erfahrungsbericht – Morbus Osgood Schlatter

Es trifft am häufigsten „die wilden Kerle". Männliche Jugendliche, meist sportlich und zeitgerecht körperlich entwickelt. Morbus Osgood Schlatter, die Osgood-Schlatter-Krankheit, im angelsächsischen Sprachraum auch als „rugby knee" bezeichnet. Der Name ist Programm – es handelt sich um spontan auftretende vorderseitige Schmerzen unterhalb des Knies, vor allem bei sportlicher Aktivität und beim Knien. Die ICD 10 Nomenklatur spricht von „Juvenile Osteochondrose der Tibia und der Fibula", also einer degenerativen Knochenveränderung im Bereich des oberen Endes von Schien- und Wadenbein und des Sehnenansatzes im jugendlichen Alter. Die Symptome treten bei etwa der Hälfte der Patienten beidseitig auf. Natürlich sind auch Mädchen betroffen, jedoch zu einem etwas geringeren Anteil.

Insgesamt kommen diese pubertären Knieschmerzen häufig vor und verunsichern die Eltern in vielen Fällen sehr. Es werden dann aus Unkenntnis Schuheinlagen angefertigt, Schonhaltungen eingenommen, die Bewegung insgesamt eingeschränkt oder gar regelmäßig Schmerztabletten verordnet. Eine emotional anstrengende Zeit in den Familien, schon alleine wegen vieler Arztbesuche.

Insofern ist der vorliegende Erfahrungsbericht eines Kongressteilnehmers typisch:

Der Fußballtrainer stellt zufällig fest, dass ein 14-jähriger Junge schon monatelang von den Eltern zwei- bis dreimal die Woche vor dem Training oder Spiel zu Hause mit „zwei bis drei Schmerztabletten" versorgt wird, bevor er zum Platz kommt, damit er den Sport einigermaßen übersteht. Der Trainer bringt die Sache zur Sprache und es stellt sich heraus, dass im Röntgen ein Morbus Osgood Schlatter diagnostiziert wurde. Er schlägt statt Ibuprofen die Anwendung des „Sportlersprays" DMSO 60 % mit Magnesiumchlorid vor. Dieses wendet der junge Sportler für einige Wochen unregelmäßig an und die Symptome klingen vollständig ab.

Dieser Bericht ist aus mehreren Gründen erstaunlich. **Erstens** hat der junge Mann den Sport nicht unterbrochen und auch weiterhin ausgeführt. Da bei Morbus Osgood Schlatter häufig im Bild auch kleine Ablösungen im Ansatzbereich der Patellasehne zu sehen sind, würde man davon ausgehen, dass trotz DMSO der Sport zu unterbrechen ist. Es sei denn, man traut DMSO noch mehr zu, als oft angenommen.

Zweitens hat hier offensichtlich niemand der „Sulfidgeruch“ gestört, obwohl Heranwachsende diesbezüglich gerne sehr sensibel sind. Die Prioritäten waren also klar.

Drittens ist die Abheilungsdauer von „einigen Wochen“ für dieses Erkrankungsbild sehr kurz. Häufig plagen sich Teenager mit dem Schlatter-Knie unter den sonst hilflosen Therapieansätzen jahrelang.

So können wir also in Zukunft vielen Eltern diese Hilfestellung geben.

Zur Anwendung kommen wässrige oder gelförmige DMSO-Mischungen im Konzentrationsbereich von 60 bis 30 % DMSO-Gehalt.

Ich würde hier zunächst einmal täglich den gesamten Kniebereich rundum mit einer DMSO 30 % Lösung großzügig besprühen und für 30 Minuten ohne Kleidungskontakt einwirken lassen.

Auch die bekannte DMSO Creme nach dem Mediziner und Handchirurgen Carls, die vielen Apotheken bekannt ist, kann hier eingesetzt werden.

Wenn es im akuten Stadium noch etwas „stärker“ sein soll, so empfiehlt sich die Mischung mit Ambroxol.

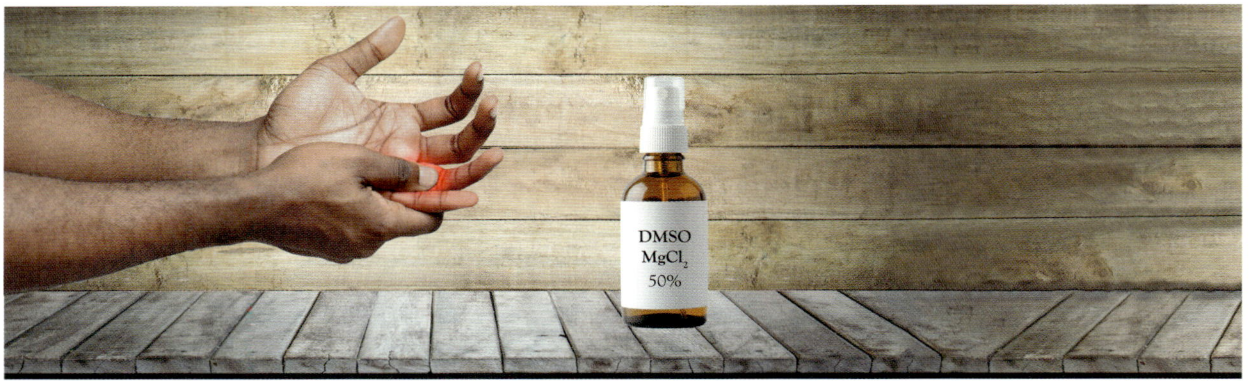

DMSO & Co. Erfahrungsbericht – Schnappfinger

Sehr geehrter Herr Dr. Fischer,

seit einigen Jahren bin ich im Ruhestand. Ich war in meiner Tierarztpraxis vorwiegend naturheilkundlich tätig, damit habe ich vielen Lieblingstieren ihr Leben gerettet bzw. verlängert.

Vor etwa zwei Jahren habe ich Ihr großartiges Buch über DMSO entdeckt. Ich bin fleißig am Experimentieren, meine Bekannten und Familienmitglieder sind die dankbaren Patienten.

Vor kurzer Zeit habe ich mit 50%iger DMSO-Lösung in Magnesiumchlorid „Schnappfinger“ in 10 Tagen geheilt.

Bitte weitergeben.
Mit netten Grüßen, Dr. A.

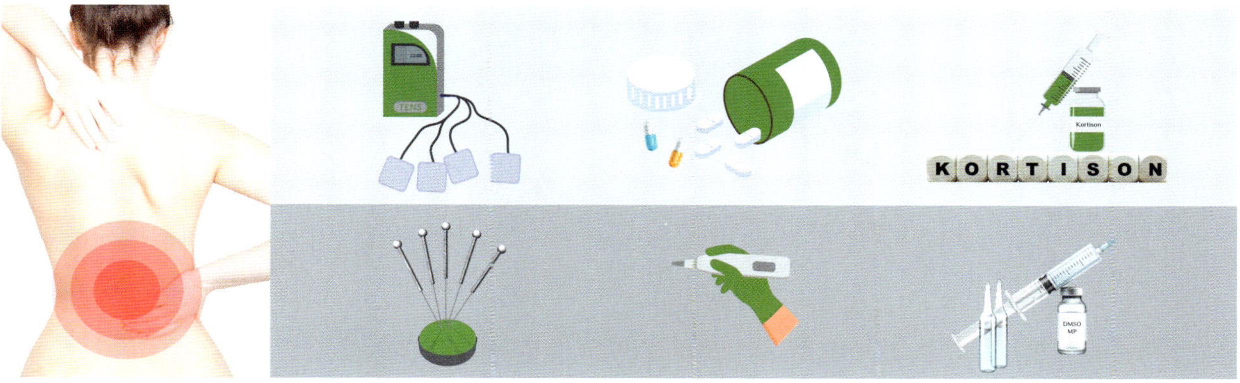

DMSO & Co. Erfahrungsbericht – Zustand nach Bandscheibenoperation

Sehr geehrter Herr Dr. Fischer,

ich bin heute 70 Jahre und hatte im Alter von 51 Jahren eine Bandscheibenoperation L5/S1 sowie anschließend eine übliche Reha. Etwa 4 bis 5 Jahre später entwickelten sich an der Stelle Schmerzen, die im weiteren Verlauf auch ausstrahlten und nach und nach unerträglich wurden und das Gehen, Sitzen, Arbeiten erheblich einschränkten.

Verschiedene Maßnahmen und Arztbesuche folgten, darunter Kur, jede Menge Schmerztabletten, Physiotherapie, TENS, Cortison Spritzen u.a.. Keine dauerhafte Besserung, eher Verschlimmerung. Von den vielen Schmerztabletten musste ich mich irgendwann sogar übergeben.

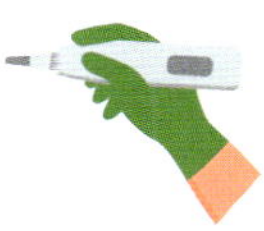

Erst im Februar 2014, also 12 Jahre nach der OP fand sich ein Arzt, der Akupunktur in Verbindung mit Laserbestrahlung empfahl und anwendete. Nach einigen Behandlungen besserte sich die Schmerzsituation erheblich – der große Lichtblick nach einer langen Odyssee.

Eine Kostenübernahme dieser Akupunktur durch die Kasse erfolgte nicht – alle anderen Standardmaßnahmen vorher wurden ohne weiteres bezahlt.

Was blieb, war ein latentes Gefühl von Zerrung, Druck, Hemmung im Bereich der Narbe und im unteren Rücken bis in die Beine.

Nun wurde mir kürzlich der OP Bereich mit einer DMSO-Lösung gespritzt und es war augenblicklich wie ein ganz neues Gefühl von Leichtigkeit.

Offensichtlich hatte ich mich über die Jahre an diese Gewebeverhärtungen, Blockierungen und Bewegungs- und Durchblutungseinschränkungen so gewöhnt, dass ich zunächst mit der Schmerzfreiheit zufrieden war.

Durch eine zweite Runde der DMSO Injektionen haben sich nun auch die tiefliegenden Verhärtungen „aufgelöst". Es ist wunderbar.

Anekdote am Rande:

> *Ich wachte nach der damaligen Bandscheibenoperation zu früh im Saal auf und hörte, wie einer der Ärzte zum anderen sagte: „Diese OP war aber verfrüht."*

Herzliche Grüße, Hermine

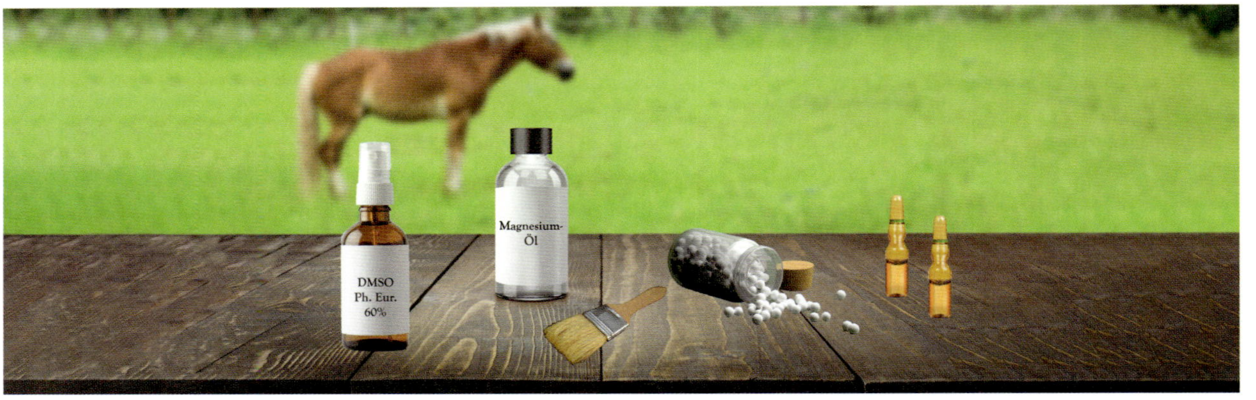

DMSO & Co. Erfahrungsbericht – Zustand nach Reitunfall

Die DMSO 60 % und DMSO 30 % Mischungen, die zugleich Magnesiumsalze enthalten, sind die gängigsten Sprühlösungen für die äußerliche Anwendung bei Verletzungen, Entzündungen, Verklebungen, Hämatomen und Überlastungen am gesamten Bewegungsapparat. Diese sogenannten Sportlersprays haben sich seit Jahrzehnten bewährt und werden in der Regel ein- bis zweimal täglich angewendet.

Inzwischen arbeiten jedoch viele der über tausend ehemaligen Seminarteilnehmer auch mit komplexeren Mischungen, die teilweise lediglich 15 % DMSO enthalten und zusätzlich weitere Substanzen, die für die oben aufgezählten Anwendungsbereiche in ihrer Wirkung hilfreich sind. Dazu gehören z.B. MSM, Ambroxol, Natriumgluconat, Mädesüß Extrakt, Milchsäure bzw. Magnesiumlactat, Procain und andere.

Lesen wir hier eine wunderbare Erfahrung mit der äußerlichen Anwendung von DMSO & Co.:

Sehr geehrter Herr Dr. Fischer,

eine weitere alte Verletzung bestand auf mehr Beachtung. Am Anfang des Reigens vor ca. 45 Jahren, stand ein misslungener, nicht geplanter Salto samt Pferd. Pferd blieb bis auf den Schreck unbeschadet. Bei mir brummte der Schädel und schmerzend knirschte die HWS, aber es ging weiter. Spätere Röntgenaufnahmen zeigten abgebrochene Dornfortsätze und gestauchte Bandscheiben.

An Karfreitag war es soweit: Arme brechen ab, sind eiskalt, Kreislaufzusammenbruch, starke Nervenschmerzen. Kopf war nicht besonders denkfähig. Übelkeit war gegeben usw..

<u>Eigenbehandlung mit:</u> DMSO + Magnesiumöl. Bei heftigen Attacken DMSO + Procain + Magnesium-Öl und Homöopathie.

Und die Liebe und Hilfe meiner Frau.

Am Dienstag nach Ostern wurde ich im medizinischen Versorgungszentrum MVZ (Chirurgie, Osteopathie) vorstellig. Ich erklärte dem Arzt meine Beschwerden. Seine Frage war, wie ich mir bis dahin geholfen hätte?

Meine Antwort: Dimethylsulfoxid, Procain, Magnesium-Öl, Einreibungen des Oberkörpers.

Antwort des Arztes:

> *Ja, ist mir bekannt und hilft. Kann ich weiter zur Behandlung einsetzen und bekam gute punktuelle Krankengymnastik verordnet.*

Interpretation der Röntgenaufnahmen: Umsichtig handeln und die Ressourcen beachten.

Mein heutiger Dank geht an Dr. Hartmut Fischer's DMSO & Co. Wissensvermittlung.

Mein Gruß von Herzen, Peter

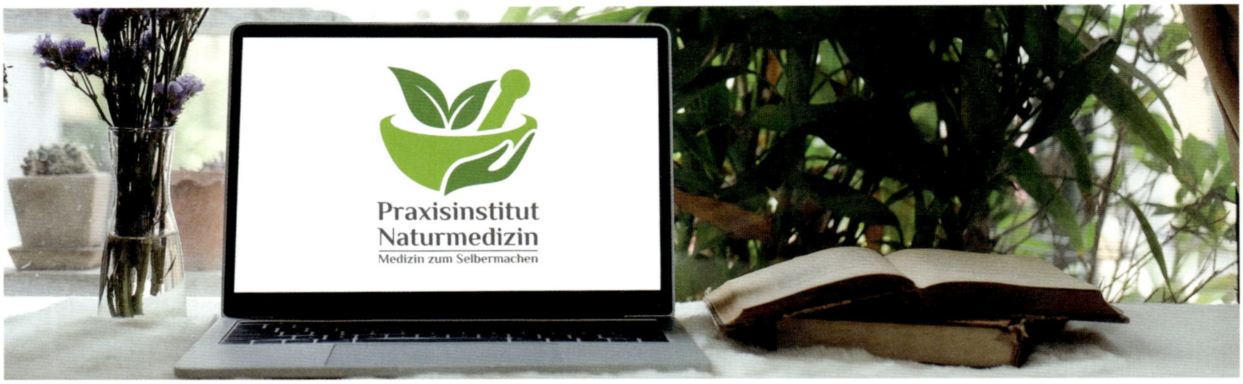

DMSO & Co. – Informationsmöglichkeiten

Zehn Jahre nach Veröffentlichung von „Das DMSO Handbuch“ stehen allen Interessierten umfangreiche Möglichkeiten der Information und Wissensvertiefung zur Verfügung. Für mehr therapeutische Möglichkeiten in den Praxen und Kliniken sowie mehr medizinischer Freiheit im privaten Lebensbereich.

Machen Sie also reichlich Gebrauch von allen diesen neuen Angeboten, um Ihr therapeutisches Spektrum und Ihre Selbsthilfemöglichkeiten zu erweitern und zu festigen.

Aktueller DMSO & Co. Rundbrief:
https://medizinzumselbermachen.de/veroeffentlichungen/rundbrief/

Bezugsquellen:
https://medizinzumselbermachen.de/dmso-co/bezugsquellen/

Das DMSO Handbuch:
https://medizinzumselbermachen.de/dmso-co/dmso-handbuch/

DMSO & Co. Bücher:
https://medizinzumselbermachen.de/buecher/

Facebook:
https://www.facebook.com/PraxisinstitutNaturmedizin

Fachartikel für Laien/Therapeuten:
https://medizinzumselbermachen.de/veroeffentlichungen/

FAQs:
https://medizinzumselbermachen.de/dmso-co/faqs/

Podcast:
https://medizinzumselbermachen.de/podcast/

Seminar- und Kongressbeiträge:
https://medizinzumselbermachen.de/veroeffentlichungen/online-kongresse/

Schweizer Gesundheitsfernsehen:
https://medizinzumselbermachen.de/veroeffentlichungen/schweizer-gesundheitsfernsehen/

Termine:
https://medizinzumselbermachen.de/termine/

Therapeutenliste:
https://medizinzumselbermachen.de/kontakt/therapeuten-uebersicht/

YouTube:
https://www.youtube.com/PraxisinstitutNaturmedizin

WA Aktuell

Ausgabe 127

Das vegane Rohkostmagazin

In Dankbarkeit an Helmut Wandmaker, einen der großen Rohkostpioniere unserer Zeit, der entscheidende Vorarbeit für die Natur- und Rohkostbewegung in Deutschland geleistet hat.

Jan./Feb. 2021

DMSO & Co. Leitartikel – WA Aktuell

WA Aktuell, „Das vegane Rohkost Magazin", bietet seinen Leserinnen und Lesern seit über 20 Jahren neben den namensgebenden Themen rund um die Ernährung auch fundierte Impulse in zahlreichen anderen Lebensbereichen, wenn es um die Erhaltung und Wiedererlangung der Gesundheit geht.

Das Magazin wurde zum Januar 2000 aus der Taufe gehoben und ist zu Beginn seines 21. Lebensjahres erfolgreicher denn je. Die aktuelle Ausgabe Januar/Februar 2021 setzt das Thema DMSO als Dachmittel für einen Gesundheitswerkzeugkasten auf die erste Position: https://www.wa-aktuell.de/empfehlung-wa-127/

Dies ist eine einfache Chance, die grundlegenden Wissensbausteine über dieses bewährte und hochwirksame Mittel in einem Guss zu erhalten.

Der ausführliche Übersichtsartikel gibt Antworten auf viele Fragen, die sich erfahrungsgemäß alle Einsteiger mit DMSO & Co. stellen. Vor allem aber zeigt er auf, dass die simple Flüssigkeit DMSO schier unbegrenzte Anwendungs- und Behandlungsmöglichkeiten bietet, weil sie entzündungshemmende, regenerierende und regulierende Eigenschaften in sich vereint. Die therapeutischen Wirkungen von Dimethylsulfoxid sind in ihrer Vielfalt nach wie vor unerreicht.

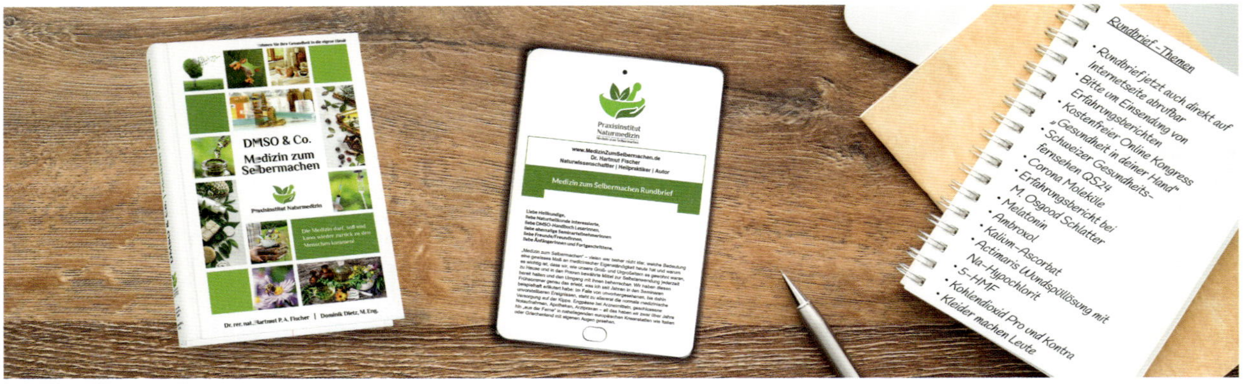
DMSO & Co.
Medizin zum
Selbermachen
Praxisinstitut Naturmedizin
Medizin zum Selbermachen Rundbrief
Rundbrief-Themen
• Rundbrief jetzt auch direkt auf Internetseite abrufbar
• Bitte um Einsendung von Erfahrungsberichten
• Kostenfreier Online Kongress „Gesundheit in deiner Hand“
• Schweizer Gesundheits-fernsehen QS24
• Corona Moleküle
• Erfahrungsbericht bei M. Osgood Schlatter
• Melatonin
• Ambroxol
• Kalium-Ascorbat
• Actimaris Wundspüllösung mit Na-Hypochlorit
• 5-HMF
• Kohlendioxid Pro und Kontra
• Kleider machen Leute

DMSO & Co. Rundbrief – Jetzt auch direkt auf der Internetseite einsehbar

Seit 2017 ist der von Dr. Fischer herausgegebene DMSO & Co. Rundbrief eine reichhaltige Quelle für den sicheren und kreativen Umgang mit den verschiedensten Mitteln und Methoden eines individuellen Gesundheitswerkzeugkastens. Aktuelle Integrative Medizin, die als Feld die Gesamtheit des Menschen und/oder des Tieres einbezieht, wird durch diese Schrift aus dem Praxisinstitut Naturmedizin maßgeblich geprägt.

Im DMSO & Co. Rundbrief sind ausführliche Erläuterungen zu Beschaffung, Handhabung, Dosierung und Einsatzgebieten von bewährten, hocheffektiven und wiederentdeckten Mitteln zu finden. Ebenso geht es um Methoden, die ohne teure Medizintechnik ganz preisgünstig umsetzbar sind. Weiterhin werden Themen aus dem Bereich der institutionellen Medizin oder dem Gesundheitswesen neutral beleuchtet.

Darüber hinaus gibt es, ganz im Sinne der Integrativen Medizin, leicht nachvollziehbare Impulse für die geistig-seelischen Anteile von Krankheit und Gesundheit, denn diese sind meist ursächlich für akute und chronische Beschwerden.

Auch kommen kundige Anwender und Therapeuten in Gastbeiträgen zu vielfältigen Themen zu Wort und, ganz wichtig, es werden Fallberichte veröffentlicht, von Menschen, die mit DMSO & Co. maßgebende Behandlungserfolge erzielen und ihre Vorgehensweise hier schildern.

Mit Hilfe des DMSO & Co. Rundbriefs kann man also sowohl als Privatanwender wie auch als Therapeut einen eigenen Gesundheitswerkzeugkasten entwickeln und verantwortungsvoll sowie kreativ-virtuos anwenden.

Der Rundbrief erscheint unregelmäßig, ca. 5- bis 6-mal im Jahr. Die Anmeldung erfolgt mit E-Mail-Adresse auf der Internetseite www.medizinzumselbermachen.de.

Der jeweils aktuelle Rundbrief DMSO & Co. wird jetzt auch direkt auf der Homepage unter dem Menüpunkt „Veröffentlichungen“ bereitgestellt. Er bleibt weiterhin kostenfrei. Ist man für den Rundbrief angemeldet, so wird er automatisch zur eingetragenen E-Mail-Adresse versendet und kann auch beliebig weitergeleitet werden.

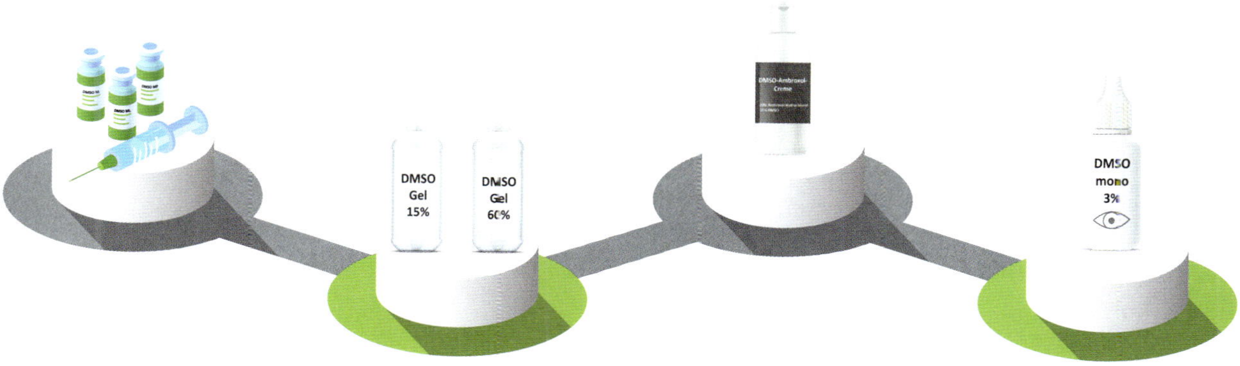

DMSO & Co. Sortiment – Rezepturarzneien für Praxis und Klinik

Das Argument, Ärzte und Heilpraktiker in Praxis und Klinik könnten DMSO nicht rechtssicher anwenden, ist schon lange obsolet. Seit 2014 schon führt die Apotheke, die auf der Internetseite www.MedizinZumSelbermachen.de genannt wird, ein stetig wachsendes Angebot an DMSO Produkten, die als Rezepturarzneien vorrätig sind und von angemeldeten Therapeuten bestellt werden können. Manche davon frei, also apothekenpflichtig, manche rezeptpflichtig.

Der jüngste Spross in diesem Sortiment ist die DMSO-Ambroxol-Creme. Diese kann zwar in jeder Apotheke, in der noch Eigenherstellung möglich ist, durch ärztliche Verordnung angemischt werden, doch die meisten Apotheken befassen sich nicht mehr mit solchen Einzelaufträgen bzw. der Preis ist dann absurd.

Auch die Ärzteschaft weiß noch zum großen Teil gar nichts von der Existenz dieser inzwischen pharmakologisch etablierten DMSO-Ambroxol-Mischung, die in zahlreichen Fachmagazinen Gegenstand von Veröffentlichungen ist.

DMSO-Ambroxol-Creme ist eine hochwirksame und zugleich sehr gut verträgliche Möglichkeit akute und chronische Schmerzen des gesamten Bewegungsapparates einschließlich peripherer Nerven zu behandeln.

Das gesamte Programm der DMSO & Co. Produkte besteht also nun aus:

- DMSO als sterile Abfüllung in 50 ml Stechampullen in den Varianten
  - DMSO
  - DMSO M mit Magnesiumchlorid
  - DMSO ML mit Magnesiumchlorid und (+)-Milchsäure
  - DMSO MP mit Magnesiumchlorid und Procain
- DMSO als Gel in den Varianten 15 % und 60 %, jeweils mit Magnesiumchlorid
- DMSO-Ambroxol-Creme

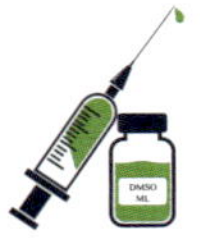

Die DMSO-Mischungen können vielseitig eingesetzt werden. Beispiele hierfür sind die Injektion von DMSO ML im Mund-/Kieferbereich bei Einheilungsstörungen oder Knochenaufbaustörungen und die Injektion von DMSO MP bei Gelenkarthrose oder im Rahmen der Neuraltherapie.

Bei der Injektionsbehandlung an den Zähnen kann die Anwendung von DMSO ML im Falle von Zahn-/Knochenentzündungen auch sehr gut mit der punktuellen Anwendung von Wasserstoffperoxid 3 % ergänzt werden.

Die DMSO Augentropfen haben sich inzwischen vielfach bei den unterschiedlichsten Augensymptomen bewährt und stellen auch eine Prävention, im Sinne der Augenpflege, dar.

Gefäßstabilisierung, Linsen- und Glaskörperreinigung, Durchblutungsförderung, Augenmuskelentspannung und Drüsentätigkeit für die Tränenflüssigkeit sind hier einige wichtige Punkte, die die umfassende Wirksamkeit der DMSO Augentropfen beinhaltet.

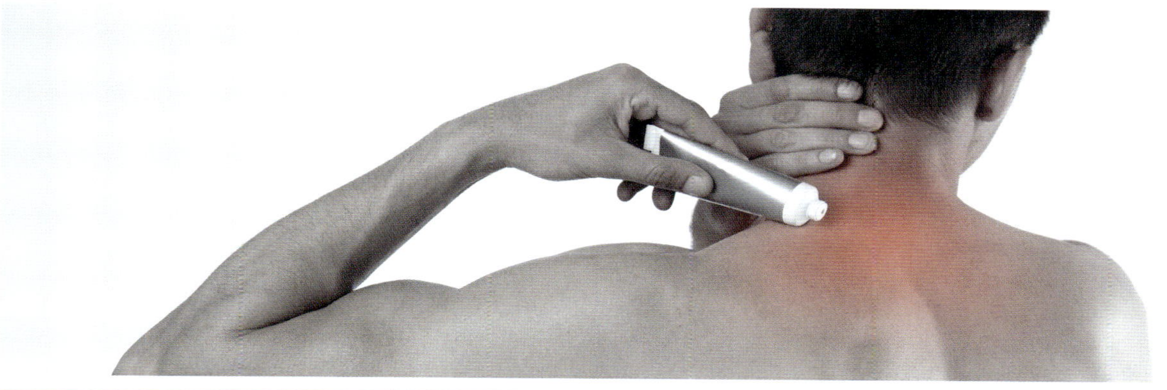

DMSO – Ambroxol-Creme

Wenn man nach „DMSO Ambroxol" im Internet sucht, bekommt man erstaunlich viele Treffer und stellt fest, dass diese Kombination als Creme, Gel oder Salbe in renommierten Fachmagazinen, wie zum Beispiel Deutsches Ärzteblatt, Pharmazeutische Zeitung oder Deutsche Apotheker Zeitung, schon einige Jahre beschrieben und empfohlen wird. Und zwar konkret bei neuropathischen Schmerzen, wobei mir selbst das zu eng gesteckt ist.

Denn inzwischen gibt es sehr gute Rückmeldungen zur Anwendung dieser Mischung bei den unterschiedlichsten Schmerzzuständen am gesamten Bewegungsapparat ebenso wie bei Neuralgien. Doch die wenigsten wissen bisher davon!

Jetzt gibt es gute Neuigkeiten dazu für alle RundbrieflesereInnen. Ab sofort kann man die DMSO-Ambroxol-Creme als Rezepturarzneimittel verschreibungsfrei beziehen, wenn man sich registriert hat. Siehe Bezugsquellen auf der Internetseite www.MedizinZumSelbermachen.de.

Das bisherige Einholen eines Rezepts beim Arzt und anschließende Einzelanfertigung in der Apotheke vor Ort kann also entfallen.

Dies ist eine willkommene Erweiterung des DMSO Sortiments im Bereich der Rezepturarzneimittel. Neben den sterilen DMSO-Mischungen, unter anderem mit Magnesiumchlorid und Magnesiumlactat, zur Anwendung im Bereich Infusion/Injektion/Wundbehandlung, sind nun auch die DMSO Augentropfen AT mono 3 % sowie die DMSO-Ambroxol-Creme als rezeptpflichtige Arznei erhältlich. Das gesamte DMSO Sortiment ist auf der Internetseite www.MedizinZumSelbermachen.de (siehe Bezugsquellen) zu finden. Die DMSO-Ambroxol-Creme enthält 20 % Ambroxol-Hydrochlorid und 15 % DMSO.

Ambroxol, eigentlich als „Schleimlöser" bekannt, offenbarte seine lokal schmerzstillenden Eigenschaften erst mit der Zeit. Während es als Schleimlöser auch nie wirklich überzeugen konnte, ist es als topisches „Schmerzmittel" umso effektiver und verträglicher.

Zitat:

> *„..., dass Ambroxol spannungsabhängige Natriumkanäle in schmerzsensiblen peripheren Nervenzellen hemmt. Die Hemmung war bis zu 50-fach stärker als bei anderen Lokalanästhetika wie Lidocain oder Benzocain.*

Verträglicher ist Ambroxol vor allem auch im Vergleich zu dem sonst für solche Anwendungen oft verwendeten Diclofenac (Handelsname z.B. Voltaren). Diclofenac habe ich in Kombination mit DMSO auch manchmal kurzzeitig bei akuten Schmerzen, etwa durch Achillessehnenentzündungen, eingesetzt. Es steht jedoch bei längerer Anwendung inzwischen im Verdacht Polyneuropathie mit auslösen zu können. Vermutlich aufgrund der verursachten Minderdurchblutung. In gleicher Weise ist eine Erhöhung des Risikos von Herzinfarkt und Schlaganfall für Diclofenac nachgewiesen worden.

Gute Gründe also, zukünftig lieber die Ambroxol-DMSO-Kombination zu nutzen. Auch eine antientzündliche Wirksamkeit wurde inzwischen für Ambroxol belegt und damit trägt es in der Mischung mit DMSO synergistisch zur ganzheitlichen Schmerzbehandlung bei.

Ich bitte um Rückmeldungen zur Anwendung der Ambroxol-DMSO-Creme, damit wir hier aufgrund von neuen Patientenbeispielen den Erfahrungsschatz für alle erweitern und einen Beitrag zur weiteren Forschung erbringen können.

Weiterführende Informationen

DMSO und Ambroxol
Kapitel DMSO in Kombination mit anderen Wirkstoffen - DMSO und Ambroxol

Ambroxol - Schmerzmittel mit DMSO
Kapitel Ambroxol – Das zweite Leben als Schmerzmittel mit DMSO

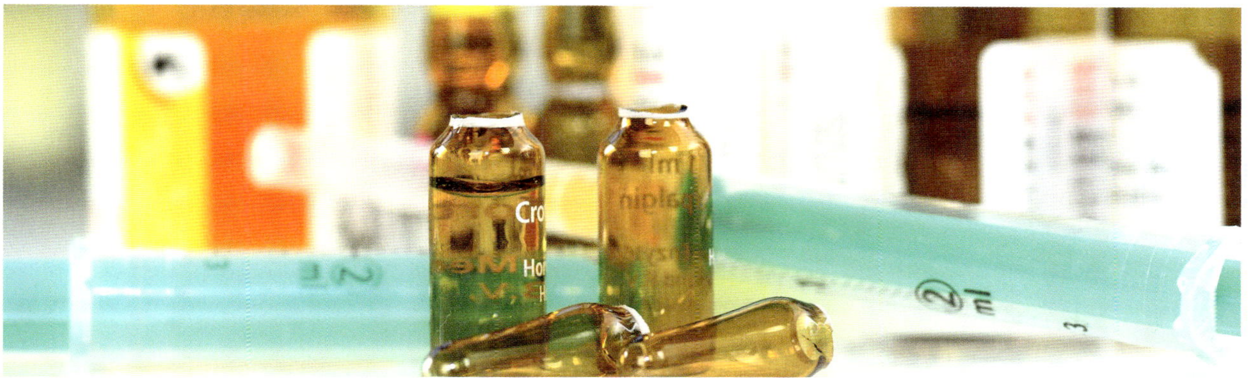

DMSO – Ampullen – Anwendungsfehler

Achtung: Die Möglichkeit DMSO für Infusionen und Injektionen zu verwenden, ist durch die sterilen DMSO-Mischungen in 50 ml Vials ebenfalls gegeben. Bezugsquellen auf der Internetseite www.MedizinZumSelbermachen.de.

Hierbei handelt es sich um verschiedene vorverdünnte DMSO-Lösungen in pharmazeutischem Wasser, die alle auf einen DMSO-Gehalt von 15 % eingestellt sind! Dies ist von äußerster Wichtigkeit, denn nur vorverdünntes DMSO sollte mit Einweg-Kunststoffartikeln/Spritzen Verwendung finden.

Erstaunt (eher entsetzt), stelle ich auch heute noch (mehr als 40 Jahre nach den unwissenden Anfängen der i.v. Anwendung von DMSO) fest, dass andere Hersteller die Idee „DMSO in Ampullen" zwar gut finden, jedoch diesen wichtigen Punkt völlig außer Acht lassen, indem sie pures, also 99,9%iges DMSO in Ampullen abfüllen!?! Vielleicht können sie uns verraten, wie denn das DMSO, außer mit einer Einwegspritze, da wieder herauskommen soll??? Das ist fehlender Sachverstand.

Reines DMSO nimmt begierig die industriell verwendeten Zusatzstoffe der Billigkunststoffe auf und diese werden dann mit Infusion und Injektion direkt verabreicht! Dies ist, wie gesagt, ein „alter" Behandlungsfehler. Es handelt sich bei den Industrie-Additiven um UV-Stabilisatoren, Weichmacher, Formtrennmittel, Rest-Monomere, Granulat-Rieselhilfen, ... Man tut also sich selbst und den Patienten einen Gefallen, wenn man an dieser Stelle auf Ampullen setzt.

DMSO – Ampullenabfüllungen

Es wird immer wieder gefragt, für was genau die sterilen DMSO Ampullenabfüllungen genutzt werden können. Es handelt sich um bisher vier verschiedene Lösungen – DMSO, DMSO M, DMSO ML und DMSO MP. Ihnen allen ist gemeinsam, dass der DMSO-Gehalt bei 15 % liegt, d.h. die 50 ml Fläschchen enthalten 7,5 Gramm DMSO. Dies hat mehrere wichtige Gründe und deshalb sind DMSO Ampullen anderer Hersteller, die lediglich pures DMSO enthalten, nicht vergleichbar. Weder in der Anwendungsbreite noch in der Handhabung.

DMSO Ampullen

- 50 ml Vials
- Sterile vorverdünnte DMSO 15 % - Lösungen = 7,5 g DMSO
- Keine Rezeptpflicht (max. 15%iges DMSO, Zusatzbezeichnung HP)
- Keine Wechselwirkungen zwischen DMSO und Kunststoffen (DMSO-Gehalt < 20 %)
- Verwendung für Injektionen, Infusionen, Ohren- und Nasentropfen

In Glasgefäßen vorverdünntes DMSO 15%ig kann mit Kunststoff-Einwegartikeln gehandhabt werden, ohne dass, wie bei purem DMSO, die unerwünschten Inhaltsstoffe von industriellen Kunststoffen in die Lösung gelangen. Maximal 15%iges DMSO unterliegt nicht der Rezeptpflicht und deshalb können die Mischungen DMSO, DMSO M und DMSO ML mit der Zusatzbezeichnung HP (steht für Heilpraktiker) ohne ärztliche Verordnung bei der Apotheke, die auf der Internetseite www.MedizinZumSelbermachen.de genannt wird, bestellt werden.

Und das Wichtigste für mich: 15%iges DMSO kann direkt für Injektionen verwendet werden. Indem ich diese Mischungen also ganz simpel mit einer Einwegspritze aufziehen kann, habe ich die Möglichkeit damit beispielsweise direkt Neuraltherapie zu machen. Ebenso ermöglicht diese Konzentration Gelenkinjektionen bei Arthrose/Arthritis bis hin zur Mesotherapie für ästhetische Zwecke. Weiterhin ist 15%iges DMSO genau die Konzentration, die ich für Ohren- und Nasentropfen verwende. Dafür benötige ich zwar allgemein nicht zwingend eine sterile Lösung, jedoch in manchen Fällen eben schon, z.B. bei Trommelfellruptur oder bei Rhinitis. Und auch wie auf den Fläschchen ausgewiesen zur kutanen Anwendung, beispielsweise für chronische und akute Wunden, Furunkel, Abszesse u.a.. Doch der „Baukasten" dieser vier Mischungen bietet noch mehr.

Die Mischung **DMSO M** ist die Grundlage für Wasserstoffperoxid-DMSO-Infusionen. Diese müssen zwingend eine hohe Menge an Magnesiumsalz, am besten Magnesiumchlorid, enthalten. In DMSO M sind neben 15%igem DMSO auch ca. 1,5 Gramm Magnesiumchlorid enthalten. Die Mischung DMSO M ist ebenso geeignet für die Zubereitung von Blasen- und Scheidenspülungen und Einläufe. Für Injektionen muss sie aufgrund des hohen Salzgehaltes noch 1:1 oder 1:2 mit Aqua ad injektabilia verdünnt werden.

Die Mischung **DMSO ML** enthält neben 15 % DMSO noch Magnesiumlactat, also das Magnesiumsalz der (+)-Milchsäure und hat damit ein Alleinstellungsmerkmal. Über (+)-Milchsäure habe ich in der Vergangenheit schon sehr viel geschrieben und auch die neuere Forschung zeigt, dass diese Substanz für die Integrative Medizin sehr wichtig ist und als 21%ige Lösung im Werkzeugkasten stehen sollte. Als sterile Mischung DMSO ML kommt sie für Infusionen ebenso zum Einsatz wie für s.c. Injektionen. Durch einen Zufall, sozusagen einer Verwechslung, hat sich etwa gezeigt, dass beispielsweise Injektionen mit DMSO ML im Zahnfleisch-Kiefer-Bereich hervorragend zur Behandlung von Wund- und Einheilungsstörungen bei Implantologie einsetzbar sind, sowohl nach der Zahnextraktion, als auch beim Knochenaufbau, als auch nach der Implantatsetzung.

Dies wurde inzwischen von mehreren (Zahn-) Ärzten verifiziert und von den Patienten frohlockend kommentiert

DMSO Ampullen

DMSO M
Bestandteile:
- 15 % DMSO-Lösung
- 1,5 g Magnesiumchlorid

Einsatzgebiete:
- Einläufe
- Injektionen (Verdünnung erforderlich)
- Infusionen (Wasserstoffperoxid-DMSO)
- Blasen- und Scheidenspülungen
- Gefäßerkrankungen (Arteriosklerose)

DMSO ML
Bestandteile:
- 15 % DMSO-Lösung
- Magnesiumlactat

Einsatzgebiete:
- Infusionen
- Injektionen (s.c.)
- Wund- und Einheilungsstörungen (Implantologie, Zahnextraktion, ...)
- Abbau von Übersäuerung

Die Mischung **DMSO MP**, der Rezeptpflicht vorbehalten, enthält zusätzlich Procain. Diese sterile Lösung eignet sich direkt oder auch nach 1:1 Verdünnung mit NaCl 0,9 % für die Neuraltherapie, für intramuskuläre Injektionen, z.B. bei Verhärtungen, Muskelschmerzen und auch für die i.a. Injektion, also in Gelenke. Ebenso verwende ich diese Mischung für Ohren- und Nasentropfen, wenn Sterilität erforderlich ist. Auch die äußerliche Behandlung von Neuralgien, z.B. Trigeminusneuralgie oder Narbenschmerzen mit DMSO MP erbringt gute Ergebnisse.

Und natürlich ist DMSO MP die Grundlage für die bekannten Procain-Baseninfusionen unter Zusatz von DMSO. Hierfür wird der Inhalt des Fläschchens entweder direkt einer 4,2 % Natrumbicarbonat-Infusionslösung (NaBic 4,2 % von B.Braun) 250 ml zugegeben (sehr langsam laufen lassen) oder in einer handelsüblichen 500 ml Kochsalzinfusion zusammen mit der gewünschten Menge NaBic 8,4 % gemischt.

Die Mischung **DMSO**, also reine 15%ige DMSO-Lösung in Wasser, wird hauptsächlich verwendet, um anderen Infusionsmischungen eine bestimmte Menge DMSO hinzuzufügen. Vitamin C oder andere Vitamin Infusionen genauso wie Aminosäuren Infusionen, Protokoll Infusionen, u.v.a.. Auch DMSO Augentropfen kann ich mir damit selbst herstellen, wenn ich den Ampulleninhalt 1:3 mit isotonischer Kochsalzlösung oder isotonischem Meerwasser mische.

DMSO Ampullen

DMSO MP
Bestandteile:
- 15 % DMSO-Lösung
- Procain

Einsatzgebiete:
- Neuraltherapie
- Neuralgien
- Injektionen (i.m., i.a.)
- Procain-Basen-Infusion
- Behandlung von Schmerzen
- Ohren- und Nasentropfen

DMSO
Bestandteile:
- 15 % DMSO-Lösung
- Wasser

Einsatzgebiete:
- Infusionen
- Augentropfen

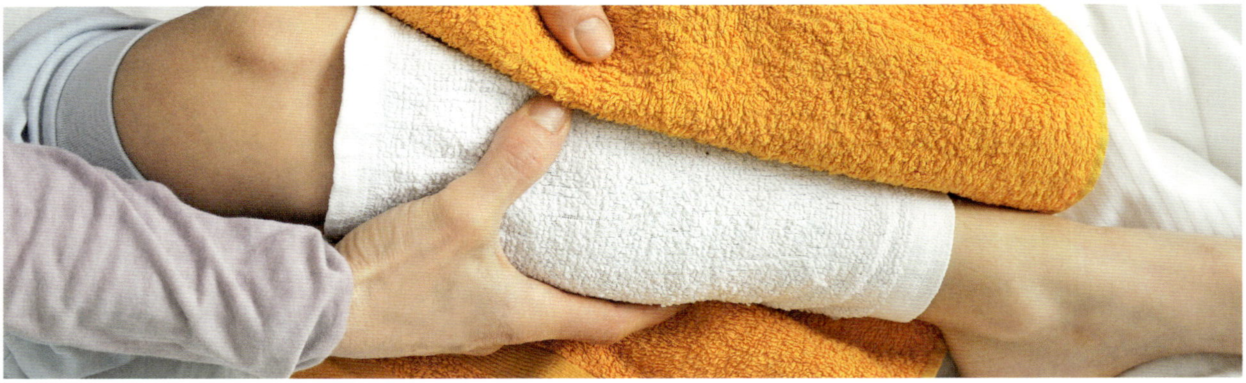

DMSO – Anwendung – Äußerlich

Bei der äußerlichen Anwendung von DMSO kommt es häufig zu dem bekannten Jucken/Brennen/Kribbeln ... auf der Haut. Während es für die einen ein willkommener Heilungsreiz ist, kann es für andere wenig angenehm sein und glücklicherweise haben uns einige Beobachtungen der letzten Jahre Tricks zur besseren Hautverträglichkeit beschert.

Bessere Hautverträglichkeit von DMSO-Lösungen

DMSO-Pflanzenauszug
Gänseblümchen
Stiefmütterchen

DMSO-Gehalt über 50 % zwecks Haltbarkeit

Getränkte Baumwollauflagen
30 % DMSO-Mischung

Zum einen zeigt sich, dass die Kombination aus DMSO und einem Heilkraut, das hautberuhigend wirkt, die Anwendung viel angenehmer macht. Dafür kommen z.B. Gänseblümchen und Stiefmütterchen in Frage. Auch hier ist das inzwischen durch mich schon sehr bekannt gemachte Verfahren anzuwenden (welches ich übrigens schon als Zweitsemester-Student im Jahre 1986 erfahren durfte):

Das frische oder getrocknete Heilpflanzenmaterial wird zunächst in einem geeigneten Glas oder Erlenmeyerkolben mit reinem DMSO Ph. Eur. überschichtet und nach 1 bis 2 Tagen z.B. mit einem Glas- oder Porzellantrichter filtriert. So erhält man den DMSO-Pflanzen-Auszug, der je nachdem, ob Frischpflanze oder getrocknetes Material verwendet wurde, zwischen 85 - 95 % DMSO-Gehalt aufweist. Für die äußerliche Anwendung kann dieser nun beliebig nachverdünnt werden, wobei darauf zu achten ist, dass nur Mischungen mit DMSO-Gehalt über 50 % auch wirklich lagerungsstabil sind. Niedrigere Verdünnungen, z.B. zur Anwendung im Gesicht oder Ohr, sollte man daher erst direkt vor der Anwendung in kleinen Teilmengen ansetzen.

Die zweite Möglichkeit der wesentlich verbesserten Hautverträglichkeit von DMSO-Lösungen ist die Verwendung von getränkten Baumwollauflagen. Hier wird also die DMSO-Mischung nicht einfach nur aufgesprüht und „an der Luft“ eingetrocknet, sondern es werden geeignete Baumwollstoffe (weiß, ohne Weichspüler usw. behandelt) mit der gewünschten DMSO-Mischung getränkt und die Haut damit locker bedeckt (kein weiteres „Zuwickeln“!).

Eine Anwenderin schrieb mir, dass sie auf diese Weise (getränktes Baumwolltüchlein mit ca. 30 % DMSO Mischung auf den Bereich Nasenrücken/obere Wangen aufgelegt) bei ihrem Kind eine Sinusitis mit Polypenbildung sehr erfolgreich behandeln konnte. Ebenso Brustauflagen bei hartnäckigem Husten. Die Haut ist nach solchen Anwendungen deutlich weniger irritiert.

Auch aus den heutigen, sehr verschiedenen Anwendungsfällen sieht man wieder sehr schön, was DMSO vor allem kann, nämlich als Kanalöffner die natürlichen Transportprozesse des Organismus wiederbeleben und damit die Selbstheilungsvorgänge in Gang setzen.

Down Syndrom / Entwicklungsverzögerungen

DMSO-Aminosäuren-Mischung

- 1 TL DMSO
- 1 gehäufter TL Aminosäuren Pulver Getränk, Smoothie, Brei
- 2- bis 3-mal täglich zwischen den Mahlzeiten

DMSO-Sprühlösung (äußerlich)

- 1-mal täglich

Reine Fertiglösungen

- 5 Tropfen Natriumselenit
- 10 Tropfen Borax
- 1-mal täglich

- 1 TL-Spitze Magnesiumlactat
- 1 Tropfen Lugolsche Lösung
- Jeden zweiten Tag

Auf vielfachen Wunsch sollte ich hier im Rundbrief noch die Anwendung der DMSO/Aminosäuren-Kombination einfügen, die ich auf der Facebook Seite www.facebook.com/PraxisinstitutNaturmedizin/ dargestellt habe bzw. eine sehr engagierte Mutter zitieren durfte, die diese Substanzen anwendet.

Das Ganze geht auf Beobachtungen zurück, die schon in den 80er Jahren in Amerika gemacht wurden und zeigen, dass Down Syndrom Kinder, ebenso wie Kinder mit anderen sog. Entwicklungsverzögerungen, im Bereich Kognition und Immunsystem davon erstaunlich profitieren. Das DMSO kann z.B. als Sprühlösung äußerlich angewendet werden, 1-mal täglich. Ebenso könnte man es oral nutzen – ca. 1 Teelöffel in Saft, Wasser, Tee, … .

Die Aminosäuren, die ich verwende, werden als Pulver geliefert, was gerade bei Kindern sehr wichtig ist (keine Tabs, die schwer zu schlucken sind). Das Aminosäuren Pulver kann man ebenso beliebig entweder direkt in das DMSO-Getränk mischen (geschmacklich eventuell korrekturbedürftig) oder separat in einem Smoothie oder Apfelbrei oder Joghurt etc. zwischen den Hauptmahlzeiten anwenden, also 2- bis 3-mal täglich ein leicht gehäufter Teelöffel.

Zusätzlich lege ich Wert auf die reichliche Versorgung mit Selen, Bor/Magnesium, Jod. Dafür verwende ich logischerweise niemals Tabletten/Dragees/… , sondern reine, wässrige Fertiglösungen aus Natriumselenit, Borax, Magnesium-Lactat und Kalium-Iodid/Jod (= Lugolsche Lösung 5 %). Also ohne jegliche Zusatz- und Hilfsstoffe! Stichwort „Medizin zum Selbermachen!“ wie immer! Von der Natriumselenit-Lösung dosiere ich bei Kindern 5 Tropfen täglich, von der Borax-Lösung 10 Tropfen täglich, Magnesium-Lactat eine Teelöffelspitze und Lugolsche Lösung 1 Tropfen jeden zweiten Tag z.B. in Grüntee. Alles in pharmazeutischer Reinheit selbstverständlich, denn es wird auch viel Unfug verkauft im Netz und die Zeiten, in denen ich das „Handwerker-Borax“ benutzt habe, sind glücklicherweise nicht mehr nötig … .

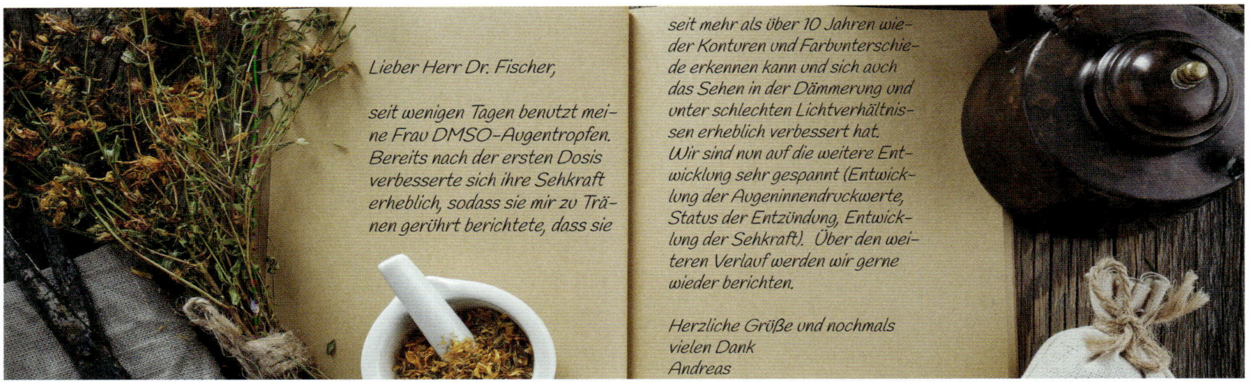

DMSO – Anwendungsberichte

Von den vielen erfreulichen Anwendungsberichten, die bei mir landen, sind zugegebenermaßen diejenigen von besonderem Interesse, die von ÄrztInnen und HeilpraktikerInnen und anderen Therapeuten kommen, welche DMSO auch in ihren Praxen anwenden und damit teilweise bei schwerwiegenden Erkrankungen Erstaunliches vollbringen.

So schrieb vorletzte Woche eine gynäkologisch tätige Ärztin, dass sie, kreativ und virtuos, ganz so wie es mich erfreut, mit DMSO-Lösungen Scheidenspülungen mit hochgelagertem Becken durchführt. Sie verwendet dazu eine ca. 30%ige Mischung und nutzt diese bei hartnäckigen Infektionen sowie neuerdings auch bei auffälligen PAP Abstrichergebnissen.

Als Verdünnungsflüssigkeit kommt z.B. das isotonische, sterilfiltrierte Tiefseewasser oder eine übliche Kochsalzlösung in Betracht.

Weitere therapeutische Anwendungsberichte betrafen in letzter Zeit z.B. die erfolgreiche Behandlung eines weit fortgeschrittenen Sjögren-Syndroms und eines diagnostizierten Gehirn-Gefäß-Verschlusses mit DMSO-Infusionen (sterile DMSO-Mischungen in Ampullen).

Ebenso erstaunlich, der vorläufig telefonische Bericht eines Arztes, welcher bei sich selbst mit den DMSO Augentropfen eine ca. 60%ige Sehkraftverbesserung innerhalb von 3 Monaten erzielen konnte. Nachgewiesen mit einem Gutachten der Universitätsklinik Tübingen.

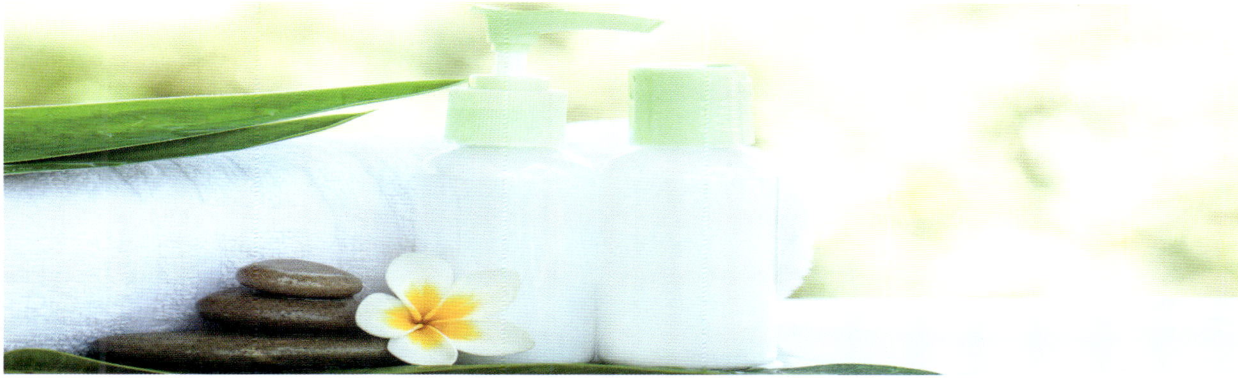

DMSO – Anwendungsvarianten – Basen-Duschgel

Für kosmetische oder Körperpflegeanwendungen, wie Hautöle, Haarspülungen, Shampoo oder Duschgel sind lediglich 2 - 3 % DMSO Zusatz nötig, um beispielsweise enthaltene Pflanzenauszüge oder Aromaöle, „wirksamer" zu machen.

Eine solche geringe Menge DMSO lässt auch die Verdickungs- oder Geliereigenschaften von entsprechenden Zusätzen wie Xanthan (E 415) oder Hydroxyethylcellulose unbeeinflusst – ein Thema, das erst mit höheren DMSO-Anteilen, oft das Erreichen einer guten Konsistenz verhindert.

In den Seminaren habe ich des Öfteren angeregt, mit DMSO & Co. kreativ-virtuos eigene Mischungen zu probieren, die im Bereich Kosmetik, Anti-Aging, Schönheit, aber auch Körperpflege angewendet werden können.

Zutaten wie (+)-Milchsäure, Natron/Basensalze, Vitamin C, Äpfelsäure, MSM und weitere sind durchaus auch für solche Anwendungen auf der Haut positiv wirksam, nicht nur zur Einnahme bei körperlichen Symptomen.

Auf diese Weise wurden zahlreiche bisherige TeilnehmerInnen zu Schöpfern interessanter, individueller Kreationen. Einer von ihnen, ein Heilpraktiker und Leser der Rundbriefe, hat mir nun, nach vielen Mischungs- und Anwendungsversuchen, das Ergebnis seiner Experimente in Form einer „Duschpaste" in einer 250 ml Flasche per Post gesendet und diese sogar mir gewidmet, da er die Rezeptur aus einem DMSO & Co. Seminar mit nach Hause gebracht hatte – „Duschpaste nach Dr. H. Fischer", so hat er sie genannt.

Wie erwähnt, ist das Erreichen einer befriedigenden und lagerungsstabilen Konsistenz das Hauptanliegen bei solchen kreativen Entwicklungen. Ebenso dann die Kombination aus synergistisch wirkenden und/oder harmonierenden Zutaten. In dieser Serie sollen im weiteren Verlauf verschiedene solcher Rezepturen vorgestellt werden. Zum Duschen, Haare waschen, Haare spülen, Gesicht pflegen, ...

Heute also das Basen-Duschgel. Nach dem Entwickler, der ungenannt bleiben möchte, geht es so:

<u>Zur Herstellung von ca. 900 - 1000 ml Duschgel/Duschpaste verwendet man:</u>

1. 500 ml **Meerwasser** 1:2 verdünnt mit reinem Wasser bei normaler Haut oder unverdünnt bei Hautproblemen

<u>Anmerkung:</u> Reines, also unverdünntes Meerwasser hat einen Salzgehalt von ca. 3,2 % und verdünnt mit reinem Wasser (z.B. pharmazeutisches Wasser Ph. Eur.) 1:2, hat es dann einen Salzgehalt von ca. 1,1 %.

2. 500 g **Natron**

3. 250 g **Heilerde**

(Hier nehme ich Luvos Heilerde fein 2 für die Haut.)

4. 25 - 37,5 ml **Mandelöl**

(Diese Mengen waren in "Do it yourself" Büchern für Duschgels empfohlen. Die Menge kann man sicherlich individuell bestimmen und hängt vielleicht auch vom Härtegrad des Wassers ab.)

5. 50 Tropfen eines **ätherischen Öles**

(Ich habe mich für Zitronenöl entschieden)

Alle Zutaten bis hier gut miteinander vermischen. Es hilft auch das Ganze etwas ruhen zu lassen und abzuwarten, bis das Natron sich in der Meerwasserlösung aufgelöst hat, bevor man den Gelbildner dazugibt, da es sonst nacharbeitet und sich die Duschgelflasche stark aufblähen kann.

6. **DMSO** 2 - 3 %, hier also 20 bis 30 ml

(2 % von 1000 ml sind 20 ml)

7. 3,5 gr. **Xanthan**

(0,7 Gramm pro 100 ml Flüssigkeit hat sich für mich bewährt, gibt eine angenehme Konsistenz). Ich habe es vor dem Untermischen in etwas Glycerin aufgelöst, damit es zu keiner Klumpenbildung kommt.

Die Xanthan/Glycerinmischung unter Rühren, idealerweise mit einem elektrischen Handmixer, langsam zugeben und alles miteinander noch ca. 1 Minute mixen. Dann in eine entsprechende Duschgelflasche abfüllen. Für mich haben sich die alten 1 Liter Seifenspenderflaschen aus der Praxis/Klinik bewährt. Sie haben auch eine schöne kleine Öffnung durch die man die so entstandene Duschgelpaste gut dosieren kann. Es empfiehlt sich das Ganze vor jedem Gebrauch trotzdem nochmal aufzuschütteln, da sich das Öl nach einer gewissen Zeit wieder oben absetzt.

Zutatenliste Duschgel/Duschpaste (1000 ml)

1. **Meerwasser**
   Unverdünnt oder 1:2 verdünnt mit reinem Wasser
2. **Natron**
   Natriumhydrogencarbonat oder Basensalzmischung
3. **Heilerde**
   Alternative wäre Zeolith
4. **Naturreines Öl als integrierte Hautpflege**
   z.B. Mandelöl, Olivenöl, ...
5. **Aromaöl nach Wahl**
6. **DMSO**
7. **Verdickungsmittel**
   Xanthan, Hydroxyethylcellulose, ...

Salz, Natron und Heilerde (anorganische Partikel mit hoher Oberflächenbindungskapazität) bilden eine synergistische Mischung zur sanften, jedoch gründlichen Hautreinigung ohne jegliche Erdölabkömmlinge oder andere „Porenverstopfer“.

Mit dieser Anleitung kann man also zu einem eigenen Produkt kommen und hoffentlich gibt es viele experimentierfreudige LeserInnen und positive Anwendungsrückmeldungen.

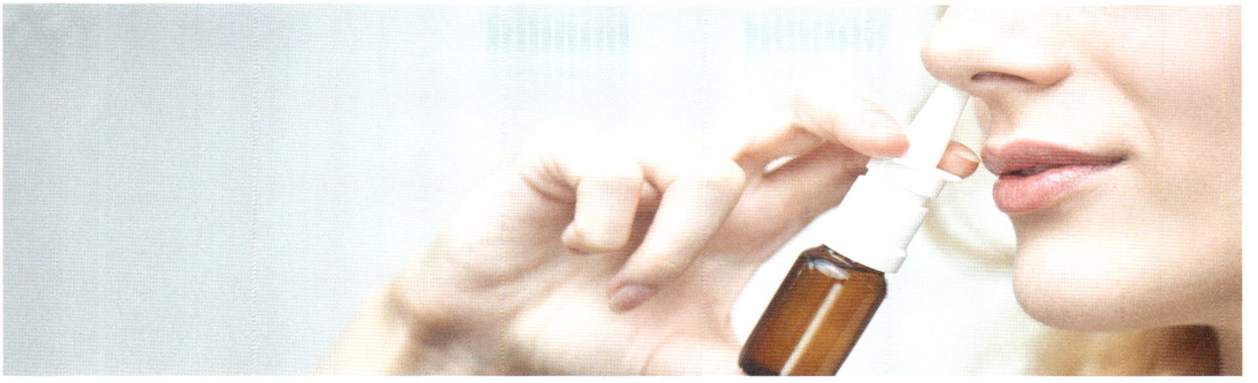

DMSO – Anwendungsvarianten – Nasenspray mit Vitamin B12

Rezept: Für ein Nasensprühfläschchen mit 20 ml Gesamtvolumen werden 3 ml DMSO Ph. Eur., 2 ml Procain 2 % (z.B. Pasconeural 2 ml 2 % Ampullen) und eine Ampulle Vitamin B12 Forte, Fa. Hevert, ebenfalls 2 ml mit pharmazeutischem Wasser aufgefüllt. Rechnerisch sind das dann noch 13 ml.

Ich setze diese Mischung zur kontinuierlichen Nasenpflege, Vitamin B12 Zufuhr und neuraltherapeutischer „Beruhigung“ des Riechnervs ein, der immerhin der 1. Hirnnerv ist …!

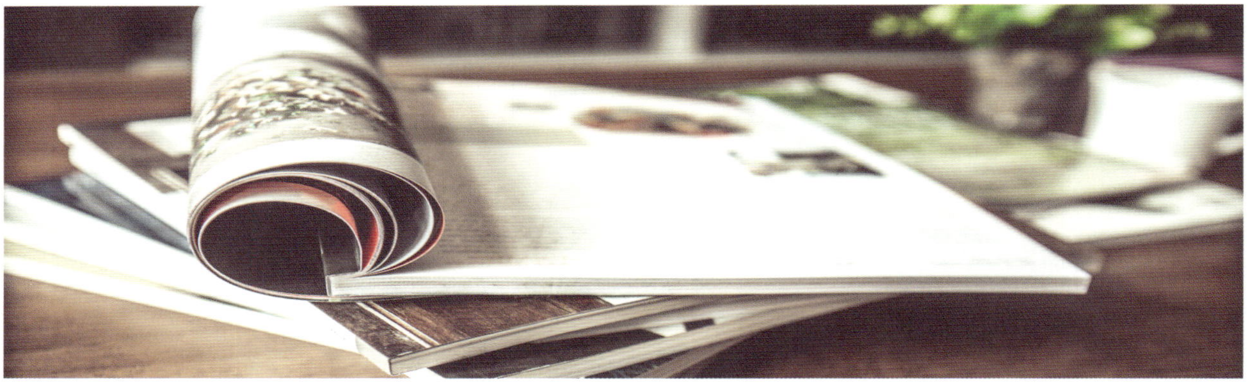

DMSO – Artikel – CO.med Magazin

Vor einigen Monaten wurde ich gebeten, einen Artikel für das bekannte Fachmagazin Complementäre Medizin, kurz CO.med, zu verfassen. Die CO.med wird vor allem in naturheilkundlich ausgerichteten Praxen und Kliniken sowie Reha- und Kur-Einrichtungen von den Therapeuten gelesen und ausgelegt. Dies gilt auch für ähnliche Einrichtungen auf dem Gebiet der komplementären Behandlung von sogenannten schweren Erkrankungen, für die bisher keine etablierten Therapieangebote von Seiten der Schulmedizin angeboten werden oder dort wo diese zu wenig wirksam sind. Beispiele sind neurodegenerative Erkrankungen, CFS, Krebs, und andere.

DMSO kann in all diesen Feldern ein wertvoller Therapiebaustein sein – diese Gewissheit hat sich über die letzten 10 Jahre mit den unzähligen positiven Anwenderberichten und Rückmeldungen geformt, die mich tagtäglich erreichen.

Dabei stützt sich der zielgerichtete Einsatz von DMSO und seinen Kombinationen bei verschiedensten Symptomen und Erkrankungen keineswegs allein auf Erfahrungsmedizin.

Vielmehr sind die vielfältigen pharmakologischen Wirkungen des DMSO, von Entzündungshemmung bis Geweberegeneration, in zahlreichen klinischen Studien eindrucksvoll belegt und dies aus einer Zeit, in der statistische Manipulationen an Studienergebnissen vielleicht noch etwas weniger an der Tagesordnung waren als in den Jahren danach.

Dies ist umso erstaunlicher, als DMSO eigentlich gar kein Arzneimittel im herkömmlichen Sinne ist. Denn seine beeindruckenden Wirkungen beruhen hauptsächlich auf biophysikalischen Effekten durch hohe Molekülpolarität und elektromagnetische Interaktion mit Wasser. Bis hin zur Verbesserung der Konzentrationsfähigkeit.

„So möge der DMSO Artikel in der Mai Ausgabe des Magazins CO.med viele erreichen, die integratives Denken und Handeln im Bereich der Medizin leben – Therapeuten wie Patienten. Denn ein Integral, das haben wir in der Schule gelernt, ist etwas, das alles darunter miteinschließt. Nicht nur mathematisch, sondern auch philosophisch. Körper, Geist und Seele.

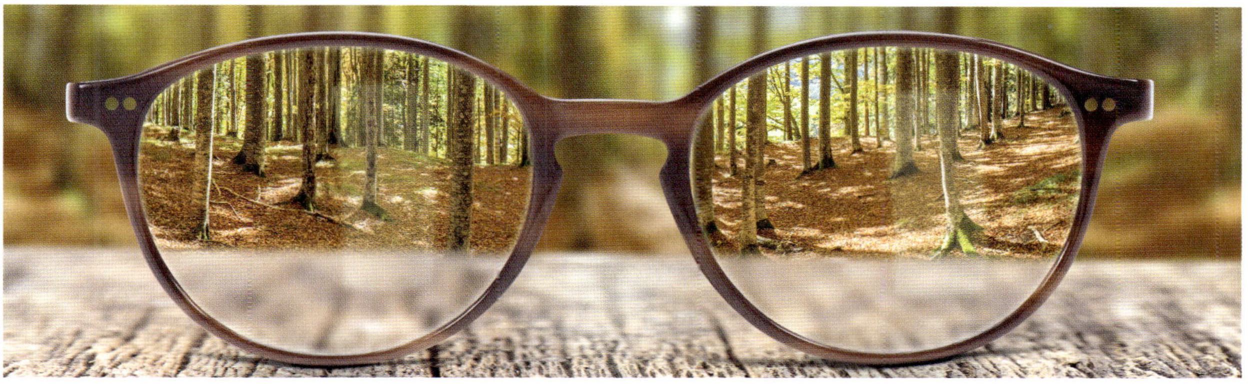

DMSO – Artikel – Der alte Spiegel-Artikel und seine Behauptungen zu DMSO

Obwohl Zeitschriften wie „Der Spiegel“ weit weg von Fachpublikationen stehen, was (Natur-) Wissenschaften oder Medizin betrifft und obwohl Zeitschriften wie „Der Spiegel“ im Laufe der Nachkriegsgeschichte zahlreiche Skandale bezüglich gefälschter „Berichterstattung“ lieferten („Der Spiegel“ erst vor gut einem Jahr mit dem sagenhaften „Fall Relotius“), scheinen die Schlagzeilen, die von Ihren Titelseiten leuchten, immer noch Menschen magisch anzuziehen.

Wir blicken international auf 60 Jahre intensiver Forschung zur therapeutischen Verwendung von DMSO, mit zahlreichen äußerst positiven Studienergebnissen und persönlichen Erfahrungen von Selbstanwendern. Wir blicken in Deutschland weiterhin, seit dem Erscheinen von „Das DMSO Handbuch“ auf über 10 Jahre intensiver Verbreitung von DMSO als Haus- und Praxismittel, das inzwischen von hunderttausenden Selbstanwendern häufig genutzt wird.

Und doch findet ein Artikel, kein Fachartikel, aus dem Jahr 1965 (!) zu Menschen, die ihn offensichtlich anziehen, obwohl er offenkundig damals resultierte, weil sich „Der Spiegel“ in die Niederungen der Pharmapolitik und Pharmakonkurrenz begab.

In „Das DMSO Handbuch“ habe ich den Artikel bzw. seine Behauptungen erläutert und neutral beleuchtet. Und doch schreiben 3- bis 5-mal pro Jahr Menschen ganz aufgeregt eine Mail, dass da wohl nicht alles beachtet wurde und ob denn nicht bekannt wäre, dass DMSO gar nicht gut sei, da es doch im „Spiegel“ stand usw..

Nun, 3 - 5 Mails pro Jahr unter einigen tausend Mails insgesamt ist natürlich sehr wenig, jedoch befinden sich teilweise auch Therapeuten, Ärzte und Heilpraktiker darunter, die davon berichten, dass Patienten sie mit dieser Uraltgeschichte konfrontieren.

Zunächst einmal sei betont, dass niemand DMSO nutzen muss! Wer unter den tausenden Fachveröffentlichungen zu DMSO ausgerechnet auf diese Nicht-Fachveröffentlichung stößt und dann ein ungutes Gefühl mit der Anwendung hat, sollte es doch besser einfach weglassen.

Doch zum Inhalt der 65er Schrift:

> *In Tierversuchen – Schweine, Hunde und Kaninchen waren längere Zeit mit DMSO behandelt worden – zeigte sich eine Schädigung der Augenlinse. Bei DMSO behandelten Menschen wurden bislang solche Folgen nicht beobachtet.*

und weiterhin

> *Die über Monate hinweg mit DMSO behandelten Tiere zeigten, wie am Dienstag letzter Woche die Schering-Werke den deutschen Ärzten mitteilten, "Veränderungen des Brechungsindex der Augenlinsen".*

<u>Auf gut Deutsch:</u>

Die Versuchstiere wurden mit unverhältnismäßig hohen Mengen DMSO wochenlang befüllt und manche zeigten daraufhin eine Kurzsichtigkeit.

„Der Spiegel" erwähnte nicht, dass dieser Effekt vollkommen reversibel war – die Kurzsichtigkeit verschwand nach Weglassen des DMSO.

„Der Spiegel" erwähnte auch nicht, dass dieser Effekt nicht verifiziert oder reproduziert werden konnte.

Doch vor allem hat niemand, in diesem Fall auch die Forscher nicht, erläutert, was eigentlich die spontane Entwicklung einer Kurzsichtigkeit bedeutet. Doch wir haben es im Physikunterricht in der Schule gehört. Der Brennpunkt rückt vor die Netzhautebene, wenn sich die Linse stärker wölbt. Eine Linse, die sich stärker wölbt, hat entweder eine höhere Flexibilität oder die assoziierte Muskulatur entspannt sich besser oder beides – jedenfalls sehr positive Wirkungen des DMSO, falls sie überhaupt darauf zurückzuführen sind.

Wie gesagt – der Effekt wurde nicht weiter erforscht und, wie auch „Der Spiegel" hier zugibt, beim Menschen nie beobachtet.

Hmmm – und wozu dann also diese Schlagzeile im Jahr 1965?

Es wurde noch erwähnt, dass:

> *In Irland starb eine Patientin, drei Tage nachdem sie mit einer DMSO-Behandlung begonnen hatte. Der ursächliche Zusammenhang konnte nicht zweifelsfrei geklärt werden (der Frau waren noch andere Medikamente, darunter Penicillin, verabreicht worden).*

Hmmm – der ursächliche Zusammenhang konnte nicht zweifelsfrei geklärt werden ... . Also Spekulation. Spekulation ist die Domäne von Nicht-Fachpublikationen wie Nach-Richten-Magazinen. Da könnte man auch schreiben:

> *In ... starb ein Mann, drei Tage nachdem er begonnen hatte, Fastfood zu essen oder einen Mittagsschlaf zu machen oder ... .*

Und schließlich wurde noch, auch 1965, das liebe Geld ins Spiel gebracht. „Der Spiegel" schrieb dazu, dass DMSO als Substanz günstig eingekauft werden könne und es dann von der Pharmaindustrie zum x-fachen Preis in die Apotheken gebracht wurde. Nix Neues – schließlich ist auch bekannt, dass in einem Mittelklassewagen der deutschen Autobauer lediglich Teile im Wert von vielleicht 3 - 5.000 Euro verbaut sind und trotzdem kaufen die BürgerInnen ihre geliebten Vehikel zum x-fachen Preis.

Der günstige Preis bei DMSO und seine Freiverkäuflichkeit ist für uns heute ein Geschenk, denn jeder kann sich dieses Mittel leisten.

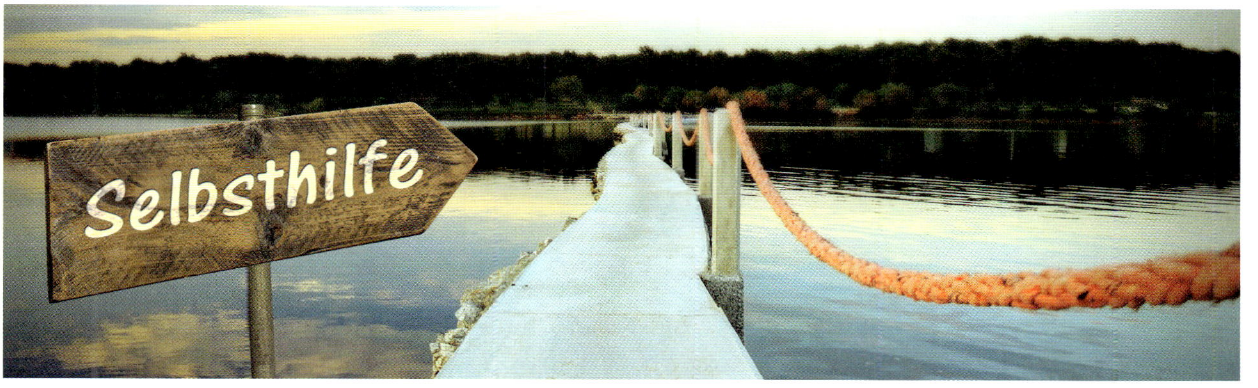

DMSO – Artikel – Zweisprachig im europäischen Paracelsus Magazin – Was ist Selbsthilfe?

Das europäische Paracelsus Magazin mit Sitz in der Schweiz bat mich vor einiger Zeit um einen Übersichtsartikel zu DMSO & Co., der nun in Deutsch und Englisch veröffentlicht wurde: https://www.paracelsus-magazin.ch/naturheilverfahren/dmso-wo-ist-der-beipackzettel/

Darin deute ich schon in der Überschrift an, dass die Kernbotschaft der wiederentdeckten Hausmittel darin liegt, dass wir sie als Individuen, intuitiv-virtuos anwenden und nicht „nach Vorschrift".

Ich selbst und sicherlich auch viele andere Therapeuten werden täglich mit den immer gleichen Fragen konfrontiert, wenn es darum geht, wirklich für sich tätig zu werden. Diese Fragen lauten etwa: „Ich habe Ihr Buch gelesen und alle Videos gesehen, aber sagen Sie mir doch bitte wie viel, wie oft und wie lange ich DMSO (oder ein anderes Mittel aus dem Gesundheitswerkzeugkasten) jetzt bei meiner gaaaaanz speziellen Krankheit anwenden soll?" oder „Wie soll ich DMSO & Co. einsetzen – ich will ja nichts falsch machen?" oder … .

Weiterhin gibt es Leute die sagen, „Das DMSO Handbuch" müsste noch viel mehr Krankheitsbilder aufnehmen – alle Krankheitsbilder bitteschön.

Da wird im Grundsatz nicht verstanden, worum es eigentlich geht.

„Das DMSO Handbuch" enthält alles, was man benötigt, um dieses Mittel in der richtigen Qualität zu beschaffen, sicher zu handhaben und selbstverantwortlich einzusetzen. Zum Wesen eines Hausmittels, auch eines hochwirksamen, gehört es, dass es selbsterklärend ist. So wie man zu einer Wärmflasche, einem Zwiebelsäckchen, einer Beinwellzubereitung oder einem selbstgepflückten Kräutertee eben auch keinen Beipackzettel hat. Es geht tatsächlich um das Ausprobieren mit der eigenen Körperwahrnehmung, es geht eben um Erfahrungsmedizin!

Der Komiker George Carlin bringt es auf den Punkt:

> *Wenn es in einem Buch steht, ist es nicht Selbsthilfe, sondern einfach Hilfe.*

Ein Aufruf also, stetig die „eigene Methode" zu entwickeln. Dieses Zitat sollten wir uns merken und unser Handeln, sowohl als Therapeuten als auch als Privatanwender von Mitteln, danach ausloten. Wenn wir ein Mittel empfehlen und gleichzeitig eine Anwendungsvorschrift dazu liefern, dann ist es (lediglich) Hilfe.

Das ist zwar wunderbar, wenn Menschen einander helfen, doch sollte diese Strategie lediglich ganz zu Anfang, etwa in einer akuten Situation mit vielen oder starken Symptomen, die einen Patienten überfordern, im Vordergrund stehen.

> *Alsbald sollte das Ganze in Richtung Selbsthilfe gehen, das heißt, wir geben Impulse und die Patienten nehmen diese, gefiltert durch ihr „Bauchgefühl", auf und gehen ihren eigenen Weg*

Andernfalls erzeugt man auch im Bereich der Integrativen Medizin und der Naturheilkunde wieder die gleichen Abhängigkeiten, die wir im Bereich der „Schulmedizin" anprangern.

Das Ziel sollte immer Selbsthilfe sein! Nur sie macht frei, unabhängig, krisenfest und ist im Einklang mit der Selbstbestimmtheit, die wir für uns selbst wünschen, jedoch auch für alle Mitmenschen fördern können. Impulse zu geben, die jeder selbst weiterentwickeln kann, das ist der Sinn dieses Buches.

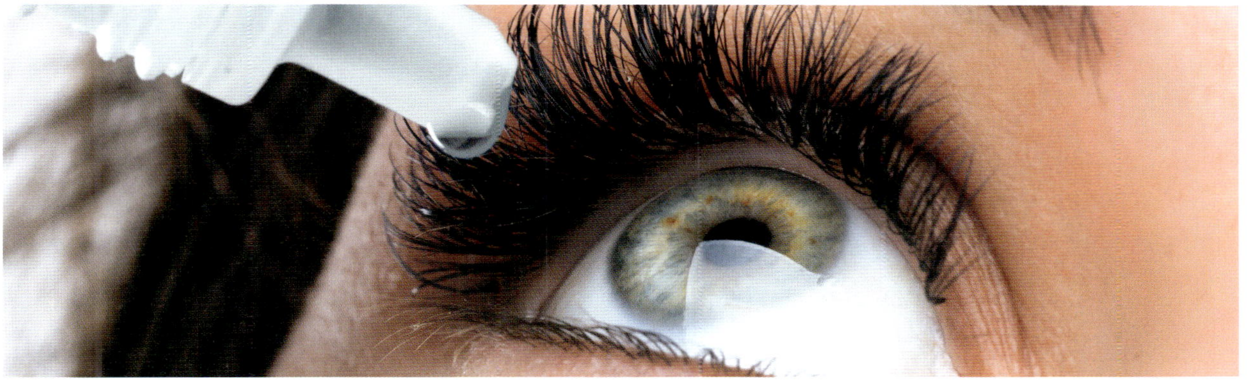

DMSO – Augentropfen

DMSO Augentropfen

Einsatzgebiete
- Makuladegeneration
- Makulaödeme
- Entzündung der mittleren Augenhaut
- Grauer/Grüner Star
- Netzhauterkrankungen

Anwendung
- 3 % DMSO-Lösung
- 3- bis 8-mal täglich (je 1 Tropfen pro Auge)

Mischungen
- 3 % DMSO-Lösung - isoton. Meerwasser
- 3 % DMSO-Lösung - isoton. Kochsalzlösung
- Augentrost-DMSO-Auszug

Bezugsquellen
Siehe Internetseite www.MedizinZumSelbermachen.de

In dem alten DMSO-Buch von Morton Walker aus den 80er Jahren, welches inzwischen ins Deutsche übersetzt wurde (Das Heilmittel der Natur, Kopp Verlag), wurde für die Anwendung am Auge stets eine 0,5%ige DMSO-Lösung genannt.

Seit Erscheinen des DMSO-Handbuchs wurde diese Konzentration stetig von mir angehoben und zwar aufgrund der vielfältigen Erfahrungen, auch von ärztlichen Kollegen, die mir über lange Behandlungszeiträume hin berichteten.

So empfehle ich inzwischen eine DMSO 3 % Lösung für die Anwendung am Auge und wiederum aufgrund der nachweislichen positiven Wirkungen auch am Augenhintergrund, auch als Prävention für alle (noch) Augen-Gesunden.

Ich benutze die DMSO 3 % Lösung dabei 1-mal täglich und zwar am Abend beim Zubettgehen. Bei akuten Symptomen würde ich sie bis zu 8-mal täglich verwenden.

Nun gibt es immer wieder Zuschriften von AnwenderInnen, die mich fragen oder anregen doch noch deutlich höher konzentrierte Augentropfen-Lösungen zu verwenden.

Dazu möchte ich hier kurz Stellung beziehen:

Aufgrund bisheriger Erfahrungen zeigt sich, dass bei vielen Menschen ab Konzentrationen von 4 % DMSO, die Augentropfen als brennend oder „trocknend“ empfunden werden. Andere wiederum berichten von guter Verträglichkeit auch mit 15 % DMSO in der Mischung.

Letztlich sieht man daran, dass DMSO, sowie andere Hausmittel auch, sehr individuell empfunden und angewendet werden können.

DMSO wurde auch testweise durchaus pur ins Auge getropft, wobei man dann eine gezielte Applikation seitlich der Pupille wählen sollte.

Es ist also alles möglich, jedoch nicht für jeden verträglich und insofern ist die DMSO 3 % Lösung eine gute und sichere Sache.

Zumal eben die verschiedensten augenärztlichen Kontrolluntersuchungen sehr erfreuliche Wirkungen gezeigt haben, die ich an dieser Stelle ja schon beschrieben habe.

DMSO – Augentropfen – Jetzt als Rezepturarzneimittel in der Patentflasche

Die Möglichkeiten DMSO therapeutisch zu nutzen, schreiten erfreulich weiter voran. Die von mir genannte Apotheke (Bezugsquellen auf der Internetseite www.MedizinZumSelbermachen.de) hat nun die DMSO 3 % Lösung in einer speziellen Applikationsform im Sortiment. Es handelt sich um ein patentiertes Mehrkammersystem, das eine Rückverschmutzung des Flascheninhalts während des Gebrauchs verhindert – auch wenn man versehentlich Wimpern oder Haut berührt hat. Dadurch verlängert sich die Verwendungsdauer angebrochener Flaschen erheblich.

Die vielen Anwendungserfolge sowohl bei entzündlichen, als auch degenerativen, als auch ablagerungsbedingten Augensymptomen, die mir berichtet werden, oft sogar augenärztlich bestätigt, sind rührend und erstaunlich zugleich. Dazu gehören auch Fälle von Makuladegeneration.

DMSO stabilisiert die Durchblutungssituation und hilft dem empfindlichen Gewebe zu regenerieren und sich zu reinigen.

Die Anwendung ist denkbar einfach – die DMSO Augentropfen werden 2- bis 8-mal täglich, je ein Tropfen pro Auge, eingebracht. Hervorragend lässt sich das DMSO für die Augen mit Euphrasia rostkoviana (Augentrost) ergänzen.

Dies ist natürlich auch eine hervorragende Prävention/Augenpflege für alle deren Augen noch gesund sind, jedoch diesen Sinnesorganen im Beruf oder privat viel abverlangen oder zu sog. Risikogruppen gehören.

DMSO – Augentropfen – Häufig gestellte Fragen

1. **Kann man DMSO am Auge auch anwenden, wenn man eine künstliche Linse, z.B. nach einer Staroperation hat?**

Mit hochverdünnten DMSO-Lösungen, hier üblicherweise 1 - 3 %, werden keine Wechselwirkungen/Lösungserscheinungen mit Kunststoffen festgestellt. DMSO Augentropfen gibt es in verschiedenen Konzentrationen, auch bis zu 6 %, schon seit Jahrzehnten, z.B. auch im englischsprachigen Raum, und es gab noch nie Hinweise für Einschränkungen nach Linsenersatz.

2. **Können DMSO Augentropfen sowohl bei feuchter wie auch bei trockener Makuladegeneration angewendet werden?**

Ja, die Wirkeigenschaften von DMSO im Gewebe werden für beide Formen geschätzt. Durchblutungsstabilisierung, Sauerstofferhöhung, Verbesserung von Transport-/Austauschprozessen usw..

3. **Wie oft/wie lange kann man DMSO Augentropfen anwenden?**

Die positiven Effekte stellen sich individuell sehr unterschiedlich schnell oder langsam ein. Prinzipiell ist eine tägliche Anwendung sinnvoll, weil sich dann die Gewebekonzentration von DMSO einpendeln kann. AnwenderInnen berichten von 1- bis 8-mal täglichem Tropfen, je nach „Gefühl". Eine Begrenzung der Anwendunsgdauer gibt es aus bisherigen Erfahrungen nicht.

4. **Kann man DMSO Augentropfen parallel zu sonstigen arzneilichen Augentropfen anwenden?**

Hier eine generelle Antwort zu geben ist unmöglich, weil die Anzahl und Verschiedenheit der augenärztlich verordneten Wirkstoffe groß ist.

Ich persönlich würde sicherheitshalber ein Zeitfenster von wenigstens 2 Stunden für die beiden Anwendungen einhalten.

Einige AnwenderInnen berichteten mir schon, dass sie drucksenkende Mittel absetzen konnten, nachdem sie DMSO Augentropfen anwendeten – doch das ist individuell sehr unterschiedlich.

5. **Was kann man neben der Anwendung von DMSO noch für die Augen machen?**

Aus meiner Sicht ist das wichtigste, Gefäßpflege/-training. Wir wissen ja, dass bei Diabetes oder Arteriosklerose ganz oft zuerst und nachhaltig die Augen betroffen sind, weil es in diesem Sinnesorgan ganz besonders auf eine intakte Kapillardurchblutung ankommt. Das heißt also generell kein Zucker (auch nicht brauner Zucker), kein Alkohol und viele Temperaturwechsel. Das neuerlich intensiv erforschte und „beworbene" Kaltwasser-Duschen oder -Baden zeigt hier gute Ergebnisse, ebenso wie morgendliches Tautreten und anderes. Nun, das hatte uns ja schon Pfarrer Kneipp gesagt. Ein weiterer Punkt sind natürlich die weitbekannten Augenübungen. Sie nützen nur etwas, wenn man sie durchführt. Und auch darauf achten, dass die Augen nicht mit dem kurzwelligen Spektrum des Lichts belastet werden, also blau und UV.

Bildschirmarbeit, Neonlicht, Xenonscheinwerfer in der Nacht, ... kann man mit einer Gelbfilter Brille deutlich abmildern.

DMSO – Augentropfen – Wirkungserklärung eines Arztes

Wässrige, isotonische DMSO-Lösungen von ungefähr 1 - 3 % haben sich schon lange bei unterschiedlichsten Symptomen/Erkrankungen bei Mensch und Tier als Augentropfen bewährt.

Ältere Rezepturen aus den 70er Jahren enthielten teilweise auch 4 oder 6 % DMSO. Noch höhere Konzentrationen eignen sich aus meiner langjährigen Erfahrung nicht für die häusliche Daueranwendung, sondern können individuell und als besondere Applikationsform in akuten Situationen erwogen werden.

Die Bezugsquellen für die sterilfiltrierten Lösungen sind inzwischen vorhanden und es gibt so wunderbare Anwenderberichte, dass viele inzwischen zu einer präventiven Nutzung für die Augen neigen.

Erst letzte Woche bekam ich eine Mail aus Tschechien: Die Trübungen in Linse und Glaskörper seien nach mehrmonatiger Anwendung verschwunden – das macht Freudentränen. Wie jedoch kann man sich die Wirkung erklären?

Ein Arzt aus Baden-Württemberg, selbst von mehreren Augensymptomen betroffen gewesen, hat sich mit dieser Frage intensiv und lange auseinandergesetzt und sagte mir einen erhellenden, weitreichenden Satz dazu:

> „*DMSO ist im Gewebe für den Zustand von Linse, Glaskörper, Augenhintergrund, das bessere Wasser.*

Aus dem Physikunterricht wissen wir, dass sowohl der äußere Flüssigkeitsfilm, als auch die Linse, als auch der Glaskörper zur optimalen Lichtbrechung für das Sinnesorgan beitragen und genau auf diesem Weg ist eine Flüssigkeitssättigung wichtig, die oft mit zunehmendem Alter allgemein abnimmt. DMSO und Wasserteilchen bilden ein molekulares Liebespaar – so habe ich es im DMSO-Handbuch formuliert.

Wenn sich sukzessive DMSO Moleküle im Gewebe anreichern, wird automatisch auch mehr Wasser festgehalten. Die Effekte auf eine gute Funktion des Gewebes sind weitreichend, wie man an dem Bericht aus Tschechien sehen kann.

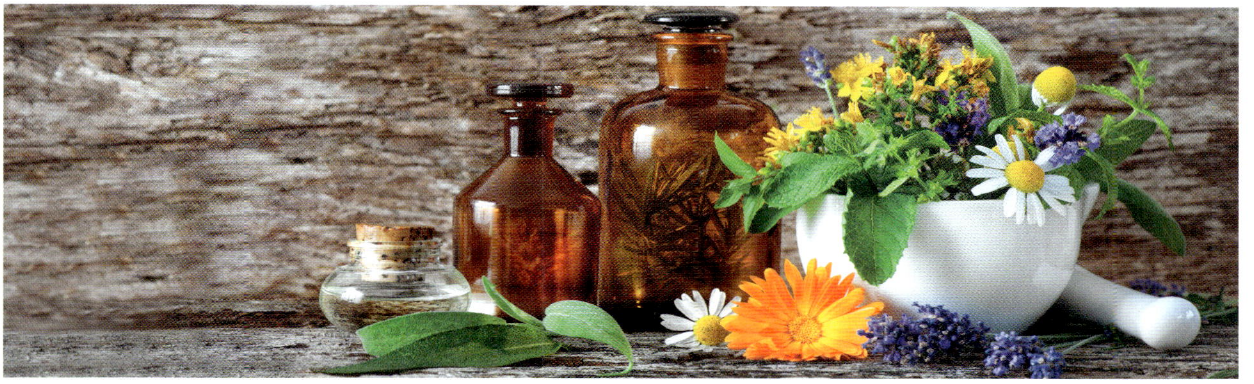

DMSO – Auszüge

Für Auszüge von Pflanzen, Rinden, Wurzeln, ... ist DMSO das ideale Lösemittel. Im Vergleich zum Alkohol besitzt es eine doppelt so hohe Molekül-Polarität und nimmt wegen seiner organischen Struktur gleichzeitig auch fettlösliche Inhaltsstoffe von Naturmaterialien auf – wesentlich besser als Ethanol („Trinkalkohol“ = Weingeist). Es resultieren inhaltlich komplette Auszüge, die die gesamte Wirkstoffvielfalt der Pflanzen abbilden!

Obwohl es möglich ist, solche Auszüge selbst herzustellen, übersteigen professionelle Tinkturen die selbstgemachten in Qualität und Effizienz. Weitere Informationen und Bezugsquellenempfehlungen sind auf www.MedizinZumSelbermachen.de zu finden.

Diese von uns empfohlenen anwendungsfertigen Heilpflanzentinkturen durchlaufen strenge Qualitätskontrollen und bestechen durch herausragende Pflanzeninhaltsstoffwerte, wie Labortests belegen. Sie sind effektiver als viele andere DMSO Produkte auf dem Markt. Jede Tinktur zeigt die genaue Milligramm-Dosis der Pflanzen, was eine konsistente Anwendung garantiert.

Durch sorgfältige Handarbeit und Ernte im Einklang mit der Natur wird die Lebenskraft der Pflanzen bewahrt. Schon wenige Tropfen entfalten eine intensive Wirkung. Die Tinkturen bieten einen ganzheitlichen Pflanzenauszug und beinhalten alle heilkräftigen Bestandteile.

Beim Weißdorn werden beispielsweise Blüten, Blätter und Früchte kombiniert, da jeder Teil seine eigenen heilenden Eigenschaften besitzt.

Die DMSO Kräutertropfen sind 100 % naturrein ohne künstliche Zusätze. Der Fokus liegt auf dem Ursprung und der Ganzheit jeder verwendeten Pflanze. Es werden nur Trocken- und Frischpflanzen aus biologisch-dynamischem Anbau, Wildwuchs und Permakultur verwendet. Jeder Bestandteil wird im Labor auf Identität und Qualität geprüft. Durch intensive Labormessungen wurde das optimale Verhältnis von Pflanzenmaterial zu Auszugsflüssigkeit bestimmt und die ideale Auszugsdauer durch umfangreiche Tests ermittelt.

DMSO als Auszugsmittel

Naturmaterialien

- Pflanzen, Blüten, Blätter, Wurzeln, Rinden, Propolis, Weihrauch, Moose, ...

DMSO versus Alkohol

- Wesentlich dynamischer (Dipolmoment doppelt so hoch)
- Nimmt fett- sowie wasserlösliche Substanzen und sogar Salze gleichzeitig auf
- Holt die Gesamtheit der Pflanzenwirkstoffe aus dem Rohmaterial zuverlässig heraus
- Umfassendere Wirkung durch Wirkungssteigerung von anderen Substanzen
- Geringere Toxizität

DMSO – Auszüge – Anwendungsmöglichkeiten und Erweiterungen

Viele Menschen haben inzwischen DMSO als fast ideales Auszugsmittel für Naturmaterialien entdeckt und ersetzen damit ganz oder teilweise den klassischen Alkohol. Durch die Freude am Experimentieren und Selbermachen angetrieben, entstehen die wundervollsten Zubereitungen und Mischungen, die für häufige therapeutische Aufgaben kreiert wurden: Schwermetallausleitung, parasitäre Belastungen einschließlich Borreliose, Leber-Nieren-Stärkung, Lymph-Aktivierung, ... Diese sind in der ärztlichen und heilpraktischen Tätigkeit direkt einsetzbar und zeigen inzwischen äußerst positive Resultate.

Ich konnte feststellen, dass vielen Teilnehmern und auch vielen Menschen, die mir schreiben, die Ideen fehlen, wie man all diese wunderbaren DMSO-Extrakte einsetzen kann.

Beginnen wir mit der bekannten oralen Anwendung. DMSO-Pflanzenauszüge sollten stets in konzentrierter Form, also unverdünnt aufbewahrt werden, damit die mikrobiologische Stabilität der Mischung gewährleistet bleibt. Dementsprechend stellt sich zuerst die Frage, ob sie vor der oralen Anwendung nachverdünnt werden sollen.

Wenn die Auszüge mit Frischpflanzen gemacht wurden, ist ein gewisser Wasseranteil von ca. 5 - 15 % schon eingetragen. Wenn sie mit getrockneten Kräutern angesetzt wurden, liegt die DMSO-Konzentration auch im fertigen Auszug nahezu bei 100 %, sofern man reines DMSO eingesetzt hat.

So oder so empfehle ich, die gewünschte Anzahl Tropfen der fertigen Flüssigextrakte zumindest in einer kleinen Menge Wasser, z.B. direkt auf einem Teelöffel, zu verdünnen und dann einzunehmen. Teelöffelmengen haben den Vorteil, dass man sie im Mund belassen kann und die Wirkstoffe schon gut über die Schleimhaut der Mundhöhle aufgenommen werden können. Diese Vorgehensweise ist hocheffektiv und die Tropfenanzahl kann sehr niedrig gewählt werden, etwa 2 - 5 Tropfen. Selbstverständlich ist es auch möglich, die Tropfen in größeren Wassermengen, also Trinkglas- oder Flaschengröße, zu mischen und schluckweise anzuwenden.

<u>Äußerliche Anwendung:</u>

Zur Anwendung auf der Haut werden die hochkonzentrierten DMSO-Kräuterauszüge wie sonst DMSO auch, auf ca. 15 - 60 % verdünnt.

Ausnahmen davon sind:

- Punktuelle Betupfen von Warzen (z.B. DMSO-Artemisia annua)
- Herpesbläschen (DMSO-Zitronenmelisse)
- Akne (DMSO-Stiefmütterchen)
- Aphthen (DMSO-Kamille) u.a.

Zur akuten Behandlung entzündlicher Hautsymptome oder gereizter Haut, wie bei Neurodermitis, Ekzemen oder Psoriasis, empfehle ich die Verdünnung der DMSO-Kräuter-Extrakte auf ca. 15 %.

Äußerlich lokale Anwendungen für Symptome des Bewegungsapparates, wie Sehnenentzündungen, Arthrose, Ablagerungen, Muskelverhärtungen, Rückenschmerzen, u.v.a. nehme ich mit 30 - 60%igen DMSO-Mischungen vor. Ebenso ist es möglich, die DMSO-Kräuterauszüge vor der Anwendung für den Bewegungsapparat mit Ölen, z.B. Schmerzölmischungen, zu versetzen.

Neben der oralen und rein äußerlichen Anwendung können mit den DMSO-Heilpflanzen-Extrakten jedoch auch Behandlungen durchgeführt werden:

- Ohren und Nase
  (15 %, z.B. DMSO-Kamille, DMSO-Mädesüß, DMSO-Augentrost, ...)
- Augen
  (3 %, DMSO-Augentrost)
- Einläufe/Spülungen
  (max. 15 % DMSO, z.B. DMSO-Eiche)
- Umschläge
  (max. 15 %, z.B. DMSO-Beinwell)

Am Beispiel der Eiche sehen wir, dass durchaus nicht nur Kräuter/Grünpflanzen mit ihren Blättern, Blüten, Wurzeln, Samen, sondern auch Holz, Rinde, Weihrauch, Moose, Propolis, Mineralien, und andere Naturmaterialien mit DMSO ausgezogen werden können. Aus Lärchenholz beispielsweise kann ein Extrakt mit Taxifolin gewonnen werden, welches zu den Flavonolonen zählt und als Antioxidans eingesetzt wird. Aus Moosen können antimykotische Flüssigextrakte gewonnen werden, zur Anwendung bei Pilzinfektionen.

Die Möglichkeiten mit DMSO als Auszugsmittel, welches sowohl fett- als auch wasserlösliche Stoffe sehr gut aufnimmt und damit die Inhaltsstoffe der Pflanzen oder Naturmaterialien komplett abbildet, sind also schier unerschöpflich.

Der einzige Nachteil von DMSO als Auszugsmittel ist sein hoher Siedepunkt von ca. 185 °C, der es praktisch unmöglich macht, das Lösemittel, also DMSO, nach dem Auszugsvorgang wieder zu verdampfen, wie das z.B. bei der Herstellung von Rick Simpson Öl erwünscht ist. Die erforderlichen hohen Temperaturen würden alle Inhaltsstoffe zerstören und außerdem liegen sie über dem Flammpunkt von DMSO, was gefährlich ist. Sofern man also einen Trockenauszug herstellen will, sollte man zu niedrig siedenden Lösemitteln greifen, wie Isopropylalkohol, Ethanol oder Petrolether (Wundbenzin), die hier teilweise schon besprochen wurden. Selbst wenn man eine Vakuumapparatur hat, ist das Verdampfen von DMSO eine knifflige Sache, da es stark zu Siedeverzügen neigt.

Mit der Nutzung anwendungsfertiger DMSO Heilpflanzentinkturen erschließt sich ein Schatz von natürlichen Heilmethoden, die wirksam eine breite Palette von Symptomen behandeln können. Ihr Potenzial für die Gesundheitsförderung und ihr Beitrag zur sanften, natürlichen Heilung sind beeindruckend. Detaillierte Informationen und empfohlene Bezugsquellen für anwendungsfertige Heilkräutertropfen stehen auf www.MedizinZumSelbermachen.de zur Verfügung.

DMSO – Auszüge – Heilpflanzenextrakte in verschiedenen Auszugsmitteln – Basenwasser

Bisher haben wir über organische Lösemittel als Extraktionshilfe für Heilpflanzeninhaltsstoffe und ihre Vor-/Nachteile gesprochen. DMSO, Ethanol („Alkohol"), Glycerin, Petrolether („Wundbenzin"). Heute folgt eine eher wenig bekannte Möglichkeit Pflanzen auszuziehen und zwar ganzheitlicher als mit bloßem Wasser. Wasser alleine, etwa bei der Mazeration („kalter Aufguss") angewendet, kann logischerweise lediglich die wasserlöslichen Inhaltsstoffe aufnehmen. Um ein besseres Lösevermögen zu erzielen, wird deshalb gängigerweise erhitzt, also das Wasser vor dem Aufguss zum Sieden erhitzt. Dies jedoch ist für die thermische Unversehrtheit der Pflanzeninhaltsstoffe ungünstig.

Eine Variante ist deshalb, Wasser mit einem alkalischen pH-Wert für den Auszug zu verwenden. Basisches Wasser, das wissen wir ja von der Seifenlauge oder von dem Abflussreiniger, ist durchaus in der Lage, auch fettlösliche Stoffe aufzunehmen.

Basenwasser – Möglichkeiten der Herstellung

- Einrühren von Natron
- Verwendung von Kaliumhydroxid → Indikatorstäbchen / pH-Wert-Messgerät benutzen
- Verwendung von Ammoniak-Wasser

Um Wasser alkalisch, also basisch zu machen, gibt es verschiedene Möglichkeiten. Am geläufigsten, und für den Hausgebrauch wohl am sichersten, ist das Einrühren von Natron = Natriumhydrogencarbonat („Basensalz"). Denn davon kann man nicht zu viel erwischen – der pH-Wert eines Natronwassers pegelt sich bei maximal ca. 8,5 ein, auch wenn man noch weiter Natron dazugibt.

Dagegen ist die Verwendung von Hydroxiden, wie z.B. Kaliumhydroxid oder Natriumhydroxid, geeignet, pH-Werte bis an die obere Grenze der pH-Wert Skala zu erreichen, nämlich 14. Solche starken Laugen sind dann jedoch mit äußerster Vorsicht und Achtsamkeit zu verwenden und unter Anlegen von Schutzkleidung, Handschuhen und Brille zu handhaben!! Verätzungsgefahr!!

Ist der pH-Wert des Wassers zu hoch, werden ohnehin die Pflanzeninhaltsstoffe geschädigt. Deshalb sollte man bei dieser Variante zwingend mit Indikatorstäbchen oder einem pH-Wert Messgerät arbeiten und diesen auf ca. maximal 9 - 10 einstellen. Dafür benötigt man nur sehr sehr wenig Kaliumhydroxid und der Vorteil ist eben, dass das Wasser von vorneherein weniger stark mit Salz beladen wird als bei der „Natron-Methode".

Eine weitere traditionelle, heute besonders noch in der Labor-Pharmazie beliebte, Möglichkeit ist die Verwendung von Ammoniak-Wasser. Es ist ebenfalls ziemlich basisch, kann jedoch durch Verdampfen des enthaltenen Ammoniaks (NH_3) im Anschluss an die Extraktion wieder neutral „gemacht" werden. Während der kindlichen Anfänge meines naturwissenschaftlichen Weges, musste ich damals unseren Vater mit in die Apotheke nehmen, damit er den Kauf von Ammoniak-Wasser gegenüber dem Apotheker abgesegnet hat. Heute kann man die auch „Salmiakgeist" genannte Flüssigkeit, z.B. im Handwerkerbedarf im Internet bestellen.

Für welches Basenwasser wir uns auch entscheiden, wir haben damit die Möglichkeit Pflanzenauszüge, gegenüber den rein wässrigen, in Bezug auf die ganzheitliche Abbildung der Pflanze im Flüssigextrakt zu optimieren. Frisch- oder Trockenpflanzengut, möglichst fein, wird mit dem Basenwasser bei Raumtemperatur überschichtet und für einige Tage stehen gelassen. An der Durchfärbung erkennt man meist den Fortschritt der Extraktion.

Basenwasser als weiteres Auszugsmittel

- Enthält keinerlei organische Lösemittel
- Eingeschränkte Haltbarkeit → Zugabe von 2 - 3 Tropfen H_2O_2 (3 %) in 100 ml Lösung

Und genau an dem Punkt kommt nun der Nachteil von Basenwasser als Auszugsmittel für Pflanzen zum Vorschein. Die Flüssigextrakte sind nämlich nicht „konserviert", wie z.B. durch hohe Konzentrationen von Alkohol, DMSO, Petrolether oder Glycerin. Ihre Haltbarkeit ist also eingeschränkt und kann nur mit kleinen Tricks, wie etwa der nachträglichen Zugabe von kleinen Mengen Wasserstoffperoxid 3%ig, verbessert werden. Dabei verwende ich ca. 2 - 3 Tropfen Wasserstoffperoxid 3%ig pro 100 ml Lösung.

Letztlich sind also die Auszüge mit Basenwasser für den relativ raschen Gebrauch gedacht, haben jedoch den Vorteil, dass keinerlei organische Lösemittel enthalten sind. Wir können sie umso freier, z.B. auch für Kinder, Schwangere und Stillende einsetzen, wenn es sich um Bekannte, Verwandte, Patienten o.ä. handelt, die eventuell diesen Flüssigkeiten gegenüber kritisch eingestellt sind.

DMSO – Auszüge – Heilpflanzenextrakte in verschiedenen Auszugsmitteln – Glycerin

Kurz zur Wiederholung: Flüssigkeiten, die geeignet sind, aus Pflanzen(-teilen) die erwünschten Inhaltsstoffe zu lösen, gibt es viele. Angefangen beim Wasser, das wir ja buchstäblich tagtäglich nutzen, um einen wässrigen Auszug herzustellen – Tee. Die verschiedenen Flüssigkeiten, Lösemittel oder Auszugsmittel genannt, haben jedoch sehr unterschiedliche Eigenschaften und das Wissen um Vor- und Nachteile, kann uns dabei helfen, für den jeweiligen Einsatzzweck, das am besten geeignete herauszufinden. Neben den Lösungseigenschaften an sich, geht es nämlich auch um solche wie „Giftigkeit", Siedepunkt/Schmelzpunkt, Viskosität, Kombinierbarkeit u.a..

Alkohol / Ethanol als Auszugsmittel

Vorteile

- Gut verfügbar
- Haltbarkeit der Auszüge nach der Verdünnung sehr gut

Nachteile

- Mittelmäßige Lösungseigenschaften
- Toxizität ist gegeben → eingeschränkte Verwendbarkeit
- Keine Wundheilungsförderung
- Hoher Siedepunkt → Herstellung von Trockenextrakten nicht möglich, ohne die Inhaltsstoffe zu zerstören

Im Haushaltsbereich dominierte von jeher der „Trinkalkohol" oder „Weingeist". Dies hatte vor allem historische Gründe. Denn Vorteile bietet Ethanol, die offizielle Bezeichnung für Weingeist, kaum. Seine Lösungseigenschaften sind mittelmäßig, die Toxizität ist gegeben, der Siedepunkt ist so hoch, dass man im privaten Bereich keine Trockenextrakte herstellen kann, ohne die Inhaltsstoffe zu zerstören und die Verwendbarkeit der Auszüge ist eingeschränkt, was Kinder oder Kranke betrifft. Ebenso keine Wundheilungsförderung.

DMSO – hervorragendes Lösungsmittel

Vorteile

- Nimmt fett- und wasserlösliche Inhaltsstoffe der Pflanzen gleichermaßen gut auf
- Auszüge sind wesentlich schneller „fertig"
- Verdunstet nicht
- Inhaltsstoffe werden bei der Anwendung, äußerlich oder innerlich, besser „transportiert"

Nachteile

- Hoher Siedepunkt → Herstellung von Trockenextrakten nicht möglich
- DMSO-Endgehalt > 50 % zur Gewährleistung der Haltbarkeit

<u>Vorteile von Ethanol:</u>

Gut verfügbar, Haltbarkeit der Auszüge auch nach Verdünnung sehr gut. DMSO ist ein hervorragendes Lösungsmittel und nimmt sowohl wasser-, als auch fettlösliche Stoffe aus den Pflanzen begierig auf. Die Auszüge sind wesentlich schneller fertig, oft schon nach einem Tag, und bilden die Pflanze ganzheitlich ab. Weiterhin ist DMSO selbst als Regenerationsmittel wirksam sowie „verstärkend" für die Pflanzenwirkstoffe tätig und deshalb eine ideale Kombination.

<u>Nachteile von DMSO:</u> Siedepunkt mit 185 °C noch höher als Ethanol, also keine Trockenextrakte möglich und die Auszüge müssen mindestens einen DMSO-Endgehalt von 50 % aufweisen, um die Haltbarkeit zu gewährleisten. Petrolether/Wundbenzin bietet den Vorteil sehr guter Lösungseigenschaften und einen niedrigen Siedepunkt von ca. 50 - 60 °C. Hiermit kann man durch mildes Erwärmen ohne weiteres selbst Trockenextrakte herstellen, die sie sehr leicht flüchtig und wenig gut verfügbar sind.

Nun also Glycerin. Diese Flüssigkeit wurde in letzter Zeit vor allem durch die Aktivitäten von Anthony William (wieder) bekannt, der Glycerin als Alternative zum Ethanol für Pflanzenauszüge empfiehlt, weil damit auch Kinder und Kranke ohne weiteres behandelt werden können, also die Toxizität deutlich geringer ist als die von Weingeist. Glycerin ist verglichen mit allen bisher besprochenen Lösemitteln, deutlich viskos bei Raumtemperatur. Die Ansätze mit Kräutern sollten deshalb warm stehen und benötigen zur „Reifung", das heißt zum Übergang der Pflanzeninhaltsstoffe in die flüssige Phase, deutlich länger als mit DMSO oder Petrolether.

Glycerin gehört wie Ethanol zur Gruppe der Alkohole und ist ein sog. dreiwertiger Alkohol, besitzt also drei Hydroxylgruppen –OH im Molekül. Biochemisch gesehen ist Glycerin ein Bindeglied zwischen „kurzen" einwertigen Alkoholen wie Ethanol, Methanol (stark giftig!) oder Propanol (z.B. in „Franzbranntwein" enthalten) mit einer Hydroxylgruppe HHh und den Zuckern, bei denen es sich um Substanzen handelt, die meist 5 oder 6 Hydroxylgruppen tragen und dann nicht mehr flüssig, sondern fest/kristallin sind, wie wir es vom Traubenzucker etwa kennen. Dies alles haben wir ja in der Schule gehört. Die höhere Viskosität des Glycerins resultiert also aus der Polarität der drei Hydroxylgruppen. Auf gewisse Weise gesehen ist ja Wasser der einfachste Alkohol, nämlich H–OH, mit einer Hydroxylgruppe, sodass die Alkohole an sich ähnliche Lösungseigenschaften aufweisen – vor allem wasserlösliche Substanzen werden gut aufgenommen. Im Übrigen schmeckt Glycerin bekanntermaßen süß und daran erkennt man die Verwandtschaft zu den Zuckern, welche chemisch betrachtet Polyalkohole sind.

Aufgrund der hohen Viskosität bei Raumtemperatur empfiehlt sich entweder eine Wärmekammer mit ca. 35 °C zur Reifung der Auszüge oder die Vorverdünnung des Glycerins auf 70 % mit Wasser. Oder beides. Für eine Verdünnung des Glycerins werden also 7 Teile Glycerin mit 3 Teilen Wasser gemischt. Hier würde ich Wert auf ein reines Wasser legen – entweder Umkehrosmose- oder destilliertes Wasser oder pharmazeutisches Wasser. Die im Leitungswasser enthaltenen Calciumionen neigen dazu, Naturstoffe zu komplexieren oder ionische Bindungen einzugehen, was zur Unlöslichkeit bzw. Ausfällung führen kann.

Wie Kräuterexperten stets betonen, gibt es keine pauschale Reifungszeit für Auszüge, da diese mit verschiedenen Faktoren variiert. Dazu gehören: Pflanzenart, Pflanzenteile, Zerkleinerungsgrad, Lagerungstemperatur und eben die Art des Lösemittels. Ebenso wenig kann man pauschal ein Mengenverhältnis angeben, was Pflanzenmaterial zu Lösemittel betrifft.

Ich gehe deshalb einfach so vor, dass ein Einmachglas („Weckglas") mit ca. ein Drittel der Gesamthöhe mit Pflanzenmaterial befüllt wird. Generell, und im Falle von Glycerin erst recht, sollte dieses gut zerkleinert sein, gleichgültig, ob es sich um Frischpflanzen oder getrocknetes Material handelt. Für die Zerkleinerung am besten einfach mit den Fingern zupfen oder ein Keramikmesser verwenden. Dieses Drittel wird dann mit dem ausgewählten Auszugsmittel, hier also Glycerin 70 %, gänzlich überschichtet. Dann den Deckel aufsetzen und an einem warmen, aber dennoch lichtgeschützten Platz lagern und beobachten. Mit einiger Erfahrung wird man am Grad der Durchfärbung der flüssigen Phase den Fortgang des Ausziehens herausfinden. Dazu ab und zu das Glas in die Hände nehmen und leicht kippen.

Den fertigen Auszug kann man durch ein Tuch oder einen Kaffeefilter oder einen Faltenfilter im Glastrichter scheiden. Letzteres bietet den Vorteil, dass der Glastrichter direkt auf Braunglaspipettenfläschchen passt, sodass man kein Zwischengefäß benötigt und der fertige Auszug schonend ohne unnötigen Luftkontakt abgefüllt werden kann. Die Auszüge mit Glycerin 70 % werden nicht weiterverdünnt, damit die Haltbarkeit gewährleistet bleibt.

DMSO – Auszüge – Heilpflanzenextrakte in verschiedenen Auszugsmitteln – Petrolether

Wenn es darum geht die löslichen, also eher kleinmolekularen, Pflanzeninhaltsstoffe „auszuziehen", also in eine flüssige Phase zu bringen, so haben wir theoretisch sehr viele Möglichkeiten, was die Auswahl der flüssigen Phase betrifft. Wir sprechen üblicherweise von den Lösungs- oder Auszugsmitteln. Die großmolekularen Anteile von Pflanzen, die wir z.B. mit Gerüstsubstanz oder Stärke bezeichnen, können nicht ohne weiteres in Lösung gebracht werden und verbleiben als Rückstand im Ansatz.

Die Auswahl des geeigneten Lösungsmittels erfolgt nach den Kriterien:

- Siedepunkt
- Polarität (also Aufnahmevermögen für wasser- oder fettlösliche Substanzen)
- Toxizität
- Preis und Verfügbarkeit

Über DMSO als Auszugsmittel wurde schon geschrieben. Es hat optimale Lösungseigenschaften für wasser- und fettlösliches, ist preisgünstig, gut verfügbar und bestens verträglich. Gegenüber dem klassischen Alkohol bietet es die zusätzlichen Vorteile wundheilungsfördernd und gut anwendbar bei Kindern, Schwangeren und Stillenden zu sein. Letztere beiden natürlich in eigener Verantwortung, da entsprechende Studien/Zulassungen niemand durchgeführt hat.

Doch eines kann man mit DMSO nicht machen, einen Trockenextrakt, also einen Auszug, dem man nachträglich die Flüssigkeit wieder entzieht, da DMSO einen sehr hohen Siedepunkt von ca. 184 °C hat.

Petrolether – ideale Grundlage für Trockenextrakte

- Siedepunkt 40 - 60 °C
- Sehr gute Lösungseigenschaften
- Geringe Toxizität
- Hochwirksame und hochverträgliche Phytomedizin

Ein Verdampfen der flüssigen Phase bei sehr niedrigen Temperaturen, um die gelösten Inhaltsstoffe zu schützen, ist jedoch mit einem anderen lange bekannten Auszugsmittel sehr gut möglich – dem Petrolether, den man früher unter der Bezeichnung Wundbenzin sowieso in der Hausapotheke stehen hatte. Siedepunkte um ca. 50 °C und sehr gute Lösungseigenschaften machen diese Flüssigkeit zur idealen Grundlage für Trockenextrakte, die man z.B. in Kapseln abfüllen möchte.

Die Bezeichnung Trockenextrakt im pharmazeutischen Sinne schließt allerdings ölige oder hochviskose lakritzartige Ergebnisse mit ein, wie das etwa beim sog. Rick Simpson Öl der Fall ist. Es kommt eben darauf an, welche Pflanzeninhaltsstoffe am Ende dominieren. Handelt es sich beispielsweise vorwiegend um ätherische Öle, so kann der Trockenextrakt logischerweise nicht wie ein Pulver daherkommen. „Trockene Trockenextrakte" liefert zum Beispiel der Gingko.

Die Toxizität von Petrolether ist niedrig und, da das Wundbenzin ohnehin wieder verdampft wird, unbedeutend. Preis und Verfügbarkeit sind nicht ganz so gut wie beim DMSO. Ich beziehe Petrolether in pharmazeutischer Reinheit mit Siedepunkt 40 - 60 °C als 500 ml Flasche zu etwas weniger als dem DMSO Literpreis. Immer noch unterhalb der Kosten für Apotheker Alkohol, da keine Steuer anfällt. Wir reden hier von hochwirksamer und gleichzeitig hochverträglicher Phytomedizin – das sollte es uns wert sein.

Die Vorgehensweise ist sehr einfach. Das Pflanzenmaterial wird, frisch oder getrocknet, gut zerkleinert (kein Metall verwenden) und in einem geeigneten Glas, zum Beispiel Einmachglas, mit Petrolether komplett überschichtet. Gläser, die einen Deckel mit Innenbeschichtung haben, sind zu meiden, denn dieser kann aufquellen bzw. angelöst werden.

Im Gegensatz zu den Ansätzen mit DMSO müssen nämlich diejenigen mit dem niedrig siedenden Petrolether gut verschlossen werden, sonst verdunstet das Lösemittel schon, während der Ansatz noch ruhen sollte. Die Zeitdauer, die der Ansatz für eine gute Durchfärbung benötigt, ist unterschiedlich. Ab und zu umschwenken und das schon Erreichte begutachten, ist also angeraten.

Wenn man Frischpflanzen verwendet hat, enthält der Ansatz einen gewissen Wasseranteil, meist ca. 5 bis 10 Prozent, je nach eingesetzter Menge Pflanzenmaterial. Wenn man ausdrücklich vorhat einen Trockenextrakt herzustellen, dann ist ein hoher Wasseranteil natürlich eher ungünstig, weil das Wasser schlechter aus dem Gemisch entfernbar ist als das Wundbenzin.

Ist der Ansatz gut durchgefärbt, kann das Flüssige wieder vom Festen getrennt werden. Entweder durch ein weißes, ohne Weichspüler, gewaschenes Baumwolltuch oder einen Porzellankaffeefilter oder einen Glastrichter mit Filterpapier. Das Filtrat lässt man am besten in das Gefäß fließen, welches anschließend erwärmt wird, um die Flüssigkeit zu verdampfen.

Generell ist es natürlich möglich, die so gewonnene flüssige Phase mit den gelösten wertvollen Pflanzeninhaltsstoffen auch direkt als Flüssigextrakt zu verwenden. Diesen einzutrocknen ist ja kein Dogma und ein Wundbenzinextrakt kann selbstverständlich auch direkt Verwendung finden. Etwa zur Wundbehandlung oder Hautbehandlung allgemein oder für Umschläge.

Auch wandte man Petrolether-Mischungen früher tropfenweise innerlich an, doch das ist nur noch wenigen geläufig.

Doch nun weiter mit der Möglichkeit einen Trockenextrakt zu erzeugen.

Wenn man die abfiltrierte Mischung erwärmt, entstehen Dämpfe und diese Wundbenzindämpfe sind natürlich leicht entflammbar (siehe der Barbier beim Augenbrauen- und Nasenhaare-Abflammen!)!!! Also solche Mischungen nie (!!!) mit offenen Flammen erwärmen und für stets gute Durchlüftung des Arbeitsbereiches sorgen!!! Geeignet ist die langsame Erwärmung in einem Wasserbad auf ca. 60 °C unter einem funktionierenden Abzug oder im Freien! Ebenso ist es wichtig, in die Brühe eine kleine Menge Sand oder ein paar kleine Steinchen zu geben, damit kein Siedeverzug entsteht. Sonst kann es passieren, dass die Mischung während der Erwärmung anfängt zu spritzen.

Bleibt der so gewonnene Rückstand noch flüssig, liegt dies, wie vorher erwähnt, am Wassergehalt. Man kann die weitere Trocknung beschleunigen, ohne das wertvolle Material auf über 100 °C erhitzen zu müssen, indem man es auf einem Filterpapier ausbreitet. Dort sollte es wegen Luftsauerstoff-Kontakt nicht zu lange liegen.

Nun könnte jemand fragen: Wozu der ganze Aufwand, ich kann doch einfach die Pflanzen essen. Ja, kann man. Allerdings gibt es durchaus Anwendungsziele, für die ein Trockenextrakt vorteilhaft ist. Erstens kann man Frischpflanzen in der Regel nicht das ganze Jahr über bekommen und die meisten Symptome ereilen uns immer noch statistisch gesehen in der europäischen Winterzeit. Und zweitens sind etwa die lipophilen Inhaltsstoffe von Pflanzen für die Aufnahme besser verfügbar, wenn sie nicht mehr an die Gerüstsubstanz/Polysaccharide gebunden sind.

DMSO – Auszüge – Schritte zum DMSO-Kräuterauszug

DMSO als Dachmittel des dritten Weges kann erstens alleine, zweitens in Kombination mit allen anderen Mitteln/Therapieverfahren und drittens als Auszugsmittel für Pflanzen und andere Naturmaterialien eingesetzt werden. Letzteres erfreut sich auch immer mehr Beliebtheit und so ist es kein Wunder, dass auch viele Eigenanwender inzwischen ihre Kräuter frisch geerntet in DMSO ausziehen.

Vorteile: DMSO nimmt fett- und wasserlösliche Inhaltsstoffe der Pflanzen gleichermaßen gut auf. Die Auszüge sind wesentlich schneller „fertig“, weil DMSO ein besseres Lösemittel ist als Alkohol. DMSO verdunstet nicht. Die Inhaltsstoffe werden bei der Anwendung, äußerlich oder innerlich, besser „transportiert“.

Hier die wenigen Schritte zum DMSO-Kräuterauszug in der Übersicht:

1. Ein geeignetes Glas (am beliebtesten sind die guten alten Weckgläser) entweder, je nach praktischer Erfahrung, zuerst halb mit DMSO befüllen oder zuerst die frisch geernteten Pflanzen (Keramikmesser oder pflücken) hineingeben. Je nachdem, um was es sich handelt, sollte dabei eine zweckmäßige Zerkleinerung erfolgen. Im zweiten Fall wird anschließend mit DMSO überschichtet, bis kein Material mehr oben herausschaut. Wenn man feste Rezepturen hat und das Pflanzenmaterial abgewogen wird, kann man das DMSO natürlich mit Hilfe eines Glasmesszylinders oder Glasmessbechers genauer dosieren.

2. Deckel darauf. Es reicht den Glasdeckel mit dem Gummi einfach aufzulegen. Verklammern ist nur nötig beim Transport oder bei Umsturzgefahr.

3. Lichtgeschützt, schattig lagern.

4. Die Fertigstellung der DMSO-Auszüge hängt von Durchfärbung und Pflanzengut ab und kann mehrere Tage/Wochen in Anspruch nehmen. Je nach Pflanzengut wird nun dekantiert oder filtriert. Zum Filtrieren eignen sich, je nach Gesamtmenge, Baumwolltücher, Kaffeefilter oder Faltenfilter/Glastrichter. Letztere benutze ich vor allem, um die Auszüge direkt in Braunglas-Pipetten-Fläschchen abzufiltrieren, was sehr praktisch und vor allem hygienisch ist (Thema erlaubnisfreie Herstellung nach AMG ...).

5. Nachverdünnungen (die Auszüge haben bei Frischpflanzen ca. 90 % DMSO-Gehalt) der Auszüge mit Wasser werden dann entweder schon vor dem Abfiltrieren der Mischung oder direkt in den Fläschchen durchgeführt. Darauf achten, dass der Gehalt an DMSO auf jeden Fall über 50 % verbleibt, wegen der Haltbarkeit!!

Beispiel: DMSO-Artemisia annua-Auszug. Dieses Mittel ist sehr wichtig. Ich setze es bei akuten und chronischen Infektionen ebenso ein, wie zur äußerlichen Behandlung von Warzen, Hautveränderungen, Nagelpilz und auch als „Verdauungshilfe“.

Anwendungsfertige DMSO Heilpflanzentinkturen stehen bereit, um eine Vielzahl von Symptomen auf natürliche Weise zu lindern. Sie nutzen die Kraft von Heilpflanzen, fördern die Gesundheit und bieten eine sanfte Alternative zur konventionellen Medizin. Bezugsquellenempfehlungen sowie weitere Informationen sind auf www.MedizinZumSelbermachen.de abrufbar.

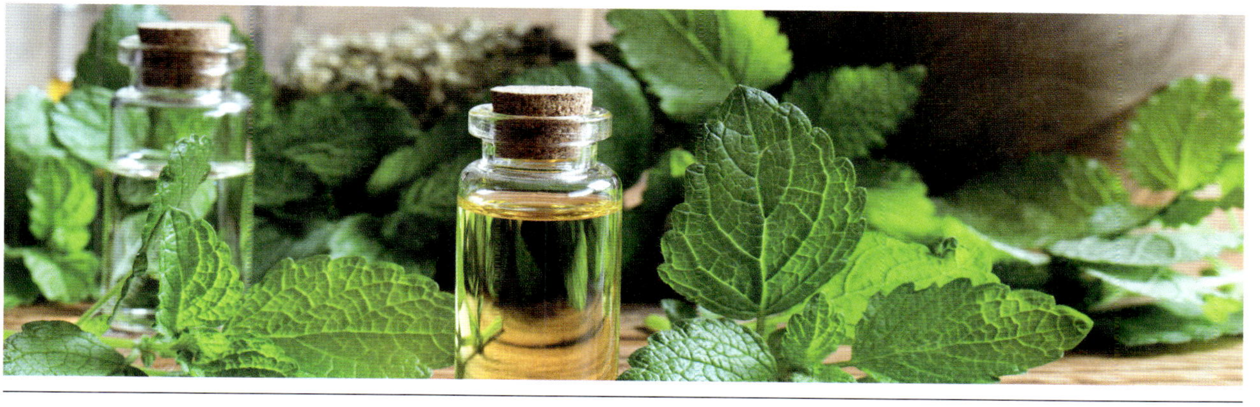

DMSO – Auszüge – Zitronenmelisse-Auszug

Über die Möglichkeit Heilkräuter mit dem hervorragenden Lösungsmittel DMSO auszuziehen habe ich vielfach geschrieben und referiert.

Der DMSO-Artemisia annua-Auszug lag mir bisher sehr am Herzen, weil er das stabile organische Peroxid aus der Pflanze in hoher Konzentration enthält, welches in zahlreichen, internationalen wissenschaftlichen Studien inzwischen „gefeiert" wird. Siehe dazu auch die umfangreiche Arbeit von Dr. Martin Hirt und dem von ihm gegründeten Verein ANAMED, über den man auch Anwendungskurse machen kann.

Das Aufgreifen einzelner Kräuterauszüge in meinem Rundbrief folgt jedoch keiner Bewertung, denn „für jede Krankheit ist ein Kraut gewachsen".

Die Zitronenmelisse „gefällt" mir aus verschiedenen Gründen und nicht zuletzt, weil ich als Kräuteramateur sie gut erkennen kann und sie einen so angenehmen Tee, also einen wässrigen Auszug, ergibt.

Ich würde die Zitronenmelisse als DMSO-Auszug zunächst auch als Hautmittel einordnen. Zum Beispiel bei Akne, wo man ja das oben beschriebene Kaliumpermanganat aus ästhetischen Gründen eher nicht verwendet ... .

Zitronenmelisse als Hautmittel bei Akne

Brei

- Einige Tropfen vom DMSO- Zitronenmelisse-Auszug
- Heilerde / Zeolith-Pulver
- Tröpfchen Mandelfett

Man kann zum Beispiel ein paar Tropfen von dem DMSO-Zitronenmelisse-Auszug mit etwas Heilerde oder Zeolith-Pulver und einem Tröpfchen Mandelfett zu einem „Brei" verrühren und diesen wie eine „Schminke" auftupfen.

Ansonsten darf man bei ausgedehnter Akne natürlich auch mal an die Hormone denken und die Hormonselbsthilfe Erlangen konsultieren.

Anwendungsgebiete Zitronenmelisse

- Einschlafstörungen
- Magen-Darm-Beschwerden
- Gallenleiden
- Herpes Simplex
- Erkältungskrankheiten

Die Zitronenmelisse war Arzneipflanze des Jahres 1988 und weiterhin kann man bei Wikipedia Folgendes lesen:

Die traditionelle Verwendung ist die Unterstützung der Magenfunktion und bei nervlicher Belastung. Präparate wie Aufgüsse, Flüssig- oder Trockenextrakte aus der Melisse wirken beruhigend und krampflösend. Sie werden bei Einschlafstörungen und Magen-Darm-Beschwerden eingesetzt. Häufig werden sie in Teemischungen mit anderen beruhigend wirkenden Drogen eingesetzt. Bäder werden bei Entzündungen der Haut und der Genitalorgane eingesetzt, aber auch als Entspannungsbäder. Weitere Anwendungsgebiete sind Gallenleiden und hypertone Dyskinesie.

Und weiter:

... Melisseblätter haben eine antimikrobielle und antivirale Wirkung. Dies wird in Salben zur Behandlung von Herpes Simplex eingesetzt. In der Volksmedizin wird die Zitronenmelisse auch bei Erkältungskrankheiten und Kreislaufschwäche eingesetzt. Im Handel ist reines Melissenöl aufgrund des hohen Preises (rund 6000 Euro pro kg) selten erhältlich, meist sind es Ersatzöle wie Citronellaöl, Zitronengrasöl oder Verfälschungen (Indisches Melissenöl).

Also: Der DMSO-Zitronenmelisse-Auszug ist sowohl äußerlich wie auch innerlich eingesetzt eine hocheffektive wie auch qualitativ sichere Sache. Innerlich verwende ich die Mischung, indem ich einige Tropfen 1- bis 3-mal täglich direkt auf die Zunge gebe oder in einer kleinen Menge Wasser einnehme.

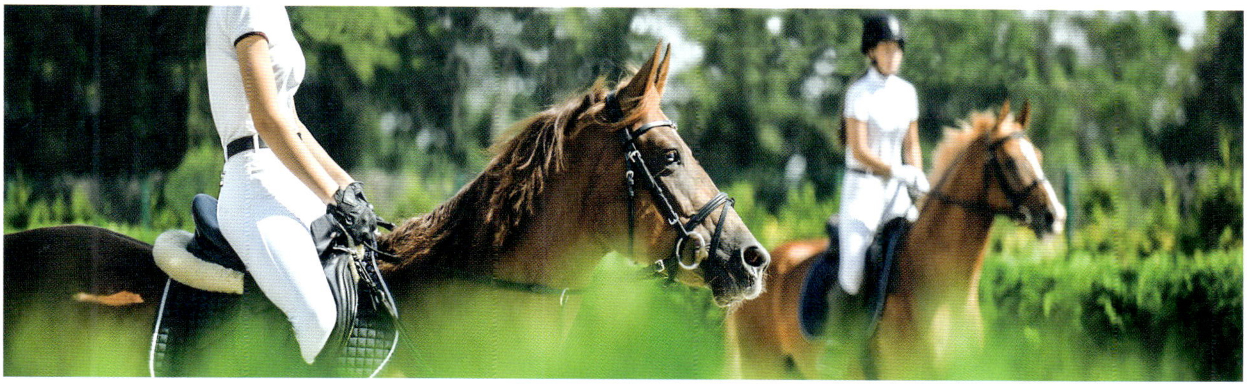

DMSO – Doping – Nur im Pferdesport gelistet

Die Frage, ob DMSO zu den Mitteln gehört, die offiziell im professionellen Sport verboten sind, wird immer wieder einmal gestellt. Mir ist nicht ganz klar warum, denn ein professioneller Sportler oder seine BetreuerInnen müssten/sollten doch Zugang zur Dopingliste haben und dementsprechend informiert sein.

Aktuell ist DMSO nicht Bestandteil der Dopingliste im humanen Sportbereich.

Dagegen ist die Listung im Pferdesport überdeutlich und wird interessanterweise in einem Atemzug mit Salicylsäure, Arsen, CO_2 und Theobromin genannt!

Salicylsäure dürfte als Thrombozyten-Aggregations-Hemmer („Blutverdünner“) und „Schmerzmittel“ unter dem Handelsnamen ASS oder Aspirin bekannt sein. Der Gehalt an Kohlendioxid CO_2 im Blut ist mitbestimmend für den Gasaustausch an den Kapillaren und Zellmembranen (denke auch an die anregende Wirkung von CO_2-haltigen Getränken). Und Theobromin ist eine Natursubstanz, die in der Humanmedizin schon sehr lange als Stimulanz bekannt ist. Theobromin ist strukturell sehr eng mit Koffein verwandt. Das sogenannte Theophyllin ist ein Isomer des Theobromins und wird medizinisch ebenfalls schon lange Zeit zur Verbesserung der Lungenfunktion etwa bei chronisch-obstruktiver Bronchitis eingesetzt.

Hier der gesamte Text für den Pferdesport:

FN Anti-Doping- und Medikamentenkontroll-Regeln für den Pferdesport – ADMR

Grenzwerte gelten für:

Salicylsäure: in einer Konzentration ab 625.0 Mikrogramm pro Milliliter Urin oder 5.4 Mikrogramm pro Milliliter Blutplasma.

Arsen: in einer Konzentration ab 0.3 Mikrogramm pro Milliliter Urin.

Dimethylsulfoxid (DMSO): in einer Konzentration ab 15.0 Mikrogramm pro Milliliter Urin oder in einer Konzentration ab 1.0 Mikrogramm pro Milliliter Blutplasma.

Verfügbares CO_2: in einer Konzentration ab 36 Millimol pro Liter Blutplasma.

Theobromin: in einer Konzentration ab 2.0 Mikrogramm pro Milliliter Urin oder in einer Konzentration ab 0.3 Mikrogramm pro Milliliter Plasma.

1 Mikrogramm DMSO pro Milliliter Blutplasma – das bedeutet, dass bei einem Pferd von 650 kg Körpergewicht der Dopingtest schon positiv ausfällt, wenn es 1 Gramm DMSO bekommt! Also sehr sehr wenig.

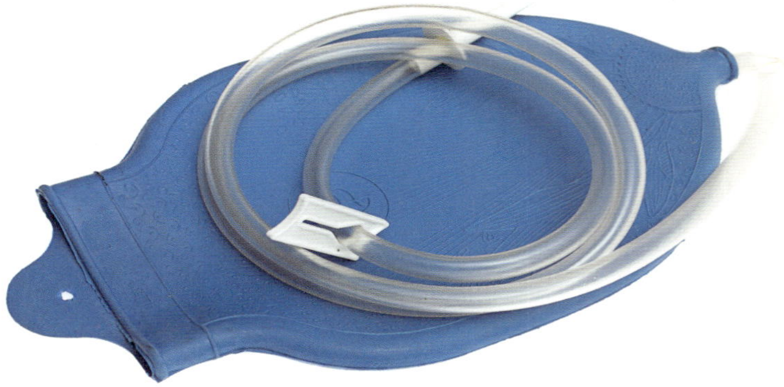

DMSO – Einlauf

Häufig wird die Frage gestellt, ob und wie sich DMSO für die Anwendung in Einläufen eignet. Verbunden mit der Frage, ob man die üblichen Kunststoffutensilien verwenden kann/soll und ob sich ein Zusatz von DMSO auch auf das potentielle Recycling von unerwünschten Stoffen über die Darmschleimhaut auswirken könnte.

Da ich für alle DMSO-Mischungen, die auf Schleimhäuten/in Körperhöhlen angewendet werden, eine maximale Konzentration von 15 %, bezogen auf DMSO, anwende, können jegliche Kunststoffmaterialien verwendet werden.

Unterhalb von ca. 20 % DMSO-Gehalt zeigen Kunststoffoberflächen, die damit in Kontakt kommen, keine Auswascheffekte mehr.

Wer ganz sicher gehen möchte, kann den Irrigator oder das Reprop-Gefäß samt Leitungen vor der Benutzung für den Einlauf einfach einmal mit einer kleinen Menge purem DMSO ausspülen/ausschütteln. Ein solcher Vorreinigungsgang der Kunststoffoberflächen, die bei der Anwendung mit DMSO-Mischungen in Kontakt kommen, ist nur einmalig nötig.

Bei der Herstellung einer gewünschten Mischung für Einläufe ist zunächst die gewünschte Gesamtmenge gefragt. Danach entscheidet sich auch die sinnvolle Zugabe von DMSO.

Wenn es sich um eher kleine Einlaufmengen von bis zu 500 ml handelt, so setze ich durchaus die vollen 15 % DMSO zu. Das wären bei 500 ml dann also 75 ml maximal. Für noch größere Volumina als 500 ml Einlaufmenge belasse ich es dann bei diesen 75 ml DMSO als Zusatz. Eine Ausnahme von meiner 15 % Regelung stellen auch Blasenspülungen dar. Hier werden der Spüllösung bis zu 50 % DMSO zugesetzt, da die Blasenwand im Bereich von bis zu einigen Minuten deutlich weniger DMSO aufnimmt als die Darmwand.

In beiden Fällen sollten sich die Spüllösungen möglichst nahe dem physiologischen Bereich bewegen, was Salzgehalt/Osmolarität (isotonisch), pH-Wert und Temperatur angeht. Insbesondere ist es ungünstig zu stark saure oder basische Mischungen anzuwenden, was man sich gut vorstellen kann, wenn man bedenkt, dass auch die Mundhöhle, die Magenwand oder das Auge als Schleimhäute sehr empfindlich auf pH-Wert Änderungen reagieren.

Bezüglich der Bedenken von Stoffrecycling über die Darmschleimhaut Folgendes:

Erstens kann DMSO keine großmolekularen Stoffe „transportieren". Damit scheiden also schon einmal Mikroorganismen, Proteine, makromolekulare Kohlenhydrate usw. aus. Ohnehin ist ein Leaky Gut Syndrom in dieser Hinsicht weit bedeutender.

Als Vorsichtsmaßnahme hat es sich bewährt, am Beginn einer Einlaufkur, also bei der ersten oder ersten und zweiten Spülung, auf DMSO zu verzichten und hier lediglich die sonst üblicherweise auch angewendeten Mischungen einzusetzen. Die Empfehlungen hier sind vielfältig: vom schlichten Meerwasser oder Salzwasser über Kaffee bis hin zu Mixturen mit Vitaminen oder Xylit oder Algen … .

Ganz nebenbei: Xylit unterstützt die Aktivität der Butyratbildner. Ab dem 2. oder 3. Durchgang, je nach Empfinden der Situation, setze ich dann zusätzlich das DMSO in der beschriebenen Menge den Mischungen zusätzlich zu. Kleine Rechennachhilfe:

Wenn man insgesamt eine Spülmenge von 500 ml herrichten will, dann werden beispielsweise 425 ml isotonisches Meerwasser plus 75 ml DMSO Ph. Eur. angesetzt und auf ca. Körpertemperatur gebracht.

Und noch etwas: Geht es um Spülungen von Körperhöhlen, in denen Infektionen strikt vermieden werden müssen oder in denen sogar schon behandlungsbedürftige mikrobielle Verkeimungen vorhanden sind, können die sterilen 15%igen DMSO-Mischungen angewendet werden.

Dazu gehören beispielsweise:

- Ohrspülungen bei perforiertem Trommelfell
- Fisteln
- Nasennebenhöhlen
- Infektionen der Blase

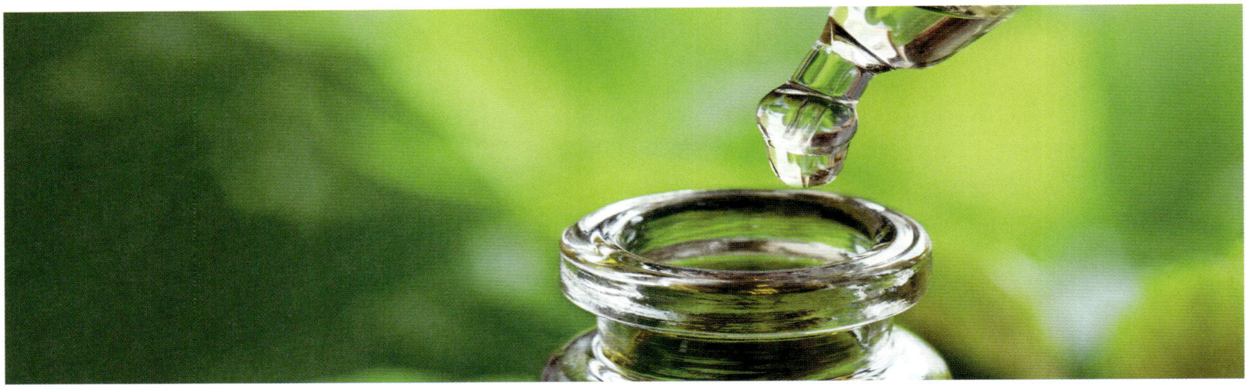

DMSO – Einsatzgebiete

Depression/Entzug

Forschungsprojekte mit Jugendlichen, die Entwicklungsverzögerungen oder auffälliges Verhalten zeigten, erbrachten, dass DMSO sehr gut ausgleichend bzw. fördernd in den Bereichen Konzentration, Bewusstsein, Entfaltung der Identität/Selbstachtung, Selbstkritik, Kreativität oder Artikulation agiert. Diese Wirkungen, teilweise erklärbar mit der Modulation des vegetativen Nervensystems durch DMSO, sind ebenso nützlich bei Erwachsenen in depressiven Phasen oder Entzugssyndromen.

DMSO Anwendung bei Depression/Entzug

Äußerliche Anwendung

- 30 % DMSO-Lösung
- Abwechselndes Einsprühen von Bauch, Brust und Rücken
- 1- bis 2-mal täglich

Der Kanalöffner DMSO kann darüber hinaus eine Entzugsphase entgiftend und regenerierend begleiten sowie schmerzlindernd unterstützen. Von psychiatrisch arbeitenden KollegInnen wurde mir die allgemein emotional stabilisierende Wirkung des DMSO in beiden Fällen bestätigt. Ich habe die Erfahrung gemacht, dass insbesondere bei Depression und Entzug die Anwendung über die Haut vorteilhaft ist. Zum einen, weil „das Schlucken" eines weiteren Mittels dadurch gemieden wird und zum anderen, weil das Einsprühen oder Einreiben mit einer flüssigen DMSO-Mischung eine andere Art von Zuwendung zum eigenen Körper darstellt, als Trinken oder Infusion beispielsweise. Ich empfehle das Einsprühen von Bauch/Brust und Rücken abwechselnd mit einer DMSO 30 % Lösung, wie man sie etwa fertig beziehen oder selbst herstellen kann, ein- bis zweimal täglich. Dann ca. 30 Minuten ohne Kleidungskontakt einwirken lassen.

Sommergrippe

Vor ca. 2 Wochen machte ich eine kleine Reise. Ich fuhr zunächst im stark von der Sonne aufgeheiztem Auto zum Bahnhof, stieg mit nassem T-Shirt in den klimatisierten Zug, wartete vor dem Umsteigen in den nächsten in der Hitze, stieg dann als drittes in einen Regionalzug bei dem die Fenster gekippt waren und schließlich in einen „doppelt klimatisierten" Stadtbus. Als ich zur Tür hereinkam, schüttelte es mich schon ... das Fieber nahm seinen Lauf. Ebenso Ohrenstechen, Schluckbeschwerden, verstopfte Nase, Glieder- und Muskelschmerzen. Wir haben sogar einen Kosenamen für diesen Symptomenkomplex: Sommergrippe.

Hausmittel gegen Grippe

- 15 % DMSO-Lösung als Nasen- und Ohrentropfen
- Reichliches Trinken von Meerwasser
- 5 TL DMSO in 300 ml Wasser

Mischung:

- 1 EL Kokosfett
- 1 TL getr. Artemisia annua

Neben der sofortigen Anwendung von DMSO 15 % Lösung als Nasen- und Ohrentropfen sowie dem reichlichen Trinken von temperierter RO-Wasser/Meerwasser-Mischung, ließ ich das Fieber bewusst eine Nacht und einen halben Tag wirken, trank dann 5 Teelöffel DMSO in 300 ml temperiertem Wasser und aß eine Mischung aus 1 Esslöffel Kokosfett, 1 Teelöffel Beifuß (getrocknetes Artemisia annua) und einer zerdrückten Banane.

Alle Lebensgeister kehrten sehr rasch zurück, sodass der übliche 8 - 10 Tagesverlauf um die Hälfte verkürzt war und vor allem: Es kam nicht zu der „grünen Schleim aus Nase/Hals" Phase, die sonst quasi obligatorisch auftritt, wenn Bakterien die Gunst der Stunde, sprich geschwächte Schleimhautabwehr, schamlos nutzen.

Hämorrhoiden

Immer wieder stehen in den unzähligen E-Mail Zuschriften, Anrufen, Facebook Beiträgen die Fragen nach dem richtigen Umgang und den idealen Konzentrationen im Mittelpunkt. Bezogen auf die hilfreiche Anwendung bei Hämorrhoiden ergibt sich dabei eine überraschende Anwendungsvariante.

Während die Erfahrung zeigt, dass die Anwendung von DMSO in Körperhöhlen (Nasentropfen, Mundspülung, Einlauf) idealerweise mit DMSO 15 % (Verdünnung mit isotonischem Meerwasser oder isotonischer Magnesiumchloridlösung oder Eigenurin) funktioniert, ist die direkte „äußerliche" Behandlung von vergrößerten Hämorrhoiden durch Betupfen mit reinem DMSO erstaunlich erfolgreich.

Zwar kann es bei der Erstanwendung kurzfristig „brennen", doch stabilisieren sich die Gefäße durch 1- bis maximal 2-maliges Bestreichen der Vorwölbung pro Tag innerhalb kürzester Zeit. Gleichzeitig die Empfehlung zu harten Sitzmöbeln, also blankes Holz am besten. Nicht sitzen ist natürlich noch besser.

Weitere Einsatzgebiete

Akne
Kapitel DMSO - Zitronenmelisse-Auszug

Augenerkrankungen
Kapitel DMSO - Augentropfen

Bindegewebsstörung
Kapitel DMSO in Kombination mit anderen Wirkstoffen - DMSO und Milchsäure

Blasenkrebs
Kapitel Furfural

Brusttumor
Kapitel DMSO in Kombination mit anderen Wirkstoffen - DMSO und Bengalrosa - Brusttumor

Down Syndrom
Kapitel DMSO - Anwendung - Äußerlich

Drüsenbehandlung (Schilddrüse, Brust, Prostata, Speicheldrüsen)
Kapitel Lugolsche Lösung

Entzündungen / Schmerzen
Kapitel DMSO in Kombination mit anderen Wirkstoffen - DMSO und Ambroxol

Hauterkrankungen (Ekzeme, Neurodermitis)
Kapitel Harnstoff - Kosmetische Premiumsubstanz

Kalzifikation
Kapitel DMSO in Kombination mit anderen Wirkstoffen - DMSO und Natriumthiosulfat

Lungenmetastasen
Kapitel DMSO in Kombination mit anderen Wirkstoffen - DMSO und Bengalrosa - Lungenmetastasen

Malaria / Krebszellen / Parasiten
Kapitel Organische Farbstoffe in der Krebstherapie - Methylenblau

Mineralienmischung bei Demenz
Kapitel Lithiumchlorid - Variante einer Mineralienmischung bei Demenz

Neuraltherapie / Schmerzsyndrome
Kapitel Procain

Pilzerkrankungen
Kapitel DMSO in Kombination mit anderen Wirkstoffen - DMSO und Milchsäure - Teil 2

Warzen / Herpes / Ekzeme / Pilzinfektionen
Kapitel Kaliumpermanganat - Altes Hausmittel

DMSO – Einsatzgebiete – Ergänzung

Die Fortgeschrittenen unter Ihnen mögen lächeln, jedoch wird diese Frage tatsächlich, zu Recht, häufig gestellt. Zu Recht deshalb, weil im Zuge der starken Verbreitung um das Wissen der Verwendung von DMSO als „Dachmittel" seit Veröffentlichung von „Das DMSO Handbuch" auch hier und da allerlei „Wirrheit" auftaucht – die Klarheit verloren geht.

Immer mehr Internetshops drängen auf das Thema DMSO und immer mehr (selbsternannte) Sprecher und Schreiber äußern sich. Viele von ihnen waren vormals, oft inkognito, Teilnehmer in meinen Seminaren/Vorträgen und wollen nun mit unternehmerischem Eifer, dass man sie als Fachleute wahrnimmt. Allen voran diejenigen, die mit dem Argument eine „gaaaanz besondere DMSO-Qualität" anbieten und mit allerlei Hochglanz-Marketing agieren. Ja, es sollte schon pharmazeutisches DMSO verwendet werden, wenn es um die Nutzung bei Mensch und Tier geht, das ist klar. Ist es jedoch nötig, daraus ein „Getue" zu machen?

Die Marketingleute beachten den Spruch: „Werbung muss immer für 11-jährige sein." Dadurch tritt unnötigerweise des Öfteren der Kern der Sache in den Hintergrund:

> „*Es handelt sich bei DMSO um ein Mittel, welches man erst nach dem Kauf kennenlernen darf/sollte, da es keinen Beipackzettel gibt und die Wirkungen äußerst vielfältig sind. Das gilt weiterhin auch für sogenannte Nebenwirkungen, also Wirkungen, die sich, eventuell unerwünscht, dazu gesellen können.*

Wozu also wird DMSO eingesetzt? Die Antwort ist 3-teilig:

1. DMSO wird als **Einzelmittel**, in der Regel verdünnt, eingesetzt bei Entzündungen, Verletzungen, Ablagerungen, Immundefizite, Auto-Immunreaktionen, Narben, Degeneration von Nervenfunktionen, Durchblutungsstörungen, Verbrennungen, Schmerzen, ...

2. Als **Kombinationspartner** zusammen mit Oxidationsmitteln wie Artemisia annua, Wasserstoffperoxid, Ozon, Chlordioxid, ... bei akuten und chronischen Infektionen.

Zusammen mit Krebsmitteln wie Furfural, Bengalrosa, Hämatoxylin, Dichloracetat, ... bei bösartigen und gutartigen Tumoren.

Zusammen mit Procain bei chronischen Schmerzsyndromen.

Zusammen mit Magnesiumsalzen für alle Symptome des Bewegungsapparates, also für Muskeln, Sehnen/Faszien, Gelenke.

Zusammen mit Meerwasser, Eigenurin oder Stiefmütterchen-Extrakt bei Ekzemen, Neurodermitis, Schuppenflechte, Rosazea.

Zusammen mit vielen weiteren Bausteinen aus dem Werkzeugkasten.

3. Als **Auszugsmittel** für die Herstellung von flüssigen Extrakten/Auszügen aus Pflanzen und Pflanzenmaterial. Ebenso aus natürlichen Materialien tierischer Herkunft wie Propolis.

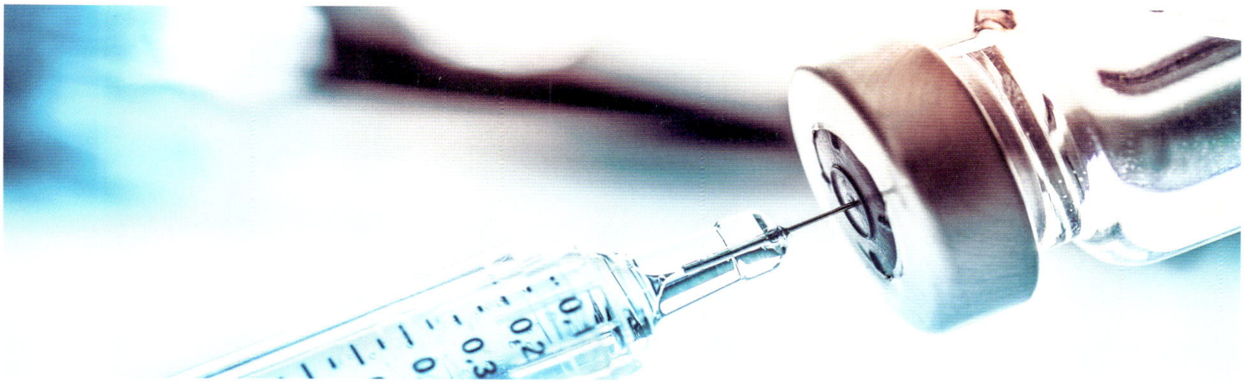

DMSO versus "DMSO Emulsion" – Eine klare Abgrenzung

Ich werde hin und wieder gefragt, was ich von der „DMSO-Emulsion" halte und ob ich damit Erfahrungen hätte.

Diese Mischung, die neben etwas DMSO, einen Cocktail aus Dimeticon (Polydimethylsiloxan, Kondom-Beschichtungsmittel, Kopflaus-Mittel), Sorbit-Antrioleat (Emulgator), Polysorbat 80 (E 433, Tensid/Netzmittel), Cetylstearylalkohol (Stabilisator, Schaumbremser), Calcium-Natrium-Edetat (Ca-Na-EDTA, Komplexbildner) und Kochsalz-Lösung (Im Originalrezept im Internet steht 9%ige Kochsalzlösung, was jedoch sicher ein Schreibfehler ist, denn mit zehnfach hypertoner Salzlösung kann man vielleicht Krampfadern veröden, aber sicher sonst nichts Gutes tun – es muss 0,9 % heißen.) enthält, wird zur Injektions-Therapie empfohlen und wurde in der Vergangenheit teilweise als eine Art „alternative Impfung" erwähnt.

Wer mich kennt, weiß, dass ich ein solches Chemikalien-Gemisch niemals bei mir anwenden oder jemandem empfehlen würde. Das Ganze hat natürlich überhaupt nichts mit pharmazeutisch reinem DMSO zu tun, welches ich in den verschiedensten Verdünnungsgraden mit ausschließlich wässrigen Lösungen äußerlich und innerlich verwende und im „Das DMSO Handbuch" beschrieben habe.

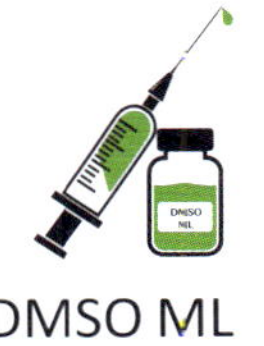

Will man DMSO injizieren, so ist es ratsam dafür die sterilen, vorverdünnten DMSO-Lösungen in 50 ml Stechampullen zu nutzen. Insbesondere die Mischungen DMSO MP (mit Procain) und DMSO ML (exklusiv mit Magnesium-Lactat) verwende ich als 1:1 Verdünnung direkt in der Spritze mit isotonischer Kochsalzlösung 0,9 % für Injektionen.

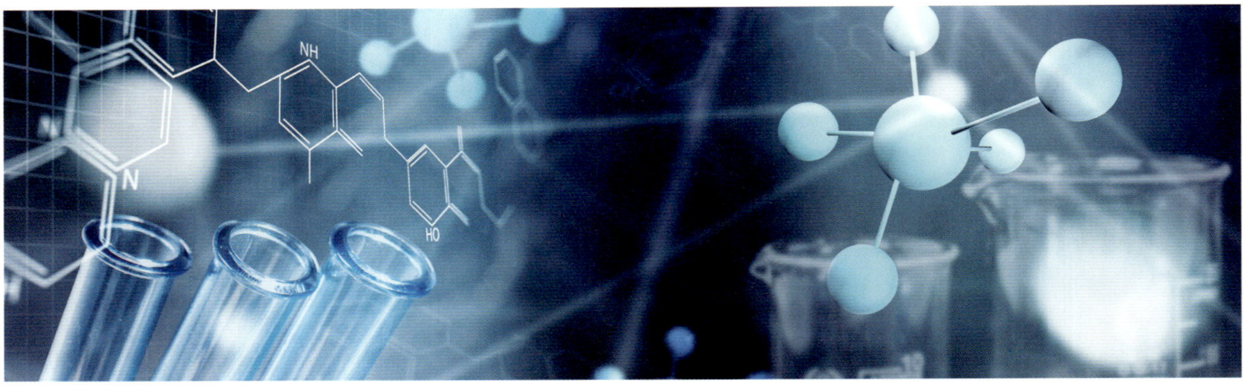

Direkt aus der Universität – DMSO Forschung wieder hip?

Ich hätte es selbst nicht gedacht, jedoch scheint die neue Popularität des Themas DMSO im Allgemeinen sogar dazu zu führen, dass diese Substanz nun auch wieder mehr wissenschaftliche Beachtung in den Universitäten findet. Denn just in diesem März erschien in der Zeitschrift Scientific Reports, von der Nature Publishing Group, ein Artikel mit der Überschrift „DMSO induces drastic changes in human cellular processes and epigenetic landscape in vitro".

Wie der Titel erahnen lässt, kommt die Forschergruppe um einen Holländischen Professor mit Beteiligung eines Berliner Max-Planck-Instituts, der Hoffmann-La Roche AG und anderer Schweizer Firmen, zu keiner guten Beurteilung von DMSO. Doch das muss man in der Universitätslandschaft erst mal unter die Lupe nehmen.

Wie sagte doch Issac Newton einst so schön: „Bedenken Sie, dass auch Wissenschaft von Menschen gemacht wird". Die Betonung liegt auf „gemacht" – verstehen Sie. Sicher haben sich hier ein paar Leute Mühe gegeben und evtl. hat hoffentlich ein junger Forscher sich dabei die erhofften Sporen verdienen können, doch an sich halte ich die Methodik und die Schlussfolgerungen für wertlos, im Sinne der realistischen Beurteilung einer bewährten Arznei.

Was wurde gemacht: Man hat isolierte Herz- und Leberzellen in zwei verschiedenen, handelsüblichen Nährlösungen kultiviert.

Eine ohne DMSO und eine mit 0,1 % DMSO-Gehalt zusätzlich. Mikrobiologische und zelltechnische Aufarbeitung und Analyse hat dann die in der Überschrift angedeuteten Ergebnisse erbracht. Nämlich: Die beiden in den unterschiedlichen Flüssigkeiten gelagerten Zellkulturen zeigten stark unterschiedliche Stoffwechselaktivität und den epigenetisch relevanten Methylierungsgrad.

Zunächst einmal ist ein in vitro Experiment, also „Reagenzglas-Mache", nie ohne weiteres in den menschlichen lebenden Organismus übertragbar. Doch davon abgesehen, hat man in keiner Weise untersucht, wie all die anderen Zutaten in den Nährlösungen, die ja mit deutlich mehr als 0,1 % beinhaltet sind, bei der Sache mitspielen. Obwohl in der Überschrift von „induces" die Rede ist und obwohl man ja eben seit langer Zeit weiß, dass DMSO vor allem andere Substanzen in ihrer Wirkung, sprich in ihrem biochemischen Verhalten, beeinflusst, schreibt man die Untersuchungsergebnisse einfach nur dem DMSO zu. An dieser Stelle müsste also noch viel mehr Arbeit investiert werden, bevor man sich auf die gemachte Schlussfolgerung einschießt.

Und noch etwas Wichtiges kommt dazu: Die Epigenetik ist ein vergleichsweise junger Forschungszweig und die alleinige Fokussierung auf dem „landscape" wird der Komplexität der molekularen Zusammenhänge und ihrer langfristigen Auswirkungen, sagen wir mal, auf das „Wohlbefinden" eines Menschen nicht gerecht werden können.

Zumal die praktischen Erfahrungen mit DMSO in der Therapie seit über 50 Jahren genau das Gegenteil verkünden. AnwenderInnen berichten in Studien genauso wie in der Selbstanwendung von deutlichem körperlichem und psychischem Stabilitätsgewinn. Und wenn zum tausendsten Mal eine heftige Verbrennungs- oder Verbrühungswunde durch die Anwendung von DMSO extrem rasch, schmerzlos und narbenlos abheilt, dann kann uns eine 0,1%ige DMSO Beigabe zu in der Petrischale schwimmenden Zellen und ihrem analytischen Befinden egal sein, denke ich.

Eine weitere bedeutende Feinheit: Der Artikel stellt den 0,1 % DMSO Zusatz, so weit ich sehe, unkommentiert und nicht zur Realität ins Verhältnis gesetzt, als geringe Menge dar. Auch der Leser ist geneigt zu denken, dass dies ja sehr wenig sei. Das Gegenteil ist jedoch der Fall. 0,1 % hochgerechnet auf einen „normalgewichtigen" Menschen, würde bedeuten, dass man sich auf der Stelle 75 Gramm DMSO einflößen müsste. Solche Mengen DMSO werden in der Praxis/Therapie nie eingesetzt. Eher ein Zehntel davon oder noch weniger, wenn es um die äußerliche Anwendung auf begrenzten Hautarealen geht. Dies bedeutet eine ganze Kommastelle mehr, also 0,01 %, was in der Wissenschaft üblicherweise als bedeutender Unterschied gilt.

Selbst bei der Stendel'schen „Borreliose Rosskur", die im „Das DMSO Handbuch" beschrieben ist und aus einem Gemisch von DMSO, Wasserstoffperoxid, Rizol und Zitronensaft besteht, werden zwar dreimal täglich 25 ml DMSO genossen, jedoch eben zeitlich versetzt und zwischen den Einnahmezeitpunkten wird schon wieder jede Menge DMSO und oxidiertes DMSO (MSM) ausgeschieden. Zu keinem Zeitpunkt also wird im Körper eine Konzentration von 0,1 % erreicht.

Und zu guter Letzt: Auch über die Zusammensetzung des Forscherteams, wie oben erwähnt, könnte man sich Gedanken machen. Das überlasse ich jedoch jedem selbst.

Trotz allem bin ich froh über diese Veröffentlichung und hoffe, dass noch mehr Forscher, die hoffentlich auch unabhängig sind, das DMSO wieder in die Hand nehmen und zu ihrem Studienobjekt machen, denn es gäbe nach wie vor so viele Fragen an diese besondere Flüssigkeit.

Und nebenbei noch etwas Erfreuliches: Am Ende des Artikels sieht man, dass die Autoren ihre Forschung, sozusagen ihr geistiges Eigentum, unter CC Lizenz gestellt haben. Diese Lizensierungsmöglichkeit ist zugleich dem „Open Source Gedanken" als auch dem Schutz des geistigen Eigentums zugewandt – repräsentiert also das Denken der neuen Zeit. CC Lizenzen sind kostenfrei und in allen möglichen Bereichen anwendbar, also nicht nur Forschung, sondern auch Kunst/Musik, Produkte u. v. a.. Man kann festlegen, dass die eigenen Ergebnisse verwendet oder auch verändert werden dürfen, jedoch nicht zu kommerziellen Zwecken und mit dem Hinweis auf den Urheber!

Wie schon erläutert, ist Open Source aus meiner Sicht die beste Möglichkeit für unsere Weiterentwicklung im Vergleich zu dem „Alte Welt Denken" mit Patentstreitigkeiten und Geheimniskrämerei aus Gründen der Geldgier. Wann immer Sie also etwas kreatives Eigenes im Bereich Gesundheit, Integrative Medizin, Ernährung machen – schauen Sie die Möglichkeit der CC Lizenzierung an. Die Sache „CreativeCommons" ist auf dem Vormarsch und wird sogar von Plattformen wie flickr oder YouTube genutzt. Hier der Link: https://creativecommons.org/licenses/?lang=de

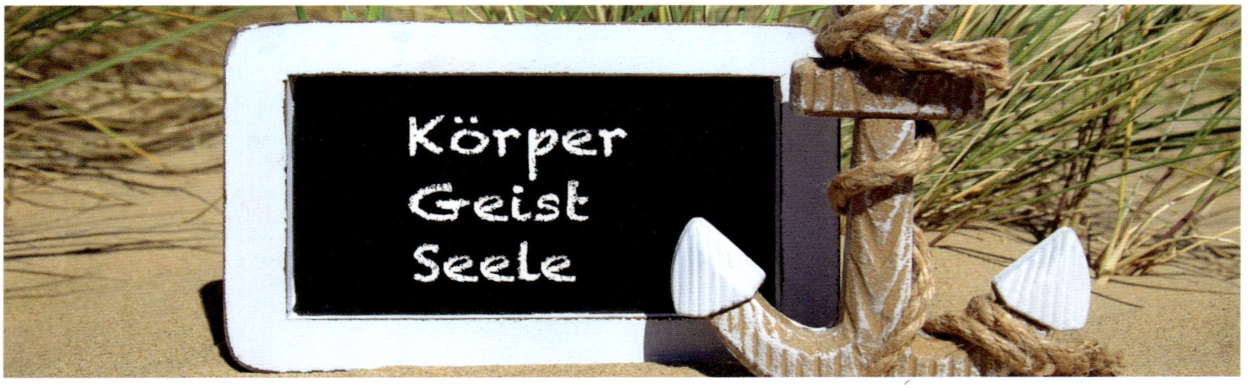

DMSO und geistig-seelische Heilweisen – Eine Erklärung

Materie und Geist sind eng verwoben – bei unterschiedlichsten Erkrankungen ist dies so offensichtlich, dass die „Psychosomatik“, also die Körperlichkeit von ursprünglich geistig-seelischen Symptomen, schon vor langer Zeit sogar Einzug in die institutionelle Medizin hielt und anerkannt ist.

Ob nun der Geist stets über dem Körper „steht“ oder das Umgekehrte gleichberechtigt ist, darüber kann endlos diskutiert werden, gerade so wie über „Ei und Henne“. Schon allein eine scharfe Grenze zwischen Körper und Geist ist selbst anatomisch nicht vorhanden. Allenfalls kann man von Schnittstellen sprechen, zum Beispiel im Bereich des zweiten peripheren Neurons, also der Nerv-Organ-Kopplung oder im Bereich der Hypophyse.

Unterschiede zwischen institutioneller und Integrativer Medizin bestehen jedoch sehr wohl im Behandlungsansatz und in der Begleitung.

Im Bereich der Integrativen Medizin (ein Integral schließt die gesamte Fläche unter ihm ein) sollte es stets darum gehen, das Zusammenspiel zwischen Körper und Geist wieder in seine Mitte zu führen. Wir sprechen von Therapieblockaden, wenn der Körper sich der Wirkung von bewährten Mitteln „widersetzt“ oder der Geist die notwendige Reflexion verweigert.

In beiden Fällen ist ein Kanalöffner wie DMSO gut geeignet, um „die Dinge ins Fließen zu bringen“. Dass dies bezüglich körperlicher Symptome sehr gut gelingt, ist inzwischen weithin bekannt und die Begeisterung für DMSO, die sich in den Jahren seit Erscheinen von „Das DMSO Handbuch“ entwickelt hat, zeugt davon. DMSO hilft dem Organismus zu verbesserten Transportleistungen – ein entscheidender Faktor für die Selbstheilungskräfte.

Wie ist es aber auf geistig-seelischer Ebene? Was könnte hier besser transportiert werden, da es sich ja um nicht-materielle Prozesse handelt?

Kanalöffnung, das darf hier etwas abgewandelt gedacht werden. Tatsache ist, dass DMSO beispielsweise in Suchtkliniken zur psychischen Stabilisierung während „der schwierigen Zeit“ eingesetzt wird. Ebenso gab und gibt es Patientenberichte und Rückmeldungen von Therapeuten, die belegen, dass DMSO beispielsweise Coaching-Gespräche, Klanganwendungen, Hypnosesitzungen, Meditationsübungen u.v.m. effektiver und leichter macht.

Die Anwendung ist in diesem Bereich fast unscheinbar und sehr einfach. Ein paar Tropfen in die Hände reiben oder ein paar Sprühstöße einer 30%igen Verdünnung auf die Hautareale, wo die Klangschalen aufgesetzt werden (mit Baumwolltuch). Oder, wie es inzwischen viele ehemalige SeminarteilnehmerInnen kennen, ein paar Tropfen in den Bauchnabel.

Es handelt sich hier wirkungsmäßig um etwas, das wir vielleicht mit den Worten „verbesserter Informationsfluss“ benennen können. Auch der Transport von Informationen ist im Körper auf Ladungsträger (Ionen) und Wasser angewiesen. Zu beidem hat DMSO eine hohe Affinität. Oder umgekehrt.

DMSO Moleküle stellen einen starken Dipol dar, der sich analog zu einer Kompassnadel an Ladungen ausrichtet oder der die Ladungen ausrichtet. Beides entscheidend für Informationsaustausch auf zellulärer und molekularer Ebene.

Der Fluss von Informationen durch Nervenzellen und sonstiges Gewebe stellt die Berührung des Geistes dar, eben die Schnittstelle. Somit kann das flüssige und abmessbare, materielle DMSO nicht nur gleichartig auf die **Materie des Körpers** wirken, sondern ebenso die **Anbindung an den Geist bessern**. Eine mögliche Erklärung.

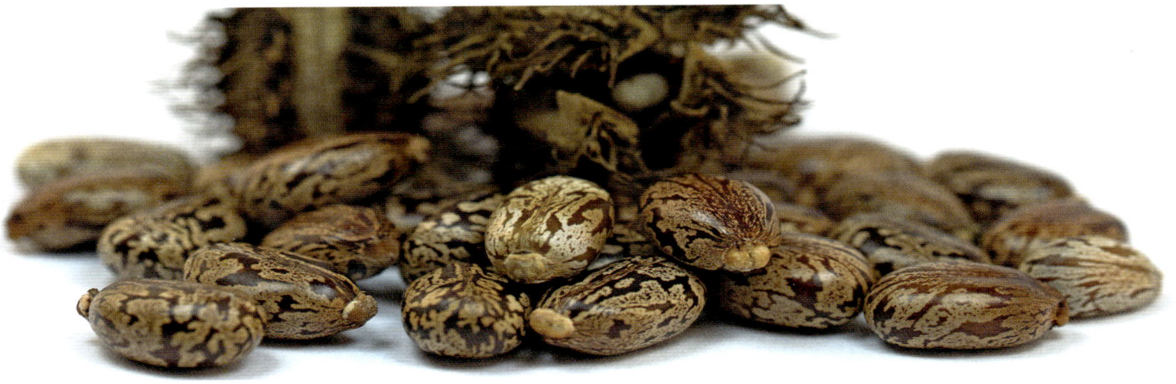

DMSO und "Gifte" – Worst Case

Nachdem vor einiger Zeit ein umfassender DMSO Artikel auf der Plattform „Netzwerk Frauengesundheit" der Heidelberger Medizinerin Prof. Ingrid Gerhard veröffentlicht wurde, avancierte das Thema dort sehr schnell zu einem der meist geklickten Beiträge. Aufgrund der möglichen Kommentarfunktion haben viele dann (geschickt) die Möglichkeit genutzt, auf diesem Weg, Fragen zur Anwendung von DMSO zu stellen.

Vor kurzem hat ein Leser dort anscheinend Ängste streuen wollen, indem er sich ein „Worst-Case-Szenario" ausgedacht hat. Dieses sieht so aus, dass jemand bei der Gartenarbeit mit einer sehr giftigen Pflanze (Wunderbaum, wobei die toxische Substanz Rizin vor allem in den Samen lokalisiert ist) in Berührung kommt und anschließend (sozusagen mit ungewaschenen Händen) durch eine Anwendung von DMSO das Gift in den Körper schleust. Der anonyme Leser sieht dies als Beispiel für die Möglichkeit durch Hantieren mit DMSO ernsthafte Folgen davontragen zu können.

Sie können den Kommentar und meine ausführliche Antwort hier nachlesen: https://www.netzwerk-frauengesundheit.com/dmso-besondere-fluessigkeit-fuer-gesundheit-und-schoenheit/

Bei dem genannten Pflanzengift handelt es sich um eine komplexe Proteinstruktur aus der Gruppe der Lektine, zusammengesetzt aus 529 Aminosäuren! Solche großmolekularen Stoffe können durch das kleine Molekül DMSO schwerlich transportiert werden. Wenn das so wäre, dann könnte man z.B. auch Insulin (lediglich 51 Aminosäuren) mit DMSO über die Haut in den Körper schleusen und würde damit den Millionen Diabetikern die ungeliebte tägliche Nadel ersparen.

Trotz allem ist von Experimenten mit der Pflanze und insbesondere mit den Rizinus-Samen strikt abzuraten!

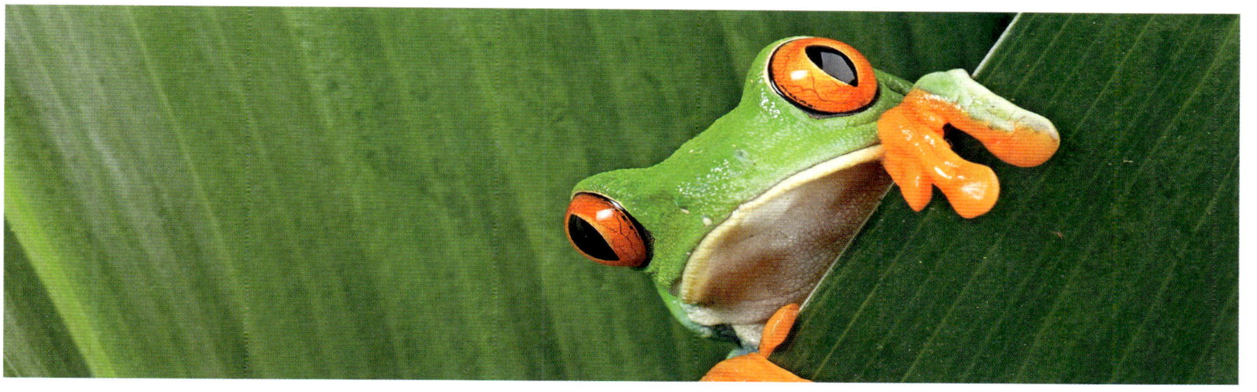

DMSO – Handbuch

Der Handelsriese Amazon hat „Das DMSO Handbuch" (und andere Bücher aus dem Bereich der Integrativen Medizin) willkürlich aus seinem Lieferprogramm genommen. Mit diesem „Trick" sind die weit über 200 äußerst positiven Rezensionen für „Das DMSO Handbuch" verschwunden, auch wenn es dort über den Anbieter Zoundhouse-Dresden weiterhin bestellbar ist.

Jeder andere Buchhändler, und natürlich auch jeder Buchladen vor Ort, führt „Das DMSO Handbuch" nach wie vor. Potzblitz – bei Lichte betrachtet ist dies eine Zensur der besonderen Art. Während sich diese machthungrige Krake mit unser aller Hilfe nachhaltig ausbreiten konnte, ereifert sie sich nun, Information und Wissen zu selektieren.

„Stellen Sie sich vor, Sie wollen im Laden ein Buch kaufen und der/die VerkäuferIn sagt: Nein, genau dieses Buch verkaufen wir Ihnen nicht!" Dies ist nun also nicht länger eine Hypothese für einen Science-Fiction-Film, sondern Realität.

Zu oft schon, wie ich finde, ist im Verlauf der Menschheitsgeschichte hilfreiches Wissen auf der Ebene der allgemeinen Bevölkerung, durch geschicktes Betreiben einzelner Interessengruppen, verloren gegangen.

Und in der jetzigen Situation steht natürlich die Frage im Raum: Könnte da eventuell noch mehr Zensur kommen, in einer Art und Weise, die uns heute ebenso noch gar nicht vorstellbar ist, jedoch schon geplant wurde?

Da tun wir gut daran innezuhalten, zu erkennen, dass wir alle uns, etwa aus Bequemlichkeit, diese Ausgangslage selbst erschaffen haben und jedoch, weil es nur eine Ausgangslage ist, ebenso die Möglichkeit zur Veränderung in den eigenen Händen halten. Veränderung heißt in diesem Fall, die Unabhängigkeit der Wissensverbreitung wiederherzustellen.

Dazu gab es in den letzten Wochen erstaunlich viele gute Ideen und kreative Vorschläge in den Kreisen der Autorenschaft und der Verlage und vor allem der Leser. Einige davon wollen wir, Daniel Peter und ich, für „Das DMSO Handbuch", und damit für die Kontinuität des öffentlich zugänglichen Wissens um bewährte Hausmittel und Selbstanwendung allgemein, nun umsetzen.

Es geht vor allem darum, die Verlage selbst zu stärken und weniger abhängig von einem großen Händler zu machen. Bisher wird die ebenbürtige Möglichkeit, zum gleichen Preis und ebenso versandkostenfrei direkt beim Verlag oder in einem lokalen Büchershop zu bestellen, vergleichsweise wenig genutzt. Deshalb folgende Ideen:

1. Der Daniel-Peter-Verlag räumt Jederfrau/-mann, die eine eigene Internetseite betreibt, die lukrative Möglichkeit ein, mit einem dort platzierten Link für Besucher der Seite, „Das DMSO Handbuch“ direkt beim Verlag versandkostenfrei zu bestellen. Dies kann nicht verboten werden, solange man sich an die Preisbindung des Buchhandels hält und alle können davon profitieren. Mit anderen Worten: Mit dieser Möglichkeit wird „Das DMSO Handbuch“ „finanziell“ an Sie übergeben und jeder kann de facto Buchhändler werden, ohne sich um Lagerhaltung oder Versand kümmern zu müssen.

Für alle, die Interesse daran haben, „Das DMSO Handbuch“ direkt über ihre Internetseite anzubieten, hier die detaillierten Informationen: https://www.daniel-peter-verlag.de/shop/Partnerprogramm

2. Es ist wichtig „Das DMSO Handbuch“ auch öffentlich zugänglich zu halten. Immer wieder wurden dafür auch in der Vergangenheit von mir kostenfrei einzelne Exemplare an Stadtbibliotheken, die eine öffentliche Ausleihmöglichkeit anbieten, übergeben. Dies sollte Schule machen!

DMSO – Handbuch – Ergänzung

Vor fast einem Jahr schockte die Insolvenz des Buchgroßhändlers (Barsortimenter) KNV die Brancheninsider. Obwohl das Geschäft inzwischen einen Käufer fand, der es fortführen will, zeigt die Gesamtentwicklung in dem Konstrukt aus Verlagen/Autoren, Buchläden und Zwischenhändlern eindeutig in die falsche Richtung:

Die Barsortimenter legen sich aus Kosten-/Effizienzgründen immer weniger Bücher ins Lager. Bücher, die nicht bei KNV oder Libri oder Umbreit im Lager sind, können jedoch von den Buchläden vor Ort nicht mehr innerhalb eines Tages angefordert werden – dies ist ein heimlicher Verdrängungsmechanismus.

Denn die Buchläden haben keine Lust ein Buch direkt beim Verlag zu bestellen, sondern verkaufen logischerweise am liebsten das, was eh schon auf den Tischen in ihrem Laden liegt. Würden wir auch so machen – oder?

Ohnehin hat die Erscheinung eines „modernen Buchladens“ nur noch wenig zu tun mit einem ausgewogenen, neutralem Angebot an Themen und Autoren. Die „Spiegel-Bestseller“, also künstlich erzeugte „must have's“, liegen in hohen Stapeln da, werden jedoch sogar noch von sogenannten non-book Artikeln weit übertrumpft, die jeden Gast schon auf dem Gehweg „empfangen“ und noch mehr im Inneren – Tassen, Schmuck, Home-Dekor, ... und, ja, Klopapier. Es geht das Bonmot umher, dass der meistverkaufte Artikel bei Thalia zwischenzeitlich bedrucktes Klopapier ist ... .

Es bestehen zwei Möglichkeiten: Entweder die/der LeserIn, also wir, bestellen zukünftig Bücher direkt bei den Verlagen, die in der Regel auch alle kostenfrei senden. Oder, zweitens, Bücher werden mehr und mehr nicht nur in klassischen Buchläden verkauft, sondern beispielsweise, wenn es sich um Gesundheitsliteratur handelt, direkt in therapeutischen Praxen. Der Vorgang ist ganz simpel und finanziell abgesichert.

Obwohl „Das DMSO Handbuch" als Bestseller glücklicherweise nach wie vor bei den Barsortimentern lagernd verfügbar ist, möchte Ihnen der Verleger Daniel Peter präventiv und vorausschauend das Angebot machen, selbst Buchhändler zu werden. Jeder mit oder ohne Praxis bzw. Geschäftsräumen, kann „Das DMSO Handbuch" dort auslegen/zum Verkauf anbieten und bekommt die Bücher dafür zu einem äußerst lukrativen Bezugspreis!

So landet der Ertrag aus dem Buchverkauf nicht (nur) bei den Großhändlern, sondern direkt bei denjenigen, die für ihre Kunden und Patienten ausgewählte Literatur zur Selbsthilfe bereithalten. Dies sichert mehr und mehr Unabhängigkeit von den Vorgängen in den entfesselten Märkten, die von unterschiedlichen Kräften manipuliert werden. Denn eine gesteuerte Verdrängung von Büchern von den Ladentischen ist auch eine Art von Zensur ... .

DMSO – Handbuch – Jetzt in 6 Sprachen – Portugiesische Übersetzung fertiggestellt

In Südamerika tut sich so einiges in Sachen DMSO & Co.. So hörte ich von starker Verbreitung des Mittels über das Internet etwa in Peru. Aus Mexiko erreichte mich eine Einladung als Speaker beim Ärztekongress für Regenerative Medizin und Anti-Aging 2020 in Mexiko City im August aufzutreten.

Und der Mann, der „Das DMSO Handbuch" unbedingt in Brasilien haben wollte, hat die Übersetzung ins Portugiesische nun in Windeseile abgeschlossen. Anfragen für Übersetzungen in weitere europäische Sprachen liegen ebenfalls vor.

„Das DMSO Handbuch" kann in allen bisher verfügbaren Sprachen bequem über die Internetseite www.MedizinZumSelbermachen.de bezogen werden.

Natürlich gibt es inzwischen massenhaft Nachahmerbücher, die sich im Titel mit DMSO schmücken. Diese sind ab 2017 aufgetaucht – also erst 5 Jahre nach der Veröffentlichung von „Das DMSO Handbuch", als sich gezeigt hat, dass hier „was geht", als Trittbrettfahrer.

Davon abgesehen, dass diese meist seitenarmen Büchlein wichtige Themenbereiche wie Infusion/Injektion oder DMSO Kombinationen bei Krebs, aussparen, fällt am meisten auf, dass die Autoren „nicht anfassbar" sind. Sie fehlen komplett bei allen Kongressen und lehnen offensichtlich jede Kommunikation oder den fachlichen Austausch mit Kollegen und Gleichgesinnten ab. An der Beratung und Wissensverbreitung in Form von Seminaren und Workshops haben sie kein Interesse. Forschung ist ihnen fremd.

Jeder darf selbst entscheiden, welche Arbeit und welchen Verlag er mit dem Kauf eines Buches unterstützt.

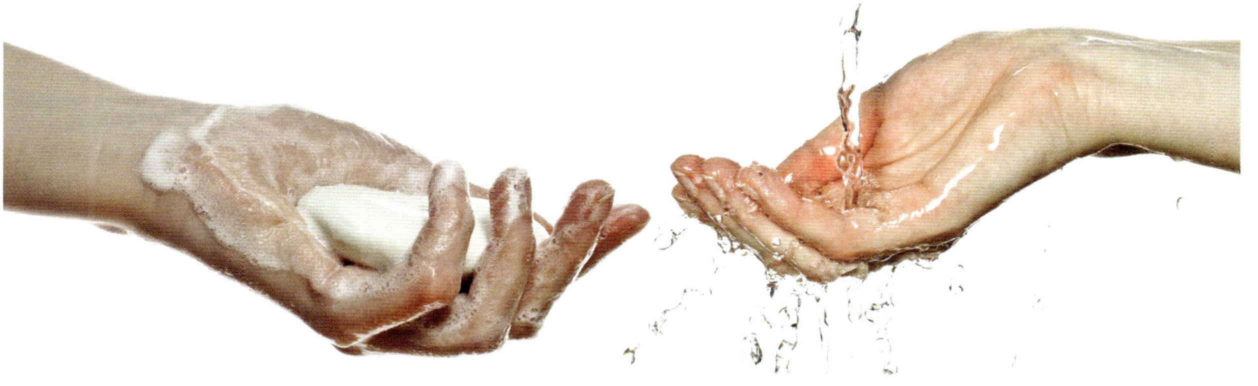

DMSO – Hautreinigung vor/nach äußerlicher Anwendung

Es waren die beiden mit Abstand häufigst gestellten Fragen beim Live Seminar.

Nämlich: Wie muss die Haut vor einer DMSO-Anwendung gereinigt werden, um keine unerwünschten Stoffe ungewollt mit einzuschleusen? Und wie muss die Haut gereinigt werden, wenn sich noch DMSO-Mischungen auf der Haut befinden und man dann zum Beispiel wieder Kosmetika auftragen oder Kleidung anziehen will?

Ganz einfach.

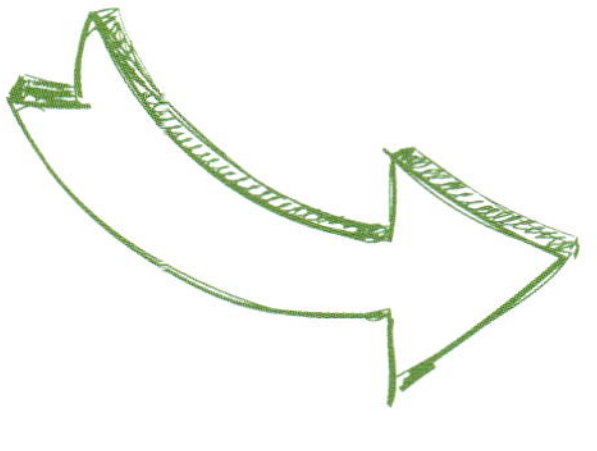

Vor einer Anwendung von DMSO-Mischungen äußerlich auf der Haut, wird das Areal einfach mit Wasser und reiner Seife ganz normal gewaschen, sofern dort vorher Kosmetika, Lotionen, Sonnenschutzmittel etc. aufgetragen wurden.

Wenn nicht, dann reicht natürlich auch Wasser allein. Duschgels und ähnliches sind nicht geeignet für die Vorreinigung der Haut, da sie wiederum einen Film von industriell verwendeten Zusatzstoffen hinterlassen, der durch das Wasser nicht vollständig abgespült wird.

Nach einer Anwendung mit DMSO-Mischungen äußerlich auf der Haut, können die Reste dieser Mischungen ganz simpel mit Wasser vollständig abgewaschen werden, sofern es sich um rein wässrige DMSO-Mischungen handelt, einschließlich Gelen. Dazu gehören alle üblichen Mischlösungen aus DMSO und z.B. Magnesiumchlorid-Lösung, Eigenurin, Kochsalzlösung, Procain-Lösung, Kräutertees etc.. Hat man jedoch DMSO-Cremes oder -Salben verwendet, so kommt wieder die reine Seife dazu. Logisch.

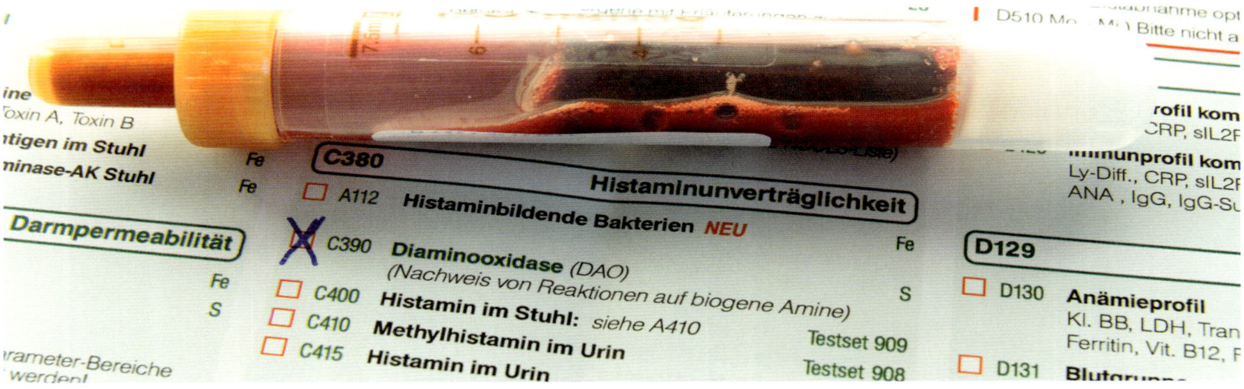

DMSO – Histaminintoleranz

Bei dieser Frage bzw. Unsicherheit handelt es sich um die Vermischung zweier komplett unabhängig voneinander existierender Themen.

Die Histaminintoleranz ist per Definition eine Nahrungsmittelunverträglichkeit und zwar gegenüber Nahrungsmitteln, die Histamin enthalten.

Zitat:

> *Unter einer Histaminintoleranz (Histaminose) versteht man die Unverträglichkeit von Histamin, das mit der Nahrung aufgenommen wird.*

DMSO enthält jedoch selbstverständlich überhaupt kein Histamin! Wie denn auch. DMSO, Dimethylsulfoxid, ist selbst eine natürliche Reinsubstanz.

DMSO moduliert das Immunsystem und dazu gehören beispielsweise auch die sogenannten Mastzellen oder Granulozyten. Diese speichern physiologisch normal Histamin, um es im Bedarfsfall als Botenstoff für lebenswichtige akute Entzündungsreaktionen freisetzen zu können.

Viele weitere wichtige Funktionen im Körper sind an die Anwesenheit von gespeichertem Histamin geknüpft. DMSO fördert die Entwicklung und stabilisiert diese Zellen des Abwehrsystems.

Zusammenfassung: Die sogenannte Histaminintoleranz bezeichnet die Unverträglichkeit von bestimmten histaminhaltigen Nahrungsmitteln, wie z.B. Hartkäse, Sauerkraut, Rotwein, Tomaten, Erdbeeren, Spinat, … .

DMSO wird dagegen von Menschen mit Histaminintoleranz selbstverständlich gut vertragen, da es ja gar kein Histamin enthält. Auch allergische Reaktionen werden durch DMSO gebremst. Wichtige akute Zellantworten im Sinne von notwendigen Entzündungskaskaden werden jedoch durch DMSO gefördert, da Abwehrzellen stabilisiert und in ihrer Funktion optimiert werden.

Zu diesen Funktionen kann auch die lokale Ausschüttung von gespeichertem Histamin direkt lokal im Gewebe gehören, wenn es der natürlichen Abwehrreaktion dient.

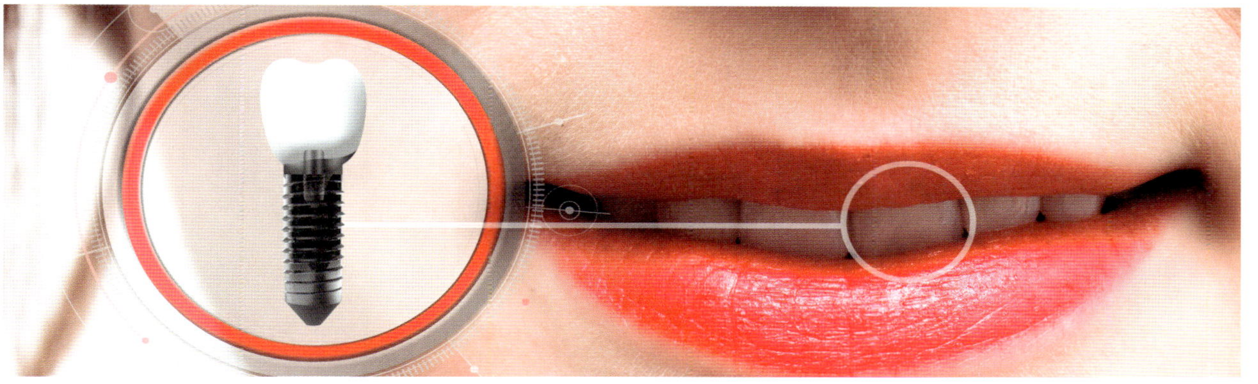

DMSO – Implantate

Unaufhörlich wird gefragt, ob man denn DMSO überhaupt und überhaupt und überhaupt verwenden könnte, wenn man im Körper hat: Netze, Fäden, Linsen, Herzschrittmacher, Stents, Brustimplantate, Gelenkimplantate, Platten/Nägel/Drähte, Titan-Clips, Zement, Kronen, Röhrchen, künstliche Ausgänge, Ports, … … … . Ich staune selbst teilweise, was man so alles im Körper haben kann.

Da Metalle keine Wechselwirkungen zu DMSO zeigen, sind diese Materialien schon mal abgehandelt. Bei Kunststoffen gilt, dass geringe DMSO Konzentrationen zu keinen Auswascheffekten führen. Dazu ein Beispiel:

Wir nehmen durch äußerliche oder innerliche Anwendung 5 Gramm DMSO auf (= ca. 2 Teelöffel reines DMSO). Diese verteilen sich umgehend in 75 Kilogramm Körpermasse. Der Taschenrechner sagt dazu: 0,0067 %. Damit dürfte auch diese Frage beantwortet sein.

Anders verhält es sich, wenn wir zum Beispiel einen äußerlich angelegten **Nähfaden** direkt mit reinem DMSO betupfen würden, wovon natürlich abzuraten ist. Der Faden kann spröde werden und vorzeitig brechen.

Ebenso würde man nicht nach einer Star-Operation mit **Linsenersatz** DMSO Augentropfen mit höheren Konzentrationen als 3 % anwenden. Zumindest solange nicht geklärt ist, wie sich das Linsenmaterial gegenüber DMSO verhält.

Es geht also immer um die tatsächliche Konzentration, die eine Fremdmaterialoberfläche im/am Körper „spüren" kann. Die berechneten 0,0067 % zeigen, dass in all den Fällen von Material im Körper, keinerlei Wechselwirkungen zu erwarten sind.

DMSO – Implantate – Ergänzung

So viele Mails wegen Implantaten! Und jede/r denkt, er/sie habe die ganz besondere Frage, weil dieses Implantat in den FAQs auf www.MedizinZumSelbermachen.de noch nicht erwähnt ist.

Deshalb hier noch einmal klipp und klar:

1. Metalle zeigen zu DMSO keine Wechselwirkungen.

2. Alle anderen Fremdmaterialien im Körper wie Gelenkimplantate, Brustimplantate aus Silikon, Herzschrittmachergehäuse, Stents, Netze, Zahnfüllungen, Linsen usw. kommen lediglich mit effektiven DMSO Konzentrationen in Berührung, die im 0,0X % Bereich liegen, also ebenfalls keine Wechselwirkungen auslösen.

Beispiel: Man trinkt, verdünnt in 300 ml Wasser, 5 Teelöffel DMSO. Das entspricht ungefähr 15 Gramm und ist also schon eine kräftige Portion. Diese Menge verteilt sich dann sehr schnell im gesamten Körpergewebe, wird also mit ca. 70 kg „verdünnt". Dazu sagt der Taschenrechner: 0,02 %. Alles klar?

Eine Ausnahme wäre zum Beispiel eine **Mundspülung** mit einer DMSO-Lösung. Damit hier die Unversehrtheit von Zahnfüllungen aus Kunststoff erreicht wird, sollte die Mundspülung nicht mehr als 15 % DMSO enthalten.

Weitere Ausnahme: Direkte äußerliche Behandlung einer **OP-Naht** mit DMSO, solange die Fäden noch vorhanden sind. Dies ist nicht zu empfehlen, da DMSO den Faden verspröden kann und dieser eventuell vorzeitig bricht.

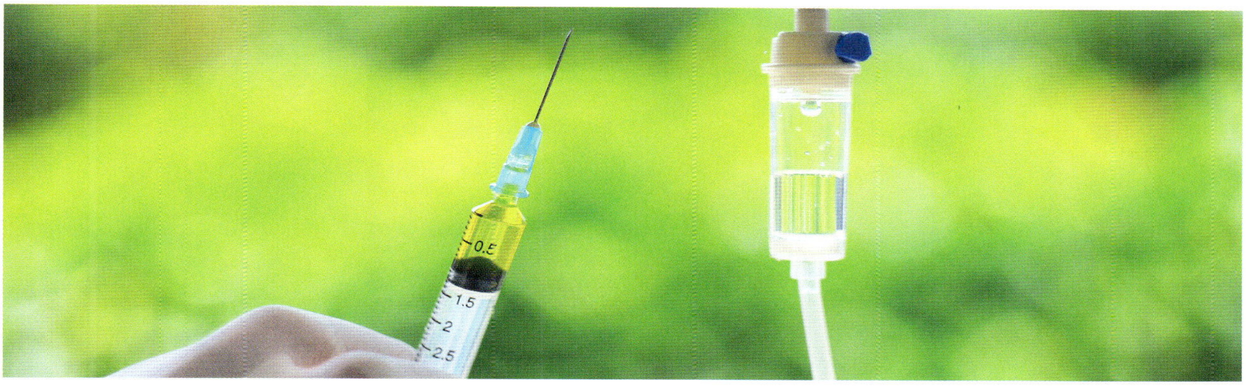

DMSO – Injektionen / Infusionen – Basisfertigkeiten immer wichtiger / Fallbeispiel

Seit Erscheinen von „Das DMSO-Handbuch" in 2012, inklusive der Darstellung von Infusionen/Injektionen, integrierte ich bei meinem Schreiben, Tun und Schaffen die Anleitungen zu diesen medizinisch-therapeutischen Basisfertigkeiten auch gegenüber sogenannten „Laien".

Aus gutem Grund, nämlich Weitsicht. Die an Behördentischen geplante Abschaffung des Berufsstandes Heilpraktiker in Salamitaktik, wird immer weiter Argumente (er)finden, unabhängig davon, ob sich die Heilpraktiker „brav" verhalten oder nicht. Ebenso wird die Beschneidung der Therapie- und Methodenfreiheit für Ärzte mit ganz unterschiedlichen und manchmal versteckten „Hebeln" vorangetrieben. Ein „Kampf" gegen diese Entwicklungen führt immer zur Verfestigung, zur „Zementierung", der diese Bedrohungen auslösenden Kräfte. Auch wenn wir noch so sehr denken im Recht zu sein. Dies ist ein universelles Gesetz. „Kämpfen gegen" verkörpert immer das alte Denken.

Angesichts dieser Ausgangssituation, die ich schon in der ersten Auflage des DMSO Handbuchs prophetisch skizzierte, heißt es stattdessen neue Wege zu entwickeln, frühzeitig und weitsichtig ein alternatives Angebot zu präsentieren und tatsächlich auch anzubieten, noch bevor vielleicht die nächste Generation überhaupt nicht mehr weiß, dass es so viele effektive und zugleich einfache Möglichkeiten der häuslichen Eigentherapie gibt.

Auch wenn es derzeit scheint, dass etwas „Ruhe" eingekehrt ist, sollten wir nicht der Illusion verfallen, dass sich die gravierenden Änderungen in den Befugnissen und Möglichkeiten der Therapeuten durchsetzen werden.

> *Meine Botschaft von Anfang an ist:*
>
> *Die Medizin darf, soll und kann wieder zurück zu den Menschen kommen!*
>
> *„Medizin zum Selbermachen" sozusagen.*

Im Laufe der letzten 10 Jahre meiner Tätigkeit als Forscher, Heilpraktiker, Autor und Dozent, habe ich unglaublich wunderbare Ärzte und Heilpraktiker kennengelernt, die mit ihren außergewöhnlichen Fähigkeiten, ihrer Erfahrung und ihrer Motivation hervorragende Therapie vollbringen. Ich verstehe, dass manche von ihnen meine Perspektive zu dieser Thematik zunächst und im Moment nicht teilen können. Sie alle können ganz sicher sein, dass sie durch meine Arbeit alle ihre Patienten behalten werden.

Meine Vision von einer neuen Art der Teilhabe der „normalen" Bevölkerung an medizinischem Wissen und der Anleitung zu wichtigen medizinischen Methodiken, verkörpert nicht das Festklammern am Status Quo, sondern verkörpert die neue Zeit als grundlegende Veränderung.

Neues Denken beginnt in jedem von uns, wenn wir bereit sind, das alte „System der allgemeinen Trennung" loszulassen. Solange Menschen sich selbst primär als „Patienten" sehen und einem Therapeuten, gleichgültig ob der institutionellen Medizin oder der Naturheilkunde zugehörig, mit der Grundeinstellung „mach du mich jetzt gesund" gegenübertreten, haben wir keine, keine Veränderung!

> *Indem wir uns selbst und unsere Nächsten, bei jedem Symptom nur noch eigenhändig in Wartezimmer verfrachten, verlieren wir mehr und mehr unsere Würde und Identität – als Eltern, als Partner, als Freunde.*

Inzwischen sind wir soweit, dass davor gewarnt wird, sich selbst die Nägel zu schneiden, weil Schlimmes passieren könnte ... . Auch den Therapeuten selbst tun mündige Patienten gut! Noch immer schildern mir viele Menschen, dass auch der Heilpraktiker oder Naturarzt, seine/ihre Infusion im Nebenzimmer herrichtet, ohne sie einzubeziehen ... .

Dabei sind, historisch gesehen, die Basisvoraussetzungen für eine umfassende Veränderung gerade eben jetzt erst bestens angelegt: Hohe Allgemeinbildung, geteiltes Wissen auch jenseits rein betriebswirtschaftlicher Überlegungen und freier Zugang zu Mitteln und Methoden für „ganz normale" Menschen machen es ab diesem Jahrhundert möglich, sich selbst und seine Nächsten gesund zu erhalten und bis ins hohe Alter, ohne dauerhafte Einnahme von obligat Synthetics, ein kraftvolles und höheren Idealen dienendes Leben zu führen – ohne und mit Berufs-Therapeuten als Begleitung.

Und dass wir damit zum Beispiel einen begnadeten und oft bis an die Grenzen seiner Kräfte gehenden Chirurgen nie ersetzen können, der Kleinkinder mit „Wolfsrachen" operiert und zu einem normalen Leben verhilft oder einen Unfallverletzten wieder schön herrichtet, betone ich stets ausdrücklich.

Im Bereich der Lehre stehen ausdrücklich alle Möglichkeiten offen, die dem Lernwunsch und der Wissenserweiterung der Teilnehmer dienen. Ich bin frei gegenüber jeglichen Verbänden, Firmen oder sonstigen Institutionen.

> *Mein Wirken gilt den über hunderttausend Menschen, die das DMSO-Handbuch kauften oder dieses Buch hier lesen oder kostenfreie Videos zur Wissenserweiterung nutzen und von unserem Engagement für die Selbsthilfe begeistert sind – Therapeuten und Laien!*

Sowieso scheint es jederzeit in Vergessenheit zu geraten, dass sich im Namen der Insulin-Industrie täglich Millionen Menschen mehrfach blutig in die Finger stechen und darauf angelernt wurden, sich selbst per Kanüle/Spritze „in den Bauch" zu injizieren. Gleiches gilt für die Thromboseprophylaxe, die inzwischen aus Industriesicht anscheinend für fast alle Menschen nötig sein soll und einen Großteil von ihnen befähigt, sich selbst Heparin-Spritzen in den Oberschenkel zu verabreichen (obwohl schon zu den Zeiten der griechischen Säfte-Lehre natürliche Wege zur Optimierung der Blutviskosität aufgezeigt wurden).

Ist die Anleitung zu Eigeninjektionen im Falle der Großunternehmen opportun und im Falle naturheilkundlicher Selbsthilfe mit Vitamin B12, Procain, DMSO, Eigenurin, Eigenblut, Homöopathika, ... dann doch nicht möglich?

Wenn man erlebt, wie übergroß die Freude und Begeisterung ist, wenn sich Menschen zum ersten Mal selbst eine Vitamin B12 Injektion in Oberschenkel oder Bauchbereich geben, kann man zweierlei feststellen.

Erstens sind sie stolz „wie Oscar" und zweitens werden sie in diesem Moment zu „stärkeren" Menschen, die durch diesen kleinen und viele andere Bausteine auf ihrem selbstbestimmten Weg der Eigenverantwortung schnell vorwärtsgehen.

Die Bedenken bezüglich der „Umgebung", in der solche therapeutischen Anwendungen gemacht werden, sehe ich als grundsätzlich unbegründet. In vielen Entwicklungsländern dieser Erde werden auch heute noch medizinische Großtaten mit Spritze, Skalpell, Nadel/Faden und Infusionsflasche in Baracken vollbracht, in die wir „Hochglanz Programmierten" gerade so unser Fahrrad unterstellen würden, nicht jedoch das Auto ... . Echte Hilfe ist nicht von Äußerlichkeiten abhängig und kann durchaus auch, das benötigte Wissen vorausgesetzt, im Wohnzimmer stattfinden!

Niemand zweifelt inzwischen mehr daran, dass auch dieses Land, vermutlich ganz Europa, so wie jedes andere Land, über kurz oder lang schwere Krisen sehen kann und Fähigkeiten der medizinischen Selbsthilfe zu kultivieren, ist, mit Abstand, die wichtigste Vorbereitung – lange vor dem Hühner halten und dem Kartoffeln stecken.

Neben dem Besitz von bewährten, natürlichen Mitteln, vor allem für die Behandlung von Infektionen und Verletzungen und Utensilien, wie zum Beispiel Einlaufgerät oder Vernebler zur Inhalation, gehören dazu unweigerlich verschiedenste Fertigkeiten – von der Herrichtung eines warmen Zwiebelsäckchens bis zur Verabreichung von Injektionen/Infusionen.

Wichtige Werkzeuge – nicht nur für Auswanderer, Entwicklungshelfer und Weltreisende. Und auch in Nicht-Krisenzeiten erheben wir uns mit all diesen Möglichkeiten schon in eine freie Auswahlposition. Dies schließt hochwirksame Infusions- und Injektionsmischungen ein.

Im Jahr 2013 kam ein Mann in meine Praxis – mit dem Flugzeug aus Äthiopien und mit dem Taxi bis vor die Tür. Er ist Goldminenbesitzer und Deutscher und hatte am linken Bein (warum wohl die Männer statistisch gesehen häufiger links „betroffen sind") Bisse von äthiopischen Flöhen, die zu starker Infektion führen können – bei Ausländern, insbesondere auch bei asiatischen Gastarbeitern. Die Sache ist schon lange bekannt und nachdem das Bein des Mannes dick und rot wurde und er Fieber entwickelte, sagte man ihm dort, dass wohl nur eine Amputation ihn retten würde. In diesem Zustand und mit ausgeprägten Ödemen und kaltschweißig kam er also bei mir an.

Ich zeigte ihm ganz einfach, wie ich eine oxidative Infusion herrichte (das geht z.B. mit Wasserstoffperoxid oder Chlordioxid oder Ozon ganz simpel) und wir legten sie gemeinsam an. Nach schon etwa 15 Minuten langsamen Tropfens normalisierte sich der Puls, die Temperatur sowie die Hautfärbung. Und immer mehr bis zum Ende der 500 Milliliter. Wenn ich es nicht gesehen hätte, würde ich es nicht glauben können. Wir wiederholten das noch einmal am nächsten Tag und dann fuhr er weiter – zusammen mit dem Gelernten! Das Bein war abgeschwollen, für ca. 10 Euro Materialkosten. Indem ich dies erlebte, habe ich erst wirklich den Wert einfacher, effektiver Therapiemethodik verstanden und die Freude über den Behandlungserfolg wurde von der Freude weit getoppt, dass dieser Mann sich fortan in Äthiopien selbst helfen können wird, ohne Flugzeug nach Deutschland. Und wahrscheinlich wird er auch anderen Menschen helfen!

Die Darstellung der angeblichen Gefährlichkeit der Verwendung von Kanüle und Spritze als Hilfsmittel für die Eigenbehandlung, ist aus meiner Sicht weit übertrieben und aus meiner Erfahrung ungerechtfertigt. Es ist vielmehr so: Einem Kleinkind enthalten wir zu Recht Messer, Gabel und Schere vor. Nach einer Weile des Beobachtens der Erwachsenen und liebevoller Anleitung für das Kind, lernt es jedoch wie selbstverständlich mit den „gefährlichen" Dingen umzugehen.

Kursteilnehmer, die von mir angeleitet werden, verinnerlichen die wichtigsten Verhaltensweisen und die bewusste Konzentration auf die Ausführung schließt Zwischenfälle praktisch aus. Rein statistisch gesehen, kommt es auch in Praxen und Kliniken in sehr seltenen Fällen zu einem sogenannten Spritzenabszess, also einer Infektion der Einstichstelle. Deshalb wird vorher gewissenhaft desinfiziert und es werden ausschließlich sterile Einwegmaterialien verwendet.

Ich gehe jede Wette ein: Wenn ein gewisser Teil der Bevölkerung angeleitet wird, sich bei Bedarf unter anderem auch mit Kanüle und Spritze zu helfen, dann werden Zwischenfälle, die genau darauf zurückgeführt werden können, mit wesentlich geringerer Wahrscheinlichkeit auftreten, als sonstige übliche Zwischenfälle zu Hause, wie etwa „in den Finger schneiden beim Kochen", „von der Leiter rutschen beim Fensterputzen", „sich mit dem Hammer auf den Daumen hauen" etc.. Und davon abgesehen: Man kann sich auch beim Inhalieren schaden oder beim Einlauf oder beim Baden oder bei der Anwendung von Nasentropfen – immer benötigen wir eine Portion Grundwissen, um Maßnahmen der Eigenbehandlung verträglich und nutzbringend und nebenwirkungsfrei durchzuführen.

Wenn bei Seminaren, Vorträgen oder Gesprächen über DMSO & Co. die Rede auf die Anwendungsformen Infusion und Injektion kommt, dann sind insbesondere die medizinischen Laien oft begeistert. Viele möchten diese Methodiken gerne erlernen, um sich selbst oder Partner und Familie effektiv behandeln zu können. Das Material für diese Anwendungen ist äußerst preisgünstig und freiverkäuflich in Apotheken erhältlich – es gibt keine monetäre Motivation für diese Vision.

> *Ich persönlich halte die Kenntnis und Fähigkeit Injektionen anwenden zu können für eine Basisqualifikation im Rahmen der Bestrebungen nach mehr medizinischer Eigenständigkeit, Selbstbestimmtheit und therapeutischer Freiheit. Und es gibt genug Gründe dafür, mutig genug zu sein.*

Schließlich haben die meisten von uns schon erlebt, dass man auch nach einer Injektion von ausgebildetem Fachpersonal, ein kräftiges Hämatom davon tragen kann.

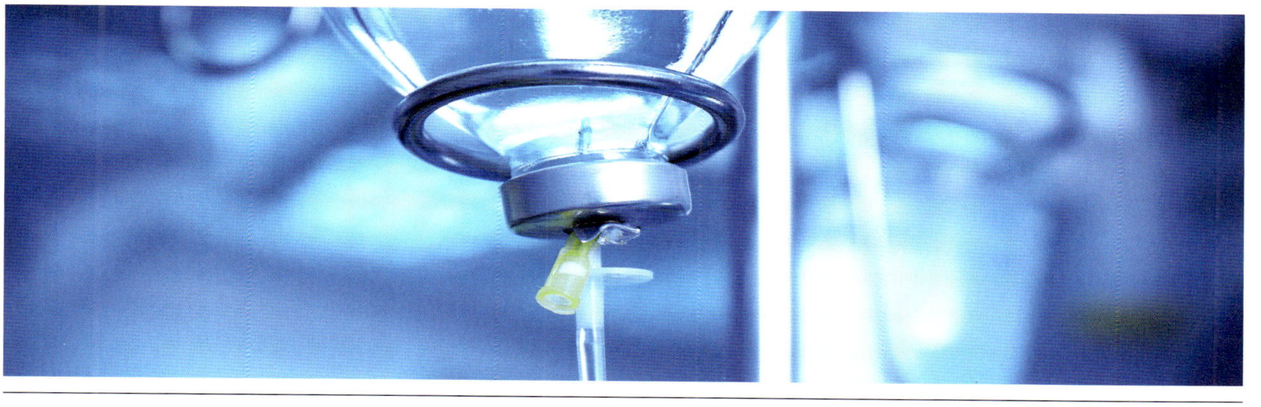

DMSO – Infusionen – Eigenherstellung spezieller Infusionslösungen – Vitamin C / DHA

Zuerst soll einmal aufgeräumt werden mit dem „Reagenzglasdenken", mit den Menschen im Internet oder sonst wo kokettieren und damit nur Verunsicherung säen. Oft wird nämlich fabuliert, man solle nicht Oxidationsmittel und Reduktionsmittel, welche in der Umgangssprache als Anti-Oxidantien bezeichnet werden, an ein und demselben Tag zu sich nehmen/anwenden. Da ist zunächst einmal dieser seltsam willkürliche Zeitraum von einem Tag auffällig. Biochemische Reaktionen, so sie denn im Stoffwechsel notwendig sind, laufen ja in Sekundenbruchteilen ab.

Zweitens ist eben unser Körper kein Reagenzglas! Im Reagenzglas kann ich natürlich jederzeit zeigen, dass sich ein Oxidans und ein Anti-Oxidans gegenseitig löschen. Manchmal ist das sogar mit schönen Farbreaktionen nachvollziehbar, etwa wenn man eine verdünnte vitaminhaltige Lösung aus Möhrensaft oder Granatapfelsaft mit Wasserstoffperoxid versetzt oder mit Ozon „beblubbert". Doch solche hochkonzentrierten Stoffansammlungen in einem klein begrenzten Reaktionsgefäß auf unseren Organismus zu übertragen, ist aus mehreren Gründen wissenschaftlich gesehen unzulässig.

Erstens wird hier beispielsweise ein Schluck Granatapfelsaft bzw. dessen Inhaltsstoffe, sofern sie im Darm aufnehmbar sind, auf ein viel größeres Volumen verteilt und geht also in die Hochverdünnung.

Zweitens werden Vitamine, Mineralien, Aminosäuren, Monosaccharide (auch diese können von einem Oxidans umgewandelt werden) und andere Stoffe im Körper stets in gebundener oder zumindest assoziierter Form transportiert oder gelagert. Als gebundene Moleküle, z.B. an Proteine, Enzyme, ..., sind diese dann oxidativ und reduktiv geschützt.

Drittens gibt es sehr unterschiedliche Verteilungsräume im Körper – die beiden bekanntesten sind fettlöslich und wasserlöslich dominierte. Insofern war es ein unnötiges Märchen, dass man oxidative Therapiestrategien nicht mit reduktiven, also anti-oxidativen, parallel anwenden dürfe. Meistens wird man zwar nicht vorsätzlich die beiden „gegensätzlich" wirkenden Stoffgruppen direkt in einem einzigen Getränk, in einer Injektion oder sonstigen Anwendungsform zusammenrühren, sondern einen gewissen Zeitabstand zwischen den Anwendungen einhalten. Dieser kann jedoch wesentlich kürzer als ein Tag sein, ohne dass sich die „molekularen Kontrahenten" gegenseitig aufspüren und „etwas miteinander machen". Wir reden hier eher von ca. 2 Stunden.

Doch manchmal geschieht ein solches Zusammenmischen von Oxidans und Anti-Oxidans tatsächlich vorsätzlich. Es ist nämlich gar nicht so, dass eine Reaktion zwischen beiden Stoffklassen stets zwingend einen negativen Effekt haben müsste, wie das laienhaft oft dargestellt wird.

Denn die Natur hat ja beide Stoffklassen integriert, um innerhalb des Stoffwechsels und der Biochemie im Allgemeinen, stets den Ausgleich zur Verfügung zu haben. Es ist beileibe nicht so, dass Anti-Oxidantien stets die Guten und Oxidantien stets die Schlechten sind, sondern beides ist erforderlich, um einen Körper gesund zu erhalten. Für dieses Wechselspiel ist Vitamin C ein Paradefall. Schon in der Schule haben wir gehört, dass es sich „verbraucht", indem die Ascorbinsäure selbst oxidiert wird, weil es sich um ein Reduktionsmittel handelt.

Da Vitamin C für den menschlichen Körper sehr wertvoll ist, gibt es jedoch ein Recycling, was insbesondere für die Funktion des Vitamins im Rahmen der Bindegewebsbildung und -regeneration ist. Die oxidierte Form der Ascorbinsäure wird Dehydroascorbinsäure genannt, kurz DHA. Dies ist jedoch diejenige Molekülform, die innerhalb der Zellen transportierbar ist. DHA ist jedoch nicht luftstabil, kann also nicht direkt als Nahrungsergänzungsmittel bereitgestellt werden. Da es bei vielen Menschen tatsächlich an oxidativer Kraft fehlt, kann eventuell auch reichlich zugeführtes Vitamin C evtl. gar nicht richtig genutzt werden, da seine Umwandlung in DHA begrenzt ist.

Diesem Thema hatte sich auch einst Walter Last gewidmet und eine komplexe Mischung aus Ascorbinsäure, Kupfersalzen, Wasserstoffperoxid u.a. vorgeschlagen, um „in situ" DHA als Trinklösung zur Verfügung zu stellen. Die genaue Rezeptur habe ich gerade nicht zur Hand, sein grünes Büchlein liegt in irgendeiner Kiste … . Dies hat mich schon vor Jahren dazu inspiriert, eine spezielle Infusionsmischung auszuprobieren, in der tatsächlich das Anti-Oxidans Ascorbinsäure mit dem Oxidans Wasserstoffperoxid in ein und derselben Flasche kombiniert wird. Denn Menschen, denen es an Oxidationskraft fehlt, haben oft stärkere Immundefizite und benötigen manchmal rasche Hilfe. Ich spreche hier nicht von Vitamin C Hochdosistherapie jenseits der 15 Gramm pro Infusion, die ja an sich auch oxidatives Potential bereitstellt, wie unter anderem an der Uni Gießen erforscht wurde. Es geht hier vielmehr darum, mit einer „normalen" Menge von 7,5 Gramm, die auch sehr gut nierenverträglich ist, „in situ" DHA zur Verfügung zu stellen, welches besser zellgängig ist und also auch im Falle fehlender eigener oxidativer Reserven schnell genutzt werden kann.

Dazu fülle ich die besagten 7,5 Gramm Vitamin C in Form einer sterilen Lösung des gepufferten Natrium-Salzes (siehe Abschnitt „Ester C – Calcium-Ascorbat selbst gemacht") in eine handelsübliche Kochsalzinfusionslösung. Der pH-Wert der Gesamtlösung ist dann zunächst annähernd neutral. Sterile Vitamin C Fläschchen gibt es von verschiedenen Anbietern. Danach kommen 10 ml Wasserstoffperoxid 3 % dazu. Dies entspricht einem Fünftel der Ascorbinsäure-Menge, bezogen auf die Molekülmassen der beiden Substanzen (Rechengang Klasse 9 Chemie oder DMSO & Co. Seminare). Danach wird der pH-Wert der Lösung mit ca. 25 bis 50 ml Natron-Lösung 8,4 % (übliche NaBic von B. Braun) deutlich in den basischen Bereich gebracht.

Dieser Trick dient dazu, das Wasserstoffperoxid zu „entstabilisieren", denn seine Stabilität, also Reaktionsträgheit, wird in den Verkaufsgebinden ja dadurch erreicht, dass Säure zugegeben wird (Phosphorsäure oder Salicylsäure). Wasserstoffperoxid ist „schärfer" im Basischen und in der Hochverdünnung. Beim Chlordioxid, welches hier potentiell auch genutzt werden könnte, ist es umgekehrt – stabiler im Basischen. Auch Ozon wäre eine Option, ist jedoch mit mehr technischem Aufwand verbunden, da man einen Ozon-Generator benötigt.

Die Mischlösung kann dann so angewendet werden und sollte sehr langsam laufen – ca. 90 Minuten. Sie kann auch weiter optimiert werden, durch Zugabe von Magnesiumsalzen, wie z.B. Diasporal Ampulle 4 mmol und natürlich DMSO, wie bekannt.

Die Herstellung und Anwendung von speziellen Infusionsmischungen und Therapieschemata ist zukünftig Bestandteil der Modulkurse, die als Fortsetzung/Aufbau zu dem 2-Tages DMSO & Co. Seminar in Leipzig in der Folge organisiert werden.

DMSO – Infusionen – Eigenherstellung spezieller Infusionslösungen – Xylit / Galactose

Bei Galactose handelt es sich um einen sog. Schwesterzucker der Glucose (Traubenzucker), also eine einfache Hexose, die historisch Schleimzucker genannt wurde. Der Galactose kommt physiologisch betrachtet, aufgrund ihrer biochemischen Eigenschaften, besondere Bedeutung zu.

Galactose Infusionen wurden bisher hauptsächlich eingesetzt bei Morbus Alzheimer, Morbus Parkinson und hepatischer Encephalopathie sowie Glucose-Intoleranz bei Neugeborenen. Ebenso bei der Insulinresistenz, als „Erste Hilfe" für die Zellen.

Besonders interessant ist die Erkenntnis aus relativ neuen Forschungen nach 2000, dass Galactose im Gehirn/in Nervenzellen auch zur Synthese von Aminosäuren genutzt werden kann – ein möglicher Mechanismus für die Wirkung bei M. Parkinson. Und gleichzeitig ein Ausblick zur Anwendung der Galactose bei allen degenerativen Nervenerkrankungen.

Eher experimenteller Art war bisher der Einsatz von Galactose-Infusionen bei Tumorerkrankungen. Es wurde postuliert, dass Galactose die Bindung von mobilen Tumorzellen an Lektine verhindert und so die Metastasenbildung reduziert.

Xylit (auch Xylitol genannt) ist dagegen ein sog. Zuckeralkohol, also definitionsgemäß kein Zucker! Dieser wird, oral aufgenommen, im Dünndarm nur eingeschränkt resorbiert und im Dickdarm von Bakterien aus der Gruppe der Butyratbildner verstoffwechselt. Dies natürlich nur, wenn die Darmflora auch Butyratbildner enthält … . Für eine intakte Darmflora kann jeder selbst viel tun.

Ganz nebenbei betrachtet wird Xylit ganz ähnlich wie DMSO (sog. Kraft-Prozess) als Beiprodukt der Zellstoffindustrie gewonnen. Es kommen dabei starke Säuren, Laugen und Hitze zum Einsatz. Im Unterschied zu Xylit gibt es jedoch für DMSO zwischenzeitlich einen preislich attraktiven anderen Herstellungsweg, der direkt pharmazeutisch reines DMSO liefert und somit bleibt Xylit vorerst ein relativ teurer Rohstoff, da die Aufreinigung aus dem komplexen Chemikaliengemisch aufwendig ist. Ich erwähne das deshalb, weil bestimmte Leute gelegentlich abstreiten, dass es sich bei DMSO um einen Naturstoff handelt, während man sich beim Xylit seltsam einig ist … Ein weiteres Beispiel dafür, wie Halbwissen die öffentliche Meinung steuern kann und es genügt, dass man den romantischen Namen „Birkenzucker" verwendet, um Klischees zu bedienen. Er wird jedoch weder gezielt aus Birken gewonnen, noch handelt es sich wie gesagt um einen Zucker im biochemischen Sinne.

Die Definition „Naturstoff" basiert darauf, dass man diese Substanzen auch in der Natur findet – auch wenn sie zwischenzeitlich aufgrund hoher Nachfrage industriell hergestellt werden.

Schon in den 70er Jahren wurde Xylit als Infusion oder Infusionszusatz ausgiebig untersucht und zwar vor allem, um die bekannten negativen Auswirkungen von reinen Glucose-Infusionen zu mildern oder aufzuheben. Für die Alternativmedizin wurde Xylit als Mittel gegen anaerobe Bakterien entdeckt – über den Weg der „Karies-Prophylaxe" oder Behandlung. Denkt man die Thesen über die Entstehung von Tumoren weiter, die auf der Transmutation von (anaeroben) Mikroorganismen beruhen könnte, so ist eine Infusionsbehandlung mit Xylit für die Krebstherapie natürlich interessant. Doch zunächst einmal die nüchternen biochemischen Fakten, die aus der wissenschaftlichen Literatur hervorgehen:

Xylit erhöht im Vergleich zu Glucose nicht die Laktatproduktion, Insulinsekretion und natürlich den Glucosespiegel. Dies allein sind schon einmal sehr gute Eigenschaften, wenn man beispielsweise die Versorgung von Intensivpatienten annimmt.

Noch interessanter für die Naturheilkunde ist, dass Xylit die Freisetzung endogener Fettsäuren anhebt („bessere" Energieträger als Glucose und „Fettverbrennung"), die Glucose-Neubildung (Gluconeogenese) in der Leber senkt (!) und sowohl Bilirubin als auch Harnsäure steigen! Ja, richtig gelesen.

Letzteres sind natürlich starke Hinweise, wenn auch nicht Beweise, für die Wirksamkeit gegenüber „befallenen" Zellen, also (Blut-)Zellen, die beispielsweise von Bakterien oder Viren „gekapert" wurden. In der Original-Literatur heißt es nur knapp dazu: „Diese Effekte sind nicht erklärbar".

Dies nur in aller Kürze, da die Wissenschaft sonst diesen Rundbrief sprengt. Wer noch tiefer in den Werkzeugkasten einsteigen will, hat dazu in zukünftigen Modulkursen die Möglichkeit.

Alles zusammengefasst erscheint eine Kombination aus Galactose und Xylit in mehrfacher Hinsicht für die naturheilkundliche Infusionstherapie interessant und sinnvoll. Die früher wissenschaftlich gut untersuchte Kombination aus Glucose und Xylit bietet dagegen keinerlei Vorteile oder besondere Wirksamkeiten.

Praktische Möglichkeiten:
Üblicherweise werden sowohl Xylit- als auch Galactose-Infusionen als 5%ige Lösungen angewendet. Für eine 500 ml Kochsalzlösung nehme ich also je 12,5 Gramm Xylit und Galactose. Xylit 5 % gibt es als Fertiginfusion, allerdings rezeptpflichtig. Galactose als Infusions-Lösung gibt es bislang mit 5 Gramm als Rezepturarznei bei der Apotheke, die auf der Internetseite www.MedizinZumSelbermachen.de in den Bezugsquellen genannt wird, zu bestellen.

Ebenso kann eine Eigenherstellung gemacht werden, indem man die je 12,5 Gramm Xylit und Galactose in einer kleinen Menge Aqua ad iniectabilia (oder dest. Wasser) löst. Diese Mischung wird mit einer Spritze/Kanüle in die Infusionsflasche überführt. Zur Gesamtmischung gibt man dann 1 ml 3%ige Wasserstoffperoxid-Lösung hinzu, um Sterilität herbeizuführen.

Wer den Umgang mit sterilen Spritzenfiltern beherrscht, kann selbst die benötigten 12,5 Gramm Xylit und Galactose abwiegen, in einem sauberen Gefäß in einer kleinen Menge Kochsalz- oder Ringerlösung auflösen und dann durch den 200 Nanometer Aufsatzfilter für wässrige Lösungen (orange oder grau) in eine 50 ml Einwegspritze ziehen. Diese Mischung kommt dann in die 500 ml Infusionsflasche. Diese Art von Infusionen lässt man eher langsam laufen, also ca. 60 Minuten.

Und natürlich kann man diese Mischinfusion mit DMSO als Kombinationspartner in üblicher Manier ergänzen. Hier bieten sich die Ampullen DMSO oder DMSO ML an.

DMSO – Infusionen – Eigenherstellung spezieller Infusionslösungen – Procain-Basen-Lösung

Antientzündlich, schmerzlösend, regulierend und vitalisierend wirkende Procain-Basen-Infusionen haben eine lange Tradition und es gibt, auch in Deutschland, ganze Zentren und Kliniken, die sich darauf „spezialisiert" haben, obwohl die Methodik „pipel-einfach" und kostengünstig ist. Die Resultate sind jedoch immer wieder beeindruckend, vor allem, wenn man mit etwas „Fein-Tuning" daran geht. Es herrscht nämlich nach wie vor ein Disput darüber, ob nun hohe oder nicht so hohe pH-Werte in der Infusionslösung für die erwünschten Wirkungen förderlich sind oder nicht. Besser gesagt, ob viel oder nicht so viel Basensalz zugefügt werden sollte.

Fakt ist, dass das Procain-Molekül lediglich in seiner unprotonierten Form in Zellen gelangen kann, um dort seine Wirkung, Depolarisation, zu entfalten. Mit einem pKs-Wert von 8,05 ist Procain jedoch schon beinahe selbst als Säure zu bezeichnen (vgl. Kohlensäure pKs 6,4), d.h. es geht bei pH-Werten über 7 leicht in die unprotonierte Form über.

Von daher gesehen ist also eine hohe Basensalzmenge in der Infusionslösung unnötig, es sei denn, man will damit weitere Effekte der Infusion verbinden. Nur in ausgesprochen entzündlichem Gewebe ist also damit zu rechnen, dass Procain nicht in die Zellen gelangen kann. Doch dafür könnte auch einfach noch DMSO dazugemischt werden.

Die Variante, die ich heute vorstelle, nutzt das beschriebene „Demenz-Salzgemisch" mit Kaliumhydrogencarbonat und Lithiumchlorid. Die Vorteile sind die wesentlich ausgewogenere Mineralienmischung, gegenüber der sonst üblichen rein Natrium-lastigen Zusammensetzung.

Üblicherweise wird nämlich als Grundlösung Natriumchlorid 0,9 % verwendet, in welches dann noch zusätzlich Natron, also Natriumhydrogencarbonat, als Basensalz eingefügt wird – alles Natrium oder was? Dagegen kann man einfach die oben beschriebene Mischung ohne das Kochsalz nutzen.

Es werden also entsprechend für 100 Liter gemischt:

- 80 Gramm $MgCl_2$ Hexahydrat
- 55 Gramm Kaliumhydrogencarbonat
- 1 Gramm Lithium
- Insgesamt also 136 Gramm

Das Natriumchlorid, Kochsalz, ist ja schon in der 0,9%igen NaCl Infusionslösung enthalten.

Nach guter Durchmischung der Salze, wiegt man 0,7 Gramm davon mit der Schmuck-Waage ab und löst sie in einer kleinen Teilmenge, ca. 10 ml, Infusionswasser. Diese Lösung wird dann wie üblich durch einen Steril-Spritzenfilter (geeignet für wässrige Lösungen, Porengröße < 240 Mikrometer) in eine Einwegspritze aufgezogen und in die 500 ml isotonische Kochsalz-Infusion gespritzt. Der resultierende basische pH-Wert wird also in diesem Fall von Kalium-Bicarbonat und nicht Natron bestimmt. Die Magnesiumionen wirken stark blutgefäßerweiternd und verbessern die „Reichweite" der Procain-Wirkung enorm und gleichzeitig ist die „saure Wirkung" des Magnesiumchlorids durch das Kalium-Bicarbonat aufgehoben. Insgesamt ist die ganze Mischung gegenüber der klassischen Mischung deutlich Natrium reduziert. Und die Vorteile des Lithiums wurden ja schon besprochen.

Ebenso ist es natürlich möglich/vorteilhaft als Grundlage eine Ringer-Lösung oder noch besser eine Ringer-Lactat-Lösung zu verwenden, da diese zusätzlich basisch wirkt.

Nun kommt noch das Procain und eventuell DMSO dazu – ganz wie gewünscht. Auch über die notwendige Procain-Menge wird stets diskutiert. Im Sinne des neuraltherapeutischen Gedankens, sozusagen der Huneke-Effekte, ist theoretisch eine relativ geringe Menge ausreichend. Für eine 500 ml Infusion sind ca. 100 - 200 mg Procain üblich. Eine 5 ml Ampulle 2%ige Procain-Lösung (freiverkäuflich z.B. als Pasconeural 2 % 5 ml Ampullen) enthält nach Adam Ries 100 Milligramm Procain. Ärzte/Ärztinnen können es sich einfach machen und die DMSO MP Ampulle zu mischen. Diese enthält neben den 200 mg Procain eben auch DMSO 7,5 Gramm als Wirkungsverbesserer, zusätzlich antientzündlich und „zellöffnend" aktiv.

Procain-Basen Infusionen sollten durchaus langsam laufen. Dies fördert die periphere Wirkung, die in der Regel erwünscht ist. Für eine Behandlung zentral-nervöser Symptome und Erkrankungen ist dagegen eine hohe Tropfgeschwindigkeit förderlich. Dazu gehört beispielsweise auch die Behandlung von Migräne – dies war der Therapieansatz, der zur Entdeckung der vielfältigen Wirkungen von Procain durch Huneke führte.

DMSO – Infusionen – Eigenherstellung spezieller Infusionslösungen – Basische Chlordioxid-Lösung mit Mg-Lactat

Im „Das DMSO Handbuch“ ist beschrieben, dass schon in den 70er Jahren herausgefunden wurde, dass man wesentlich stabilere Chlordioxidlösungen erhält, wenn zur sogenannten Aktivierung der Ausgangssubstanz Natriumchlorit (in Form einer ca. 25%igen Lösung) nicht Salzsäure verwendet wird, sondern Milchsäure. Diese Erkenntnis wird seither in industriellen Chlordioxid-Zubereitungen genutzt und ist patentrechtlich nachzuvollziehen. Also lange vor Jim Humbles MMS Idee. Ebenfalls ist bekannt, dass CDL-Lösungen im basischen pH-Wert Bereich stabiler sind als im sauren. Beide Prinzipien können zusammen genutzt werden, um eine optimierte Chlordioxid-Infusion herzustellen.

Chlordioxid, CD, hat nämlich die Eigenschaft wieder zu zerfallen, sobald es erzeugt wurde. Dieser Zerfall führt zu teilweise unerwünschten Folgeprodukten und ist abhängig von zahlreichen Faktoren, wie z.B. Lichteinfluss, Temperatur, pH-Wert, Verunreinigungen. Das ist auch der Grund, warum sich immer und immer wieder Leute melden und berichten, dass sie mit einer gekauften CDL längst nicht die Wirkungen erzielen, wie mit einer frisch zubereiteten. Einschließlich Jim Humble, der dies auch schon vor Jahren mit eigenen Testreihen untermauerte. Ohnehin ist die frisch zubereitete Lösung mit dem von mir gezeigten und bevorzugten „CDL Generator für 1 Euro“, im Vergleich natürlich vielfach preisgünstiger.

Als Oxidationsmittel ist Chlordioxid bei Infektionen aller Art geeignet. Ein Blick auf Wikipedia bringt beispielsweise die gleichermaßen schlichte wie grandiose Feststellung zutage, **dass von CDL bekannt ist, dass es alle (!) bisher bekannten Viren zuverlässig zerstört**. Dies ist zwar nicht weiter verwunderlich, da Viren im eigentlichen Sinne keine Mikroorganismen sind, weil ihnen die üblichen Lebensfunktionen fehlen, doch kann es nicht oft genug wiederholt werden, denn es bedeutet hier gleichzeitig, dass eine Residenzbildung ausgeschlossen werden kann.

Sehr wichtig ist an dieser Stelle, in aller Kürze, den bedeutenden Unterschied zwischen MMS und Chlordioxid-Lösungen zu verstehen.

Bei MMS handelt es sich um das Zusammenbringen der erwähnten ca. 25%igen Natriumchlorit-Lösung mit einer Säure als sog. Aktivator und, nach einer angemessenen Aktivierungszeit, um die Entstehung von Chlordioxid zu ermöglichen, Auffüllen mit Wasser. Diese fertige Mischung enthält also noch die eingesetzten Chemikalien und unweigerlich einen sauren pH-Wert. Es sei denn, man korrigiert diesen nachträglich mit einem Basensalz wie Natron oder Pottasche. Nicht pH-Wert korrigierte Lösungen sollten, auch wenn vielerorts anderes behauptet wird, keinesfalls für Anwendungen auf Schleimhäuten angewendet werden.

Dazu gehören Anwendungen in Ohr und Nase, Auge, als Scheidenspülung, Blasenspülung und natürlich auch als Einlauf! Wiederholt haben sich bei mir Menschen gemeldet, denen „man“ irgendwo solche Anwendungen mit MMS-Lösungen empfohlen hat und die dann hilflos zurückgelassen wurden, wenn das Trommelfell anschließend kaputt war oder es zu chronifizierten Darmreizungen kam!!!

Bei Chlordioxid-Lösung handelt es sich dagegen um Wasser, in das ausschließlich das gasförmige Chlordioxid eingeleitet wurde. Das einfache Prinzip ist in meinem YouTube Video zu sehen, das man ganz leicht mit den Suchworten „CDL Dr. Fischer“ findet. Hier der Link: https://www.youtube.com/watch?v=JRpM9ysFyq8. Der pH-Wert dieser Lösung ist exakt der gleiche wie der pH-Wert des eingesetzten Wassers vor der Gaseinleitung.

Nehmen wir also beispielsweise eine pH-Wert neutrale isotonische Kochsalzlösung als Ausgangsmaterial, so können wir mit der erhaltenen CD-Lösung gut verträglich solche erwähnten Schleimhaut-Anwendungen durchführen, also beispielsweise als Ohren- oder Augentropfen, Blasenspülungen oder Einläufe. Indikationen wie gesagt sind alle infektiösen Vorgänge, verursacht durch Viren, Bakterien, Parasiten.

Nun also zur optimierten Chlordioxid-Infusion: Das in dem Video gezeigte Prinzip mit dem „CDL-Generator für ca. 1 Euro“ wird leicht verändert und für die Begasung einer handelsüblichen Infusionslösung NaCl 0,9 % genutzt. Man steckt dafür lediglich eine normale gerade Kanüle auf die 20 ml Spritze, anstatt der langen gebogenen. Üblicherweise nimmt man dafür eine gelbe Standardkanüle. Sobald das Chlordioxid in dem Spritzenkolben entsteht, wird diese mit Hilfe der geraden Kanüle von unten in die, an einem Infusionsständer hängende, Kochsalzlösung gestochen und verbleibt so bis genug CD-Gas entstanden ist, das man dann durch Druck auf den Spritzenstempel in die Infusionsflasche blubbert – analog zum Beblubbern des Trinkglas-Wassers in dem Video.

Gaaaaanz wichtig: Der Spritzenstempel darf nicht bis zum Anschlag gedrückt werden, weil sonst die kleine Aktivierungspfütze aus Na-Chlorit-Lösung und Salzsäure in die Infusion gelangt – dann hätten wir MMS und eben kein CDL erzeugt!!!

Kurz vor diesem Prozedere werden ca. 25 ml Bicarbonat-Lösung 8,4 % (Fa. B. Braun oder Fa. Köhler Pharma), also Natron und ca. 0,5 Gramm Magnesium-Lactat, in die Infusion gefüllt. Magnesium-Lactat ist das Magnesiumsalz der (+)-Milchsäure und dient hier, wie ganz oben beschrieben, der weiteren Stabilisierung des Chlordioxids in Lösung. Die freie Säure kann man in diesem Fall nicht verwenden, da sie den pH-Wert der Lösung ja wieder absenken bzw. das Natron „wegfressen“ würde. (+)-Milchsäure als solche (21%ige Lösung) ist eher geeignet in der Küche den Essig zu ersetzen, da Essigsäure „Kater“ macht.

Das Magnesium-Lactat kauft man als farbloses Pulver, löst die gewünschte Menge in 20 ml pharmazeutischem Wasser oder Kochsalzlösung 0,9 % in einem sauberen Glas und zieht die Flüssigkeit, wie schon öfters beschrieben, durch einen sterilen Spritzenfilter, grau oder orange, auf und spritzt sie mit einer neuen Kanüle der Infusionslösung zu. Auf diese Weise hat man also einen basischen pH-Wert und eine molekulare chelatartige Stabilisierung und kann die Infusion langsam laufen lassen, ohne den vorzeitigen Zerfall des CD zu befürchten. Gerade dieser Effekt, mit (+)-Milchsäure/Lactat als molekularer Container, ist geeignet, die „Reichweite“ des Chlordioxids im Körper zu verbessern.

Milchsäure/Lactat kann nicht weiter oxidiert werden, da es sich schon um das vollständige Oxidationsprodukt des Alkohols 2-Hydroxypropanol handelt. Deshalb kann Chlordioxid ohne weiteres zusammen mit Magnesium-Lactat in einer Infusionslösung gemischt werden.

Um den Lichteinfluss auf die anwendungsfertige Lösung zu minimieren, stülpe ich noch eine Art „Kapuze“ über die Infusionsflasche. Das ist ein schwarzes Stoffsäckchen, das unten und oben eine Öffnung hat. Oben, damit die Infusionsflasche am Ständer aufgehängt werden kann. Unten, damit das Infusionsbesteck angebracht werden kann.

Ich benutze alle Infusionen mit Oxidationsmitteln darin, also auch diese mit CD, als Langsamläufer, d.h. bei 500 ml Kochsalz-Lösung ca. 70 - 90 Minuten Tropfzeit insgesamt. Alle Spezial-Mischungen, auch die schon bisher besprochenen, werden in den zukünftigen Modulkursen praktisch geübt.

DMSO – Infusionen – Eigenherstellung spezieller Infusionslösungen – Wasserstoff, Diasporal, Alpha-Liponsäure

Regenerative Behandlungsmöglichkeiten sind nach Verletzungen und Gewebeschäden aller Art bzw. aller Ursachen gefragt. Neben mechanischen Gewalteinwirkungen gehören dazu auch Strahlenschäden, Entzündungen, ... und ebenso Mangeldurchblutung, die z.B. zu Nervenschädigungen oder Gewebeinfarkten führen. Auch psychisch bedingte Symptome, wie posttraumatische Belastungsstörungen oder Panikattacken, können mit regenerativ wirksamen Mitteln behandelt werden. Die heute vorzustellende Mischung ist kostengünstig, setzt jedoch voraus, dass man schon im Besitz eines dieser inzwischen zahlreich angebotenen „Wasserstoff-Geräte" ist.

Wasserstoff, das Element, das im Periodensystem der Elemente ganz oben links steht, Symbol H, wird mehr und mehr als effektives Regenerationsmittel erkannt und erforscht. Mein Übersichtsartikel dazu erschien in einem internationalen Fachmagazin.

In der Natur liegt Wasserstoff stets als zweiatomiges Molekül H_2 vor und ist gasförmig.

Die erwähnten Wasserstoff-Generatoren funktionieren entweder elektrolytisch, als „Wasserspalter" (H_2O + elektrische Energie → H_2 + ½ O_2), oder mit einer sogenannten PEM-Zelle, also einer umgekehrten Brennstoffzelle, ebenfalls indem Wasser in Wasserstoff und Sauerstoff zerlegt wird.

Üblicherweise führt dann ein Schlauch aus dem Gerät heraus, mit welchem man den gasförmigen Wasserstoff in Trinkwasser blubbern kann, sodass sich ein gewisser Teil darin löst und anschließend „oral eingenommen" wird.

Das **Wasserstoff-Gas** können wir jedoch nun auch in handelsübliche Infusionslösungen einleiten, indem auf den Geräteschlauch zunächst ein üblicher Bakterienfilter und davor eine Kanüle gesteckt wird. Durch das Einleiten von Wasserstoff-Gas in eine Infusionsflasche entsteht schnell ein Überdruck, der anschließend durch Umdrehen und Belüften der Flasche wieder abgelassen wird. Eine zweite Möglichkeit wäre es, in die hängende Infusionsflasche oben eine zweite Blanko-Kanüle einzuführen, sodass das Beblubbern mit Wasserstoff-Gas kontinuierlich stattfinden kann.

Die anderen beiden Komponenten dieser Infusionsmischung sollten zuerst eingefüllt werden. Es handelt sich erstens um eine **Ampulle Diasporal** 4 mmol, also eine Magnesiumsulfat-Lösung, die ca. 500 Milligramm Magnesiumsulfat enthält (M = 120,37 Gramm: 120,37 g x 0,004 = 481 mg). Es gibt auch andere Hersteller von Magnesiumsulfat Ampullen.

> Magnesium-Ionen haben vielfältige physiologische Wirkungen, die man alle in einem Lehrbuch nachschlagen kann. Dazu gehören die Ermöglichung der ATP-Produktion, die Gefäßerweiterung/Durchblutungsverbesserung, die Muskelrelaxation und viele weitere.

Und zweitens um eine **Ampulle Alpha-Liponsäure** 600 mg. Diese gibt es ebenso von verschiedenen Herstellern.

Die Wirkungen von Alpha-Liponsäure sind auf Wikipedia folgendermaßen beschrieben:

> *α-Liponsäure wirkt in vielen enzymatischen Reaktionen, vornehmlich bei oxidativen Decarboxylierungen, als Coenzym. Ihre Aufgabe besteht im Wasserstoff- und Acyl-Gruppen-Transfer.*
>
> *Als Bestandteil des Pyruvat-Dehydrogenase-Komplexes der Mitochondrien, dem Verbindungsglied zwischen Glykolyse und Citratcyklus und dem α-Ketoglutarat-Dehydrogenase-Komplex im Citratzyklus, spielt sie eine wichtige Rolle im Energiestoffwechsel. Mit ihrer reduzierten Form Dihydroliponsäure bildet α-Liponsäure ein biochemisches Redoxsystem. α-Liponsäure ist ein Radikalfänger und starkes Antioxidans, das im Körper verbrauchte Antioxidantien wie Vitamin C, Vitamin E, Coenzym Q10 oder Glutathion regenerieren kann.*

<u>Nochmal:</u>
„Ihre Aufgabe besteht im Wasserstoff- und Acyl-Gruppen-Transfer." Aha, deshalb den Wasserstoff zusammen mit der Alpha-Liponsäure, sagen Sie. Genau richtig!

<u>Nochmal der Ablauf:</u>
Zu 500 ml Kochsalz- oder Ringer-Infusionslösung werden eine Ampulle Magnesiumsulfat 4 mmol (oder entsprechend 500 mg Magnesiumsulfat oder 100 mg Magnesium von anderen Herstellern) und eine Ampulle Alpha-Liponsäure 600 mg gefüllt. Dann hängt man die Infusionsflasche an den Ständer und beblubbert sie mit Hilfe einer Kanüle mit vorgesetztem Bakterienfilter (sterile Spritzenfilter für wässrige Lösungen) mit Wasserstoff aus dem Generator. Diese Infusion kann mittelschnell laufen, also ca. 45 Minuten.

DMSO – Infusionen – Fehlervermeidung

Bei den selbstgemischten DMSO-Infusionen, Anleitung nach „Das DMSO-Handbuch“, kommt es bei manchen AnwenderInnen selten zu einem Phänomen, nämlich der Bildung von „weißen Partikeln“ in der Infusionslösung, die dann den Filter im Schauglas des Infusionssystems verstopfen. Es scheint so zu sein, dass das DMSO aus dem Filter und Filtergehäuse, der dafür verwendeten frisch ausgepackten Steril-Spritzenfilter mit Teflonmembran, (die cyanfarbigen) Stoffe herauslöst, die dann, in der vorwiegend wässrigen Umgebung der Infusionslösung als feine Partikel ausfallen.

Deshalb ist es wichtig, wenn man selbst mischen will, dass sowohl die Spritze als auch der Filter mit einer kleinen Menge reinem DMSO vorgespült werden.

Zusätzlich ist darauf zu achten, dass man beim Zuspritzen in die Infusionsflasche die Kanüle in die Flüssigkeit eintaucht (etwas schräg halten).

Solche Partikel sind übrigens auch teilweise bei Sterilabfüllungen von DMSO aus verschiedenen deutschen Apotheken zu beobachten. Aus diesen Gründen halte ich es generell für wesentlich sicherer und praktikabler, auf jeden Fall für Ärzte und Heilpraktiker, die Fertigampullen mit vorverdünntem DMSO von der Apotheke, die unter den Bezugsquellen auf der Internetseite www.MedizinZumSelbermachen.de steht, zu nutzen. In diese Fläschchen ist ganz viel pharmakologisches und auch technisches Know-How eingeflossen, das andere so nicht haben!

DMSO – Infusionen – Rektalinfusion

Die aus Russland bekannte Methode der Rektalinfusion lässt sich für DMSO bestens adaptieren. Die Vorteile liegen auf der Hand: Therapeuten können auch Patienten mit schlechten Venenverhältnissen Infusionen verabreichen und Privatanwender, die den Umgang mit Kanülen scheuen, können ebenfalls unter Umgehung des First-Pass-Effects das DMSO schnell und effektiv anwenden.

Wie der Name schon sagt, wird „der Schlauch“ des Infusionssets dabei einfach rektal gelegt, nachdem man am Ende den Gewindeanschluss mit der Schere abgeschnitten hat. Indem man eine moderate Tropfgeschwindigkeit wählt, wird die Flüssigkeit aus der Infusionsflasche im Enddarm komplett absorbiert und nicht, wie bei Einläufen, schnell wieder ausgeschieden.

Ein übliches Infusionsvolumen von 500 ml kann man ungefähr innerhalb von ein bis eineinhalb Stunden einlaufen lassen.

Weiterer Vorteil ist natürlich, dass bei dieser Applikationsform keine zwingend sterilen (offiziell „keimarm“) Bedingungen gegeben sein müssen, sodass das DMSO Ph. Eur. auch aus der offenen Flasche genommen und mit Hilfe einer Spritze/Kanüle in die Infusionsflasche mit isotonischer Kochsalzlösung oder Ringerlösung überführt werden kann, wie in meinem Buch beschrieben.

Wichtig: Einwegspritzen zuerst mit reinem DMSO vorspülen !!! Es werden maximal 10 % DMSO-Gehalt in der Infusionslösung vorgeschlagen, d.h. in 500 ml sind das 50 ml reines DMSO.

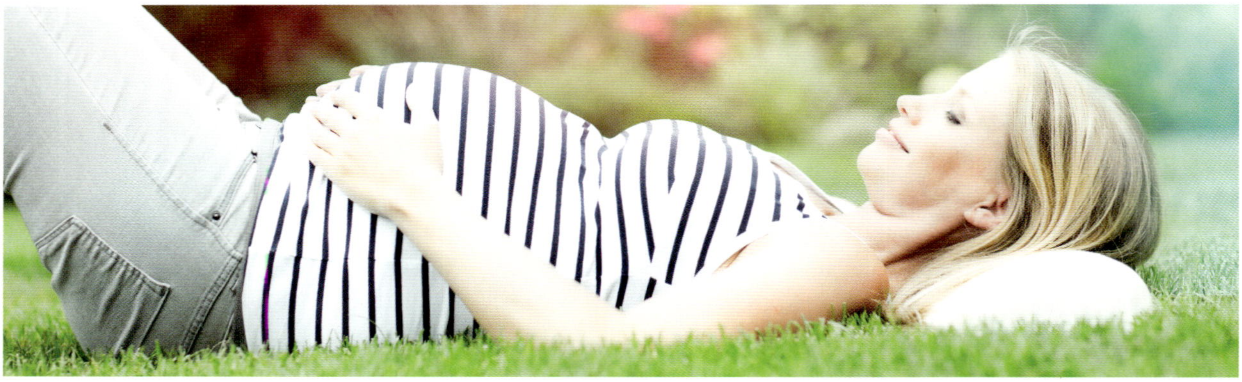

DMSO – Kinderwunsch

Als ich anfing DMSO einzusetzen, also ca. 2009, da machten wir in der Praxis immer einen Witz, wenn jemand nach den Kontraindikationen von DMSO fragte. Solche waren nämlich damals offensichtlich nicht bekannt, außer natürlich die übliche Bemerkung in alten Beipackzetteln, dass man DMSO nicht einsetzen darf, wenn man dagegen allergisch reagiert.

Der Witz war also:

„DMSO ist kontraindiziert bei Kinderwunsch."

Der Humor beruht darauf, dass man annimmt, ein potenzieller Sexualpartner (so heißt es ja auch in der Tierwelt) würde sich nicht auf kurze Distanz nähern, wenn man diesen seltsamen Geruch nach Sulfid verströmt.

Jahre später sieht das alles genau umgekehrt aus! Kontraindikationen bestehen sehr wohl und zwar rate ich strikt von der Anwendung von DMSO ab, wenn PatientInnen zeitgleich ein Antibiotikum oder Chemotherapeutikum einnehmen. Natürlich auch bei Verwendung mehrerer Antibiotika (wie z.B. dem schulmedizinischen „Cocktail" im Rahmen der sogenannten Helicobacter-Eradikationstherapie oder der kombinierten Chemotherapie).

Demgegenüber ist Kinderwunsch tatsächlich zu einer Indikation geworden. Jedenfalls wenn der jeweilige Sexualpartner auch eine Prise DMSO genießt, sodass die Sache mit dem Geruch das Näherkommen nicht weiter verhindert.

DMSO unterstützt Schwangerschaften

- Ganzheitlich wirksamer Kanalöffner
- Regulation und Regeneration von Stoffwechselprozessen
- Zellmembran-Stabilisator
- Förderung der Zellfunktion und Zelldifferenzierung
- Modulierende Wirkungen auf Immun- und Hormonsystem
- Erhöhung der Sauerstoffsättigung im Gewebe

Dass der Einsatz von DMSO Schwangerschaften ermöglicht, wo dies vorher nicht eintrat oder vorzeitig beendet war, liegt auf der Hand. DMSO wirkt modulierend auf das Hormonsystem und vor allem zellstabilisierend! Genau durch diese Eigenschaft fiel es ja Anfang der 1960er Jahre den Forschern auf – Gewebe fühlte sich in der Anwesenheit von DMSO wohler. Membranen stabilisieren sich, die Lebensfunktionen von Zellen werden optimiert.

Und weitere Wirkungen von DMSO unterstützen eine erfolgreiche Schwangerschaft. Die Sauerstoffsättigung im Gewebe verbessert sich, die Zellteilung wird gefördert, das vegetative Nervensystem ausgeglichen und DMSO wirkt auch antianämisch.

Die Form der Anwendungen von DMSO bei Kinderwunsch wird mir in Erfahrungsberichten sehr unterschiedlich geschildert. Einmal wurden „ein paar" Infusionen mit DMSO eingesetzt, einmal einfach einige Milliliter in Apfelsaft über einige Wochen getrunken. Auch die simple Anwendung auf der Haut, mit einem DMSO 30 % Spray ist geeignet, eine genügende Menge DMSO in den Körper zu bringen, um die beschriebenen Effekte auszulösen.

Ich gehe davon aus, dass die betreffenden Mütter oder Paare, in der Phase des bis dahin unerfüllten Kinderwunsches, weitere Lebensgewohnheiten und/oder Ernährungsgewohnheiten veränderten. Dass sie sozusagen schon weitere Optimierungen ihres körperlichen (und geistigen) Zustandes vornahmen. Vielleicht mehr Vitamine, vielleicht mehr Erholung von der Arbeit, vielleicht mehr Bewegung etc..

Insofern sind die Leserbriefe, die mich zu diesem Thema erreichen und von positiven Anwendungserfolgen bei Kinderwunsch handeln, im wissenschaftlichen Sinne keine Beweise für die eindeutige Wirksamkeit in diesem Zusammenhang. Dennoch kann meiner Meinung nach das DMSO entscheidend sein, gerade wenn man schon zuvor körperlich bessere Voraussetzungen für eine Schwangerschaft erreicht hat. Auch hier gilt: Warum nicht einfach mal ausprobieren? DMSO ist ein Kanalöffner und Zellstabilisator.

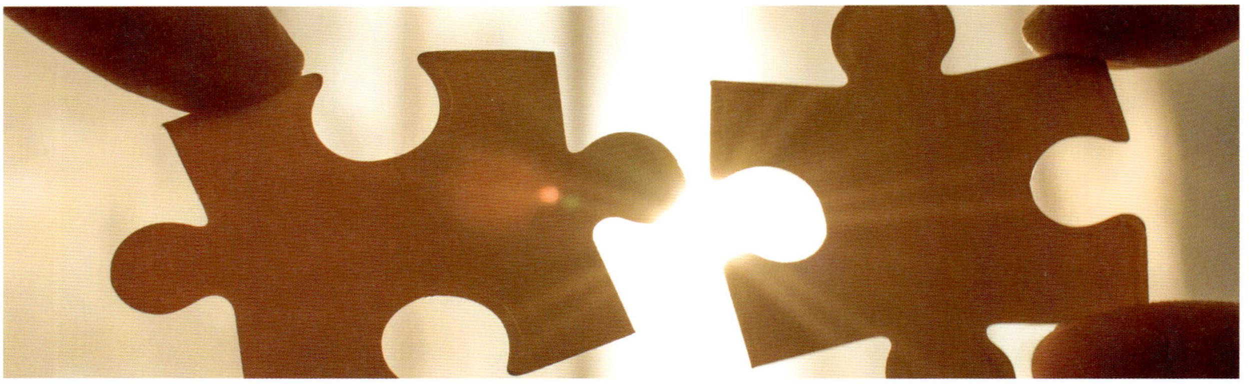

DMSO in Kombination mit anderen Wirkstoffen – DMSO und Ambroxol

Manchmal springen wir über „unseren Schatten", so heißt es im Volksmund und das ist gut so. Zum Beispiel trinke ich manchmal, obwohl sich ja viele Menschen von mir schon anhören mussten was „Zucker", also Industrie-Saccharose, so alles anrichtet, eine Pepsi. Ja, richtig gelesen! Warum? Weil der „Geschmack der Kindheit" ein Lächeln aufs Gesicht zaubert und das überwiegt die möglichen Gefahren.

Nun also ein anderes Dogma: Schon seit Jahren ist die zentrale Botschaft meiner Texte und Reden, dass man tunlichst Mittel aus dem Sortiment der obligat Synthetics meiden soll/muss. Das sind also diejenigen Arzneimittel, die wir als Substanzen nicht in der Natur finden können. Stattdessen sind fakultativ Synthetics solche, wie DMSO, die man in der Natur findet, die jedoch auch im Labor und in der Industrie „nachgebaut" werden können. Erstere, die obligat Synthetics, kann unser Organismus, da er die Stoffklassen gar nicht kennen kann, oft nicht „interpretieren" bzw. gut abbauen.

Doch nun steht eine Ausnahme an: Ambroxol, der „Schleimlöser", der als Schleimlöser nicht taugt, wie immer wieder Studien bescheinigten, zeigt sich jedoch im off-label use als probates Schmerzmittel – nebenwirkungsarm, wirksamer als Anästhetika und dabei gleichzeitig entzündungshemmend. Ambroxol hemmt Natriumkanäle etwa 40-mal potenter als Lidocain. Es blockiert bevorzugt den Kanalsubtyp Nav1.8, der besonders in nozizeptiven C-Fasern exprimiert wird. Weiterhin werden neuerdings antivirale Eigenschaften der Substanz postuliert und untersucht.

DMSO/Ambroxol-Mischung

Einsatzgebiete
- Schmerzen
- Entzündungen

Äußerliche Anwendung als Creme
- 2,5 - 5 g DMSO
- 5 g Ambroxolhydrochlorid als Reinsubstanz
- DAC Basiscreme ad 25

DMSO-Ambroxol-Creme
verschreibungsfrei
Kapitel DMSO-Ambroxol-Creme

Orale Einnahme
- Ambroxol Tabletten (60 mg)
- 10 Tabletten in 10 ml Wasser
- Auflösen in Wasser und filtern

Eine Mischung aus Ambroxol und DMSO ist sehr gut äußerlich anwendbar, z.B. bei fiesen Schmerzen wie Neuralgien, Morbus Sudeck, chronischen Rückenschmerzen, Sehnenansatzentzündungen, Phantomschmerzen u.a.. Übliche Creme-Rezepturen bestehen aus 2,5 - 5 g DMSO, 5 g Ambroxolhydrochlorid und DAC Basiscreme ad 25. Dafür benötigt man jedoch Ambroxolhydrochlorid als Reinsubstanz, die lediglich Apothekern zugänglich ist. Insofern kann man sich also so eine Mischung ärztlich rezeptieren lassen.

Für die Selbstmischer unter uns ist dadurch natürlich die Neugierde geweckt. Man kann die freikäuflichen, preiswerten Ambroxol 60 mg Tabletten auch in wenig Wasser auflösen. 10 Tabletten in 10 ml Wasser. Es geht nur das Ambroxolhydrochlorid in Lösung und die enthaltene Lactose (Milchzucker). Auf diese Weise erhält man also eine wässrige Lösung mit 0,6 Gramm Ambroxol, die man einfach filtert und mit 2 ml DMSO vermischt.

Für die Behandlung lokalisierter Schmerzen ist das eine ausreichende Menge und ein wertvoller Therapieversuch, wenn sonst nichts hilft. Häufig kommen E-Mails herein, in denen z.B. beschrieben steht, dass OP-Narben extrem schmerzen und nichts hilft. Oder die bekannten Post-Zoster-Neuralgien etwa. Um eine systemische Wirkung zu erzielen, ist es natürlich auch möglich, in Wasser aufgelöste Ambroxol Tabletten mit DMSO zu versetzen und als Trinklösung zu verwenden.

DMSO in Kombination mit anderen Wirkstoffen – DMSO und Bengalrosa – Brusttumor

Über Bengalrosa hatte ich schon mehrfach geschrieben und auch schon seit Anbeginn der DMSO & Co. Seminare darauf hingewiesen, dass man diesen simplen organischen Farbstoff zusammen mit DMSO auch äußerlich effektiv einsetzen kann. Inzwischen hat sich die universitäre Medizin-Forschung des Themas angenommen und man kann die aktuelle klinische Studie bzw. ein überraschend gutes Zwischenergebnis, in der Ärztezeitung nachlesen: https://www.aerztezeitung.de/Medizin/Melanom-Bengalrosa-bringt-Erkrankung-in-Remission-309144.html

Dadurch ist Bengalrosa nach jahrelangem Schattendasein ins Bewusstsein der Forscher gerückt. Allerdings wird es in den Studien stets per Injektion, direkt in den Primärtumor, verabreicht. Davor scheuen sich (noch) viele Privatanwender. Um den Zugang zu einer solch effektiven Therapie jedoch zu beschleunigen und nicht viele Jahre auf eine Zulassung zu warten, falls sie überhaupt angestrebt wird, habe ich schon lange eine Mischung mit DMSO vorgeschlagen. Diese kann, äußerlich aufgetragen, die Bengalrosa-Moleküle ins Gewebe bringen. Gleichzeitig habe ich postuliert, dass sich damit nicht nur Melanome, sondern auch alle anderen oberflächlich tastbaren oder oberflächlich sichtbaren, bösartige Tumore behandeln lassen.

Heute nun erreichte mich diese Zuschrift:

Sehr geehrter Herr Dr. Fischer,

erst einmal vieler Dank für Ihre Antwort auf Facebook und Ihr Engagement mit den Naturstoffen im Internet und die Rundbriefe. Ihr Buch ist mein ständiger Begleiter.

Ich habe vor 3 Jahren (06/16) die Diagnose Brustkrebs erhalten, habe mich operieren lassen. Bei der OP wurde nicht alles erwischt, aber da ich keine Biopsie gemacht hatte, wusste ich jetzt, mit was ich es zu tun hatte. Vor 1 Jahr (04/18) kam ein Rezidiv. Ich habe keine schulmedizinische Behandlung mehr in Anspruch genommen. Seit 04/18 nahm ich das DMSO. Am Anfang mit MMS, nach 3 Wochen hatte ich auch den schlimmen Geruch nicht mehr. Das MMS musste ich absetzen, da ich eine hochdosierte Vitamin C Behandlung in Anspruch nahm. Der Tumor war 3,5 cm. In 02 + 03/19 musste ich auch DMSO absetzen, da ich in einer Klinik war. Der Tumor wuchs auf über 5 cm.

In 06/19 las ich in Ihrem Rundbrief von Bengalrosa, welches ich mir bestellte und mit 50 % DMSO auf meine Brust auftrage. Seitdem wird der Tumor weicher und ist wieder auf 3 cm (Ende September 2019, lt. Ultraschall) geschrumpft, ich bin richtig happy.

Mein Brusttumor schrumpft weiter, er ist jetzt 2 cm (Oktober 2019).

Viele liebe Grüße, A. K.

Manche mögen nun denken, dass dies kein absoluter Erfolg sei. Doch lassen Sie uns daran erinnern, was es für eine Frau bedeutet, wenn ein zuvor stetig größer gewordener Brusttumor, noch dazu ein Rezidiv nach Operation, plötzlich wieder um mehr als die Hälfte schrumpft.

Und das ohne Induktion von Gewebeschäden wie bei Bestrahlung, Operation oder systemische Schäden, wie bei Chemotherapie. Und lassen Sie hier weiterhin die Frage auf Ihnen wirken: Kennt sonst jemand eine zugelassene oder nicht zugelassene Methodik, die eine solche Verkleinerung bewirkt, ohne zu operieren?

Doch man kann schon ahnen – es werden wieder welche nörgeln, weil das Bengalrosa auf der Haut die Unterwäsche verfärbt … oder weil das DMSO darin zu einem Geruch des Atems führen könnte … .

DMSO in Kombination mit anderen Wirkstoffen – DMSO und Bengalrosa – Lungenmetastasen

Zur Erinnerung: Bengalrosa, ein organischer Farbstoff, der unter anderem schon lange in der Mikroskopie und Medizin genutzt wird, hat das Zeug zum Shooting Star unter den „Krebsmitteln". Und zwar offiziell erforscht!

Die Studie zur beispielhaften Behandlung von Melanom (Hautkrebs) mit Bengalrosa wurde von den Behörden genehmigt, klinisch durchgeführt, und ist in Form eines Halbzeitergebnisses auf der Titelseite der Ärztezeitung gegen Ende 2017 unter dem äußerst positivem Erfolgstitel „Melanom – Bengalrosa bringt Erkrankung in Remission" veröffentlicht worden und kann dort von allen Menschen nachgelesen werden. Dies ist tatsächlich eine Sensation und noch dazu eine offizielle.

Da es sich um eine hervorragende, jedoch völlig unspezifische Heilwirkung des simplen Farbstoffpulvers handelt, wurde von mir schon vor Jahren postuliert, dass sich Bengalrosa-Lösungen für alle oberflächlichen oder oberflächennahe bösartige Tumore hilfreich einsetzen lässt.

In Form einer Mischung, die auch DMSO enthält, wird der Farbstoff auch in/unter die Haut transportiert. Der Vorschlag wird derzeit im Bereich der Selbsthilfe zahlreich ausprobiert und führt, wie zu erwarten, zu weiteren positiven Rückmeldungen von Anwendungserfolgen.

Bengalrosa – Anwendungsformen

- **Lokale Gewebeinjektion**
- **Äußerliche Anwendung (topisch)**
  DMSO-Bengalrosa-Mischung
- **Orale Einnahme**
- **Inhalation**
  Einige Tropfen Bengalrosa in die Salzlösung des Inhalators geben

Einer davon ist besonders erstaunlich. Es handelt sich um einen Mann, der unter einem Melanom litt, welches jedoch in der Lunge metastasierte. Üblicherweise denken wir bei Melanomen immer zuerst an irgendwelche „verdächtigen" Stellen im Bereich der sichtbaren Haut. Melanome können jedoch „überall" auftreten.

Jetzt werden Sie sich fragen: Wie kommt nun die besagte Bengalrosa-DMSO-Lösung dorthin, in die Lunge? Ja, tatsächlich, der Mann hat die Lösung inhaliert und das obwohl er ganz und gar nicht an „alternativ" glaubt. Er hat es quasi widerwillig gemacht. Geholfen hat es trotzdem und ich bekomme genaueres über den Verlauf bzw. die neue bildgebende Diagnostik in absehbarer Zeit.

Dieser Fall steht beispielhaft dafür, dass man mit den Mitteln der Integrativen Medizin (die im Fall Bengalrosa inzwischen auch Mittel der institutionellen Medizin sind) durchaus kreativ umgehen kann. Ich darf gestehen, dass ich vor der Inhalation der Mischung vielleicht auch etwas gezögert hätte, jedoch braucht es eben immer jemanden, der auf das Zögern pfeift.

Dadurch erweitert sich das Anwendungsspektrum der simplen Farbstofflösung also um einen weiteren Baustein.

Neben der lokalen Gewebeinjektion (wie in der Ärztezeitung beschrieben), der äußerlichen Auftragung einer Bengalrosa-DMSO-Mischung, wie von mir beschrieben, gesellt sich nun auch die Möglichkeit der Inhalation, indem einige Tropfen der Mischung in die Salzlösung des Inhalators gegeben werden.

Eine orale Einnahme von Bengalrosa ist ohnehin möglich, da die Substanz seit langer Zeit als „Indikator" für die Leberfunktion medizinisch-diagnostisch genutzt wird (siehe zugehöriger Wikipedia-Artikel: https://de.wikipedia.org/wiki/Acid_Red_94).

Und weiterhin sieht man dort unter der Überschrift „Sicherheitshinweise", dass Bengalrosa eine lupenreine Weste hat: keine Gefahrensymbole, keine H- oder P- Sätze.

Zu den oberflächlichen und oberflächennahen Tumoren gehört auch Brustkrebs und viele weitere.

DMSO in Kombination mit anderen Wirkstoffen – DMSO und Milchsäure – Teil 1

Bindegewebsstörung

Äußerliche Anwendung
- 3 Teile DMSO
- 3 Teile Milchsäure
- 4 Teile Wasser / isotonisches Meerwasser

Innerliche Anwendung
Weitere Verdünnung der oberen Mischung mit Wasser

Eine Mischung aus DMSO Ph. Eur., Milchsäure Ph. Eur. (übliche Konzentration im Handel 21%ig) und Wasser im Verhältnis 3:3:4 kann äußerlich und innerlich (innerlich nach weiterem Verdünnen in Wasser) zur Behandlung von Bindegewebsstörungen vieler Art eingesetzt werden. Warum hatte Frau Dr. Fryda, und nach ihr viele andere Therapeuten, so große Erfolge mit der Anwendung von simpler Milchsäure? Und was ist eigentlich eine Reiztherapie?

Milchsäure wird, wie der Name sagt, in der Natur von dienenden Milchsäurebakterien als Stoffwechselprodukt erzeugt, etwa im Sauerkraut, in der Sauermilch, in der Silage und bei vielen anderen „Fermentationsprozessen". Milchsäure, in Form ihrer Salze, die man Lactate nennt, wird jedoch auch im Körper selbst bei (zu) starker Muskeltätigkeit gebildet und wir haben in der Schule gehört, dass dies ungünstig wäre ... .

Neuere Forschungen aus dem Bereich der Spitzensportmedizin zeigen jedoch, dass diese autotrophe Milchsäure eben genau ein wichtiger Faktor für den Trainingseffekt ist, ein „positiver Reiz" also, für die Muskulatur und insbesondere für die Herz- und Gefäßmuskulatur.

Ein Reiz wird in meinen Augen, ganz allgemein formuliert, durch das gezielte/beabsichtigte und zeitlich eng begrenzte Herbeiführen eines Zustandes außerhalb der „physiologischen Mitte" ausgelöst.

Dies ist auf unterschiedliche Art und Weise möglich – Pfarrer Kneipps Kaltwasseranwendungen, Carboxytherapie, Sauna, Basenbäder, Bungee-Jumping, Procain-Basen-Infusion, Brennnessel-Wälzen, Fasten, ... oder eben auch die Zufuhr von Säure (nicht jede Säure ist geeignet!) gehören dazu und lösen, da es sich um starke Reize handelt, auch eine starke Antwort des Organismus aus.

Diese Antworten können sein: Durchblutungsverbesserung, Hormonregulation, Gefäßneubildung, Aktivierung der Drüsentätigkeit, vegetative Neuausrichtung, u.v.a..

Bei der Reiztherapie handelt es sich also zunächst um eine scheinbar unsinnige Provokation (z.B. Säurezufuhr), die die Natur jedoch mit einer Anstrengung in eine „gute Richtung" beantwortet, indem vorher brachliegende Fähigkeiten (etwa optimale Ver- und Entsorgung des Gewebes/Organs) im Sinne des natürlichen (Über-)Lebenswillens aktiviert werden.

DMSO in Kombination mit anderen Wirkstoffen – DMSO und Milchsäure – Teil 2

Schon seit Jahren erwähne ich in Vorträgen und Seminaren unter anderem auch die Kombinationsmischung aus DMSO und (+)-Milchsäure. (+)-Milchsäure ist ohnehin ein wichtiger Baustein im Gesundheitswerkzeugkasten und viele Kenntnisse darüber verdanken wir auch Frau Dr. Fryda, die damit beachtliche Therapieerfolge hatte. Die übliche Konzentration der therapeutisch verwendeten Milchsäurelösungen, auf die man sich im Laufe der Zeit geeinigt hat, ist 21 %. Auch der modernen Forschung im Bereich Spitzensport verdanken wir hilfreiches Wissen über diese Substanz, die unser Körper selbst bildet – z.B. wenn wir die Muskulatur überfordern oder in den anaeroben Betrieb drängen. Früher fälschlich nur für den „Muskelkater" verantwortlich gemacht, hat sich herausgestellt, dass Milchsäure bei hohen sportlichen Leistungen sogar vom Herzmuskel zur Energiegewinnung genutzt werden kann und sie außerdem ein wichtiger Faktor für den Trainingseffekt ist.

Ich selbst benutze (+)-Milchsäure deshalb, wie hier schon früher erläutert, in der Küche anstatt Essig beim Kochen und für Salate usw.. Denn Essigsäure belastet als Endprodukt des menschlichen Alkoholstoffwechsels den Organismus bekanntermaßen in Form des „Katers". Nach und nach hat sich beim Experimentieren gezeigt, dass Milchsäure auch äußerlich angewendet, die Zellneubildung fördert und daraufhin haben das einige Leute von mir übernommen und in Form anwendungsfertiger Mischungen umgesetzt.

Einer davon, Tamer, deutschstämmiger Türke in Thailand, wollte damit im Bereich hochwertiger Kosmetik ein Unternehmen aufbauen – die Asiatinnen würden so großen Wert auf ihr Hautbild legen, erklärte er mir.

Ich schlug die folgende Rezeptur vor:

3 Teile DMSO, 2 Teile (+)-Milchsäure und 5 Teile Magnesiumchlorid-Lösung 12 % (siehe Pierre Delbet). Die Empfehlung war, dies zur Behandlung von Cellulite zu nutzen. Tamer konnte jedoch sein Vorhaben aus Finanzierungsgründen nicht umsetzen, obwohl ich ihn ausdauernd beraten habe … .

Cellulite / Gesichtspflege

Variante 1
- 30 ml DMSO
- 20 ml (+)-Milchsäure
- 50 ml $MgCl_2$-Lösung (12 %)

Variante 2
- 20 ml DMSO
- 20 ml (+)-Milchsäure (21 %)
- 30 ml Eigenurin
- 30 ml $MgCl_2$-Lösung (12 %)

Variante 3 - Gel
Mischung Variante 1 / 2 + 1 TL Hydroxyethylcellulose

Nun passiert jedoch seit einiger Zeit etwas Überraschendes: Im Internet ist immer häufiger zu lesen, dass vornehmlich Frauen, eine „Po & Co. Mischung" tatsächlich mit Begeisterung fürs Gesicht anwenden – Po & Co. ist also ein dehnbarer Begriff wie es scheint.

In Berichten auf Facebook ist von einem deutlich feineren Hautbild nach der Anwendung der Mischung die Rede. Ebenso würden Flecken verschwinden und die Haut sich straffen. Es ist wichtig, die Haut ca. eine halbe bis eine ganze Stunde nach dem Auftragen wieder abzuwaschen, bevor man andere/weitere Hautpflegemittel nachschaltet. Insbesondere gilt dies, wenn es sich um industrielle Kosmetikmischungen handelt. Also lieber ein naturbelassenes Fett oder Aloe Gel verwenden, so wie vor zehntausend Jahren auch schon Hautpflege betrieben wurde.

Für die Selbstmischer unter Ihnen:

Alle Einzelkomponenten in pharmazeutischer Reinheit gibt es bei bei der Firma, die auf der Internetseite www.MedizinZumSelbermachen.de genannt wird. Man kann die Zusammensetzung selbstverständlich individuell variieren, d.h. selbst moderner Alchemist sein. Ebenso ist es möglich als weitere Komponente Eigenurin mit aufzunehmen (wie der Name schon sagt, ist es dann nicht zum Verkauf oder Weitergabe geeignet ...).

Eine mögliche Rezeptur wäre:

2 Teile DMSO, 2 Teile (+)-Milchsäure, 3 Teile Urin und 3 Teile Magnesiumchlorid-Lösung 12 %.

Beispiel:

20 ml DMSO Ph. Eur., 20 ml (+)-Milchsäure 21 %, 30 ml $MgCl_2$-Lösung 12 % und 30 ml Urin 100 %.

Ebenso kann man aus den Mischungen selbst ein Gel machen, indem ein Teelöffelchen Hydroxyethylcellulose in die kalte Mischung nachträglich eingerührt wird. Bei Hydroxyethylcellulose handelt es sich um Cellulose, die in starker Lauge behandelt wird, also eine sogenannte halbsynthetische Substanz, die nach der Anwendung wieder von der Haut abgewaschen wird. Gele haben den Vorteil besser zu haften, als die rein wässrigen Lösungen.

DMSO in Kombination mit anderen Wirkstoffen – DMSO und Milchsäure – Teil 3

In einem vergangenen Rundbrief hatte ich mit etwas Humor über den „Off-Label-Use" der DMSO/Milchsäure-Mischung „Po & Co." geschrieben, von der im Netz zu lesen war, dass sie gerne für die Pflege der Gesichtshaut genutzt wird, obwohl diese ursprünglich von mir als Rezeptur zur Cellulite Behandlung in den Seminaren vorgestellt wurde.

Die, zusätzlich zu den positiven Effekten von DMSO auf die Haut, synergistischen Wirkungen der (+)-Milchsäure sind: Anregung der Zellneubildung, Entschlackung, verbesserte Kapillardurchblutung, Lymphfluss und andere.

Ausführlich nachzulesen in dem Lebenswerk von Frau Dr. Fryda. Über die Milchsäure selbst, die man in der Vergangenheit völlig zu Unrecht verschmäht hat, wie die moderne Forschung zeigt, hatte ich schon mehrfach geschrieben.

Nun gibt es ein weiteres Einsatzfeld für DMSO/Milchsäure-Mischungen, nämlich Pilzerkrankungen von Haut und Nägeln.

Pilze sind natürlich überall, jedoch werden sie manchmal zu frech und vermehren sich bzw. setzen sich fest. Pilze sind höhere Lebewesen als beispielsweise Bakterien und das bekommt man bei der Behandlung zu spüren, denn sie widersetzen sich, wenn sie sich erst einmal ein Plätzchen eingerichtet haben, den oxidativen Behandlungsstrategien, die wir sonst, bei bakteriellen, parasitären oder viralen Infektionen als leichte Übung empfinden. Hier benötigt man in der Regel neben einem starken Oxidans wie Wasserstoffperoxid, Ozon, Kaliumpermanganat, Rizol oder Artemisia annua oder als ein anderes Prinzip Silber, zusätzlich ein Mittel zur starken Milieu-Auslenkung, um die Pilze zu schwächen.

Mischung bei Pilzerkrankungen

Grundmischung

- 30 ml DMSO
- 30 - 50 ml (+)-Milchsäure 21 %
- 40 - 20 ml kolloidales Silber
- 25 ppm (direkt vor der Anwendung hinzugeben oder in getrennte Flaschen halten und nacheinander auftragen)

Oxidatives Mittel auftupfen

Wenige Minuten nach dem Auftragen der Grundmischung

- H_2O_2 11,9 %
- Ozon-Wasser
- Kaliumpermanganat 1 %
- Rizol
- DMSO-Artemisia annua-Auszug

Dazu eignet sich, bei äußerlicher Anwendung, eine Mischung aus 3 Teilen DMSO, 3 bis 5 Teilen (+)-Milchsäure der üblichen Konzentration 21 % und 4 bis 2 Teilen Verdünnungsflüssigkeit. Diese kann z.B. Kolloidales Silberwasser sein, wenn man beides in einem Mittel haben will.

Die oxidativen Mittel sollte man entweder direkt vor der Anwendung zugeben oder in getrennten Flaschen halten und nacheinander auftragen – zuerst die DMSO-Mischung und danach das oxidative Mittel.

Beispiel für die Grundmischung in diesem Fall:

30 ml DMSO Ph. Eur., 30 bis 50 ml (+)-Milchsäure 21 % und 40 bis 20 ml kolloidales Silber Wasser mindestens 25 ppm.

Wenige Minuten nach dem Auftragen können dann Wasserstoffperoxid 11,9 % (das ist die Konzentration, die nach der geltenden EU-Richtlinie an Privatpersonen ohne Nachweis abgegeben werden darf) oder Ozon-Wasser oder Kaliumpermanganat-Lösung 1 % (macht dunkel-violette bis braune Flecken) oder Rizol oder Artemisia annua/DMSO-Auszug aufgetupft werden.

Wasserstoffperoxid, Kaliumpermanganat, Silberwasser, (+)-Milchsäure und natürlich DMSO in pharmazeutischer Reinheit gibt es bei diversen Internetshops. Rizol gibt es bei EUKEA.

Leute mit grünem Daumen sind natürlich auch eingeladen sich einen funktionierenden Pflanzenauszug mit DMSO selbst zu machen, wenn man auf dem Weg dahin auch Rückschläge hinnehmen kann.

DMSO in Kombination mit anderen Wirkstoffen – DMSO und Natriumthiosulfat

Wie der Name "Calcinosis cutis" andeutet, handelt es sich bei diesem Syndrom um eine Calcinose der Haut. Unter dem Stichwort Kalzinose meldet Wikipedia:

> *Kalzinose bedeutet Kalkreichtum und ist der Name für die krankhafte Ablagerung von Calciumsalzen in der Haut und in Körperorganen.*

Über die Häufigkeit steht in diesem Text nichts, doch dürfte es einigermaßen verbreitet sein, denn die Frage nach einer möglichen Behandlung mit DMSO & Co. wurde schon mehrmals an mich herangetragen.

In einer englischsprachigen Veröffentlichung in der Zeitschrift der American Association of Dermatology vom Mai 2018 wird erklärt:

> *Calcinosis is caused by accumulation of calcium salts in the tissues, with subcutaneous nodules, atrophy and ulceration over the affected area.*

Heißt ungefähr: ... mit Knoten unter der Haut, Gewebeschwund und Geschwüre im Bereich der betroffenen Hautareale.

Der Autor geht einen neuen, integrativmedizinischen Behandlungsweg mit Natriumthiosulfat und erzielt damit bei einem Großteil der Patienten deutliche Erleichterungen der Symptome. Natriumthiosulfat erhöht die Löslichkeit von Calcium-Salzen.

Sein Abschlusssatz als Schlussfolgerung ist denkwürdig:

> *In conclusion, everything about CC is hard – except the decision to try intralesional STS in afflicted patients.*

Heißt ungefähr: Alles bei Calcinosis cutis ist eine schlimme Sache – außer die Entscheidung für den Einsatz von intraläsionalem Natriumthiosulfat bei den geplagten Patienten.

Natriumthiosulfat zur Behandlung einer Kalzifikation

Anwendungen
- Injektionen
- Infusionen (i.v.)

Äußerliche Anwendung als Salbe (100 g) 2-mal täglich
- 25 g Natriumthiosulfat
- 20 g Magnesiumoxid
- 5 ml DMSO
- DAC Basiscreme (DMSO nacheinander einarbeiten)

Natriumthiosulfat dürfte den meisten, wenn überhaupt, eher als „Zutat“ bei der Entwicklung im Fotolabor bekannt sein, wo es als sog. Fixiersalz eingesetzt wird. Ebenfalls benötigt man es für die Gewinnung und Nutzung von Silber und Gold in der Galvanotechnik. In der Medizin wurde es bisher lediglich zur Behandlung von Cyanidvergiftungen eingesetzt. Aus diesem Grund gibt es Natriumthiosulfat Ampullen 25 % von der Firma Köhler, die für die Zubereitung von Infusionslösungen und für folgende Indikationen vorgesehen sind:

Als Antidot bei Vergiftung durch Blausäure, Cyanide, cyanidhaltige Halogenderivate, Nitrile, Nitroprussid-Natrium, Amygdalin und andere cyanogene Glykoside.

Eine solche 25%ige sterile Lösung benutzt der Autor für Injektionen direkt in die betroffenen Hautstellen. Die Kalzifizierung, also die Kristallbildung unter der Haut, die ähnlich schmerzhaft ist, wie diejenige bei Gicht (scharfkantige Harnsäurekristalle), löst sich dadurch auf oder wird stark reduziert.

Auch ist es möglich, die intravenösen Infusionen, die ja eigentlich bei Cyanid Vergiftung eingesetzt werden, bei Calcinosis cutis mit guten Ergebnissen anzuwenden, was jedoch laut Literatur auch zu Nebenwirkungen führt.

Nun ist es nicht jedermanns Sache eine Ampullenlösung in einen entzündeten Knoten zu spritzen. Dafür hat der Autor eine sehr gute „zweitbeste Lösung" parat.

Es wird eine 25%ige Salbe mit Natriumthiosulfat und Zinkoxid hergestellt. Natriumthiosulfat kann man als weißes Pulver in pharmazeutischer Reinheit beziehen. Gut 15 Euro für ein halbes Pfund. Zinkoxid gibt es in Apotheken. Ich verwende allerdings lieber das ähnlich pudrige Magnesiumoxid für die Einarbeitung in Salben oder Cremes.

Rezept: Für 100 g werden 25 Gramm Natriumthiosulfat Ph. Eur., 20 Gramm Magnesiumoxid Ph. Eur., 5 ml DMSO nacheinander in DAC Basiscreme eingearbeitet, die letztlich auf 100 Gramm Gesamtmenge aufgefüllt wird.

Mit einer solchen Mischung kann man die knotigen Hautstellen 2-mal täglich behandeln.

Weitere DMSO Kombinationen

DMSO und Aminosäuren
Kapitel DMSO - Anwendung - Äußerlich bzw.
Kapitel Aminosäuren - GABA

DMSO und Eigenurin
Kapitel Harnstoff - Kosmetische Premiumsubstanz

DMSO und Procain
Kapitel Procain

DMSO und Lugolsche Lösung
Kapitel Lugolsche Lösung - Ergänzung

DMSO und Methylenblau
Kapitel Organische Farbstoffe in der Krebstherapie - Methylenblau

DMSO und Wasser
Kapitel DMSO - Verdünnungsflüssigkeiten - Wasser

DMSO und Wasserstoffperoxid
Kapitel Oxidationsmittel - Wasserstoffperoxid - Trinklösung

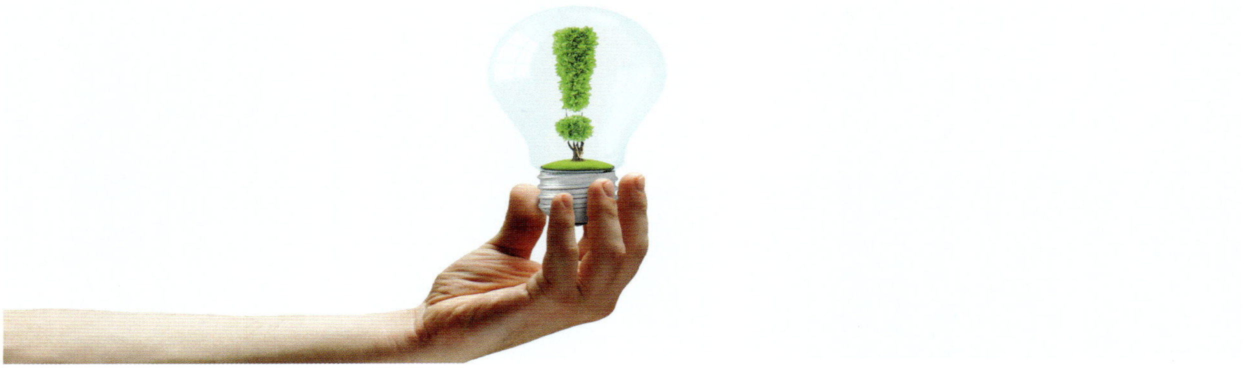

DMSO – Kontraindikationen

In inzwischen vier mir bekannten Fällen hat die Anwendung von DMSO bei Patienten, die gleichzeitig ein Antibiotikum konsumierten, zur erheblichen Ausbildung der Nebenwirkungen des Antibiotikums geführt.

Ich nehme dies zum Anlass, die parallele Anwendung von DMSO und Antibiotika als Kontraindikation für den Einsatz von DMSO auszurufen, damit Sie auf der sicheren Seite sind!

In der Praxis ist dies ein komplexes Thema, da Patienten manchmal zum Beispiel dem Heilpraktiker gar nicht „verraten", dass sie auch ein Antibiotikum einnehmen. Deshalb würde ich persönlich dies in Zukunft explizit abfragen. Es handelte sich um verschiedene Typen/Klassen von Antibiotika, sodass man hier auch nicht einige ausnehmen könnte, sondern ich davon jetzt generell abrate. Paradoxerweise führte die gleichzeitige Anwendung von DMSO dazu, dass sich ansonsten als (sehr) seltene Nebenwirkungen beschriebene Symptome bei den AnwenderInnen ausprägten: Kreislaufprobleme/Schwindel, generalisierte Allergien, Hämatombildung, ... Dies wie gesagt, nicht nur auf die Sulfonamide beschränkt. Obwohl also die verstärkende Wirkung von DMSO sonst auch in der modernen Medizin gerne eingesetzt wird, um Dosierungen von obligat synthetischen Arzneimitteln (im Gegensatz zu Naturstoffen) reduzieren zu können, ist meine dringende Empfehlung heute, mit diesen mir zugesendeten Erfahrungen von KollegInnen, von diesem an sich hilfreichen Prinzip bei antibiotischen Wirkstoffen abzusehen. Es ist sinnvoll einen Zeitversatz von mindestens 2 Tagen bei der Anwendung von DMSO und Antibiotika einzuhalten (sofern man diese denn unbedingt einsetzen will).

Zweite Kontraindikation: Die äußerlich-lokale Behandlung von genähten (Operations-) Wunden sollte, solange die Fäden noch vorhanden sind, nur mit Mischungen vorgenommen werden, die höchstens 15 % DMSO enthalten.

Höhere Konzentrationen von DMSO können dazu führen, dass die Fäden verspröden und in der Folge brechen, da enthaltene Weichmacher herausgelöst werden. Genau aus diesem Grund hat die Apotheke, die auf der Internetseite www.MedizinZumSelbermachen.de genannt wird, sterile DMSO-Mischungen 15 % für die cutane Anwendung im Sortiment, womit Ärzte und Heilpraktiker sehr sicher komplizierte Wunden wie Diabetiker-Geschwüre, offenes Raucher-Bein, Dekubitus etc. und natürlich auch frische OP-Wunden behandeln können und zwar einfach durch Auftropfen direkt aus der Ampulle oder vorheriges Aufziehen in eine Spritze. Besonders die Mischungen DMSO und DMSO ML eignen sich erfahrungsgemäß sehr gut für die Wundbehandlung.

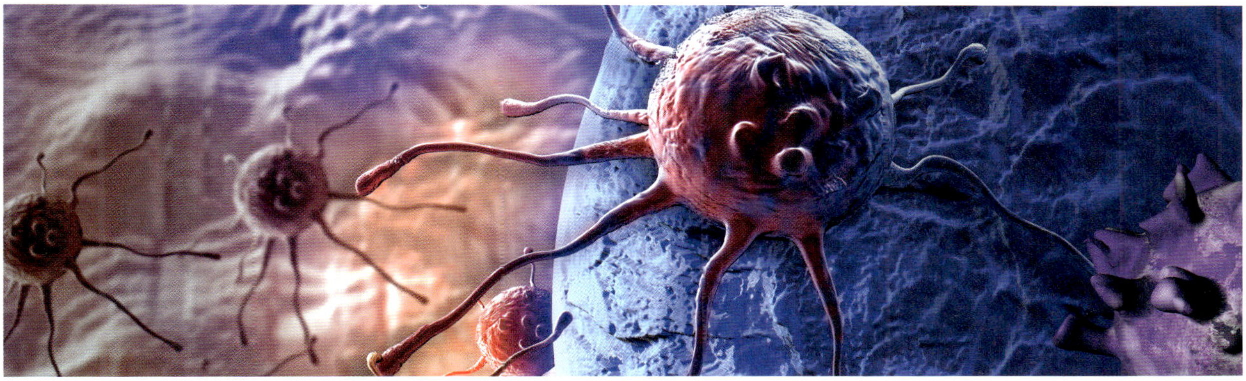

DMSO – Krebserkrankungen

DMSO kann auch bei Krebserkrankungen eingesetzt werden, jedoch sind oft eher Kombinationen aus DMSO und anderen Mitteln sinnvoll.

Insbesondere Patienten, die sich zu den sogenannten anerkannten Verfahren der Tumortherapie entschließen, können von der regenerativen Wirkung, die von DMSO ausgeht, profitieren. Dies gilt sowohl für Bestrahlung und Operation als auch für die Chemotherapie. Bei letzterer ist lediglich zu beachten, dass ein gewisser Zeitabstand zur Anwendung der verschiedenen Chemotherapeutika anzuraten ist, weil auch die Nebenwirkungen dieser Mittel in Einzelfällen deutlich verstärkt werden können. Ich würde hier wenigstens 2 Tage davor und danach ansetzen.

Bei Bestrahlung und Operation kann die Anwendung durchgängig sein, wobei man das aufgrund der Geruchsbildung mit den Therapeuten absprechen sollte. DMSO ist in Tumorkliniken ohnehin bekannt und wird für die Behandlung von chemotherapeutischen Gewebeschäden vorrätig gehalten. Trotzdem würde ich mein eigenes nutzen und nicht betteln.

Patienten berichteten mehrfach, dass sie sich bei/nach solchen Therapien mit DMSO körperlich deutlich stabiler fühlten.

Ob zudem von DMSO eine direkte „Anti-Tumor“ Wirkung ausgeht, steht meines Wissens nicht zweifelsfrei fest. Diese Frage wurde wohl auch nie konsequent wissenschaftlich beleuchtet.

Daher ist es üblich andere Stoffe, von denen eine Anti-Tumor Wirkung nachgewiesen wurde, mit DMSO zu kombinieren. Erstens um ihre Zellgängigkeit, Verfügbarkeit und Reichweite im Körper zu verbessern und zweitens, um gleichzeitig die Sauerstoffsättigung im Gewebe zu erhöhen – eine Eigenschaft, die für DMSO in Studien eindrücklich gezeigt werden konnte.

Einsatz von DMSO & Co. bei Krebserkrankungen

- Organische Farbstoffe (Hämatoxylin, Bengalrosa)
- Oxidationsmitte (Artemisinin, Chlordioxid, Magnesiumperoxid, Ozon, H_2O_2)
- Furfural
- Dichloracetat

Bekannte Beispiele sind die organischen Farbstoffe, deren Anwendung in vergangenen Rundbriefen ausführlich beschrieben wurde. Das **Hämatoxylin**, aus Blauholz gewonnen, ist hier zu nennen und ebenso das **Bengalrosa** (siehe https://www.aerztezeitung.de/Medizin/Melanom-Bengalrosa-bringt-Erkrankung-in-Remission-309144.html).

Weitere Kombinationen aus DMSO & Co., die bei Krebs eingesetzt werden, sind diejenigen mit sogenannten **Oxidationsmitteln**. Hierbei handelt es sich um eine, biochemisch gesehen, uneinheitliche Gruppe von therapeutisch einsetzbaren Substanzen, zu denen beispielsweise **Ozon**, **Wasserstoffperoxid**, **Artemisinin**, **Magnesiumperoxid**, **Chlordioxid** und andere gehören.

Kundige Ärztinnen und Ärzte spritzen zum Beispiel ganz einfach gasförmiges Ozon oder Wasserstoffperoxid 12 % in oberflächennahe Tumorbezirke (etwa Brustkrebs), die vorher mit DMSO 60 % eingesprüht wurden. Von dieser verwegenen Anwendung war ich selbst überrascht, jedoch ist es eine konsequente Vorgehensweise, im Sinne der Wirkungen dieser Mittel. Lange schon ist ja bekannt, dass man mit dem simplen Auftupfen von Wasserstoffperoxid-Lösung zum Beispiel auf „verdächtige Hautstellen", die als weißer Hautkrebs diagnostiziert wurden, diese mit nur wenigen Anwendungen zur narbenlosen Abheilung bringen kann.

Das Gleiche ist auch schon gelungen mit Artemisia annua Extrakt in DMSO oder auch konzentriertem wässrigem Chlordioxid zusammen mit DMSO.

Eine dritte Gruppe von Stoffen, die in der Integrativen Medizin schon erfolgreich bei Krebs eingesetzt wurde, bildet sich um das sogenannte **Furfural**. Dieses wurde ursprünglich von dem österreichischen Arzt Dr. Drobil angewendet und erforscht, wobei seine Arbeiten mehrheitlich verschwunden sind – nichts Genaues weiß man nicht. Es wird angenommen, dass Furfural in den Zellen einen ähnlichen Wirkmechanismus wie Amygdalin betätigt und dass wir bei konsequenter Suche sicher weitere Vertreter dieser Stoffgruppe finden würden.

Das **Hydroxymethylfurfural**, 5-HMF, wurde bislang meines Wissens nicht auf eine mögliche Anti-Tumorwirkung hin erforscht. Hier gibt es Luft nach oben für ärztliche KollegInnen, die Kraft Gesetz, die Erlaubnis haben, Studien durchzuführen.

Und eine weitere Möglichkeit DMSO & Co. bei Krebs einzusetzen, ergibt sich aus der Anwendung von **Dichloracetat**, kurz DCA. Es handelt sich um ein inzwischen gut erforschtes Signalmolekül, welches den Zellstoffwechsel switchen kann. Hier gibt es für Interessierte genug Literatur zum Stöbern. Auch beim DCA ist es wichtig, dass es sich um die reine Säure handelt, also ungepufferte flüssige Dichloressigsäure (englisch: Dichloro-acetic-acid).

Diese muss zunächst zwingend mit Natron in Wasser neutralisiert werden! Es handelt sich aufgrund des +I-Effekts der Chloratome um eine sehr starke Säure, die Haut- und Schleimhautschäden verursachen kann!

Die Vorgehensweise ist einfach:

Die gewünschte Menge Dichloressigsäure (meist 1 ml, das entspricht ca. 1,5 Gramm) wird in ein halbes Glas Wasser gerührt. Dann gibt man soviel Natron hinzu bis keine Gasentwicklung (Ahoi-Brause-Trick) mehr erscheint. Man kann den pH-Wert auch mit den pH-Wert Teststreifen aus dem Shop nachprüfen. Er sollte dann mindestens bei 6 und darüber liegen. Sodann wird mit Wasser das Glas aufgefüllt und zuletzt kann man dann das DMSO dazugeben, in Mengen von 1 bis 5 ml etwa. Diese Mischung kann schluckweise getrunken werden. In der Literatur wird ab Dosierungen von 2 Gramm und mehr auf Nebenwirkungen hingewiesen, vor allem auf ein vorübergehendes Zittern. Wobei in den Studien das DCA als Pulver in Kapseln auf einmal verabreicht wurde.

Sicher haben LeserInnen unter Ihnen weitere Anregungen und Erfahrungen, was den Einsatz von DMSO & Co. bei Krebserkrankungen angeht. Es wäre schön, diese zu teilen und damit das Thema weiter auszubauen. Die bisherigen Erfolge rechtfertigen dies.

Weiterführende Informationen

Behandlung Brusttumor
Kapitel DMSO in Kombination mit anderen Wirkstoffen - DMSO und Bengalrosa - Brusttumor

Behandlung Lungenmetastasen
Kapitel DMSO in Kombination mit anderen Wirkstoffen - DMSO und Bengalrosa - Lungenmetastasen

Dichloracetat
Kapitel Organische Säuren - Dichloressigsäure

Furfural bei Blasenkrebs
Kapitel Furfural

Hämatoxylin bei oberflächlich sichtbaren/ tastbaren Tumoren
Kapitel Organische Farbstoffe in der Krebstherapie - Hämatoxylin

Kalium-Ascorbat - das simple Krebsmittel
Kapitel Kalium-Ascorbat – Das simple Krebsmittel des Dr. Pantellini

Methylenblau bei Krebs, Parasiten, Malaria
Kapitel Organische Farbstoffe in der Krebstherapie - Methylenblau

Organische Farbstoffe in der Krebstherapie - Bengalrosa
Kapitel Organische Farbstoffe in der Krebstherapie - Bengalrosa

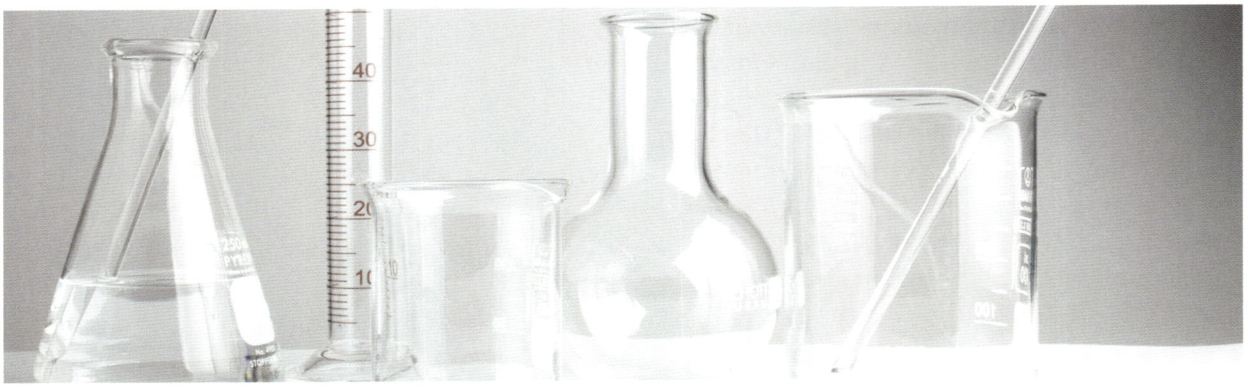

DMSO – Kunststoffmaterialien

Keine andere Frage wird häufiger an mich gerichtet, per Mail, per Telefon, per SMS, per Facebook, per Blog, ... und in den verschiedensten Varianten: Wie ist es mit Kunststoffsprühköpfen? Wie ist es mit Flaschen? Wie ist es mit Implantaten? Wie ist es mit ... ? Dabei ist alles ganz einfach und schon vielfach verbreitet (siehe FAQ auf der Seite www.MedizinZumSelbermachen.de). Doch es gibt immer wieder selbst erkorene „Verunsicherer" mit seltsamen Aussagen.

Zum Beispiel, dass man keine Pipettenfläschchen für die DMSO 15 % Lösung (Ohren-/Nasentropfen) oder für die DMSO 3 % Lösung (Augentropfen) verwenden dürfte, weil in so einem Pipettenhütchen kilogrammweise böse Sachen drin wären, die alle in Lösung gehen würden usw.. In diesem Zusammenhang kann stets folgendes Phänomen beobachtet werden: Während manche Menschen dazu neigen, aus einem solchen Thema „einen Elefanten zu machen", setzen sie sich ohne jegliche Bedenken in fabrikneue Autos, kaufen industriell verpacktes Essen, verwenden industrielle Kosmetik, nehmen Mineralstoffe oder Vitamine in Dragee- oder Tablettenform zu sich, trinken aus Kunststoffflaschen, bewohnen Möbel/Fussböden aus Schichtwerkstoffen usw.. Kompromisse machen wir immer! Verstehen Sie das? Kompromisse machen wir immer – weil wir sonst als Einsiedler ganz weit draußen leben müssten ... . Und selbst dann wissen wir, dass im Fettgewebe der Robben an den Polen auch Weichmacher, Antibiotika, Diclofenac, u.v.a. gefunden werden kann! Deshalb erstmal durchatmen, entspannen und in aller Ruhe sinnvoll handeln.

DMSO und Kunststoffe

- Glas, Keramik oder Metallutensilien benutzen → keine Wechselwirkungen
- DMSO-Gehalt < 20 % → keine Auswascheffekte
- DMSO-Gehalt > 20 % → Ein- bis zweimaliges Vorspülen der Materialien mit purem DMSO (z.B. Pasteurpipetten, Sprühköpfe, Einwegspritzen)

1. **Erste Regel:** Wann immer ohne weiteres möglich, benutzen wir für DMSO und Co. Glas-, Porzellan- oder Metallhilfsmittel (womit ein Teil der Fragen bezüglich Implantaten aus Keramik oder Metall schon beantwortet ist – da gibt es nämlich keine Wechselwirkungen). Stehen wir also etwa vor der Entscheidung, ob wir DMSO in Glas- oder Kunststoffflaschen kaufen, so ist diese ganz einfach. Zwar ist das HDPE (welches von der Industrie auf der Unterseite der Behältnisse auch meist nur mit PE angegeben wird) offiziell für Lagerung und Anwendung von DMSO zugelassen, doch wie gesagt: Wenn es ohne weiteres möglich ist, entscheide ich mich für Glas und muss dann nicht weiter darüber nachdenken. Nun kommen die nächsten Schlaumeier und sagen: ja, aber der Verschluss!?

Genau da sind wir an so einem Punkt: Es ist nicht ohne weiteres möglich eine Flasche ohne Verschluss aus Kunststoff zu bekommen. Selbstverständlich gibt es die gute alte Schliffflasche mit Glasstöpsel, doch es gibt eben nicht den dazugehörigen „Tante-Emma-Laden“, wo wir uns da hinein DMSO aus einem großen Metallfass abfüllen lassen könnten. Und versenden kann man eine gefüllte Glasstöpselflasche eben nicht.

Dieses einfache Prinzip von „ohne weiteres möglich“ liegt also allen Entscheidungen zugrunde. Die Schraubverschlüsse heutiger Flaschen sind meist aus einem Materialmix, über den die Industrie nicht viel herausrückt und so schließe ich gelassen den Kompromiss, dass diese Verschlussinnenfläche von vielleicht 1,5 Quadratzentimeter, die mit DMSO in Berührung kommt, im Vergleich zu der gesamten Innenfläche der Glasflasche (kann man ausrechnen mit Radius und Pi und Höhe – siehe Mittelstufen Mathematik) eine untergeordnete Rolle spielt.

2. **Zweitens**: Starke Wechselwirkungen zwischen DMSO und Kunststoffen beobachtet man vor allem mit reinem oder hochkonzentriertem DMSO und nicht mehr, wenn DMSO vorher, in Glasbehältnissen oder im Zumischverfahren (zuerst das Wasser, dann das DMSO) auf unter 20 % verdünnt wurde. Das zu den einleitend erwähnten DMSO 15 % und 3 % Lösungen und den Pipettenfläschchen. Zumal Pipettenhütchen aus Kautschuk, also Gummi (vulkanisiertes Butadien), sind und somit nicht vergleichbar mit Kunststoffen aus dem Spritzgussverfahren, die oft mit Weichmachern, UV-Stabilisatoren, Formtrennmittel, Rieselhilfen, … „ausgestattet“ sind.

3. **Drittens**: Wenn wir auf Kunststoffhilfsmittel nicht verzichten mögen, so haben wir jederzeit die Möglichkeit, diese mit reinem DMSO vorzuspülen, also die Oberfläche, die mit DMSO in Kontakt kommt, abzureinigen!

<u>Beispiel:</u> Pasteurpipetten, Sprühköpfe, Einwegspritzen, … . Einmaliges Einfüllen/Durchsprühen einer kleinen Menge pures DMSO, welches dann wieder verworfen wird, bevor wir die eigentliche Lösung einfüllen. Wenn eine Einwegspritze für Injektionen/Infusionen verwendet werden soll, ist dieses Verfahren natürlich nicht opportun! Dann werden sterile, vorverdünnte DMSO 15 %-Lösungen verwendet oder man kann, im privaten Bereich, mit sterilen Spritzenfiltern arbeiten.

4. **Viertens**: Implantate, Netze, Kunststoffgelenke, Herzschrittmacher mit Kunststoffgehäuse, Augenlinsen, …. – all diese Fremdmaterialien im Körper „spüren“ DMSO, egal welche Anwendungsform äußerlich/innerlich, stets nur in ganz geringer Konzentration, weil das DMSO sich nach der Verabreichung /Anwendung blitzartig mit Körperwasser und im gesamten Gewebe weiter verdünnt. Bei effektiven Gewebekonzentrationen von rechnerisch 0,0x Prozent gilt also wieder Regel 2 – in solcher Konzentrationen sind keine Wechselwirkungen beobachtbar.

<u>Fazit:</u> Bevor wir uns über einige Nanogramm eines eventuell enthaltenen Weichmachers Gedanken machen, könnten wir auch „sehen“, dass Ohrentropfen aus der Industrie von Haus aus tausendfach mehr kritische Substanzen enthalten, als unsere DMSO 15 % Tröpfchen und andere. Eine Frage der Prioritäten also, finde ich … .

DMSO – Kunststoffmaterialien – Ergänzung

Die unnötigen Diskussionen um die Materialauswahl für Versand, Lagerung und Handhabung von DMSO und DMSO-Lösungen reißt nicht ab. Das liegt daran, dass Leute, die sich selbst dafür als berufen ansehen, objektiv betrachtet jedoch keine Wissensbasis im Bereich Kunststoff-Technik, Oberflächeneigenschaften und organische Lösemittel haben, immer wieder „im Netz" oder sonst wo schlaue Kommentare dazu abgeben. Teilweise entsteht, durch den „Stille-Post-Effekt" beflügelt, der Eindruck, DMSO würde Kunststoffbehältnisse „auflösen", also „Löcher hineinmachen". Das ist absurd. Alle Kunststoffe, die von der Industrie für die Befüllung mit organischen Lösemitteln freigegeben sind, haben eine zuverlässige Beständigkeit. Doch der Reihe nach. Die Sache ist ganz einfach.

Erstens benutze ich, wenn möglich, Glas, Keramik oder Metallutensilien, insbesondere für die Handhabung von purem DMSO. Zu diesen Materialien zeigt DMSO, auch pur, keine Wechselwirkungen im Sinne von unerwünschter Stoffaufnahme. Hauptsächlich handelt es sich dabei um Fläschchen, Flaschen, Messzylinder, Trichter sowie Teelöffel, Eierbecher, Trichter, die man üblicherweise im Haushalt hat.

Zweitens können DMSO-Verdünnungen kleiner 20 % ohne weiteres mit Kunststoffmaterialien in Kontakt kommen, da ab dieser Verdünnung kaum noch Auswascheffekte von den unerwünschten industriellen Kunststoff-Zuschlagstoffen wie Formtrennmittel, Weichmacher, Stabilisatoren, ..., von der Materialoberfläche zu beobachten sind, die mit DMSO-Lösungen in Kontakt kommen.

Die Verdünnung auf kleiner 20 % nimmt man dementsprechend vorher am besten in Glasgeräten vor. Dies praktiziere ich etwa bei Eigenmischungen für Nasen-/Ohrentropfen oder Spülungen (DMSO 15 %) oder Augentropfen (DMSO 3 %). Dies gilt auch für die injizierbaren DMSO-Lösungen, die in sterilen Glasgeräten auf 15 % vorverdünnt werden. Andere Anbieter von sterilem DMSO bieten leider nur pures DMSO in Ampullen an – wie soll es denn da wieder herauskommen ohne Benutzung von Einwegspritzen?!?

Bei höheren Konzentrationen als 20 % empfiehlt sich ein ein- bis zweimaliges Vorspülen der Materialien mit einer kleinen Menge purem DMSO. Dies gilt beispielsweise, wenn man pures DMSO oder Konzentrationen zwischen 20 und 99 % mit Einwegspritzen oder Pasteurpipetten aus PP abmessen will. Ebenso verfahre ich, wenn z.B. Sprühköpfe auf die Braunglasfläschchen aufgesetzt sind – die ersten Sprühstöße der eingefüllten Lösung werden einfach verworfen. Pipettenhütchen aus Kautschuk sind harmlos. Es handelt sich um vernetztes Gummimaterial, das industriell ganz anders gefertigt wird als die Billig-Spritzguss-Kunststoffe. Auch nach Jahren des Gebrauchs werden sie nicht spröde, sondern bleiben elastisch und farbstabil.

Drittens ist der Kunststoff HDPE (auf Flaschen auch oft nur mit PE abgekürzt) von Haus aus ohne Weichmacher gefertigt und für die Lagerung und den Versand von DMSO zugelassen. Dies ist etwa für die Mitnahme im Reisegepäck wichtig, da Glasflaschen viel schwerer sind und zerbrechen können. Auch für diese Zwecke gibt es unterschiedliche Flaschen und Sprühflaschen aus HDPE.

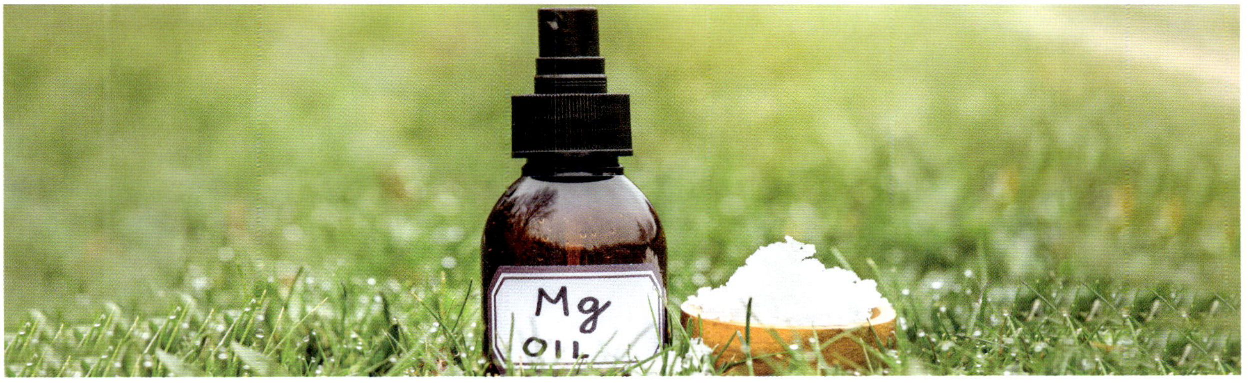

DMSO – Magnesium-Öl

Der Hilferuf „meine Mischung ist festgeworden" ist in vielen Beiträgen im Internet zu lesen. Das kommt daher, weil viele, die von mir als wertvolle DMSO-Verdünnungsflüssigkeit vorgeschlagene 12%ige Magnesiumchlorid-Lösung (Lösung nach Pierre Delbet), mit dem sogenannten Magnesium-Öl aus Unkenntnis gleichsetzen.

Bei „Magnesium-Öl" handelt es sich nämlich um eine ca. 30%ige Magnesiumchlorid-Lösung! Diese ist als Verdünnungsflüssigkeit für DMSO ungeeignet, da die Salzkonzentration zu hoch ist.

12%ige Magnesiumchlorid-Lösung nach Pierre Delbet hat die richtige Konzentration, sodass das Gemisch mit beliebig hohen Mengen DMSO immer flüssig bleibt (bei Raumtemperatur) und auf der Haut keine unangenehmen und überflüssigen Krusten entstehen.

Diese Magnesiumchlorid-Lösung hat zudem wundheilungsfördernde Eigenschaften und kann auch als „Tonikum" in Schnapsglasmengen, in Wasser verdünnt, verwendet werden.

Mischungen aus DMSO und Magnesiumchlorid-Lösung 12 % sind für die äußerliche Anwendung gedacht. Für die Herstellung von Mischungen als Nasentropfen, Ohrentropfen, Mundspülung, Einlauf, Scheidenspülungen, also mit Schleimhautkontakt, wird sie 1:9 mit pharmazeutischem Wasser verdünnt, sodass die Salzkonzentration im isotonischen Bereich liegt.

DMSO Ph. Eur., Magnesiumchlorid Ph. Eur, pharmazeutisches Wasser und auch die anwendungsfertige 12%ige Magnesiumchlorid-Lösung nach Pierre Delbet – alles vorhanden bei diversen Internetshops.

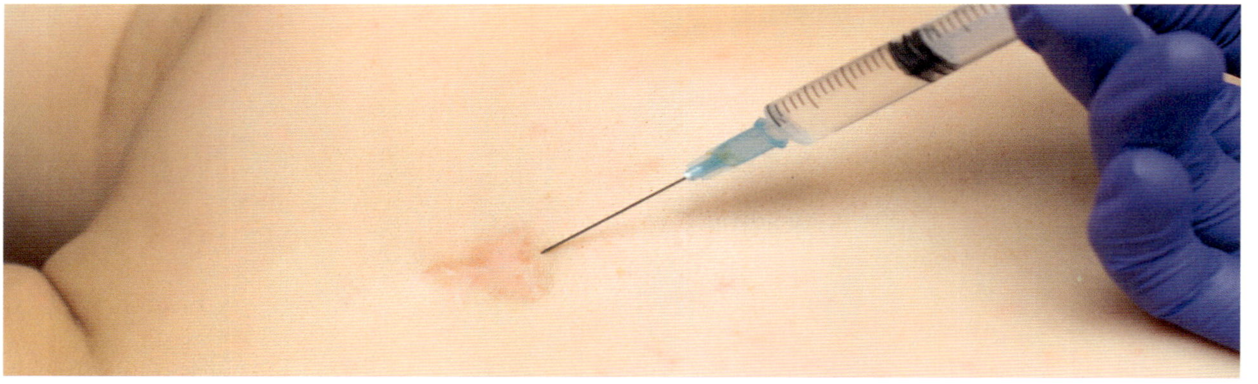

DMSO – Narbenbehandlung – Einfach und erfolgreich

Die simple Benetzung von Narben und Narbenarealen mit wässrigen DMSO-Mischungen bringt immer und immer wieder die erstaunlichsten Gesundheitseffekte zutage. Neben dem eigentlichen Ziel der lokalen Gewebeaufwertung im qualitativen und ästhetischen Sinn, gibt es nämlich häufig erfreuliche Nebeneffekte. Ausgelöst durch das, was wir allgemein als „Entstörung" der Narbe bezeichnen. Durch die Verkettung von Nerven-, Muskel-, Faszien-, Hautfunktionen entlang und in beiden Richtungen unseres Körpers, verbessern sich zum Beispiel Arthrosen, Muskelschwäche, allgemeine Leistungsfähigkeit, Schlafqualität, Konzentration, ... wie durch Zauberhand ganz nebenbei. So verblüffend teilweise, dass man an diesen Erfahrungsberichten gerne zweifeln würde. Warum jedoch sollte jemand mir so etwas schreiben, wenn es nicht der Wahrheit entspricht. So etwas schreiben, wie in diesem Fall:

Lieber Herr Dr. Fischer,
mein herzlicher Dank gilt der Veröffentlichung Ihrer tollen DMSO Bücher. Beim Lesen bin ich darauf gestoßen, dass man DMSO auf Narben geben kann. Da wollte ich gleich den Selbstversuch machen. Ich habe seit 11 Jahren eine verhärtete Kaiserschnitt-Narbe, die nicht gerade die schönste ist. Ich sprühte sie also mehrmals täglich ein (mit 60%iger DMSO-Lösung, Anm. d. Verf.) und siehe da, sie wurde viel weicher und verblasste von Tag zu Tag.

Und das Beste ist, dass sich meine Verdauungsprobleme in Luft aufgelöst haben. Einfach fabelhaft. Dank Ihrer fabelhaft gestalteten DMSO & Co. Bücher, die hoffentlich mit weiteren erstaunlichen Berichten ergänzt werden, bin ich meine Beschwerden in kürzester Zeit losgeworden. Dafür herzlichen Dank. Bitte diesen Bericht mit Namen veröffentlichen, damit anderen Leuten auch geholfen werden kann. Ihre Internet-Seite ist übrigens der Hammer. Videos, Bilder, Artikel, Podcast, Bezugsquellen, Zitate – alles enthalten. Mit sehr viel Liebe zum Detail, die hätten Sie nicht besser machen können. Weiter so! Nicht nachlassen!

Nun, das Lob für die Internetseite darf ich freudig an Dominik weiterreichen, denn das ist nicht meine Kreativität gewesen. Und dafür, dass DMSO die Menschen verblüfft und erfreut, kann ich auch nichts. Außer mich mitfreuen und staunen.

Welche Mischungen wende ich gerne auf Narben an? Im einfachsten Fall die bekannte DMSO 60 % Mischung mit Magnesiumchlorid, wie man sie sich einfach selbst herstellen kann, aus DMSO Ph. Eur. und Magnesiumchloridlösung 12 %, gemischt im Verhältnis 6:4. Auch anwendungsfertig ist sie erhältlich.

Narbenbehandlung mit DMSO-Mischungen

Variante 1
6 Teile DMSO Ph. Eur.
4 Teile Magnesiumchlorid 12 %
Variante 2
5 Teile DMSO Ph. Eur.
2 Teile $MgCl_2$-Lösung 12%ig
3 Teile Eigenurin
Variante 3
HMF-Lösung 30 % ≈ *70 % DMSO*
Eigenurin
Mischung 2:1
Variante 4
Subkutane Injektion
DMSO ML (15 % DMSO)
Procain

Es gibt jedoch auch andere Mischungen, speziell für dieser Zweck, wo es ja in der Hauptsache darum geht, an Ort und Stelle Regeneration zu ermöglichen bzw. die natürlichen Funktionen des Gewebes/der Haut, wie Schweißbildung, Haarwuchs, Sensibilität wieder zu erreichen. Denn Narbengewebe ist zunächst minderwertiges Ersatzgewebe. Funktionslos meist.

So verdünne ich das DMSO für diesen Zweck auch gerne mit Eigenurin. Und weil ich es gerne einfach mag, mische ich hier „über den Daumen" einfach die beiden Flüssigkeiten 1:1. Das heißt es resultiert eine Lösung mit ca. 50 % DMSO-Gehalt. Ebenso ist natürlich die Dreiermischung aus DMSO, Magnesiumchlorid-Lösung 12 % und Eigenurin eine sehr gute Option:

5 Teile DMSO Ph. Eur., 2 Teile $MgCl_2$-Lösung 12%ig und 3 Teile Eigenurin. Denn die Magnesiumionen verbessern die lokale Durchblutung zusätzlich und verbessern/ermöglichen die ATP Bildung in den Zellen.

Daraus entwickelt sich, neben beliebig vielen anderen, eine dritte Variante der „Narben-Lösung". Nämlich die Verwendung der „Mitochondrien-Medizin" HMF. HMF ist ebenso ein Naturstoff und wird bislang vor allem zur Behandlung von Belastungssyndromen eingesetzt.

Die Stammlösung HMF 30 % enthält 70 % DMSO Ph. Eur.. Wenn ich diese 2:1 mit Eigenurin mische, erhalte ich wieder eine ca. 50%ige DMSO-Lösung, die jetzt zusätzlich HMF enthält, welche durch das DMSO gut ins Gewebe eindringen kann. Über das Wirkspektrum von HMF steht alles im entsprechenden Absatz.

Eine weitere Option bleibt natürlich immer die subcutane Injektion, das „Unterspritzen" von Narben-Arealen. Hierbei lassen sich oft noch einmal intensiver Verklebungen lösen und die innere Narbe mitbehandeln. Für Injektionen verwende ich etwa Mischungen aus DMSO ML (Ampulle mit 15 % DMSO) und Procain. Injektionsanwendungen führe ich mit maximal 15%igen DMSO-Mischungen durch.

Es gibt hier die unterschiedlichsten praktischen Vorgehensweisen, die einzelne Therapeuten für sich entwickelt haben. Ob man etwa kurze „Meso-Nadeln" nimmt und vielfach einsticht oder biegestabile längere Kanülen verwendet und beim Einspritzen damit zurückfährt – solche Spielarten darf man für sich selbst entdecken.

<u>Fazit:</u> Narben, insbesondere oft die quer verlaufenden, verursachen früher oder später fast immer lästige Domino Effekte. Oftmals werden dabei scheinbar entfernte gesundheitliche Einschränkungen gar nicht bewusst mit älteren Verletzungen in Verbindung gebracht. Es lohnt sich definitiv, Narben zu behandeln. Und wenn es so einfach geht, wie mit dem Besprühen einer DMSO-Verdünnung, dann sollten alle Ausreden und Bequemlichkeiten (die ich selbst auch kenne), beiseite gewischt werden können.

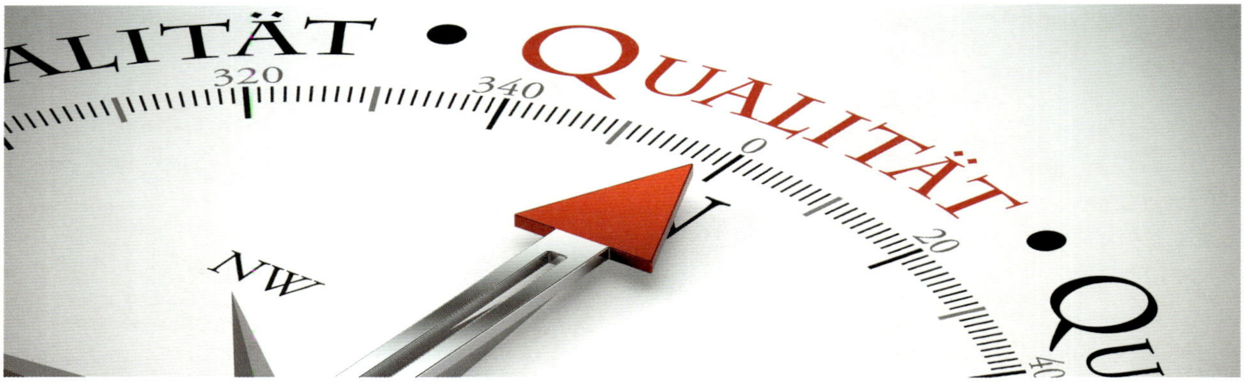

DMSO – Qualität und Reinheit

Die (unnötige) Aufgeregtheit und das, in der Regel aus Marketinggründen, gestiftete Durcheinander zum Thema Qualität/Reinheit von DMSO hält an, nachdem immer noch zahlreiche weitere Internetshops auf dieses Thema vordringen. Auch im Seminar in Leipzig war diese Frage (wieder einmal) auf der Tagesordnung, versehen mit dem Einwand, dass es doch wohl nicht so schlimm sein könne, wenn das DMSO nicht pharmazeutischen Reinheitskriterien entspricht.

An dieser Stelle dürfen wir mal alle, die oft mit Hochglanzprospekten verbreiteten, Verkäufer-Argumente weglassen. Egal ob von der Billigheimer-Fraktion, die behauptet normale Reinheit sei auch gut genug, als auch von den Hochpreis-Freaks, die ganz, ganz, ganz besonders reines DMSO feilbieten – vermutlich wird bald jemand mit 100,1 % DMSO-Gehalt werben ... . Und dabei ist alles ganz einfach. Wenn wir DMSO bei uns, also für unseren Körper anwenden, dann ist das eine Anwendung als Pharmazeutikum, als Mittel. Also benutzen wir Mittel, die zur pharmazeutischen Nutzung freigegeben sind. So einfach. Es betrifft ja nicht nur DMSO, sondern viele viele weitere Substanzen, die im Gesundheitswerkzeugkasten liegen – (+)-Milchsäure, Magnesiumchlorid, Natriumselenit, Äpfelsäure, Vitamin C, ... und auch pharmazeutisches Wasser, wenn es um spezielle Anwendungen geht.

Anders herum gesagt: Wenn man mit Äpfelsäure die Kalkränder im Badezimmer entfernen möchte, dann tut es natürlich eine Qualitätsstufe, die vielleicht mit „rein“ bezeichnet wird. Will man jedoch die Äpfelsäure als zuverlässiges, reines Mittel für den Gallenfluss durch orale Einnahme einsetzen, im Sinne des bekannten Leber-Gallen Reinigungs-Programms, so setzt man logischerweise die pharmazeutische Qualität Ph. Eur. ein. Und auch gilt wieder: Die Preisunterschiede sind für die benötigten Mengen und im Hinblick auf die Verwendung für Mensch oder Tier vernachlässigbar gering.

Die Freigabe zur pharmazeutischen Nutzung wird in Deutschland durch die Zusatzbezeichnung Ph. Eur. auf dem Etikett ausgewiesen. In den USA ist es die Bezeichnung USP oder Pharma Grade. Eine Konzentrationsangabe, wie 99 %, hat damit überhaupt nichts zu tun! Nehmen wir einmal an, ich mische DMSO Ph. Eur. 99,9 % im Verhältnis 1:1 mit Wasser Ph. Eur., so erhalte ich eine 50%ige DMSO-Lösung. Sie ist pharmazeutisch rein – hat jedoch „nur“ 50 %. Und jetzt? Ist sie deshalb unrein oder ungeeignet? Nein, natürlich nicht, weil der %-Gehalt überhaupt nichts mit der Freiheit von eventuell enthaltenen toxischen Restsubstanzen zu tun hat!

Wenn es so einfach ist, warum sollten wir uns dann überhaupt mit der Qualitätsfrage beschäftigen, meine ich. Ganz billiges DMSO ohne Ph. Eur. Kennzeichnung kostet gerade einmal ca. 10 Euro pro Liter (!) weniger als pharmazeutisch zertifiziertes, welches üblicherweise inzwischen um ca. 30 Euro zu haben ist. Bei nur ca. 30 Euro für einen ganzen Liter DMSO brauchen wir doch nicht über eine Einsparmöglichkeit zu diskutieren, während wir ein potentielles, wie auch immer betrachtetes Risiko für unseren Organismus eingehen – oder? Da gibt es aus meiner Sicht auch keine Ausreden, wie sie sich manche der Billiganbieter immer wieder einfallen lassen.

Einige behaupten, ihre Ware wäre Ph. Eur., aber sie dürften es nicht auf die Flasche schreiben. Andere behaupten hartnäckig, nur alleine die %-Angabe würde etwas über die Verträglichkeit aussagen. Und wieder andere schreiben Ph. Eur. auf das Etikett, können jedoch auf Nachfrage kein Zertifikat vorlegen – bei Literpreisen von vielleicht 18 Euro. Irgendwie auch nicht verwunderlich, denn wenn man DMSO aus Fernost einkauft, müsste man die Ware hierzu ande von einem externen Labor prüfen lassen, was bekanntlich einiges kostet.

Und wieder andere behaupten die Bezeichnungen „reinst“ und „Ph. Eur.“ seien äquivalent. Alles Märchenerzähler. Und wie gesagt, es lohnt sich nicht an dieser Stelle. Mit einem Liter DMSO kann man so viel Gutes tun – für nur ca. 30 Euro!

Seien wir doch einfach froh, dass der Liter DMSO nicht 3000 Euro kostet und nutzen die europäische Ware. Und eben auch ohne Ausschläge in die andere Richtung, nämlich mit besonderen, erfundenen Reinheitsversprechen extra hohe Preise zu bewerben.

Frei nach Zino Davidoff: „Kostet etwas genug, lässt es sich besonders gut verkaufen.“ Auf solche Geschäftstüchtigen braucht man, im Falle DMSO & Co., nicht hereinfallen.

Schließlich sind die Kriterien für die Aufnahme eines Mittels in den Gesundheitswerkzeugkasten von mir vor langer Zeit klar definiert worden:

- gut verträglich
- vielseitig anwendbar
- bewährt in der Wirkung
- leicht zu beschaffen
- kostengünstig

Die DMSO & Co. Hausapotheke soll für möglichst viele Menschen erschwinglich sein und intuitiv angewendet werden können.

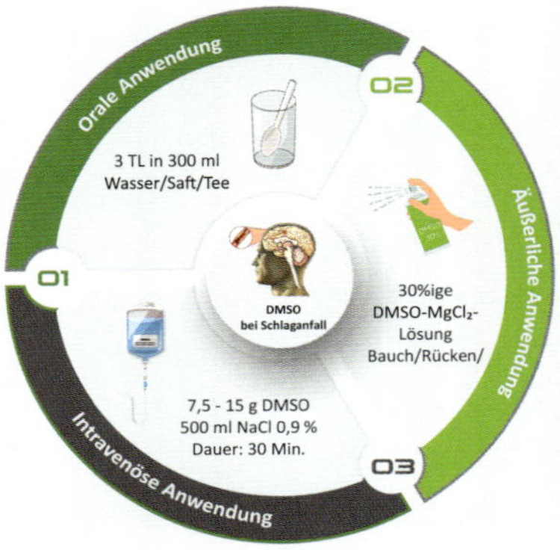
Orale Anwendung
02
3 TL in 300 ml
Wasser/Saft/Tee
Äußerliche Anwendung
30%ige
DMSO-MgCl₂-
Lösung
Bauch/Rücken/
01
DMSO
bei Schlaganfall
7,5 - 15 g DMSO
500 ml NaCl 0,9 %
Dauer: 30 Min.
03
Intravenöse Anwendung

DMSO – Schlaganfall – Möglichkeiten der Anwendung

Kürzlich ging eine E-Mail mit folgender Frage ein:

„Herr Dr. Fischer, ich komme aus der Pflege und habe mit „halben Ohr" vernommen, dass bei einem Schlaganfall die Gabe von DMSO innerhalb von 30 Minuten den Prozess umkehren kann bzw. stoppt.

Meine Frage: In welcher Form soll ich im Falle eines Schlaganfalls DMSO oral verwenden und in welcher Dosierung? Oder intravenös in welcher Dosierung? Oder wie anders?

Antwort: Es sind vor allem drei Möglichkeiten gegeben, DMSO im Akutfall anzuwenden:

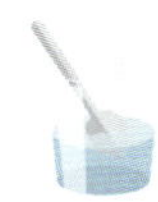

Oral: Da verwende ich ca. 3 Teelöffel in einem 0,3 l Glas mit einem Getränk nach Wahl vermischt. Im einfachsten Fall Wasser oder Säfte oder abgekühlter Tee oder oder ...

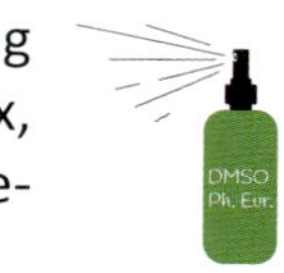
DMSO
Ph. Eur.

Äußerlich: Eine DMSO 30 % Lösung wird großflächig auf Bauch/Thorax, Rücken und/oder Beine verteilt/gesprüht.

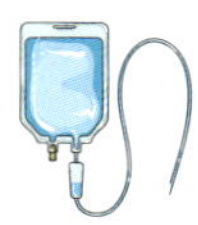

Intravenös: Als schnelllaufende Infusion mit 7,5 bis 15 Gramm DMSO in 500 ml 0,9 % Kochsalz-Lösung, innerhalb ca. 30 Minuten. Die sterilen Ampullen DMSO oder DMSO M (mit Magnesiumchlorid) mit je 7,5 Gramm DMSO-Gehalt vorverdünnt (sodass man mit Einwegspritzen oder Transferspike arbeiten kann) gibt es bei der Apotheke, die auf der Internetseite www.MedizinZumSelbermachen.de genannt wird, zu beziehen, wenn man dort als Arzt, Apotheker oder Klinik angemeldet ist.

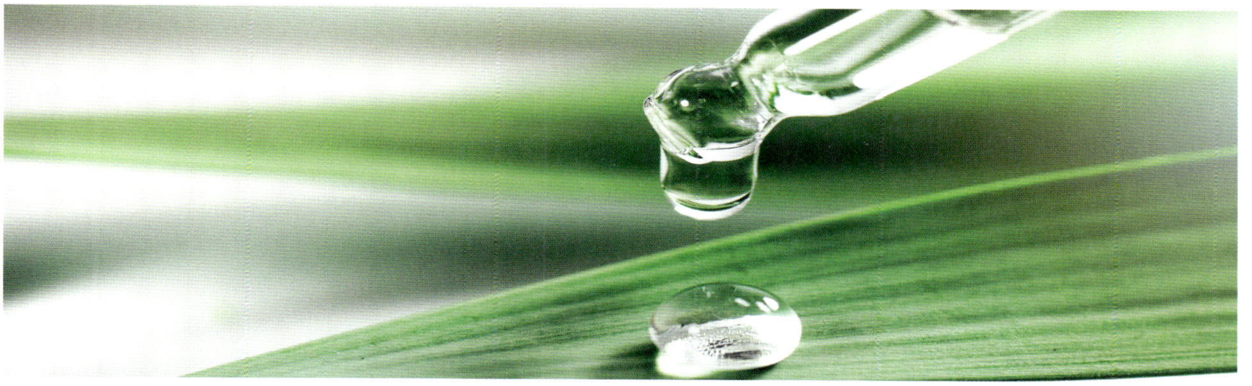

DMSO – Verdünnungsflüssigkeiten – Wasser

DMSO wird in der Regel nicht in reiner Form, also pur, angewendet, sondern verdünnt mit anderen Flüssigkeiten.

Andere Flüssigkeiten können zum Beispiel sein:

- Wasser
- Meerwasser
- Procain-Lösung
- Magnesiumchlorid-Lösung
- Urin
- Tee (also wässrige Auszüge von Pflanzen)
- Kokosmilch
- Wasserstoffperoxid-Lösung
- Kolloidale-Lösungen von Silber oder Gold
- Öle
- ...

Die Auswahl einer Verdünnungsflüssigkeit für DMSO richtet sich nach dem Anwendungsziel – was will ich mit der Mischung erreichen, wo will ich sie anwenden?

Auch hier ist es so, dass manche Protagonisten bei Vorträgen, YouTube Videos, Internetseiten-Texten, ... aus Unkenntnis unnötige Wirrheit ins Spiel bringen. Deshalb dieser Mehrteiler, um in dieses wichtige Thema der Mischungsherstellung Klarheit zu bringen.

Sobald man sich eine Flasche (möglichst Braunglas) DMSO in pharmazeutischer Reinheit beschafft hat, ist es nämlich wichtig, vor der Anwendung entsprechende Verdünnungen daraus zu machen. Inzwischen gibt es zwar auch die schöne Möglichkeit die wichtigsten Verdünnungsstufen 60 %, 30 %, 15 % und 3 % fertig zu bestellen, doch viele Menschen möchten ihre oft lange verborgene kindliche Experimentierfreude fördern und mischen lieber selbst.

In reiner Form, so wie man das DMSO Ph. Eur. in der Flasche gekauft hat, wird es nämlich nur selten verwendet. Zum Beispiel, um damit Warzen, Aphthen, Herpesbläschen, ... zu betupfen. Hier hilft es vielen auch sehr gut, wie aus Leserbriefen / Erfahrungsberichten immer wieder hervorgeht.

Im ersten Teil dieser Reihe soll es also um die einfachste Verdünnungsflüssigkeit gehen – das Wasser. Denn hierzu erreichen mich immer wieder viele Fragen. Soll ich Leitungswasser nehmen? Soll ich Sprudel nehmen? Soll ich destilliertes Wasser nehmen? ...

Grundsätzlich ist Wasser das geeignetste Verdünnungsmedium, denn DMSO und Wasser haben eine große Affinität zueinander.

Dies drückt sich physikalisch in der verblüffend starken Erwärmung aus, die fühlbar/messbar ist, wenn man DMSO und Wasser vermischt. Der einzige Nachteil von „normalem" Wasser ist, dass es keine therapeutischen Zusatzwirkungen in die Mischung einbringt, wie zum Beispiel Magnesiumchlorid-Lösung oder Procain-Lösung oder oder.

Wasser wird also verwendet, wenn man die reine Wirkung des DMSO nutzen will und diese ist ja schon sehr vielseitig.

Bei der Frage, welches Wasser zu verwenden ist, darf zunächst geklärt werden, ob die Mischung anschließend äußerlich oder innerlich angewendet werden soll.

Für alle äußerlichen Anwendungen und für die Zubereitung von Trinklösungen nutze ich Umkehrosmose-Wasser, sog. RO-Wasser. Hier kann natürlich auch pharmazeutisches Wasser genutzt werden, also Wasser Ph. Eur.. Dieses ist doppelt destilliert. Für Trinklösungen wird DMSO teelöffelweise in das Wasser, ca. 300 ml, gerührt.

Nicht verwenden würde ich das sog. „destillierte Wasser" aus den Baumärkten, mit welchem man die Autobatterie nachfüllt oder das Bügeleisen.

Zu den äußerlichen Anwendungen gehören etwa die Behandlung von Gelenkbeschwerden, geschlossenen/stumpfen Verletzungen, Sehnenentzündungen, Blutergüssen etc..

Ebenso nicht verwenden würde ich Leitungswasser. Ungeachtet der Tatsache, dass es einzelne wenige Kommunen mit erstklassigem Wasser gibt (Schwarzwald, Thüringer Wald, Erzgebirge, ...), muss man doch davon ausgehen, dass viele Leitungswässer mit Chlor oder anderen Halogen-Verbindungen und weiteren industriellen Zuschlagstoffen belastet sind.

Auch eine sogenannte Enthärtungsanlage im Haushalt kann da keine Abhilfe schaffen, denn sie tauscht lediglich Calcium- und Magnesiumionen gegen Natriumionen aus, sodass sich weniger Ablagerungen von Calcium- oder Magnesiumsulfat oder -carbonat in den Leitungen bilden. Am Gehalt von toxischen Stoffen im Wasser ändert das gar nichts.

Weiterhin wird gefragt, wie es mit Flaschenwasser oder Quellwasser aussieht? Dazu kann keine generelle Aussage getroffen werden, da die Anzahl der möglichen Wässer sehr hoch ist. Einfach gesprochen würde ich zur Verdünnung von DMSO für die äußerliche oder Trinkanwendung auch nur solches Wasser verwenden, welches ich auch sonst vertrauensvoll als Trinkwasser nutze.

Für die anderen innerlichen Anwendungen, also Injektion/Infusion, und für die Anwendung direkt auf Schleimhäuten von DMSO-Mischungen werden isotonische, sterilisierte Wässer verwendet. „Direkt auf Schleimhaut" bedeutet Verwendung als Nasen-, Ohren-, Augentropfen oder Einlauf. Auch Mundspülungen gehören dazu, wenn sich Verletzungen im Mundraum befinden und auch offene Wunden an der „Außenhaut".

Für diese Mischungen verwende ich entweder isotonisch sterile Kochsalzlösung (Infusionswasser, 0,9 % NaCl) oder sterilfiltriertes, isotonisiertes Meerwasser (Salzgehalt entspricht ca. 1 %).

Isotonisch bedeutet, dass das Wasser eine „Salz"-Menge enthält, die einer Osmolarität von ungefähr 300 mosmol/l entspricht. Üblicherweise handelt es sich um Kochsalz und die entsprechenden Lösungen sind als 0,9%ige NaCl freiverkäuflich erhältlich. Auch die bekannte Ringer-Lösung gehört dazu. Sie enthält neben Kochsalz noch weitere Alkali- und Erdalkali-Chloride, ist also ausgewogener.

Injektionen und Infusionen erfolgen mit maximal 15%igen DMSO-Lösungen. Das heißt, 100 ml einer solchen Mischung aus DMSO und 0,9%iger NaCl-Lösung, bestehen aus 15 ml DMSO und 85 ml isotonischer Salzlösung.

Anstatt Kochsalz, NaCl, kann auch isotonisches Meerwasser verwendet werden, welches eine ausgewogenere Salzmischung mit Natrium, Magnesium, Kalium und Calcium enthält sowie weitere Spurenelemente.

Solche isotonischen Wässer verwende ich für die Herstellung von Mischungen, die als Nasen- oder Augentropfen oder als Einlauf eingesetzt werden, da diese direkt mit Osmose empfindlicher Schleimhaut in Berührung kommen. Deshalb bereite ich die DMSO 3 % Lösung, die ich an den Augen anwende, mit isotonischem Meerwasser zu.

Hier werden für 100 ml Gesamtmischung 3 ml DMSO in 97 ml Meerwasser isotonisch gemischt. Das Gleiche gilt bei Verwendung von 0,9%iger Kochsalzlösung. Nasen- und Ohrentropfen wiederum mische ich 15%ig, also 15 ml DMSO in 85 ml Meerwasser isotonisch.

DMSO Verdünnungsflüssigkeit – Wasser

Äußerliche Anwendung
Umkehrosmosewasser / Wasser Ph. Eur.

Innerliche Anwendung

- Trinklösungen
  Umkehrosmosewasser / Wasser Ph. Eur

- Injektion / Infusion
  Infusionswasser - isotonisch sterile NaCl-Lösung 0,9 %
  Max. 15%ige DMSO-Lösung (steril, vorverdünnt)

- Schleimhäute
  (Augen-/Ohren-/Nasentropfen, Einlauf, Mundspülungen)
  Infusionswasser - isotonisch sterile NaCl-Lösung 0,9 % ODER
  Isotonisches Meerwasser (sterilfiltiert)

DMSO – Verdünnungsflüssigkeiten – Magnesiumchlorid-Lösung

DMSO und Magnesium-Ionen haben teilweise ähnliche Wirkungen und können sich deshalb therapeutisch gegenseitig unterstützen. So wird die genutzte Verdünnungsflüssigkeit schon zu einem Kombinationspartner von DMSO und wir sind mitten im Werkzeugkasten DMSO & Co.. Dieser Synergismus ist weniger abhängig davon, welches Magnesiumsalz eingesetzt wird, weshalb etwa auch Magnesiumsulfat (Bittersalz, Epsom salt) oder organische Magnesiumsalze wie Magnesiumlactat oder Magnesiumcitrat geeignet wären.

Es hat sich jedoch im allgemeinen Bewusstsein und auch im Handel das Magnesiumchlorid durchgesetzt. Auch physiologisch gesehen liegt es nahe, die Chloride einzusetzen, da das Anion (Cl-) in unserem Körper, neben Sulfat und Phosphat, am meisten verbreitet ist.

Entscheidend ist, wenn man eine Verdünnungsflüssigkeit mit Mg-Ionen herstellen will, dass sich das ausgewählte Magnesiumsalz in Wasser gut löst, damit dann diese Lösung eine hohe Menge an Magnesium-Ionen enthält. Aus diesem Grund scheiden zum Beispiel Magnesiumcarbonat oder Magnesiumoxid aus, da sich diese beiden ganz schlecht in Wasser lösen.

Wird das sogenannte Magnesium-Öl als Verdünnungsflüssigkeit für DMSO eingesetzt, so werden diese Mischungen in der Regel fest, da die Konzentration an Magnesiumchlorid hier mit ca. 30 % zu hoch ist. Das Magnesium-Öl müsste wenigstens vorher 1:1 mit Wasser verdünnt werden. Dann resultiert eine Magnesiumchlorid-Konzentration von 15 %.

Ich selbst nutze eine 12%ige Lösung von Magnesiumchlorid für die Mischung mit DMSO. Diese geht auf Pierre Delbet zurück, der herausfand, dass ca. 12%ige Magnesiumchlorid-Lösung am besten wundheilungsfördernd wirkt.

Wie erhält man eine 12%ige Magnesiumchlorid-Lösung?

120 Gramm Magnesiumchlorid (gemeint ist stets die handelsübliche Form Magnesiumchlorid-Hexahydrat) werden mit reinem Wasser auf 1000 g aufgefüllt.

Für eine solche Stammlösung, die eine gute Haltbarkeit und Reinheit haben soll, verwende ich pharmazeutisch geprüftes Magnesiumchlorid $MgCl_2 \cdot 6\ H_2O$ und pharmazeutisches Wasser, also doppelt destilliertes.

Aus der Stammlösung entnehme ich dann jeweils nur so viel, wie für die DMSO-Mischung benötigt wird.

Beispiel: Es sollen 100 ml einer 30%igen DMSO-Lösung hergestellt werden.

Weg: 30 ml DMSO Ph. Eur. werden in ein 100 ml Braunglasfläschchen gefüllt und mit der zuvor angerichteten 12%igen Magnesiumchlorid-Lösung aufgefüllt.

Bedarf: 70 ml Magnesiumchlorid-Lösung.

Dies ist eine Mischung, die ich gerne großflächig am Rücken einsetze. Bei Wirbelsäulen- und Muskulaturbeschwerden.

DMSO – Verdünnungsflüssigkeiten – Urin

Urin, sowohl menschlicher als auch tierischer, wird seit Jahrtausenden therapeutisch-medizinisch eingesetzt. Auch ganz aktuell gibt es pharmazeutische „Urin-Projekte“, wie z.B. das großflächige Sammeln von Schwangeren-Urin zur Gewinnung verschiedener Arzneimittel in China. Freilich ist die Verwendung des Urins, der nichts anderes als zellfrei und weitgehend proteinfrei gefiltertes Blut darstellt, an Voraussetzungen geknüpft.

Fleisch- und fischfreie Ernährung gehören ebenso dazu, wie das Absetzen von obligat-synthetischen Medikamenten aller Art, wenigstens 3 Tage vor der Verwendung des eigenen Urins.

Für Eigenanwendungen eignet sich Urin in den Formen: oral, äußerlich, Einlauf/Spülung, Injektion. Da Urin zu 99 % aus Wasser besteht, eignet er sich selbstverständlich ideal als Verdünnungsmedium für individuelle DMSO Zubereitungen.

Bis auf wenige Ausnahmen wird immer der eigene Urin verwendet, also der Urin des zu Behandelnden.

Für das Trinken von frischem Morgenurin (Mittelstrahl) gibt es in den alten Schriften die 3-Schluck Methode als Empfehlung.

Äußerliche Anwendungen nutze ich beispielsweise für die Behandlung von Neurodermitis und Ekzemen.

Insbesondere bei Neurodermitis ist es wichtig, die Haut durch Mittel-Anwendung nicht zusätzlich zu reizen, sondern zu beruhigen.

Hier mische ich 10 ml DMSO Ph. Eur. auf 90 ml Urin, also eine 10%ige Lösung bezogen auf DMSO. Auch abgekühlten Stiefmütterchen-Tee als dritte Komponente kann man dazumischen – 10 ml DMSO Ph. Eur., 50 ml Urin und 40 ml Stiefmütterchen-Tee. Das Ganze in eine Sprühflasche abgefüllt, damit man es berührungslos auf die Haut applizieren kann.

Einläufe/Spülungen kann man mit unverdünntem Urin machen. Insbesondere bei infektanfälligen Kindern, hilft ein „kleiner“ Eigenurin-Einlauf mit Hilfe einer 60 ml Spritze oder Blasenspritze oftmals erstaunlich schnell und effektiv. Und das quasi zum Nulltarif.

Um Eigenurin zu injizieren, benötigt man wieder die sterilen Spritzenfilter (ca. 0,22 Mikrometer, für wässrige Lösungen).

Die Bezugsquelle für einzeln steril verpackte Spritzenfilter, Kanülen und Einwegspritzen finden Sie auf der Internetseite www.MediZinZumSelbermachen.de.

Es werden ca. 50 oder 100 ml Mittelstrahlurin in einem sauberen Glas gesammelt. Anschließend zieht man durch den Spritzenfilter die benötigte Urinmenge, ca. 1 bis 10 ml, in eine Einwegspritze. Danach wird der Filter entfernt und die endgültige Injektionskanüle aufgesteckt. Auch kann noch bis maximal 15 % DMSO zugegeben werden oder Procain Lösung. Gut möglich sind intramuskuläre oder subkutane Injektionen, auch an Störfeldern oder als Regulationsreiz.

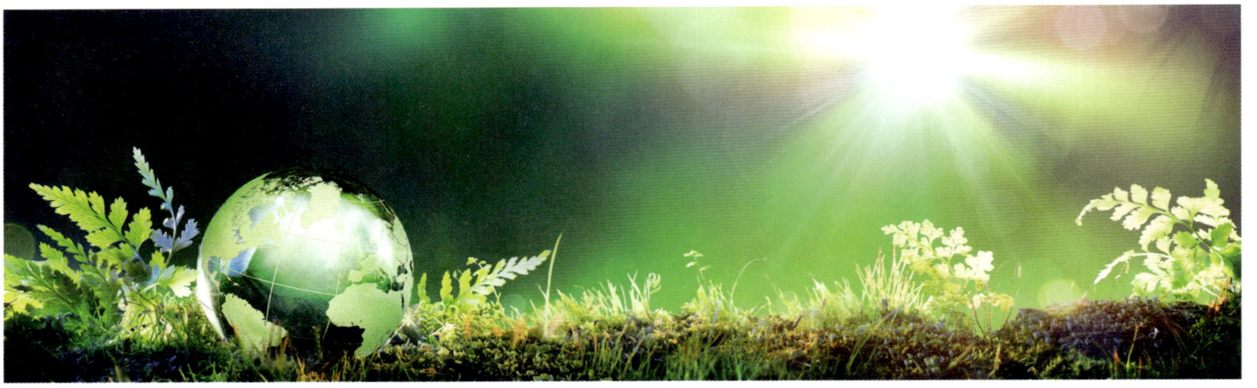

DMSO – Wo eigentlich in der Welt ist überall DMSO?

Zunächst einmal heißt die einfache Antwort: überall.

In wissenschaftlichen Auswertungen wird immer wieder auf die Bedeutung von DMSO als Komponente im globalen Schwefelkreislauf hingewiesen, die auch klimatische Relevanz hat. So wurde etwa bei Ausfahrten des deutschen Forschungsschiffs Meteor (Universität Hamburg) der Gehalt von DMSO im Meerwasser bestimmt. In unterschiedlichen Gebieten und unterschiedlichen Wassertiefen. Der gemittelte Analysewert zeigt, dass sich allein in den Ozeanen des Planeten ca. 3,5 Billionen kg DMSO befinden (= 3,5 x 1012 kg = 3,5 Peta-Gramm).

Trotz dieser unvorstellbar großen Menge sind es letztlich in den riesigen Wassermengen lediglich Spuren von DMSO, die jedoch gut gemessen werden können. Ebenso in der Atmosphäre und im Boden. Das gesamte terrestrische DMSO wurde/wird von Plankton/Bakterien erzeugt. Die Stoffwechselraten der Kleinstlebewesen unterliegen dabei großen Schwankungen – abhängig von Sonneneinstrahlung, Temperatur, Bewölkung, Sauerstoffgehalt.

Viel interessanter ist jedoch die Frage: Wozu bilden die Bakterien das DMSO oder, wenn sie es denn bilden müssen, wozu können sie es verwenden?

Obwohl noch längst nicht restlos erforscht, gehen Wissenschaftler jedoch davon aus, dass das DMSO für die Mikroorganismen tatsächlich als Zellschutz fungiert, sie also widerstandfähiger macht und ihre Lebensfunktionen unterstützt. In dieser Weise wird es ja auch von uns Menschen genutzt.

Was die therapeutische Verwendung von DMSO betrifft, so ist es weltweit in unterschiedlichem Status im Einsatz:

- In Deutschland ist DMSO als Arzneimittel in der AMVV und im DAC/NRF geführt.
- DMSO ist weltweit Bestandteil vieler verschiedener Fertigarzneimittel (z.B. CPPharma, DMSO-Roll-on, Abtei Schmerzgel, ...).
- DMSO ist als Behandlungsoption im Falle von Schäden durch Chemotherapeutika oder Bestrahlung in deutschen Tumorkliniken vorgeschrieben.
- DMSO als reine 50%ige Lösung ist in den USA zur Behandlung von Blasenentzündung zugelassen (Rimso®).

- DMSO ist ein bekanntes, weit verbreitetes Hausmittel in den osteuropäischen Staaten und in Staaten der ehemaligen Sowjetunion.

- In Polen ist es beispielsweise in reiner Form und mit „Etikett“ als Fertigarznei frei in den Apotheken erhältlich.

- DMSO ist Gegenstand der internationalen Alzheimerforschung.

- DMSO ist in Japan ein gebräuchliches Mittel für Zahnärzte zur Spülung nach Zahnextraktionen oder anderen Eingriffen.

- DMSO ist Bestandteil von Nähr- und Lagerungungsmedien in der Zellbiologie, Biotechnologie, Transplantationsmedizin, … .

- DMSO ist ein weitverbreitetes, geschätztes Lösemittel in den Life-Sciences, das etwa auch Zytokine, Wachstumsfaktoren, Hormone lösen kann.

- DMSO ist aus dem gleichen Grund beliebt, für die Herstellung von Lösungen/Extrakten aus Naturstoffen und Pflanzen, wie Propolis, Weihrauch, Kräutern.

- DMSO hat eine mehr als doppelt so hohe Molekülpolarität als Wasser oder Alkohol (Ethanol), weshalb damit wesentlich ganzheitlichere Extraktionen gelingen, da selbst Salze gelöst werden.

Wer noch weitere DMSO-Anwendungs- oder Verbreitungsbeispiele kennt – ich freue mich über Zusendung, um sie zu veröffentlichen.

KAPITEL 3

Ihr Gesundheitswerkzeugkasten für zu Hause und in der Praxis

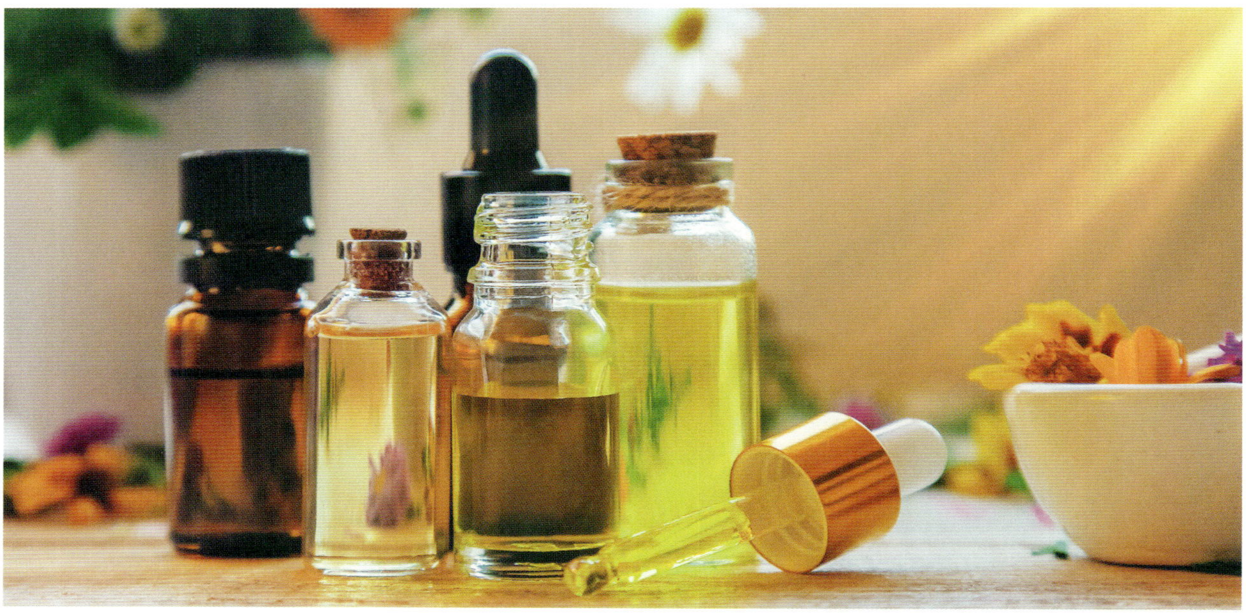

Unsere **Kriterien** für die Aufnahme eines Mittels in den **Gesundheitswerkzeugkasten** sind **gut verträglich**, **vielseitig anwendbar**, **bewährt in der Wirkung**, **leicht zu beschaffen** sowie **kostengünstig**.

Praxisinstitut Naturmedizin

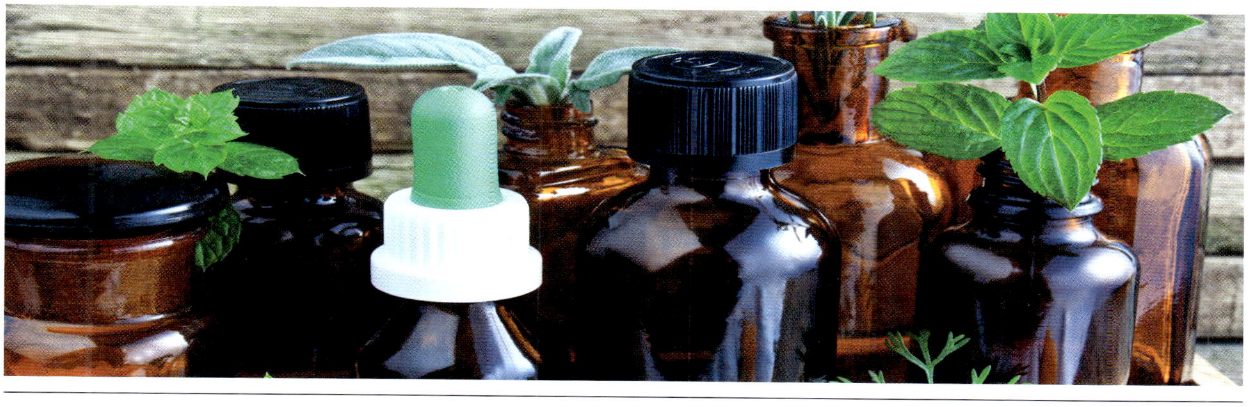

Gesundheitswerkzeugkasten

„Das DMSO-Handbuch", welches im Jahre 2012 erschien, hat inzwischen unübersehbar einen Trend ausgelöst. Ich nenne ihn gerne „Medizin zum Selbermachen" oder „Der dritte Weg".

> **Leitgedanke**
>
> **Medizin zum Selbermachen**
> Eigenverantwortliches, intuitiv-kreatives Anwenden von einfachen, bewährten, reinen Stoffen zum Zwecke der Gesunderhaltung

Dieser Weg ist, neben den Fertigarzneimitteln und dem Nahrungsergänzungsmarkt, gekennzeichnet durch die eigenverantwortliche und freie Nutzung von Naturstoffen in reiner Form, ohne „Verpackung", ohne Zusatzstoffe und ohne bevormundende „Betriebsanleitung".

> *Es handelt sich um Substanzen/Mittel, die in der Natur zu finden sind. Dazu gehören neben DMSO, Magnesiumchlorid, Borax, Natron und andere Basensalze, (+)-Milchsäure, Äpfelsäure, und viele andere mehr, auch alle (Heil-)Pflanzen. Ich bezeichne sie in ihrer Summe als „Gesundheitswerkzeugkasten".*

Der dritte Weg ist im Grunde also ein „alter", denn auch unsere Großmütter hatten solche Mittel schon in ihrer Hausapotheke.

> **Gesundheitswerkzeugkasten**
>
> **Kriterien**
> - gut verträglich
> - vielseitig anwendbar
> - bewährt in der Wirkung
> - leicht zu beschaffen
> - kostengünstig
>
> Die DMSO & Co. Hausapotheke soll für möglichst viele Menschen erschwinglich sein und intuitiv angewendet werden können.

Neu ist an diesem Trend erstens, dass inzwischen eine wesentlich höhere Anzahl dieser hochwirksamen (in der Regel sogar „Studien belegt"), einfachen Mittel verfügbar sind und dass wir inzwischen eben auch über wesentlich mehr Wissen zu warum/wie vie /wann verfügen.

Wir wissen beispielsweise, dass Magnesium-Ionen für die ATP-Produktion in den Zellen/Mitochondrien benötigt werden, die Blutgefäße erweitern, die Muskulatur entspannen, u.v.a..

> Mit dem Mittel in reiner Form und dem Wissen um seine Wirkungen in unseren Händen sowie der natürlichen Körperwahrnehmung, kann sich also nun zugleich der intuitive Pharmazeut und Therapeut in uns entfalten und kreativ-virtuos für uns selbst, die Familie, die Freunde und die Patienten wirken.

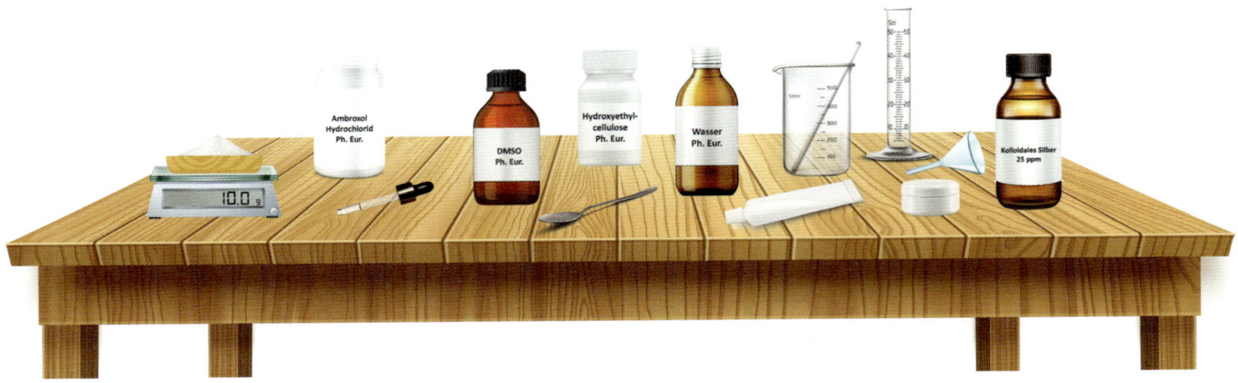

Ambroxol – Das zweite Leben als Schmerzmittel mit DMSO

Wie im vergangenen Rundbrief erläutert, hat sich in den letzten Jahren die Ambroxol-DMSO-Mischung bei Ärzten und Apothekern etabliert. Damit gibt es für das ursprünglich „überflüssige" Hustenmittel ein zweites Leben. Die Wirkung bei Schmerzen unterscheidet sich zu anderen üblichen Mitteln und ist sogar besser als diejenige von den bekannten Anästhetika.

Mit dem Suchbegriff „Ambroxol DMSO" findet man zahlreiche Artikel dazu in pharmazeutischen Fachzeitschriften und ebenso inzwischen auch Erfahrungsberichte. Übliche Rezepturen enthalten 20 % Ambroxol und 10 % DMSO. Zu Ambroxol und seinen neu erforschten Wirkungen, kann sich jeder in diesem Buch oder im Internet informieren. Es handelt sich um eine sehr gut verträgliche Substanz.

Die Indikation der Mischung wird mit „Neuropathische Schmerzen" allgemein ziemlich unscharf angegeben. Die Erfahrungen im Netzwerk zeigen, dass Schmerzen, die mit dem gesamten Bewegungsapparat zu tun haben, gut behandelbar sind. Natürlich auch für die im Abschnitt beschriebenen Symptome, die im Zusammenhang mit Morbus Osgood Schlatter bei Jugendlichen auftreten.

Die Apotheke, die auf der Internetseite www.MedizinZumSelbermachen.de genannt wird, hat die Mischung auf 20 % Ambroxol plus 15 % DMSO angehoben und als Creme formuliert. Diese kann rezeptfrei bestellt werden, wenn man als Therapeut dort angemeldet ist.

Wer sich nicht anmelden kann und auch niemanden kennt, der es für ihn mitbestellen kann, ist auf die Eigenherstellung angewiesen. Die eigentliche Substanz, die für diese Mischungen, wie auch sonst für übliche Ambroxol-Tabletten verwendet wird, heißt Ambroxolhydrochlorid.

DMSO-Ambroxol-Creme

Creme (50 Gramm)
- 10 ml DMSO
- 25 ml Wasser Ph. Eur.
- 10 g Ambroxolhydrochlorid
- 1 TL Hydroxyethylcellulose

Eine Extraktion aus käuflichen Tabletten ist zu umständlich. Das reine, pulverförmige Ambroxolhydrochlorid ist als Laborchemikalie in pharmazeutischer Reinheit erhältlich und kann in dieser Form direkt gemischt werden.

Für 50 Gramm einer Salbe/Creme oder eines Gels werden dann 10 Gramm Ambroxolhydrochlorid und 5 bis 10 Gramm DMSO, entsprechend 10 bis 20 % DMSO-Gehalt, verwendet.

Einfaches Beispiel, gerundet:
10 ml DMSO werden mit 25 ml pharmazeutischem Wasser verrührt. Nach dem Abkühlen werden in dieser Mischflüssigkeit 10 Gramm Ambroxolhydrochlorid gelöst. Dann kommt unter Rühren langsam ein gestrichener Teelöffel Hydroxyethylcellulose als Gelbildner dazu. Zur Konservierung werden noch 2 ml kolloidales Silber eingerührt.

Weiterführende Informationen

DMSO und Ambroxol
Kapitel DMSO in Kombination mit anderen Wirkstoffen - DMSO und Ambroxol

DMSO-Ambroxol-Creme
Kapitel DMSO-Ambroxol-Creme

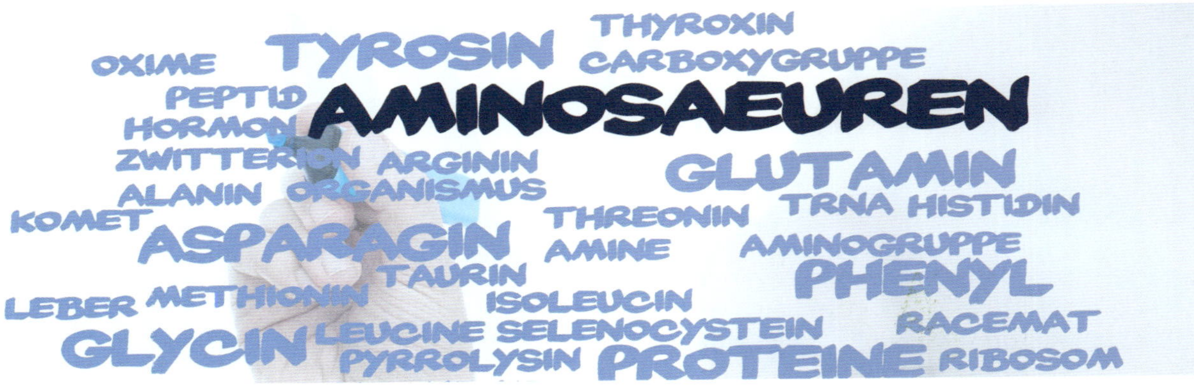

Aminosäuren – (Acetyl-) Cystein (NAC)

Cystein bzw. die acetylierte Version dieser Aminosäure benötigt unser Organismus zur Bildung von Glutathion.

Zitat Wikipedia:

> *Glutathion spielt eine wichtige Rolle in der Biotransformation schädlicher Substanzen („Entgiftung“).*

Deshalb ist Acetylcystein auch Bestandteil von Infusionslösungen zur parenteralen Ernährung. Auch die Beteiligung von Cystein an der Bildung von Acety-CoA ist von großer Bedeutung. Dieses Coenzym ist primär essentiell für den Fettstoffwechsel, wie im Schulunterricht gehört.

Für den Vorgang der Glutathion-Bildung benötigen unsere Zellen neben Cystein auch Glycin und Glutamin(säure). Diese beiden Aminosäuren wurden hier schon besprochen.

Die üblichen pharmakologischen Anwendungsgebiete von N-Acetyl-Cystein spielen wohl eher eine untergeordnete Rolle. Die Wirkung als „Hustenlöser“ ist ebenso wenig gut belegt, wie die Hemmung von COX-2 und Prostaglandin-E2.

Die Anwendung bei Paracetamol „Vergiftung“ ist wirksam, jedoch weniger von Bedeutung, seit sich herumgesprochen hat, dass Paracetamol als Schmerzmittel eher zu meiden ist.

Im Bereich „Neulandtherapien“ bzw. Off-Label-Use werden einige interessante Acetyl-Cystein Anwendungen geprüft. Dazu gehört der Einsatz zur Vorbeugung vor akutem Nierenversagen, der Einsatz in der Behandlung von Depressionen, Schizophrenie und Zwangsstörungen, ebenso Prostatitis, Malaria, HIV/AIDS und als Zellschutz (Mitochondrien-Schutz) während der Behandlung mit Antibiotika verschiedener Substanzklassen. Auch die Anwendung im Drogenentzug wird geprüft bzw. durchgeführt.

Auch diese Wirkungen beruhen größtenteils auf der Bildungsmöglichkeit von Glutathion bei Anwesenheit von Cystein. Die acetylierte Form hat den Vorteil, dass sie nicht ganz so oxidationsempfindlich ist wie freies Cystein. Als N-Acetyl-Cystein ist der farblose Feststoff gut zu lagern und zu verwenden.

Die Acetyl-Gruppe wieder von der Aminosäure abzutrennen, ist für unsere Enzyme ein leichtes Spiel. Dies erkennt man schon daran, dass NAC einem starken First-Pass-Effekt unterliegt. Das heißt, dass eine oral angewendete Dosierung schon nach der Resorption im Darm und dem daraus zuerst resultierenden Transport über die Pfortader in die Leber, zum überwiegenden Teil als freies Cystein die Leber wieder verlässt. Der Acetyl-Rest wird anderweitig genutzt.

Sowohl Acetyl-Cystein als auch Glutathion (wie auch Alpha-Liponsäure) gehören zu der Gruppe der Sulfide. Sulfide, also organische Schwefelverbindungen, haben eine deutliche Affinität zu Übergangsmetallen und Hauptgruppen-Schwermetallen. Dies resultiert aus den vorhandenen höheren Orbitalen des Schwefelatoms (im Vergleich zum Sauerstoffatom), welche den Schwefel elektronisch gesehen „weich" machen. So können Sulfide toxische Metalle/Metallionen binden. Dazu gehören neben Quecksilber, Blei, Kupfer und Cadmium auch Wismut, Antimon, Zinn und Arsen.

Fazit: Acetyl-Cystein ist eine wichtige Aminosäure, mit der viele Therapien gut ergänzt werden können. Bei vielen substanziellen und geistig-seelischen Belastungen wird ihre Einnahme auch von weniger sensiblen Patienten direkt als hilfreich und stärkend wirksam empfunden.

Ich beziehe Acetyl-Cystein als reines Pulver und wiege davon pro Anwendung für einen Erwachsenen ca. 1 - 2 Gramm mit der Schmuck-Waage ab. Diese Menge lässt sich ohne weiteres in Säfte, Tee, Smoothies, ... rühren, da das Mittel sehr gut wasserlöslich ist.

Einmal angesetzte Trinklösungen sollten zügig aufgebraucht werden, da auch Acetyl-Cystein oxidationsempfindlich ist und insbesondere in Lösung dimerisieren kann und dadurch als singuläre Aminosäure unwirksam wird.

Aminosäuren – GABA

GABA, ausgeschrieben Gamma-Amino-Buttersäure (-butyric acid), ist ein „beruhigender“ (inhibitorischer) Botenstoff und wichtigste Komponente für die Behandlung von Entwicklungsverzögerungen, Lernschwierigkeiten, Geburtsfehlern, ... bis hin zu Aufmerksamkeitsstörungen, neurodegenerativen Prozessen und sogar Einschlafstörungen im Erwachsenenalter mit der Kombination aus DMSO und Aminosäuren.

GABA ist weder eine proteinogene Aminosäure noch eine alpha-Aminosäure, wie all die anderen Aminosäuren, die für unseren Körper wichtig sind. Sie entsteht im Körper, wenn alles richtig funktioniert, aus Glutamat, welches seinerseits als Glutaminsäure, eine alpha-Aminosäure, in vielen eiweißhaltigen Lebensmitteln reichlich vorhanden ist.

Im „Das DMSO Handbuch“ habe ich die zahlreichen positiven Forschungsergebnisse zitiert, die mit GABA/DMSO-Mischungen bei Kindern und Jugendlichen beobachtet werden konnten. Besonders herausragend, die Beschreibung von Jugendlichen, die deutlich mehr Zielstrebigkeit, Ordnungssinn, Konzentration, Gedächtnisleistung usw. zeigten. Eine Kombination aus GABA und DMSO ist deshalb sinnvoll, weil extern zugeführtes GABA alleine kaum im Gehirn ankommt.

Die im Buch erwähnte Aminosäuren-Mischung „Merinex“, konnten wir inzwischen mit Hilfe einer Leserin in Chile ausfindig machen, doch ohje, diese Fertigarznei enthält so viele unerwünschte Zusatzstoffe, dass ich sie weder Kindern, noch Jugendlichen, noch Erwachsenen einflößen würde. Selbermischen macht eh mehr Spaß ... .

Bisher haben wir für die Anwendung bei Kindern oft ganz einfach das Gemisch der 8 essentiellen Aminosäuren in Kombination mit DMSO genutzt. Dieses Pulver ist inzwischen gut erhältlich und kann mit DMSO direkt in Getränken oder Smoothies gemischt werden, jedoch auch getrennt verabreicht, z.B. DMSO über die Haut und die Aminosäuren in das Essen, hat gute Rückmeldungen von Eltern erbracht.

DMSO/Aminosäuren-Mischung

Trinklösung

- 2 g GABA
- 5 g Aminosäuren-Mischung
- 300 ml Wasser
- 1 TL DMSO
- 2- bis 3-mal pro Tag
- Halbe Dosis bei Kindern

Eine Optimierung wäre nun also die gezielte Mischung aus GABA und den essentiellen Aminosäuren. Pro Dosierung 2 Gramm GABA und 5 Gramm Aminosäuren-Mischung. Für Kinder die Hälfte. Das Ganze zwei- bis dreimal pro Tag. Das Pulvergemisch kann in 300 ml Wasser gelöst und mit einem Teelöffel DMSO (ein halber Teelöffel bei Kindern) ergänzt als Trinklösung angewendet werden. Oder das Pulver ins Essen/Smoothies rühren und parallel dazu eine DMSO 30 % Lösung auf Bauch oder Rücken oder Beine sprühen und 30 Minuten ohne Kleidungskontakt einwirken lassen.

Und natürlich eignet sich eine Mischung aus DMSO und GABA auch zur Injektions-/Infusionstherapie. Hierzu werden 0,5 Gramm GABA in 10 ml NaCl 0,9 % gelöst und diese Mischung durch den Spritzenfilter (orange oder grau) in eine 20 ml Einwegspritze aufgenommen. Dann kommen 10 ml von der DMSO oder DMSO ML Ampulle dazu. Bezogen auf DMSO handelt es sich also um eine 7,5%ige Lösung. Diese verwende ich sowohl s.c. als auch i.v..

Aminosäuren – Glutamin

Glutamin kommt vor allem in Muskelzellen vor und gehört zu den nicht-essentiellen Aminosäuren, wird also auch stoffwechselseitig bereitgestellt (dabei wird allerdings ATP verbraucht). Trotzdem ist die körpereigene Produktion insbesondere im Krankheitsfall, bei Überbelastung oder auch bei regelmäßigem Sport oft nicht ausreichend.

Glutamin

- Verkürzung der Erholungszeit
- Verhinderung von Muskelabbau
- Einsatz bei schweren Krankheitsverläufen, Operationen, Unfällen, Krebs, ...
- Einnahmeempfehlung: 5 g
- Einnahmezeitpunkt: am Tag

Glutamin trägt zu einer kürzeren Erholungsphase bei, verhindert Muskelabbau, verbessert die Glykogenspeicherung und wird für eine normale Immunleistung benötigt. Letzteres hat auch damit zu tun, dass Glutathion ein Tripeptid ist, dass im Körper aus Glutamin, Glycin und Cystein „zusammengesteckt" wird.

Dementsprechend wird Glutamin auch im Krankenhaus für die Ernährung bettlägeriger Patienten eingesetzt. Weiterhin wird es für die Wasseraufnahme in die Zelle benötigt – ein entscheidender Vorgang, auch im Sinne von straffer Haut und Anti-Aging. Im Blutplasma ist Glutamin mit 20 % der Hauptbestandteil des Pools an freien Aminosäuren. Die Besonderheit ist eine im Molekül enthaltene Amid-Gruppe (-CONH2), die analog einer Veresterungsreaktion, eine Aminogruppe übertragen kann. In der Werbung wird dies oft vereinfacht mit der „Übertragung von Stickstoff" umschrieben.

Überlastungen, Verletzungen, schwere Krankheiten, Operationen gehen mit einer deutlichen Glutaminverarmung im Blut und in der Muskulatur einher, ohne dass reaktiv die Glutaminsynthese gesteigert wird.

Durch Traumen, Inflammationen oder Infektionserkrankungen reduziert sich das Glutamin in den Muskeln um bis zu 50 %. Dies wurde sowohl nach Operationen, Polytraumen und Verbrennungen als auch durch Infektionen und Pankreatitis ausgelöst, unabhängig von der Ernährung festgestellt. Allerdings wird heute angenommen, dass dies eine physiologisch sinnvolle Down-Regulation darstellt. Ich denke, dass Glutamin auch eine Art „Leistungs-Botenstoff" ist (umwandelbar in Glutaminsäure, die im Gehirn exzitatorisch, also anregend wirkt) und insofern in Situationen, in denen der Organismus Ausnahmesituationen durchstehen will/muss, dieser nicht benötigt wird oder sogar nicht zuträglich wäre, im Sinne des Überlebens. Glutamin wird also nach Stand der Forschung nicht im Zeitraum der Intensivmedizin eingesetzt.

Insofern sollte also insbesondere nach (!) schweren Krankheitsverläufen, einschließlich Krebs, oder nach Unfällen das Glutamin als Nahrungsergänzung zum Wiederauffüllen eingesetzt werden. Insbesondere auch deshalb, weil gerade in solchen Phasen der Verzehr von Fleisch (Muskulatur der Tiere enthält ebenfalls viel Glutamin) eine bedenkliche Stoffwechselbelastung darstellt. Dagegen ist die Zufuhr der reinen Aminosäure eine Entlastung von Verdauung und Entgiftung.

In der Regel werden ca. 5 Gramm des Pulvers zur Einnahme empfohlen. Entweder in ein Getränk gerührt oder ins Essen eingestreut. Oft wird die Zufuhr am Abend bevorzugt, um die nächtliche Regenerationsphase zu fördern. Ich würde das Pulver jedoch mit Blick auf die erwähnte Reaktionsmöglichkeit zu Glutaminsäure eher tagsüber anwenden, zumal die Verweilzeit im Blut/im Körper ohne weiteres bis in die nächste Nacht reicht.

Aminosäuren – Glycin

Bei der Frage, für was Mittel und Nahrungsergänzungen gut sind, hat es sich bewährt zuerst danach zu fragen, welche Symptome bei einem Mangel derselben auftreten. Im zweiten Schritt dann beleuchten, wie es zu dem Mangel kommen kann, d.h. ob wir z.B. aufgrund Malabsorption im Darm oder Ernährungsfehler oder das Risiko haben, einen Mangel zu entwickeln.

Glycin

- Wirkt vorzeitigen Alterserscheinungen entgegen
- Fördert Muskelaufbau, Wachstumshormonfreisetzung, Heilungsprozesse, Kollagenbildung, ...
- Einsatz bei Verspannungen, Panikattacken, starken Krämpfen/Entzündungen
- Einsatz bei Arthrose, Arteriosklerose, Gicht, Osteoporose, ...

Glycin ist keine essentielle Aminosäure, kann also intern weitgehend durch Stoffwechsel, aus anderen Aminosäuren oder Vorstufen, erzeugt werden. Zu einem echten Mangel kann es deshalb nur kommen, wenn wir überhaupt zu wenig Proteine aufnehmen oder Enzymdefizite und Enzymdisfunktionen von Enzymen, die zur Verwertung des Glycins notwendig sind, auftreten.

Die Funktionen der kleinsten und einfachsten proteinogenen Aminosäure Glycin, die süßlich schmeckt und auch gerne in der Lebensmittelindustrie eingesetzt wird (E 640), in der menschlichen/tierischen Physiologie sind jedoch äußerst vielfältig und eine zusätzliche Anwendung, neben guter Ernährung, lohnt sich in vielen Bereichen und bei zahlreichen Symptomen.

Zu den wichtigen Folgeprodukten von Glycin gehören: Serin, Glutathion, Kreatinin, Elastin, Kollagen, Purine und Thymin (DNA Bausteine), Porphyrin/Hämoglobin, Pyruvat/Glucose. Im zentralen Nervensystem, vor allem im Bereich Hirnstamm/Rückenmark, wirkt Glycin als inhibitorischer Neurotransmitter – ein Mangel kann zu Krämpfen führen (siehe Tetanus).

Den höchsten molekularen Anteil hat Glycin im Kollagen. Ein Mangel an Glycin führt daher unweigerlich zu vorzeitigen Alterungserscheinungen im Bereich Haut, Muskeln/Faszien, Sehnen, Gelenke, Knochen, Gefäßwände sowie Erschöpfung und Müdigkeit. Glycin wird aus diesen Gründen sehr gerne als Nahrungszusatz von Sportlern angewendet, da es neben dem Muskelaufbau auch die Wachstumshormonfreisetzung fördert, den ATP Abbau mindert und Heilungsprozesse fördert.

Ebenso kann Glycin zur Behandlung von Osteoporose, Arteriosklerose und Arthrose wegen der Kollagenunterstützung eingesetzt werden.

Wegen dieser äußerst vielseitigen Wirkungen von Glycin wird es auch, obwohl keine essentielle Aminosäure, den Infusionslösungen für die parenterale Ernährung zugesetzt!

Weiterhin wird Glycin therapeutisch gerne bei Muskelverspannungen, Angstzuständen/Panik, zur Unterstützung von Gedächtnis und Konzentration, zur Schlafförderung, bei Hypoglykämie (Unterzucker) sowie zur Unterstützung der Leberfunktion und zur Reduktion von Entzündungsreaktionen eingesetzt.

Glycin kann als reines Pulver in pharmazeutischer Reinheit zu 250 Gramm für wenig Geld bezogen und grammweise Smoothies, Getränken und Speisen zugesetzt werden.

Ebenso ist es möglich, Glycin zusammen mit DMSO in Gel- oder Salbenform für äußerliche Anwendungen bei Arthrose, Gicht, Muskelschwäche, Krampfadern sowie zur Hautstraffung/Schönheit/Anti-Aging einzusetzen. Für letztere Anwendung bietet es sich insbesondere an, weitere Bausteine aus dem Gesundheitswerkzeugkasten einzubauen, nämlich Magnesiumsalze und (+)-Milchsäure sowie individuell natürlich auch Eigenurin.

Für Injektionen/Infusionen kann man auf die sterile Fertiglösung 1 Gramm Glycin in 10 ml rezeptfrei von der Apotheke, die auf der Internetseite www.MedizinZumSelbermachen.de genannt wird, zurückgreifen oder, wie schon öfters beschrieben, eine Eigenherstellung aus einer Lösung von Glycin in NaCl 0,9 % mit Hilfe der simplen Spritzenfilter (grau oder orange) vornehmen.

Injektionen/Infusionen mit Glycin bieten sich bei vielen der oben genannten Symptome/Erkrankungen an, insbesondere wenn es „schnell gehen muss". Also etwa bei Panikattacken, starken Krämpfen, latenter Hypoglykämie (wesentlich sinnvoller als die schnöde Glucose-Lösung), zur Entgiftung, bei starken Entzündungen (zusammen mit DMSO) und nach Verletzungen/Operationen.

Aminosäuren – Lysin

Lysin ist eine der 8 essentiellen Aminosäuren. Biologische Bedeutung hat ausschließlich das L-Lysin. Es handelt sich um eine der drei basischen Aminosäuren, das heißt, dass sich neben der Aminogruppe der AS-Funktion noch eine weitere primäre „freie" Aminogruppe im Molekül befindet. In dieser Eigenschaft ähnelt sie nur noch dem Arginin, denn Histidin, als dritte basische Aminosäure, enthält eine zusätzliche sekundäre Aminogruppe. Lysin wird deshalb als Einzelsubstanz in Form ihres neutralen Hydrochlorids gehandelt/verwendet.

Lysin gehört zu den proteinogenen Aminosäuren, d.h. unser Organismus benötigt sie zum Aufbau von Proteinen, also Molekülen aus mehreren bis ganz vielen Aminosäuren. Zu diesen Aminosäureketten gehören viele äußerst wichtige Strukturen, wie z.B. das Kollagen (im Zusammenspiel mit Vitamin C), die Muskelproteine Aktin und Myosin, das Hämoglobin oder die Transportproteine im Blut, wie z.B. Transferrin und Albumin. Lysin-Mangelzustände sind durchaus verbreitet, da insbesondere eine getreidelastige Ernährung nicht genügend Lysin enthält. Sie äußern sich in Defiziten der Bildung/Regeneration und Funktion von Haut, Bindegewebe, Knochen, Gelenken und in Leistungsminderung. Therapeutisch akut kann Lysin vor allem für drei Bereiche eingesetzt werden: Zur Leistungssteigerung, bei Angstzuständen und bei Herpes Infektionen.

Leistungssteigerung: Lysin ist, neben Methionin, einer anderen essentiellen Aminosäure, Baustein für die Bildung von Carnitin. Carnitin wird für den intrazellulären Transport von Fettsäuren benötigt. Ohne Carnitin kann die Zelle also kein Fett für die Energiegewinnung nutzen. Man kann immer darüber diskutieren, ob es vorzuziehen ist, dem Körper die Grundbausteine zur Verfügung zu stellen, hier Lysin und Methionin, oder das fertige „Produkt", welches er selbst generieren kann, hier das Carnitin. Ich selbst bin für erstere Variante, da sie mir „Natur näher" erscheint und die angelegten Stoffwechselkaskaden unterstützt/nutzt.

Beide Aminosäuren finden sich vor allem in Fleisch/Fisch und auch anderen tierischen Nahrungsmitteln wie Eier und Milch. Insbesondere vegan lebende Sportler sollten deshalb zusätzliches Lysin und Methionin aufnehmen oder eine Mischung aus allen essentiellen Aminosäuren nutzen. Zwar gibt es auch in speziellen Nahrungsmitteln, wie z.B. Quinoa oder Kürbiskernen, einen probaten Lysin-Anteil, doch wer ernährt sich schon mengenmäßig damit.

Übliche Einzeldosierungen von Lysin sind Kapseln mit 500 bis 1000 Milligramm, von denen bis zu 4 Stück pro Tag empfohlen werden. Offiziell wird für einen normalgewichtigen Erwachsenen eine erforderliche Tagesmenge von 900 mg angegeben (12 mg x 75). Ich persönlich würde Lysin nicht durchgehend einzeln substituieren, weil es als Arginin-Antagonist wirkt. Presslinge oder Tabs finde ich persönlich unpraktisch, da ich die Aminosäuren gerne in das Essen oder in Smoothies oder Getränke rühre. Ebenso gibt es dort reines Lysin als Pulver zum selbst dosieren.

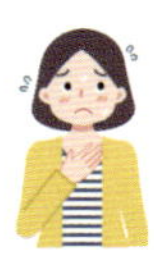

Angstzustände: Die Wirkung von Lysin auf die Reduktion von messbaren Angstfaktoren, beispielsweise bei der Aufgabe eine öffentliche Rede zu halten, ist gut dokumentiert. Ebenso die Wirkungen bei Menschen mit „genereller" Angst und bei Stress. Hier wird Lysin üblicherweise zusammen mit Arginin eingesetzt, wobei es sich bei Arginin nicht um eine primär essentielle Aminosäure handelt, da es im Rahmen des Stoffwechsels/Citratzyklus auch bereitgestellt werden kann.

Tatsächlich handelt es sich jedoch um eine semi-essentielle Aminosäure, da in vielen Lebensphasen nicht genügend vorhanden ist. Immerhin ist Arginin auch in vielen pflanzlichen Nahrungsmitteln enthalten. In einer japanischen Studie wurden täglich 2,6 Gramm Lysin verabreicht und damit schon nach einer Woche gute Ergebnisse erzielt.

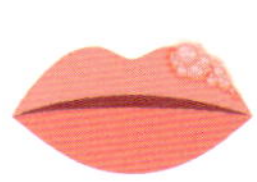

Herpes Infektionen: Als Arginin Antagonist verhindert Lysin die Arginin-Aufnahme in die Zellen und entzieht somit Herpes Viren die Vermehrungsmöglichkeit.

Die schnelle Wirkung von Lysin bei Herpes Infektionen ist für die ärztliche oder HP Praxis und natürlich ebenso für Privatanwender, die hilfreichste Eigenschaft von isoliertem Lysin, denn diese Infektionen sind ebenso weit verbreitet wie belastend. Nach allgemeiner Einschätzung gehen sie oft einher mit Immunschwäche-Phasen und diese wiederum sind oft vergesellschaftet mit eingeschränkter Darmfunktion/Darmflora.

Insofern ist die orale Aufnahme zwar eine gute Möglichkeit, jedoch in akut ausgeprägten Fällen, kann eine Lysin-Infusion schneller/besser wirksam sein. Dieser Tipp kommt von einem ehemaligen Seminarteilnehmer, der mich fragte, wie ich hier dosieren würde. Die orale Dosierung bei akuten Herpes Infektionen geht bis zu 10 Gramm pro Tag, jedoch nicht länger als wenige Tage, bis spätestens zum Abklingen der Infektion. Da es keine anwendungsfertigen Standard Lysin Ampullen/Infusionen gibt, müsste hier der Weg über die Eigenherstellung bei entsprechenden pharmazeutischen Dienstleistern gehen oder aber eine „Eigenherstellung" erfolgen. Diese ist denkbar einfach:

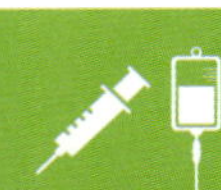

> 3 Gramm Lysin HCL werden in einem Glas in 20 ml Injektionswasser gelöst und diese Mischung dann wieder mit Hilfe eines Steril-Spritzenfilters 200 Nanometer grau oder orange in eine 20 ml Spritze gezogen – fertig. Diese Lösung kann man dann in einer kleinen 250 ml Kochsalz-Infusionslösung verabreichen. Hier ist neben der intravenösen Variante auch eine Bauchfell-Infusion denkbar. Allgemein wird empfohlen parallel dazu Vitamin C und Zink zu verabreichen. Beides kann ohne weiteres in die Lysin-Infusionslösung integriert werden. Vitamin C Ampullen sind freiverkäuflich. Davon würde ich maximal 7,5 Gramm der Infusion hinzufügen. Zink-Ampullen gibt es nur gegen Rezept. Die einfachste Variante ist es hier, der ursprünglichen Lysin-Lösung (3 Gramm in 20 ml Injektionswasser) noch 100 mg Zink-Citrat hinzuzufügen. Dies entspricht ca. 10 mg Zink.
>
> <u>Zum Vergleich:</u> In einer Ampulle Unizink (Zink-Aspartat) sind umgerechnet 6 mg Zink enthalten.

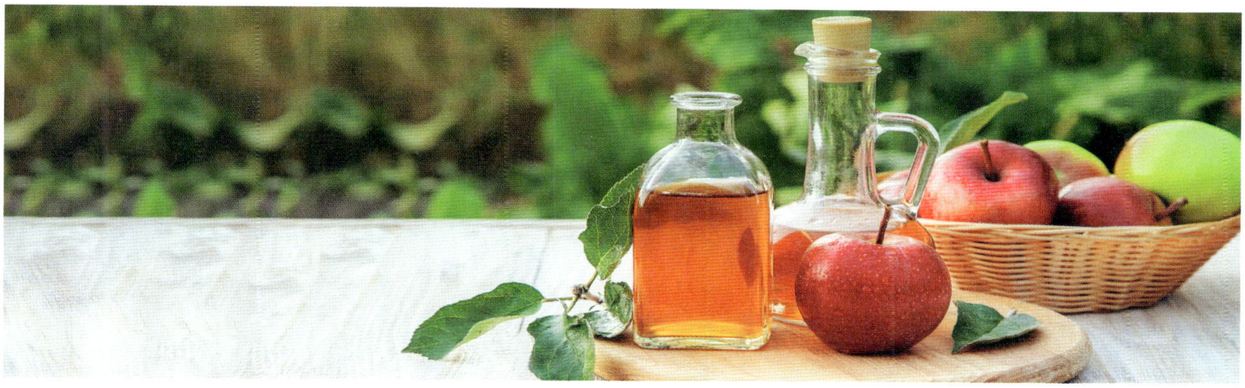

Äpfelsäure – Ganz nebenbei Aluminium ausleiten

Die Äpfelsäure ist schon in mehreren Rundbriefen als wichtiger Bestandteil der Gruppe der hilfreichen organischen Säuren vorgestellt worden. Es handelt sich um eine 1,4-Dicarbonsäure, die von Natur aus chelatierende Eigenschaften aufweist.

Wie der Name andeutet, kommt sie in unreifen Äpfeln und anderen Früchten vor. Jede Lagerung und weitere Reifung führt zu einem schrittweisen Abbau der Äpfelsäure in der Frucht bzw. zur reduktiven Umwandlung in Zucker. Abgesehen davon, werden die supermarktfähigen Äpfel ohnehin auf wenig Säuregehalt gezüchtet und man sollte hier eher auf alte Sorten setzen.

Die beiden mittleren Kohlenstoff-Atome des C4 Körpers haben die Möglichkeit der freien Drehbarkeit und somit kann sich die mögliche molekulare Umarmung der Äpfelsäure an verschiedene Ionenradien anpassen. Zusammen mit dem Elektronenreichtum der beiden Carboxylgruppen und einer zusätzlichen Hydroxylgruppe im Molekül, kann die Äpfelsäure somit positiv geladene Metallionen „festhalten“ und transportieren. Dies ermöglicht sowohl den Transport „hinein“ als auch „hinaus“.

Es besteht eine „zufällige“ Affinität zu Aluminium-Ionen und deshalb kann/können die Äpfelsäure und ihre Salze, die Malate, dieses Leichtmetall sehr gut ausleiten. Wesentlich besser jedenfalls als andere natürlich chelatierende Säuren, wie Zitronensäure, Milchsäure oder Oxalsäure (z.B. in Rhabarber).

Insbesondere Magnesium-Malat hat sich hier als effektiv erwiesen. Magnesium-Malat können wir uns gemäß dem Ahoi-Brause-Trick aus Äpfelsäure und Magnesiumcarbonat in beliebigen Mengen selbst im Glas herstellen. Die Vorgehensweise erkläre ich gleich.

Schnell noch ein Ausflug in den Schulunterricht: Beim Blick auf das Periodensystem der Elemente fällt ins Auge, dass der linke Nachbar des Aluminiums das Element Magnesium ist und der rechte Nachbar das Silizium. Genau von diesen beiden Elementen ist auch bekannt, dass sie die Aufnahme/Einlagerung von Aluminium hemmen. Magnesium und Silizium sind also gewissermaßen die Antagonisten von Aluminium.

Die Bedienung unseres Körpers mit ausreichend Magnesium und Silizium ist also ohnehin eine Voraussetzung dafür, dass das inzwischen im täglichen Leben allgegenwärtige technische Aluminium, erst gar nicht eingebaut, sondern, sofern es in den Körper gelangt, möglichst direkt wieder über die Nieren ausgeschieden wird.

Dies ist leichter gesagt als getan, denn die industrielle Landwirtschaft, die mit Dünger arbeitet, schnell wachsende Pflanzen bevorzugt und die Böden mechanisch stark belastet, bringt heute nur noch bescheidene Gehalte an Spurenelementen in den Lebensmitteln zustande.

Hier bietet sich also das Magnesiumsalz der Äpfelsäure im doppelten Sinne an. Laut mündlicher Mitteilung eines kürzlich verstorbenen und von vielen geschätzten Kollegen, der sein Lebenswerk insbesondere den Mikronährstoffen widmete, gab es vor ca. 10 Jahren eine deutsch-französische klinische Studie in Zusammenarbeit mit militärischen Kreisen, die die Wirkung von Magnesium-Malat bei psychischen und neurodegenerativen Erkrankungen untersuchte. Mit hervorragenden Therapieergebnissen, die jedoch bis heute nicht veröffentlicht wurden.

Der Zusammenhang liegt auf der Hand, können wir doch inzwischen stark davon ausgehen, dass Aluminium insbesondere den Nervenzellen zu schaffen macht.

Wie können wir also vorgehen?

Ich wiege 0,5 Gramm Äpfelsäure ab und löse diese in einer kleinen Menge warmen Wasser, ca. 50 ml, auf. Dann gebe ich 0,7 Gramm Magnesiumcarbonat dazu. Das Magnesiumcarbonat ist in Wasser schwer löslich und so geht diese Reaktion deutlich langsamer vor sich, als wenn wir zum Beispiel Natron mit Äpfelsäure zur Reaktion bringen.

Man beobachtet eine leichte Gasentwicklung/Bläschenbildung. Das ist das entweichende Kohlendioxid. Nach ca. 30 Minuten kann man keine Gasentwicklung mehr feststellen und überschüssiges Magnesiumcarbonat setzt sich am Glasboden ab.

Sicherheitshalber kann man mit einem Stückchen Indikatorpapier prüfen, ob sich der pH-Wert der Mischung nicht mehr im stark sauren Bereich bewegt. Dann schütte ich die Mischung vorsichtig in ein zweites Glas ab, sodass der Bodensatz aus überschüssigem Magnesiumcarbonat zurückbleibt. Dann wird mit Wasser aufgefüllt und schluckweise getrunken.

Man kann durch eine anschließende laboranalytische Untersuchung des Sammelurins prüfen, ob Aluminium erscheint. Dementsprechend könnte man Häufigkeit und/oder Dosierung dieser Mischung anpassen.

Doch meist wird das Ganze aufs Geratewohl angewendet und dies ist auch gut möglich, da sowohl Äpfelsäure als auch Magnesium eine große therapeutische Breite aufweisen und keinerlei Nebenwirkungen haben, sofern man Mengen nutzt, die noch nicht abführend wirken.

Malate sind Bestandteil des Citratzyklus und ermöglichen im Stoffwechselgeschehen, neben der Energiegewinnung (ATP), auch die Gluconeogenese. Auch Magnesium ist für die ATP Synthese unerlässlich und schon von daher weniger als Spurenelement, sondern eher als Mengenelement zu betrachten.

Weiterführende Informationen

Organische Säuren - Äpfelsäure

Kapitel Organische Säuren - Äpfelsäure

Organische Säuren - Dichloressigsäure

Kapitel Organische Säuren - Dichloressigsäure

Organische Säuren - Ester C

Kapitel Organische Säuren - Ester C

Organische Säuren - Milchsäure

Kapitel Organische Säuren - Milchsäure

Leberreinigung

Kapitel Leberreinigung

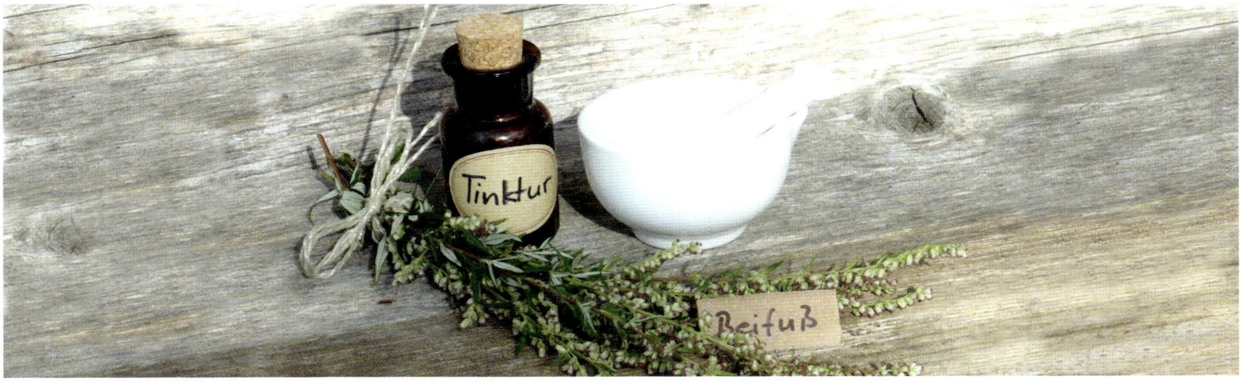

Artemisia annua – Nachschub sichern

Inzwischen ist die gute Wirksamkeit des einjährigen Beifuß bei den unterschiedlichsten Infektionssymptomen und -erkrankungen weltweit erforscht und anerkannt. So sehr auch manche Medien die Therapieerfolge, insbesondere in der aktuellen Situation zum Jahreswechsel 2020/2021, nicht ernst nehmen wollen.

Wissenschaftlich betrachtet und auch durch vielfältige praktische Erfahrungen gestützt, bringt die Gesamtpflanze, oder ein Gesamtauszug davon, sowohl bakterielle als auch parasitäre als auch „virale" Infektionen zum Stillstand. Entweder alleine oder zusammen mit weiteren flankierenden Therapiemaßnahmen.

Die Pflanze gedeiht in Europa prächtig, ist genügsam und lässt sich auch nach der grünen Wachstumsperiode durch Ausziehen in DMSO oder Ethanol oder Glycerin bestens ganzjährig weiternutzen.

Warum wird darauf hingewiesen?

Weil die Posse um die seltsamen Verdrängungsversuche dieses Heilkrauts, aus der Hausapotheke ebenso wie aus der therapeutischen Praxis, auf europäischer Ebene eine neue Stufe erreicht hat.

Der Verein ANAMED international, gegründet von Apotheker Dr. Martin Hirt, der sich seit vielen Jahren auch dem Anbau der Pflanze in Deutschland widmet bzw. der ausgegründete Versandhandel wurde in jüngster Vergangenheit von der zuständigen Behörde „ins Visier genommen".

Dazu heißt es beispielsweise in der Presse:

> *... dieser ist jetzt ins Visier der lokalen Lebensmittelüberwachung gekommen, die unter Berufung auf die „NOVEL-FOOD-Verordnung" der EU diesem Wirken von ANAMED den Garaus machen will, unter schärfster Strafandrohung. Man wollte sogar den Warenbestand konfiszieren.*

Hintergrund sind zum einen die Novel-Food-Verordnung der EU und zum anderen die bekanntermaßen unscharfen Auslegungsmöglichkeiten von Heilmittelwerbe- und Arzneimittelgesetz im Zusammenhang mit traditionellen Heilkräutern.

Um es kurz zu machen: Die seit Jahren, insbesondere seit dem Jahr 2015, als der Medizinnobelpreis für die Erforschung der Wirkungen von Artemisia annua verliehen wurde, schwelenden Angriffe auf die Freiverkäuflichkeit der getrockneten Pflanzenteile, stehen eindeutig im Zusammenhang mit der Protegierung der pharmazeutisch isolierten oder halbsynthetischen Wirkstoffe, die in teuren Verfahren als Arzneimittel zugelassen wurden.

Dazu heißt es beispielsweise:

> *... dass die WHO die Anwendung nicht-pharmazeutischer Formen der Artemisia annua zur Vorbeugung oder Behandlung von Malaria nicht unterstütze. Als Begründung wird unter anderem darauf verwiesen, dass Wirkstoffgehalt und Qualität der Pflanzen stark variierten.*

Und dies obwohl uns die Phytomedizin seit jeher zeigt, dass die gesamte Pflanze wirksamer ist als einzelne Inhaltsstoffe. Doch unter betriebswirtschaftlicher Sicht sind Gesamtpflanzen in der Regel uninteressant. Im Falle Artemisia annua kann dagegen mit dem isolierten Artemisinin oder mit dem halb-synthetischen Artesunat ein gutes Geschäft gemacht werden, da entweder der Wirkstoff selbst oder das zugehörige Herstellungsverfahren patentrechtlich abgesichert werden können. Patente auf „Gottes Schöpfung", also das, was natürlich in der Erde wächst, gibt es nun mal nicht.

Übrigens: Die inzwischen teilweise festgestellten Resistenzen bei der Behandlung von Malaria sind im Zusammenhang mit der Verabreichung von isoliertem Artemisinin oder Artesunat aufgetreten. Nicht bei Verwendung der Gesamtpflanze.

Ich selbst konnte in den letzten Jahren immer wieder erstaunlich positive Anwendungserfolge mit getrocknetem einjährigen Beifuß A-3 aus dem deutschen Anbau erzielen. Gleiches vermelden zahlreiche ehemalige Seminarteilnehmer bei DMSO & Co. Veranstaltungen.

Auch der DMSO-Auszug von Artemisia annua hat sich inzwischen vielfach etabliert, sowohl äußerlich als auch innerlich.

Um für sich selbst den Nachschub zu sichern, empfehle ich deshalb erstens die A-3 Samen bei ANAMED zu beziehen und gemäß Anleitung zum Frühjahr hin, auszubringen.

Zweitens sich das Hantieren zur Herstellung eines DMSO-Auszugs anzueignen.

Drittens neue Strukturen aufzubauen, für den Fall, dass das juristische Verfahren im Schwabenland nicht zugunsten der „Pflanze der Hoffnung" ausgeht.

Für den Punkt zwei: Als Auszugsflüssigkeit kommt ein DMSO/Wasser-Gemisch im Verhältnis 75:25 zum Einsatz. Es handelt sich um pharmazeutisches Wasser Ph. Eur. (doppelt destilliert).

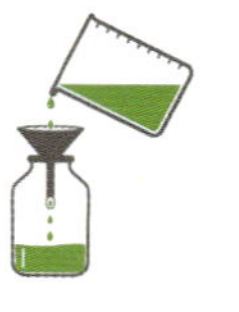

Jeweils 10 Gramm getrocknete und zerkleinerte Artemisia annua A-3 Blätter werden mit 90 Milliliter dieses DMSO/Wasser-Gemisches bei Raumtemperatur angesetzt.

Nach zwei Tagen kann direkt in Braunglasfläschchen abfiltriert werden.

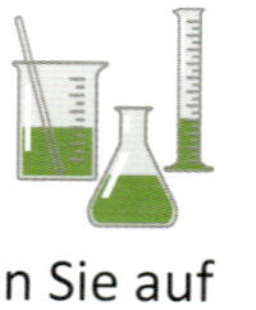

Bezugsquellen für Glastrichter mit schmalem Auslass, passende Faltenfilter und Braunglasfläschchen mit Pipette oder Sprühkopf oder Tropfer finden Sie auf der Internetseite www.MedizinZumSelbermachen.de.

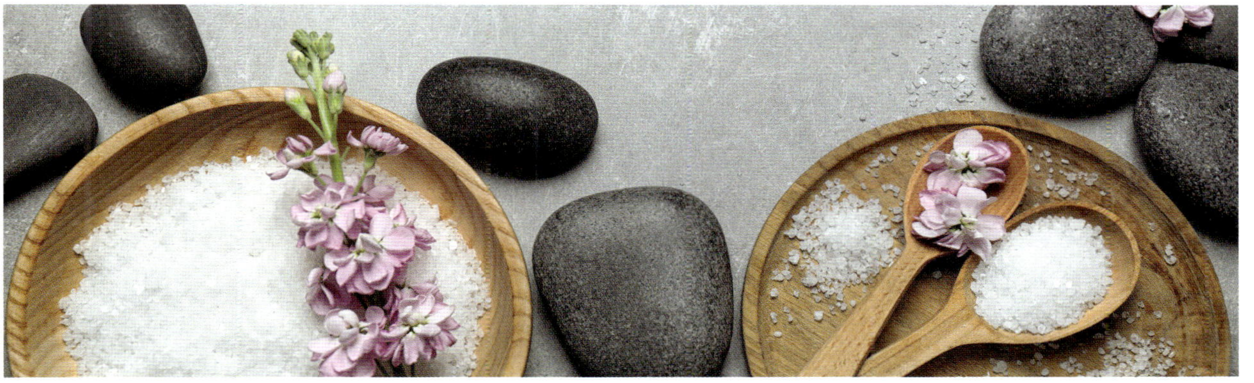

Basensalze – Ausgewogene Mischung für Basenbäder

Üblicherweise wird für basische Bäder, gleich ob Kurz- oder Langzeitbäder, vorgeschlagen, entweder ausschließlich Natron (Natrium-Hydrogencarbonat) oder ausschließlich „Rügener Heilkreide“ (Calcium-Carbonat) zu verwenden. Doch ist aus meiner Sicht eine ausgewogene Basensalz-Mischung vorzuziehen, die sowohl Natron, als auch Calcium-Carbonat, als auch Magnesiumcarbonat, als auch Kalium-Hydrogencarbonat enthält. Eine solche Mischung hält den pH-Wert des Badewassers zuverlässig über 8,5, da sie eine hohe Kapazität besitzt.

Es werden pro Bad der Zusatz von 500 Gramm bis 1 kg einer solchen Mischung vorgeschlagen. Deshalb lohnt sich also direkt der Kauf eines 2,5 kg Gebindes. Es gibt Basensalzmischungen auch von pharmazeutischen- oder Wellness-Herstellern, die jedoch entweder nur in Kleinmengen angeboten werden oder gar nicht ausgewogen sind, sondern wieder fast ausschließlich entweder Calcium- oder Natrium-Salz enthalten. Natürlich hat man als „Selbstmischer" die Möglichkeit die vier basischen Salze der Alkali- und Erdalkalielemente einzeln zu beziehen und sich selbst eine Rezeptur auszudenken.

Basensalze – Es gibt nicht nur Natron

Obwohl die Erklärungsversuche zu den Effekten der Basenbäder, und vor allem Basenlangzeitbäder, nicht detailliert erforscht sind und im Netz teilweise dilettantisch klingen, sind sie in der Praxis unbestritten positiv. Wer es selbst ausprobiert hat, weiß das.

Dass ein Bad weiterhin zu dem ureigenen Methodenrepertoire eines häuslichen Gesundheitswerkzeugkastens gehört, gilt ebenso.

Doch was passiert – einige Protagonisten erheben in den Medien Anspruch auf die Anwendungshoheit und haben schnell erkannt, dass sie diese mit angeblich geheimen/geschützten Basensalzmischungen beanspruchen können. Da ist Aufklärung gefragt.

Die Gruppe der Basensalze lässt sich in schwache und starke einteilen, wobei der Übergang fließend ist.

Die Attribute „schwach“ und „stark“ beziehen sich hier auf die Eigenschaft der unterschiedlichen Substanzen in Wasser gelöst, den pH-Wert der Mischung anzuheben.

Hier eine Aufstellung der nutzbaren Basensalze nach resultierendem pH-Wert bei gelösten oder aufgeschlämmten Mengen zwischen 10 und 100 Millimol pro Liter Wasser. Dies entspricht grob den üblichen Mengen von ca. 1 bis 10 Gramm Basensalz pro Liter Badewasser.

Natriumhydrogencarbonat
(Natron, Natriumbicarbonat, E 500ii)
→ pH 8 bis 8,2

Kaliumhydrogencarbonat
(Kaliumbicarbonat, E 501)
→ pH 8,1 bis 8,3

Zinkhydroxid
($Zn(OH)_2$)
→ pH 8,9

Borax
(Dinatriumtetraborat, E 285)
→ pH 9,1 bis 9,2

Calciumcarbonat
(Kreide, $CaCO_3$, E 170)
→ pH 9,9

Magnesiumhydroxid
($Mg(OH)_2$, E 528)
→ pH 10,4

Magnesiumcarbonat
(Magnesia, $MgCO_3$, E 504)
→ pH 10,5

Natriumcarbonat
(Soda, Dinatriumcarbonat, Na_2CO_3, E 500)
→ pH 11 bis 11,3

Kaliumcarbonat
(Pottasche, E 501)
→ pH 11 bis 11,4

Calciumhydroxid
($Ca(OH)_2$, gelöschter Kalk, E 526)
→ pH 12,2 bis 12,5

Kaliumhydroxid
(KOH, Ätzkali, Kalilauge, E 525)
→ pH 12 bis 12,9

Natriumhydroxid
(NaOH, Ätznatron, Natronlauge, E 524)
→ pH 12 bis 12,9

Aus dieser Liste gehen mehrere Folgerungen hervor:

1. Natron, also Natriumhydrogencarbonat, ist das Schwächste der gängigen Basensalze.

2. Die erzielbaren pH-Werte sind abhängig von der Menge des verwendeten Basensalzes, welches in Wasser gelöst wird.

3. Eine geschickte Mischung aus verschiedenen Basensalzen „steuert“ den pH-Wert in den erwünschten pH-Wert Bereich von über 9.

4. Es können mit verschiedenen Basensalzen ausgewogenere Alkali-, Erdalkali-Verhältnisse erreicht werden (keine einseitige Natriumlast).

5. Eine Mischung aus Hydrogencarbonaten, Carbonaten, Hydroxiden besitzt eine höhere „Basenkapazität“, das heißt, der Verbrauch für die Bäder ist niedriger als bei ausschließlicher Verwendung von Natron.

Die Basensalzmischung (Bezugsquellen auf der Internetseite www.MedizinZumSelbermachen.de) enthält neben Natrium-, Kalium-, Magnesium- und Calcium-Hydrogencarbonat/Carbonat auch Borax und ein Zinksalz und ist damit für Basenbäder von verschiedener Dauer bestens geeignet.

Basensalzmischungen aus anderen Bezugsquellen enthalten in der Regel wieder über 90 % Natron. Die Zusammensetzung ist vollständig deklariert und man könnte sogar selbst mischen, denn auch die Einzelkomponenten sind verfügbar. So ist für jeden etwas dabei.

Wieviel von dieser Mischung benötigt wird, um das Badewasser in einen Bereich von pH > 9 zu bringen, kann nicht pauschal beantwortet werden. Es hängt maßgeblich von der Wassermenge und, noch wichtiger, von der Wasserbeschaffenheit ab. „Härteres" Wasser hat naturgemäß auch eine höhere „Pufferkapazität" als weiches Wasser. Auch die Löslichkeit mancher Basensalze sinkt, wenn das Leitungswasser schon viele gelöste Bestandteile hat.

Durchschnittlich werden ca. 200 Gramm Basensalzmischung genutzt.

Wer den pH-Wert seines Basenbades weiter anheben möchte, kann dazu einfach kleine Mengen Soda (Natriumcarbonat), Pottasche (Kaliumcarbonat) oder Calcium-Hydroxid (gelöschter Kalk) zugeben.

Von der Verwendung von Kalium- oder Natriumhydroxid rate ich aus Sicherheitsgründen ab!

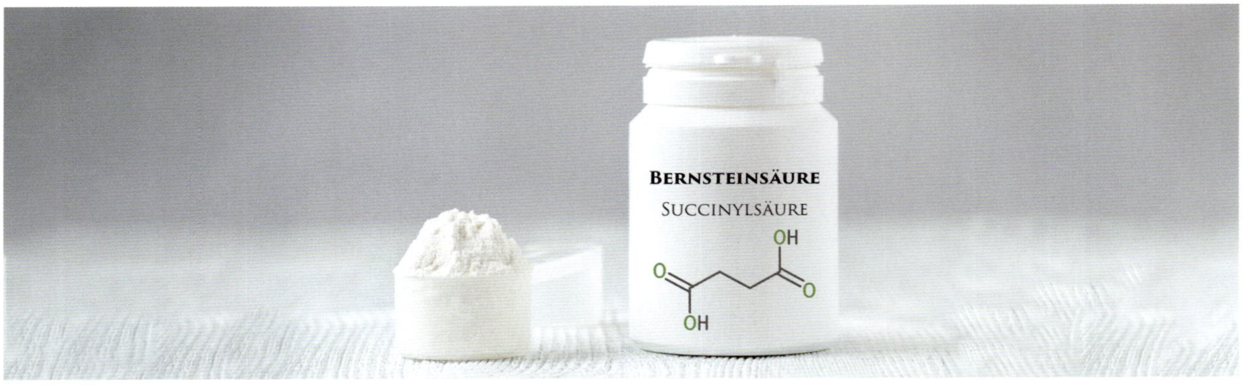

Bernsteinsäure – Position 20 vor 12 im Citratzyklus

Der Zitronensäurezyklus oder Citratzyklus stellt die wichtigste Stoffwechseldrehscheibe in unserem Organismus dar und ermöglicht beileibe nicht nur die Energiegewinnung, sondern vielmehr auch die biochemischen Kreuzungen zu Fettsäuren, Cholesterin, Porphyrinen und Kohlenhydraten.

Die Äpfelsäure und ihre Salze, die Malate, die sich im Citratzyklus auf Position 10 vor 12 befindet, und die in vorhergehenden Rundbriefen verschiedentlich erläutert wurde, öffnet die Tür zur sogenannten Gluconeogenese.

Nun erweitern wir unseren Gesundheitswerkzeugkasten um die Bernsteinsäure, deren Salze Succinate genannt werden. Sie befindet sich im Citratzyklus auf Position 20 vor 12 und öffnet die Tür zur Porphyrinsynthese. Traditionell wird Rhabarber und andere Bernsteinsäure haltige Pflanzen (z.B. auch Tomaten) deshalb zur „Blutbildung" empfohlen. Porphyrine sind die Grundbausteine der Häme, zu denen zum Beispiel der rote Blutfarbstoff Hämoglobin und auch das wichtige Entgiftungsenzym Cytochrom P450 gehören.

Ganz allgemein nehmen damit die therapeutisch hilfreichen organischen Säuren inzwischen einen beachtlichen Teil des Systems DMSO & Co. ein. Neben Äpfelsäure und Bernsteinsäure gehören ihm bekanntlich auch etwa Milchsäure und Ascorbinsäure mit ihren jeweiligen Salzen an.

Bernsteinsäure ist weiterhin Bestandteil des Harnstoffzyklus, der für die Entgiftung des Ammoniaks zuständig ist. Ammoniak entsteht zum größten Teil nach Fleischkonsum, durch die Desaminierung der Proteinbausteine und ist ein starkes Zellgift.

Gründe genug also, den Körper ausreichend mit Bernsteinsäure bzw. Succinaten zu verwöhnen. Jedoch werden stark säurehaltige Lebensmittel zunehmend weggezüchtet. Für den genannten Rhabarber mag das noch nicht gelten – jedoch wer isst schon ganzjährig Rhabarber? Es kommt dazu, dass dieser auch eine erhebliche Menge an Oxalsäure enthält, welche als Calcium-Räuber fungiert und dadurch Nierensteine verursachen kann.

> *Generell werden Lebensmittel seit geraumer Zeit auf „sanft" und „süß" getrimmt – der richtig saure Apfel, der strenge Rucola, die scharfen Tomaten, ... das alles findet man in den Supermärkten kaum.*

Bernsteinsäure ist, wie die anderen wichtigen organischen Säuren auch, als Reinsubstanz beziehbar und kann wie schon mehrfach erläutert, ganz nach Wunsch mit ebenso reinen Basensalzen direkt im Trinkglas zu vorteilhaften Succinaten umgewandelt werden.

Ganz nebenbei: Auch die Fertigarzneimittel-Industrie bedient sich bekanntermaßen der Succinate mit dem Argument, dass Aufnahme und Verwertung der dann gekoppelten Pharmaka deutlich verbessert sind. Insofern also ein bekanntes Prinzip, wobei wir Wert darauflegen sollten, die Bernsteinsäure als Kalium- oder Magnesiumsalz, jedoch eben nicht als Arzneimittel-Träger für Beta Blocker, „Schmerzmittel" oder anderes zu verwenden.

Und: Auch das Chelatmittel DMSA ist eine Bernsteinsäure-Verbindung, nämlich Di-Mercapto-Bernsteinsäure (Di-Mercapto-Succinicacid).

Wie können wir also Bernsteinsäure zur Unterstützung des Stoffwechsels und für unsere Gesundheit anwenden?

Meine Vorgehensweise: 0,5 Gramm Bernsteinsäure als reines Pulver wird in einem Glas mit wenig Wasser gelöst. Dann kann man Kaliumhydrogencarbonat (ähnliches Vorgehen wie im Artikel „Das Krebsmittel des Dr. Pantellini") oder Magnesiumcarbonat oder Natron in kleinen Mengen solange zugeben, bis keine Gasentwicklung (Kohlendioxid wird ausgetrieben = Ahoi-Brause-Trick) mehr stattfindet. Im Falle Magnesiumcarbonat muss die Mischung erwärmt werden. Auf diese Weise wird Kalium- oder Magnesium- oder Natrium-Succinat hergestellt. Danach wird das Glas mit Wasser aufgefüllt und umgerührt und der Inhalt kann schluckweise getrunken werden.

Achtung: Während Ascorbate, Lactate, Malate einigermaßen angenehm schmecken, ist die Bernsteinsäure sehr „salzig".

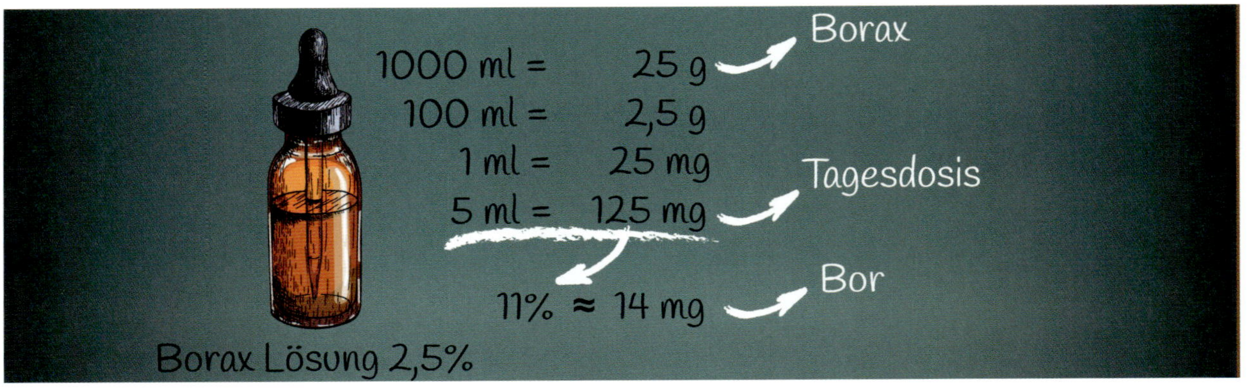

Borax – „Rechenschwäche“ – Nachhilfe am Beispiel einer Borax-Lösung

Die Tage traf folgende gute Frage ein:

Guten Tag Herr Fischer,
wenn ich eine 2,5%ige Borax-Lösung habe, wie viel mg Borax enthält dann ein Teelöffel davon oder 5 ml? Irgendwie habe ich da gerade eine Rechenschwäche und Ihre Hilfe nötig.

Antwort, die sich ohne weiteres auch auf andere Mischungen übertragen lässt:

Guten Tag Frau A.,

Borax-Lösung 2,5 % enthält 25 Gramm Borax in 1000 ml. In der gekauften 100 ml Flasche sind dementsprechend 2,5 Gramm. In einem Milliliter also 25 Milligramm. Ein Milliliter entspricht ca. 20 Tropfen.

5 ml der 2,5%igen Borax-Lösung, wie von Ihnen gefragt, enthalten also 5 x 25 Milligramm, entsprechend 125 mg oder 0,125 Gramm.

Wohlgemerkt bezieht sich das auf Borax! Nicht auf das enthaltene Bor. Bor ist in Borax lediglich zu ca. 11 % enthalten, entsprechend etwa 14 Milligramm in diesem Fall.

Nach gängigen Empfehlungen sollte man ca. 10 mg Bor pro Tag aufnehmen, jedoch nicht mehr als 25 mg. Insofern liegt man also mit den 5 ml der 2,5%igen Boraxlösung im richtigen Bereich.

Viele Grüße
Hartmut Fischer

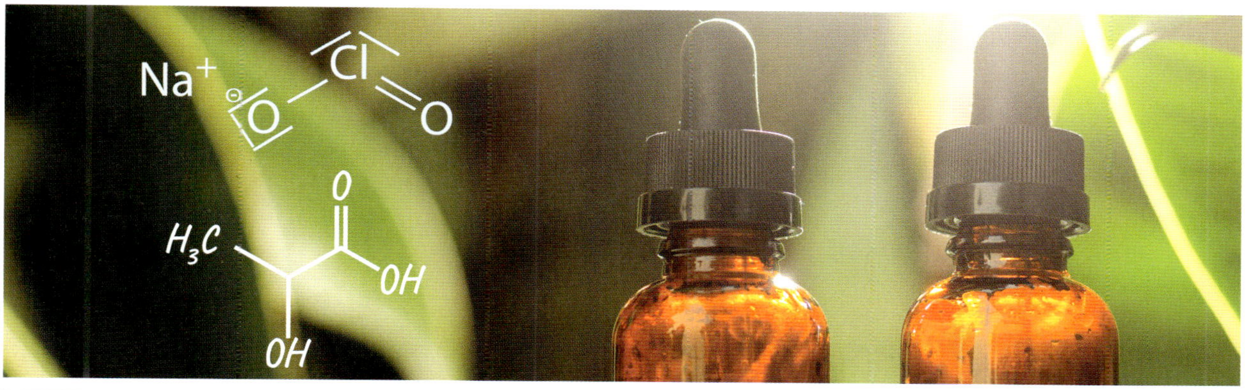

CDL / MMS – Berechnender Vergleich und Trockenaktivatoren

Obwohl Chlordioxid als Wirkstoff genauso wie als Chemikalie seit den 1960er Jahren intensiv erforscht und alles dazu neutral-sachlich nachlesbar ist, gibt es immer noch seltsame Interpretationen und Verdrehungen von selbsternannten Experten.

> Es ist ganz einfach. Chlordioxid ist ein Gas. Je nach Lichteinfall erscheint es gelbgrün. Da es lichtempfindlich und explosibel ist, wird es am besten immer (!) direkt am Einsatzort frisch hergestellt.

Diese einfache erste Regel, die in Labor, Medizin, Forschung und Industrie stets eingehalten wird, meinen manche mit dem Verkauf von vorgefertigten wässrigen Chlordioxid-Lösungen (CDL/CDS) außer Kraft setzen zu können. Das Resultat sind viele enttäuschte Kunden, die mir schreiben, dass „ ... das nicht so wirkt wie erhofft“. Sobald eine solche Lösung erzeugt wird, zerfällt das Chlordioxid unweigerlich schon wieder, nach und nach, in teils toxische Endprodukte.

Direkt zur Begriffsdefinition: CDL und CDS meint dasselbe! Chlordioxid-Lösung und Chlorine dioxide solution. In beiden Fällen handelt es sich um eine Lösung von reinem Chlordioxid Gas in reinem Wasser! Einmal deutsch, einmal englisch.

> Etwas völlig anderes sind jedoch die Produktideen mit einer gepressten Tablette (z.B. sogenanntes CDSplus). Viele denken, dass es sich ebenfalls um CDL oder CDS handelt, doch das ist nicht der Fall. Es handelt sich um ein Zwei-Komponentenprodukt – es wird eine „Tablette“, also eine Feststoffchemikalie, in die Flasche gegeben.

Diese Mischung enthält also bei der Anwendung noch die Aktivierungschemikalie und ist demnach definitionsgemäß ein klassisches MMS, wobei MMS natürlich ein relativ junger Kunstbegriff ist. Mit MMS meinte der Ideengeber Jim Humble stets die Mischung aus Natriumchlorit in Wasser und einem Aktivator. Der Aktivator kann theoretisch jede beliebige Säure sein. Sogar „Kohlensäure“ funktioniert – ich habe schon vor 10 Jahren Patienten

> **MMS**
>
> - pH-Wert liegt stets im saueren Bereich → Vorsicht bei der Anwendung an Schleimhäuten oder Wunden
> - Verwendung für Fußbäder, Hautdesinfektion, punktuelle Behandlung von Warzen oder Nagelpilz (zusammen mit DMSO)
> - 1 Tropfen MMS (mit (+)-Milchsäure) entspricht ca. 2 ml selbst hergestellter CDL-Lösung

empfohlen sich morgens 10 Tropfen Natriumchlorit-Lösung 25 % in eine Sprudelflasche zu mischen und diese zunächst wieder zu verschließen. Nach ca. einer halben Stunde hat man so eine zuverlässige MMS-Lösung, die schluckweise den Tag über getrunken werden kann.

Im CDSplus handelt es sich um Industrie gebräuchliche Säure-Aktivatoren, die in der verdünnten Lösung, wie üblich, eine etwas gedehnte Aktivierungszeit von ca. einem Tag benötigen. Dies ist bei industriellen Desinfektionsanwendungen erwünscht. Ich habe diese Systeme, z.B. schon Ende der 90er Jahre in Großmolkereien oder der Fleischindustrie gesehen.

Die holländische Firma TwinOxide ist damit beispielsweise schon lange erfolgreich in der Lebensmittelindustrie unterwegs. Übliche Aktivatoren in diesem Bereich sind zum Beispiel die sauer reagierenden Feststoffe Natriumhydrogensulfat (das Natriumsalz der Schwefelsäure) und Natriumperoxodisulfat. Als MMS-Variante haben diese Produkte ihre Vorzüge, es handelt sich jedoch eben nicht um CDL oder CDS.

Der wichtige Unterschied ist nämlich, dass reines Chlordioxid in Wasser den pH-Wert nicht verändert! Die Lösung ist genauso neutral wie das Wasser vorher. Dagegen ist der pH-Wert in MMS-Mischungen stets im sauren Bereich. Das ist durchaus entscheidend, wenn es etwa an Schleimhäuten oder Wunden angewendet wird!

Nicht nur einmal erreichte mich inzwischen eine E-Mail mit dem Hilferuf „... ich habe MMS ins Ohr getropft und jetzt ist da ein Trommelfellschaden ...“. Mit CDL dagegen kann ich Ohren- und Nasentropfen mischen und ebenso Augenspülungen oder Mundspülungen oder Einläufe.

All solche Anwendungsvarianten mache ich nicht mit MMS. Wer möchte kann einfach den pH-Wert der CDSplus Mischung mit einem Indikatorpapier oder einem pH-Wert Messgerät selbst nachmessen.

Für die Zubereitung von MMS, welches ich zum Beispiel für Fußbäder oder zur Hautdesinfektion verwende, nehme ich durchaus auch den Feststoffaktivator Natriumhydrogensulfat. Das hat nämlich den Vorteil, dass man kein zusätzliches Wasser in die Aktivierungsmischung bringt und diese also hochkonzentriert bleibt. Ich verwende sie beispielsweise auch direkt, also unverdünnt, zur punktuellen Behandlung von Warzen oder Nagelpilz (zusammen mit DMSO).

Zurück zu den einfachen, erforschten Aspekten von Chlordioxid. Bei den medizinischen Untersuchungen dieses Wirkstoffs, das kann auch jeder in der Fachliteratur nachschauen, wurde schon in den 70er Jahren fast immer die sogenannte „stabilised chlorine dioxide solution“, also eine stabilisierte Lösung von Chlordioxid, im Labor verwendet. Diese habe ich schon 2012 ausführlich im „Das DMSO Handbuch“ beschrieben.

Hier wird zur Aktivierung (+)-Milchsäure verwendet! Dies ist der optimale Aktivator laut Fachveröffentlichungen seit über 4 Jahrzehnten!

Säure / Aktivator

Salzsäure
- Beschleunigt die Reaktion zu CDL am stärksten
- Aktivierungszeit ca. 20 Sek.

(+)-Milchsäure 21 %
- Als Aktivator eher "gemütlich"
- Stabilisiert das entstehende CDL bestens
- Aktivierungszeit zwischen 3 bis 5 Minuten

Natriumhydrogensulfat
- Festes Pulver, kann man verpressen/verkapseln → Fertigmischungen

Dass Jim Humble dagegen zunächst Zitronensäure und später Salzsäure als Aktivator empfahl, obwohl er beim Literaturstudium auch auf diese stabilised chlorine dioxide solution stieß, hatte, wie er mir selbst mehrfach versicherte, einzig und allein den Grund, dass Zitronen- oder Salzsäure Billigchemikalien sind, die auch in jedem Entwicklungsland in der tiefen Provinz aufgetrieben werden können. Bei (+)-Milchsäure dagegen handelt es sich um eine „Luxuschemikalie" und wir können froh sein, dass sie hierzulande einfach und kostengünstig verfügbar ist.

Wie macht man also nun diese „stabilisierte Chlordioxid-Lösung". Ganz einfach. Die Natriumchlorit-Lösung 25%ig und die (+)-Milchsäure 21%ig werden wie üblich tropfenweise 1:1 in einem Glas oder Becher zusammengegeben. Dann lässt man die Reaktion für 3 bis 5 Minuten starten. Dann wird mit Wasser aufgefüllt. Der einzige Unterschied ist also die Verlängerung dieser sogenannten Aktivierungszeit, denn die „scharfe" Salzsäure setzt das Chlordioxid-Gas schon nach 20 Sekunden frei.

Auf Folgendes ist dabei zu achten: Da die Milchsäure einen molekularen Container für Chlordioxidmoleküle darstellt, ist sowohl die Farbe des Aktivierungsgemisches als auch der Geschmack und Geruch der Mischung anders als bei der Salzsäure-Variante. Manche dachten deswegen schon, dass die Milchsäure-Variante „schwächer" wäre, doch das Gegenteil ist der Fall, da Salzsäure als Aktivator jede Menge entstehendes Chlordioxid aus der Mischung austreibt – erkennbar an dem viel intensiveren „Chlor-Geruch" im Raum.

Mit Milchsäure ist alles etwas „milder", denn der Wirkstoff wird eben in der Lösung stabilisiert, also festgehalten, und weniger gasförmig verschwendet.

Nun erreichte mich eine E-Mail von Freund Victor aus Spanien mit der Bitte, ich möge doch einmal vorrechnen, oder seine Rechnung hier einstellen, wie denn der Chlordioxid-Gehalt von MMS und CDL verglichen werden kann.

Der rechnerische Vergleich ist sehr einfach und diejenigen, die in den letzten Rundbriefen die Mol-Rechnungen nachvollziehen konnten, schaffen das auch selbst.

Allerdings – das ist nur Theorie!

Denn die Aktivierungsreaktion von Natriumchlorit zu Chlord oxid ist von vielen Faktoren bestimmt und die sogenannte Ausbeute variiert deshalb stark. Es kommt auf Temperatur, Lichteinfall, Aktivator, Aktivierungszeit, Reinheit des Natriumchlorits und weiteres an.

Das Rechnen allein hat also keine Relevanz. Wenn man es genau wissen will, muss man jede Lösung, jede Mischung direkt vor der Anwendung mit Messstreifen oder einem Messgerät analytisch bestimmen. Das ist den meisten AnwenderInnen zu aufwendig und deshalb werden die meisten CD- und MMS-Lösungen tatsächlich „nach Gefühl" gemacht bzw. mit dem Auge nach der Farbe beurteilt.

<u>Rechnung:</u>
1 Tropfen Natriumchlorit-Lösung 25 % enthält 12,5 mg Natriumchlorit (M = 90,44 g/mol), wenn man 20 Tropfen pro ml ansetzt. Dies entspricht 0,138 mmol. Daraus können also theoretisch ebenfalls 0,138 mmol Chlordioxid (M = 67,45 g/mol) entstehen. Dies entspricht 9,3 mg. Vorausgesetzt alles Natriumchlorit würde zu Chlordioxid umgesetzt.

<u>Vergleich:</u>
In einer CDL-Lösung, die mit 0,3 % Gehalt deklariert ist, sollten (!) sich pro ml, 3 mg Chlordioxid befinden. Übliche CDL-Lösungen enthalten also pro Milliliter (20 Tropfen) lediglich ein Drittel der Menge an Chlordioxid, wie 1 Tropfen MMS.

Aber: Da das eingesetzte Natriumchlorit nicht 100%ig rein ist und die Aktivierungsreaktion auch nie vollständig verläuft und außerdem bei der MMS-Zubereitung auch ein gewisser Ausgasungsverlust auftritt, kann diese Rechnung nicht 1:1 angewendet werden.

Auch die käuflichen CDL-Lösungen zeigen Lagerungsverluste und sind oft nicht mehr 0,3%ig, wenn sie beim Kunden ankommen. Ich orientiere mich deshalb an Erfahrungswerten und der Farbwahrnehmung einer frisch hergestellten CDL und/oder MMS-Lösung.

Gerundet würde ich sagen, dass man 1 Tropfen sorgfältig zubereitetes MMS (mit (+)-Milchsäure als Aktivator) mit ca. 2 ml selbst hergestellter CDL gleichsetzen kann, was die Wirkung betrifft.

Weiterführende Informationen

Oxidationsmittel Chlordioxid

Kapitel Oxidationsmittel - Chlordioxid

Chlordioxid-Infusion leicht gemacht

Kapitel Chlordioxid-Infusion leicht gemacht – Corona und andere akute Infekte behandeln

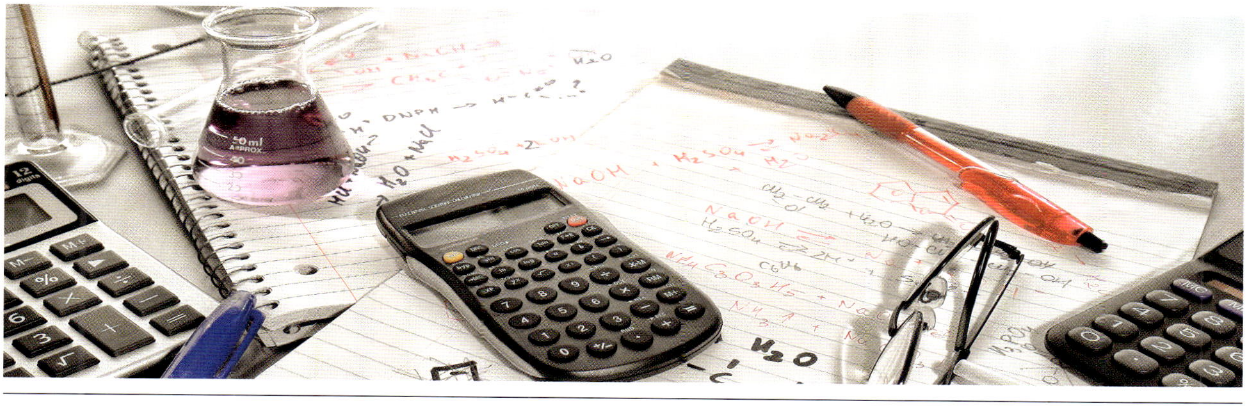

CDL / MMS – Theoretische Berechnung – Korrektur

Ein aufmerksamer Leser hat in der Rechnung, die ich im letzten Rundbrief zur Herstellung von Chlordioxid-Lösungen vorstellte, die zwei Vereinfachungen entdeckt, die ich angewendet hatte. Im Ergebnis heben sich diese weitgehend auf und wie geschrieben, verläuft die tatsächliche Reaktion im Glas auch nie mit optimaler Ausbeute, sodass es lediglich um die grobe Richtung geht, was den erzielbaren Gehalt an Chlordioxid angeht. Richtig ist in der hier angefügten Korrektur, dass das Natriumchlorit-Pulver stets ca. 20 % Natriumhydroxid als Stabilisierung enthält, wir also bei einer 25%igen Natriumchloritlösung in der Regel diese 20 % Feststoffgehalt abziehen müssen.

<u>Korrektur:</u>
1 Tropfen Natriumchlorit-Lösung 25 % enthält 12,5 x 1,2 = 15 mg Natriumchlorit (M = 90,44 g/mol), wenn man 20 Tropfen pro ml ansetzt. Dies entspricht 0,166 mmol. Daraus können also theoretisch bestenfalls 0,166 x 0,8 = 0,133 mmol Chlordioxid (M = 67,45 g/mol) entstehen. Dies entspricht ca. 9 mg (exakt 8,95). Vorausgesetzt alles Natriumchlorit würde gemäß der Reaktionsgleichung zu Chlordioxid umgesetzt – aus 5 Molekülen Natriumchlorit bilden sich 4 Moleküle Chlordioxid.

$$5\ Na^+ClO_2^- + 4\ H^+Cl^- \rightarrow 4\ ClO_2 + 5\ Na^+Cl^- + 2\ H_2O$$

Cl-Cx-Stufe: +III +IV -I (4 x von +3 auf +4 // 1 x von +3 auf -1)

5 x 90,45 (= 452,25) + 4 x 36,45 (= 145,8) → 4 x 67,45 (= 269,8)

Maximal entstehen aus 100 mg reinem Natriumchlorit knapp 60 mg Chlordioxid. Maximal 80 %, der in Natriumchlorit enthaltenen Chloratome, werden zu Chlordioxid umgesetzt. 20 % werden zu Chlorid-Ionen umgesetzt.

$$5\ Na^+ClO_2^- + 4\ H^+X^- \rightarrow 4\ ClO_2 + Na^+Cl^- + 4\ Na^+X^- + 2\ H_2O$$

Allgemeine Reaktionsgleichung: X- = Säureanion, z.B. Anion der Milchsäure = Lactat $CH_3CH(OH)COO^-$

Natriumchlorit 25 % in Wasser, 1 l = 1,2 kg

Natriumchlorit p.a. 80 %, $NaClO_2$, M = 90,44

$NaClO_2$-Pulver enthält stets nur ca. 80 % $NaClO_2$, ganz gleich, ob technische Qualität oder p.A.-Qualität, der Rest 20 % ist NaOH. Die fertige Lösung enthält die proportional gleiche Menge an NaOH.

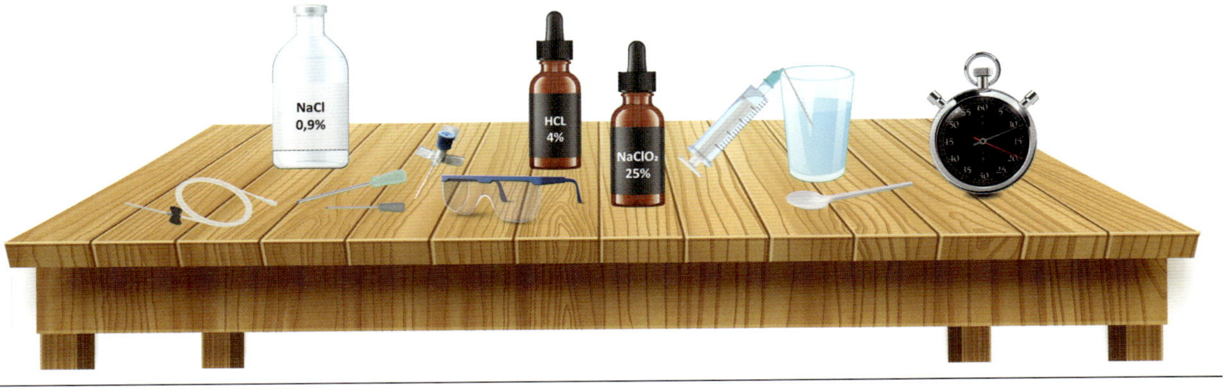

Chlordioxid-Infusion leicht gemacht – Corona und andere akute Infekte behandeln

In jüngster Zeit wird wieder einmal als „neu“ angepriesen, was ich seit 2013 in den DMSO & Co. Seminaren erklärt und gezeigt habe, was in einem ebenso alten, jedoch jederzeit aktuellen Video gezeigt und im „Das DMSO Handbuch“ erläutert wird: Die simple Herstellung und Verabreichung von Chlordioxid-Infusionen (auch als CDI bezeichnet) und zwar extrem kostengünstig und frisch zubereitet!

Vor allem die **frische Zubereitung** ist hier ein wichtiger Aspekt, denn die meisten Hinweise auf diese Methode im Netz gehen, wieder einmal, mit Werbung, ja „Marketinggeschreie“, für fertig käufliche CDL Produkte, oft sehr kostspielig, einher.

Die Eigenherstellung erfolgt jedoch mit den beiden simplen Zutaten Natriumchlorit-Lösung 25 % und Salzsäure 4 % und diese zwei Flüssigkeiten sind in getrennten Flaschen sehr lange lagerfähig, jederzeit einsatzfähig und enorm ergiebig! Eine 100 ml Flasche Natriumchlorit-Lösung 25 % enthält mehr als 2000 Tropfen!

Es geht hier neben der Anregung und Ermutigung zur Selbstverantwortung und für Medizin zum Selbermachen vor allem auch darum, dass durch die frische Zubereitung die Gefahr von schon enthaltenen Zerfallsprodukten des Chlordioxids minimiert wird.

Denn eine Tatsache haben auch erfahrene Chlordioxid Anwender oftmals bis heute nicht verinnerlicht: Chlordioxid zerfällt, sobald es erzeugt ist, unweigerlich. Wir können zwar durch den einen oder anderen Trick diesen Zerfall hinauszögern, jedoch generell nicht aufhalten.

Die Anleitung zur Selbstherstellung ist auch eine generelle Abkehr von „Wo kann ich das fertig kaufen und muss mich nicht weiter damit beschäftigen?“ oder „Wo ist der Beipackzettel?“.

Die fertig käuflichen CDL, also Chlordioxid-Lösungen, die im Allgemeinen als „Wasserentkeimungsmittel“ angepriesen werden, habe ich noch nie benutzt. Um 2015 herum hatte Jim Humble mehrere Feldversuche mit solchen Produkten auf den Weg gebracht und ist in einer Ergebnisanalyse, die auch international in schriftlicher Form mit Daten verbreitet wurde, ebenfalls zu dem Schluss gekommen, dass diese CDL (oder im Englischen CDS) Fertiglösungen komplett entbehrlich sind.

Er hat mir dies persönlich dann auch in Mexiko erläutert. Es ging bei der „Fertig-CDL-Sache“, das ist meine Einschätzung, von Anfang an um eine gewisse Goldgräberstimmung, in die man Jim auch einspannen wollte, was er jedoch nicht mitgemacht hat.

100 Milliliter Wasser plus Gas für 30 Euro anzubieten, birgt eben eine gewisse unternehmerische Verlockung.

Ich setze mich weiterhin für die sehr kostengünstige Eigenherstellung ein, denn der Grundgedanke von Jim und Chlordioxid hat sich über die Jahre nie verändert – möglichst vielen Menschen die Anwendung von CD zu ermöglichen, um sich schnell helfen zu können.

Das Video zur simplen frischen Zubereitung einer Chlordioxid-Lösung wurde im Laufe der Zeit mehrfach aus dem Internet „entfernt“ und kann jedoch zurzeit hier angeschaut werden: https://www.youtube.com/watch?v=JRpM9ysFyq8

Wenn man sich anstatt des Trinkglases in dem Video, eine handelsübliche Infusionsflasche mit isotonischer Kochsalzlösung vorstellt, dann sollte jedem dämmern, wie man also zu einer Chlordioxid Infusion kommt – oder?

Ich würde heute keine 10%ige Salzsäure mehr verwenden, da eine zu hohe Konzentration der Säure zu mehr Nebenprodukten der Aktivierungsreaktion des Natriumchlorits führen kann. Heute verwende ich stets 4%ige Salzsäure oder die gute alte Zitronensäure, mit der Jim Humble ehemals begonnen hatte.

Selbstverständlich gibt es Variationen und Optimierungsmöglichkeiten der Infusionsmischung. Man kann den pH-Wert optimieren. Man kann eine „Prise“ DMSO dazu spritzen, damit eventuell gebildete Chlorspuren eliminiert werden – das ist im „Das DMSO Handbuch“ erläutert.

Vor allem sollte man auch darauf achten, im Gegensatz zu der notwendigerweise hell beleuchteten Videosituation, dass die ganze Herstellungsprozedur bei möglichst wenig Licht ausgeführt wird.

Man könnte anstatt der einfachen Metallkanüle auch eine Braunüle verwenden, aus der man nach dem Einstechen in die Infusionsflasche den Metallkern abzieht, sodass lediglich der Teflonschlauch mit dem einströmenden Chlordioxid Gas in Berührung kommt (Metallionen können ebenfalls den Zerfall des Chlordioxids beschleunigen).

Trotz dieser Verbesserungsoptionen ist schon die ganz simple CDI, hergestellt nach dem Prinzip im Video, eine sehr gute Sache und hat sich sowohl bei akuten als auch chronischen Infektionen ebenso bewährt wie die „Schwester-Methode“ mit Wasserstoffperoxid anstatt Chlordioxid.

Wenn hier steht „sowohl bei akuten als auch chronischen Infektionen“, so soll das heißen, dass diese Art der oxidativen Infusionen selbstredend auch bei Erkältungen und neuen Erkältungen schnell und zuverlässig wirkt!

Viren, die keine Lebewesen sind, und die man bisher in der Forschung lediglich als Modell beschreibt bzw. als „strukturierte Moleküle“ bezeichnet, sind stets extrem oxidationsempfindlich und selbst Wikipedia räumt ein, **dass Chlordioxid sowie auch Wasserstoffperoxid, alle Viren zerstört**.

Auch darauf habe ich schon seit 2013 hingewiesen und dies in zahlreichen Vorträgen und Veröffentlichungen den Zuhörern und Lesern mit auf den Weg gegeben.

Die Sache ist also sehr einfach und wirksam. Hier die Zusammenstellung der Utensilien für die einfachste Variante:

- Natriumchlorit-Lösung 25 %
- Salzsäure 4 %
- Einwegspritze 20 ml:
  z.B. suchen nach „Injekt“,
  Luer Solo, 20 ml, Fa. B. Braun
- Kanüle:
  z.B. „Sterican“
- Infusionslösung:
  z.B. „Isotonische Natriumchlorid-Lösung 0,9 %, Fa. Deltamedica“

Das ist schon alles.

Wenn die Infusion hergerichtet ist, sollte sie erstens dunkel stehen und zweitens so schnell wie möglich genutzt werden. Sobald die gelbliche Farbe der Flüssigkeit verblasst, ist das Chlordioxid schon wieder zu einem großen Anteil zerfallen.

Jetzt sollten wir lediglich noch die Verabreichung besprechen.

Neben der Möglichkeit der intravenösen Anwendung kann man mit der so hergestellten Infusion jedoch auch subcutan, am Bauch, arbeiten oder eine Rektalinfusion damit gestalten.

Eine Rektalinfusion ist kein Einlauf!! Bitte hier informieren bzw. im Kapitel DMSO-Infusionen – Rektalinfusion schauen.

Bei allen drei Varianten benötigt man noch ein sogenanntes Infusionsbesteck oder Infusionssystem, also „den Schlauch“, z.B. „Intrafix Air“, Fa. B. Braun.

Bei der intravenösen Verabreichung wird dann noch eine Braunüle benötigt, bei der subcutanen „Bauchinfusion“ eine Butterfly Kanüle oder auch eine Braunüle.

Bei der Rektalinfusion wird lediglich der Gewindeansatz des Infusionsbestecks am unteren Ende mit der Schere abgeschnitten und dieses stumpfe Ende mit Hilfe von etwas Gleitmittel in den Enddarm gelegt.

In allen drei Anwendungsvarianten lässt man oxidative Infusionen sehr langsam laufen. Die Tropfgeschwindigkeit wird so eingestellt, dass eine 500 ml Infusion ca. 60 bis 90 Minuten benötigt.

Die Behandlungsmöglichkeiten Infusion und Injektion sind zentraler Bestandteil der DMSO & Co. Seminare und alle die in der Fortbildung gemeinsam mit uns „hands on“ üben wollen, müssen sich derzeit noch etwas gedulden … .

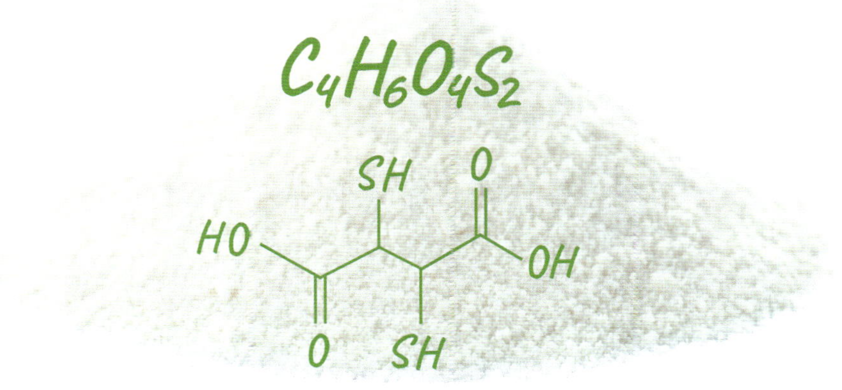

DMSA

„Der dritte Weg" kann selbstverständlich in wichtigen Fällen auch für Mittel genutzt werden, die man nicht in der Natur findet. Beispiel DMSA, ein Komplexbildner, hauptsächlich für Quecksilber, Blei, Cadmium, Arsen, der laut Wikipedia als der verträglichste der Dimercapto-Chelatbilder gilt und auch ganz einfach oral angewendet werden kann. DMSA wird in geringen Mengen ab ca. 50 mg zum Beispiel einfach der Nahrung untergerührt. Nun heißt es jedoch auf einmal „DMSA rezeptpflichtig!" ???

Ohne zu sehr ins Detail zu gehen, Folgendes: Die jetzige Einführung der Rezeptpflicht für DMSA für einen Beobachtungszeitraum von 5 Jahren betrifft natürlich nur die Formen von DMSA, die als Fertigarzneimittel genutzt werden. Im konkreten Fall also Kapseln und Infusionen/Ampullen. Regelungen über Rezeptpflicht regeln lediglich den (Verkaufs-)Weg von Fertig- oder Rezepturarzneimitteln vom Hersteller zum Patienten.

Hier wird noch klarer, welche Vorteile „Der dritte Weg" bietet:

DMSA als reines Pulver, als sogenannte Bulkware also, ist natürlich nach wie vor freibeziehbar im Sinne des Handels mit Substanzen.

Es gilt der Grundsatz: Was man freihändig kaufen kann, darf man auch besitzen und verwenden.

Man kann also 25 Gramm davon bestellen und eigenhändig in Kapseln abfüllen oder mit einem Basensalz gepuffert in flüssiger Form nutzen (zu Letzterem, siehe neuester Video-Beitrag auf der Facebook-Seite: https://www.facebook.com/PraxisinstitutNaturmedizin/videos/881267965395669/).

Dies führt uns zu einem oft vergessenen, jedoch historisch wichtigen Aspekt ärztlicher und heilpraktischer Freiheit/Möglichkeit: Der erlaubnisfreien Herstellung von Arzneimitteln nach § 67, § 13 Abs. 2b des Arzeimittelgesetzes AMG. In eigener Praxis und für individuelle Patienten können wir zum Beispiel Mischungen für äußerliche Anwendungen, Einläufe, Trinklösungen, Kapseln und, bei entsprechenden Labormöglichkeiten (sterile Spritzenfilter usw.), auch Injektions- und Infusionslösungen zubereiten.

Die Absicht zur erlaubnisfreien Herstellung von individuellen Mitteln in eigener Praxis wird mit einem Formblatt (Herstellung sonstiger Arzneimittel) beim zuständigen Regierungspräsidium lediglich angezeigt. Dies stellt ein gutes Instrument der Berufsfreiheit und individuellen Therapie dar. Die Auswahl der Mittel ist dabei nämlich quasi frei, wenn wir davon absehen, dass „Eigenblut" vom AMG separat betrachtet wird und Mittel für klinische Studien ebenso ausgenommen sind.

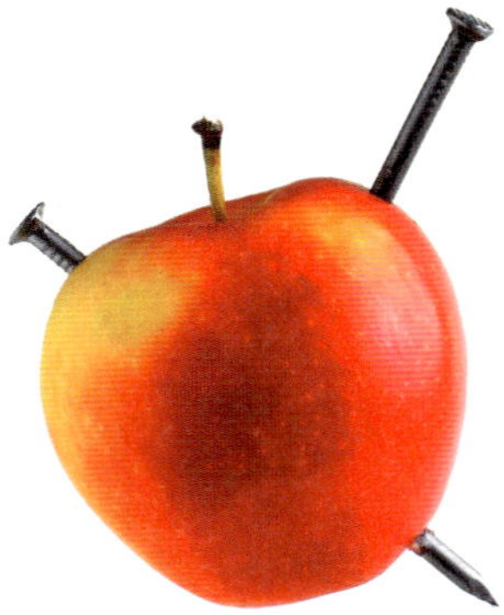

Eisen – Teil 1

Eisen, in Form von 2-wertigen Eisen-Kationen, ist einer der wichtigsten Vitalstoffe überhaupt und jeder von uns kennt etliche Menschen mit Eisenmangel. Sicher haben viele von Ihnen schon einmal den alten „Trick" gehört, man soll einen Eisennagel für einige Zeit in einen Apfel stecken und diesen dann essen, um dem Körper „Eisen" zuzuführen. Die Methode scheint zu „schwach" zu sein, das Prinzip führt uns jedoch auf die richtige Spur. Aquaristen wissen, dass Wasserpflanzen für ihr Gedeihen auch auf einen gewissen Eisengehalt im Aquarium oder Teich angewiesen sind und zwar in Form von gelösten, fachlich hier richtig ausgedrückt, „komplexierten" Eisen-Ionen. Gibt man einfach nur Eisensalze, wie z.B. Eisen(II)sulfat dem Wasser zu, so bilden sich nach kurzer Zeit braune Niederschläge – das Eisen wird durch Luftsauerstoff und andere Prozesse schnell wieder unlöslich und fällt aus. Deshalb wird dem Wasser, neben dem Eisensalz, auch eine organische Säure zugegeben, meist einfach Ascorbinsäure, also Vitamin C.

Auch bei der medizinischen Eisensubstitution ist bekannt, dass man zeitgleich Vitamin C zu sich nehmen soll, um die Aufnahmefähigkeit der verabreichten Eisensalze zu verbessern.

Doch die „Eisen-Tabletten" führen oft trotzdem zu Verdauungsstörungen und anderen Nebenwirkungen und der Effekt ist unbefriedigend.

Für dieses Dilemma kam mir eine „zufällige" Begegnung zu Hilfe: Ich besuchte eine Apotheke und neben mir fragte eine modelhaft hergerichtete junge Dame nach einem Thermalwasserspray zur Gesichts-hautberuhigung. Die Verkäuferin griff in ein Regal einer hochpreisigen Kosmetikfirma, Vi(s)chy Waschi, und zeigte ein 75 ml Sprühfläschchen her – abgefülltes simples Thermalwasser, wie es in jedem Kurbad in der Eingangshalle aus dem Trinkbrunnen sprudelt, für 18 Euro. Das ist ein Geschäftsmodell ... .

Jedenfalls sagte die Verkäuferin dazu, dass natürlich das Eisen aus dem Thermalwasser entfernt ist. Da machte es klick – Thermalwasser, das in den Kurstädten dieser Welt für Trinkanwendungen empfohlen wird, hat in der Regel einen probaten Eisengehalt und zwar, wenn es direkt aus der Tiefe kommt, als Fe(II)-Kationen. Sobald der Luft/Sauerstoff-Kontakt zunimmt, fängt es an bräunlich zu werden (Eisen-Ausfällungen) und deshalb bringen auch diese Trinkkuren selten den gewünschten Erfolg.

Dass das Eisen aus dem Thermalwasser der Kosmetikindustrie entfernt werden muss, ist natürlich klar, denn sonst käme es ganz sicher zu teuren Regressen, wenn die Reichen & Schönen plötzlich feststellen, dass der Teint gräulich erscheint, anstatt blühend rosa ... aufgrund von Eiseneinlagerungen im Gewebe. Also bin ich kurz zum nächsten Thermalbad gefahren, habe in der Eingangshalle vier Flaschen Wasser aus dem Trinkbrunnen geholt und es mit verschiedenen Komplexbildnern, also organischen Säuren in Lebensmittelqualität, versetzt. Ascorbinsäure, Milchsäure, Äpfelsäure und eine Flasche als „Blindprobe". In der Blindprobe war schon nach einem Tag ein brauner Niederschlag zu sehen, das heißt, dieses Eisen wäre nicht gut aufnahmefähig im Darm. Die anderen drei Flaschen blieben klar. Jedoch nach ca. 1 Woche zeigte sich auch in den Flaschen mit Ascorbinsäure und Milchsäure wieder eine Brauntönung!

Äpfelsäure ist also das Mittel der Wahl, um Eisen-Ionen in eisenhaltigen, natürlichen Wässern zu „schützen", also für eine Aufnahme im Darm zu fixieren!

Da sind wir wieder bei Oma's Trick mit dem Eisennagel und dem Apfel, allerdings auf einem deutlich höheren Dosierungslevel! Und so wird's gemacht:

Im Internet nach der Wasseranalyse des nächstgelegenen Thermalbades schauen und feststellen, ob Eisen enthalten ist. Hinfahren und in Flaschen abfüllen. So viel Äpfelsäure zugeben, bis der pH-Wert (Indikatorpapier betupfen) auf ca. 4 bis 6 abgefallen ist – fertig. Ich wende es dann schluckweise in Wasser nüchtern zum Trinken an. Nach ca. 4 bis 6 Wochen würde ich den Eisengehalt im Blut einmal überprüfen lassen.

Eisen – Teil 2

Zur Erinnerung: Im letzten Brief habe ich die Möglichkeit skizziert, Eisenmangel mit Hilfe von angesäuertem/komplexiertem Thermalwasser zu behandeln, welches oft einen hohen Eisengehalt hat.

Nachdem nun einige Leser gemeldet haben, dass es nicht so einfach ist, den Eisengehalt verschiedener Thermalwässer herauszufinden und dieser zwischen verschiedenen Quellen auch sehr stark schwankt, habe ich eine verifizierte Rezeptur mit 1,5 mg Eisen(II)-Sulfat pro Tropfen erstellt und bei der Firma, die auf der Internetseite www.MedizinZumSelbermachen.de genannt wird, als Produktwunsch eingereicht. Mit dieser Konzentration bleibt die Verdauung stabil und es kann kontinuierlich der Eisenspeicher aufgefüllt werden.

Eisensulfat wird dabei auch von der Pharmaindustrie gerne genutzt, weil es an sich schon besser aufnehmbar ist als andere Eisen-Salze.

Eisen (II)-Sulfat – 3%ige Komplex-Mischung

Bestandteile:

- Eisen (II)-Sulfat
- Äpfelsäure 3 %
- Destilliertes Wasser

Anwendung als Tropfenlösung:

- 10 Tropfen nüchtern
- 1- bis 2-mal täglich

Jedoch zusammen mit der Äpfelsäure, wie beschrieben, ergibt sich eine bessere Verfügbarkeit und Verträglichkeit. Die 3%ige Komplex-Mischung Eisen(II)-Sulfat ist ab sofort erhältlich und kann als Tropfenlösung sehr individuell dosiert werden.

Ich benutze zunächst 10 Tropfen ein- bis zweimal täglich nüchtern und empfehle eine Laborkontrolle frühestens nach 3 Monaten. Die Lösung ist, im Vergleich zu industriellen Eisenpräparaten, völlig frei von jeglichen Pharmahilfsstoffen und enthält neben Eisen(II)-Sulfat und Äpfelsäure in zertifizierter Reinheit ausschließlich destilliertes Wasser – ein Tropfenpräparat wie in alten Zeiten.

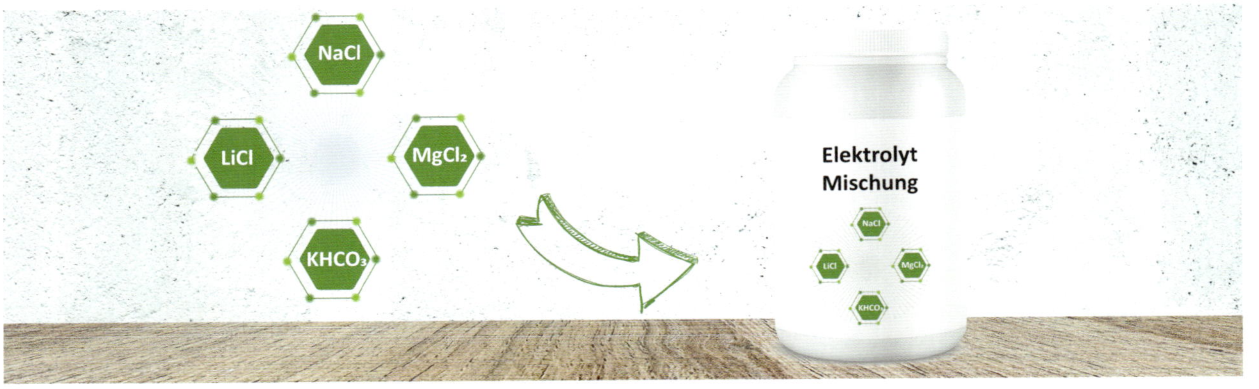

Elektrolytmischung mit Lithium – Praktischer Tipp

Lithium, in Dosierungen von ca. 10 Milligramm pro Tag, erbringt **lebensverlängernde** und **neuroregenerative Wirkungen**. Das legen inzwischen zahlreiche Studien und auch die Erfahrungsmedizin nahe. Letztere ist übrigens mindestens so aussagekräftig wie erstere, denn entscheidend ist, wie sich der Patient fühlt und nicht so sehr, was auf Papier gedruckt wurde. Zur Prävention und Behandlung von neurodegenerativen Symptomen mit niedrig dosiertem Lithium, wie etwa bei Demenz, werden inzwischen von zahlreichen Therapeuten gute Ergebnisse gemeldet.

Lithium gehört zu den Alkalielementen und steht in einer Gruppe mit Natrium und Kalium, welche ihrerseits nicht Spurenelemente, sondern Mengenelemente in unserem Organismus sind. Zur therapeutischen Anwendung kommen unterschiedliche Lithiumsalze, wobei das gängige und einigermaßen kostengünstige Lithiumchlorid dominiert. Inzwischen steigt der Lithium-Preis bekanntermaßen, was sich jedoch bei den geringen Mengen, die wir benötigen, nur wenig auswirkt.

Zwar kann man auch das Lithiumchlorid als Reinstoff beziehen, jedoch trauen sich viele nicht zu, die geringe Tagesmenge von 10 Milligramm (= 0,01 Gramm) genau genug abzuwiegen.

Und auf Genauigkeit kommt es hier schon einigermaßen an, weil ab ca. 25 Milligramm Lithium pro Tag der therapeutische Bereich beginnt, der in der medikamentösen Psychiatrie eingesetzt wird – bekanntermaßen mit dem Risiko von allerlei Nebenwirkungen.

So habe ich vor einiger Zeit eine lithiumhaltige Mineralienmischung vorgeschlagen, die neben Lithiumchlorid auch die wichtigen Mineralien Natrium, Kalium und Magnesium enthält und obendrein basisch wirkt. Diese Mischung ist, unter dem Namen Elektrolytmischung erhältlich. Sie enthält die gewünschten 10 Milligramm Lithium in 2,5 Gramm der Gesamtmischung und ist somit auch wesentlich einfacher/genauer abzuwiegen. Die 2,5 Gramm Elektrolytmischung wird einfach in einem Liter reinem Wasser gelöst und kann dann schluckweise tagsüber getrunken werden.

Nun wurde mir in Einzelfällen berichtet, dass diese Mischung nicht nur sehr hygroskopisch ist, sondern sich das Salz, nach Wasseraufnahme im Lagerungsgefäß, auch nicht mehr gut auflöst im Trinkglas. Ich habe das nachvollzogen und es hat sich nach einiger Zeit bzw. nach zahlreichem Öffnen und Schließen der Dose, bestätigt.

Ich probiere hier eine Lösung zu finden, entweder ein Trockenkissen im Verschluss oder die Anregung einer Mischungsveränderung zum Beispiel.

Deshalb empfehle ich hier vorerst zuallererst, die Dosen jeweils nur möglichst kurz zu öffnen und zügig wieder sehr dicht zu verschließen. Alternativ könnte man die Gesamtmenge von 250 Gramm Elektrolytmischung, direkt nach Erhalt, in insgesamt 100 Liter Wasser auflösen, zusammen mit 10 ml Wasserstoffperoxid 3%ig als Desinfektion für die Haltbarkeit.

Wenn in einem Haushalt zwei Menschen davon täglich einen Liter trinken, ist es schon nach gut eineinhalb Monaten aufgebraucht und von daher auch eine praktikable Lösung.

Die schlechtere Löslichkeit der Elektrolytmischung nach Wasseraufnahme im Gefäß könnte damit zusammenhängen, dass sich intern Magnesiumcarbonat bildet, welches in Wasser nur sehr gering löslich ist. Die Verwendbarkeit bzw. die Bereitstellung von Lithium für unseren Körper bleibt jedoch erhalten.

Es wäre schön, wenn sich hier aus dem Kreis der Leser eventuell auch Vorschläge für dieses Phänomen finden, sodass die Mischung noch weiter optimiert werden kann.

Weiterführende Informationen

Mineralienmischung bei Demenz

Kapitel Lithiumchlorid – Variante einer Mineralienmischung bei Demenz

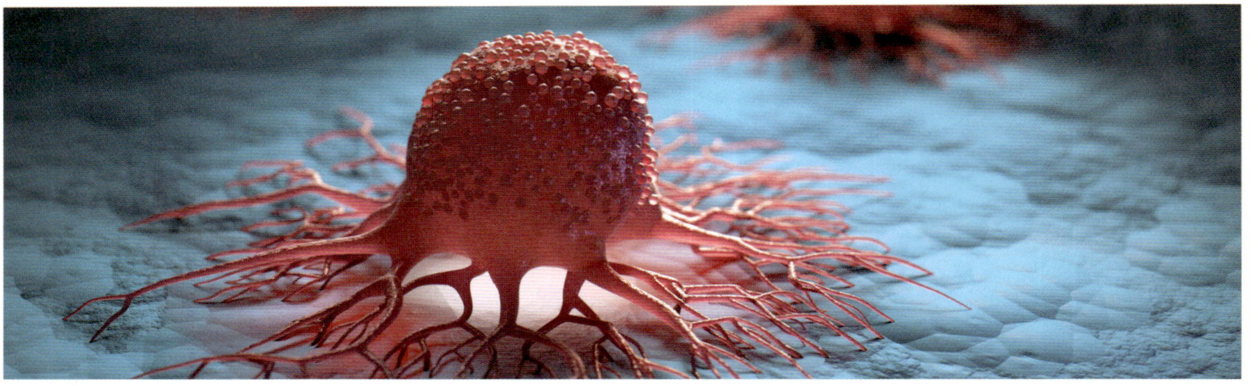

Furfural

Bei Furfural handelt es sich um einen kleinmolekularen Aldehyd, der historisch durch Destillation von Kleie gewonnen wurde (lat. furfur = Kleie). Die Substanz trägt unterschiedliche Namen: Furfural, Furfurol, Fural, Furan-2-Aldehyd, ... Erst 2017 wurde Furfural, ähnlich wie Borax, Wasserstoffperoxid und andere Stoffe, auf EU-Ebene neu bewertet, um die Freiverkäuflichkeit einzuschränken.

Heute ist Furfural ein gefragter Rohstoff mit Jahresproduktionen von tausenden Tonnen und, da es aus Pflanzen gewonnen wird, mit einer wachsenden Bedeutung als sog. nachwachsender Rohstoff. Interessanterweise wird es auch aus der „Kochlauge" bei der Zellstoffgewinnung und Papierherstellung isoliert, wie wir das schon von DMSO kennen. Natürlich kommt Furfural in ätherischen Ölen, wie etwa in der Gewürznelke, vor.

Der LD50 Wert von Furfural wurde mit 65 mg pro kg Ratte bestimmt. Je kleiner der LD50 Wert, desto giftiger ist eine Substanz.

Zum Vergleich: Diclofenac (z.B. Voltaren) LD50 62,5 mg/kg oder Nikotin LD50 50 mg/kg. Hochgerechnet liegt also die toxische Schwelle von Furfural theoretisch für einen 70 kg wiegenden Menschen bei ca. 4,5 Gramm. Aus dieser Sicht tut man also gut daran, allerhöchstens die Hälfte dieser Schwelle für eine Einmaldosis anzuwenden.

Üblicherweise werden therapeutisch Einmaldosen von ca. 300 bis 1000 Milligramm eingesetzt. Das ist weit weg von der theoretisch errechneten toxischen Schwelle.

Als Begründer der Furfural Therapie gilt der österreichische Arzt Dr. Rudolf Drobil, Autor des legendären Buches „Schluckimpfung gegen Krebs", welches nur noch antiquarisch erhältlich ist. Es ist aus meiner Sicht jedoch auch nicht nötig das Buch zu lesen. Ich hatte es mir von einer „Heilerin" ausgeliehen und es gibt nur zwei wichtige Aussagen darin:

1. Übliche Anwendungsmengen sind 3-mal täglich 300 mg.
2. Es wirkt bei den unterschiedlichsten Krebsarten erstaunlich gut, wenn man es möglichst frühzeitig anwendet.

Dr. Drobil ging sogar soweit, dass er die „kurmäßige" Einnahme von Furfural empfahl, um eventuell im Körper vorhandene, noch gar nicht bekannte oder entdeckte, Krebsherde zu eliminieren. Daher der Titel des Buches. Dr. Drobil hat jahrelang die unterschiedlichsten Patienten behandelt und Aufzeichnungen gemacht. Er verwendete Kapseln für die Verabreichung und die Substanz wurde als Alpha FM bezeichnet. Dieser Name leitet sich von Alpha-Furyl-Methanal ab, einem weiteren Namen für diese Substanz.

Furfural hat einen eigenwilligen Geruch/Geschmack, der als bittermandelartig beschrieben wird und löst sich nur mäßig in Wasser. Aus diesen Gründen wählte Dr. Drobil die Kapselform. Man kann es jedoch einfach auch direkt verabreichen oder auf der Haut verteilen.

> Es wird über die Haut aufgenommen, allerdings nicht so stark wie DMSO. Es ist daher naheliegend Furfural mit DMSO zu kombinieren.
>
> Bezugsquelle siehe Internetseite www.MedizinZumSelbermachen.de. Hier gibt es eine 30%ige Lösung in DMSO. Diese enthält nach Adam Riese also 300 mg Furfural pro Milliliter und ein Milliliter entspricht ca. 20 Tropfen.

Furfural in Reinform ist luftempfindlich und in der Handhabung etwas kniffelig, sodass ich an dieser Stelle auch den enthusiastischen Selbstmischern unter Ihnen die Fertiglösung empfehle.

> **Furfural gegen Krebs**
>
> **Äußerliche Anwendung**
> - 20 Tropfen Furfural-Lösung (30 %) → entspricht 300 mg
> - 3-mal täglich
>
> **Blasenkrebs**
> 3-mal 1 g täglich
> *1 g ≈ 67 Tropfen ≈ 3,3 ml*

Von Kollegen wurden mir ebenfalls Erfolgsfälle mit Furfural berichtet, so z.B. bei einer Blasenkrebspatientin, bei der der Tumor tatsächlich komplett verschwand.

Allerdings muss hier gesagt werden, dass wesentlich höhere Mengen Furfural eingesetzt wurden, als die von Dr. Drobil beschriebenen, nämlich ca. 3-mal 1 Gramm täglich über einige Tage. An dieser Stelle sei also auch wieder einmal die Anschaffung einer kleinen, kostengünstigen Milligramm Waage empfohlen, die immer bereitsteht, da ich stets mit Reinstoffen arbeite, die meinen Gesundheitswerkzeugkasten füllen.

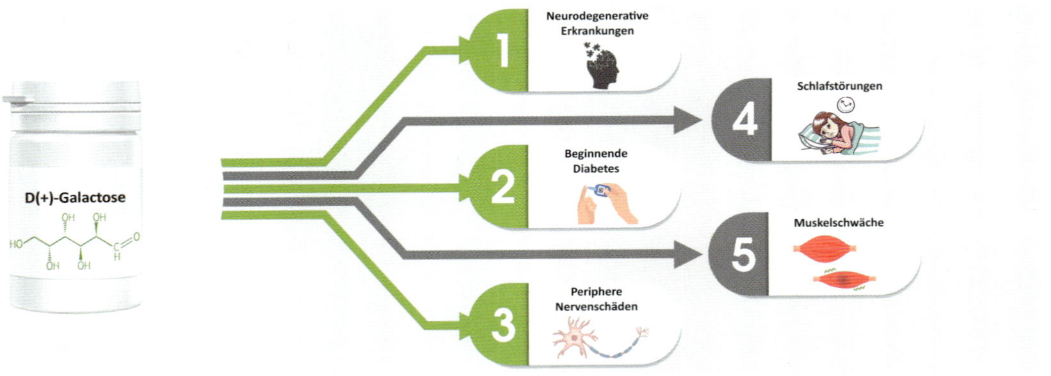

Galactose – Futter für's Gehirn und mehr

Der Zusammenhang wurde in der Schule im Biologieunterricht erläutert: Muttermilch enthält Milchzucker (Lactose) – dieser ist ein Zweifachzucker (Disaccharid) aus einem Molekül Glucose (Traubenzucker) und einem Molekül Galactose (Schleimzucker). Durch das Enzym Lactase, welches beim Säugling im Verdauungstrakt reichlich im Angebot ist, wird dieser Zweifachzucker in Traubenzucker und Schleimzucker gespalten und die beiden resultierenden Einfachzucker (Monosaccharide) können im Darm aufgenommen werden.

Man geht davon aus, dass die stürmische Entwicklung des Gehirns, sowohl an Masse als auch an Fähigkeiten, in der Zeit des Säugens, eng verknüpft ist, mit dem Angebot an Galactose, da dieser Einfachzucker ohne Insulin von Zellen aufgenommen werden kann und auch, weil Gehirnzellen die Fähigkeit haben, Galactose in einem „eigenen" Stoffwechselprozess umzuwandeln.

Logischerweise verschwindet nach dem Säuglingsalter nach und nach die Fähigkeit Lactase, das Spaltenzym für den Milchzucker (Laktose), zu bilden und insofern ist jeder Erwachsene von Natur aus ein „Laktose Intoleranter".

> *Laktoseintoleranz beim Erwachsenen hat also nicht den geringsten Krankheitswert, sondern ist der Normalzustand.*

Nicht gespaltener Milchzucker gelangt nämlich konsequenterweise in tiefere Darmabschnitte und verursacht dort Gärungsprozesse – also das, was die vermeintlichen Patienten dann mit Verdauungsstörungen angeben.

Milch oder Milchprodukte, die noch Laktose enthalten, zu konsumieren ist also jenseits des Säuglingsalters für ein Säugetier deutlich unsinnig. Allenfalls die „sauer vergorenen" Milchprodukte kommen in Frage, weil darin die Laktose durch bakterielle Tätigkeit „verbraucht", also abgebaut wird. Dann bleibt jedoch immer noch die Frage nach der Verträglichkeit des Muttermilchproduktes von einer anderen Spezies aufgrund des völlig abweichenden Proteinmusters zwischen Kuh und Mensch … .

Zurück zur Galactose: Sie ist glücklicherweise als Monosaccharid pulverförmig im Handel und wir können sie also nutzen, ohne Milchzucker zu konsumieren und damit zu testen, ob wir vielleicht doch zu denjenigen gehören, die Laktose als Erwachsene noch spalten können.

Inzwischen hat sich die therapeutische Anwendung von Galactose als Reinstoff bei **neurodegenerativen Erkrankungen** und **beginnender Diabetes** etabliert und insofern ist es naheliegend, den Einsatz auch auszuweiten auf **periphere Nervenschäden, Schlafstörungen, Muskelschwäche**, u.v.a..

Hier ist sowohl die Reinsubstanz als Trinklösung als auch eine Infusionsmischung als innere Anwendung gut möglich.

Im Falle <u>beginnender Diabetes</u> sind die Zellen meist in einem „Hungerzustand", obwohl „normal" gegessen wird oder sogar vermehrt gegessen wird, da nicht genug Insulin produziert werden kann oder, der häufigere Fall, die Insulinrezeptoren an den Zellen, nicht mehr gut genug auf Insulin ansprechen (sog. Insulinresistenz).

Hier leistet Galactose sozusagen eine wichtige „Erste Hilfe" – die Zellen werden kurzfristig wieder ernährt, insbesondere Nervenzellen sind darauf angewiesen, und man gewinnt Zeit, die diabetische Stoffwechsellage abzuwenden! Dies gelingt zielgerichtet am besten durch Regeneration der Insulinrezeptoren.

Auch wenn dies logisch klingt, verzichtet die schulmedizinisch-medikamentöse Behandlungsweise auf diese Logik – ganz im Gegenteil, zahlreiche der sogenannten „Zuckertabletten" enthalten Medikamente, die die Insulinrezeptoren weiter desensibilisieren.

Zu den Maßnahmen, die die Ansprechbarkeit der Zellmembran ständigen Insulinrezeptoren (wieder) erhöhen, gehören, wie man in einem Physiologiebuch (z.B. Prof. Silbernagel) der medizinischen Fakultät nachlesen kann, vor allem folgende:

1. **Bewegung**
2. **Schlaf**
3. **Reduktion von Stress**
4. **Ernährungsumstellung** auf weniger und komplexe Kohlenhydrate sowie genügend lange Nahrungspausen.
5. **Genug natürlich-organische Säuren** (+)-Milchsäure, Äpfelsäure, Ascorbinsäure, Zitronensäure, Bernsteinsäure, ... am besten durch naturbelassene Lebensmittel oder durch Substitution aus dem Gesundheitswerkzeugkasten.
6. **Genug Kalium**
7. **DMSO**

DMSO zeigt seine Regenerationskraft auch bezogen auf Zellwandstrukturen und ihre Qualität und Quantität und kann die Wirkung des Insulins unmittelbar verbessern!

<u>Meine Vorgehensweise:</u> 1 gehäufter Teelöffel Galactose in einem Trinkglas mit Wasser verrühren und 20 - 30 Tropfen DMSO dazugeben (ca. ein halber Teelöffel). Diese Mischung 2-mal am Tag schluckweise trinken, sobald Hungergefühl aufkommt.

Zum Einsatz von Galactose bei neurodegenerativen Erkrankungen gehören ebenfalls weitere wichtige Maßnahmen. Nämlich ein **permanentes Gefäßtraining**, zum Beispiel durch tägliche mehrfache starke Temperaturwechsel und Strategien zur generellen Entzündungsvermeidung.

Jede Nervenzelle ist mit einem oder mehreren Haargefäßen räumlich eng assoziiert und ihre Funktion ist unmittelbar von dem Zustand dieser Kapillaren abhängig. Gerade die feinsten Gefäße und ihre Wände reagieren höchst sensibel auf Entzündungsvorgänge, Ablagerungen und Degeneration. Ebenso gehört zur einwandfreien Nervenfunktion auch die Assoziation von Lymphgefäßen – ein Aspekt, der auch von erfahrenen Medizinern oft übersehen oder ausgeblendet wird.

Die Vorgehensweise als Trinklösung ist die gleiche, wie weiter oben unter beginnendem diabetischem Syndrom erläutert.

Für Galactose Infusionen können entweder Fertigampullen bezogen werden oder es werden 5 Gramm Galactose in einer kleinen Menge destilliertem Wasser gelöst und durch einen sterilen Spritzenfilter (für wässrige Lösungen) mit ca. 0,2 Mikrometer Porendurchmesser in eine 20 ml Einwegspritze aufgezogen. Dann wird der Filter entfernt und die sterilisierte Galactose-Lösung mit einer neu aufgesteckten 1er Kanüle in eine 250 ml oder 500 ml Kochsalzlösung Infusion gefüllt.

Als Erweiterung kann eine DMSO Ampulle hinzugemischt werden. Diese Infusionsmischung lasse ich mittelschnell laufen, ca. 45 Minuten Dauer.

Bezugsquellenempfehlungen gibt es auf der Internetseite www.MedizinZumSelbermachen.de.

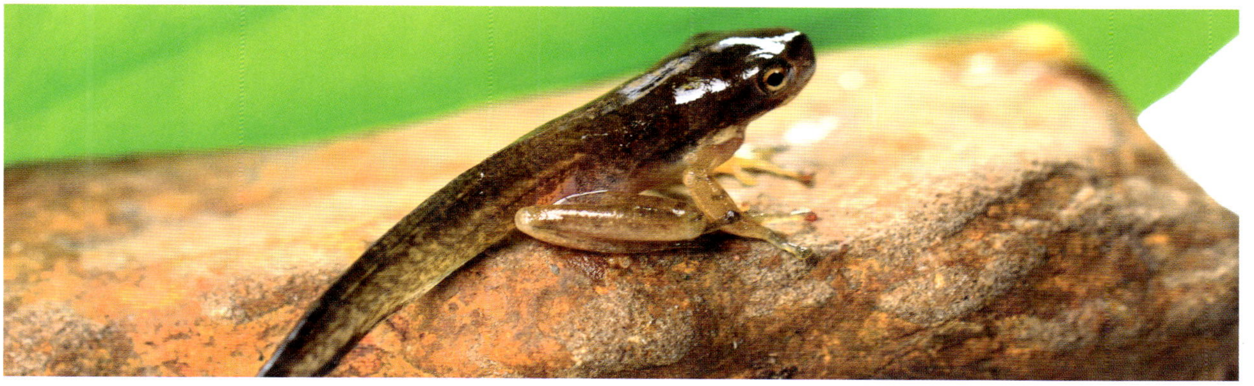

Gluconate – Teil 1

Es begann mit der Zuschrift eines Lesers und dem Hinweis auf eine wissenschaftliche Arbeit aus dem Jahr 2010, die in „The Journal of Neuroscience" veröffentlicht wurde. Die Autoren kommen von der Tufts University und von der Harvard School of Dental Medicine. Sie beschreiben Experimente bei denen „Kaulquappen" der Schwanz abgeschnitten wurde und man anschließend nach Möglichkeiten suchte, das Nachwachsen zu optimieren, zu beschleunigen und das Zeitfenster für die „Heilungsmöglichkeit" auszuweiten. Insbesondere der letzte Punkt ist natürlich in der regenerativen Medizin von enormem Interesse.

Um es kurz zu machen: Das Ergebnis war genauso überraschend wie einfach. Einfach in Bezug auf die notwendige Maßnahme und einfach auch, aus meiner Sicht, im Sinne der Übertragbarkeit auf die Humanmedizin.

Zum Beispiel nach Verletzungen wie Prellungen, Schnitte, Operationen, Quetschungen, ... oder auch zur Behandlung von Falten beispielsweise, da es sich dabei ebenfalls um mikro-geschädigtes Gewebe handelt. Optimales Nachwachsen, also Heilung des Gewebes bei den Kaulquappen, wurde durch eine Umgebung erreicht, in der der Einstrom von Natrium in die Zellen bevorzugt ablaufen konnte.

Ja, Natrium, das gute alte, simple Natrium. Und dafür benutzten die Forscher eine Lösung aus Natrium-Gluconat.

Daraufhin habe ich mich mit diesen Salzen beschäftigt. Wer die Wirkung von **Natriumgluconat** direkt für die Behandlung von Verletzungen umsetzen will, kann zum Ende dieses Themas springen.

Gluconate sind die Salze der Gluconsäure. Bei Gluconsäure handelt es sich um nichts anderes als oxidierte Glucose = Traubenzucker. Die offenkettige Form der Glucose, die im Lösungsgleichgewicht zu einem bestimmten Anteil vorliegt, kann am C1-Atom ganz einfach von der Aldehyd-Funktion zu einer Carbonsäure-Funktion umgewandelt werden.

Auf diese Weise ist ein erneuter Ringschluss unterbunden und die offenkettige Form dauerhaft erzwungen. Das hört sich nach nichts Besonderem an, doch die Eigenschaften dieser offenkettigen, oxidierten Glucose sind sehr erstaunlich und unterscheiden sich von der Glucose gravierend.

Wieder bemühen wir Wikipedia und lesen:

> *Natriumgluconat ist ein guter Chelator bei alkalischem pH-Wert mit einer Chelatbildnerleistung, die besser ist als EDTA, NTA und andere Chelatoren.*

Wer hätte das gedacht? Damit beschäftigen wir uns beim nächsten Mal.

Doch vorerst zurück zu der Anwendung von Natrium-Gluconat als Heilmittel für die Regeneration von Verletzungen. In der zitierten Arbeit wurde eine Lösung mit einem Gehalt von 90 Millimol Natrium-Gluconat verwendet. Das entspricht einer Konzentration von 19,6 Gramm pro Liter (Rechengang siehe letzter Absatz). Verglichen mit isotonischer Kochsalz-Lösung handelt es sich lediglich um eine ca. halbisotonische Lösung, denn 90 Millimol Natriumchlorid entspricht ca. 5 Gramm pro Liter. Ich gehe davon aus, dass diese Konzentration in der genannten Arbeit nicht weiter erhöht werden konnte, weil es sich um die Flüssigkeit handelte, in der sich die Versuchstiere aufhielten.

Anders ist das etwa bei Zubereitungen für äußerliche Anwendungen nach Verletzungen beim Menschen. Hier können wir noch deutlich mehr Natriumgluconat einsetzen. In Wasser lassen sich bei 25 °C fast 600 Gramm Natriumgluconat lösen, bis ein Sättigungseffekt eintritt.

Rezept für 100 ml Gesamtlösung:
15 Gramm Natriumgluconat, 15 ml DMSO Ph. Eur. und mit Wasser Ph. Eur. auf 100 Gramm auffüllen. Das Ganze fülle ich in ein Sprühfläschchen für die Anwendung. Selbstverständlich ist es möglich Salben, Gele, Lotionen oder Cremes mit Natriumgluconat zu formulieren, wer dies möchte. Auch kann man die Lösung, da der DMSO-Gehalt relativ gering ist, als Umschlag anwenden. Im Falle der Anwendung für die Gesichtshaut zur Regeneration reduziere ich den DMSO-Gehalt auf 10 %, also im Beispiel auf 10 ml, und fülle dementsprechend mit mehr Wasser auf.

Gluconate – Teil 2

Wie im vergangenen Rundbrief schon erklärt, haben Gluconate verschiedene Eigenschaften, die sie für therapeutische Anwendungen prädestinieren. Die Gluconsäure selbst ist ein sehr guter Chelator (analytisch gesehen sogar besser als EDTA!) und das Natriumsalz, Natriumgluconat, eine hervorragende Behandlungsoption bei Verletzungen.

Heute ist das **Calciumgluconat** an der Reihe. Calciumgluconat ist zunächst einmal ein weißes Pulver mit einer mittelmäßigen Löslichkeit von 30 Gramm pro Liter Wasser. Es ist als Lebensmittelzusatzstoff ohne Höchstmengenbegrenzung zugelassen (E 578).

Medizinisch wird es vielfältig eingesetzt. Osteoporose Prävention/Behandlung, Hypocalcämie (zu wenig Calcium im Blut), Hyperkaliämie (zu viel Kalium im Blut) und Hypermagnesiämie. Noch interessanter ist die Anwendung als Antidot gegenüber Fluor/Fluorid, z.B. nach Kontakt mit Flusssäure oder Einatmen von Fluorgas. Calcium-Ionen reagieren mit Fluor zu banalem CaF 2, also Calciumfluorid, welches so schwer löslich ist, dass es nicht wieder dissoziiert und somit harmlos ist. Für äußerliche Anwendungen gibt es dafür Gele, die Calciumgluconat enthalten. Zur parenteralen Anwendung gibt es eine Injektionslösung von B. Braun.

Calciumgluconat 10 % Injektionslösung von B. Braun ist freiverkäuflich. Wir können sie wie geschildert als Chelat-Therapie nutzen und/oder damit Fluor im Körper „beseitigen“. Jede Ampulle enthält 940 mg Calciumgluconat-Monohydrat.

Für einen Erwachsenen können pro Anwendung 1 bis maximal 2 Ampullen langsam intravenös oder intramuskulär verabreicht werden, wobei die intramuskuläre Injektion weniger zu empfehlen ist. Ebenso ist die Zugabe des Ampulleninhalts in eine Kochsalz- oder Ringer-Infusion 250 oder 500 ml denkbar.

Die Injektionslösung könnte auch als Trinkampulle genutzt werden, jedoch führt oral zugeführtes Calciumgluconat bei höheren Mengen teilweise zu Übelkeit oder Verstopfung.

Als Alternative zum Calciumgluconat kann das aus dem ebenfalls zweiwertigen Erdalkali-Element Magnesium gebildete Gluconat gesehen werden. Dieses Magnesiumgluconat gibt es in Ampullen beispielsweise als „Magnerot“.

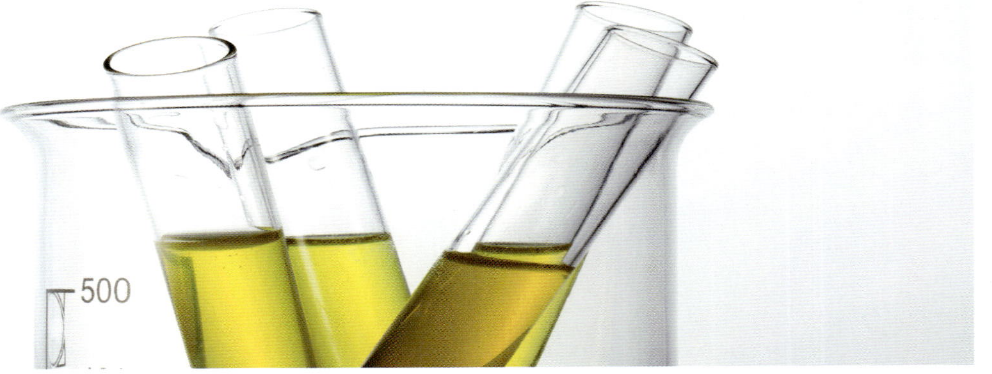

Harnstoff – Kosmetische Premiumsubstanz

Mit Meerwasser und Harnstoff (auch als Urea bekannt) haben wir zwei wichtige Inhaltsstoffe für die Hautpflege, hauptsächlich im Sinne von Feuchtigkeitserhalt und Hautstraffung. Harnstoff hat es damit sogar in die Liste der unentbehrlichen Arzneimittel der WHO geschafft und ist eine der mengenmäßig am meisten produzierten Substanzen.

Harnstoff ist ein simples, weißes, kristallines Pulver, das übrigens völlig geruchlos ist! Wenn nämlich biochemisch wenig bewanderte Menschen „Harnstoff" hören, rümpfen sie, in Gedanken, oft schon die Nase.

Das rührt daher, dass der wenig geliebte Geruch des Urins, auch Harn genannt, damit in Verbindung gebracht wird. Dieser entsteht jedoch erst kurze Zeit nach dem Verlassen der Blase durch die Stoffwechseltätigkeit von Bakterien, die den enthaltenen Harnstoff zu Ammonium, Nitrit und Nitrat umwandeln.

Harnstoff ist, aus der Sicht des menschlichen Organismus, die physiologisch bedeutendste autotrophe Hautpflege und ein wichtiger Faktor für die Geweberegeneration, da wir nicht über die Stoffwechselprodukte Allantoin und Vitamin C verfügen, wie andere Säugetiere.

Er wird gebildet durch molekulare Verknüpfung aus Kohlendioxid und Ammoniak. Kohlendioxid entsteht im Körper durch die „Zellatmung", wie in der Schule gelernt, und ist schon alleine deswegen kein „Abfall", sondern das Entgiftungs-Agens für den hoch neurotoxischen Ammoniak. Dieser entsteht durch den enzymatischen Abbau von Eiweiß, genauer gesagt, bei der Desaminierung der einzelnen Aminosäuren, z.B. nach Fleischkonsum. Wer zu viel trinkt, lässt den Körper an Harnstoff verarmen. Das richtige Maß ist also angesagt.

Dass die Kosmetikindustrie und die Pharmaindustrie also Harnstoff in die unzähligen Urea-Fertigmittel mischen, ist zunächst einmal sinnvoll. Doch der Rest der Liste der Inhaltsstoffe dieser Präparate ist dann stets höchst unerfreulich – vor allem für die Haut.

Aus diesen Gründen hat also der Harnstoff, als Reinsubstanz, seinen Platz in meinem Gesundheitswerkzeugkasten gefunden, sodass ich jeweils ca. 3 - 5 % zu den Eigenmischungen für die Haut addieren kann. Ein halbes Pfund für ca. 12 Euro reicht also für sage und schreibe bis zu ca. 8 Litern an Lösungen, Sprays, Cremes, Gelen, Packungen, Umschlägen etc.. Hier ist wieder sehr schön zu sehen, wie man sich kostengünstig seine eigene integrativmedizinische Hausapotheke zusammenstellen kann.

Und auch an dieser Stelle wieder:

Eigenurin enthält natürlich Harnstoff und ist als Flüssigkeit für Mischungen und Verdünnungen mit DMSO & Co. hervorragend geeignet. Allerdings müssen diese Mischungen, im Unterschied zu denjenigen mit Harnstoff, als reines Pulver, täglich neu gemischt werden.

Beispiele für Mischungen

1. Aloe Gel/Mandelfett 10:1, Meerwasser 20 %, DMSO 5 %, Harnstoff 3 - 5 %
– als Pflege für **trockene Haut**

2. Meerwasser, DMSO 10 %, (+)-Milchsäure (als 21%ige Lösung) 5 %, Harnstoff 3 %
– für **Ekzeme oder unreine Haut**

3. Meerwasser isotonisch/Stiefmütterchen-Tee/Eigenurin 1:1:1, DMSO 5 %
– für **Neurodermitis**

4. Meerwasser isotonisch/Gänseblümchen-Tee 1:1, Magnesiumlactat 2 %, Natriumgluconat 2 %, DMSO 5 %, Harnstoff 2 %
– für **ästhetische Gesichtspflege**

Weiterführende Informationen

Verdünnungsflüssigkeit für DMSO - Urin

Kapitel DMSO - Verdünnungsflüssigkeiten - Urin

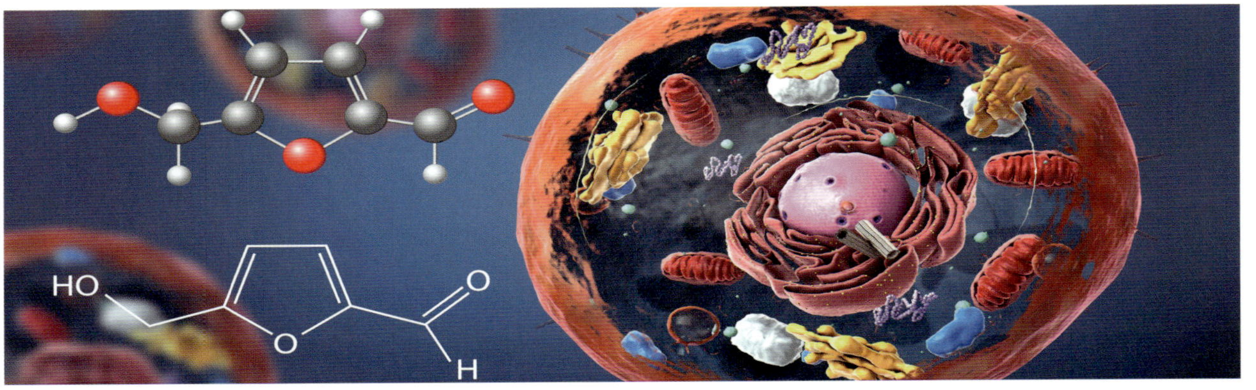

HMF – Mitochondrien-Mittel – Wichtiger Therapie Baustein für alle!

5-HMF, das steht für 5-Hydroxymetyhlfurfural, meist kurz nur HMF genannt. Es handelt sich um eine kleinmolekulare Substanz (Molekülmasse 126 g/mol), die mit einem Schmelzpunkt von nur gut 30 °C meist bei Raumtemperatur schon karamellartig zerflossen in der Flasche ankommt. Auch der leichte Geruch und Geschmack erinnert ein wenig an Karamell oder auch Muckefuck.

Bekannt wurde HMF als natürlicher Spurenanteil im Honig. Je länger Honig gelagert wird, desto mehr HMF entsteht. So kann analytisch das Alter von Honig bestimmt werden.

Im medizinischen Bereich wurde 5-HMF in jüngerer Zeit jedoch bekannt, weil es in der Vor- und Nachbehandlung von komplizierten Operationen eine deutlich positive Wirkung im Sinne der Regeneration und Stressreduzierung zeigte.

Dies wurde im „European Journal of Cardio-Thoracic Surgery" schon 2007 veröffentlicht und dort als eine sehr gute Möglichkeit für sogenannte Fast-Track-Chirurgie Programme empfohlen.

Nun, lassen wir einmal die Schulmedizin beiseite, so zeigt sich, dass HMF, ähnlich wie DMSO, ein „Hidden Champion" ist, was die Einsatzmöglichkeiten in der heutigen Integrativen Medizin betrifft.

Was nämlich in besagter Veröffentlichung gezeigt wurde und was in anderen Forschungsarbeiten inzwischen deutlich herausgearbeitet werden konnte, ist die mehrfach **heilende und fördernde Wirkung** von HMF an der sogenannten **inneren Mitochondrienmembran**.

5-HMF

Einsatzgebiete

- Allgemein schlechter Gesundheitszustand
- Burnout
- Hoher Leistungsabruf
- Körperliches Trauma
- Oxidativer Stress
- Posttraumatische Syndrome
- Rehabilitation nach schweren Erkrankungen
- Stoffwechselveränderungen
- Vor/nach Operationen

Orale Einnahme

- 30 % HMF in DMSO
- 20 Tropfen ≈ 300 mg in Glas Wasser

Wie oft und wo überall wird nicht in Therapeutenkreisen und unter informierten Laien darüber diskutiert, was man denn wirklich Gutes für die Mitochondrien tun könnte? Ja, wir haben so etwas wie die hyperbare Sauerstofftherapie und ja, wir haben die zellgängigen Mikronährstoffe. Doch so etwas Simples und Schnell- und Hochwirksames wie HMF, sehe ich nicht.

Zwar wurde in der Chirurgiestudie eine Kombination aus HMF und Alpha-Ketoglutarsäure (AKG) eingesetzt und man könnte meinen, dass dies entscheidend ist. Doch AKG ist ein Mengenprodukt im Citratzyklus und ein Erwachsener produziert davon ohnehin täglich ca. 1,5 bis 2 kg. Auch kann man AKG sehr preisgünstig kaufen, da es zum Beispiel oft in den „Sportlerpulvern“ enthalten ist. Hier wird es teils fälschlicherweise den Aminosäuren zugeordnet, obwohl es sich bei AKG um eine simple Dicarbonsäure handelt.

HMF dagegen wird im Körper selbst nicht gebildet und kann somit aus dieser Perspektive als essenzieller Fänger für hochreaktive Stickstoffspezies betrachtet werden, wie sie unter Stress zellintern in hoher Rate entstehen.

Die therapeutischen Leistungen von HMF sind beeindruckend:

- Erhöhung Sauerstoffaufnahme
- Erhöhung Energieproduktion
- Erhöhung Singulett Sauerstoff Transport
- Kovalente Bindung von Ammoniak/Aminen
- Abbau Mitochondrien internes Peroxid
- Entfernung von Ammoniak aus dem Gehirn
- Selektive Bindung von hochreaktiven Stickstoffspezies RNS
- Bindung/Neutralisierung von freien Radikalen
- Erhöhung Glutathion und Superoxid-dismutase
- Induzierung der Chinon-Reduktase (Entgiftung Phase II)
- Hemmung der Myeloperoxidase MPO
- Neutral gegenüber „essenziellen Radikalen“ (im Vergleich zu Vitamin C etwa)

Alle Fachveröffentlichungen zu HMF konnte ich noch nicht studieren, jedoch ist allein der Überblick geeignet, **HMF mit DMSO von der therapeutischen Bedeutung her auf eine Stufe zu stellen**. In Kombination, im Sinne des Gesundheitswerkzeugkastens, ergänzen sich beide Mittel synergistisch optimal.

Aus diesem Grund habe ich in der letzten Zeit, wie auf Facebook angekündigt, einen Selbsttest mit der Stammlösung 30 % HMF in DMSO Ph. Eur. begonnen. 20 Tropfen dieser Lösung in einem Glas Wasser entsprechen 300 mg HMF.

Das Fertigarzneimittel Sanopal, welches für die besagte Chirurgie-Studie verwendet wurde und eine Zweierkombination aus HMF und AKG darstellt (plus Zusatzsstoffe/Hilfsstoffe), enthält pro Anwendungsbeutel ca. 250 mg HMF. Bezogen auf den Gehalt an HMF hat dieses einen zehnfach höheren Preis als die anwendungsfertige HMF-Lösung.

Mit 300 Milligramm hat man also eine gute Menge im Glas. Bei Bedarf, also in besonders akuten Fällen, wie eben z.B. nach schweren Operationen oder bei Panikattacken/Burnout, Trauma usw., kann man diese Dosis natürlich auch zweimal pro Tag anwenden.

Die positive Auswirkung auf Konzentration und Leistungsfähigkeit konnte ich schnell wahrnehmen.

Bisher wurde HMF empfohlen bei: Stress, oxidativer Stress, Stoffwechselveränderungen, körperliches Trauma (z.B. Unfälle), posttraumatische Syndrome, hoher Leistungsabruf, vor/nach Operationen, allgemein schlechter Gesundheitszustand, Rehabilitation nach schweren Erkrankungen oder Burnout.

Nach allem, was in der Zwischenzeit jedoch bekannt wurde über die Wirkvielfalt dieser Substanz Hydroxymethylfurfural, sehe ich hier durchaus auch den Einsatz in der täglichen Praxis und im häuslichen Umfeld als „Reparaturmittel“ allgemein und als Prävention. Denn es sollte ja eigentlich erst gar nicht dazu kommen, dass uns der meist chronische „Alltagsstress“ in Leistungsdefizite und Stoffwechselveränderungen führt. Der Schlüssel hierzu sind „gesunde“ Mitochondrien. Sie zu schützen, ist Sache des 5-HMF.

HMF jetzt wieder verfügbar – Mitochondrienpflege und Mitochondrienschutz

Kürzlich wurde von mir ein weiteres Mittel in den Gesundheitswerkzeugkasten DMSO & Co. aufgenommen, welches alle Kriterien dafür erfüllt: bewährt, verträglich, hochwirksam, natürlich und kostengünstig.

Hydroxymethylfurfural, kurz 5-HMF oder einfach HMF, ist gut erforscht, zeigt bei üblicher Dosierung keine Nebenwirkungen, konnte in Studien deutliche Vorteile für die Verum-Gruppe erzielen, kommt zum Beispiel in Trockenpflaumen vor und ist neuerdings mit Tageskosten von nur 1,50 Euro verfügbar.

Seine Haupteinsatzgebiete sind alle Arten von großem körperlichen und psychischen Stress, von Burnout über Unfälle, Verletzungen, Leistungssport bis hin zu Operationen.

Ich selbst war so begeistert von dem Mittel, dass ich es frohlockend auf „allen Kanälen“ empfohlen habe und das führte dazu, dass es bei der genannten Firma auf meiner Internetseite www.MedizinZumSelbermachen.de schnell in Produktionsrückstand geriet ... . Zurecht, wie sich herausstellte, denn von denjenigen, die schnell waren und noch eine Flasche ordern konnten, kamen alsbald sehr gute Anwendungsrückmeldungen mit dem Tenor: Ich fühle mich kräftiger, stabiler und energiereicher.

Glücklicherweise ist das Hydroxymethylfurfural jetzt wieder lieferbar. Die 100 ml Flasche der 30%igen Lösung in DMSO reicht für ca. 100 Tage, wenn man von 300 mg Tagesdosis ausgeht. Diese sind dann in 1 ml dieser Mischung enthalten. 1 ml entspricht ca. 20 Tropfen.

Die positiven Rückmeldungen sind durchaus zu erwarten, denn 5-HMF zeigte in Studien äußerst erstaunliche regenerative Wirkungen, die beispielsweise prä- und postoperativ im Bereich der Chirurgie gezeigt wurden.

Hier noch einmal die erstaunlichen, erforschten Wirkungen von 5-HMF.

Die therapeutischen Leistungen von HMF sind beeindruckend:

- Erhöhung Sauerstoffaufnahme
- Erhöhung Energieproduktion
- Erhöhung Singulett Sauerstoff Transport
- Kovalente Bindung von Ammoniak/Aminen
- Abbau Mitochondrien internes Peroxid
- Entfernung von Ammoniak aus dem Gehirn
- Selektive Bindung von hochreaktiven Stickstoffspezies RNS
- Bindung/Neutralisierung von freien Radikalen
- Erhöhung Glutathion und Superoxid-dismutase
- Induzierung der Chinon-Reduktase (Entgiftung Phase II)
- Hemmung der Myeloperoxidase MPO
- Neutral gegenüber „essenziellen Radikalen“ (im Vergleich zu Vitamin C etwa)

HMF – Mitochondrien bei körperlichem und seelischem Stress effektiv schützen

Hydroxymethylfurfural (5-HMF) wurde in den letzten Rundbriefen zwar schon vorgestellt, jedoch erreichen mich hierzu nach wie vor fast täglich erstaunlich positive Erfahrungsberichte und auch weiterführende Fragen.

<u>Zur Erinnerung:</u> 5-HMF wird eingesetzt bei Burnout, vor und nach Operationen, bei hohen sportlichen Anforderungen, bei posttraumatischen Belastungsstörungen, bei Traumata, in der Rekonvaleszenz und Rehabilitation.

Hier ein beispielhafter Erfahrungsbericht:

Hallo Herr Fischer,
ich nehme die 5-HMF Tropfen jetzt seit ca. 1 Woche und bin begeistert. Ich habe wieder Energie für den Tag und schlafe tagsüber nicht gleich ein, wenn ich die Augen schließe. Ich würde die Tropfen gerne einer Freundin geben. Sie ist leider schwer depressiv mit Angststörungen. Körperlich ist sie auch nicht mehr so fit. Das Problem ist, dass sie Antidepressiva, Schlafmittel, ... nimmt. Wie ist denn Ihre Meinung dazu? Meine Bedenken sind die Medikamente mit dem DMSO in den Tropfen. Haben Sie eine Empfehlung?

Wir halten also zunächst fest: 5-HMF zeigt die erwartete Wirkung als Anti-Stress-Mittel und Energiegeber und Mitochondrienschutz. Dabei reicht eine Flasche der 30%igen 5-HMF-Lösung in DMSO für ca. 100 Tage, bei 300 Milligramm täglich!

Im Vergleich zu sonstigen Therapiewegen bei Burnout, chronischer Müdigkeit, posttraumatischen Belastungssyndromen, Spitzensportbelastungen u.a., ist das also eine extrem preisgünstige und simple Anwendung gegenüber Infusionstherapien mit z.B. Cholincitrat, Glutathion, Vitamin C etc., gekoppelt mit Psychotherapie.

Das Hydroxymethylfurfural in DMSO rühre ich einfach mit 20 Tropfen (ca. 300 mg) in ein Glas Wasser – schmeckt wie Muckefuck. Anwendungszeitpunkt ist gleichgültig, jedoch eher tagsüber anstatt abends.

Zu der Frage des Anwenders:
Die ca. 0,7 Milliliter DMSO, die sich in 20 Tropfen der Mischung befinden, sollten meiner Erfahrung nach keine wahrnehmbaren Wechselwirkungen mit den Antidepressiva und/oder Schlafmitteln, die hier angesprochen werden, auslösen, wenn die Anwendungszeitpunkte wenigstens 2 Stunden auseinanderliegen.

Ohnehin könnte das oder die Schlafmittel ausgeschlichen und mit Melatonin ersetzt werden – siehe entsprechender Beitrag „<u>Melatonin</u>“.

Noch eine Frage zu 5-HMF wird öfters gestellt: Wie ist der Unterschied zu Furfural bzw. wirken die beiden Substanzen eventuell gleich?

Dazu kann im Moment noch keine Antwort gegeben werden, da Furfural, der molekulare Grundkörper, auf den auch 5-HMF aufbaut, bisher ausschließlich als Krebsmittel eingesetzt wurde. Die Forschungen und Anwendungen dazu sind von Dr. Drobil erarbeitet worden und sein Buch „Schluckimpfung gegen Krebs" ist nur noch antiquarisch erhältlich ... .

Bei beiden Substanzen, also Furfural und Hydroxymethyl-Furfural, handelt es sich um Signalmoleküle, die den Zellstoffwechsel modulieren können. Da Furfural bisher lediglich als Krebsmittel angewendet wurde und Hydroxymethyl-Furfural ausschließlich als „Stress- und Trauma-Mittel", ist nicht beobachtet worden, ob Furfural auch körperlichen und seelischen Stress ausgleicht und ob umgekehrt 5-HMF eventuell auch Krebserkrankungen stoppt.

Hier dürfen wir also noch Erfahrungen sammeln und wenn solche von Ihnen beobachtet werden, freuen wir uns auf entsprechende Therapeuten- oder Patientenberichte.

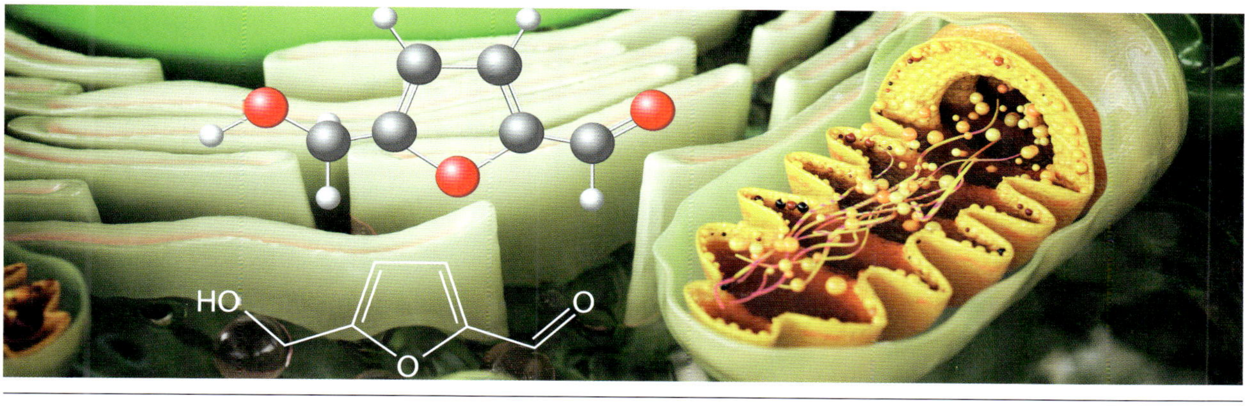

HMF – Zur Daueranwendung bei körperlichem/psychischem Stress geeignet?

Hydroxymethylfurfural, abgekürzt 5-HMF, ist bezüglich seiner intra- und extrazellulären Wirkungen bestens erforscht. Es schützt Zellen und insbesondere die Mitochondrien vor Zerstörung durch Stress, sowohl körperlicher als auch psychischer Stress. Hier einfach den Wikipedia Artikel dazu lesen.

Dadurch ergibt sich ein weites hilfreiches Anwendungsfeld für 5-HMF in den verschiedensten medizinischen Disziplinen Chirurgie, Sportmedizin, Psychiatrie, Unfall- und Notfallmedizin.

Reines 5-HMF ist seit einigen Monaten in Form einer stabilisierenden Wasser-DMSO-Lösung erhältlich. Andere Bezugsquellen in Europa sind mir unbekannt, außer in kleinen Mengen bei Laborlieferanten als Forschungssubstanz mit inakzeptablen Grammpreisen für die Anwendung als Hausmittel oder in Praxen.

Nun ist des Öfteren die Frage aufgetaucht, ob denn 5-HMF zur Daueranwendung geeignet ist.

Die Antwort ist stufenweise: Zuerst einmal sollte man als Betroffener selbstverständlich alles daransetzen, den symptomauslösenden und zellschädigenden Stress, körperlich oder psychisch, zu reduzieren oder ganz zu vermeiden.

Manchmal lässt er sich nicht vermeiden, wie zum Beispiel bei einem Unfall oder einer unausweichlichen Operation. Gerade in diesen Fällen ist der Stress jedoch in der Regel zeitlich begrenzt, außer etwa, wenn ein Unfall in ein posttraumatisches Belastungssyndrom mündet.

Die zweite Antwort lautet: Nach bisherigen Forschungen und Erfahrungen spricht nichts dagegen, aus Sicht der Verträglichkeit, 5-HMF über längere Zeiträume anzuwenden.

Insbesondere die Wirkung als Abfänger für Peroxynitrit- und Hydroxyl-Radikalen sowie der Abfang von Ammoniak unterliegen keiner „Gewöhnung", sondern funktionieren dauerhaft.

Ich dosiere die 5-HMF-Lösung mit 20 Tropfen, 1- bis 3-mal täglich, je nach dem Ausmaß der Stressbelastung.

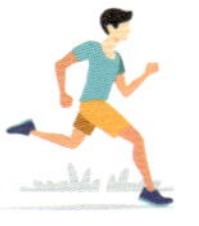

Im Leistungssport beispielsweise kann man die Dosis der Trainingsbelastung anpassen. Hier ist wichtig zu wissen, dass die physiologische Radikalenbildung durch das Herantasten an die Leistungsgrenze durchaus auch einen (positiven) Trainingseffekt hat, sowohl für Muskulatur als auch für das Gefäßsystem.

Insofern ist es nicht zielführend, wenn man alle Radikale durch Anti-Oxidantien, Vitamine etc. unterdrücken will. 5-HMF jedoch neutralisiert lediglich die alleinig zellschädigend wirkenden.

20 Tropfen der 5-HMF 30 % Lösung entsprechen ca. 300 mg. Die hier vorgeschlagene Tagesdosierung beträgt dann also ca. 300 bis 900 Milligramm.

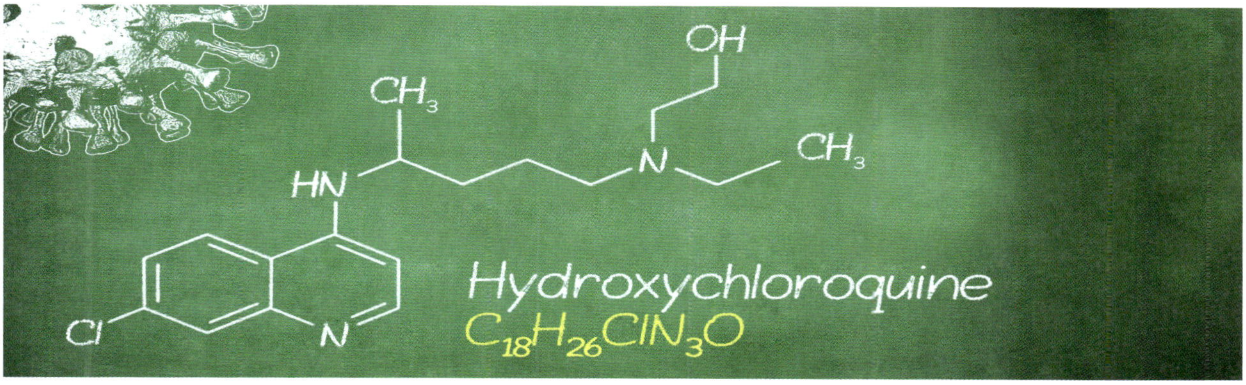

Hydroxychloroquin – Was zum ... ist denn das?

Beim Thema Chloroquin im Allgemeinen geht es um Vorbeugung und Behandlung der Malaria Erkrankung. Zwar werden sowohl Chloroquin als auch Hydroxychloroquin auch bei Erkrankungen des rheumatischen Formenkreises eingesetzt, doch im Moment konzentriert sich die öffentliche Wahrnehmung auf die (teilweise) Wirksamkeit dieser Substanzgruppe bei Infektionen. Bisher standen hier lediglich parasitäre Infektionen zu Buche, doch wie wir alle mitbekommen haben, wird es nun auch bei der ausgerufenen Virusinfektion eingesetzt.

Vor lauter Desinformation und Verwirrung haben es einige witzigerweise sogar als „verwandt" zu Chlordioxid bewertet, was natürlich völliger Humbug ist! Bei Chlordioxid handelt es sich um ein altbekanntes, anorganisches, kleinmolekulares Oxidationsmittel (Summenformel: ClO_2), während die Chloroquine schon stattliche organische Moleküle darstellen (Summenformel: $C_{18}H_{26}ClN_3$). Wer es genauer wissen will, schaut sich die Strukturformel einfach auf Wikipedia an, denn für nüchterne Sachinformationen ist diese Plattform gut geeignet. Wie an dem -N- in der obigen Summenformel im Zusammenhang mit der Struktur zu erkennen, handelt es sich bei den Chloroquinen weiterhin um sogenannte Alkaloide.

Historisch gesehen wurde zur Behandlung der Malaria Erkrankung das natürlich in Baumrinde vorkommende Chinin eingesetzt (Summenformel: $C_{20}H_{24}N_2O_2$). Wegen drastischer Nebenwirkungen bei den immer höheren notwendigen Dosierungen, begab man sich dann auf die Suche nach ähnlich oder besser wirksamen synthetischen Arzneimitteln, die man auch besser schützen lassen konnte. Eines der Ergebnisse dieser Entwicklung war Chloroquin. Ein anderes, das nach Aussagen der Hersteller, noch besser verträgliche Hydroxychloroquin.

Hydroxychloroquin

Einsatzgebiete
- Parasitäre Infektionen
  - Malaria Plasmodien
- Virale Infektionen

Wirkungen
- Fiebersenkend
- Schmerzstillend
- Antientzündlich

Wikipedia gibt an, dass diese beiden Substanzen strukturell verwandt wären mit Chinin, was jedoch aus meiner Sicht gar nicht der Fall ist. Außerdem ist Chinin ja überhaupt nicht chloriert, besitzt also als Molekül kein einziges Chloratom. Hier sehe ich also keinerlei chemische Verwandtschaft.

Wie dem auch sei, Hydroxychloroquin steht jetzt jedenfalls hoch im Kurs. Aber warum? Bei Infektionen mit Malaria Plasmodien ist eine spezifische Wirkung nachgewiesen. Es bindet nämlich an deren DNA und hemmt so den Lebensabschnitt auch innerhalb der roten Blutkörperchen.

Und bei viralen Infektionen? Hier proklamiert man die Wirkung von Hydroxychloroquin als Zink-Ionophor, d.h. dass es in der Lage ist, Zinkionen mit in die Zellen zu schleusen. Im Ergebnis steigt die intrazelluläre Zinkkonzentration. Zink-Ionen können Reaktionszentren von Enzymen besetzen und so beispielsweise die Polymerase in Viren hemmen. Soweit die Theorie.

Nun, dass Zink ein gutes Mittel bei Infekten ist bzw. auch zur Vorbeugung eingesetzt wird, ist allgemein bekannt. Das funktioniert natürlich nur, wenn im Blutstrom auch genügend Zink in Ionenform zur Verfügung steht. Davon abgesehen wüsste ich natürlich auch noch ein anderes Mittel, das in der Lage ist, Ionen in Zellen einzuschleusen ... .

Schon lange Zeit wird von kundigen Apothekern und Ärzten empfohlen, die Infektsaison mit einigen Tropfen DMSO täglich präventiv zu begleiten. Dazu käme dann ein geeignetes Zinkpräparat wie Zinkcitrat, das man ebenfalls als reines Pulver erhält. Hiervon werden zwischen 50 und 250 Milligramm pro Tag für Erwachsene eingesetzt.

Es kommt, was das Hydroxychloroquin betrifft, aus meiner Sicht noch ein, für die Fans dieses Arzneimittels, wichtiger/beliebter Aspekt hinzu. Es hat nämlich auch übliche unspezifische Wirkungen wie andere nichtsteroidale Antiphlogistika auch. Dazu gehören die allgemeinen Wirkungen, wie wir sie auch von typischen bekannten/beliebten „Schmerzmitteln" kennen. Diese sind fiebersenkend, schmerzstillend, antientzündlich.

Hier haben wir also noch den weitverbreiteten „Aspirin-Effekt", wie aus der Werbung bekannt – man fühlt sich „juppi-cool" nachdem man so eine Tablette eingeworfen hat und der Kater verschwindet auch rascher als sonst.

Aus dieser Sichtweise ist zu verstehen, warum Hydroxychloroquin jetzt in einigen Kreisen zu einem „Mode-Mittel" wurde, im Sinne eines Grippemittels. Hier kommen wir wieder zum Beginn dieses Abschnitts – gerade wegen dieser geschätzten „Schmerzmittel-Wirkungen" wird das HCQ ja eben ursprünglich bei Erkrankungen des rheumatischen Formenkreises eingesetzt, die nämlich oft mit erhöhter Temperatur, Entzündungen und Schmerzen einhergehen.

Chinin übrigens, wird auch heute noch in verschiedenen Ländern als Komponente in beliebten freiverkäuflichen „Grippemitteln" verwendet.

Fazit: Hydroxychloroquin kann man bei grippalen Infekten einnehmen, muss man aber nicht.

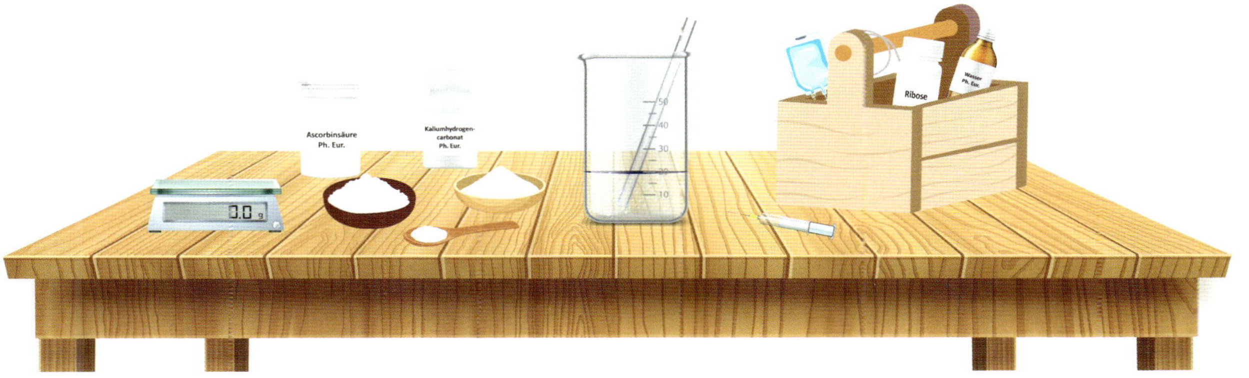

Kalium-Ascorbat – Das simple Krebsmittel des Dr. Pantellini

Hier die Geschichte von Dr. Pantellini und seinem Patienten in Kurzform: Der Mann hatte inoperablen Magenkrebs, war also im terminalen Stadium, und Dr. Pantellini „verordnete" ihm aus Verlegenheit, und weil keine Rettung mehr möglich schien und weil der Mann unter den Magenschmerzen sehr litt, Limonade mit Natron zu trinken. Natron als Basensalz neutralisiert die Kohlensäure und auch die Fruchtsäuren in Limonaden und macht daraus sozusagen ein basisches Getränk. Ein halbes Jahr später begegnete der Arzt dem Patienten, der sich bester Gesundheit erfreute. Es stellt sich erstens heraus, dass der Apotheker statt des Natrons (Natriumhydrogencarbonat), Kaliumhydrogencarbonat abgegeben hatte und zweitens, dass die Limonade mit Vitamin C, also Ascorbinsäure angereichert war. Daneben enthielt die Limonade auch noch Ribose, ein natürlicher Fünffachzucker (Pentose), der Bestandteil der RNA aller Zellen ist. Weitere Untersuchungen und Erprobungen führten zu vielen Behandlungserfolgen und einem einheitlichen Behandlungsschema. Auch der ehemalige US Präsident Ronald Reagan soll damit behandelt worden sein.

Dieses sieht vor, dass 3-mal täglich vor den Mahlzeiten (oder einfach nüchtern, falls man nicht dreimal am Tag isst), jeweils eine kleine Menge Ascorbinsäure und das Doppelte davon an Kaliumhydrogencarbonat und eine Prise Ribose in Wasser gelöst, getrunken werden.

Beispiel: 0,5 Gramm Ascorbinsäure und 1 Gramm Kaliumhydrogencarbonat werden in einer kleinen Menge Wasser gelöst. Wenn es aufhört zu zischen, kommt eine Teelöffelspitze Ribose dazu und es wird mit Wasser auf eine übliche Trinkglasmenge aufgefüllt.

Nebenbei: Dies ist der von mir in den Seminaren bezeichnete „Ahoi-Brause-Trick", der sich mit beliebigen Basensalzen von Natrium, Kalium, Magnesium und Calcium und mit beliebigen organischen Säuren wie Ascorbinsäure, Milchsäure, Bernsteinsäure, ... durchführen lässt und zu den verschiedensten Salzen der Säuren führt, hier zum Beispiel -ascorbate, -lactate, -succinate. Auf diese Weise kann man sich auch das vielseitige Magnesium-Lactat (siehe „Sport aus der Flasche" in diesem Buch) aus Magnesiumcarbonat und Milchsäure selbst herstellen.

Das Kalium-Ascorbat des Dr. Pantellini kann man sich also ebenso selbst und extrem kostengünstig, jeweils frisch herstellen. Wenn man die drei Reinstoffe Ascorbinsäure, Kaliumhydrogencarbonat und Ribose in 250 bzw. 200 Gramm Gebinden einkauft, kommt man auf ca. 11 Cent pro Dosis! Lediglich eine kleine Milligramm-Waage aus dem dazugehörigen Laborartikelsortiment wird dann noch benötigt.

Ich selbst nutze das Kalium-Ascorbat insbesondere in der Zeit zwischen den beiden Tagundnachtgleichen, also 22. September und 20. März, präventiv. Es wirkt vielseitig und kann auch im Falle von Viruserkrankungen den Heilungsprozess deutlich unterstützen!

Das Kalium-Ascorbat lässt sich natürlich auch als Infusion aufbereiten und nutzen. Im Falle der Anwendung zur Behandlung von Corona-Erkrankungen, kann es dann direkt nach der Wasserstoffperoxid-Infusion eingesetzt werden.

Beispiel: 1 Gramm Ascorbinsäure und 2 Gramm Kaliumhydrogencarbonat werden in einem sauberen Glas in 10 ml pharmazeutischem Wasser gelöst. Nachdem der Ahoi-Brause-Effekt abgeklungen ist, kommt eine Löffelspitze Ribose dazu und die Flüssigkeit wird mit Hilfe eines aufgesteckten sterilen Spritzenfilters und einer normalen gelben Kanüle in eine 20 ml Einwegspritze aufgezogen. Jetzt wird die Kanüle mit dem Spritzenfilter abgenommen und eine neue Kanüle aufgesteckt, mit Hilfe derer die Kalium-Ascorbat/Ribose-Mischung in eine handelsübliche 250 ml Kochsalzinfusionslösung oder Ringer-Infusionslösung überführt wird.

Der Spritzenfilter hat eine Porengröße von ca. 200 Nanometer (0,22 Mikrometer) und eine Membran für wässrige Mischungen. Es sind hier insgesamt knapp 800 mg Kalium enthalten und die Infusion sollte daher nicht zu schnell laufen. 30 Minuten lasse ich ihr Zeit.

Kalium ist übrigens, das kann nicht oft genug gesagt werden, kein Spurenelement, sondern ein Mengenelement! Die Situation wird allgemein völlig verkannt. Wir reden hier von wenigstens 4 Gramm (!) Tagesbedarf. Bezogen auf reines Kalium wohlgemerkt, nicht auf die Menge der verwendeten Kaliumsalze! Wenn es also um das Thema Kalium-Ascorbat geht, so kann man durchaus einwerfen: „Darf's ein bisschen mehr sein?"

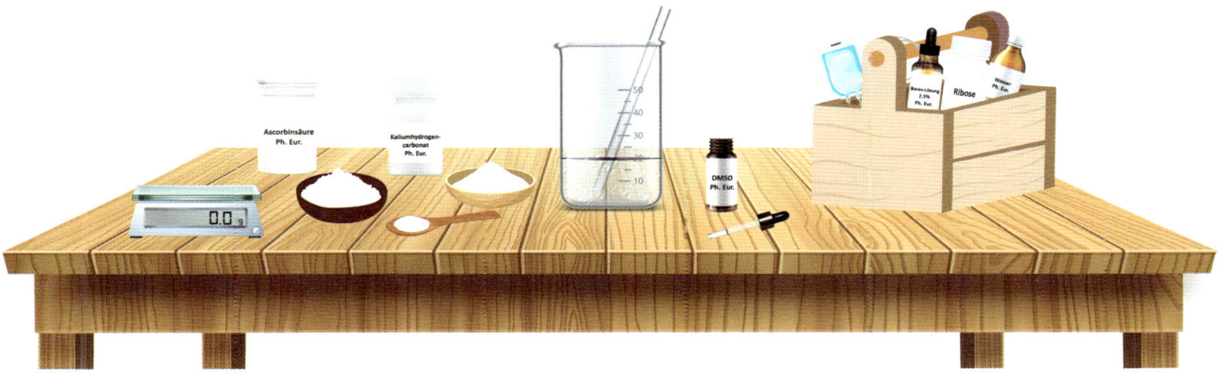

Kalium-Ascorbat – Nicht nur bei Krebs, sondern auch bei Stress

Im vergangenen Rundbrief wurde die Dr. Pantellini Krebsmischung aus Ascorbinsäure, Kaliumhydrogencarbonat und Ribose ausführlich durchgenommen. Erstaunliche Überlebensraten bei aufgegebenen Krebspatienten mit den unterschiedlichsten Tumoren wurden mit dieser simplen Mischung als Mittel bislang erzielt und publiziert.

Die Rezeptur findet sich darüber hinaus im Netz und kann zum Beispiel auch bei Ralf Kollinger nachgelesen werden. Hier sind auch weitere Erkrankungsbilder genannt, bei denen Kalium-Ascorbat, also das Kalium Salz der Ascorbinsäure (nicht Calcium-Ascorbat !!), eingesetzt wird. Dazu gehören unter anderem Arthritis und andere rheumatoide Syndrome, Sklerosen, Schuppenflechte und Allergien.

Zur Wiederholung: 150 Milligramm Ascorbinsäure werden mit 300 mg Kaliumhydrogencarbonat in etwas Wasser gelöst und nachdem die Gasentwicklung, also der Brauseeffekt, aufhört, wird eine Prise Ribose dazugegeben. Alle drei Reinsubstanzen sind bei verschiedenen Internetshops erhältlich.

Heute sollen nun zwei weitere wichtige therapeutische Aspekte des Kalium-Ascorbats zur Sprache kommen.

Die Umwandlung der Ascorbinsäure in ihr Kaliumsalz, durch Zugabe von Kaliumhydrogencarbonat in Wasser, macht diese ganz nebenbei auch bekömmlicher und aufnahmefähiger – die Ascorbate werden im Dünndarm leichter absorbiert. Dies ist von Bedeutung, weil generell die Aufnahmekapazität von Vitamin C im Darm stark limitiert ist.

Gelingt es nun, durch die Anwendung von Kalium-Ascorbat, vorübergehend eine höhere Blutspiegelrate zu erreichen, steigt auch die Wahrscheinlichkeit für die oxidative Umwandlung zu DHA = Dehydroascorbinsäure. Dies ist die eigentliche Transportform des Vitamin C, die benötigt wird, um mit Hilfe des Glucose Transporters GLUT-1 in Zellen und Mitochondrien zu gelangen. Dort kann das DHA dann wieder zu Ascorbat reduziert werden.

An dieser Stelle sieht man, dass die einmal aufgestellte Behauptung, dass man vor oder nach der Anwendung von Oxidationsmitteln, kein Vitamin C zu sich nehmen sollte, unnötig ist.

Es gibt jedoch noch eine weitere wichtige Eigenschaft des Vitamin C-DHA-Paares. Diese beiden ineinander umwandelbaren Moleküle ermöglichen nämlich erst den Übertritt des Vitamin C ins Gehirn, da auch die Blut-Hirn-Schranke mit GLUT-1 Transportkanälen ausgestattet ist.

Hier eröffnet sich ein übergreifender Zusammenhang der Vitamin C Zehrung unter akutem und chronischem Stress, insbesondere wenn man erinnert, dass diejenigen Säugetiere, die zur autotrophen Bildung von Vitamin C in der Lage sind, diese interne Produktionsrate hochfahren, wenn zum Beispiel Gefahr droht.

Auch wenn uns Menschen in der Regel keine reale Gefahr droht, sondern „nur" das außer Kontrolle geratene Gehirn Gefahren „ausmalt", wird das essentielle Vitamin C schnell aufgebraucht. Hier eröffnet sich ein Behandlungsfenster für akute und chronische Stresssymptome.

Ein Beispiel für ein akutes Stresssymptom ist der Hörsturz. Ein Beispiel für ein chronisches Stresssymptom ist die Osteoporose.

Ja, richtig gelesen, Osteoporose ist integrativmedizinisch gesehen häufig mit langjährigem chronischem Stress / Überforderung vergesellschaftet. Der Zusammenhang ist nicht bewiesen, jedoch naheliegend, da Stress auch die Ausscheidungsraten der Mineralien über die Nieren beeinflusst.

Es kommt noch dazu, dass auch das Kalium selbst bei diesen beiden Syndromen sehr hilfreich für den Körper ist.

Insbesondere bei Osteoporose ist die Zufuhr von Kalium-Salzen der organischen Säuren geeignet, den Calcium Abbau aus den Knochen zu verhindern. Hier gibt es Studien, die zeigen, dass die Anwendung von solchen Kaliumsalzen über einen Zeitraum von 12 Monaten schon zu deutlichem Anstieg der Knochendichte führen kann.

Vorgehensweisen:

Hörsturz: Das Kalium-Ascorbat, nach obiger Anleitung frisch erzeugt, wird mehrmals täglich, evtl. auch mit frischem Fruchtsaft und 10 Tropfen DMSO vermischt, getrunken.

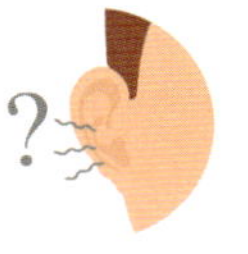

Ruhe und Atemübungen sollten die akute Phase begleiten. Ebenso sind Infusionen möglich, wobei hier eher das Natriumascorbat geläufig ist, weil eine intravenöse Kaliumzufuhr limitiert ist.

Osteoporose: Das Kalium-Ascorbat, nach obiger Anleitung aus 150 mg Ascorbinsäure und 300 mg Kaliumhydrogencarbonat frisch erzeugt, wird dauerhaft einmal täglich nüchtern getrunken.

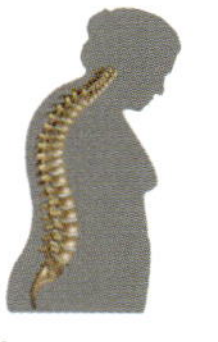

Die ebenfalls bewährte und vorgestellte Mischung aus Borax und Magnesiumsalz wird parallel, jedoch zeitversetzt dazu, eingenommen.

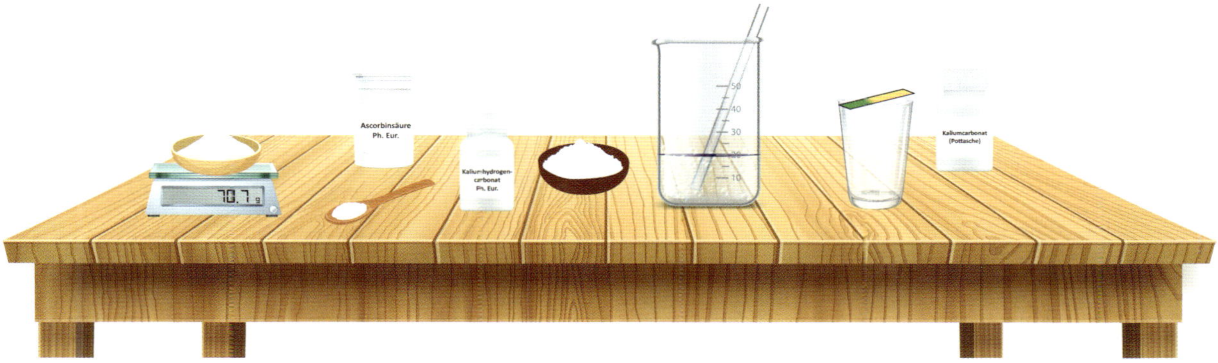

Kalium gepuffertes Vitamin C – Die Bedeutung bei Osteoporose bzw. ihrer Vorbeugung

Wir haben in den vorhergehenden Rundbriefen Kalium-Ascorbat aus Kalium-Hydrogencarbonat und Ascorbinsäure selbst hergestellt, es als sehr gut aufnahmefähiges Salz des Vitamin C kennengelernt sowie seine Eignung als Krebsmittel und als Mittel bei Stresssymptomatiken.

Doch dieses simple und sehr kostengünstige Mittel kann noch mehr.

Durch die Verbindung zwischen dem Alkalimetall-Element Kalium und der organischen Säure, wird sowohl die Aufnahmefähigkeit und Wirksamkeit der organischen Säure, also hier Vitamin C, als auch die des Kaliums verbessert – ein wechselseitiger Effekt also.

Kalium, das wurde schon mehrfach betont, ist beileibe kein Spurenelement, sondern ein Mengenelement, was den Bedarf unseres Organismus betrifft. Täglich ca. 4 Gramm Kalium werden allgemein empfohlen, wohlgemerkt 4 Gramm reines Kalium!

Wenn wir also mit Kaliumverbindungen substituieren, wie zum Beispiel eben dem Kalium-Ascorbat, dann ist es eine noch viel höhere Menge in Gramm (errechnet sich aus der Mol Masse des Gesamtmoleküls). In diesem konkreten Beispiel wären es sogar ca. 22 Gramm! Eine solch hohe Menge Kalium-Ascorbat täglich zu sich zu nehmen, ist natürlich absurd.

Es geht hier lediglich darum, zu erkennen, dass es mit einer Banane eben nicht getan ist, wenn man den Körper mit ausreichend Kalium bestücken will.

Dass dies mit der allgemeinen Ernährung fast unmöglich ist, liegt daran, dass landwirtschaftlich fortlaufend genutzte Böden unter dem Einfluss des Pflügens und der Verwitterung, zuerst die im Regenwasser sehr leichtlöslichen Salze verlieren. Kalium-Chlorid oder Kalium-Sulfat gehört hier zur Spitzengruppe und wird dementsprechend schnell ausgewaschen. Lebensmittel, die traditionell eigentlich viel Kalium enthalten (müssten), liegen heute deutlich unter den Erwartungen, wie zum Beispiel Tomaten oder Rote Beete.

Warum nun ist es so immens wichtig, genügend Kalium aufzunehmen, und zwar in einer gut resorbierbaren Form, wie eben dem erläuterten Kalium-Ascorbat?

„Kalium hat außerdem einen positiven Einfluss auf den Knochenstoffwechsel, da eine höhere Kaliumzufuhr eine erhöhte Calciumausscheidung verhindert, die durch eine hohe Kochsalzzufuhr hervorgerufen wird. Kalium fördert somit die renale Calciumretention (Anm.: das Zurückhalten von Calciumionen, um diese nicht in den Urin zu entlassen) in der Niere und verhindert den Calciumabbau aus den Knochen.

In diesem Zusammenhang sind auch der Einfluss des Begleitanions (des Kaliums), der Zusammensetzung der Nahrung und des Lebensalters auf den Säuren-Basen-Status zu beachten.

Schon mit ca. 1 Gramm Kalium zusätzlich, in Form eines organischen Salzes, lassen sich Knochendichte und Knochenstruktur (!) über einen Zeitraum von einem Jahr deutlich verbessern, heißt es weiter.

Kalium ist also unabdingbar für den Rückhalt des im Blut umlaufenden Calciums! Neben Kalium-Ascorbat kommen dafür noch in Frage, die ebenfalls schon besprochenen Kalium-Salze anderer physiologischer organischer Säuren wie Milchsäure (Kalium-Lactat), Äpfelsäure (Kalium-Malat), Bernsteinsäure (Kalium-Succinat), Zitronensäure (Kalium-Citrat).

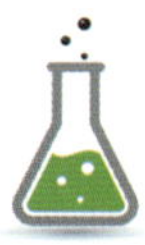

Sie alle sind mit dem einfachen Ahoi-Brause-Trick aus dem basischen Kalium-Hydrogencarbonat und der entsprechenden Säure in Wasser auch zu Hause zugänglich.

<u>Noch einmal die Vorgehensweise:</u>
Jeweils 1 Gramm der ausgewählten organischen Säure, hier Ascorbinsäure (oder eine der anderen), wird in etwas Wasser solange mit Kalium-Hydrogencarbonat versetzt, bis keine Gasentwicklung mehr stattfindet oder bis ein Indikatorpapier die Neutralisation der Lösung anzeigt, also pH = 7.

Dann wird mit Wasser auf Trinkglasvolumen aufgefüllt und genossen.

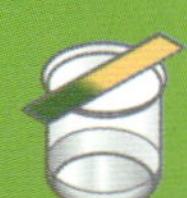

Verwendet man statt des Kalium-Hydrogencarbonats die Pottasche (Kaliumcarbonat), so muss unbedingt mit einem Indikatorpapier geprüft werden, weil sie die (Trink-)Lösung stark alkalisch machen kann.

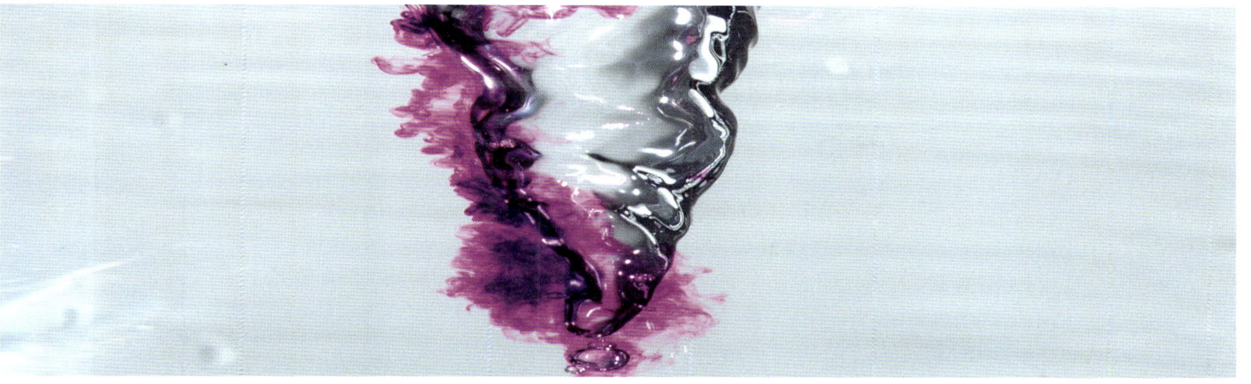

Kaliumpermanganat – Altes Hausmittel

Die Überschrift ist nicht ganz zutreffend, denn eigentlich war die 1%ige Kaliumpermanganat-Lösung ein Standardmittel aller Dermatologen und Hausärzte. Trotzdem hielt sie auch Einzug in viele Hausapotheken. Heute kennt sie kaum noch jemand. Kaliumpermanganat ist ein dunkel-blau-violettes Salz mit der Summenformel $KMnO_4$. Wie auch diejenigen, die in der Schule etwas weniger aufgepasst haben, leicht erkennen können, ist die Verbindung reich an Sauerstoff O, und daher ein hervorragendes Oxidationsmittel.

Die Kinder in der Schule erfreuen sich von Generation zu Generation an dem schönen Experiment, wenn man auf ein kleines Häufchen Kaliumpermanganat ein paar Tropfen Glycerin gibt und sich das Gemisch nach ca. 10 - 15 Sekunden wie von Geisterhand selbst entzündet – Hokus Pokus. Der Effekt wird natürlich – es gibt ja im Universum stets Licht und Schatten – auch für „Selbstzünder“ in wenig lichtvollen Kreisen genutzt.

Die beiden wichtigsten Wissensbausteine für die medizinisch-therapeutische Anwendung dieses Kalium-Mangan-Mischsalzes haben wir damit schon zusammengetragen:

1. Es wird in 1%iger wässriger Lösung (mit pharmazeutischem Wasser angesetzt) angewendet.

2. Das reine Salz ist trocken, lichtgeschützt und kindersicher aufzubewahren.

Aus zweitem Grund empfehle ich für weniger experimentell Erfahrene den Bezug der anwendungsfertigen Lösung. Diese kann man in Apotheken oder bei anderen Anbietern kaufen.

Wie und für was wird die verdünnte Mischung nun angewendet?

Zuerst vorweg:
Die äußerliche Anwendung von Kaliumpermanganat-Lösungen ist kein ästhetisches Highlight, denn Haut oder Nägel nehmen ebenfalls eine intensive dunkel-blau-braune Färbung an. Vorübergehend natürlich. Dennoch Vorsicht mit „wichtigen“ Kleidungsstücken.

Die Indikationen sind sehr vielfältig und hier einige Beispiele: Feigwarzen im Genitalbereich, Pilzinfektionen Haut und Nägel, Ekzeme, Vorhautverengung, sonstige Warzen, Herpesbläschen, Bauchnabelinfektionen, ...

Ich las einmal den schönen Satz einer Mutter im Internet: „Kaliper hat bei meinen Kindern bei irgendwas an der Haut immer gut geholfen.“

Kaliumpermanganat – Ergänzung

In einem vergangenen Rundbrief habe ich über das alte Hausmittel Kaliumpermanganat-Lösung 1 % berichtet. Es gab Nachfragen bezüglich der praktischen Anwendung und Konzentration, weil im Internet teilweise eine weitere Verdünnung dieser Lösung im Verhältnis 1:9 mit Wasser empfohlen wird.

Ich benutze die 1%ige Lösung direkt, also ohne weitere Nachverdünnung, durch Auftupfen auf die noch etwas feuchte Haut nach dem Duschen/Baden. Auch die Verwendung des starken Oxidationsmittels Kaliumpermanganat stellt für die Haut eine Art „Reiztherapie" dar, weil die Zellen abrupt mit einer unnatürlich hohen Konzentration an Sauerstoff-Aquivalenten konfrontiert werden.

Die Wirksamkeit bei Warzen, Ekzemen, Hautpilz, oberflächlichen Tumoren u.a. beruht auf diesem Prinzip, denn völlig gesunde Haut zeigt nach der Anwendung gar keine oder nur kurz die typische Dunkelfärbung von Manganoxid, dem Reduktionsprodukt von Permanganat.

Alte Ärzte berichten mir, dass dies ein sehr beliebtes Mittel in der hausärztlichen Tätigkeit war.

Die Wirksamkeit der sog. Schwarzen Salbe bei ähnlichen, verschiedenen Hauterscheinungen beruht dagegen nicht auf einem Oxidationsprozess, sondern vornehmlich auf der Wirkung des enthaltenen Zink-Chlorids zusammen mit DMSO, als sehr stark wasserentziehendes Agens.

Weiterführende Informationen

Oxidationsmittel Kaliumpermanganat

Kapitel Oxidationsmittel – Kaliumpermanganat

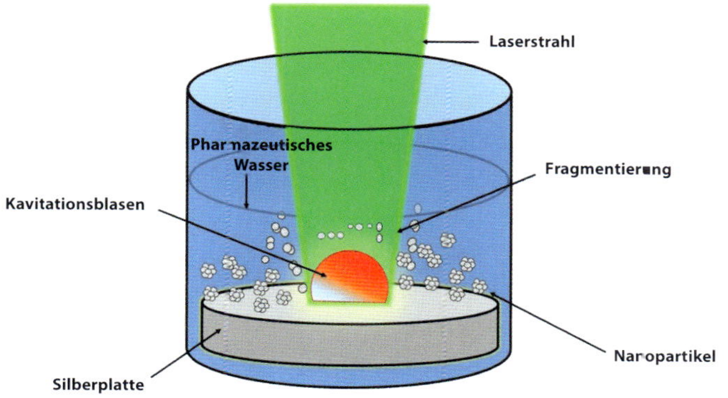

Kolloidales Silber ist nicht gleich kolloidales Silber – LASER Ablationsverfahren

Immer wieder werden Fragen rund um das Mittel „kolloidales Silber" gestellt. Kann man die wässrigen Lösungen mit DMSO mischen? Wie lange ist kolloidales Silber haltbar? Welche Konzentration soll kolloidales Silber haben? Warum gibt es farblose und farbige Kolloid-Lösungen?

Was ist überhaupt ein Kolloid? Der Begriff wurde in wissenschaftlich technischen Bereich für Flüssigkeiten gewählt, die Nanopartikel enthalten, also Materialteilchen mit Durchmessern von ca. 2 bis 100 Nanometer. Ein Nanometer entspricht 0,000000001 Meter und wird verglichen mit dem Größenverhältnis zwischen einer Haselnuss und dem Durchmesser der Erde.

Diese Kolloide haben schon allein deshalb eine sehr wichtige Bedeutung, was vielen nicht klar ist, weil Nanoteilchen, die sich nicht in Flüssigkeiten befinden, eine generelle Gesundheitsgefahr darstellen. „Trockene" Nanoteilchen in Form von Pulvern können sich sehr leicht als Schwebeteilchen in der Luft verbreiten und gelangen so in die Lunge!

Kolloide können auf unterschiedliche Weise hergestellt werden: Mechanisch in Kolloidmühlen, chemisch durch Reduktion, elektrolytisch aus Elektroden und mit Hilfe von gepulsten LASERn direkt aus dem ausgewählten Substrat, hier reines Silber.

Die mechanische Herstellung birgt die vorher genannte Gefahr der Atemexposition. Elektrolytische Herstellung setzt voraus, dass es sich um leitfähige Ausgangsmaterialien handelt. Durch chemische Reaktion erzeugte Kolloide können noch Ausgangsmaterialien enthalten.

Der Königsweg ist die Herstellung mit Hilfe von gepulsten LASERn direkt in der Trägerflüssigkeit, die sogenannte LASER Ablation. Hierbei kann direkt bei der Erzeugung die Partikelgröße in sehr engen Grenzen geführt werden und die Teilchen erhalten eine positive Ladung, was zu einer Abstoßung untereinander beiträgt. Deshalb ist hierbei das Zusammenklumpen, sog. Agglomeration, zwischen den Nanoteilchen behindert, was zur Wirksamkeit und Haltbarkeit der Lösungen entscheidend beiträgt.

Bei dieser Methode wird das Silber in Form einer hochreinen Platte direkt im Wasser mit einem gepulsten und fokussiertem Laserstrahl beschossen. Dadurch werden Silberteilchen abgetragen oder verdampft und im selben Moment von der Flüssigkeit gekühlt und stabilisiert. Auf diese Weise physikalisch hergestellte Nanopartikelkolloide sind frei von Verunreinigungen und benötigen keine chemischen Stabilisatoren.

Zur Herstellung oder Verdünnung von Silberkolloid-Lösungen sollte auf jeden Fall immer pharmazeutisches Wasser eingesetzt werden, auch für eine Selbstherstellung mittels Elektrolyse. Pharmazeutisches Wasser ist in gläsernen Apparaturen doppelt destilliert und stellt sicher, dass die Silberpartikel in einer hochreinen Umgebung durch die polare Flüssigkeit Wasser stabilisiert werden.

Bei der LASER Ablation können Partikel der Größe 15 Nanometer gezielt hergestellt werden. Dies ist mein bevorzugtes Produkt. Während nämlich viele Hersteller/Verkäufer allein mit der Konzentrationsangabe in ppm werben, zeigt sich wissenschaftlich, dass die Wirksamkeit viel mehr von der Stabilität der Kolloide abhängt. Was nützen so und so viel ppm, wenn die Partikel zusammenklumpen?

Silber wirkt in Spuren, das ist allseits bekannt und somit ist das Argument „viel hilft viel" im Falle des kolloidalen Silbers unangebracht. Ich verwende die 25 ppm Lösung, die sozusagen einen eingebauten Wirksamkeitsindikator mitbringt. Silberteilchen der Größe 15 nm lassen nämlich die Flüssigkeit leicht gelbbraun erscheinen und das ist das Qualitätsmerkmal für stabilisierte Einzelpartikel. Wenn sie sich zusammenklumpen würden, würde die Farbe verschwinden.

Andersherum betrachtet: Bei farblosen Silber-Kolloid-Produkten anderer Lieferanten haben wir keine optische Kontrolle für Haltbarkeit und Wirksamkeit.

Und zu der Frage, ob man dieses kolloidale Silberwasser mit DMSO mischen kann:

Weil es sich bei DMSO um eine Flüssigkeit handelt, die noch stärker polar ist als Wasser selbst, bleibt die Partikelstabilität erhalten. Auch dies kann wieder anhand der leicht gelbbraunen Farbe kontrolliert werden, die erhalten bleibt, wenn wir dieses Produkt mit DMSO mischen.

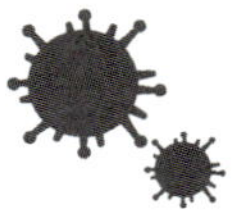

Insofern ist das kolloidale Silber quasi eine weitere mögliche Verdünnungsflüssigkeit, mit der wir die DMSO Konzentration auf ein gewünschtes Maß einstellen können und gleichzeitig wird die Gesamtmischung in ihrer Wirkung gegen Infektionen durch das DMSO verstärkt.

Anwendungsmöglichkeiten der DMSO-kolloidales Silber-Mischung sind zum Beispiel Infektionen in Körperhöhlen oder in Wunden. 15 % DMSO-Gehalt sind für solche Behandlungen völlig ausreichend.

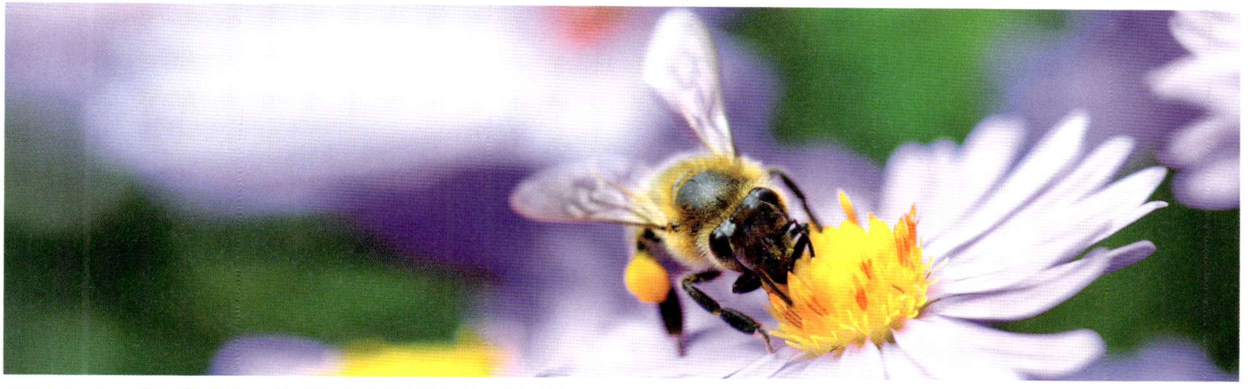

Lithiumchlorid – Behandlung des Milbenbefalls der Bienen

Schon seit der Erstveröffentlichung von „Das DMSO Handbuch" im November 2012 wird immer wieder die Frage an mich gerichtet, ob man denn mit DMSO & Co. auch etwas gegen den Milbenbefall der Bienen machen könne.

Immer wieder gab es auch Leser/Seminarteilnehmer, die bereit waren, Tests zu machen. Doch die Situation der Bienen ist vielschichtig und ich persönlich denke, dass der gesamte menschengemachte „Druck" auf die Insekten allgemein auch ein Faktor ist, warum sich die Milben derart verbreiten konnten. Ist der höhere Organismus chronisch geschwächt, erobern sich die niederen Organismen, auch als Schmarotzer, gerne neues Terrain.

Trotzdem gab es im Januar 2018 die frohe Botschaft, dass Forscher der Uni Hohenheim ein simples Mittel als geeignet erforscht hatten, um die Milben abzutöten. Eigentlich hatten sie an einer Methode der Gen Sequenzierung gearbeitet, um die Milben loszuwerden, doch wie das so ist in der Forschung – es wurde sehr viel Geld investiert und sehr viel Arbeitszeit und man erzielte am Ende falsch positive Ergebnisse mit der Gen-Schnipsel Brühe. Doch Hut ab. Im Gegensatz zu vielen anderen solchen Fällen in der Geschichte der Wissenschaft, hat man diese falsch positiven Ergebnisse nicht beschämt in der Schublade verschwinden lassen, sondern es sich zur Aufgabe gemacht, den Grund dafür herauszufinden.

Und siehe da, die Milben waren zwar von den Gen-Schnipseln unbeeindruckt, reagierten jedoch mit schnellem Ableben auf das in den biotechnologisch genutzten Aufbewahrungslösungen enthaltene simple Salz Lithiumchlorid. Den Bienen selbst machte es überhaupt nichts aus. Das ist ein Kracher. Wir alle kennen ja Kochsalz, also Natriumchlorid. Lithium ist der direkte obere Gruppennachbar im Periodensystem der Elemente in der Gruppe der Alkalimetalle – Schulunterricht 7. Klasse.

<u>Um es kurz zu machen:</u> In den Lösungen befand sich eine Konzentration von ziemlich genau 1 Gramm Lithiumchlorid pro Liter. Direkt nach der Veröffentlichung der Ergebnisse kam die Aussage, dass man mit externen Firmen zusammen auf der Basis dieser Ergebnisse anwendungsfertige Produkte entwickeln wolle. Das heißt übersetzt: Es soll als Veterinärarzneimittel zugelassen werden, was natürlich viele Jahre dauern kann. Angesichts der Situation im Insektenreich ist jedoch zuwarten ziemlich zweifelhaft, zumal die Methode so simpel ist, dass man dafür gar keine Experten benötigt, denn das Produkt ist ja schon da: einfaches Lithiumchlorid Pulver.

Einer der beteiligten Forscher sagte im Rahmen eines Vortrags, dass vermutlich 1 Gramm pro Liter unnötig viel wäre und fügte hinzu, dass eventuell schon ein lithiumreiches Mineralwasser ausreichen würde. Solche Wässer enthalten bis zu 10 mg Lithium pro Liter.

Achtung Schulunterricht: 10 mg Lithium sind nicht gleich 10 mg Lithiumchlorid! Lithium ist das drittleichteste Element im Periodensystem und hat eine Atommasse von nur knapp 7 Gramm pro Mol. Dagegen hat Lithiumchlorid eine Molekülmasse von 42,4 Gramm pro Mol, also das ca. 6-fache. Das Mineralwasser könnte dann also etwa 60 mg Lithiumchlorid enthalten (wobei in der Regel eher Lithiumsulfat oder -carbonat in Mineralwässern enthalten ist, doch das hat hier keine Bedeutung, es geht lediglich um das Rechenexempel).

Wir haben also eine Range von 60 bis 1000 mg, innerhalb dessen eine gute Dosierung zu finden ist. Wenn 1000 mg den Bienen selbst nicht geschadet haben und vielleicht auch 60 mg ausreichen könnten, dann nehmen wir doch locker leicht einfach mal die ungefähre Mitte: 500 mg. Ein halbes Gramm Lithiumchlorid also, gelöst in Wasser bzw. der Futterlösung als Einzeldosierung, für ein Bienenvolk. Laut Veröffentlichung sind eine bis wenige Behandlungszyklen völlig ausreichend.

Da jede/jeder Imkerin/Imker so seine eigenen Vorgehensweisen hat, sind die Vorschläge, wann diese Fütterung am besten zu erfolgen hat, unterschiedlich. Hinzu kommt, dass der Jahresverlauf stets anders ist. Sinnvoll erscheint zumindest eine Behandlung ca. im September und eventuell auch eine im Frühjahr zu Beginn der Flugsaison. Ich denke, hier werden sich bald viele Erfahrungen einstellen und diese Anregung kommt, was den September betrifft, nun auch rechtzeitig.

Nun zu den Einwänden, die angeblich ein Abwarten auf das Zulassungsverfahren rechtfertigen:

1. Lithium-Salze werden in der Medizin zur Behandlung von Depressionen und anderen Psychosen eingesetzt.

Aufklärung: Lithium-Tabletten enthalten kein Lithiumchlorid, sondern andere Lithiumsalze wie z.B. Lithium-Carbonat, -Sulfat oder -Citrat.

Typische Dosierungen pro Tablette liegen bei 12 mmol Lithium-Gehalt, das entspricht ca. 80 mg Lithium. Umgerechnet in Lithiumchlorid wären das ca. 500 mg. Das heißt also, dass die Gesamtmenge, die hier für die Behandlung eines ganzen Bienenvolkes eingesetzt wird, komplett in der Honigmahlzeit eines Menschen auftauchen müsste, und zwar nicht einmalig, sondern jeden Tag, um überhaupt in die Region therapeutischer, eventuell unerwünschter Effekte zu kommen!

Ich denke, jeder kann hier sehen, dass dies unmöglich ist und dass weiterhin das Lithium, in Form von Lithiumchlorid, im Honig lediglich in geringsten Spuren auftauchen kann, die deutlich geringer sind, als es etwa die Trinkwasserverordnung vorsieht. Die 500 mg Lithiumchlorid, die mit dem Futter verabreicht werden, verteilen sich auf alle Bienen. Sie nehmen es in Spuren auf und es erscheint in ihrer Endolymphe, von der sich die Milben ernähren. Jede Biene hat Stoffwechsel- und Ausscheidungsvorgänge, sodass hier auch wieder Lithiumchlorid verschwindet und überhaupt nicht vollständig auf den Honig übertragen wird. Wenn wir von ca. 40.000 Bienen ausgehen und die 500 mg durch diese Anzahl teilen, sind wir bei ca. 12 Mikrogramm pro Biene!

Weiterhin: Inzwischen haben verschiedenste Wissenschaftler unabhängig voneinander herausgefunden, dass ein gewisser Lithiumgehalt in der Ernährung oder im Wasser die Lebenserwartung erhöht!

Hierzu titelte „Der Spiegel“ im Oktober 2011: „Jungbrunnen im Trinkwasser“ und bezieht sich hier auf den Ernährungsmediziner Michael Ristow von der Uni Jena. Dieser ist inzwischen Direktor des Instituts für Translationale Medizin am Departement für Gesundheitswissenschaften und Technologie der ETH Zürich und zählt zu den einflussreichsten Alterungsforschern. Wieso zögern wir also das Lithiumchlorid einzusetzen?

2. Die Fütterung der Bienen mit dem Lithiumchlorid-Zusatz hat in bestimmten Fällen dazu geführt, dass offene Brut abgestorben ist. Diesen Aspekt hat jeder Imker geschickt zu berücksichtigen. Einen Teil der Brut zu verlieren, ist für ein Volk im Spätsommer oder auch zu anderen Zeitpunkten leicht auszugleichen und bedroht keineswegs die Überwinterungsfähigkeit.

Manchmal wird sogar absichtlich Brut entfernt, um ein zu starkes Anwachsen zu verhindern. Hier ist also Fingerspitzengefühl gefragt, welches man bei erfahrenen Imkern ja voraussetzt – sonst wäre die Imkerei ohnehin vergebens. Im Übrigen wurde dieser Effekt meines Wissens nicht verifiziert und es ist durchaus möglich, dass andere Imker hier neue Erfahrungen machen. Wenn überhaupt, dann ist also logischerweise nur der Teil der Brut betroffen, der noch nicht gedeckelt ist.

<u>Zusammenfassung:</u>
Für die Behandlung eines Volkes mit Lithiumchlorid, entdeckt als hochwirksam von Forschern der Uni Hohenheim, schlage ich vor, 500 mg Lithiumchlorid zu einem geeigneten Zeitpunkt dem Futter beizumischen. Hierfür stelle ich mir eine simple Stammlösung her, indem 100 g Lithiumchlorid reinst mit destilliertem Wasser auf einen Liter aufgefüllt werden. Diese Lösung hat einen Gehalt von 100 mg Lithiumchlorid pro Milliliter und ist „ewig“ haltbar.

Von dieser Stammlösung werden dann also 5 Milliliter mit einer Pipette oder Spritze entnommen und in das Futtereimerchen gemischt. Entweder durch die feinen Löcher im Deckel oder indem man den Deckel abnimmt und danach wieder ordentlich verschließt. Die Futterflüssigkeit muss dann gut durchgemischt werden, damit sich das Lithiumchlorid gleichmäßig verteilt. Die Wirkung ist dann anhand der abgefallenen Milben zu überprüfen. Das praktische Vorgehen werde ich in Kürze auch noch in einem Video auf Facebook veröffentlichen: https://www.facebook.com/PraxisinstitutNaturmedizin/

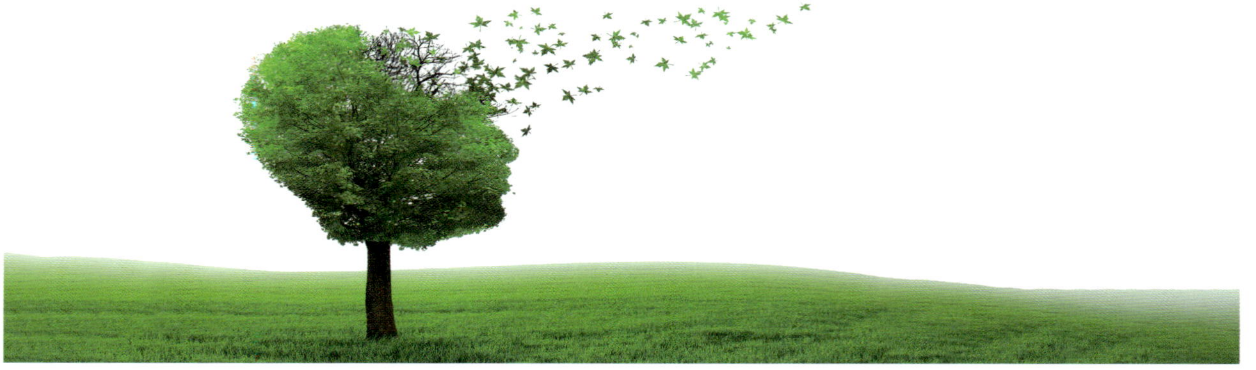

Lithiumchlorid – Variante einer Mineralienmischung bei Demenz

Lithiumchlorid

- Eliminierung der bedrohlichen Milben in den Bienenvölkern
- Lebensverlängerung
- Vorbeugung und Behandlung von Demenz

Über das natürliche „Schwestersalz“ von Natriumchlorid/Kochsalz, des leichteren Alkali-Elements Lithium, Lithiumchlorid, haben wir bisher gehört, dass man damit die bedrohlichen Milben in den Bienenvölkern eliminieren kann und dass es „im Verdacht steht“, das Leben zu verlängern.

Beides natürlich mit geeigneten Mengen, denn die Dosis macht's und Lithiumchlorid wird dosisabhängig wesentlich schneller toxisch als Natriumchlorid oder Kaliumchlorid! Bei allen gesundheitsförderlichen Anwendungen von Lithiumchlorid, heute kommt eine weitere dazu, muss sichergestellt sein, dass Mengen eingesetzt werden, die weit niedriger sind, als diejenigen, die in der Psychiatrie zur Behandlung von Psychosen eingesetzt werden!!!

Obwohl sich also ansonsten im Gesundheitswerkzeugkasten weitgehend Mittel befinden, die man großzügig einsetzen kann, muss im Falle Lithiumchlorid genau gewogen werden! Auch deshalb heute eine dritte Episode, in der es um den Einsatz von Lithiumchlorid vor oder bei Demenz geht.

Unter anderem der Autor Dr. Michael Nehls („Alzheimer ist heilbar“) empfehlen Lithium als Mineral zur Vorbeugung und Behandlung von Demenz. Allen Einsatzgebieten von Lithium ist gleich, dass bis zum heutigen Tag niemand weiß, wie und warum es genau wirkt und noch dazu in so geringen Mengen.

Denn bei den naturheilkundlichen Anwendungen des simplen Salzes Lithiumchlorid (in der Psychiatrie wird dagegen Lithiumcarbonat oder Lithiumsulfat verwendet), orientiert man sich an der Menge in natürlichen lithiumhaltigen (Heil-) Quellen. Diese enthalten im Mittel bis zu 1,5 Milligramm Lithium pro Liter. Das entspricht ungefähr 10 Milligramm Lithiumchlorid pro Liter Trinkwasser. Genau genommen entsprechen 1,64 mg Lithium, 10 mg Lithiumchlorid (Molmasse Li = 6,94 g/mol und Molmasse LiCl = 42,39 g/mol).

Eine ausgewogene Mineralienmischung zur Vorbeugung und Behandlung von Demenz und ebenso als lebensverlängernde Maßnahme enthält Natrium, Kalium, Magnesium und Lithium in einem sinnvollen Verhältnis – genau wie das im Meerwasser der Fall ist, worüber ich schon mehrfach geschrieben habe.

Meerwasser enthält etwa 10-mal soviel Natrium wie Magnesium und weiter etwas mehr als 3-mal so viel Magnesium wie Kalium. Und natürlich viele weitere Elemente in geringeren Mengen, darunter eben auch Lithium.

Mineralienmischung bei Demenz

1 Liter Variante – 2,63 g
1,27 g NaCl (Salz)
0,80 g $MgCl_2$
0,55 g $KHCO_3$
0,01 g LiCl

- Umkehrosmose-/Quell-/destilliertes Wasser < 40 ppm
- Gute Durchmischung der Salze
- 1 - 2 Liter Wasser pro Tag schluckweise trinken

Für eine solche Mischung schlage ich die folgende Rezeptur vor, die aus „Salz" (ein beliebiges, unbehandeltes, natürliches Salz aus einem Festland-Salzstock), Magnesiumchlorid, Kaliumhydrogencarbonat und Lithiumchlorid besteht.

Die gesamte Menge ist für 100 Liter Wasser vorgesehen und wird dann täglich für 1 oder 2 Liter Trinkwasser abgewogen und mit reinem Wasser gemischt. Dafür kommen z.B. Umkehrosmosewasser oder ein Quellwasser mit unter 40 ppm Stoffgehalt in Frage.

Mischung für 100 Liter:

NaCl (Salz) 127 Gramm (= 2,20 mol)
$MgCl_2$ Hexahydrat 80 Gramm (= 0,40 mol)
$KHCO_3$ 55 Gramm (= 0,55 mol)
LiCl 1 Gramm (= 0,02 mol)

Zusammen also 263 Gramm Salzmischung. Die Salze müssen natürlich sehr gut durchmischt werden. Für einen Liter reines Wasser werden dementsprechend 2,63 Gramm davon abgewogen und gelöst. Davon können dann ein bis zwei Liter pro Tag schluckweise bzw. glasweise getrunken werden. Die Lösung ist im Vergleich zu isotonischer Kochsalzlösung (9 Gramm NaCl pro Liter) also hypotonisch und kann deshalb gut getrunken werden.

Allerdings kann man die Osmolaritäten nicht 1:1 umrechnen, da KCl, $MgCl_2$ und LiCl andere Molmassen haben als NaCl und deshalb unterschiedlich zur Anzahl der gelösten Teilchen/Ionen beitragen. Für eine übliche Trinkflasche beim Sport oder in der Schule mit 0,7 Liter Inhalt sind es 1,84 Gramm von der Salzmischung. Eine preiswerte kleine „Schmuck-Waage" sollte man, wie in den Seminaren stets gezeigt, immer griffbereit haben.

Warum Kalium-Bicarbonat? Weil die Chloride von Metallen in Wasser gelöst, stets mehr oder weniger sauer reagieren. Da wir schon Natriumchlorid, Magnesiumchlorid und Lithiumchlorid in der Mischung haben, gleicht das basische Kaliumsalz hier den pH-Wert aus. Warum im Vergleich zum Meerwasser erhöhter Magnesium- und Kalium-Gehalt? Weil diese beiden ebenfalls ihre positive Wirksamkeit bezüglich Neurodegeneration schon vielfach in Forschungsarbeiten und in der therapeutischen Praxis gezeigt haben. 1 Gramm Lithiumchlorid pro 100 Liter Wasser entspricht 10 mg pro Liter. Also genau die Menge, die oben erwähnt wurde.

Weiterer Vorteil dieser Mischung: Da die resultierenden pH-Werte von Natrium-Hydrogencarbonat (Natron) und von dem hier verwendeten Kalium-Hydrogencarbonat in Wasser nahezu identisch sind (ca. 8,2), kann diese Mischung als Grundlage für die bekannten Procain-Basen-Infusionen eingesetzt werden, indem man einfach das „Kochsalz" weglässt.

Was die Rätsel um den Wirkmechanismus von Lithium betrifft, wird es vermutlich etwas mit den Ionenaustauschvorgängen und dem Membranpotential, vor allem an Nervenzellen und Nervenzellfortsätzen zu tun haben. Und noch etwas ist interessant: Die Löslichkeiten der Alkali-Fluoride sind stark unterschiedlich. Während Natrium- und Kaliumfluorid gut bis sehr gut in Wasser löslich sind, ist das Lithium-Fluorid schlecht löslich.

Es ist also denkbar, dass Lithiumionen, die aus dem zugeführten Lithiumchlorid (sehr gut in Wasser löslich) freigesetzt werden, Fluorid „binden", also zur Kristallisation bringen und via Lymphe/Galle sukzessive austragen.

Lithiumchlorid – Mineralienmischung bei Demenz ist hygroskopisch

Im vergangenen Rundbrief wurde die von mir modifizierte Mineralienmischung vorgestellt, die zur Behandlung der Demenz dem Grunde nach von Dr. Nehls beschrieben wurde und aus „Kochsalz" (bei Dr. Nehls Natron), Kalium-Hydrogencarbonat (bei Dr. Nehls Kaliumchlorid), Magnesiumchlorid und Lithiumchlorid besteht.

Die Rezeptur wird allgemein üblich für 100 Liter Wasser ausgelegt, weil sich darin insgesamt nur ein Gramm Lithiumchlorid befindet und diese geringe Menge gut, und mit der nötigen Genauigkeit, abgewogen werden kann.

Lithiumchlorid wird mit nur 10 Milligramm pro Liter Trinkwasser dosiert, weil höhere Mengen auch rasch zu ernsthaften Nebenwirkungen führen können. Dagegen kann man die anderen Salze, insbesondere NaCl und $MgCl_2$, großzügig abwiegen.

<u>Hier nochmal die gesamte Mischung:</u>

NaCl (Salz) 127 Gramm (= 2,20 mol)
$MgCl_2$ Hexahydrat 80 Gramm (= 0,40 mol)
$KHCO_3$ 55 Gramm (= 0,55 mol)
LiCl 1 Gramm (= 0,02 mol)

Von dieser Mischung werden für einen Liter Trinkwasser (hier vorzugsweise Umkehrosmose-Wasser oder sonst ein hochohmiges Wasser) dann 2,63 Gramm abgewogen.

Nun ergibt sich jedoch in der praktischen Anwendung das Problem, dass insbesondere Magnesiumchlorid-Hexahydrat stark hygroskopisch ist und so die Gesamtmenge, die man für 100 Liter Wasser herrichtet, schnell verklumpt, wenn man nicht besondere Vorkehrungen trifft, wie z.B. luftdichter Verschluss und Silica-Gel-Kissen im Deckel. Deshalb ist es eventuell doch ratsam, lediglich eine Teilmenge davon für den täglichen Bedarf von 2 - 4 Liter Wasser, jeweils frisch zu mischen.

Für 2 Liter Wasser wären es demnach:

NaCl (Salz) 2,54 Gramm (2 x 1,27 g)
$MgCl_2$ Hexahydrat 1,60 Gramm (2 x 0,80 g)
$KHCO_3$ 1,10 Gramm (2 x 0,55 g)
LiCl 0,02 Gramm (2 x 0,01 g)

Für 4 Liter Wasser dann von allem das Doppelte, also 5,08 g NaCl; 3,2 g $MgCl \times 6\ H_2O$; 2,2 g $KHCO_3$ und 0,04 g LiCl.

Genügende Genauigkeit erreicht man mit der Milligramm Taschenwaage, wenn man das Lithiumchlorid zuletzt dazuwiegt, sodass die Waage schon mit einigen Gramm belastet ist.

Eine solche Waage kann man für knapp 24 Euro im Internet finden.

Als Quelle für NaCl, „Salz“, kann selbstverständlich jede Form eines individuell bevorzugten hochwertigen Salzes dienen, wie z.B. „Himalaya Salz“, Meersalz, Alpensalz, ...

Möchte man die Mischung für Infusionen nutzen, wird einfach das NaCl weggelassen, da dieses sich schon in mehr als ausreichender Menge in der handelsüblichen Infusionslösungen 0,9 % NaCl befindet.

Lithiumchlorid – Mineralienmischung – Demenz behandeln, Leben verlängern

In den vorangegangenen Rundbriefen wurde schon zwei- oder dreimal über die Substanz Lithiumchlorid geschrieben. Es könnte auch ein anderes Lithiumsalz sein, Lithiumcarbonat zum Beispiel oder Lithiumsulfat. Entscheidend ist das Element Lithium bzw. die Lithium-Ionen, die von den Salzen in wässriger Lösung freigesetzt werden.

Als Alkalimetall, 1. Hauptgruppe des Periodensystems der Elemente, steht es direkt über dem Natrium. Von daher würde man annehmen, dass wir es in rauen Mengen vertragen könnten. Dem ist jedoch nicht so.

Aus der Verwendung im Bereich medikamentöse Psychotherapie/Neurologie ist bekannt, dass Lithium-Ionen eine sehr geringe therapeutische Breite haben und Mengen oberhalb ca. 4 mg pro Tag schon psychogene Wirkungen haben können.

Lithium wird mit solchen Dosierungen seit Mitte der 1950er Jahre zur Behandlung von bipolaren Affektstörungen, Manie, Depression und auch Cluster-Kopfschmerz eingesetzt.

Inzwischen gibt es genügend wissenschaftliche Veröffentlichungen, aus denen hervorgeht, dass Lithium in einem deutlich darunterliegendem Dosisbereich schon deutliche und äußerst positive therapeutische Effekte bei der Behandlung von Demenz zeigt und hier wohl auch präventiv eingesetzt werden kann. Ebenso scheint eine generell lebensverlängernde Wirkung von Lithium auszugehen.

Interessant ist hierbei, dass Lithium in manchen Regionen in „richtiger“ Dosierung im Trinkwasser vorkommt.

Was ist nun die richtige Dosierung? Bei der Beantwortung dieser Frage ist genau darauf zu achten, welche Substanz betrachtet wird.

Lithium selbst ist das drittleichteste Element auf Erden und hat lediglich eine Atommasse von 6,94 Gramm pro Mol. Der Einsatzbereich in der Psychiatrie erstreckt sich von 0,6 bis 1,1 mmol. Dies entspricht also, bezogen auf Lithium, 4 bis 8 Milligramm pro Tag (Rechengang: 0,6 x 6,94 und 1,1 x 6,94).

Lithium ist jedoch ein Metall und wird nicht als solches medizinisch eingesetzt. Man greift praktisch bei allen Metallen, die Mengen- oder Spurenelemente sind, auf die jeweiligen Metallsalze zurück. So wie es die Natur auch macht. In unserer Nahrung sind ja ebenfalls immer die Salze von Natrium, Kalium, Magnesium, Eisen usw. enthalten.

Wählen wir das Lithiumsalz Lithiumchlorid, so ist mit einer molaren Masse von 42,4 Gramm pro Mol zu rechnen. Mit einfachem Dreisatz gelangen wir so wieder zu dem Ergebnis, dass die Untergrenze des „psychogenen Dosisbereichs" bei 25 mg Lithiumchlorid beginnt.

Eine Dosierung für den Zweck Demenzvorbeugung oder -behandlung oder allgemeine lebensverlängernde Wirkungen müssen deutlich darunterliegen. Deshalb werden bezogen auf Lithiumchlorid meist Mengen von ca. 10 bis maximal 20 mg pro Tag vorgeschlagen. Solche kleinen Mengen einigermaßen genau und zuverlässig abzuwiegen, erfordert eine Milligramm-Waage und einen ausgeschlafenen Konzentrationszustand.

Deshalb wurden von verschiedenen Therapeuten Salzmischungen vorgeschlagen, die auch Natrium-, Kalium- und Magnesium enthalten, sodass die Gesamtmenge pro Tag in den Grammbereich rückt und das Abwiegen einfacher wird. Außerdem erhält man so eine ausgewogene Ionen-Mischung, die auch sonst für den Körper förderlich ist.

Man darf hier daran denken, dass „Salz" für alle Tiere enorm wichtig ist und dass es buchstäblich unsere „Batterien" auflädt, da die positiven Metallionen einen Ladungsgradienten ermöglichen.

Die Elektrolytmischung enthält in 2,5 Gramm genau 10 mg Lithiumchlorid – neben NaCl, $MgCl_2$ und Kaliumhydrogencarbonat. Ich löse diese 2,5 Gramm in einem Liter Wasser und trinke dies tagsüber schluckweise. Bei starker körperlicher Anstrengung mache ich mir auch noch eine zweite Portion.

Weiterführende Informationen

Elektrolytmischung mit Lithium

Kapitel Elektrolytmischung mit Lithium - Praktischer Tipp

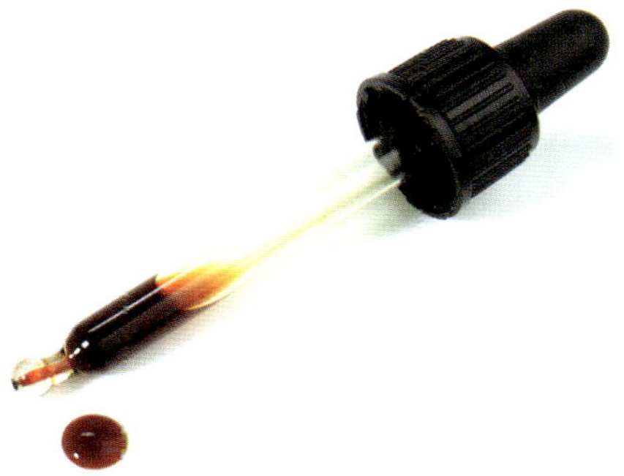

Lugolsche Lösung

Ein typisches, ebenfalls hochwirksames Werkzeug der „Medizin zum Selbermachen" ist auch die Lugolsche Lösung. Sie enthält ausschließlich Naturstoffe: Jod, Kaliumjodid und Wasser und könnte sogar aus diesen Reinstoffen selbst gemischt werden, was jedoch unüblich ist, da die Fertigmischung allgemein verfügbar ist.

Die großzügige Versorgung des Körpers mit Jod ist, wie inzwischen präzise belegt, nicht nur für die Schilddrüse wichtig, sondern für viele Drüsentätigkeiten unseres Organismus und noch weiterer Körperfunktionen. Die alte Auffassung, dass das bei der sog. Radio-Jod-Therapie genutzte Jod 131 (beta-Strahler, t ½ = 8 Tage) sich nur in Schilddrüsenzellen einlagern würde, ist damit nicht mehr haltbar (und könnte wissenschaftlich gesehen, von der Ungleichverteilung bei Schilddrüsen-Unterfunktion als „Artefakt" herrühren).

Von der Lugolschen Lösung ist bekannt, dass man sie nutzen kann, um die homologen Elemente des Jods, nämlich Brom, Chlor und Fluor (7. Hauptgruppe des Periodensystems der Elemente) aus dem Organismus zu „verdrängen". Doch das gleiche Prinzip, sogar noch effektiver, gilt natürlich für das Jod selbst – radioaktive Jodatome/-ionen werden von den nicht-radioaktiven Jodatomen/-ionen (Lugolsche Lösung) verdrängt! Selbstredend gilt dieses Prinzip auch für radioaktives Jod (J 131 und J 129 !), welches bei Kernreaktorunfällen freigesetzt wird.

Ich nutze inzwischen eine 1:1 Mischung aus Lugolscher Lösung 5 % und DMSO für die äußerliche Applikation, z.B. in der Ellenbeuge, am Unterarm, um dem Körper Jod zuzuführen. Siehe Video-Beitrag auf der Facebook-Seite: https://www.facebook.com/PraxisinstitutNaturmedizin/videos/502569610589855/

Auch die gezielt-lokale „Drüsenbehandlung" an Schilddrüse, Brust, Prostata, Speicheldrüsen ist damit möglich.

Sauerstoff-Bad mit Lugolscher Lösung

- Revitalisierung nach Langstreckenflügen
- Entzündliche/infektiöse Hautsymptome
- Hauterneuerung/Schönheit

Badewasser
- ca. 15-30 Tropfen LL 5 %

Fußbad
- ca. 5-10 Tropfen LL 5 %

Badetemperatur: 37-39 °C
Keine Salze dem Badewasser hinzufügen

Studienergebnisse, wonach Hashimoto-Patienten kein Jod bekommen dürften, wurden inzwischen eindrücklich widerlegt.

Mit der Lugolschen Lösung 5 % ergibt sich auch die interessante Möglichkeit, ein „Sauerstoff-Bad" zu nutzen.

Wie wir in der Schule gelernt haben, reagiert elementares Jod mit Wassermolekülen unter Bildung von Jodwasserstoff und Sauerstoff. Die Reaktion erzeugt bemerkenswerterweise Sauerstoff-Atome, sogenannter naszierender Sauerstoff, der besondere Eigenschaften hat. So eignet sich ein solches Bad/Fußbad für viele Anlässe: Revitalisierung nach Langstreckenflügen, entzündliche oder infektiöse Hautsymptome, Hauterneuerung/Schönheit, u.v.a. mehr.

Entscheidend ist stets, dass man elementares Jod, also die original Lugolsche Lösung, die ausschließlich Wasser, Jod und K-Jodid enthält, verwendet! Andere, heute in der Medizin gebräuchliche, Jod-Zubereitungen, die sog. Iodophore enthalten (wie das äußerst kritisch zu betrachtende PVP (Povidon)), sind zu meiden.

Es ist gerade die gute Flüchtigkeit und Hautgängigkeit des elementaren Jods, welches es für alle genannten Anwendungen auszeichnet.

Dem Badewasser wird die Lugolsche Lösung 5 % in Mengen von ca. 15 - 30 Tropfen zugesetzt (Fußbad 5 - 10 Tropfen). Verfärbungen verschwinden von alleine wieder.

Lugolsche Lösung – Ergänzung

Mischung mit Lugolscher Lösung

- Aufnahme von Jod über den äußerlichen Weg → "lokale Konzentrationsspritze"
- Anwendung:
  Dammbereich, weibliche Brust, Drüsen, ...
- Mischung:
  30 ml DMSO
  60 ml Wasser Ph. Eur.
  10 ml LL 5 %

Die Notwendigkeit zur reichlichen Jodzufuhr ist lange bekannt und wird dennoch immer wieder vernachlässigt. Mit der Lugolschen Lösung gibt es jedoch ein ebenso lange bekanntes Mittel dafür. Jodsalze in der Natur sind sehr leicht löslich und Jod selbst ist flüchtig, sodass Ackerböden schon lange daran verarmt sind.

Es handelt sich bei Lugolscher Lösung 5 % um eine Jod/Kaliumjodid-Mischung in Wasser. Kombiniert man diese mit DMSO, so erhält man ein sehr hilfreiches Medium, um Jod über den äußerlichen Weg aufzunehmen und zusätzlich eine lokale Konzentrationsspitze zu erzeugen. Angewendet im Dammbereich bei Männern, der weiblichen Brust, dem Bereich der Ohrspeicheldrüse oder natürlich auf der Schilddrüse, können alle diese Drüsen auch präventiv behandelt werden, um keine Tumore oder Hyperplasie zu entwickeln.

Meine Mischung besteht aus 30 ml DMSO Ph. Eur. in 60 ml pharmazeutischem Wasser plus 10 ml Lugolscher Lösung 5 %.

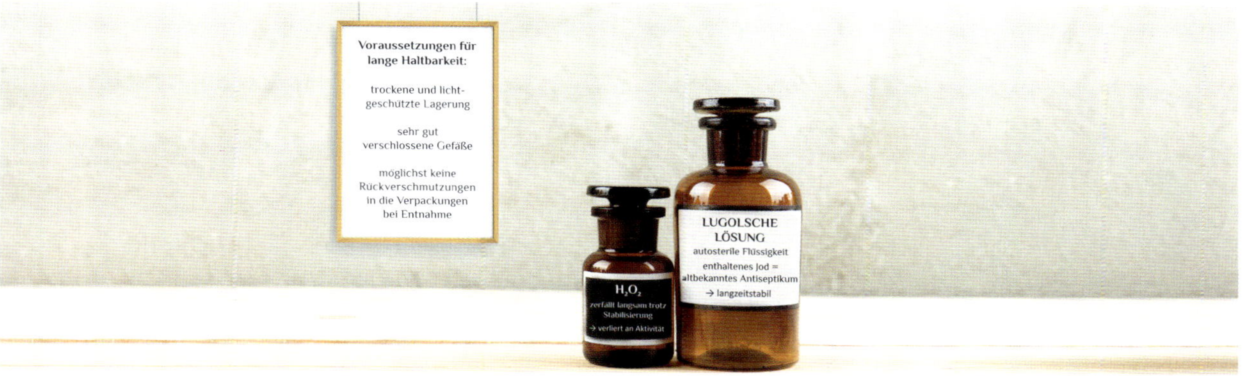
Voraussetzungen für lange Haltbarkeit:
trockene und lichtgeschützte Lagerung
sehr gut verschlossene Gefäße
möglichst keine Rückverschmutzungen in die Verpackungen bei Entnahme
H_2O_2
zerfällt langsam trotz Stabilisierung
→ verliert an Aktivität
LUGOLSCHE LÖSUNG
autosterile Flüssigkeit
enthaltenes Jod = altbekanntes Antiseptikum
→ langzeitstabil

Lugolsche Lösung – Wie lange ist diese haltbar?

Anhand dieser Frage kann generell einmal zu dem Thema Haltbarkeit von Substanzen referiert werden.

Die Frage rührt nämlich daher, dass teilweise auf Produkten, wie hier eben exemplarisch der Lugolschen Lösung, ein MHD angegeben ist.

Hierzu darf man wissen, dass der Aufdruck eines Mindesthaltbarkeitsdatums in unterschiedlichen Gewerbebereichen bzw. Produktbereichen schlicht und einfach vorgeschrieben ist, auch wenn dies eigentlich unnötig wäre bzw. sogar sinnfrei ist.

Nehmen wir das Beispiel Salz. Auf einer Packung Salz im Geschäft steht ein MHD. Jeder weiß jedoch, dass dieses Salz bei trockener Lagerung in 1000 Jahren auch noch Salz ist, da es ja ohnehin schon Tausende von Jahren in dieser Form in einer geologischen Ablagerungsstätte gewartet hat.

Oder nehmen wir das Beispiel Natron. Auch dieses ist endlos haltbar, wenn es trocken gelagert wird und trotzdem muss auf der Packung „Bullrich Salz“ ein MHD stehen.

Man darf also zur Kenntnis nehmen, dass im Bereich Lebensmittel, Nahrungsergänzungsmittel, Arzneimittel und Kosmetika, die Angabe eines MHD vorgeschrieben ist. Das regeln die jeweiligen Gesetze, wie zum Beispiel das Lebensmittelrecht usw. Ganz egal, ob es sinnvoll ist oder nicht!

Sehr oft ist es ja tatsächlich sinnvoll, insbesondere, wenn es sich um Zubereitungen handelt, also zum Beispiel Dragees, Brausetabletten, ... , die selbstverständlich nur zeitlich begrenzt einsatzfähig sind, da sie unterschiedlichen Abbaureaktionen unterliegen. Hier ist also zunächst einmal die Unterscheidung zwischen Reinstoffen und Zubereitungen wichtig für das Verständnis.

Wenn also eine Lugolsche Lösung oder DMSO oder Natron in einer Apotheke als „Mittel“ angepriesen und verkauft wird, muss darauf ein MHD stehen, weil man sich im Rechtsbereich der Arzneimittel oder Nahrungsergänzungsmittel bewegt.

Ein Anbieter dagegen, der gewerblich reine Substanzen oder Mischungen im Sortiment hat, die nicht als Lebensmittel, Arzneimittel, Kosmetika, ... anzumelden sind, benötigt kein MHD auf der Flasche, weil man davon ausgeht, dass nur kundige Kunden solche Stoffe beziehen und wissen, dass diese bei geeigneter Lagerung sehr lange nutzbar sind.

Dennoch gibt es Ausnahmen. Beispielsweise können Substanzen luftempfindlich sein. Dazu gehören aus dem Gesundheitswerkzeugkasten das Krebsmittel Furfural und das Zellschutzmittel 5-HMF, also Hydroxymethylfurfural. Diese können jedoch in DMSO gelöst werden und bleiben dann stabil.

Andere Substanzen können, obwohl sie in Lösung vorliegen, langsam zerfallen, wie zum Beispiel das Wasserstoffperoxid. Weil hier jedoch die Lagerungs- und Benutzungsbedingungen sehr großen Einfluss auf die Haltbarkeit nehmen, ist es aus meiner Sicht, ebenfalls nicht sinnvoll, ein generelles MHD zu vergeben.

Man kann die Aktivität der Wasserstoffperoxid-Lösung außerdem selbst sehr einfach feststellen, wenn man einen Tropfen davon mit Blut in Berührung bringt oder auf das Metallsieb am Waschbeckenausfluss bringt. In beiden Fällen kann man dann eine Gas- und Schaumbildung sehen.

Zurück zur Lugolschen Lösung. Sie gehört zu den sogenannten autosterilen Flüssigkeiten, kann also aufgrund des enthaltenen antimikrobiellen Jods nicht verkeimen.

Das ist schon mal ein guter Hinweis auf die Frage nach der Haltbarkeit und Verwendbarkeit, oder?

Weiterhin kann man überlegen, ob die enthaltenen Stoffe lange haltbar sind. Es handelt sich um Kaliumiodid und Jod. Das erste ist das Kaliumsalz des Jods und über Salz habe ich weiter oben das Nötige gesagt. Jod wiederum sublimiert als Reinstoff schon bei Raumtemperatur. Das ist ein beliebtes Schülerexperiment. Wenn man ein paar Körnchen Jod auf den Teller legt, dann sind sie nach einer gewissen Zeit verschwunden.

In der flüssigen Mischung jedoch kommt diese physikalische Eigenschaft des Jods nicht zum Tragen, denn die Sublimation erfolgt von der festen zur gasförmigen Phase.

<u>Zusammenfassung:</u>
Lugolsche Lösung ist, wie fast alle anderen Substanzen und Produkte, sehr lange Zeit, also jahrelang haltbar und behält seine volle Wirkung.

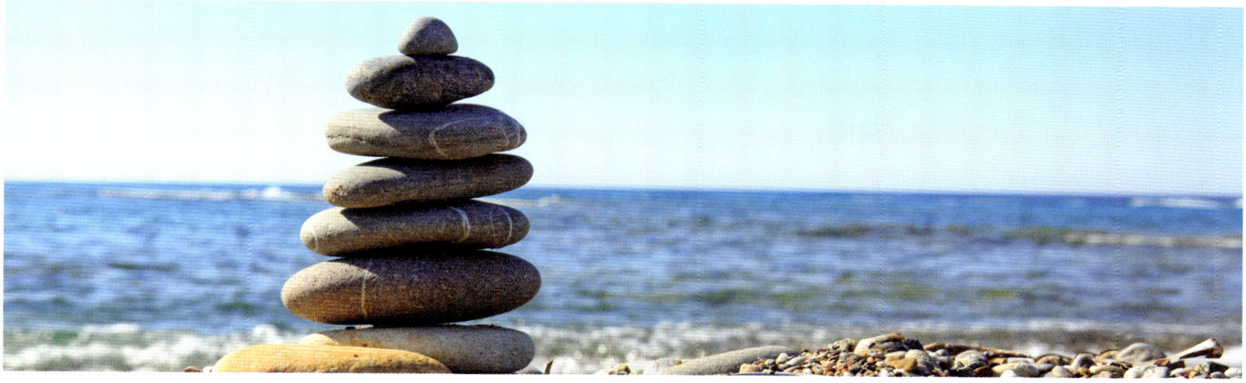

Meerwasser

Wie von dem französischen Physiologen und Flugpionier René Quinton gefunden, ist das sog. „verlängerte Meerwasser" in Salzkonzentration und osmotischen Eigenschaften unserem Zellwasser identisch (ich persönlich würde eher sagen „ähnlich"). Quinton und andere hatten und haben mit der „Meerwasser Therapie" gut dokumentierte Heilungserfolge. Moderne „Kopien" dieser Methode werden auch „Elektrolyttherapie" und anders genannt.

Es handelt sich dabei um isotonisiertes Meerwasser aus planktonreichen Schichten, wo Mikroorganismen (Bakterien, Protozoen, Würmer, Larven, Krebstiere) eine Art Vorreinigung des Wassers leisten, sodass die heute vielzitierten Submillimeter-Kunststoffpartikel, Mineralöltröpfchen, Industrieabfallstoffe und vieles weitere schon aus dem Wasser entfernt sind.

Übrigens eine gigantische Reinigungsleistung unter der die Mikroorganismen natürlich massenhaft zugrunde gehen, was nicht wundert, wenn auch radioaktive Elemente und „Schwermetalle" (eigentlich in der Hauptsache die Übergangsmetalle wie aus dem Schulunterricht bekannt) verstoffwechselt werden müssen.

Ich benutze das isotonische aufgrund der erwähnten Eigenschaften für DMSO-Mischungen im Bereich Haut, Schönheit, Haarwachstum oder auch für die eigene Herstellung von DMSO Nasen- und Augentropfen.

Das unveränderte Meerwasser kann man sich selbst mit pharmazeutischem Wasser weiter Richtung Isotonie verdünnen. Meerwasser hat einen Gesamtsalzgehalt von ca. 3,2 %. Isotonische Kochsalzlösung hat einen Natriumchlorid-Gehalt von 0,9 %.

Da Meerwasser eine ausgewogene Mischung auch an Magnesium-, Kalium-, und Calciumsalz enthält (und in Spuren weitere Salze der Erdalkali- und Alkalielemente!), lässt sich die Verdünnung nicht ohne weiteres exakt berechnen, da die zweiwertigen Magnesium- und Calciumionen andere osmotische Werte beisteuern als das Kochsalz. Eine Verdünnung des Meerwassers mit pharmazeutisch reinem Wasser von 1:2 ist jedoch nach meiner Einschätzung genau genug.

Natürlich eignet sich das isotonische Meerwasser auch hervorragend für die Herstellung der oben beschriebenen Rektalinfusionen! Um die Elektrolytvielfalt des unveränderten Meerwassers zu nutzen, „würze" ich damit auch das Essen oder/und gebe einen „Schluck" davon pro Glas in mein Trinkwasser (Umkehrosmosewasser).

Meerwasser – Urquell des Lebens

Beim Thema therapeutisches Meerwasser ist die öffentliche Meinung bzw. das Feedback zu diesem Thema bei Vorträgen/Seminaren auf paradoxe Art und Weise geteilt. Wieder einmal aufgrund allgemeiner Berichterstattung oder marketinglastigen Aussagen. Da ist zum einen das gebetsmühlenartige Argument, dass ja jeder wüsste, wie sehr die Ozeane verschmutzt sind. Trotzdem würde anscheinend niemand von diesen Leuten infrage stellen, dass ein Meerwasser Nasenspray von dem Pharmariesen Bayer eine gute Sache ist. Doch das Paradoxe geht noch weiter.

Die Firma, die sich auf die therapeutisch-wissenschaftlichen Arbeiten des Meerwassertherapie Begründers René Quinton beruft, mystifiziert „ihr" Meerwasser dermaßen, dass es keine ihm zustehende Verbreitung findet, da die angebotenen Ampullen auch zu preisintensiv sind.

Natürlich kann man sich immer auf den Spruch von Zino Davidoff berufen: „Wenn etwas teuer genug ist, lässt es sich gut verkaufen." Aber in diesem Fall ist sowohl die Preisgestaltung als auch die Behauptung, es handele sich um ein gaaaanz besonderes Meerwasser, das man auch „marine plasma" nennt, eher geeignet, Verwirrung zu stiften.

Die Verdienste von René Quinton kann man absolut anerkennen und nachvollziehen, denn Meerwasser ist, insbesondere in isotonisierter Form, selbstverständlich, eine besondere Flüssigkeit, die therapeutisch hervorragend eingesetzt werden kann. Doch die heutige Firma hat mit René Quinton ungefähr so viel zu tun, wie die Firma Kneipp mit Pfarrer Sebastian Kneipp, nämlich gar nichts. Außer der Nutzung der Namensrechte.

Die Wahrheit um das Meerwasser ist wieder einmal ganz einfach. Schon Alexander von Humboldt hat gemessen, dass der Salzgehalt in allen Ozeanen des Planeten gleich ist – überall.

Es gibt also kein besonderes Meerwasser, sondern nur Meerwasser. Entscheidend für die gesundheitliche Anwendung ist vielmehr, dass die enthaltenen Salze ein großes Spektrum der Elemente abbilden. Im Unterschied zur Kochsalzlösung, die nur Natriumchlorid enthält, finden sich im Meerwasser viele verschiedene Salze und zwar in einer physiologischen Ausgewogenheit und Vollständigkeit, wie man sie in keinem prähistorischen Salzlager auf dem Festland finden kann.

Unterschiede gibt es, aus heutiger Sicht, in Sachen Verschmutzung. Doch Verschmutzung ist ein unscharfes Wort und manche reden da von „Mikroplastik", andere von Erdölhavarien und wieder andere von radioaktivem Jod usw.. Deswegen bedient man sich des Tricks, das Meerwasser in planktonreichen und touristisch nicht belasteten Gebieten zu ernten. Das kann natürlich jede Firma machen, die Meerwasser verwendet oder anbietet. Dies stellt also auch kein Alleinstellungsmerkmal dar.

Plankton erwirkt eine gute Vorreinigung des Wassers. Sogar radioaktives Jod nehmen die Mikroorganismen auf und sinken damit am Ende ihrer kurzen Lebensspanne zum Meeresgrund. Die eigentliche Reinigung für pharmazeutisch-medizinische Anwendungen des Meerwassers erfolgt dann über eine Sterilfiltration. Auch dies ein gängiges Verfahren, das internationalen GMP Richtlinien folgt. Also kein Grund von einem „besonderen Verfahren" zu sprechen.

Für Anwendungen bei Mensch und Tier, insbesondere auf Schleimhäuten oder für Injektionen/Infusionen, muss das native Meerwasser, das einen Salzgehalt von etwa 3,2 % aufweist, dann noch isotonisiert werden. Das bedeutet, dass es mit destilliertem Wasser/pharmazeutischem Reinstwasser auf einen Salzgehalt von ca. 0,9 % oder eine Osmolarität von ca. 320 Milliosmol verdünnt wird. In dieser Form wird es dann seit langer Zeit eben für Nasensprays verwendet und auch von namhaften Pharmafirmen wie Bayer, Stada oder ratiopharm vertrieben.

Einsatzgebiete Meerwasser

Isotonisches Meerwasser (0,9 %)

- Augenpflege (3 %)
- Hautpflege (10 %)
- Injektionen/Infusionen (Sterilfiltration mit 200 nm Spritzenfiltern)

Natives Meerwasser (3,2 %)

- Trinklösung (10 - 20 ml)
- 2- bis 3-mal täglich

Doch die erfolgreichen Anwendungen von Meerwasser im Bereich der Integrativen Medizin gehen natürlich weit über simple Nasensprays hinaus, wie Quinton zeigen konnte und wie wir auch heute immer wieder feststellen.

Fazit: Auch wenn wir wissen, dass die Meere verdreckt sind, kann man daraus doch (immer noch) durch geeignete Verfahren ein reines Meerwasser gewinnen, in dem wichtige und seltene Spurenelemente enthalten sind. Ich verwende es für die Eigenherstellung von DMSO Verdünnungen, genauso wie für die Zubereitung von Injektionslösungen oder ganz simpel zum Trinken, wie es auch Quinton empfohlen hatte.

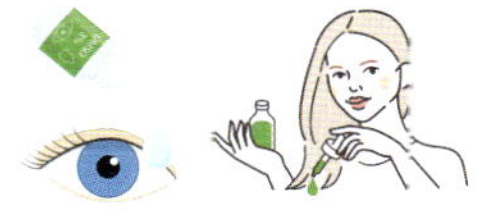

Zum Beispiel 2- bis 3-mal täglich 20 ml. Die DMSO Verdünnungen, insbesondere zur Anwendung an den Augen (3 %) oder für die Hautpflege (10 %), stelle ich mit dem isotonischen Meerwasser her.

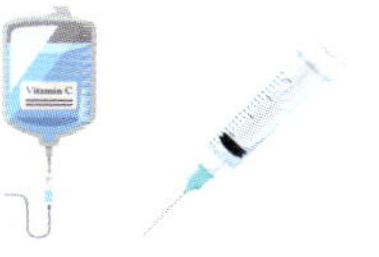

Für Injektionen/Infusionen filtriere ich es einfach nochmal mit den schon erwähnten 200 Nanometer Spritzenfiltern.

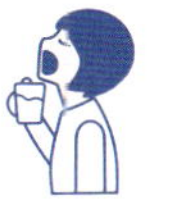

Für die Trinklösung verwende ich das native Meerwasser, also mit 3,2 % Salzgehalt. Davon mische ich 10 bis 20 ml in ein Getränk. Der Verwendung von Meerwasser in selbstgemischten Kosmetika, Cremes, Wohlfühlbädern, Wärmepackungen, Gesichtsmasken usw. sind keine Grenzen gesetzt.

Meerwasser – Ausgewogene Quelle für Spurenelemente

Ja, es ist sehr schade, dass die Ozeane verschmutzt sind. Alles Mögliche tut man dem Meerwasser an, der Ursubstanz des Lebens.

Die ebenso schlichte wie klare Vorstellung des Meerwassers auf Wikipedia lässt, im Angesicht der achtlosen menschlichen Schädigung, Gänsehaut aufkommen:

> *Der größte Teil der Erdoberfläche ist von Meerwasser bedeckt. Meerwasser ist chemisch gesehen eine wässrige Lösung, hauptsächlich von verschiedenen Salzen.*

Und doch ist die ursprüngliche Zusammensetzung aus Wasser und gelösten Ionen unverändert vorhanden. Diese Zusammensetzung ist beeindruckend:

Die durchschnittliche Konzentration der häufigsten 22 Elemente und Ionen von natürlichem Meerwasser bei einer spezifischen Dichte von 1,025 kg/l:

Element / Ion	Menge	Einheit
Chlorid - Cl	19,8	g/l
Natrium - Na	11,0	g/l
Sulfat - SO_4	2,8	g/l
Magnesium - Mg	1,3	g/l
Calcium - Ca	431	mg/l
Kalium - K	410	mg/l
Hydrogencarbonat - HCO_3	148	mg/l
Bromid - Br	72	mg/l
Strontium - Sr	8	mg/l
Bor - B	4,6	mg/l
Silicium - Si	3	mg/l
Fluorid - F	1,3	mg/l
Nitrat - NO_3	0,5	mg/l

Element / Ion	Menge	Einheit
Lithium - Li	174	µg/l
Rubidium - Rb	123	µg/l
Phosphor - P	13	µg/l
Barium - Ba	12	µg/l
Molybdän - Mo	10	µg/l
Iodid - I	5	µg/l
Arsen - As	2	µg/l
Vanadium - V	1	µg/l
Titan - Ti	1	µg/l

Ja, da darf gestaunt werden. Manchmal schreiben mir sogar Leute, dass bei ihnen Mangel an verschiedenen Spurenelementen festgestellt wurde und was für Nahrungsergänzung, Kapseln, Dragees, ... sie jetzt wohl alles kaufen und einnehmen müssten – mit all den unerwünschten Zusatzstoffen ... .

Unser aller Meerwasser enthält die Spurenelemente in ausgewogenem Verhältnis! Beispielsweise Lithium, Molybdän, Vanadium oder Rubidium sind hier zu erwähnen.

Ich kann hier/heute nicht auf alle diese Elemente und ihre Bedeutung für Mensch und Tier eingehen. Viele davon dürften Ihnen geläufig sein. Doch beispielhaft möchte ich das Arsen herausgreifen. Ja, Arsen!

„Das ist doch giftig!", wird es jetzt in Ihnen rufen.

An diesem Beispiel sieht man nämlich wieder einmal sehr schön, wie die breiige Vermischung von historischen Irrtümern, Falschinformationen, Populärwissenschaft, Halbwahrheiten und weiteres dazu führt, dass sich Vorurteile festsetzen.

Arsen ist ein wichtiges Spurenelement. Wie in dem Abschnitt über Doping gesehen, steht Arsen sogar auf der Verbotsliste im Pferdesport. Im Umkehrschluss bedeutet dies, dass Arsen bei Pferden zu einer Leistungssteigerung führt.

Hier die Beschreibung zur biologischen Bedeutung von Arsen:

Es gilt als Spurenelement im Menschen. Mangelerscheinungen wurden bisher aber nur an Tieren nachgewiesen. Der notwendige Bedarf liegt, falls er bestehen sollte, zwischen 5 und 50 µg pro Tag. Eine tägliche Arsenaufnahme von – je nach Wahl der Nahrungsmittel – bis zu einem Milligramm gilt als harmlos.

Für viele Tiere ist Arsen ein essentielles Spurenelement. So zeigen Hühner oder Ratten bei arsenfreier Ernährung deutliche Wachstumsstörungen … . Zahlreiche Algen und Krebstiere enthalten organische Arsen-Verbindungen wie das schon erwähnte Arsenobetain. Arsen führt zur verstärkten Bildung der sauerstofftransportierenden roten Blutkörperchen. Aus diesem Grund wurde es früher dem Futter von Geflügel und Schweinen zugesetzt, um eine schnellere Mästung zu ermöglichen. Trainer von Rennpferden benutzten es zum illegalen Doping ihrer Tiere – heute kann der Zusatz von Arsen zur Nahrung allerdings leicht im Urin nachgewiesen werden.

Bei Pflanzen erhöht das Element den Kohlenhydrat-Stoffwechsel.

Die stimulierende Wirkung des Arsens ist vermutlich auch Ursache des früher in einigen Alpengegenden verbreiteten Arsenik-Essens. Im 17. Jahrhundert verzehrten manche der dortigen Bewohner lebenslang zweimal wöchentlich bis zu 250 Milligramm Arsen – bei Männern, weil es bei der Arbeit in den Höhenlagen half, bei Frauen, da es angeblich zu einer kräftigen Gesichtsfarbe beitrug.

Arsen ist also auch wichtig zur „Blutbildung“ und wäre dementsprechend, einfach ausgedrückt, indiziert bei Anämie.

Meerwasser bietet uns insgesamt eine hervorragende, verträgliche Möglichkeit Spurenelemente und Mengenelemente (Natrium, Magnesium, Kalium) in reiner Form und gut aufnahmefähig zu nutzen.

Voraussetzung dafür ist heutzutage leider, dass das Meerwasser technisch aufwendig filtriert werden muss. Eine Sterilfiltration, wie sie bei dem Meerwasser gemacht wird, stellt einen erheblichen Kostenfaktor dar. Viel schöner wäre es, wir könnten noch wie unsere Steinzeitvorfahren, einfach direkt aus dem Meer trinken.

Es gibt sterilfiltriertes natives und isotonisiertes Meerwasser. Das native hat einen Salzgehalt von ca. 3,2 %. Damit kann man Getränke anmischen oder Hautsprays beispielsweise. Für Getränke mische ich das native Meerwasser 1:5 mit Wasser, Tee etc.. Mehrmals täglich.

Für Anwendungen wie Nasenspray, Augentropfen, Ohrentropfen, Einläufe, verwende ich das isotonische Meerwasser oft zusammen mit DMSO. Hierfür wird dem nativen Meerwasser noch so viel pharmazeutisch reines Wasser hinzugefügt, bis der Salzgehalt bei ca. 0,9 % liegt, also ca. 1:2. Kann man selbst mischen oder anwendungsfertig beziehen.

Die DMSO 3 % Lösung für Anwendungen als Augentropfen mische ich aus DMSO Ph. Eur. und isotonischem Meerwasser.

Wer an der Nordsee wohnt, kann sowieso alles selbst machen.

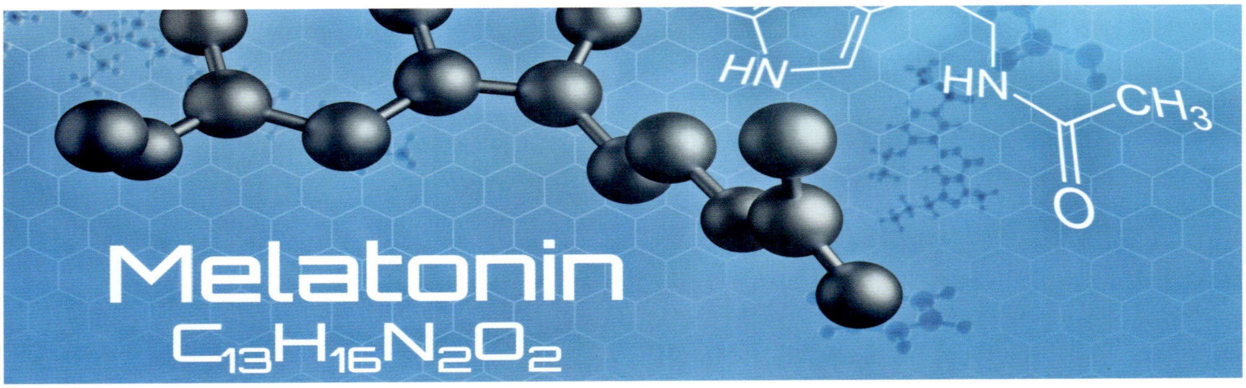

Melatonin – Ein vielseitiger Botenstoff erreicht die Drogerien

Um den natürlichen Botenstoff Melatonin ist ein „Hype" entstanden. Dies ist durchaus positiv gemeint, denn wie wir beispielsweise an Vitamin D oder CBD-Öl erleben durften, konnte und kann damit sehr vielen Menschen auf einfache Art und Weise geholfen werden.

Wenn es sich um einen natürlichen Botenstoff handelt, dann ist die Frage: Mangelt es dann überhaupt an Melatonin und wenn ja, warum? Wie bei anderen Hormonen auch, kommt es immer dann zu einem Mangel, wenn die produzierende Drüse oder das produzierende Gewebe mangelhaft oder fehlerhaft arbeitet oder der Ausgangsstoff fehlt – biochemisch spricht man von der benötigten Vorstufe. Jeder kennt das von der Schilddrüse (Thyronin und Thyroxin) oder der Bauchspeicheldrüse (Insulin). Wo jedoch im Körper das Melatonin herkommt, wissen die meisten Leute gar nicht.

Es wird von der Epiphyse (Zirbeldrüse) im Zwischenhirn gebildet, und zwar aus dem Gewebshormon Serotonin.

Serotonin kann als „Tag- bzw. Aktivitätshormon" und Melatonin als „Nacht- bzw. Schlafhormon" betrachtet werden. Hier gibt es also gleich zwei Flaschenhälse, denn auch ein Serotonin Mangel führt unweigerlich zu einem Melatonin Mangel, selbst wenn die Zirbeldrüse ordentlich arbeiten sollte.

Serotonin wiederum wird physiologisch mit Hilfe von Enzymen aus Tryptophan erzeugt – einer essentiellen Aminosäure, die also mit der Ernährung aufgenommen werden muss.

Das ist der dritte Flaschenhals auf dem Weg zum Melatonin, denn Tryptophan ist zwar in Lebensmitteln wie Sojabohnen, Cashewkernen, Kakao, Hafer, Reis (ungeschält), Erbsen und anderen enthalten, jedoch immer in Protein gebundener Form und nicht als freie Aminosäure.

An dieser Stelle wird wieder einmal deutlich, welche Bedeutung die Aminosäuren-Mischung der 8 essenziellen Aminosäuren hat, die es zum Glück inzwischen auch als Pulver gibt. Denn die Presslinge, die anfangs im Internet üblicherweise angeboten wurden, können Kinder nicht schlucken (und manche Erwachsene auch nicht).

Mit dieser einfachen, jedoch gut aufnehmbaren Aminosäuren-Mischung, erleben wir immer wieder, auch im Bereich kindlicher Entwicklungsverzögerungen, Konzentrationsstörungen, Down Syndrom, Epilepsie u. a., erstaunliche Verbesserungen, wenn sie zusammen mit DMSO angewendet werden.

Die einzelnen Aminosäuren Bausteine sind eben auch wichtige Vorstufen für Botenstoffe/Hormone im Körper und ein Mangel beispielsweise an Tryptophan zieht eben einen Mangel an Serotonin und Melatonin mit sich.

Symptome und Erkrankungen wie Konzentrationsstörungen verwundern dann kaum.

Und damit sind wir schon bei den Wirkungen des Melatonins angelangt bzw. wofür es angewendet werden kann. Hier wird inzwischen eine erstaunliche Vielfalt genannt und Melatonin kann dementsprechend universell eingesetzt werden – wie DMSO als eine Art zweites Dachmittel.

Es wirkt vor allem neuroprotektiv und hilft uns in der Nacht zu entgiften und Regeneration und Heilung zu ermöglichen. Ebenfalls ist Melatonin ein effektiver Radikalfänger für Peroxinitrit ONOO-. Unsere Mitochondrien arbeiten zwar ununterbrochen für den Schutz jeder Zelle, selbst jedoch, an ihrer inneren Membran, sind sie schutzlos radikalischen Angriffen ausgesetzt, wenn der Stoffwechsel entgleist. Hier hat die Natur nicht ahnen können, wie zahlreich die Mitochondrien durch moderne Lebensweise geschädigt oder vernichtet werden. Melatonin trägt zu diesem inneren Schutz der Mitochondrien genauso bei wie DMSO und Hydroxymethylfurfural (5-HMF). Zusammen mit DMSO kann man beim Melatonin von vielen sich ergänzenden, synergistischen Wirkungen sprechen, wie beispielsweise auch der Gefäßerweiterung oder Bronchienerweiterung.

Genannt werden folgende Indikationen (Reihenfolge ist willkürlich), bei denen Melatonin therapeutisch erfolgreich eingesetzt wurde/wird:

Morbus Alzheimer, vorzeitiges Altern, Krebs, Herzinfarkt, Schlaganfall, Diabetes, Grauer Star, Impotenz, Schlafstörungen, Rheuma, Allergien, Stress, Burnout, Migräne, Asthma, Epilepsie, Sehschwäche, Wechseljahrsbeschwerden, Jetlag, hoher Blutdruck, erhöhtes Cholesterin, Depressionen, Wochenbettdepression, Multiple Sklerose, Hormonhaushalt, Osteoporose, Morbus Parkinson, Schilddrüsenentzündungen, Spastiken, ALS, chronische Müdigkeit, Durchblutungsmangel, Haarausfall, Konzentrationsschwäche, Down Syndrom.

Praktische Anwendung:
Melatonin, als Aminosäurenabkömmling, wird bei oraler Anwendung, z.B. in Tabletten-, Dragee- oder Tropfenform, leider im Verdauungstrakt abgebaut und/oder im Zuge des First-Pass-Effekts deutlich reduziert. Eine Aufnahme über die Haut ist dementsprechend vorzuziehen bzw. der einzig sinnvolle Weg.

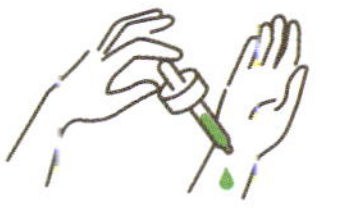

Es kann zusammen mit DMSO, ähnlich anderen bioidentischen Hormonen, etwa an der Innenseite der **Unterarme**, am **Bauch** oder der **Innenseite der Oberschenkel** oder den **Kniekehlen** appliziert werden. Auch ein Nasenspray, also Anwendung über die Nasenschleimhaut, ist möglich.

Ich beziehe entweder eine 1 oder 5%ige Melatonin-Lösung in DMSO. Die 1%ige Mischung enthält ca. 0,5 Milligramm Melatonin pro Tropfen und eignet sich also für die übliche, bekannte Anwendung als „Einschlafhilfe“ mit ca. 0,5 bis 3 mg (entsprechend 1 - 6 Tropfen). Die 5%ige Mischung enthält ca. 2,5 mg Melatonin pro Tropfen und eignet sich für Anwendungen, bei denen typischerweise mit Mengen bis 25 Milligramm gearbeitet wird, was also bis zu 10 Tropfen davon entspricht.

Über die anzuwendenden Dosierungen gibt es ohnehin größere Meinungsverschiedenheiten. Es ist so oder so anzuraten **mit kleinen Mengen zu beginnen** und dann, je nach Befindlichkeit und Erfahrungen, **langsam** zu **steigern**. Insofern habe ich beide Konzentrationen im Gebrauch, da es ab einer gewissen Tropfenanzahl einfacher ist die 5%ige Lösung zu verwenden.

Nebenwirkungen und Kontraindikationen:
Es wird beschrieben, dass es direkt zu Beginn der Anwendung von Melatonin tatsächlich auch zu einer Art „Wachheit“ oder „aufgedreht sein“ kommt, obwohl kleine Mengen direkt vor dem zu Bett gehen eingesetzt wurden. Dies sollte nach höchstens wenigen Tagen der erwünschten Wirkung des sanften Einschlafens weichen.

Melatonin soll unterschiedlichen Quellen nach nicht bei Menschen unter 35 Jahren eingesetzt werden, was für mich jedoch keinen Sinn ergibt, denn eine eingeschränkte Funktion der Zirbeldrüse ist heute sehr wohl schon bei jungen Menschen zu beobachten, weil geregelte Wach-Schlaf-Zyklen immer mehr fehlen.

Offiziell sollen auch **Schwangere** und/oder stillende Frauen auf die Anwendung von Melatonin verzichten, da das Ungeborene oder der Säugling über Plazenta und Muttermilch mit Melatonin mitversorgt wird und es hier zu Überdosen kommen könnte.

Auch **Nierenerkrankungen** stellen offiziell eine Kontraindikation dar, weil sich hier das Melatonin im Fall der Fälle anreichern könnte.

Bei **Autoimmunerkrankungen** wird ebenfalls von Melatonin abgeraten, weil es die Immunantwort eher noch verstärken könnte, wobei das sehr pauschal gesehen wird und ich hier den Einzelfall betrachten würde.

Fazit: Melatonin scheint beim modernen Erwachsenen meist Mangelware zu sein, alleine schon, weil wir nicht mehr die natürlichen Dämmerungszyklen leben, sondern mit Kunstlicht und Bildschirmarbeit die normale Aktivität der Zirbeldrüse aus dem Takt bringen. Weitere pathogene Mechanismen kommen logischerweise dazu, denn wenn die Zirbeldrüse auf elektromagnetische Strahlung in Form von Licht reagiert, wird sie wohl auch auf elektromagnetische Strahlung anderer Frequenzen reagieren ... .

Deshalb verwende ich Melatonin in DMSO gelöst ganz simpel in Tropfenform auf den Unterarm oder den Bauch verteilt täglich vor dem Schlafengehen. Gerade in der Zeit zwischen den Tagundnachtgleichen, also ungefähr von Ende September bis Ende März, kann uns Melatonin auch immunologisch und psychisch ungeheuer stärken. Je nach gewünschter Dosierung wird die entsprechende Tropfenanzahl auf die Haut appliziert und mit den Fingerspitzen kurz verteilt.

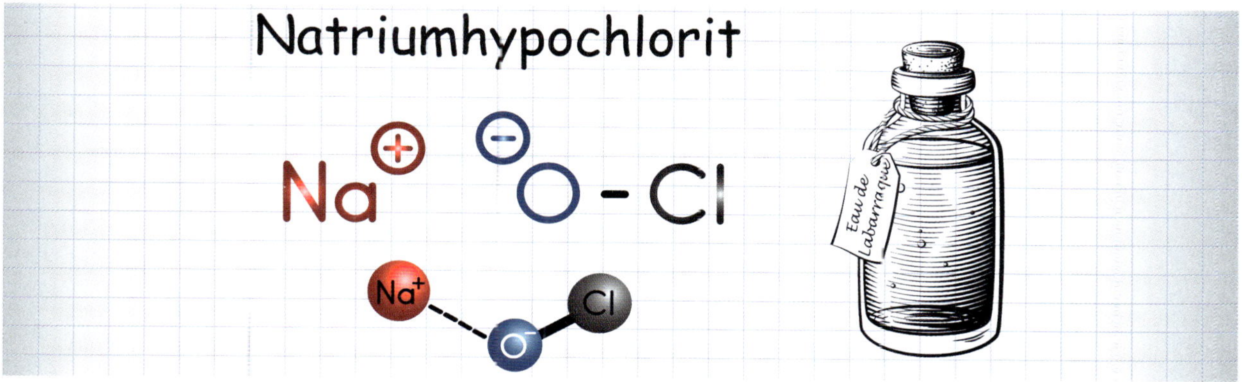

Natriumhypochlorit – Wundspüllösung

Im Zusammenhang mit der vielseitigen Nutzung von Meerwasser, die ich regelmäßig empfehle, hat ein DMSO und Co. Seminarteilnehmer folgende Frage eingereicht:

Kann zur Herstellung von DMSO-Mischungen für Schleimhautanwendungen, wie zum Beispiel DMSO Augentropfen oder DMSO Nasentropfen, anstatt Meerwasser, auch die Actimaris Wundspüllösung angewendet werden?

Zunächst einmal resultierte diese Frage aus der Not heraus, da hier keine Bezugsquelle für „normales" Meerwasser gefunden wurde. Dies lässt sich jedoch einfach auflösen, denn sterilfiltriertes Meerwasser gibt es in Flaschen und Kanistern.

Dennoch hat die Frage einen Impuls gebracht, denn die genannte Wundspüllösung ist zumindest ein interessantes, wenn auch gänzlich entbehrliches Produkt, weil es sich tatsächlich gar nicht um eine Mischung aus Meerwasser handelt. Der Name ist also eher Etikettenschwindel. Kommen wir zunächst zu dem guten Impuls, den die Frage mitgebracht hat:

Erstens erkennen wir hier, dass auch gestandene Pharmahersteller die Vorzüge der Anwendung von Meerwasser gegenüber der schnöden Kochsalzlösung kennen. Und zweitens gibt es eine Zulassung für eine hypochlorithaltige Flüssigkeit für den offiziellen Apothekenverkauf – komisch, wo man doch das Calcium-Hypochlorit, welches Jim Humble als MMS2 vorschlug, aufs Schärfste bekämpft hat ... . Natürlich handelt es sich bei dieser Wundspüllösung um eine Mischung mit sehr geringem Hypochlorit-Gehalt, jedoch ist das Prinzip, diese Art von Oxidationsmittel therapeutisch anzuwenden, schlüssig.

Insofern ist es alleine schon medizinisch-wissenschaftlich gesehen legitim und zielführend, sich damit wertfrei und ohne Dogmatismus, der sich im Falle Jim Humble schon zum Vorwurf der Ketzerei ausgewachsen hatte, zu beschäftigen.

Entwirren wir also einmal die Zusammenhänge.

Mittel für Schleimhautanwendungen

Isotonisches Meerwasser (0,9 %)
- Augenpflege (3 %)
- Hautpflege (10 %)
- Ohren-/Nasentropfen (15 %)
- Einlauf (10 - 15 %)
- Schlecht heilende Wunden (inkl. H_2O_2)

Natriumhypochlorit-Lösung
- Reinigung und Desinfektion
- Wurzelbehandlungen
- Therapeutische Bäder → Neurodermitis

Es geht zunächst um die Frage, welche Art von Wasser sich eignet, um Mittel für Schleimhautanwendungen, Wundbehandlungen, Spülungen, Injektionen und andere mehr zu mischen.

Im einfachsten Fall wird hierzu in der Pharmazie die altbekannte isotonische Kochsalzlösung verwendet. Das funktioniert gut, weil der Salzgehalt darin, 0,9 %, unserem Blutplasma angepasst ist.

Es geht jedoch besser, denn im Meerwasser findet sich eine weitaus ausgewogenere und vor allem vielfältigere Mischung an sogenannten Mineralien und Spurenelementen, die sich gegenseitig harmonisieren. Im Vergleich zu der einseitigen Kochsalzlösung.

Zur Hauptsache ist auch hier Natriumchlorid, also Kochsalz enthalten, jedoch kann Meerwasser ebenfalls mit einem guten Gehalt an Magnesium, Kalium und Calcium aufwarten, nebst unterschiedlichen anionischen Gegenionen. In sehr niedrigen Prozentzahlen finden sich dann noch viele weitere, im Sinn des Wortes, Spurenelemente. Diese werden von unserem Organismus selbstverständlich auch dringend benötigt (sonst wären sie im Meerwasser nicht enthalten und umgekehrt).

So weit, so gut. Jedoch ist in dieser Wundspüllösung aus der Apotheke gar kein Meerwasser drin!? Die Zusammensetzung lautet: Meersalz, gereinigtes Wasser, Natriumhypochlorit. Das ist natürlich etwas völlig anderes!! Sogenanntes Meersalz ist ja unter bestimmten physikalischen Bedingungen auskristallisiert und die Tatsache, dass eine konzentrierte Restflüssigkeit zurückbleibt, die abgetrennt wird, zeigt uns selbstverständlich, dass in Meersalz keineswegs alle natürlichen Inhaltsstoffe des Meerwassers zu finden sind.

Meerwasser hat einen natürlichen Salzgehalt von ca. 3,2 %. Um ungefähr in den isotonischen Bereich zu kommen, verdünne ich es einfach im Verhältnis 1:2 mit pharmazeutisch reinem Wasser. 3,2 % dividiert durch 3 ist ca. 1 %. Neben den Einzelkomponenten Meerwasser und Wasser Ph. Eur. gibt es auch das schon isotonisch eingestellte, sterilfiltrierte Meerwasser fertig zu beziehen.

Ich verwende isotonisches Meerwasser für viele DMSO und Co. Mischungen.

Beispiele: DMSO 3 % für die Augen, Nasenspray mit Vitamin B12 und Procain, DMSO Ohren-/Nasentropfen mit 15 % DMSO, DMSO Einlauf (z.B. 450 ml isotonisches Meerwasser plus 50 ml DMSO = 10%ige DMSO-Mischung), Anwendung auf chronischen, schlecht heilenden Wunden zusammen mit Wasserstoffperoxid, u.v.a..

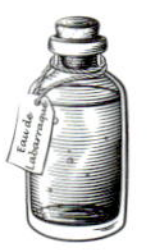

Und das Hypochlorit? Die Natrium-, Kalium- und Calcium-Salze der hypochlorigen Säure werden seit langer Zeit zur Desinfektion, Bleichung und Reinigung eingesetzt. Als „Eau de Labarraque“ wurden Natriumhypochlorit-Lösungen schon ab 1822 in Frankreich als Hausmittel von einem Apotheker verkauft. Auch die Bezeichnungen „Eau de Javelle“ oder „Dakin’s solution“ sind gebräuchlich, wobei es sehr unterschiedliche Konzentrationen gibt. Die Hypochlorite haben Vor- und Nachteile. Ein Nachteil ist die Hautalterung bei wiederholter Anwendung als Händedesinfektionsmittel oder Schwimmbadzusatz.

Doch auch unsere weißen Blutkörperchen, namentlich die neutrophilen Granulozyten, produzieren Hypochlorite für die Zerstörung von pathogenen Mikroorganismen wie Bakterien und Parasiten. Sie wirken als Oxidationsmittel und übertragen Sauerstoffatome oder erzeugen Sauerstoffmoleküle.

Hierbei entsteht zunächst der sogenannte Singulett-Sauerstoff. Davon haben viele von euch sicher schon gehört und auch, dass man für die sog. Singulett-Sauerstoff-Therapie gaaaanz teure Gerätschaften kaufen kann. Nun, eine Natriumhypochlorit-Lösung kostet einige wenige Euros und man bekommt sie ganz einfach über das Internet oder die Apotheke.

Auch die Zahnärzte verwenden Natriumhypochlorit-Lösung mit Konzentrationen von 0,5 bis 3 % zur Wurzelbehandlung, also zur Reinigung und Desinfektion.

Therapeutische Bäder mit ca. 0,005 % Natriumhypochlorit-Lösung werden bei Neurodermitis sehr erfolgreich eingesetzt. Wie gesagt, es entsteht Singulett Sauerstoff beim Zerfall.

<u>Zusammenfassung:</u>
Wundspüllösungen aus „echtem" Meerwasser und mit Zusatz von Natriumhypochlorit kann man sich kostengünstig selbst herstellen. Geht es um Meerwasser als Verdünnungsflüssigkeit für DMSO, so wird natürlich gar kein Hypochlorit benötigt!

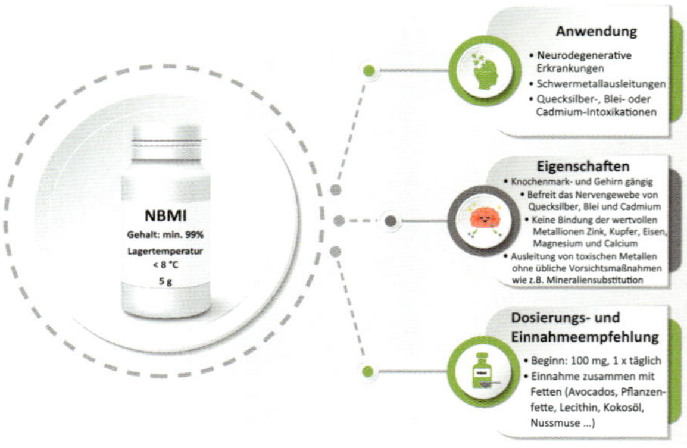

NBMI – Befreit Nerven von Quecksilber und Co. (auch nach Impfungen) – Erster und einziger fettlöslicher Metall-Chelator – Teil I

NBMI wird bei neurodegenerativen Erkrankungen, wie ALS, M. Parkinson, Polyneuropathie, M. Alzheimer, Demenz, Multiple Sklerose und anderen Quecksilber-, Blei- oder Cadmium-Intoxikationen angewendet, da es fettlöslich und sowohl Gehirn gängig als auch Knochenmark gängig ist. Gemeinsame Frühsymptome unterschiedlichster Metall-Intoxikationen sind chronische Müdigkeit, Psychosen, Nervenschmerzen und/oder -Lähmungen.

Neben der im vergangenen Rundbrief erläuterten Ausleitungsmöglichkeit für Aluminium (das ist kein Schwermetall bitteschön – deswegen heißt es Leichtmetallfelgen!) mit gepufferter Äpfelsäure, haben wir somit zwei hervorragende Gesundheitswerkzeuge im Kasten, um den Körper von metallischen Zell- und Enzymblockaden zu befreien.

Der Reihe nach:

Ende der 1990er Jahre wurden in einem Labor der University of Kentucky mehr als 50 Substanzen auf ihre Tauglichkeit als Schwermetallfänger, insbesondere gegenüber Quecksilber, untersucht. Eine davon erwies sich als Volltreffer. Sie hört auf den internationalen Wissenschaftsnamen N,N'-Bis(2-mercaptoethyl)isophthalamid, kurz NBMI.

Der leitende Wissenschaftler, Professor David Atwood, war ursprünglich erschrocken über die Tatsache, dass die Giftigkeit von Quecksilber in industriellen Abwässern, wie zum Beispiel bei der Verarbeitung von Golderz, seit 2000 Jahren bekannt ist und dieses Problem bis dato nicht gelöst war. Recht hat er, würde man sagen – oder? Dann hat er es gelöst.

Seine Errungenschaft wurde in maßgeblichen wissenschaftlich-technischen Fachmagazinen veröffentlicht und technische Großversuche wurden gefahren.

NBMI bindet vor allem Quecksilber, Cadmium und Blei. Insbesondere letzterem messe ich in der Toxikologie und Krankheitsentstehung einen ebenso hohen Stellenwert wie dem Quecksilber zu, vor allem, weil noch der größte Teil der „Verbleiten-Benzin-Generation" unter uns weilt. Ebenso wurde in Tierversuchen eine starke Bindung von Methylquecksilber an NBMI festgestellt.

> *Methylquecksilber bildet sich in der Natur durch Biomethylierung, wirkt giftig und reichert sich in der Nahrungskette an. Die Vergiftung mit Methylquecksilber äußert sich beispielsweise in der Minamata-Krankheit.*
>
> *Wikipedia*

<u>Die Ergebnisse dieser Versuche lassen sich sehen:</u> NBMI erniedrigt die Quecksilberlast in Golderzabwässern beispielsweise von ursprünglich 5,22 ppm auf 0,001 ppm!!!

<u>In Worten:</u> NBMI bindet das enthaltene Quecksilber so stark, dass die Konzentration um den Faktor 5000 auf 0,02 % sinkt!!!

<u>Oder so herum:</u> NBMI bindet 99,97 % des enthaltenen Quecksilbers!!!

<u>Viel wichtiger ist jedoch Folgendes:</u> Die Bindungskräfte zwischen den Metallionen oder -atomen und dem NBMI Molekül sind deutlich stärker, als dies mit Chelatoren wie DMSA, DMPS oder EDTA sowie mit dem Homologen des Schwefels, Selen, der Fall ist.

<u>Und:</u> Wichtige physiologische Metall-Atome und -Ionen wie Zink, Kupfer, Magnesium oder Eisen bleiben durch NBMI unbehelligt!!!

Die Ironie der Geschichte ist, dass NBMI in den betrachteten industriellen Systemen zwar extreme Quecksilberreduktionen erzielen könnte, jedoch schlecht wasserlöslich ist und industrielle Abwässer haben nun einmal die Eigenschaft wässrig zu sein. Für den ursprünglichen Anwendungszweck, für den es entwickelt wurde, hat es deshalb inzwischen keine Bedeutung mehr und ist glücklicherweise eine freie Substanz geworden.

NBMI ist jedoch bestens fettlöslich und insofern prädestiniert für biologische Anwendungen. Dies wurde nach der Jahrtausendwende schnell erkannt und NBMI für die Anwendung als Schwermetallausleitungsmittel untersucht.

<u>Anekdote am Rande:</u> Anfangs wurde NBMI mit Erdnussbutter vermischt gegessen, da es allein einen seltsamen Geruch/Geschmack hat.

NBMI wird aus der physiologischen Substanz Cysteamin hergestellt. Dieses ist ein Stoffwechselabbauprodukt von Cystein und auch von Coenzym A. Es handelt sich um eine Verbindung, die eine endständige Thiolgruppe enthält – diese Schwefel-Wasserstoffgruppe hat von jeher eine starke Affinität zu Übergangs- und Schwermetallen. Je zwei dieser Cysteamin Moleküle werden mit einer aromatischen Dicarbonsäure verbrückt und es entsteht dadurch ein dreiviertel kreisförmiges Gebilde, welches bestimmte Metall-Atome und -Ionen mit höheren Außenorbitalen komplexieren und dadurch stark an sich binden kann.

NBMI selbst ist somit kein reiner Naturstoff, jedoch wegen der Ausnahmestellung dennoch Bestandteil meines Gesundheitswerkzeugkastens.

Allerdings bringt es das Dasein als reine Forschungssubstanz mit sich, dass der Preis deutlich höher liegt als bei Verbrauchsstoffen oder E-Nummern Stoffen. Es wird sonst derzeit europaweit nur bei Laborchemikalienanbietern für Preise bis zu 400 Euro pro Gramm (!) angeboten, wobei hier oftmals nur gewerbliche Kunden beliefert werden. Ein exklusives Mittelchen – erheblich teurer als Gold!

Insofern ist es ein Glücksfall, dass NBMI inzwischen als Reinsubstanz erhältlich ist – mit Gramm Preisen von nur ca. 37 Euro!

Bei allgemein empfohlenen Tagesmengen von 100 Milligramm, wären das lediglich 3,70 Euro Anwendungskosten pro Tag. Wenn man größere Mengen einsetzt, entsprechend mehr.

Eine Verpackungseinheit enthält 5 Gramm NBMI, was bei 100 mg/d für 50 Tage reichen würde.

Ein wichtiges Qualitätsmerkmal für die Güte von NBMI ist die vollständige Lösungsfähigkeit in DMSO, ohne Trübung! Überhaupt wird auch in der Forschung empfohlen, es mit DMSO zu kombinieren. Ein weiterer guter Grund NBMI in den DMSO & Co. Gesundheitswerkzeugkasten aufzunehmen.

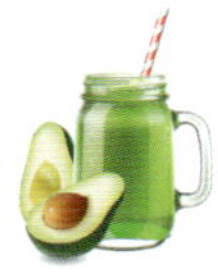

Achtung: Durch logisches Nachdenken kommt man selbst darauf – da NBMI schlecht wasserlöslich ist und dafür gut fettlöslich, wird es natürlich eher nicht (!) in Wasser eingenommen, sondern eher zusammen mit Fett, wie zum Beispiel in avocadohaltigen Smoothies oder zusammen mit Pflanzenfetten oder Lecithin.

Alternativ kann man natürlich ohne weiteres die gewünschte Milligramm Menge abwiegen und das Pulver in Kapseln füllen, die vor dem Essen eingenommen werden.

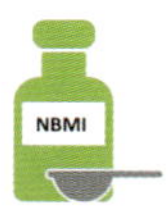

Die allgemeine Dosierungsempfehlung geht von 100 Milligramm, ein oder mehrmals täglich, aus. In akuten Fällen werden bis zu über 1000 Milligramm pro Tag eingesetzt. Meine Empfehlung ist grundsätzlich mit 100 mg als einmalige Tagesdosis zu beginnen und zu beobachten. Je nach Befinden kann dann stufenweise gesteigert werden.

NBMI wurde eine Zeit lang in den USA als Nahrungsergänzungsmittel angeboten und von daher ist eine allgemein gute Verträglichkeit bekannt.

Aus meiner Sicht handelt es sich also um ein typisches Hausmittel, mit dem man ohne, bei anderen Chelat-Therapie-Methoden, üblichen Vorsichtsmaßnahmen, wie z.B. Mineraliensubstitution, sukzessive toxische Metalle austragen kann.

Zusammenfassung: NBMI hat in Bezug auf Bindungsstärke und Bindungskapazität von toxischen Schwermetallen einzigartige Eigenschaften und ist **der** Chelator für die Befreiung des Nervengewebes von Quecksilber, Blei und Cadmium. Es handelt sich hierbei um auch heutzutage vielfältig industriell eingesetzte Metalle, die ubiquitär in der Biosphäre, Wasser, Lebensmitteln und in Alltagsprodukten vorhanden sind und uns sukzessive toxikologisch belasten. Die Zubereitung aus NBMI mit DMSO bietet auch einen Zugang für die Anwendungsformen Injektion/Infusion.

Im Unterschied zu DMSA, DMPS oder EDTA bindet NBMI nicht die physiologisch wertvollen Metallionen Zink, Kupfer, Calcium oder Magnesium!

Als bisher einziges Mittel des Gesundheitswerkzeugkastens sollte NBMI gekühlt aufbewahrt werden.

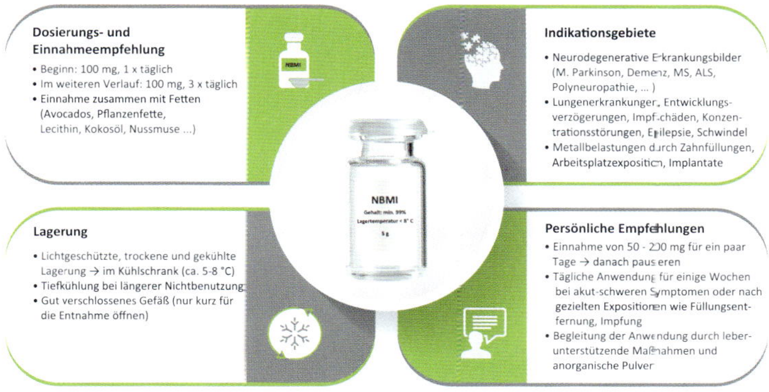

NBMI –
Einziges fettlösliches Chelatmittel Teil II

Der Beitrag zu dem meist gesuchten Chelatmittel NBMI im vergangenen Rundbrief hat übergroße Resonanz ausgelöst. Ich empfehle deshalb zunächst einmal auch die ausführlichen Informationen zu NBMI auf der umfangreichen Seite von Dr. Retzek zu lesen. Suchwort NBMI Dr. Retzek oder direkt: https://ganzemedizin.at/irminix-neuer-chelator-vormals-osr1

Zweitens kann angemerkt werden, dass die auf der Internetseite www.MedizinZumSelbermachen.de genannte Firma das NBMI wegen der großen Nachfrage schon wieder deaktivieren musste. Die Ware wird exklusiv produziert und ist derzeit im Rückstand. Die Rohstoffmärkte spielen verrückt ... . Nach Jahren des Suchens und Wartens auf diese einzigartige Substanz haben mir viele schon in den letzten Tagen geschrieben. Ich hoffe, dass NBMI bald wieder bereitsteht.

Einige der Ausleitungsexperten, die NBMI noch aus der Zeit seines NEM-Status unter dem Namen OSR1 in den USA kannten oder aus der Zeit des unvollendeten Zulassungsverfahrens unter dem Namen Irminix, haben sich rechtzeitig eingedeckt und das Produkt für qualitativ sehr gut befunden. Erste Anwendungsberichte zeigen die Wirksamkeit wie erwartet.

Weiterhin kamen zahlreiche Fragen, die eigentlich schon beantwortet waren. Deshalb zunächst noch einmal die Anwendungsmöglichkeiten in Kürze:

Empfohlen werden allgemein 1- bis 3-mal täglich je 100 Milligramm, wobei ich stets mit 1-mal 100 mg beginne. Dann kann man steigern bei Bedarf.

NBMI ist fettlöslich! Rückfragen, warum es sich nicht in Wasser löst, sind also ebenfalls überflüssig. Man kann NBMI in Fett/Öl, Lecithin, Avocado, ... lösen/mischen. Ebenso wird vom Hersteller die Lösung in DMSO empfohlen. Dies wäre zugleich eine Kombination, welche den Transport von NBMI, das von der Molekülgröße her noch als klein zu bezeichnen ist, unterstützt. 100 mg NBMI lösen sich in wenigen ml DMSO ohne weiteres gut auf.

Hierin liegt prinzipiell auch eine Möglichkeit der äußerlichen Anwendung, doch dazu habe ich noch nicht weitergeforscht – eins nach dem anderen. Lokale äußerliche Anwendungen mit der Mischung DMSO-NBMI erscheinen zumindest theoretisch im Mundraum sinnvoll oder aber auch nach der Entfernung von Frakturstabilisationsmaterial sonstwo am Körper.

Ebenso ist es gut denkbar als lokale paravertebrale Injektionsbehandlung bei Spinalkanal Stenosen, wo es ähnlich auch gute Erfahrungen mit EDTA Injektionen gibt.

Hier sähe ich die Fettlöslichkeit des NBMI als zusätzlichen Vorteil. Mit einem sterilen PTFE nano-Spritzenfilter könnte man solche Injektionslösungen darstellen.

NBMI sollte, nach Erhalt, kühl gelagert werden, also im Kühlschrank, der bekanntlich ca. 5 - 8 °C bietet. Wenn es länger nicht benutzt wird, kann es auch in die Tiefkühlung. Wichtig ist in jedem Fall eine lichtgeschützte und trockene Lagerung und ein gut verschlossenes Gefäß, welches nur für die Entnahme kurz geöffnet wird.

Die Meinungen zur oralen oder auch intravenösen Anwendung von Chelatmitteln gehen durchaus auseinander. Einigermaßen anerkannt ist die Empfehlung bei vermuteter oder nachgewiesener Belastung mit blockierenden Übergangs- und Schwermetallen zunächst für eine gewisse Zeit mit den bekannten wasserlöslichen Chelatmittel, DMSA, DMPS, EDTA, auszuleiten. Auch diese können oral angewendet werden. DMSA und EDTA sind sogar freiverkäuflich erhältlich.

Allerdings gibt es bei der ganzen Ausleiterei etwas zu bedenken:

> *Wie ist der natürliche Weg der Ausscheidung von toxischen Metallen, sofern diese gewisse Schwellen nicht überschreiten?*

Diese Schwellen sind übrigens sehr individuell sowie andere Entgiftungskapazitäten auch, wie man sich schon an der höchst unterschiedlichen Verträglichkeit von Alkohol von Mensch zu Mensch ausmalen kann.

Der natürliche Weg ist nicht über die Nieren, sondern über Leber-Gallengang-Darm! Erste Hilfe Ausweichwege bei Überlastung können z.B. Schweiß oder Eiterpusteln sein. Wenn wir also mit den bisherigen wasserlöslichen Chelatmitteln arbeiten, dann kreieren wir einen künstlichen Ausleitungsweg über die Nieren. Das funktioniert zwar in der Regel auch, ist jedoch zumindest zu berücksichtigen.

Konsequenz: Die Ausleitungswirkung von NBMI, da es ja fettlöslich ist und somit den natürlichen Ausscheidungsweg über Leber-Gallengänge-Darm imitiert und/oder unterstützt, können wir selbstverständlich nicht mit der einfachen Methode Sammelurin-Analyse begleiten. Da kommt nix raus.

Hier müssten also Stuhlanalysen gemacht werden, was eher selten ist und aufwendiger. Insofern orientiert man sich bei der Anwendung von NBMI zunächst einmal an der Symptomatik – an den Antworten des Körpers. Hierzu gehört gute Körperwahrnehmung oder Erfahrung oder beides.

Andererseits, da NBMI auch schon einmal über Jahre hin als Nahrungsergänzungsmittel im Handel war, wissen wir, dass die Wirkungen gut einschätzbar sind.

Die Indikationsgebiete, die seit über 10 Jahren zu NBMI genannt werden, sind sehr vielfältig. Neben den direkten, unmittelbaren Metallbelastungen durch Zahnfüllungen, Arbeitsplatzexposition, Implantate u.a., zählen dazu auch alle neurodegenerative Erkrankungsbilder (M. Parkinson, Demenz, MS, ALS, Polyneuropathie, ...), Lungenerkrankungen, Entwicklungsverzögerungen, Impfschäden, Konzentrationsstörungen, Epilepsie, Schwindel.

Zahlreiche Übergangsmetalle und Schwermetalle aus den Hauptgruppen des Periodensystems der Elemente können enzymblockierend wirken, insbesondere wenn ihre Konzentration im Körper über ein gewisses Maß ansteigt. Manche von ihnen sind sogar essenzielle Spurenelemente, wie z.B. Chrom, oder schaden in geringen Konzentrationen überhaupt nicht, wie z.B. Arsen. Andere sind per se hochtoxisch. Sie bilden aufgrund höherer freier Elektronenvalenzen außerordentlich stabile Komplexe, z.B. mit Schwefelatomen, die sich in einzelnen Aminosäuren befinden, die wiederum Peptid-Ketten bilden und so die aktiven Reaktionszentren von Enzymen gestalten.

Wenn diese aktiven Zentren dadurch blockiert werden, können sie ihre Funktionsweise als biochemische Stoffwechselkatalysatoren nicht mehr ausführen. Eine enorme Belastung für den gesamten Organismus, jedoch insbesondere für Zellfunktionen von Nerven und Muskeln.

Mit NBMI und auch wie bisher, mit DMSA oder EDTA, kann man sukzessive ganz nebenbei durch kleine Mengen und in intermittierenden Anwendungsrhythmen den Körper entlasten.

Meine persönliche Vorgehensweise, schließlich gehöre ich, was Kinder- und Jugendzeit angeht, zu der „Verbleites Benzin Generation“ und zu der „Wir stopfen Amalgam schon in die Milchzähne Generation“ und zu der „Der Impfpass muss ordentlich sein Generation“, ist dabei durchaus als sporadisch zu bezeichnen.

Mengen zwischen 50 und 200 mg, das ist für alle genannten Chelatmittel mein Maß, nehme ich für ein paar Tage, um dann wieder zu pausieren. Dies kann jedoch selbstverständlich in eigener Entscheidung auch völlig anders gemacht werden. Eine tägliche Anwendung für einige Wochen empfiehlt sich beispielsweise bei akut-schweren Symptomen oder nach gezielten Expositionen wie Füllungsentfernung, Impfung o.ä..

Begleiten sollten wir die Chelatmittelanwendung immer mit Organ unterstützenden Maßnahmen. Bei den wasserlöslichen Mitteln sind das zum Beispiel Nierentees. Bei NBMI sind es vor allem anorganische Pulver, wie Heilerde, Zeolith oder Kieselgur. Ebenso weitere leberunterstützende Maßnahmen, Mariendistel, Wärmflasche, … .

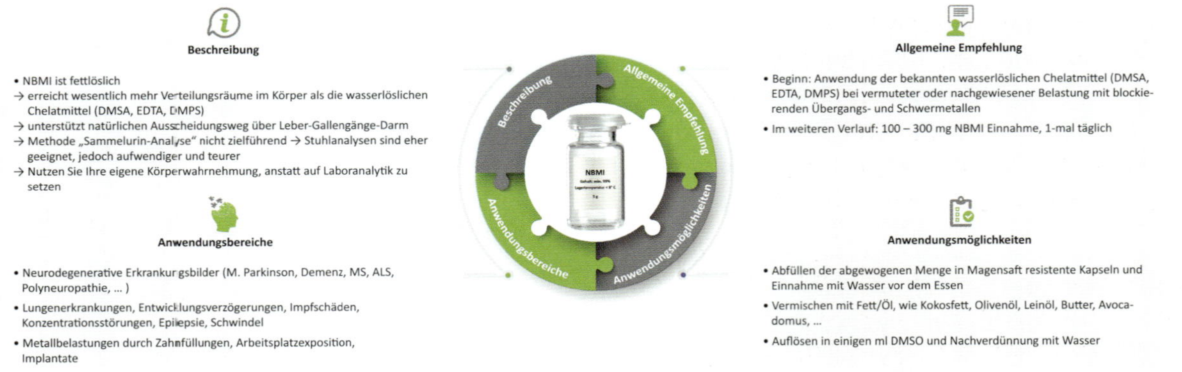

NBMI – Einziges fettlösliches Chelatmittel Teil III

NBMI war zuvor jahrelang nicht wirklich verfügbar, nachdem es zwar in den USA schon einmal als Nahrungsergänzung gelaufen ist und anschließend Objekt eines „Early Access Pilotprojektes“ für ein Zulassungsverfahren war, welches jedoch eingeschlafen ist. Deshalb wurde es von vielen Therapeuten und Privatanwendern, die es von damals kannten, händeringend gesucht und gleichzeitig tauchten immer wieder qualitativ schlechte Kopien auf, vor deren Verwendung gewarnt wurde. Lediglich bei Lieferanten von Spezialsubstanzen für Forschung und Entwicklung war NBMI in hoher Reinheit im Sortiment gelistet, jedoch zu Gramm Preisen von bis zu 400 Euro und auch meist wieder mit einer roten Ampel für den Lieferstatus gekennzeichnet. Nur unstabile und teure Bezugsmöglichkeiten also.

Das echte NBMI, welches wir jetzt zur Verfügung haben, liegt glücklicherweise bei nur ca. 39 Euro pro Gramm und zeigt eine sehr gute Reinheit. Mit einer Probe von der Lieferung habe ich eine Spurenanalyse mit der ICP-MS Methode veranlasst, mit der es möglich ist, Verunreinigungen mit (Schwer-)Metallen im ppm Bereich (parts per million) nachzuweisen.

Erfreuliches Ergebnis: Alle toxischen Metalle, die etwa in der Food Grade Verordnung betrachtet werden, liegen in der NBMI Probe unterhalb der Nachweisgrenze! Dazu gehören Antimon, Arsen, Blei, Cadmium, Chrom, Cobalt, Nickel und Quecksilber.

Fazit: Das NBMI wird der Reinheitsangabe > 99 % auf dem Etikett aufgrund professioneller Analytik mehr als gerecht. Es ist frei von toxischen Metallen, sogar auf der ppm Skala.

> *Dies ist extrem wichtig, da wir NBMI ja gerade als Schwermetallausleitungsmittel anwenden wollen! Käme es schon mit besetzten Bindungsstellen daher, wäre die Effektivität in Frage zu stellen.*

NBMI ist fettlöslich und erreicht deshalb wesentlich mehr Verteilungsräume im Körper als die wasserlöslichen Chelatmittel. Diese haben nach wie vor eine große Bedeutung und es gilt allgemein die Empfehlung zuerst DMSA, EDTA oder DMPS anzuwenden und dann mit NBMI „tiefer zu gehen“.

Auch DMSA und EDTA können in Eigenregie oral angewendet werden, neben dem bekannten Einsatz als Infusionszusatz in der Chelattherapie. Anwendungsempfehlungen finden sich in vorherigen Rundbriefen.

Mehrere E-Mails sind eingetroffen, aus denen ersichtlich ist, dass die vorherigen Erläuterungen zur praktischen Anwendung von NBMI ungenau gelesen wurden. Deshalb hier die Übersicht:

Die allgemeine Mengenempfehlung beläuft sich auf 100 bis 300 Milligramm pro Tag. Ein Gramm NBMI reicht also für ca. 3 bis 10 Tage. 5 Gramm NBMI reichen dementsprechend für 16 bis 50 Tage, in jedem Fall also für mindestens 2 Wochen!

Es gibt drei einfache Anwendungsmöglichkeiten, die sich aufgrund der alleinigen Fettlöslichkeit von NBMI logisch ergeben:

1. Abfüllen der abgewogenen Menge in magensaftresistente Kapseln und Einnahme mit Wasser vor dem Essen.

2. Vermischen mit Fett/Öl wie Kokosfett, Olivenöl, Leinöl, Butter, Avocadomus, … .

3. Auflösen in einigen ml DMSO und Nachverdünnung mit Wasser.

Weiterhin ergibt sich aus der Fettlöslichkeit von NBMI logischerweise, dass wir nach ausgeschiedenen Metallen nicht (!) im Urin suchen! E-Mails mit Berichten, dass im Urin kein Quecksilber oder Blei gefunden wurde, nach NBMI Einnahme, sind also eher peinlich. Wenn, dann müsste man nach den ausgeschiedenen Metall-Komplexen selbstverständlich im Stuhl fahnden. Dies ist jedoch weitaus aufwendiger und teurer.

Deshalb empfehle ich an dieser Stelle, wieder einmal, den Erfolg der Maßnahme, hier die Ausleitung, anhand der Symptomentwicklung zu beurteilen, also die eigene Körperwahrnehmung zu nutzen (und zu schulen) anstatt auf Laboranalytik zu setzen.

Anwendungsbereiche von NBMI wurden schon aufgezählt und umfassen alle nachgewiesenen oder vermuteten Metallbelastungen sowie der mit diesen verknüpften Symptomen und Erkrankungen, insbesondere solche mit Beteiligung des Nervengewebes. Dazu gehört auch das zentrale Nervensystem.

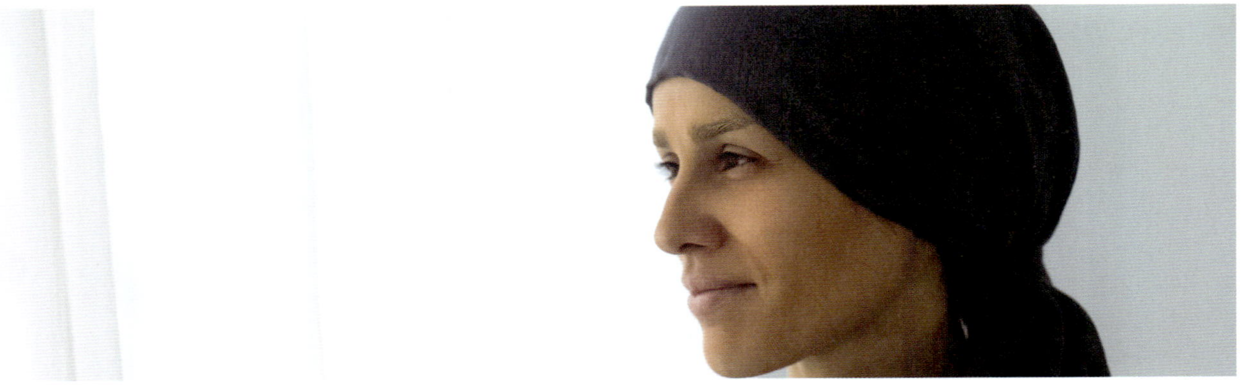

Organische Farbstoffe in der Krebstherapie – Bengalrosa

Im vergangenen Rundbrief ging es um Hämatoxylin, ein aus Blauholz gewonnener Farbstoff, der ursprünglich zum Färben von Gewebe beim Mikroskopieren in der Histologie verwendet wurde und immer noch wird. Die Entdeckung seiner Wirksamkeit zur Behandlung von Tumor-Erkrankungen durch Tucker habe ich im „Das DMSO Handbuch" beschrieben.

Bengalrosa, als Therapeutikum, ist mir erst später begegnet, durch den Tipp eines österreichischen Arztes, der in 2014 Seminargast bei mir war. Dann passierte etwas Unerwartetes.

Die Ärztezeitung titelte am 12. September 2017 mit „Melanom – Bengalrosa bringt Erkrankung in Remission", das heißt „zum Verschwinden". Noch interessanter/spektakulärer der Untertitel: „Verdünntes Bengalrosa, intraläsional injiziert, kann maligne Melanome zum Verschwinden bringen. Hinzu kommen systemische Effekte: Der Stoff wirkt auch an Stellen, an denen er gar nicht gespritzt wurde." Hier der Link: https://www.aerztezeitung.de/medizin/krankheiten/krebs/hautkrebs/article/942901/injektionhautkrebs-bengalrosa-bringt-melanom-remission.html. Da reibt man sich die Augen.

Eine offizielle Studie mit einem billigen organischen Farbstoff aus der bisher so verpönten Alternativmedizin Szene. Getestet für die Behandlung einer Erkrankung, von der wir immer hören, dass sie ein schnelles, äußerst unangenehmes Ende bedeutet. Also nicht zur Behandlung von „Pillepalle" wissenschaftlich überprüft, sondern mit einer echt hohen Messlatte. Und die Ergebnisse sind, verglichen mit den Krebsbehandlungsstatistiken, allgemein phänomenal positiv. Und niemand weiß bis heute, wie es wirkt. Braucht man auch nicht. Wir wissen, dass es wirkt.

Weiterhin wurde Bengalrosa auch schon in der längeren Vergangenheit auch zur Behandlung vieler weiterer Tumorarten eingesetzt. Die Nutzung als schnell wirksames und kostengünstiges Mittel ist natürlich nicht auf das Melanom beschränkt. Bengalrosa ist ebenfalls als Mikroskopie-Farbstoff frei zugänglich. Es gibt sowohl das reine Pulver als auch eine Lösung.

Mit dem Pulver selbst zu hantieren, empfehle ich jedoch eher den passionierten Experimenteuren unter Ihnen, denn man hat recht schnell die pinkroten Spuren überall in der Wohnung. Wenn ich die Fläschchen in den Seminaren zum Anschauen durchreiche, ... Naja, Sie wissen schon.

Die Lösung hat eine Konzentration von 10 % bezogen auf Bengalrosa, das ist das, was auch in der ärztlichen Studie verwendet wurde. Die Gewebegängigkeit von Bengalrosa ist eingeschränkt und so empfiehlt sich der Einsatz zusammen mit DMSO. Dadurch kann bei Anwendung an oberflächennahen Tumoren oder sogar offenen Tumoren eventuell auf die Injektion verzichtet werden, sodass hier eine simple Möglichkeit zur Sofortmaßnahme gegeben ist.

Die Anwendungshäufigkeit ist, das geht auch aus dem Artikel hervor, eher gering und richtet sich aus meiner Sicht nach dem Verlauf. Initial mache ich eine Anwendung und dann wird beobachtet. Wiederholungen können sinnvoll sein, jedoch, auch das wurde publiziert, gibt es Fälle, in denen eine Einmalbehandlung ausreichte.

Fazit: Bengalrosa kann, als 10%ige Lösung in Wasser, eine gute Option in der Tumortherapie sein. Dies ist nun offiziell. Ich persönlich würde es jedoch mit DMSO kombinieren, um die Gewebegängigkeit noch zu verbessern. Im Falle von Injektionen, genauso wie bei topischer äußerlicher Anwendung.

Über die orale Anwendung sind mir keine Erfahrungen bekannt. Da es sich bei Bengalrosa um eine ionische Verbindung handelt, könnte auch der zeitgleiche, lokale Einsatz einer elektrischen Spannung (Elektromedizin) die Gewebe- und Zellgängigkeit gezielt verbessern/steuern.

Weiterführende Informationen

Behandlung Brusttumor

Kapitel DMSO in Kombination mit anderen Wirkstoffen - DMSO und Bengalrosa - Brusttumor

Behandlung Lungenmetastasen

Kapitel DMSO in Kombination mit anderen Wirkstoffen - DMSO und Bengalrosa - Lungenmetastasen

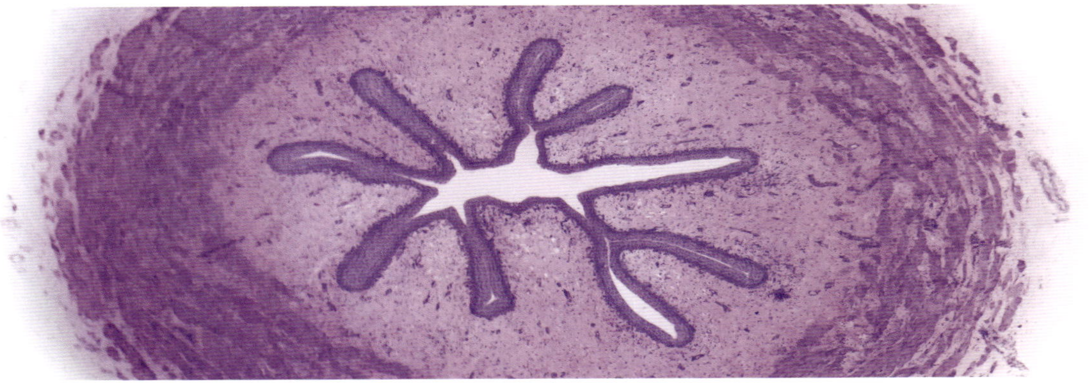

Organische Farbstoffe in der Krebstherapie – Hämatoxylin

In der Gruppe der organischen Farbstoffe haben sich zum Beispiel Bengalrosa, Methylenblau (synthetisch) sowie Hämatoxylin und Flavine (natürlich) als hochwirksam gegenüber Tumorgewebe, insbesondere maligner Art, bewährt. Sie alle sind sehr einfach in der Anwendung, bestens verträglich und kostengünstig. Über die anderen Farbstoffe werde ich zukünftig ebenfalls schreiben, heute soll es zunächst um Hämatoxylin gehen, weil sich ein Anwendungsphänomen gezeigt hat, das Beachtung finden sollte.

Ein ehemaliger Seminarteilnehmer und Heilpraktiker hat es einmal auf den Punkt gebracht: „Hämatoxylin ist die billigste Art und Weise einen Tumor mindestens zum Wachstumsstopp zu bringen.“ Das ist doch schon einmal was – oder?

Hämatoxylin wird entweder als reines Pulver oder als anwendungsfertige Stammlösung 25%ig in DMSO eingekauft und in Wasser verdünnt getrunken oder in einer Infusion, NaCl- oder Ringer-Lösung, verabreicht. Auch die lokale äußerliche Anwendung an oberflächlich sichtbaren oder als Injektion an oberflächlich tastbaren Tumoren ist möglich.

Für eine Infusion werden 0,5 - 1 ml von der Stammlösung in 500 ml Infusion maximal 3-mal wöchentlich angewendet. Für eine Trinklösung werden täglich ein- bis zweimal ca. 2 - 5 Tropfen pro 10 kg Körpergewicht in 100 ml Meerwasser 1:2 mit reinem Wasser gemischt und getrunken.

Nun zu dem Phänomen in der Anwendungspraxis: Da es sich bei Hämatoxylin um ein Chromophor-Molekül handelt, mit einem π-Elektronensystem über 4 Kohlenstoffringe verteilt, können Absorptionen elektromagnetischer Strahlung nicht nur im sichtbaren Spektralbereich erfolgen (was zur Farbigkeit für unser Auge führt), sondern auch im kurzwelligen Strahlungsbereich wie z.B. Röntgenstrahlung, Gammastrahlung.

So verwundert es nicht, dass nach der regelmäßigen Einnahme einer Hämatoxylin-Lösung bei einer folgenden Kontrolldiagnostik mit dem heute üblichen Hybridverfahren PET-CT ein überraschend falsch-positives Ergebnis auftreten kann! Hämatoxylin-Moleküle heften sich in gemischter Bindungsvariante Komplex/Chelat vor allem an das Zwischenzellgewebe in Tumoren und verschlechtern dadurch die weitere Versorgung der Tumorzellen selbst, so wurde es von Dr. Tucker beschrieben, was zu deren Untergang führt.

Der Erstbeschreiber Dr. Tucker konnte jedoch nicht wissen, dass die „Versammlung“ der Hämatoxylin-Moleküle in hoher Konzentration im Rahmen der heute modernen „Bestrahlungs-Detektions-Verfahren“ zu einem „Leuchten“ führt und von nicht eingeweihten Ärzten als verdichtetes, wachstumsstarkes Gewebe interpretiert werden kann, welches vor allem auch in den assoziierten Lymphbereichen „strahlt“.

Letzteres Phänomen könnte auf zweifache Art und Weise entstehen: Entweder durch untergegangenes Tumorgewebe, welches über die Lymphwege „entsorgt“ wird und natürlich noch Hämatoxylin haltig ist oder weil Hämatoxylin von sich aus schon nahegelegene Bereiche „aufspürt“ und besetzt, so wie es auch von Dr. Drobil für das simple Furfural beschrieben wurde – sozusagen als Vorbeugung gegen diagnostisch vorher noch gar nicht auffällige Gewebebereiche/Lymphknoten.

Wie wir es auch drehen und wenden, die Kenntnisse dieser Zusammenhänge, die durch den Fall einer Patientin eines Kollegen an den Tag kamen, zeigen uns eindeutig:

Hämatoxylin tut, nun wissenschaftlich nachgewiesen, genau das, was wir erhoffen – es lagert sich zielsicher an malignes Tumorgewebe an, denn im Rest des Körpers gab es keine auffällig hellen Bereiche im bildgebenden Verfahren. Möchte man den „Effekt“ von irritierten und vielleicht voreilig drängenden Ärzten vermeiden, sollte also einige Tage vor einer PET-CT-Untersuchung, die Hämatoxylin-Anwendung unterbrochen werden.

Das Hämatoxylin-Verfahren an sich ist weiter optimierbar: Durch gezielte Zugabe eines Oxidationsmittels und/oder Einstellung des pH-Wertes der Lösung kann das Hämatoxylin-Molekül noch selektiver gemacht werden und lagert sich dann zum Beispiel auch sehr gerne an Al^{3+}Ionen an (in Worten: Aluminium drei plus Ionen) ..., verstehen Sie? Dazu darf noch etwas geforscht werden ... .

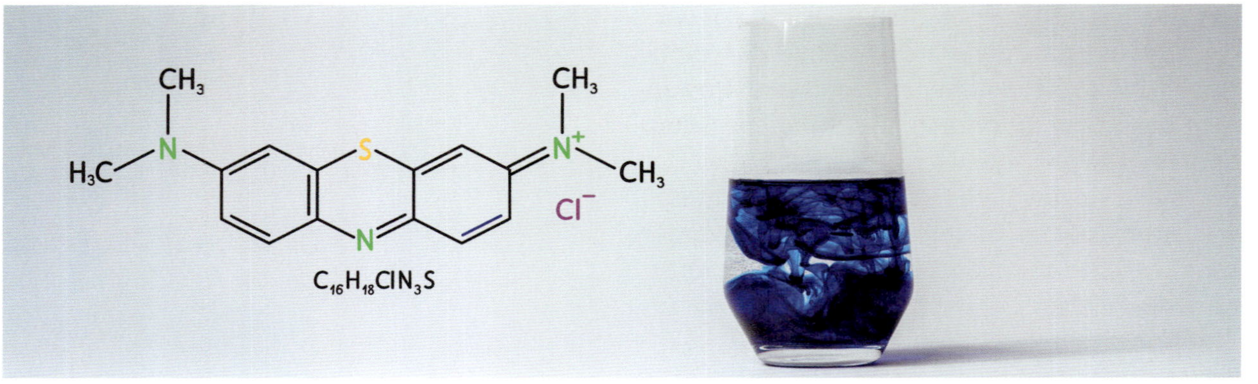

Organische Farbstoffe in der Krebstherapie – Methylenblau

Neben Hämatoxylin und Bengalrosa ist Methylenblau ein weiterer organischer Farbstoff, der schon lange Zeit medizinische Verwendung findet und auch aktuell beforscht wird. 1877 schon bekam BASF für den „Teerfarbstoff" ein Patent. Die Geschichte der Verwendung ist wechselvoll und interessant. Als Antidot, als Psychopharmakon, als Antiseptikum, als Malariamittel und als Schmerzmittel (Injektionen direkt an die Zwischenwirbelscheiben) wurde und wird es teilweise noch heute genutzt.

Sein Wirkmechanismus ist gut erforscht und so ist vor allem die Verwendung gegen Parasiten, wie Malaria, ein Aspekt, der uns hier interessiert. Denn Mittel, die zuverlässig gegen Parasiten wirken, führen oft auch zu positiven Ergebnissen beim Einsatz gegen Krebs.

Diejenigen unter euch, die sich mit Symbiontentheorie und verwandten Themen beschäftigen, dürfte das bestätigen.

In einem Forschungsprojekt der Uni Heidelberg (Brigitte M. Gensthaler, „Ehrlichs Methylenblau – Blauer Farbstoff gegen Malaria", Pharmazeutische Zeitung, 39, 2004) wurde festgestellt, dass Methylenblau „ ... lange erprobt, billig und synergistisch mit Chloroquin und auch Endoperoxidhaltigen Arzneistoffen wie Artemisinin-Derivaten wirkt ...".

Oder anders ausgedrückt: Methylenblau wirkt nicht nur selbst effektiv durch seine Fähigkeit, die Glutathionreduktase und den Abbau von Hämoglobin zu hemmen, sondern ist auch ein Sensitizer für andere Substanzen, wie eben Artemisinin, den oxidativen Wirkstoff aus dem einjährigen Beifuß, über den ich hier schon viel geschrieben habe.

Die Kombination aus Methylenblau und Artemisinin trägt an der Uni Heidelberg den Projektnamen BlueArt.

Es wird bei Malaria mit Mengen von ca. 12 mg Methylenblau pro kg Körpergewicht gearbeitet. Das sind also ca. zwischen 750 und 1000 mg für einen Erwachsenen pro Tag, wobei „Kuren" von 3 bis 7 Tagen üblich sind.

Zum Vergleich: Beim Hämatoxylin werden üblicherweise ca. 125 Milligramm pro Anwendung eingesetzt. Beim Bengalrosa ist es nicht vergleichbar, da dieses in der Regel lokal in Tumorgewebe injiziert wird.

Aussichtsreich gegen Parasiten und/oder Krebszellen ist also die Kombination von Methylenblau mit Artemisia annua und DMSO oder Methylenblau alleine mit DMSO.

Methylenblau gegen Krebszellen

Einsatzgebiete

- Malariamittel
- Parasiten/Krebszellen
- Schmerzmittel

Lokale Anwendung – Variante 1

- 0,75 - 1,0 g Methylenblau *Pulver in Wasser lösen*
- 20 Tropfen DMSO-Artemisa annua-Auszug

Lokale Anwendung – Variante 2

- 0,75 g Methylenblau
- 20 ml Wasser
- 10 ml DMSO

Im ersten Fall können 0,75 oder 1 Gramm Methylenblau als Pulver in Wasser gelöst und mit 20 Tropfen DMSO-Artemisia annua-Auszug versetzt werden.

Im zweiten Fall ist ebenso eine lokale Anwendung mit Methylenblau-DMSO-Lösung möglich, z.B. im Mischungsverhältnis 0,75 Gramm Methylenblau, 20 ml Wasser und 10 ml DMSO.

Methylenblau hat eine Molmasse von ca. 300 g/mol, gehört damit noch zu den eher kleinen Molekülen und kann mit DMSO zusammen gut transportiert werden. Als Trinklösung oder Infusion eingesetzt färbt es auch den Urin blau – also ruhig bleiben. Für die Verabreichung als Infusion muss die Zubereitung natürlich mit Hilfe eines sterilen Spritzenfilters, 0,2 Mikrometer Porengröße, aufbereitet werden.

Organische Farbstoffe in der Krebstherapie – Methylenblau – Multitalent nicht nur bei Parasiten oder Krebs

Schon in vergangenen Rundbriefen war über die organischen Farbstoffe in der Krebstherapie zu lesen. Heute darf ich hier aus aktuellem Anlass das Methylenblau erneut glänzen lassen.

In einem Forschungsprojekt an der Uni Heidelberg wurde die Kombination aus Methylenblau und Artemisia annua mit dem Namen BlueArt zur Behandlung von Malaria eingesetzt. Ebenso die Kombination aus Methylenblau und Chloroquin.

Methylenblau

Wirkungen

- Fungizid, bakterizid
- Antiseptisch
- Gegen Würmer
- Steigerung der Mitochondrien-Aktivität
- Arsen Entgiftung

Einsatzgebiete

- Augentropfen
- Infusion
- Injektion
- Infektionen (Sepsis, Lungenentzündungen)
- Pilzinfektionen (Methylenblau Spray 0,5%ig mit DMSO (10 %))
- Neurodegeneration (Alzheimer)
- Schmerzmittel bei Rückenproblemen
- Schutz vor E-Smog (Methylenblau Spray 0,5%ig mit DMSO (10 %))
- Sauerstoffmangel
- Entzündungen

Zur Erinnerung aus einem vorangegangenen Rundbrief: Methylenblau wirkt nicht nur selbst effektiv durch seine Fähigkeit, die Glutathionreduktase und den Abbau von Hämoglobin zu hemmen, sondern ist auch ein Sensitizer für andere Substanzen, wie eben Artemisinin, den oxidativen Wirkstoff aus dem einjährigen Beifuß, über den ich hier schon viel geschrieben habe.

Doch Methylenblau kann noch mehr und dies wurde inzwischen auch von Dr. Enrico Edinger in einem Interview ausführlich vorgestellt.

Zunächst einmal handelt es sich beim Methylenblau um ein sogenanntes Phenothiazin-Derivat. Schon die Grundsubstanz, das Phenothiazin selbst, wurde und wird vielseitig eingesetzt. Es wirkt fungizid, bakterizid und gegen Würmer bei Tier und Mensch. Auch das Methylenblau kann so eingesetzt werden. Bei Pilzinfektionen, z.B. einfach als Hautspray 0,5%ig zusammen mit DMSO.

Auch seine antiseptische Wirkung wird in der Therapie genutzt. Etwa in Augentropfen, die in der Schweiz als „Collyre Bleu" zugelassen sind.

Über seinen Einsatz als Schmerzmittel bei Rückenproblemen in Form von Injektionen an die Wirbelkörper hatte ich schon geschrieben.

Ebenso ist die Verwendung von Methylenblau in der Notfallmedizin zur Behandlung des sog. katecholamin-refraktären septischen Schocks beachtlich. Es handelt sich um lebensbedrohliche Zustände, ausgelöst durch Infektionen, oft einfach als Sepsis bezeichnet. Hierzu gehören auch Lungenentzündungen!

Methylenblau kann nämlich die Wirkung von Stickstoffmonoxid NO, als gefäßerweiternde autolog produzierte Substanz, vermindern. Auch wenn die sogenannten Katecholamine, Adrenalin und Noradrenalin, die zuerst bei einem Schock eingesetzt werden, nicht genügend wirksam sind.

Nun haben wir also schon einen ganzen Blumenstrauß von erstaunlichen Wirkungen dieses simplen Farbstoffes und er kann äußerlich und innerlich und auch als Injektion und Infusion angewendet werden.

Enrico Edinger zeigt jedoch noch weitere wichtige Eigenschaften von Methylenblau in einem Video auf: https://www.youtube.com/watch?v=VMQE-frQavPg&feature=youtube

Hierbei unterscheidet er zwischen verschiedenen Dosierungen. Für geringe Dosen von Methylenblau nennt er die Wirkung gegen bakterielle Infektionen, die Steigerung der Mitochondrien Aktivität, Arsen-Entgiftung und CN- und CO-Vergiftungen, also auch die Auswirkungen vom Rauchen, die man laut seiner Aussage, mit Methylenblau rückgängig machen kann.

Für mittlere Dosierungen von Methylenblau wird der Einsatz bei Neurodegeneration, wie Alzheimer, genannt.

Für höhere Dosierungen wird die Behandlung von Sauerstoffmangel und Entzündungen angegeben.

Auch das Besprühen der Haut mit Methylenblau-Lösungen, wie oben schon erwähnt (0,5%ige Methylenblau-Lösung), erklärt Enrico Edinger als Maßnahme zum Schutz vor belastender elektromagnetischer Strahlung.

Dies ist von der Molekülstruktur her ableitbar, denn alle drei organischen Farbstoffe, Bengalrosa, Hämatoxylin und Methylenblau, die auch in der integrativen Krebstherapie angewendet werden, verfügen über sogenannte delokalisierte pi-Elektronen, die Strahlungsenergie aufnehmen und „ableiten" können. Durch die Strahlung werden sie in höhere Energieniveaus versetzt und können dann unterschiedlich relaxieren. Manchmal äußert sich dies etwa in Form von Fluoreszenzstrahlung, also eine „Übersetzung" in sichtbares Licht, manchmal äußert sich dies in Form von Wärmeabgabe, also eine „Übersetzung" in molekulare Bewegungsenergie.

Fazit: Auch Methylenblau ist ein wichtiges Mittel im Gesundheitswerkzeugkasten und kann mit DMSO wunderbar kombiniert werden. Die erwähnte 0,5%ige Lösung in einer Sprühflasche und auch eine 1%ige Lösung, in einer Braunglastropfflasche, jeweils mit 10 % DMSO, kann man bei diversen Anbietern beziehen. Mit DMSO zusammen kann das Methylenblau besser transportiert werden. Die 1%ige Lösung erthält nach Adam Riese pro Tropfen 0,5 Milligramm Methylenblau. 20 Tropfen entsprechen also 10 Milligramm.

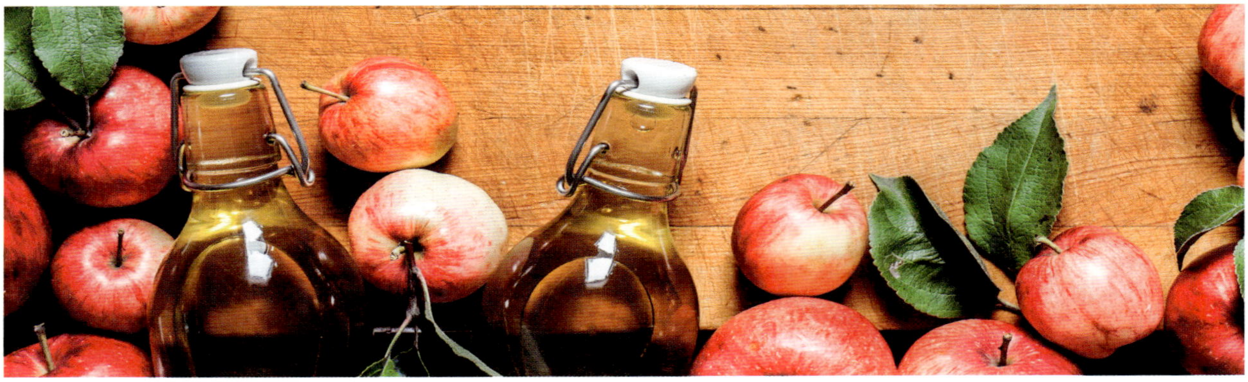

Organische Säuren – Äpfelsäure

„An apple a day, keeps the doctor away“ – das liegt vor allem auch an der Äpfelsäure. Diese kleinmolekulare organische Säure spielt in vielen Pflanzen, ebenso im menschlichen Organismus eine wichtige Rolle und kommt nicht nur in Äpfeln, sondern auch in anderen Früchten vor. Insbesondere im unreifen Zustand. Insofern hat also die/der Ideengeber/in dieser Redewendung wohl eher einen frisch gepflückten Boskop gemeint als einen gelagerten Golden Delicious.

Über die Äpfelsäure hatte ich schon einmal im Zusammenhang mit der bekannten Leberreinigungskur geschrieben, bei der das protokollarische tägliche Trinken von 1 Liter Apfelsaft, besser durch die Aufnahme von ca. einem Teelöffel reiner Äpfelsäure (gepuffert mit Natron), ersetzt werden sollte.

Apfelsaft bringt einige Probleme mit sich u.a. wegen des Zuckergehaltes, und für die Leberreinigung ist die Äpfelsäure entscheidend, da sie den Gallenfluss intakt hält, also Vergrießung verhindert/auflöst.

Nun jedoch zur eigentlichen Physiologie dieser Substanz. Wir finden sie im Citratzyklus an der entscheidenden Position „5 vor 12“, also dem Schritt zur Erzeugung von NADH.

Darüber hinaus ist das Malat eine Tür zur Gluconeogenese. Das Wichtigste ist jedoch die Wirkung von Malat im sog. Malat-Aspartat-Shuttle, also der Einschleusung der Reduktionsäquivalente NADH in die Mitochondrien. Der Malat-Aspartat-Shuttle wird vor allem von Herz-, Nieren- und Leberzellen genutzt!

Während Aspartat (nicht zu verwechseln mit Aspartam!!! Da hat die Industrie sich etwas ausgedacht ...) in rauen Mengen aus dem Oxalacetat (Position „12 Uhr“ im Citratzyklus) oder aus der strukturverwandten und namensgebenden Aminosäure Asparaginsäure, die in jedem proteinhaltigen Lebensmittel vorhanden ist, erzeugt werden kann, ist eine Versorgung mit Malat, also der deprotonierten Äpfelsäure, nicht so üppig.

So verwundert es nicht, dass die Salze der Äpfelsäure, neben den schon beschriebenen positiven Eigenschaften, „Energie geben“ und sogar, insbesondere in Kombination mit DMSO, psychisch stabilisierend wirken. Es kommen in Frage Natrium-, Kalium-, Magnesium- und Calcium-Malat.

Ich erzeuge mir diese Salze selbst mit dem „Ahoi-Brause-Trick", den ich auch filmisch auf der Facebook-Seite festgehalten habe. Es werden zum Beispiel 1 Gramm Äpfelsäure (eine Dicarbonsäure, Molmasse 134 g) und 2 Gramm Kaliumcarbonat (K_2CO_3 = Pottasche, Molmasse 138 g) oder 1,3 Gramm Magnesiumcarbonat ($MgCO_3$, Molmasse 84 g) im Glas mit etwas Wasser übergossen und kurz umgerührt. Wenn das Zischen („Ahoi Brause") aufgehört hat, kann man beliebig mit Wasser auffüllen und schluckweise trinken.

Auf diese simple Art und Weise kann man also Kalium- oder Magnesium-Malat „zusammenrühren".

Wer es lieber direkt „mundgerecht" haben möchte, bitte sehr: Seit kurzem gibt es bei Heidelberger Chlorella Magnesium-Malat Kapseln fertig zu kaufen.

Weiterführende Informationen

Äpfelsäure – Aluminium ausleiten

Kapitel Äpfelsäure - Ganz nebenbei Aluminium ausleiten

Leberreinigung

Kapitel Leberreinigung

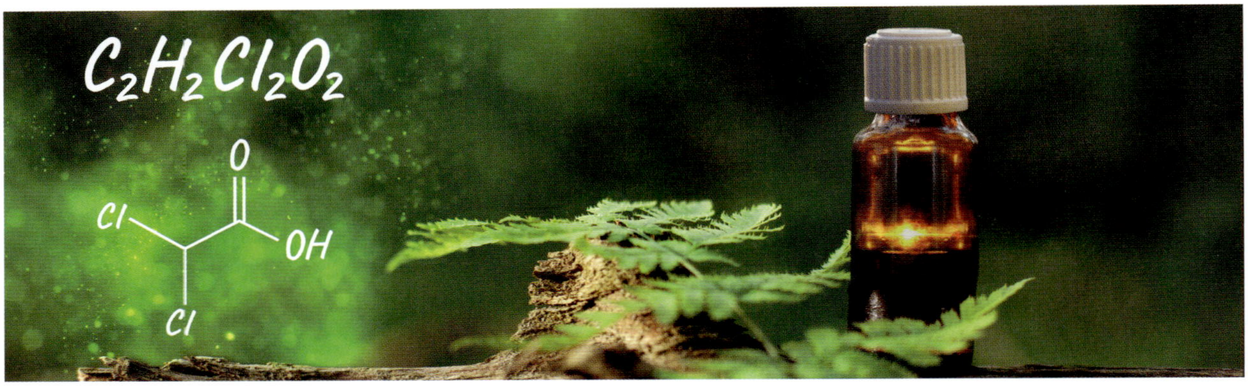

Organische Säuren – Dichloressigsäure

Für die (innerliche) Anwendung von sehr starken Säuren, wie z.B. Alpha-Liponsäure oder eben DCA = Dichloressigsäure (engl. DiChloroAceticacid, Anti-Tumor-Mittel), ist es wichtig zu wissen, dass solche Mittel entweder magensaftresistent gekapselt oder an Pulver absorbiert oder am allerbesten vor dem Verzehr gepuffert werden müssen.

Letzteres führt, z.B. bei Verwendung von Natron als Puffer, wie beim Ahoi-Brause-Trick aus Kindertagen, zum Natrium-Salz der Dichloressigsäure, nämlich Natrium-Dichloracetat. Im Falle der Fertigzubereitung für die Infusionstherapie bei Tumorerkrankungen von der Apotheke, die auf der Internetseite www.MedizinZumSelbermachen.de genannt wird, handelt es sich deshalb richtigerweise um eine auf physiologischen pH-Wert gepufferte, sterilisierte Lösung.

Solche Infusionen werden inzwischen teilweise von anderen Anbietern in voreiliger Weise auch als Mittel für die Sport-Medizin beworben.

Man kann die reine Dichloressigsäure beziehen und für Verzehranwendungen die jeweils gewünschte Menge in Wasser lösen und mit Natron versetzen, bis keine Gasentwicklung (Brausetrick) mehr sichtbar ist. Evtl. noch ein Stückchen Indikatorpapier betupfen und prüfen, ob die Lösung schwach alkalisch geworden ist – pH-Wert ca. 8 bis 9. Dosierungsempfehlungen für DCA finden sich im Internet und schwanken zwischen ca. 300 mg und 2 Gramm täglich. Ich würde stets vorsichtig beginnen.

Der Ahoi-Brause-Trick ist, wie mehrfach beschrieben, für alle organischen Säuren anwendbar – Äpfelsäure (Leberreinigung), Milchsäure, Vitamin C, Alpha-Liponsäure, ... und macht diese bekömmlich sowie besser aufnahmefähig im Verdauungstrakt.

Über die wunderbaren Wirkungen des exklusiven Magnesium-Malat (Magnesium-Salz der Äpfelsäure) habe ich im vergangenen Rundbrief geschrieben und dieses, und genauso Kalium-Malat, kann man sich einfach durch Mischen von Äpfelsäure und Magnesiumcarbonat oder Kalium-Carbonat selbst kostengünstig herstellen.

Kalium-Malat ist derzeit meines Wissens sonst nirgends frei zu erwerben. DCA ist hier übrigens nicht mit Desoxycholsäure zu verwechseln, ein ebenfalls bewährtes Mittel, das meist mit DCA abgekürzt wird und in Form einer Creme zur äußerlichen Verwendung erhältlich ist. Desoxycholsäure ist im Sinne einer Cortison-Alternative bei entzündlichen Hauterscheinungen, aber auch z.B. bei Post Zoster Symptomen, anwendbar.

Organische Säuren – Dichloressigsäure – Ergänzung

Dichloressigsäure

Herstellung

- 1 g DCA
  (150 mg pro 10 kg Körpergewicht → 70 kg ≈ 1 g)
- 100 ml Wasser hinzugeben
- Natron hinzufügen
  → Überprüfung mit Indikatorpapier (pH-Wert ca. 8 - 9 / gelb)
- Mischung mit Wasser (ca. 300 ml) auffüllen
- Schluckweise über den Tag verteilt trinken

DCA ist in der Tumortherapie inzwischen weitverbreitet und seine Wirkung wissenschaftlich belegt. Als wichtiger Signalgeber „lenkt" diese ebenfalls kleinmolekulare Substanz wichtige intrazelluläre Stoffwechselprozesse. Inzwischen gibt es deshalb Hinweise, dass, neben der Wirkung auf Tumorwachstum, DCA auch ein Anti-Aging Potential mitbringt.

Ärzte und Heilpraktiker haben zum Beispiel die Möglichkeit diese Substanz als sterile Ampullenabfüllung bei der Firma CuraFaktur in Heilbronn in Eigenherstellung nach AMG fertigen zu lassen. Es zeigte sich jedoch, dass auch in diesem Fall die orale Aufnahme genauso zielführend ist und das simple Molekül Dichloressigsäure/Dichloracetat praktisch keinem First-Pass-Effekt unterliegt. (Säuren können nicht weiter oxidiert werden, wie wir im Bio- und Chemieunterricht in der Schule gehört haben.)

Insofern kann man preiswert die Dichloressigsäure in der offenen Flasche kaufen und, wie hier schon öfters beschrieben, einfach mit Natron neutralisieren und einnehmen.

Die Neutralisation mit Natron ist eine simple universelle home-made Möglichkeit, um verschiedene wichtige organische Säuren wie Milchsäure, Ascorbinsäure, Äpfelsäure gut verträglich zu machen, denn die direkte Einnahme der freien Säuren in den Verdauungstrakt kann zu Magen-Darm-Reizungen führen.

<u>So geht man vor:</u> Mit der Milligramm-Waage werden pro 10 kg Körpergewicht 150 Milligramm Dichloressigsäure abgewogen. Bei 70 Kilo wären das also ca. 1000 mg = 1 Gramm. Wenn keine Waage zur Verfügung steht, benutze ich eine einfache Pasteurpipette. 1 Gramm der flüssigen Dichloressigsäure entspricht 0,65 Milliliter Volumen. Die abgewogene/abgemessene Dichloressigsäure wird mit ca. 100 ml Wasser in einem Trinkglas gemischt. Dann wird so viel Natron zugerührt, bis ein Indikatorpapierstreifen keine saure Reaktion mehr zeigt, also ungefähr gelb bleibt, wenn man ein Tröpfchen der angerührten Mischung auftupft.

Falls zu viel Natron ins Glas kommt, macht das natürlich nichts – dann ist die Mischung eben basisch, was sie noch besser verträglich macht. Ich fülle die Mischung dann auf 300 ml im Glas mit Wasser auf. Kann schluckweise über den Tag verteilt getrunken werden.

Dies also auch wieder eine interessante Möglichkeit, sich als moderner Alchemist zu versuchen.

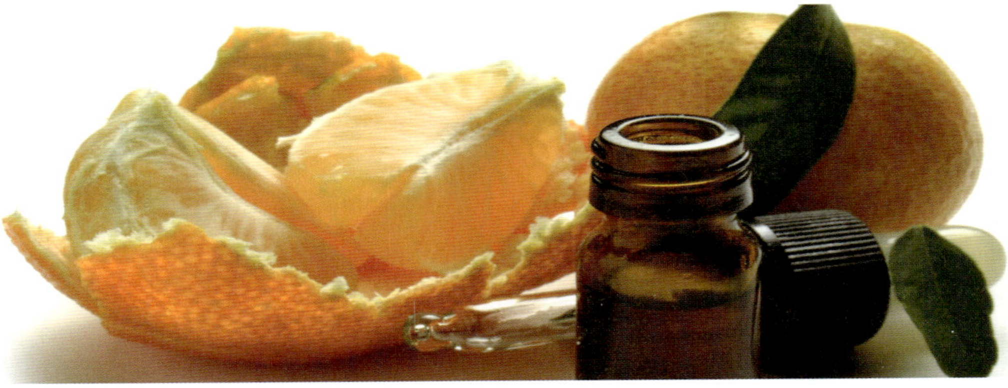

Organische Säuren – Ester C

Hinter dieser Überschrift steckt ein übergeordnetes Thema, nämlich: Wie/in welcher Form können nützliche organische Säuren oral zugeführt im Darm besser aufgenommen werden? Dazu gehören etwa Vitamin C oder auch Äpfelsäure, die enorm wichtig für den Gallenfluss sind (an apple a day, ...) und über die ich hier schon ausführlich, unter anderem als zuverlässige Zutat bei der Leberreinigung, schrieb. Heute schauen wir uns diesbezüglich das Vitamin C an.

<u>Das Prinzip ist stets gleich:</u> Die reinen Säuren, also hier das Beispiel Ascorbinsäure, sind im Darm schlecht aufnehmbar und zudem wirken sie aufgrund ihres pKS-Wertes (haben wir in der Schule gelernt), also der starken Bereitschaft H+ Ionen abzugeben, auch reizend auf den Verdauungstrakt. Vor langer Zeit hat man jedoch entdeckt, dass die gepufferte Form der Säuren, diese beiden Nachteile ausgleichen kann. D.h., wenn man die Säure vor der Aufnahme mit einem Basensalz versetzt und sie so in das Salz der Säure verwandelt.

Im simpelsten Fall wird dafür Natron verwendet. Dies ist das Verfahren, das man bei der Vitamin C Infusion/Injektion anwendet. Der pharmazeutische Hersteller setzt also eine Lösung aus Vitamin C und Natron (= Natriumhydrogencarbonat) an, sodass der messbare pH-Wert im neutralen Bereich liegt. Denn auch die Blutgefäße oder das Gewebe mögen keine sauren Lösungen. In die Ampullen/ Fläschchen wird dann de facto eine Lösung aus Natrium-Ascorbat abgefüllt.

Ester C / Calcium-Ascorbat

Herstellung

- 2 g Vitamin C /Ascorbinsäure
- 0,6 g Calcium-Carbonat
- 10 ml warmes Wasser hinzugeben

→ nach dem „Zischvorgang" beliebig mit Wasser auffüllen

→ schluckweise über den Tag verteilt trinken

Ebenso wird dieses Verfahren bei der bekannten Ahoi-Kinderbrause eingesetzt, nur dass statt der teureren Ascorbinsäure, die billige Zitronensäure oder Weinsäure benutzt wird. In den Seminaren wird das Prinzip der Eigenherstellung jedes beliebigen Salzes organischer Säuren gezeigt und geübt.

Nun hat sich gezeigt, dass beim Vitamin C insbesondere das Calcium-Salz Vorzüge hat, was die Aufnahme betrifft. Diese Erkenntnis ist schon alt und nicht so neu, wie es die Nahrungsergänzungsmittel-Fraktion mit Hochglanzprospekten und ausgewählten Marketingaussagen darstellen mag. Denn für die Anreicherung von Nahrungsmitteln mit Vitamin C in der Industrie wurde schon vor langer Zeit das E302 zugelassen ... .

Es handelt sich hierbei um Calcium-Ascorbat, also das Calcium Salz des Vitamin C, was nun als „Ester C“ bezeichnet wird.

Eine gute Sache allemal, jedoch kann man es sich auch kostengünstig selbst herstellen. Dazu verwende ich nichts weiter als pharmazeutisch reines Vitamin C, pharmazeutisch reines Calciumcarbonat und natürlich Wasser.

Für den Ahoi-Brause-Trick für eine Portion wiege ich dann ab:

2 Gramm Vitamin C und 0,6 g Calcium-Carbonat. Man braucht lediglich die Molmassen der beiden beteiligten Substanzen, die auf den Packungen stehen, ins Verhältnis zu setzen und berücksichtigen, dass Calcium ein zweiwertiges Kation ist, welches sich also mit zwei Vitamin C Molekülen verbindet. Eine kleine Milligramm-Waage kann man ebenfalls dort beziehen oder sonstwo im Netz.

Die Pulvermischung wird dann zunächst mit ganz wenig warmem Wasser versetzt, ca. 10 ml. Nun kann man den „Brause Effekt“ beobachten, der jedoch gegenüber der Mischung mit Natron schwächer ausgeprägt ist. Calcium-Carbonat reagiert träger. Deshalb auch warmes Wasser verwenden, gemäß der notwendigen Aktivierungsenergie, wie in der Schule in Physik und Chemie gehört. Wenn nichts mehr zischt, kann man die Mischung weiter mit Wasser auffüllen und schluckweise zum oder nach dem Essen trinken.

Hersteller werben damit, dass „Ester C“ weitere „Metaboliten“ von Vitamin C enthält und deshalb noch „besonderer“ sei, als E302. Es handelt sich hierbei jedoch um die normalen Oxidationsvorgänge an der Luft, denen Vitamin C unterliegt, die auch in der Brause auftreten, wenn die Lösung einige Zeit herumsteht.

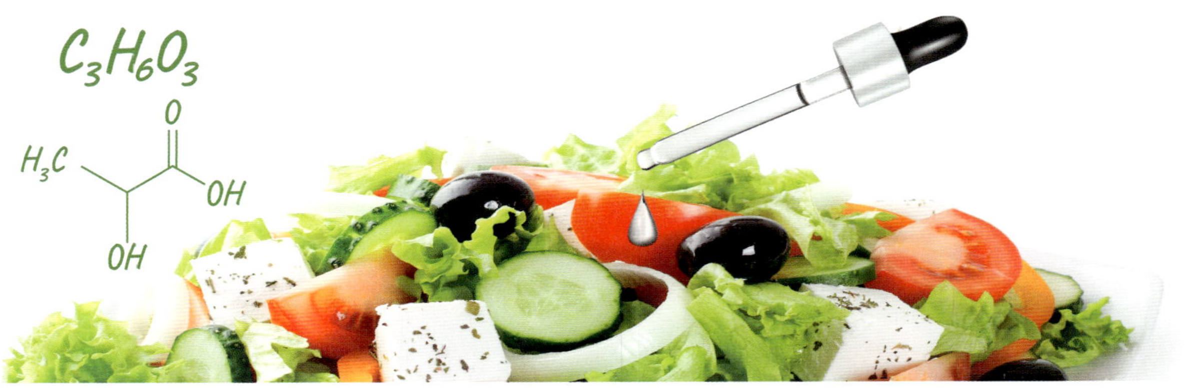

Organische Säuren – Milchsäure

Die Milchsäure wurde historisch lange Zeit völlig zu Unrecht als „Stoffwechselabfallprodukt“ oder „belastend“ angesehen. Obwohl wir doch längst wissen, dass die Natur keinen „Quatsch“ macht. (Auch das Kohlendioxid und das Wasser aus dem „normalen“ Zellstoffwechsel beispielsweise sind kein „Abfall“, sondern wichtig für Osmosevorgänge, pH-Wert-Stabilisierung, Sauerstoffaufnahme durch Partialdruck-Gradient usw.).

Man hatte vor langer Zeit herausgefunden, dass Milchsäure vermehrt bei starker sportlicher/körperlicher Betätigung anfällt. Inzwischen wurde nachgewiesen, dass gerade die Milchsäure in dem Fall teilweise oder sogar maßgeblich zum Trainingseffekt beiträgt. Skelett- und Herzmuskulatur „lernen“ bei regelmäßigem Sport die Milchsäure für den Energieumsatz zu nutzen, ähnlich wie wir das von sog. Ketonkörpern kennen.

Nun lässt sich bekanntlich in der Natur alles umkehren und so ist es nicht verwunderlich, dass eine Verabreichung von (+)-Milchsäure von außen, ebenfalls einen Trainingseffekt zeigt, weil gewissermaßen dem Körper/der Muskulatur vorgegaukelt wird, dass die Milchsäure durch Betätigung entstanden ist.

Dieses Prinzip ist ein wundervolles Beispiel für die von mir bevorzugten „alten Hausmittel“, die unsere Vorfahren aus Erfahrung angewendet haben, ohne wissenschaftliche „Unterstützung“.

So war es üblich in großen Tongefäßen Sauerkraut für den Winter einzulegen (ohne Erhitzung!) und damit der sog. Milchsäuregärung zu unterwerfen. Das Resultat ist ein Milchsäure reiches (Lebens-)Mittel. Indem davon regelmäßig im Winter gegessen wurde, also während der Wochen/Monate ohne Feld- und Stallarbeit, blieben Muskulatur und Kreislauf fit und man konnte im Frühjahr direkt wieder körperliche Leistung auf dem Acker erbringen.

Natürlich hat die Milchsäure viele weitere äußerst positive Wirkungen zu bieten. Dazu gehören die Optimierung des Darmmilieus, die Förderung von Entgiftungsmechanismen etc., was man bei Frau Dr. Fryda nachlesen kann.

Inzwischen verwende ich Milchsäure deshalb in der Küche als bessere Variante anstatt Essig (Essig ist das Endprodukt des Alkoholstoffwechsels und „macht“ bekanntlich Kater. Dieses habe ich komplett aus der Küche verbannt).

So gebe ich Erbsen-, Bohnen-, Linsengerichten, Salaten, Smoothies etc. stets bis zu 30 Tropfen (+)-Milchsäure zu – als Verdauungshilfe (wie vorher den Essig) und als „Sport ohne Sport".

Eine elegante Variation davon, tatsächlich aus dem Sportbereich bekannt, ist die Verwendung des Magnesiumsalzes der Milchsäure, sogenanntes Magnesium-Lactat. Bis zu einem Teelöffel davon, auf den Tag verteilt, können offensichtlich sogar die Fettverteilung durch den beschriebenen Trainingseffekt optimieren.

Sowohl die Milchsäure (auch in 250 ml Flaschen (100 ml Fläschchen sind in der Küche schnell leer)) als auch das Magnesium-Lactat sind in pharmazeutischer Reinheit bzw. Lebensmittelqualität und äußerst preiswert erhältlich.

Da sich an der Stelle, wenn ich den Kater verursachenden Essig „verdamme", stets jemand meldet und sagt: „Ja, aber – es gibt doch den Apfelessig", möchte ich kurz wiederholen, dass der Apfelessig zwar die schon beschriebene Äpfelsäure enthält, welche den Gallenfluss fördert (was enorm wichtig ist), jedoch eben auch, wegen der Zuckervergärung bei der Herstellung, wieder Essigsäure … .

Insofern ist es also aus meiner Sicht wesentlich besser die reine Äpfelsäure für den Gallenfluss zu nutzen und die reine Milchsäure, anstatt Essig, für die Verdauungsverbesserung in der Küche/im Essen. Bei der Verwendung der Äpfelsäure empfehle ich die vorherige Neutralisation mit Natron oder Pottasche (Kalium-Backpulver), wie hier schon beschrieben.

Weiterführende Informationen - Mischungen mit Milchsäure

Bindegewebsstörung
Kapitel DMSO in Kombination mit anderen Wirkstoffen - DMSO und Milchsäure

Cellulite / Gesichtspflege Mischung
Kapitel DMSO in Kombination mit anderen Wirkstoffen - DMSO und Milchsäure - Teil 1

Pilzerkrankungen
Kapitel DMSO in Kombination mit anderen Wirkstoffen - DMSO und Milchsäure - Teil 2

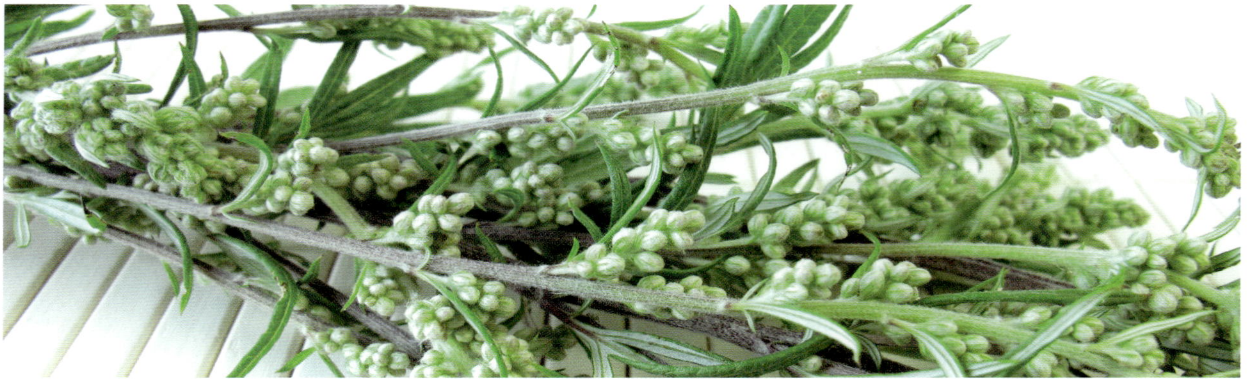

Oxidationsmittel – Artemisinin

Der oxidative Wirkstoff, den die Heilpflanze Artemisia annua = einjähriger Beifuß enthält, ist für mich ein echtes Wunderwerk der Natur. Es handelt sich um ein Peroxid! Peroxide sind normalerweise empfindlich und neigen zum Zerfall bzw. zur schnellen Abreaktion, indem sie andere Substanzen oxidieren. Sie zerfallen durch Einfluss von Licht, Temperatur, Metallkontakt oder spontan über die Zeit. Nicht so das Artemisinin. Man kann mit dem einjährigen Beifuß, Tee kochen – das Artemisinin bleibt erhalten. Man kann die getrocknete Pflanze lagern – das Artemisinin bleibt erhalten.

Zu Recht wurde im Herbst 2015 der Medizin Nobelpreis anteilig der Erforscherin der Wirkungen von Artemisinin zugesprochen.

Die chemische Struktur ist komplex und interessant zugleich. Ich empfehle hier einmal das Molekül anzuschauen und ein paar Informationen zu lesen: https://de.wikipedia.org/wiki/Artemisinin

Entscheidend ist, dass zwar der isolierte Wirkstoff auf seine Wirkungen erforscht und geprüft wurde, dass jedoch die Gesamtpflanze weit mehr kann, als lediglich Plasmodien zu zerstören.

Ich setze sie inzwischen bei allen Infektionen ein, sowohl Infektionen durch Mikroorganismen als auch Infektionen durch Partikel/Viren.

Beim Einsatz der Gesamtpflanze in Form von Trockenkraut ist jedoch auf die Herkunft/Qualität zu achten. Selbst internationale Studien zur Behandlung von Malaria Problempatienten bedienen sich hier der „Sorte“ Artemisia annua A-3: https://www.ncbi.nlm.nih.gov/pubmed/28732806

Grund ist der hohe Gehalt an Peroxid und vor allem auch die große Erfahrung bei Anbau, Ernte, Erntezeitpunkt, Trocknung und Lagerung. Artemisia annua A-3 ist in Deutschland erhältlich. Ich verwende die Form „broken“.

Dieses getrocknete Material mit sattgrüner Farbe kann, wie alle Mittel im Gesundheitswerkzeugkasten, vielfältig eingesetzt werden.

- Man kann Tee kochen (Wassertemperatur am besten maximal 80 °C).
- Man kann einen Auszug für äußerliche und innerliche Anwendungen davon machen.
- Man kann es auch einfach verzehren.

Letztere Anwendungsvariante ist mir am liebsten bzw. habe ich damit selbst und auch andere AnwenderInnen die besten Behandlungserfolge bei verschiedensten Infektionen. Auch bei Krebs wird es inzwischen gern angewendet.

Ich verzehre 1- bis 2-mal täglich je einen Teelöffel von dem getrockneten Kraut zusammen mit Fett, beispielsweise Kokosfett oder Avocado oder Butter, in unterschiedlichen Mischungen bzw. Gerichten. Letztlich kann man es also einfach ins Essen streuen. Teilweise bekomme ich mit dieser simplen Vorgehensweise die erstaunlichsten Rückmeldungen von Patienten, was das schnelle Abklingen von akuten oder chronischen Infektionen betrifft.

Die Tatsache, dass die Gesamtpflanze wesentlich bessere therapeutische Erfolge hervorbringt als das isolierte Artemisinin, ist naheliegend. Schon lange ist bekannt, dass es im Reich der Heilpflanzen das harmonische und synergistische Zusammenspiel von vielen Inhaltsstoffen ist, welches die Gesamtwirkung hervorbringt. Dies wurde auch im Falle Artemisia annua eindrücklich in zahlreichen Studien belegt.

Demnach wirkt die frische oder getrocknete Pflanze nicht nur gegen Erreger, sondern gleichzeitig auch in Tiermodellen neuroprotektiv (nervenzellschützend), nierenschützend, stoffwechselmodulierend (Schutz vor Übergewicht), anti-allergisch, anti-fibroplastisch zum Beispiel für die Leber u.a..

Man kann durch die Suchworte „Artemisia annua“ auf der Plattform https://www.ncbi.nlm.nih.gov/pubmed/ die eindrückliche Vielfalt der bisherigen Forschungen zum einjährigen Beifuß bestaunen und stundenlang stöbern.

Eine der immens wichtigen Feststellungen aus der Forschung der US Wissenschaftlerin Pamela Weathers (https://www.ncbi.nlm.nih.gov/pubmed/32046156) lautet zum Beispiel:

> *DLA was more effective than artemisinin … . These results suggest that the oral consumption of artemisinin as DLA enhances the bioavailability and anti-inflammatory potency of artemisinin.*

Mit DLA = Dried Leaf Artemisia annua ist gemeint: getrocknete Blätter von Artemisia annua.

In dieser Veröffentlichung wird herausgestellt, dass die Bioverfügbarkeit des Peroxids Artemisinin sich erhöht, wenn man die getrocknete Pflanze oral zuführt, anstatt reines isoliertes Artemisinin per Injektion zu verabreichen! Das ist ein Forschungsergebnis, das die normale Logik außer Kraft setzt. Die meisten Menschen würden annehmen, dass ein injiziertes Medikament (viele sehnen sich nach der Nadel), deutlich höhere Blutspiegel hervorbringt als getrocknete Blätter von irgendwas.

Dies ist ein eindrücklicher Beweis für die Synergie aller Pflanzeninhaltsstoffe!

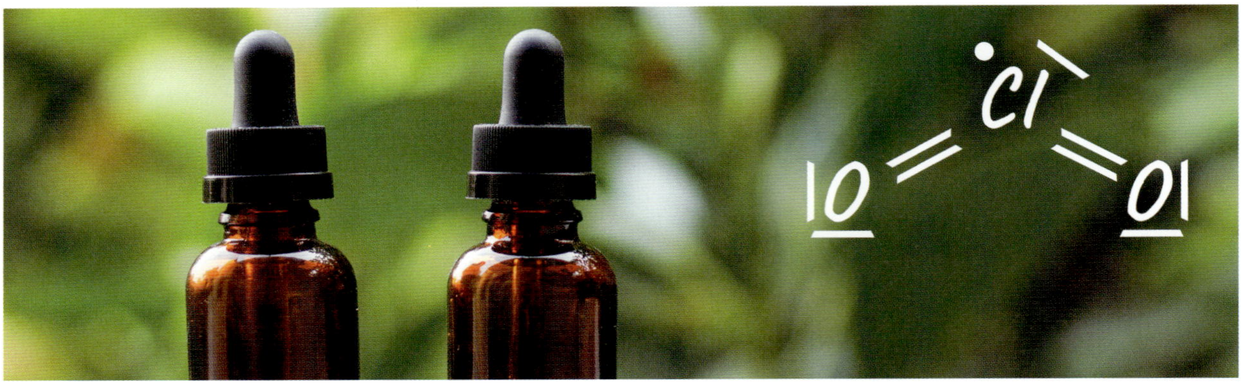

Oxidationsmittel – Chlordioxid

Die Gruppe der nutzbaren Oxidationsmittel umfasst Wasserstoffperoxid, Chlordioxid, Ozon, Kaliumpermanganat, Artemisinin, Magnesiumperoxid und weitere. Alle Oxidationsmittel, die hier besprochen werden, haben Vor- und Nachteile. Somit gibt es nicht „DAS“ Oxidationsmittel, sondern wir können aus dem Pool jeweils eines aussuchen, welches die besten Eigenschaften für das Anwendungs-, also Therapieziel, mitbringt. Während „Wasserstoffperoxid“ ein echter Naturstoff ist, gibt es heute Platz für Chlordioxid:

CDL / CDS

Definition

- CDL und CDS meint dasselbe
- CDL (Chlordioxid-Lösung)
- CDS (Chlorine dioxide solution)

Vorteil gegenüber käuflichem CDL

- Sehr gute Verträglichkeit
- Freie Auswahl des flüssigen Mediums und der Konzentration → Unabhängigkeit

Nachteile

- Muss erst zubereitet werden
- Gasförmiges CDL kann nicht gelagert/ transportiert werden (zerfällt schnell unter Lichteinfluss, neigt zur Explosion)

Anwendungsmöglichkeiten

Getränk, Mundspülung, Gurgellösung, Hautspray, Fußbad, Einlauf, Injektion, Infusion, Nasen- und Ohrentropfen, ...

Chlordioxid, ClO_2 , hier mit CD abgekürzt, ist ein seit den 70er Jahren intensiv erforschtes industrielles und medizinisches Oxidationsmittel, welches bei Raumtemperatur gasförmig ist und sich bis zu 0,3 % Massenanteil in Wasser löst. Seine übliche Summenformel ClO_2 kann missdeutet werden, denn es handelt sich nicht um ein Peroxid („Peroxogruppe“ - O_2-), sondern um ein gewinkeltes Molekül mit einem Chloratom „in der Mitte“, also eigentlich OClO.

Patente, die die Nutzung von Chlordioxid zu therapeutischen oder arzneilich wirksamen Anwendungen beschreiben, gibt es zuhauf. Eine Übersicht von Ali Erhan zusammengetragen, findet sich zum Beispiel auf: https://mms-seminar.com/4-6-3-chlordioxid-patente-im-gesundheitsbereich/

Berührungsängste mit Chlordioxid oder gar Diffamierungen dieses Mittels in „nach-Richten“ oder angeblich unabhängigen „Magazinen“ sind deshalb komplett unbegründet. Werden sie von betitelten Wissenschaftlern oder Ärzten vorgetragen, darf man fragen, ob diese entweder die naturwissenschaftlichen Grundvorlesungen im Studium geschwänzt oder sich noch nicht einmal die kurze Zeit genommen haben, um wenigstens auf Wikipedia den hochinteressanten Artikel zu CD zu lesen. Nicht weil Wikipedia eine (un)abhängige Plattform wäre, sondern weil sogar dort beispielsweise gelesen werden kann, dass:

> *Während Chlordioxid gegen Viren, Bakterien, Sporen, Schimmelpilze und sogar Prionen wirksam ist, zeigen einige Typen der sich langsamer vermehrenden Mykobakterien eine hohe Resistenz.*

Chlordioxid bildet sich, wenn eine wässrige Lösung von Natriumchlorit, $NaClO_2$, mit Säure versetzt wird, man also den pH-Wert der Lösung in den sauren Bereich unter 7 bringt. Die Natriumchlorit-Lösung hat dabei eine übliche Konzentration von ca. 20 bis 25 %. Die verwendeten Säuren, auch Aktivator genannt, können unterschiedlich sein. Je nach Anwendungsvariante empfehlen sich dafür Salzsäure, (+)-Milchsäure oder Natriumhydrogensulfat ($NaHSO_4$, dies ist das Natrium-Salz der Schwefelsäure). Salzsäure beschleunigt die Reaktion zu Chlordioxid am stärksten und ist sehr kostengünstig.

(+)-Milchsäure ist als „Aktivator" eher gemütlich, stabilisiert jedoch das entstehende Chlordioxid bestens (auch darauf gibt es alte Patente). $NaHSO_4$, ein festes Pulver, ist der gebräuchliche industrielle Aktivator, der den Vorteil hat, dass man ihn auch verpressen/verkapseln kann, um „Fertigmischungen" zu machen, die dann nur noch vor Ort mit Wasser angemischt werden müssen.

Der Vorteil von ClO_2 ist, dass es sehr gut verträglich ist.

Zitat Wikipedia:

> *Höhere Organismen sind relativ unempfindlich gegen die Aufnahme von Chlordioxid durch Verschlucken. So wurden zum Beispiel in einer Studie am Menschen bei der einmaligen Einnahme von 24 mg Chlordioxid in einem Liter beziehungsweise 2,5 mg Chlorit in 500 ml Wasser bei zehn gesunden Männern keine negativen Veränderungen festgestellt.*

Der Nachteil von Chlordioxid ist also, etwa gegenüber Wasserstoffperoxid oder Artemisinin, dass es erst zubereitet werden muss. Man kann gasförmiges Chlordioxid nicht lagern/transportieren. Erstens weil es, z.B. unter Lichteinfluss, schnell wieder zerfällt (zu Chlorat und Chlorit) und zweitens, weil es zur Explosion neigt.

Es wird deshalb am besten frisch zubereitet – diese Praxis hat sich bei industriellen Anwendungen schon seit den 80er Jahren durchgesetzt und sollte bei medizinischer Verwendung ebenso genutzt werden. Denn käufliche CD-Lösungen (CDL) bergen immer eine Ungewissheit, was den tatsächlich wirksamen Gehalt an Chlordioxid betrifft.

Die genannte Natriumchlorit-Lösung 25%ig kann ebenso bezogen werden, wie geeignete Säuren, meist Aktivator genannt, um daraus das CD freizusetzen.

Reine Chlordioxid-Lösungen ermöglichen einen weiten Anwendungskanon. Äußerlich und innerlich. Sie sind, im Unterschied zu MMS, also Lösungen, welche noch die Ausgangschemikalien enthalten (insbesondere den jeweiligen Aktivator = starke Säure), pH-Wert neutral bzw. zeigen genau den pH-Wert, den das verwendete Wasser vorher hatte.

Chlordioxid selbst verändert also den pH-Wert einer Lösung überhaupt nicht. Dies ist bei manchen Anwendungsvarianten immens wichtig! Dazu gehören beispielsweise CD-Ohrentropfen, -Augenspülung, -Einläufe, da hierbei die Mischung direkt mit Schleimhaut in Kontakt kommt.

Will man reine Chlordioxid-Lösungen erzeugen, so kommen von den hier erwähnten Aktivatoren = Säuren, lediglich die Salzsäure und das pulverförmige Natriumhydrogensulfat in Betracht. Denn die (+)-Milchsäure verhindert das Austreiben des gasförmigen Chlordioxids aus dem Aktivierungsgemisch. Sie kann der CD-Lösung nachträglich in kleinen Mengen zugesetzt werden, um Stabilität und „Reichweite“ des ClO_2 im Körper zu optimieren. Sollen die erzeugten CD-Lösungen pH-Wert neutral bleiben, geht dies natürlich auch mit Salzen der (+)-Milchsäure – der Favorit ist hier das Magnesium-Salz der Milchsäure, das Magnesium-Lactat.

Allgemeine Vorgehensweise (eine Variante im YouTube Video: https://www.youtube.com/watch?v=JRpM9ysFyq8):

In einem Schnapsglas oder Eierbecher werden, für übliche Anwendungsmengen einer CD-Lösung von bis zu 500 ml, 3 bis 5 Tropfen der Natriumchlorit-Lösung 25 % mit der gleichen Tropfenanzahl Salzsäure 4 % (oder einer Messerspitze Natriumhydrogensulfat) versetzt. So schnell als möglich, wird diese kleine „Pfütze“ mit einer 20 ml Spritze aufgesogen und diese auf den Stempel gestellt. Das weitere Vorgehen entspricht dann dem Video.

Das in der Spritze entstehende Chlordioxid-Gas sammelt sich zunächst im Spritzenvolumen und kann dann entweder mit einer gebogenen Kanüle in ein Glas Wasser (wie im Video) oder mit einer geraden Kanüle in eine hängende Infusionsflasche geblubbert werden. Die so erhaltenen wässrigen Mischungen können anschließend, wie erwähnt, mit (+)-Milchsäure, Magnesium-Lactat und natürlich, wenn gewünscht, auch mit DMSO ergänzt werden.

Diese beblubberten, frischen, reinen Chlordioxid-Lösungen können angewendet werden als:

- Getränk
- Mundspülung
- Gurgel-Lösung
- Hautspray
- Fußbad
- Augenspülung (keine Säure zugeben)
- Nasen-/Ohrentropfen (keine Säure zugeben, sondern nach Wunsch Magnesium-Lactat und DMSO)
- Einlauf (keine Säure zugeben, sondern nach Wunsch Magnesium-Lactat und DMSO)
- Injektion (keine Säure zugeben, sondern nach Wunsch Magnesium-Lactat und DMSO)
- Infusion (keine Säure zugeben, sondern nach Wunsch Magnesium-Lactat und DMSO)

Für Injektionen/Infusionen muss als Ausgangswasser natürlich sterile, isotonische Kochsalz- oder Ringerlösung genutzt werden. Die Zugabe von Magnesium-Lactat und DMSO erfolgt mit der Ampulle „DMSO ML“.

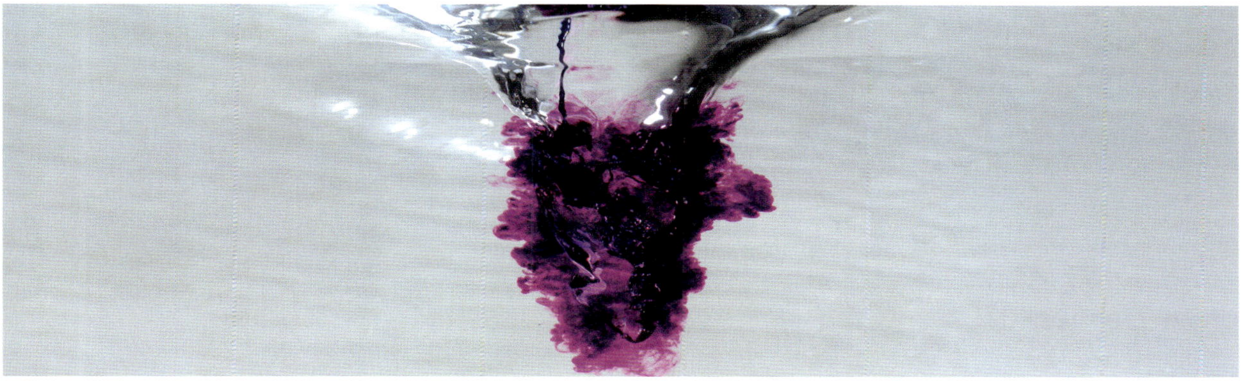

Oxidationsmittel – Kaliumpermanganat

$KMnO_4$ lautet die chemische Summenformel für das violett-schwarz glänzende kristalline Pulver. Kaliumpermanganat als Reinsubstanz ist seit einiger Zeit in der EU mit Verkaufsbeschränkungen belegt. Dies liegt daran, dass $KMnO_4$ einer der zahlreichen klassischen „Sauerstoff Donatoren", also Oxidationsmittel ist, der für Explosionsstoffe, Treibmittel oder Munition verwendet werden kann. Ähnlich wie zum Beispiel „Salpeter", also Kaliumnitrat KNO_3 und viele andere. Den Salpeter kennt vielleicht noch der eine oder die andere aus Kinder- und Jugendabenteuern mit der Eigenherstellung von Schwarzpulver, dessen Ersterwähnung in China sich bald zum 1000sten Mal jährt. Auch wird Kaliumpermanganat bei der Herstellung von Kokain verwendet und ist deshalb ebenfalls nicht mehr ohne weiteres freiverkäuflich.

Kaliumpermanganat ist aus dieser Perspektive noch ein ganzes Stück reaktionsfreudiger, da es, mit organischem Material gemischt, sogar zur Selbstzündung führen kann. Das liegt auch an der Anwesenheit des Mangan-Ions, schließlich ist bekannt, dass auch Wasserstoffperoxid in Anwesenheit von Mangan rasch abreagiert. Ein beliebter Schülerversuch ist auch heute noch, Kaliumpermanganat Pulver mit Glycerin zu betropfen – nach ziemlich genau 10 Sekunden kommt es zur Selbstzündung.

Die medizinische Verwendung von Kaliumpermanganat stützt sich ebenfalls auf die starke Oxidationswirkung, weshalb es vornehmlich äußerlich als 1%ige Lösung angewendet wird. Dieses hat vor allem stark antibakterielle Wirkung.

Beispielsweise als Desinfektionsmittel, Deodorant (noch weiter verdünnt), Bleichmittel, Bräunungsmittel für die Haut, Adstringens bei Fußpilz oder Windeldermatitis, Gurgellösung bei Halsschmerzen durch bakterielle, virale Infektionen oder Entzündung.

Die Entdeckung/Entwicklung von Kaliumpermanganat geht wieder einmal auf den versierten, geschäftstüchtigen deutschen Apotheker und Alchemisten Johann Rudolf Glauber zurück, der es 1659 erstmals beschrieb. Er ist auch Namensgeber für das bekannte Glaubersalz. Glauber und seine zeitgenössischen Kollegen markieren den frühen Übergang von der empirischen Alchemie zur systematischen Chemie. Kaliumpermanganat hat eine 360-jährige vielseitige Anwendungsgeschichte zu bieten und passt sich als hochwirksames, bewährtes Therapeutikum gut in den Gesundheitswerkzeugkasten ein.

Ich verwende es gerne zur Behandlung von Warzen und sonstigen seltsamen Haustellen zusammen mit DMSO. Man trägt hierbei zuerst eine ca. 60%ige DMSO-Lösung auf das Hautareal und dann einige Minuten später wird punktuell mit der 1%igen Kaliumpermanganat-Lösung gezielt betupft.

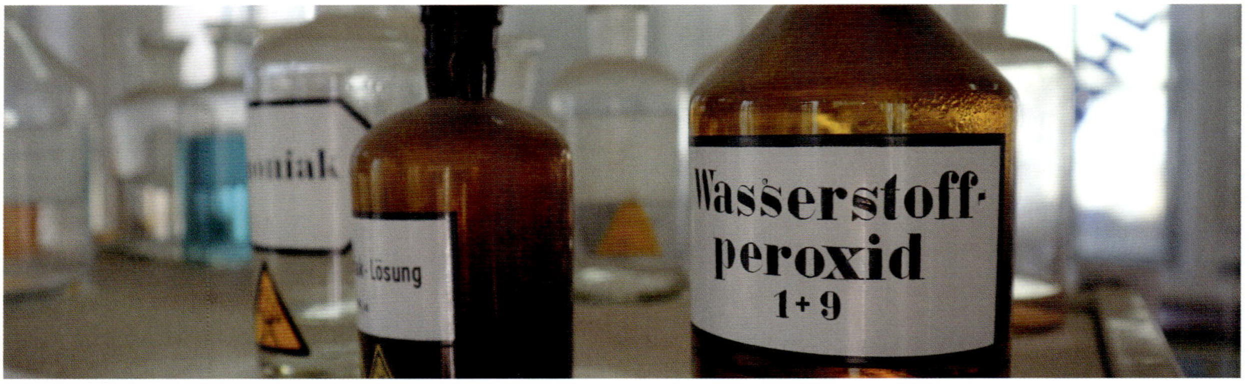

Oxidationsmittel – Wasserstoffperoxid

Über die Geschichte der therapeutischen Nutzung von Wasserstoffperoxid und chemisch verwandten Mitteln kann man sich kurzweilig in dem Buch von Jochen Gartz informieren.

Die Gruppe der Oxidationsmittel, die in der Medizin schon genutzt wurden und/oder heute noch werden, ist vielseitig und umfangreich. Biochemisch zeigen diejenigen Substanzen, die in der Lage sind, andere Stoffe zu oxidieren, also ihnen ein oder mehrere Sauerstoffatome „aufzudrängen", jedoch in der Regel eine Gemeinsamkeit, nämlich eine „per"-Gruppe von Sauerstoffatomen. Der einfachste und vermutlich bekannteste Fall ist das Ozon – O_3. Quasi ein Sauerstoffmolekül O_2 , das ein zusätzliches Sauerstoffatom enthält: O – O – O

Auch bei dem traditionell verwendeten Kaliumpermanganat $KMnO_4$ erkennt man den Sauerstoffreichtum. Sogar das pflanzliche Oxidationsmittel Artemisinin aus dem einjährigen Beifuß enthält eine Peroxid-Brücke über dem Siebenring – das Molekülbild kann man im Internet aufrufen. Ein Wunderwerk der Natur.

Chlordioxid ist dementsprechend ein Chloroxid, das zwei Sauerstoffatome trägt. All diese medizinisch relevanten Oxidationsmittel sollen hier in dieser neuen Reihe besprochen und ihre Einsatzmöglichkeiten aufgezeigt werden.

In diesem Artikel geht es um Wasserstoffperoxid H_2O_2. Wie man an der Summenformel erkennen kann, handelt es sich hierbei eigentlich um oxidiertes Wasser H_2O!

Wasserstoffperoxid ist ebenfalls eine Natursubstanz. Es wird sowohl von unseren eigenen Abwehrzellen (Leukozyten) als auch von Bienen hergestellt, die damit den Honig versetzen. An dieser Stelle sieht man sehr schön eine Anwendung, die ich oft in den Seminaren gezeigt habe:

Mit Wasserstoffperoxid kann man auf billigste Art und Weise selbstgemachte Gele, Salben, Cremes, Sprays, Lösungen konservieren, also keimfrei halten, um sie länger anwenden zu können. Auch an anderen Stellen in der Natur ist Wasserstoffperoxid zu finden.

Oxidationsmittel werden also grundsätzlich eingesetzt, um Mikroorganismen zu reduzieren oder zu eliminieren. Beim H_2O_2 wird in den meisten Fällen die bekannte 3%ige Lösung angewendet. Diese enthält also 97 % Wasser bzw. noch einen kleinen Anteil einer Säure, meist Phosphorsäure oder auch Salicylsäure (sog. organische Stabilisierung – bekannt als Inhaltsstoff der Weidenrinde). Diese wird benötigt, um den pH-Wert der wässrigen Flüssigkeit unterhalb von 6 zu halten, da in diesem Bereich das Wasserstoffperoxid nicht vorzeitig zerfällt. Es ist daher stabilisiertes H_2O_2 erforderlich, jedoch mit organischer Säure / organisch stabilisiert anstatt Phosphorsäure.

Die Anwendungsmöglichkeiten der Wasserstoffperoxid-Lösung 3 % sind sehr vielseitig und es wird vermutlich hier nicht gelingen, sie vollständig aufzuzählen.

- Betupfen/Besprühen von Wunden
- Mundspülungen (evtl. noch 1:1 verdünnt) bei Parodontitis, Mundgeruch, Zahnbelag, ...
- Als Ohrentropfen bei Otitis
- Gurgeln bei eitrigen Mandeln, Rachenentzündung
- Besprühen von Mückenstichen oder der Bissstelle von Zecken
- Infusion mit 5 ml pro 500 ml NaCl 0,9 % bei Infektionen wie Gürtelrose, EBV, ...
- Infusion ebenso im Bereich Anti-Aging und Schönheit, da „Hautmittel"
- Raumvernebelung zur Flächendesinfektion
- Vernebelung in der Raumluft zur Inhalation (z.B. Vorbeugung Lungenentzündung Klinik/Altenheim)
- Trinklösung mit 15 Tropfen in 300 ml Wasser 3-mal täglich nüchtern bei Angina pectoris, Schaufensterkrankheit, Raucherbein, ...
- Desinfektion von Trinkwasser mit 1 Tropfen pro 100 ml
- Gesichtsspray mit 0,5 ml pro 100 ml Thermalwasser, Meerwasser, Stiefmütterchen Tee, ...
- Besprühen der Füße nach dem Schwimmbad oder Saunabesuch
- ...

Eine Sprühflasche und eine 250 ml Flasche mit Wasserstoffperoxid 3 % habe ich stets im Reisegepäck.

Höhere Konzentrationen wie 11,9 % (Friseur-Wasserstoffperoxid) oder 30 % werden nur benötigt für Bäder/Fußbäder. In ein Vollbad kommen pro 100 Liter Wasser 250 ml H_2O_2 30 %.

Oxidationsmittel – Wasserstoffperoxid-Trinklösung

Eine andere „Sauerstoff-Anwendung" für die „Schönheit von Innen" ist die DMSO-Wasserstoffperoxid-Trinklösung. Wie schon lange bekannt, werden Wasserstoffperoxid-Infusionen als Anti-Aging und Schönheitstherapie angewendet, was jedoch für Anwender/Patienten umständlich und kostspielig ist. Wie sich herausgestellt hat, wirkt auch eine simple Trinklösung sehr schön auf die Haut – diese wird weicher und rosiger.

Es werden ca. 15 Tropfen Wasserstoffperoxid 3 % (ohne Phosphorsäure) in 300 ml reinem Wasser (z.B. RO-Wasser) gelöst und dazu noch 5 - 10 Tropfen DMSO gerührt. Die Lösung wird sofort nach Zubereitung nüchtern getrunken, da DMSO und Wasserstoffperoxid beim Stehenlassen eine Reaktion eingehen.

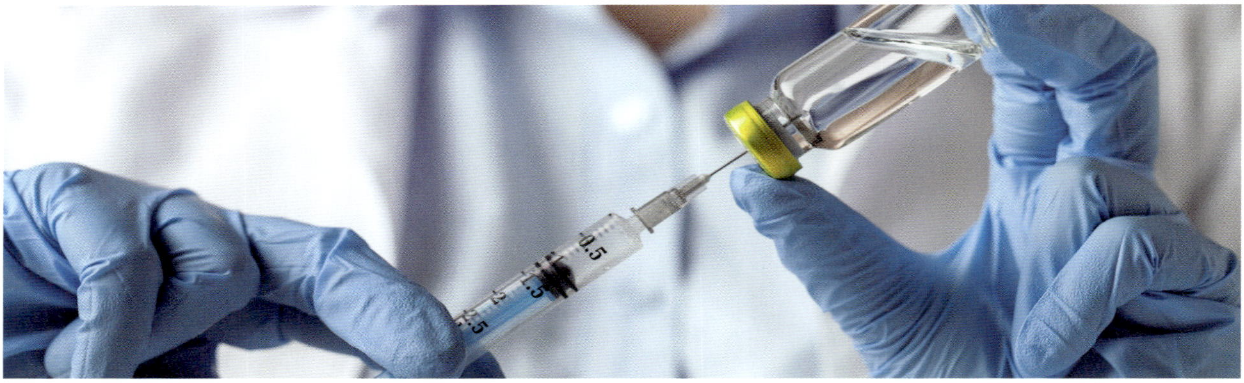

Procain

Procain, in Form einer 1 oder 2%igen wässrigen Lösung in Ampullen, hat viele Vorteile und kann sehr vielfältig eingesetzt werden.

Es ist das Mittel der Wahl für die sogenannte Neuraltherapie, bei der Procain, oder Mischungen davon, subcutan injiziert wird, um z.B. „Schmerzpunkte“ aufzulösen oder Regeneration anzuregen.

Unter Namen K.H.3 wurde es in Kapseln bei Altersbeschwerden empfohlen und im Bereich Ästhetik wird Procain auch für Mesotherapie oder in Cremes angewendet.

Kurz und gut: Procain sollte man in der Naturheilkunde immer auf Vorrat dahaben. Doch genau dies ist nun infrage gestellt!

Seit einigen Wochen erscheint bei immer mehr Anbietern von Procain Ampullen der Hinweis „Zur Zeit nicht verfügbar“. Monopolisierungen führen dazu, dass Arzneistoffe oft nur noch von wenigen oder einem Hersteller erzeugt und dann von vielen Firmen unter eigenem Label vermarktet werden. Im Falle von Procain ist es ein verbliebener Hersteller. Die beobachtete Verknappung von Procain kann verschiedene Gründe haben, jedoch drängt sich hier ein Verdacht auf, der aufgrund verschiedener Informationsquellen als wahrscheinlich anzusehen ist.

Da die subcutane Anwendung von Procain schon vor einigen Jahren den Heilpraktikern offiziell untersagt wurde, gingen viele den rechtlich ausweichenden Weg der Eigenherstellung. Das Anwendungsverbot gilt schließlich nur für Fertigarzneimittel, also freiverkäufliche Ampullen aus der industriellen Massenherstellung.

Wenn man nun den Rohstoff verknappt und ein anderer Hersteller den Markt betreten will, so benötigt er eine Neuzulassung für diese API. Im Zuge einer Neuzulassung kann man jedoch sowohl die Freiverkäuflichkeit als auch die Möglichkeit der Eigenherstellung, als auch die Zulassung zur s.c. Anwendung überhaupt neu regulieren. Insofern ist anzunehmen, dass uns auf diesem Wege das Procain ganz genommen werden kann. Hoffentlich stellt es sich anders heraus!

In Kombination mit DMSO verliert das Procain seinen einzigen Nachteil. Im Vergleich zu Lidocain oder anderen Wirkstoffen mit ähnlichen Eigenschaften, die gerne für Neuraltherapie eingesetzt werden, flutet nämlich Procain im Gewebe nicht gut und auch die Aufnahme in die Zellen selbst ist nur mäßig gut. Doch wozu gibt es das „Taxi“ DMSO – damit ist sowohl die Reichweite als auch die Zellgängigkeit ganz einfach machbar. Auf diese Weise ist es sogar möglich, Procain ohne Injektionen in tiefere Gewebeschichten zu leiten. Eine Art „Neuraltherapie ohne Nadel“ sozusagen.

Für Injektionen kann man entweder die Fertigmischung DMSO MP verwenden oder aber eine Eigenmischung direkt in der Spritze machen.

Procain

Anwendungsgebiete
- Neuraltherapie
- Schmerzsyndrome
- Durchblutungsstörungen
- Narbenentstörung

Injektion
DMSO MP

Äußerliche Anwendung
- 30 ml DMSO
- 20 ml Procain (2 % - Pascoe)
- 50 ml $MgCl_2$ (12 %)

Anwendung als Gel
o.g. Mischung +
1 TL Hydroxyethylcellulose

Für äußerliche Anwendungen von DMSO/Procain verwende ich 15 oder 30%ige DMSO-Lösungen, die Procain-Lösung direkt als Verdünnung enthalten.

Beispiel:

30 ml DMSO plus 20 ml Procain-Lösung 2 % plus 50 ml Magnesiumchloridlösung 12 % (Zutaten und Hilfsmittel (außer Procain) – siehe Bezugsquellen auf der Internetseite www.MedizinZumSelbermachen.de; Procain, z.B. als Pasconeural 2 % von Pascoe).

Mit dieser Mischung kann man durch Aufsprühen oder Auftupfen Narben behandeln oder Muskelverhärtungen oder Schmerzpunkte oder Sehnenentzündungen oder oder ... . Ebenso kann man der Mischung einen Teelöffel Hydroxyethylcellulose zugeben und so ein Gel herstellen, welches manchmal praktischer ist als die reine wässrige Lösung.

Procain Mangel – Neuraltherapie funktioniert auch mit DMSO allein

Zuerst klang es unglaublich, als mir einzelne Rundbrief-LeserInnen schrieben, dass es in den Apotheken kein Procain mehr zu kaufen oder zu bestellen gäbe. Dann jedoch verdichteten sich die Befürchtungen. Nach einem Telefonmarathon wurde es immer klarer. Es gab tatsächlich für diese Substanz bisher nur einen einzigen Hersteller weltweit.

Alle Pharmafirmen, die Procain-Lösungen 1 oder 2 % im Angebot haben, bezogen die Reinsubstanz als API (Active Pharmaceutical Ingredients) bei dieser Herstellerfirma und machten dann eine eigene Ampullenabfüllung oder beauftragten diese bei einem Dienstleister. Es gibt verschiedene Gerüchte – die Herstellerfirma wäre abgebrannt oder insolvent gegangen oder hätte in der Produktion von Procain keine ausreichende Marge mehr gesehen … .

Nun habe ich jahrelang das freiverkäufliche Procain zur Kombination mit DMSO für die Behandlung von Narben, Neuralgien, Störfeldern u.a. empfohlen und jetzt?

Niemand kann aktuell sagen, wie es weitergeht, mit dem Procain. Einige Pharmafirmen haben noch einen „ausreichenden" Vorrat. Dazu gehört auch die Apotheke, die auf der Internetseite www.MedizinZumSelbermachen.de genannt wird. Hier gibt es Procain auch in der anwendungsfertigen Kombination mit DMSO als Ampulle DMSO MP.

Procain ist vor allem das beliebteste Mittel für die sogenannte Neuraltherapie. Eine Alternative ist Lidocain, wobei dieses nicht über die Bandbreite von positiven Eigenschaften verfügt wie Procain. Einzig die Zell- und Gewebegängigkeit ist beim Lidocain besser, was jedoch eben gerade durch das Mischen mit DMSO für das Procain aufgehoben wurde!

Doch in der Not konnte ich jetzt feststellen, dass auch die depolarisierenden und schmerzstillenden Wirkungen von DMSO allein offensichtlich geeignet sind, um damit Neuraltherapie zu betreiben. Hierfür wende ich eine maximal 15%ige DMSO Injektionslösung an. In der Praxis jedoch meist geringer konzentriert. Schon 3 bis 10%ige Mischungen haben ausreichende Wirkung.

Eigenherstellung:
3 bis 10 ml DMSO werden in 97 bis 90 ml isotonischem Meerwasser gelöst. Aus diesem Vorrat kann man einzelne Spritzenfüllungen durch einen sterilen Vorsatzfilter aufziehen. Danach werden die Aufziehkanüle und der Filter von der Spritze entfernt und die endgültige Injektions-Kanüle aufgesteckt. Schon kann es losgehen mit der Narben- oder Störfeldbehandlung. Bezugsquellen für Steril-Spritzenfilter, Spritzen und Kanülen findet man auf der Internetseite www.MedizinZumSelbermachen.de oder in größeren Mengen beim Laborhandel.

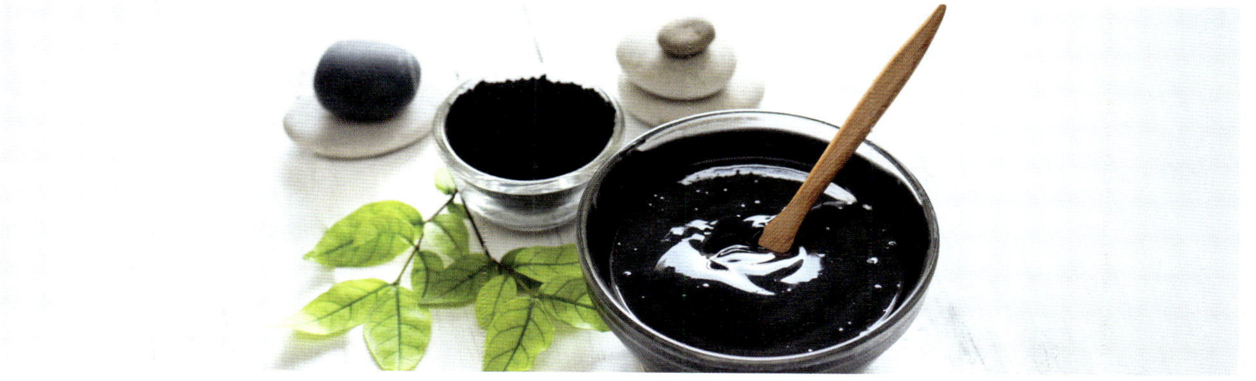

Schwarze Salbe – Mögliche Anwendungsfehler

Ich beobachte, dass manche Menschen die Schwarze Salbe allzu leichtfertig einsetzen und dann auch vorher komplett gesundes Gewebe in Mitleidenschaft gezogen wird.

Häufigste Fehler sind die zeitlich zu ausgedehnte und zu großflächige Behandlungsdauer. Dazu sollte man wissen, dass die Schwarze Salbe im Originalrezept, neben den Kräutern, auch eine nicht unerhebliche Menge Zinkchlorid und DMSO enthält!

Zum Zinkchlorid hier ein Zitat aus Wikipedia (dies ist kein „Wahrheitsmaßstab“, doch wenn es um diese Art von sachlichen Informationen geht, völlig ausreichend):

> *Zinkchlorid schmeckt brennend, wirkt stark ätzend, löst Pflanzenfasern, entzieht vielen organischen Stoffen – in der Weise wie konzentrierte Schwefelsäure – Wasser, verkohlt beispielsweise Holz, … .*

Damit sollte man also in der Tat etwas vorsichtig sein. Ebenso fördert der Gehalt an DMSO die Eindringtiefe und Geschwindigkeit der Pflanzeninhaltsstoffe, die durchaus säurereich sind und ebenfalls gesundes Gewebe peripher angreifen können.

Wenn man die Salbe selbst mischt, kann man auf den Gehalt Einfluss nehmen. Es ist vorstellbar „verdächtige“ Hautsteller lediglich mit einem Gemisch aus Wasser, Zinkchlorid und DMSO zu betupfen – dies jedoch mit Fingerspitzengefühl! Ganz wichtig ist, sich an die empfohlene Verweilzeit der Salbe auf der Haut strikt zu halten! Und sie dann wieder restlos abzuwaschen! Ebenso wichtig ist die punktgenaue Anwendung! Aus sonstigen Erfahrungen/Gewohnheiten neigen Menschen nämlich dazu, Salben/Cremes gerne „etwas großzügiger“ zu verteilen.

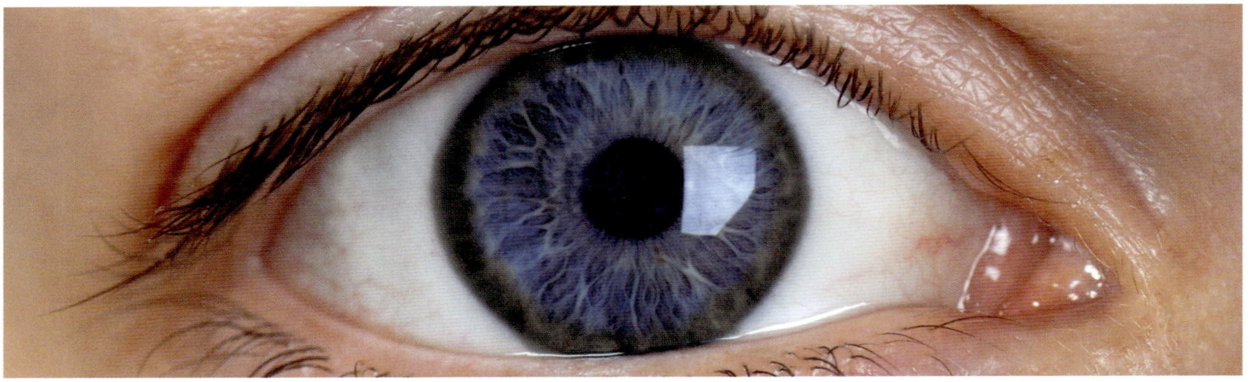

Seignette Salz – Behandlungsoption bei Morbus Wilson

Die sogenannte Kupferspeicherkrankheit oder Wilson-Krankheit ist weltweit verbreitet. Sie gehört mit einer offiziellen Häufigkeit von bis zu 1 : 30.000 zwar noch zu seltenen Gendefekten, jedoch wird angenommen, dass viele Fälle unentdeckt bleiben, da die Symptome lange Zeit unterschwellig sein können oder versehentlich anderen Erkrankungen zugeordnet werden. Die Diagnose ist nämlich etwas knifflig.

In vielen Fällen zeigt sich ein brauner Ring am Irisrand, jedoch ist die Schädigung der Leber dann oft schon weit fortgeschritten. Jede unklare Leberwerterhöhung sollte daher auch auf die Möglichkeit von Kupferablagerungen hin überprüft werden.

Wie der Name schon sagt, werden bei Morbus Wilson Kupfer-Ionen vermindert von der Leber über die Galle ausgeschieden. Der dadurch resultierende Anstieg des Kupfer-Spiegels im Körper entfaltet toxische Wirkungen.

Als Spurenelement wird Kupfer für Stoffwechselprozesse benötigt, allerdings mit einer Tageszufuhr von nur ca. 1 Milligramm. Das Übergangsmetall, welches die Gruppe Kupfer/Silber/Gold anführt, ist in vielen Nahrungsmitteln enthalten. Hauptsächlich werden die Folgenden angeführt: Schokolade/Kakao, Leber, Getreide, Gemüse, Nüsse, Fisch, Samen, Vollkornprodukte, Hülsenfrüchte.

Kupfermangel ist daher sehr selten, während eben eine Anreicherung häufiger vorkommt und gefährlich ist. Die schulmedizinische Standardtherapie sieht entweder D-Penicillamin (eine alpha-Aminosäure mit Mercaptogruppe) oder Triethylentetramin (TETA) vor. Beide gehören zur Gruppe der Chelatmittel. Während D-Penicillamin mit den bekannten Chelatoren DMSA oder DMPS verglichen werden kann (die Bindung zum Metall kommt durch Schwefel-Atome zustande), werden mit TETA Stickstoff-Metall Bindungen ausgenutzt, ähnlich dem EDTA.

Beide Mittel haben erhebliches Nebenwirkungspotential und ich habe dazu auch Informationen direkt von Betroffenen, die dies bestätigten. Teilweise wird parallel noch hochdosiertes Zink angesetzt, welches die Aufnahme von Kupfer im Darm hemmt.

Neben den „Schwefel- und Stickstoff-Chelatoren", die hier und sonst zum Einsatz kommen, wird aus meiner Sicht in der Medizin oft vergessen, dass die unterschiedlichen, natürlichen, organischen Einfach- und Mehrfachsäuren ebenfalls sehr gute Komplexbildner sind, also sich zur Chelatbehandlung eignen.

Dazu gehören so simple wie Milchsäure und Zitronensäure, wie auch Gluconsäure (oxidierte Glucose, z.B. in Kombucha enthalten und von mir in einem Rundbrief als therapeutisch wertvolles Natrium- und Calciumgluconat vorgestellt), Äpfelsäure oder Weinsäure.

Letztere ist traditionell als sogenanntes Seignettesalz im Handel und wird, als Natrium-Kalium-Salz, seit langer Zeit im Labor zur spezifischen Bindung von Kupfer-Ionen eingesetzt (siehe Fehling-Lösung). Der offizielle Name lautet Kalium-Natrium-Tartrat.

Die natürlichen organischen Säuren, die in Früchten und Gemüse vorkommen, sind sehr verträglich und meist als Nahrungsmittelzusatzstoffe in der EU in hohen Anteilen zugelassen. Sie bauen zu Übergangsmetallionen und/oder Schwermetallionen ihre Bindungen nicht über Schwefel- oder Stickstoffatome, sondern über die hohe Ladungsdichte an den Sauerstoffatomen der Säuregruppe auf.

Überdosierungen können zwar vorübergehend die Nieren beanspruchen, wie wir zum Beispiel von Spinat (Oxalsäure) oder Rhabarber (Äpfel-, Citronen- und Oxalsäure) her wissen, jedoch liegen die dafür erforderlichen Mengen deutlich höher als die Dosierungen, die mit den üblichen S- und N-Chelatoren gefahren werden können.

Das Seignettesalz stellt also eine verträgliche Alternative zu D-Penicillamin oder TETA dar, wenn es um die Behandlung von zu hohen Kupferwerten geht. Als Kalium-Natrium-Salz der Weinsäure ist es schon gepuffert und daher sowohl Magen-Darm verträglich als auch gut aufnahmefähig. Gleichwohl führen höhere Mengen zu abführender Wirkung und Seignettesalz war deshalb traditionell auch als mildes Abführmittel seit dem frühen 17. Jahrhundert bekannt.

Auch damals schon war seine ausgezeichnete Verträglichkeit bekannt:

> *Das weinsaure Kali-Natron, ein zu Lemery's Zeiten unter dem Namen Seignettesalz sehr viel gebrauchtes Heilmittel, wird noch immer als gelindes Purgirmittel angewendet. Man gibt es in Dosen von 30 - 50 Gramm, ohne die mindeste Unbequemlichkeit.*
>
> *Laveran und Millon, 1844*

Nun, 30 bis 50 Gramm ist eine gewaltige Menge und für die Ausleitung von Kupferionen sind pro Tag eher nur 5 % davon zu verwenden. Das entspricht also ca. 2 Gramm. Das Seignettesalz in pharmazeutischer Reinheit gibt es in praktischen 100 Gramm Gebinden.

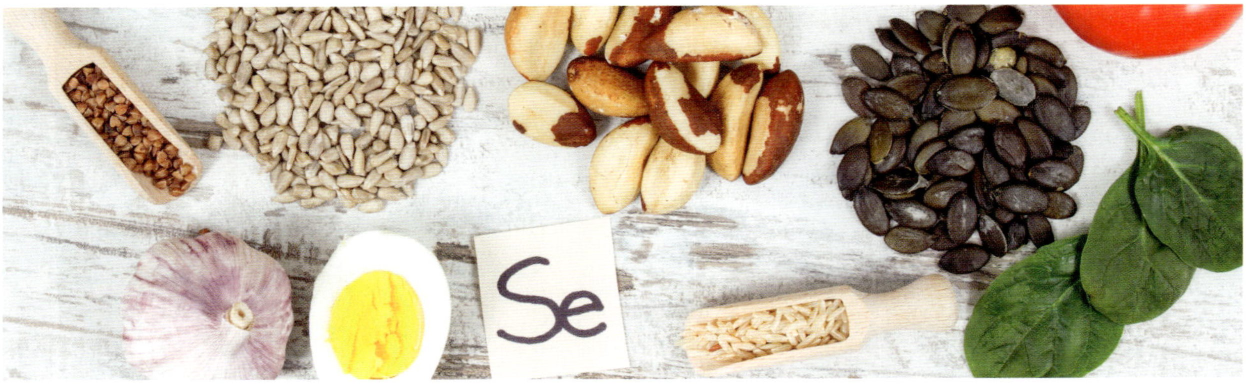

Selen – Umstritten und/oder wichtig?

Wenn die Frage gestellt wird, wozu ein Spurenelement „gut" ist, dann ist es für die Beantwortung hilfreich, nach den bisher erforschten Mangelerscheinungen zu schauen. Welche Symptome treten auf, wenn das betreffende Element im Körper nicht oder in zu geringen Mengen vorhanden ist?

Diese sind: Knorpeldegeneration, indirekte Schilddrüsenunterfunktion (T3-Mangel), verschiedene Arten von Muskelschwäche (auch Herzmuskel), Nervenschäden (Neuropathie). Außerdem gibt es viele Hinweise auf eine wichtige Rolle von Selen für ein intaktes Immunsystem.

Selen wird deshalb auch, in Form von Natriumselenit, als Futtermittelzusatz in der Nutztierhaltung eingesetzt. Was immer wir auch von „Nutz-Tier-Haltung" halten mögen ... .

Die Studienlage ist allerdings unübersichtlich und kontrovers. Vieles wurde anscheinend schlampig gemacht, das heißt, die Ergebnisinterpretation von Forschungen erfolgte mit dem bekannten „Studien-Tunnelblick".

Selen ist, mit Blick auf das Periodensystem der Elemente, ein Mitglied der 6. Hauptgruppe und damit formal verwandt mit Sauerstoff und Schwefel. Während diese beiden als Mengenelemente im Körper bekanntermaßen im mehrstelligen Gramm-Bereich absolut lebenswichtige Rollen spielen, ist das Selen mit einem Tagesbedarf von offiziell ca. 70 Mikrogramm tatsächlich nur in Spuren notwendig und vorhanden. Biochemisch gesehen und auch von der Erscheinung her, ist Selen jedoch, im Vergleich zu den echten Nichtmetallen Sauerstoff und Schwefel, schon eher ein Halbmetall und findet auch Verwendung in der Elektronik.

Umso interessanter ist es, dass Selen dennoch in die Aminosäure Cystein eingebaut werden kann und dort den Platz des Schwefelatoms einnimmt – es entsteht das sogenannte Selenocystein.

Über die Bedeutung von Cystein habe ich in einem anderen Rundbrief schon ausführlich geschrieben. Cystein ist, neben Methionin, eine schwefelhaltige Aminosäure und in dieser Form, als Baustein des Lebens, immens wichtig für das Bindegewebe und zahlreiche Lebensfunktionen.

Unser Körper ist also in der Lage, Selen, welches in Form des anorganischen Natriumselenits eingenommen wird, anstelle eines Schwefelatoms in der Aminosäure Cystein zu integrieren. Es entsteht also „organisches Selen".

Hierüber ist auf Wikipedia Folgendes zu lesen:

> *Selen ist in Selenocystein enthalten, einer Aminosäure im aktiven Zentrum des Enzyms Glutathionperoxidase und vieler weiterer Selenoproteine. Wegen seiner hohen Reaktivität mit Sauerstoff spielt Selen bei Tieren und Menschen eine wichtige Rolle beim Schutz der Zellmembranen vor oxidativer Zerstörung (Radikalfänger). Das selenenthaltende Enzym Glutathionperoxidase, welches in allen tierischen Zellen vorkommt, ist entscheidend am Abbau von membranschädigenden Oxidanzien sowie Radikalfolgeprodukten beteiligt.*
>
> *Durch eine reduzierte Glutathionperoxidaseaktivität lässt sich eine Reihe von Selenmangelsyndromen erklären. Ein solcher Zusammenhang wird für Herz-Kreislauf-Erkrankungen diskutiert. Auch die experimentelle Hypertonie an der Ratte kann durch prophylaktische Selengabe wesentlich reduziert werden. Interessant ist in diesem Zusammenhang die protektive Selenwirkung bei der Kryokonservierung von Herzmuskelfragmenten. Selenocystein ist auch am Katalysemechanismus weiterer Enzyme beteiligt und in vielen Proteinen enthalten, deren Bedeutung noch nicht geklärt ist.*

Eine ganze Reihe äußerst wichtiger Feststellungen also, was den Bedarf an Selen betrifft. Da Spurenelemente in der heute weitgehend industriellen Nahrungsmittelproduktion stetig abnehmen bzw. die überstrapazierten Ackerböden auch kaum mehr Selen enthalten, liegt eine dauerhafte Einnahme auf der Hand. „Gestritten" wird wohl nur noch über die Dosierung.

Insofern benutze ich gerne die Natriumselenit Tropfen. Sie enthalten neben dem Mittel Natriumselenit in pharmazeutischer Reinheit ausschließlich pharmazeutisches Wasser. Sonst nichts! Ein Tropfen davon entspricht 30 Mikrogramm Selen. Auf diese Weise kann man die Menge selbst bestimmen. Dies ist ein ganz wichtiger Grundsatz des Gesundheitswerkzeugkastens.

Will man sich an die offiziellen Empfehlungen halten, dann genügen 2 - 3 Tropfen. Das entspricht also ca. 75 Mikrogramm. Will man dagegen 300 Mikrogramm Selen nutzen, wie in der Integrativen Medizin zum Beispiel bei Krebs empfohlen wird, dann sind es eben 10 Tropfen.

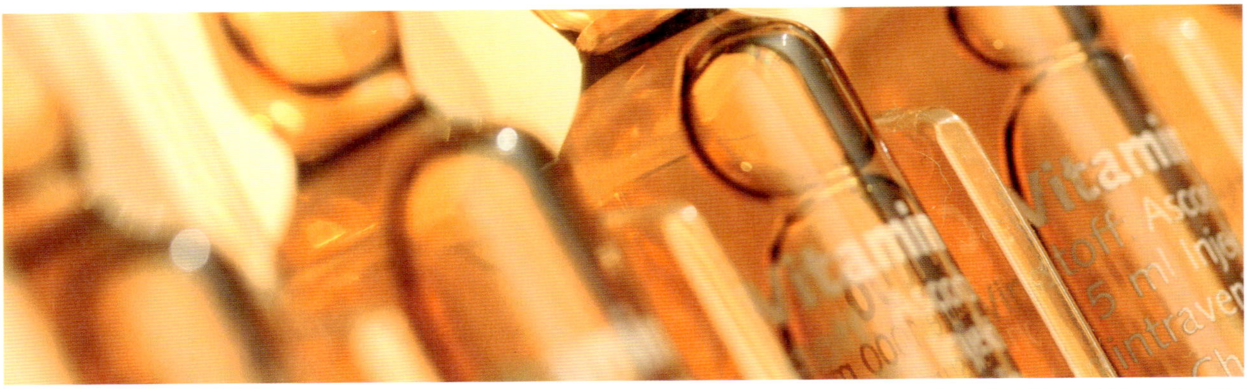

Vitamin C bei (viralen) Infektionen – Einfache Rezeptur für simple Rektalinfusion

Den Anstoß zu diesem Abschnitt gab Kathrin, denn sie fand eine wissenschaftliche Veröffentlichung aus dem Jahr 1962 (!), in der erstaunliche Therapieerfolge bei viralen Infektionen mit „hohen Dosen" von Vitamin C per Injektion oder Infusion gezeigt wurden – bis hin zu Hepatitis! Wörtlich ist die Rede von „Even with doses as high as 65 mg/kg ... ". Das können wir heute etwas belächeln, jedoch zeigt sich hier, dass die derzeit übermäßigen Mengen Vitamin C in Infusionen oft gar nicht nötig sind. 65 mg pro kg Körpergewicht – das entspricht ca. 4,5 Gramm bei einem 70 kg Menschen. Die Ascorbinsäure wurde in unterschiedlichen Anwendungsvarianten verabreicht. Teilweise als Infusion in 1000 ml NaCl-Lösung, teilweise als intramuskuläre Injektion mehrmals am Tag, teilweise als tägliche Infusion mit 5 Gramm für 24 Tage. Hier die Original Literatur: https://www.mv.helsinki.fi/home/hemila/CP/Dalton_1962_ch.pdf

Hier die E-Mail, die mir Kathrin gesendet hat:

Anbei ein interessanter Uralt-Artikel zum Thema Viren und Vitamin C. Die Beschreibung der viralen Pneumonie (Seite 3) erinnert uns doch nicht etwa an den lieben gekrönten Virus?

Ich fand den Artikel auf der Suche nach Verweisen zum Thema rektales Vitamin C, denn der seit Wochen bestehende Auftrag für Vitamin-C - i.v. Präparat wurde von der Arnika-Apotheke nicht ausgeführt. Gehe ich recht in der Annahme, dass man mit Ascorbinsäurepulver und Kaisernatron (2:1) in NaCl 0.9 % eine pH-neutrale Na-Ascorbatlösung herstellen kann, welche auch rektal verabreicht werden kann?

Das ist ein ganz wichtiges Thema! Wenn man sich Infusions- oder Rektalinfusions-Lösungen selbst herstellen will, muss man auf den pH-Wert achten!!!

Die Infusionsfläschchen aus den Apotheken tragen nämlich auch die Auflistung der Inhaltsstoffe: Ascorbinsäure Ph. Eur., Natriumhydrogencarbonat (Natron) Ph. Eur. und Wasser Ph. Eur.. Es handelt sich also immer um sogenanntes gepuffertes Vitamin C. Die Ascorbinsäure selbst erzeugt nämlich in Wasser gelöst einen sehr niedrigen, also stark sauren, pH-Wert von ca. 3.

Ascorbinsäure ist stärker sauer als Essigsäure. Dies würde natürlich die Venen oder die Darmwand stark reizen. Deshalb wird die Ascorbinsäure mit einem Basensalz zuerst neutralisiert und dann erst angewendet. Auch für die orale Einnahme ist dies übrigens besser.

Nun bleibt nur noch die Frage, wie viel Basensalz nötig ist, um eine vorgesehene Menge Vitamin C zu neutralisieren, also in der Lösung einen pH-Wert von 7 zu erzeugen.

<u>So kommen wir wieder zur Mol-Rechnung:</u>

Ascorbinsäure hat ein Molekulargewicht von 176,13 g/mol. 1 Gramm Ascorbinsäure entspricht also 5,68 mmol.

Das Molekulargewicht von Natron ist M = 84,01 g/mol. 5,68 mmol entsprechen 0,48 Gramm.

<u>Ergebnis:</u> Um Vitamin C Pulver zu neutralisieren, wird jeweils für 1 Gramm Ascorbinsäure ca. ein halbes Gramm Natron benötigt. Wer ganz sicher gehen möchte, prüft den pH-Wert der Mischung nach der Neutralisation mit einem Indikatorpapier.

<u>Mit anderen Worten:</u> Ascorbinsäure und Natron werden 2:1 in isotonischem Meerwasser oder isotonischer Kochsalz-Lösung gemischt. Mit dieser Lösung kann man dann Rektalinfusionen machen. Das heißt, die Tropfgeschwindigkeit wird so gering eingestellt, dass die Flüssigkeit im Enddarm komplett absorbiert wird. Dies ist eine sehr gute Möglichkeit, Vitamin C verlustfrei aufzunehmen. Natürlich funktioniert das einfache und effektive Prinzip der Rektalinfusion auch mit vielen anderen Substanzen.

KAPITEL 4

Medizinisch-therapeutische Methodiken zur Aktivierung Ihrer Selbstheilungskräfte

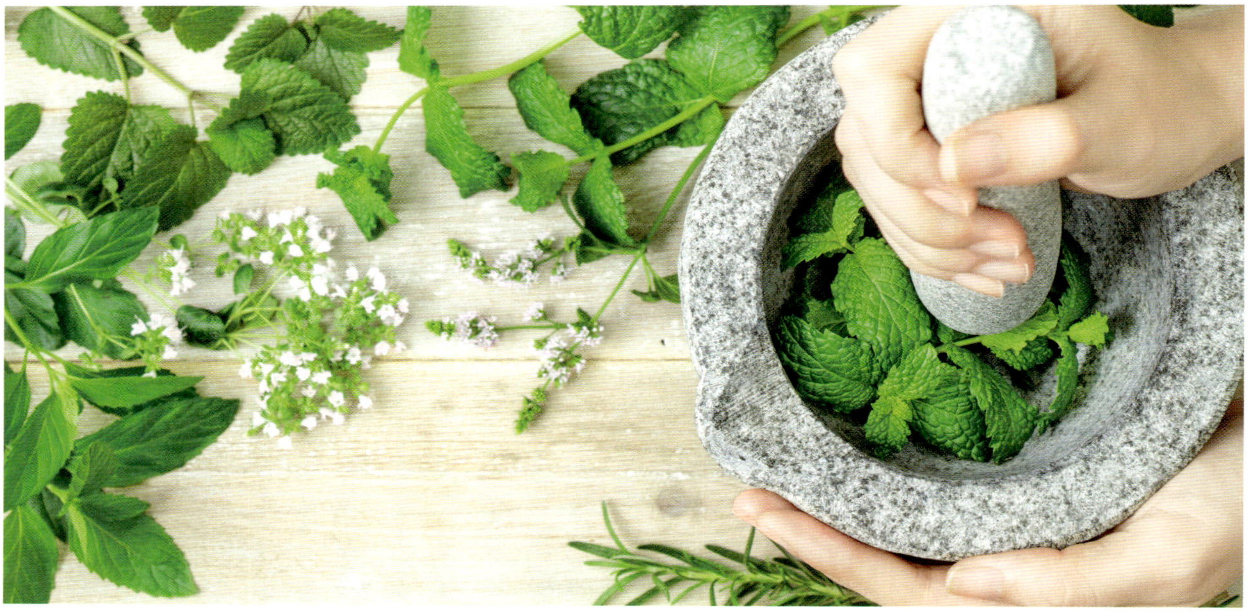

Es ist höchste Zeit, so viele Menschen wie möglich an die **eigenverantwortliche therapeutische Anwendung** von **effektiven** und zugleich **einfachen Mitteln** und **Maßnahmen** für die **Gesundheit** und die **Behandlung** auch **schwerwiegender Symptome** heranzuführen.

Praxisinstitut Naturmedizin

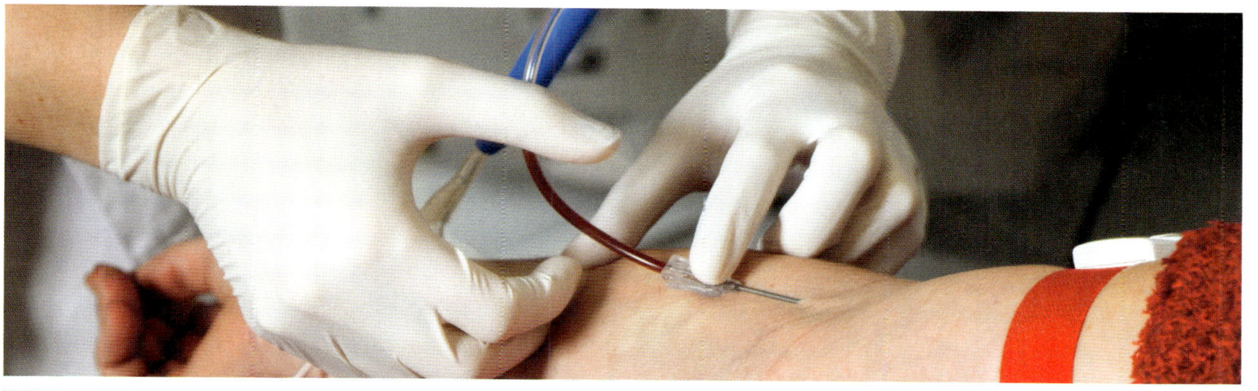

Aderlass – Ganz nebenbei mit großer Wirkung

Irgendwann habe ich es ganz plötzlich begriffen: Immer wenn ein Mensch auf der Therapieliege verweilt und sowieso eine venöse Punktion vorgenommen wird, in der Regel um eine Infusionsbehandlung zu beginnen oder um Laborröhrchen zu füllen, ist ein guter Moment gekommen zuerst einen Aderlass vorzunehmen – schließlich ist das Loch eh schon drin.

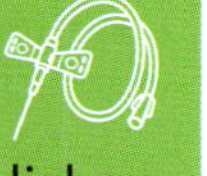

So habe ich mir angewöhnt, stets neben den benötigten sonstigen Utensilien auch zwei bis drei der handelsüblichen 60 ml Spritzen mit Luer Anschluss bereitzulegen. Ganz gleich, ob man einen Butterfly in die Vene legt oder eine Vacutainer-Kanüle oder eine Braunüle, immer kann direkt nach der Punktion in aller Ruhe und Gelassenheit ein Volumen von ca. 120 bis 180 ml venöses Blut entnommen werden – eine perfekte Menge, um die seit Hunderten von Jahren bekannten stimulierenden und entlastenden Effekte eines kleinen Aderlasses zu nutzen.

Freilich wurden in früheren Zeiten, aus heutiger Sicht, auch grauslige Fehler rund um den Aderlass gemacht und es gibt in der Geschichte der Medizin ebensolche Geschichten zuhauf.

Doch heute haben wir mit den genannten 60 ml Spritzen ein perfektes Werkzeug, mit dem man nur fast alles richtig machen kann.

Das Einzige was zu beachten ist: Je nach Kaliber der venösen Kanüle, benötigt man ein wenig Geduld, denn zu starkes Ziehen am Spritzenkolben erzeugt eventuell ein ungünstiges Vakuum in die Vene hinein. Also einfach ganz gemütlich, so wie es fließt, mit etwas Feingefühl die Spritzen nach und nach füllen.

Vielen Seminarteilnehmern kommt diese eher kleine Menge komisch vor – viele denken, dass da auf jeden Fall ein halber Liter rauslaufen müsse … . Doch das ist ganz und gar nicht so und übrigens auch der Grund, warum das sogenannte „Blutspenden" von mir eher als Negativbeispiel erwähnt wird. Die Menge ist viel zu groß, ersichtlich schon alleine daran, dass viele danach müde sind und sich geschlaucht fühlen. Ganz abgesehen von den bekannten längerfristigen Auswirkungen auf das blutbildende System.

Energetische, politische und betriebswirtschaftliche Aspekte rund um das „Blutspenden" lassen wir hier ohnehin einfach weg … .

Die 120 bis 180 ml abgelassenes venöses Blut jedoch führen zu Vitalität und Frische. Ganz ähnlich den unfreiwilligen Hämatomen nach (Sport-)Verletzungen oder den freiwilligen Hämatomen nach Schröpfkuren, handelt es sich beim „kleinen Aderlass" zunächst einmal um eine Umverteilung, wobei hier der „neue" Verteilungsraum außerhalb des Körpers liegt. Wir haben es also gleichzeitig mit einer Ausleitung zu tun.

Teilweise fällt während der Durchführung auf, dass sich die Farbe des Blutes, das in die Spritzen aufgenommen wird, nach einer bestimmten abgelassenen Menge ändert. Ein Phänomen, welches auch andere beobachten und dies ist ein guter Hinweis auf die Entlastungsarbeit, die hier geleistet wird.

Nun könnte man noch ganz viel schreiben über die erstaunlich vielfältigen Wirkungen des Aderlasses, die auch schon teilweise wissenschaftlich erfasst wurden und die man natürlich auch im Internet findet.

Ich setze jedoch an diese Stelle, wieder einmal, bewusst den allumfassenden Leitgedanken der integrativen Erfahrungsmedizin: Probieren Sie es einfach aus!

Und um die simple Anleitung komplett zu machen: Was geschieht mit den blutgefüllten Spritzen danach? Es gibt verschiedenen Möglichkeiten. Man kann sich große Abwurfbehälter beschaffen, die sonst für benutztes Infusions- und Injektionsmaterial verwendet werden und auffällig gelb mit meist roten Deckeln erscheinen.

Man kann auch das Blut, wenn es sich um wenige Anwendungsfälle handelt, unter laufendem Wasserhahn wieder aus den Spritzen heraus in den Abfluss drücken (Schutzbrille), solange es nicht durchgeronnen ist. Ab einer gewissen Menge, also Personenanzahl, müsste man hier jedoch behördlicherseits die Verordnungen für Schlachtbetriebe beachten. Doch doch, das ist kein Witz und ich erinnere mich, dass es innerhalb der Ausbildung eine ernsthaft erläuterte Frage war. Jetzt kann es losgehen. Kleiner Aderlass, super Wirkung.

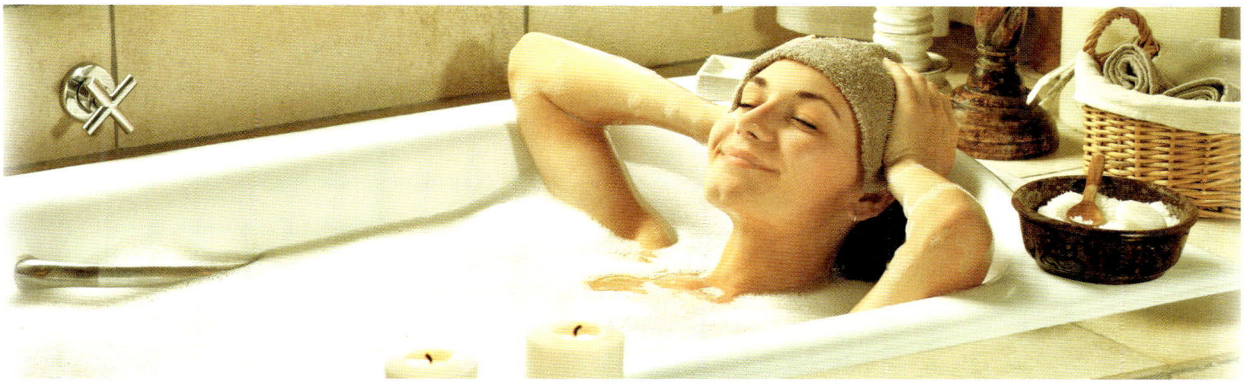

Basenbäder/Osmosebäder

Zum Thema Osmosebäder kann man sich im Internet schlau machen. Man findet jedoch nirgends den Hinweis, ein ausgeglichenes Basensalz zu verwenden, sondern immer nur das „einseitige" Natron.

Beim Osmosebad geht es darum, mit der Zugabe einer gewissen Menge Basensalz den pH-Wert des Wassers für lange Zeit im Bereich von ca. 8 - 9,5 zu halten.

Eine verwandte Form dieser jetzt wieder neu propagierten Osmosebäder ist übrigens das traditionelle Rügener-Kreide-Bad. Hier wird, wiederum sehr einseitig, nur Calcium-Carbonat (Kreide) genutzt.

Ein gemischtes basisches Badesalz hat jedoch logischerweise Vorzüge für den Körper und besitzt vor allem eine höhere Kapazität als Natron. Der pH-Wert bleibt stabil, ohne nachträgliche Zugabe. Ich benutze 750 Gramm des gemischten Basensalzes von der Firma, die auf der Internetseite www.MediZinZumSelbermachen.de genannt wird.

Ca. 20 Minuten vor dem Bad sprühe ich mich mit der DMSO 60 % Lösung ein (Beine, Arme, Bauch), um eine große Fläche der Haut „zu öffnen". Man kann sich also einsprühen und dann bequem das Bad herrichten.

Basenwasser sehr preiswert

Bei dem Thema Basenwasser fängt es schon mit Begriffs-Durcheinander an. Wer meint was, wenn er Basenwasser sagt? Im Grunde, biochemisch betrachtet, ist jedes Wasser, welches einen pH-Wert von mindestens 7,1 aufweist, ein Basenwasser. Bis zum pH-Wert von 14, wobei ein Wasser mit pH-Wert 14 eben schon wieder eigentlich ein Abflussreiniger oder Möbelablauger ist, also unseren Verdauungstrakt unwiderruflich schädigen würde. Und mit 7,1 wird man therapeutisch nicht so viel erreichen.

Wenn man Natron oder eine Basensalzmischung aus Natron, Kaliumhydrogencarbonat, Magnesiumcarbonat, Calciumcarbonat (Rügener Heilkreide) in Wasser löst, resultiert ein ungefährer pH-Wert von 8,5 bis 9,5. Dies macht die Anwendung dieser Basensalze sehr sicher und beliebt, weil man bezogen auf die Basenstärke nicht überdosieren kann.

Andererseits wurden sehr positive therapeutische Effekte eben auch mit Wässern beobachtet, die nochmal deutlich darüberliegen, also pH Wert bis 11,5 zum Beispiel. Das Ganze ist, wie gesagt, etwas brisant, weil man hier schon nahe an der Grenze zur Verätzung von Schleimhäuten liegt und insofern haben die inzwischen vielfach angebotenen, elektrolytisch erzeugten Basenwässer im Sinne der Sicherheit ihre Daseinsberechtigung. Allerdings werden sie mit Hochglanzbroschüren bestückt und auf Messen feilgeboten und zu horrenden Preisen veräußert, was ihrer breiten Verwendung natürlich im Wege steht.

So verwundert es nicht, dass ich gefragt werde, wie man denn günstig zu einem Basenwasser kommt. Was ist das chemisch-physikalische Kennzeichen dieser sogenannten Reduktiv-Wässer? Der Gehalt an „freien" OH^- Ionen, sogenannten Hydroxyl-Ionen. Elektrolytisch gewinnt man das „reduktive Wasser" zugleich mit dem „oxidativem Wasser" (reich an H_3O^+ Ionen, also sauer) in zwei räumlich getrennten, aber durch eine Membran elektrisch gekoppelten Kammern/Zellen. Die elektrische Kopplung erfolgt durch Zugabe von „Salz", z.B. Kochsalz oder Magnesiumchlorid, was dann ebenfalls noch werbewirksam aufbereitet wird, etwa mit „Original Halitsalz" usw..

Der Vorgang der Erzeugung von Basenwasser beruht auf der Elektrolyse des Wassers zu Sauerstoff und Wasserstoff, wobei, als Nebeneffekt, sich auf der Seite der Kathode Hydroxyl-Ionen anreichern. Der Sauerstoff und Wasserstoff verlässt die Kammern gasförmig als gut sichtbare Bläschenbildung an den Elektroden.

<u>Fazit:</u> Viel Aufwand und Energieeinsatz für simples Basenwasser. Denn eine hohe Konzentration von OH^- Ionen in Wasser kann man mit wenigen ml einer 0,5%igen Kalium-Hydroxid-Lösung (KOH, das ist sozusagen das OH^- Ionen Konzentrat) in einem Liter Wasser erzeugen. Diese Lösung kostet nur sehr wenig und man kann sehr viel Wasser damit „basifizieren". Die Salze kann man auch beliebig zumischen, zum Beispiel in Form von Halit-Salz aus dem Bioladen oder man benutzt gleich das Meerwasser, welches auch von der Quinton Therapie her bekannt ist.

<u>Also ich mache es so:</u>
Ca. 5 - 6 ml der Kalium-Hydroxyd-Lösung 0,5 % (Achtung: Augen schützen, Hände schützen, Kinder schützen, ...) in die 0,7 Liter Flasche sterilfiltriertes Meerwasser oder Umkehrosmosewasser plus gewünschtes Salz wie etwa Magnesiumchlorid. Davon werden dann pro Anwendung ca. 1 - 6 Teelöffel genossen. Natürlich könnte man eine höhere Konzentration KOH wählen und bräuchte dann z.B. bei einer 3%igen Lösung nur 1 ml auf 0,7 Liter Meerwasser.

Es geht jedoch hierbei, wie angedeutet, auch um die Anwendungssicherheit, denn je höher die Kalium-Hydroxyd-Lösung konzentriert ist, desto gefährlicher ist sie für Haut und Schleimhäute.

Warum nutze ich Kalium-Hydroxid?

Das Kalium-Atom (erste Hauptgruppe), wie in der Schule gehört, gibt sein einzelnes Elektron von der Außenschale sehr bereitwillig ab, hat also in Wasser keine Tendenz das OH^- Teilchen „bei sich zu behalten". Theoretisch noch besser wäre Rubidium als Hydroxid, aber das kann man nicht so einfach/günstig kaufen.

Zu den Anwendungsfeldern des Basenwassers kann man sich ausgiebig im Netz informieren. Theoretische Argumentation aus Laborsicht (in vitro) ist, dass sich OH^- gerne mit überschüssigen H_3O^+ Ionen (Hydronium-Ionen) in der Matrix und der Zelle zu 2 Äquivalenten Wasser vereinigen, also Säure neutralisieren. Wenn dies in der Zelle passiert, dann eröffnet der Vorgang bessere Möglichkeiten für die Einschleusung positiv geladener Ionen wie Kalium, Natrium, Magnesium, die sonst von einer ebenfalls positiv „aufgeladenen" Zelle abgestoßen werden würden.

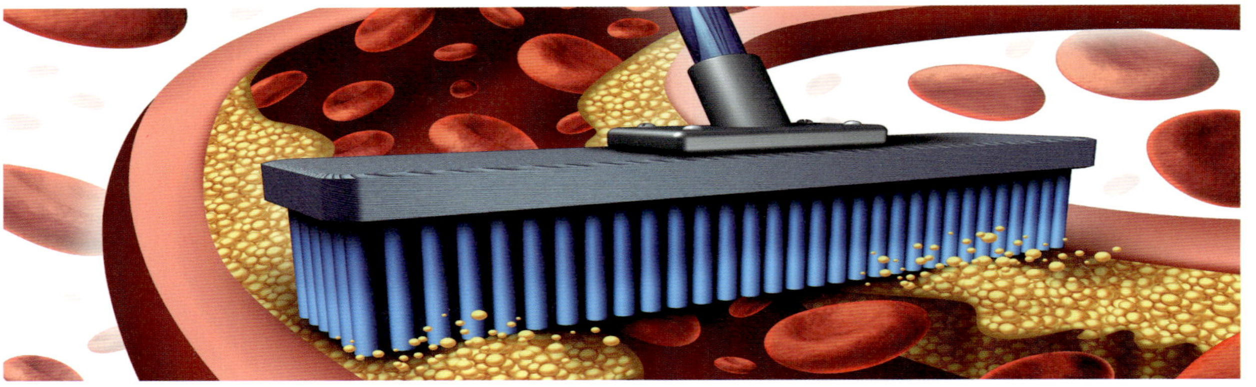

Chelattherapie (oral) – Sanfte Alternative zu Infusionen – DMSA

Zum Thema „Metall-Ausleitung“ wird nach wie vor äußerst kontrovers argumentiert und diskutiert. Es geht im Groben um drei „Lager“:

I. Ausleitung mit Hilfe von „Naturmaterialien“ (Algen, Koriander, ...).

II. Ausleitung mit Hilfe von chelatierenden oder bindenden „Schwefelverbindungen“ oral (DMSA, Liponsäure, DMPS, Acetylcystein, NBMI, ...).

III. Ausleitung mit Hilfe von Chelatoren wie EDTA oder obige, in Form von Infusionen.

Vorneweg: Ich habe mit allen drei Varianten solche und solche Erfahrungen gemacht. Es geht also nicht um eine Entscheidung oder Empfehlung, sondern um die sachliche Betrachtung der bisherigen Möglichkeiten.

Klären wir zunächst einmal den Begriff „Metall“. Mit Blick auf das Periodensystem der Elemente gesellen sich „auf engstem Raum“ Übergangsmetalle und Schwermetalle, wovon manche hochtoxisch sind und andere weniger oder deutlich weniger.

Im Bereich der Nebengruppen stehen dicht nebeneinander/untereinander etwa Titan, Vanadium, Chrom, Mangan, Eisen, Cobalt, Nickel, Kupfer, Zink, Molybdän, Palladium, Silber, Cadmium, Platin, Gold, Quecksilber.

Im Bereich der Hauptgruppen finden sich Arsen, Zinn, Antimon, Blei, Thallium, Wismut.

Aluminium ist übrigens eine Ausnahme, da es wie bekannt ein Leichtmetall ist, jedoch als dreibindiges Ion allerhand Unfug machen kann (gleiche Gruppe wie Thallium).

Manche von ihnen sind Spurenelemente, wobei Eisen sogar ein Mengenelement für uns ist. Auch Arsen ist übrigens ein Spurenelement. Andere wiederum sind schon in Spuren toxisch. In der Regel geht die Toxizität von der Blockierung der aktiven Zentren oder Konformations-Stellschrauben von Enzymen aus. Der Haupteffekt ist, dass diese Enzyme dann nicht mehr oder verlangsamt oder fehlerhaft arbeiten.

Wie kommt es nun, dass beispielsweise Quecksilber oder Blei oder Cadmium eine so hohe Affinität zu Enzymen oder auch Proteinstrukturen haben, die eigentlich von Natur aus von anderen Metall-Atomen oder -Ionen, wie Zink, Kupfer, Mangan, ... besetzt werden sollten.

Letztlich handelt es sich ja in vielen Fällen um Verdrängungsmechanismen. Biochemisch gesehen rührt es daher, dass Übergangsmetalle und die schwereren Vertreter der Hauptgruppenmetalle über mehr höhere und teilweise unbesetzte Atomorbitale verfügen. Hier können mannigfaltige sogenannte Komplexbindungen zu Nichtmetall-Atomen in den Proteinketten entstehen.

Vor allem mit den Elektronegativeren aus dem rechten Bereich des Periodensystems, wie Stickstoff, Phosphor, Sauerstoff, die massenhaft und essenziell im Körper vorhanden sind. Ist der Körper also erst einmal einem Metall-Einstrom ausgesetzt gewesen, so setzen sich die toxischen Metalle ziemlich hartnäckig fest. Zwar werden Enzyme und Proteine natürlich, so wie (fast) alles im Organismus, turnusmäßig erneuert bzw. neu gebildet. Wenn jedoch die „Hausbesetzer" nicht ausgeschieden werden, können sie ebenso die neu produzierten Strukturen blockieren.

Ich denke da zum Beispiel an die Ära des verbleiten Benzins (1926 bis 1996), das ich im pubertären Alter beim Herumschrauben am Vergaser des Mopeds reichlich gepanscht habe. Von der Einatmung auf den Straßen und beim Tanken mal ganz abgesehen. Oder natürlich die freizügige Bestückung von Kinder- und Erwachsenenzähnen mit der „silbrigen Paste" seit ca. 1820 bis heute.

Alle drei gängigen Ausleitungsverfahren erzielen analytisch messbare Ergebnisse im Sammelurin oder im Stuhl.

Beginnen wir also mit der oralen Anwendung von DMSA = Di-Mercapto-Bernsteinsäure (Di-Mercapto-Succinic-Acid), auch Succimer genannt.

Das Pulver ist freiverkäuflich im Laborhandel erhältlich. Auch Fertigkapseln als Arzneimittel sind in Apotheken erhältlich.

Neben dem sogenannten Cutler-Protokoll gibt es zahlreiche weitere Anwendungsempfehlungen von oralem DMSA, die meist auf den praktischen Erfahrungen von Ärzten und Heilpraktikern beruhen und sich in irgendeiner Weise bewährt haben.

Ich persönlich neige zu einer „Pulsanwendung", d.h. DMSA wird in (aufsteigenden) Mengen von ca. 50 bis 500 mg alle paar Wochen genutzt.

Nach Informationen von Dr. Retzek bzw. Dr. Daunderer (https://ganzemedizin.at/dmsa), wird im Falle von Ampullen sogar eine 6-wöchige Anwendungspause empfohlen.

Um es noch einmal zu betonen:
Unterschiedliche Anwendungsprotokolle für DMSA (und andere Ausleitungsmittel) werden äußerst differenziert erläutert, erforscht, bewertet und beworben. Studien widersprechen sich in auffallendem Maße und viele wollen dennoch „Recht haben". Bei diesem Diskurs geht es nicht nur um Dosierungen und Einnahmezeitpunkte sowie Kombinationen, Begleitmedikationen und Verhaltensweisen, sondern es geht sogar um so grundsätzliche Streitpunkte wie: Mit welchem Mittel resultiert die höhere Ausleitungsrate für Blei, Quecksilber, Arsen, ... und welche essentiellen Spurenelemente nehmen die verschiedenen Ausleitungsmittel in welcher Höhe unerwünscht mit aus dem Körper?

Ich sehe hier keinen anderen Weg als es selbst auszuprobieren und/oder vorher alle Studien zu lesen und selbst zu bewerten. Ebenso empfehle ich ausdrücklich, sich über die Position des Bundesinstituts für Arzneimittel und Medizinprodukte zur Sache zu informieren: https://www.bfarm.de/SharedDocs/Downloads/DE/Arzneimittel/Pharmakovigilanz/Gremien/Verschreibungspflicht/76Sitzung/anlage6.pdf?__blob=publicationFile&v=2

Aufgrund der Einfachheit der Anwendung, des niedrigen Preises und der allgemein beschriebenen guten Verträglichkeit, sehe ich jedoch DMSA für mich durchaus als mögliche eigenverantwortliche Selbstbehandlung.

Ich wiege zwischen 50 und 200 mg davon ab und mische es unter ein Getränk oder Essen, welches den seltsamen Mercaptan-Geruch überdeckt. Schon beim nächsten „Wasserlassen" kann man oft den „metallischen Geruch" wahrnehmen.

Chelattherapie (oral) – Sanfte Alternative zu Infusionen – EDTA

EDTA = Ethylen-Diamin-Tetra-Acetat. Zur Anwendung für therapeutische Zwecke kommt meist das Calcium-DiNatrium-Salz von EDTA. Es handelt sich um ein rein-weißes Pulver.

EDTA

Anwendungsformen
- Orale Einnahme
- Äußerliche Anwendung
- Injektionen
- Infusionen
- Zäpfchen

Einsatzgebiete
- Arthrose/Arthritis/ Rheuma
- Arteriosklerose
- Durchblutungsstörungen
- Herz-Kreislauferkrankungen

Orale Einnahme zur Metallausleitung
- Zu Beginn 1-mal wöchentlich 250 - 500 mg
- Kunststofflöffel verwenden in Brei, Smoothies, ...

EDTA selbst ist eine vierwertige organische Säure und wäre in dieser Form für medizinische Zwecke ungeeignet, da sie erstens in Wasser nicht löslich ist, zweitens derart stark sauer wirkt, dass die Schleimhäute gereizt werden und drittens dem Körper zuerst Calcium, Magnesium, Kalium entreißen würde.

Die Affinität von reinem EDTA zu Metall-Ionen ist nämlich sehr stark. Auch hier kommt deshalb wieder das Prinzip der Pufferung von organischen Säuren vor der Verwendung zum Tragen. Setzt man nämlich die reine EDTA mit Basensalzen von Calcium und/oder Natrium um, also Calciumcarbonat, Natriumcarbonat oder Natriumhydrogencarbonat (= Natron), so entsteht das pH-Wert neutrale Ca-Na_2-EDTA. Glücklicherweise ist es anwendungsfertig zu beziehen.

Calcium-DiNatrium-EDTA ist deshalb auch als quasi „entschärftes“ EDTA zu sehen, welches viel besser vertragen wird. Das $Calcium^{2+}$-Ion und die beiden Natrium+-Ionen ersetzen zusammen die 4 positiven Ladungen, die durch die Dissoziation der 4 Säure-Protonen von EDTA abwandern.

Gleichzeitig führt die Zweifachbindungsfähigkeit des Erdalkalimetalls Calcium (2. Hauptgruppe des Periodensystems) an EDTA zu einer Art Faltung des Moleküls.

Calcium-DiNatrium-EDTA ist freiverkäuflich im Laborhandel erhältlich. Auch Fertigkapseln als Arzneimittel sind in Apotheken erhältlich. Zur Vereinfachung verwende ich im weiteren Text lediglich EDTA als Bezeichnung.

EDTA wird inzwischen nicht mehr nur als Metall-Ausleitungs-Agens für Übergangs- und Schwermetalle verwendet. Auch der Abbau von Calcium basierten Ablagerungen aller Art bis hin zur Rückenmarks-Stenose sowie die vorbeugende, die kurative und die Rezidiv-Behandlung von Krebs gehören dazu.

Rückenmarks-Stenosen beispielsweise können durch simple subcutane Injektionen mit EDTA-DMSO-Mischungen an die Wirbelkörper behandelt werden. Oft enthalten diese Injektions-Mischungen weitere Bestandteile wie Procain/Lidocain, Vitamin B12 und Magnesium-Salze.

Weitere Einsatzgebiete sind Herz-Kreislauferkrankungen, Arthrose/Arthritis/Rheuma, Arteriosklerose und Durchblutungsstörungen verschiedenster Genese.

EDTA ist hierfür verschiedenen Anwendungsformen zugänglich – oral, Zäpfchen, Injektion, Infusion und zusammen mit DMSO auch äußerlich.

Für den Hausgebrauch, als Metallausleitungs Pulver, verwende ich anfänglich ca. einmal wöchentlich 250 - 500 Milligramm. Also ebenfalls hier, wie beim DMSA, eine Art Pulsanwendung. Wichtig ist hier, das Pulver mit einem Kunststofflöffel aus der Dose zu nehmen. Ich mische es etwa in Apfelbrei, Bananenbrei, Smoothies, … .

Nimmt man EDTA in höheren Mengen und/oder über längere Zeiträume ein, sollte man auf genügende Zufuhr von Zink achten und den Eisenspiegel im Auge behalten. Beide Metall-Ionen können/werden als side effect teilweise mit ausgetragen. Dieser Vorgang wird jedoch oft übertrieben dargestellt. In der Praxis konnte ich keine diesbezüglichen Auffälligkeiten feststellen, wenn man sich an verträgliche Protokolle hält und gute Ernährungsgewohnheiten gegeben sind.

Aufgrund der Einfachheit der Anwendung, des niedrigen Preises und der allgemein beschriebenen guten Verträglichkeit, sehe ich auch EDTA für mich durchaus als mögliche eigenverantwortliche Selbstbehandlung.

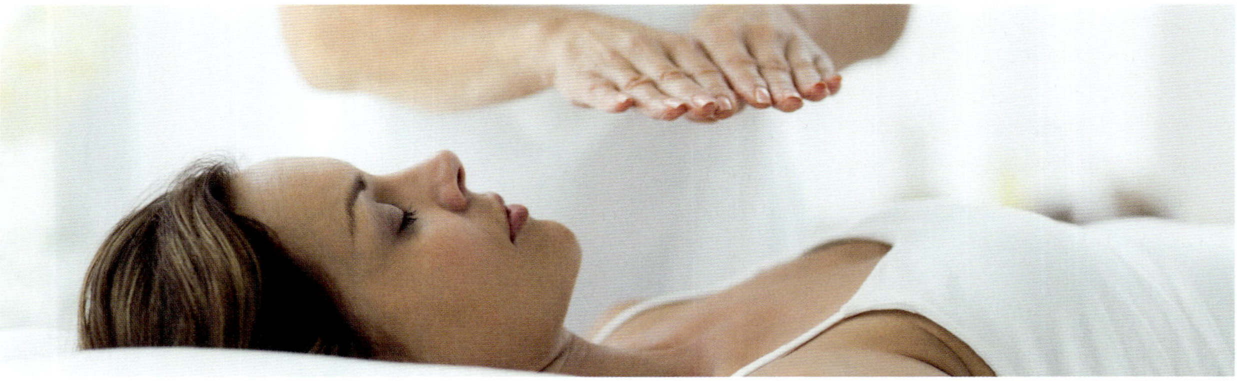

Crossover Methode für passionierte „Hand-ArbeiterInnen" – DMSO/Manuelle Thermotherapie

Vor langer Zeit fiel mir ein Büchlein in die Hand: „Manuelle Thermodiagnose". Darin war beschrieben, dass wir im Bereich des Handballens, jedoch auch an vielen anderen Körperstellen, sowohl Infrarot-Sensoren als auch Infrarot-Sender haben. Diese zeigen die höchste Sensibilität auf einer Distanz von ca. 10 bis 15 Zentimetern.

Man kann das sofort nachvollziehen, indem der/die Handballen in variablen Abständen über die Körperoberfläche geführt wird/werden. Auf diese Weise hat die Methodik auch Einzug in die Osteopathie gefunden und man kann etwa eine entzündete Schilddrüse damit „erspüren".

Doch mich interessierte nie so sehr das Diagnostizieren, egal womit, denn eine Diagnose ist nun einmal noch lange keine Behandlung und Patienten kommen in erster Linie um eine rasche Linderung ihrer Symptome zu bekommen. Genauso in der Selbstanwendung – jeder möchte sich rasch helfen und benötigt dazu keine „Umweg-Diagnose".

So hat mich also an der Infrarot-Sender-Sache viel mehr die Möglichkeit der Behandlung angesprochen und ich habe das Prinzip für mich einfach umgedreht. Dazu ist es lediglich erforderlich, den in uns allen verankerten „Handauflegen-Reflex" einfach um ein paar Zentimeter zu verschieben.

Die Hand/die Hände werden also nicht wirklich aufgelegt, sondern gleiten im Abstand von ca. 10 cm über die Hautoberfläche und „senden", im Frequenzbereich von etwa 1.000 bis 10.000 Nanometer, Informationen ins Gewebe. Ich gehe davon aus, dass hier insbesondere die Wellenlänge von 1450 nm eine Rolle für die schnell wahrnehmbaren Wirkungen im Gewebe spielt, bei der bekanntlich Wasser die Strahlung absorbiert. Wie wir uns diese Wirkungen nun zurecht denken, bleibt jedem selbst überlassen – Wissenschaft ist vielfältig und Weltanschauung auch.

Man könnte über das Ansprechen der Meridianverläufe argumentieren oder über die Energieaufnahme des Körperwassers, das in entzündlichen und gesunden Gewebearealen unterschiedlich verteilt ist.

Man könnte über die sicher von uns selbst, als Sender, modulierten Frequenzen oder gar an Kommunikation mit der Aura nachdenken. Denn die Hand wird zwar nicht auf die Haut direkt aufgelegt, jedoch ist im Bereich dieses Abstands ebenfalls eine Art feiner Widerstand zu spüren.

Es handelt sich also aus meiner Erfahrung um eine theoretisch berührungslose Vorgehensweise – praktisch jedoch fühlt sich der Patient/die Patientin sehr wohl berührt, denn das Infrarot ist in dem Moment wie eine Art "unsichtbare Fäden", die in die Tiefe reichen.

Es kann sich also jeder selbst seine Philosophie dafür zurechtdenken. Jedenfalls, so sagen es die Patienten, funktioniert es. Und weil wir jetzt schon das Wasser ins Spiel gebracht haben, ist es ebenso nicht verwunderlich, dass man den Effekt dieser manuellen Methode mit DMSO spürbar verbessern kann.

Wenn man also die zu behandelnde Körperoberfläche etwa 15 Minuten vor der „Manuellen Thermotherapie“ (Wortschöpfung) mit einer 30%igen DMSO-Lösung einsprüht, lässt sich der Kanalöffner Effekt des DMSO zusätzlich nutzen (wie das auch bei der Akupunktur der Fall ist) und das Gewebewasser wird zusätzlich aufgelockert, was die Bindungen zwischen den Wassermolekülen betrifft. Dies ist eine optimale Synergie zwischen DMSO und dem natürlichen Energieeintrag unserer Hände.

Crossover Methode – "Den Wurm wecken"

Es ist ein beliebtes Kinderexperiment: Wenn man mit einem Holz oder einem Stein unter Bäumen auf den Boden klopft, kommen die Regenwürmer nach oben. Wesentlich mystischer ist das Klopfen des riesigen Holzstempels auf dem Schiff des Captain Sparrow Widersachers Davy Jones in Fluch der Karibik 2, um den Kraken zu rufen. Wie auch immer – warum der Schamane aus dem Altai Gebirge, der mir eine „Klopfmethode“ zeigte, von „awakening of the worm“ sprach, kann noch andere Gründe haben.

<u>Es geht so:</u> Man nehme eine unten viertelkreisig abgerundete Holzscheibe von ca. 6 cm Durchmesser oder einen abgerundeten Flussstein ähnlicher Größe (angewärmt) und lege ihn links oder rechts der Wirbelsäule in eine der Kuhlen, die die Dornfortsätze der Wirbel bilden. Dann wird mit einem leichten Gummihammer, oder noch besser mit einem Filz-Trommelschlägel, anfangs ganz leicht darauf geklopft.

Wichtig ist, dass der zu Behandelnde auf einer harten Unterlage liegt, die die „Schläge“ physikalisch-akustisch reflektiert.

Optimal ist etwa ein Holzboden oder draußen direkt auf der Erde. Mit der Holzscheibe oder dem Stein, den man dabei zwischen Mittelfinger oder Zeigefinger und Daumen führt, rückt man dann alle 2 - 3 Schläge in die nächste Kuhle, die Wirbelsäule entlang und auch bis ganz nach unten zum Steiß. Und dann natürlich das Ganze auch auf der anderen Seite der Wirbelsäule. Die Intensität des Hämmerns und auch die Behandlungszeit insgesamt, orientieren sich am Befinden des Patienten.

Diese Methode kann von Wellness bis Querschnitt vielseitig eingesetzt werden, also auch bei den zahlreichen Zwischenwirbelscheiben-Symptomen („Bandscheiben“).

Die reflektierten Stoßwellen haben, gemäß der Formel $\lambda = c/f$, bei einer angenommenen „Körperdicke“ von 20 cm, eine Frequenz von 7500 Hz (Geschwindigkeit des Schalls in „Salzwasser“ ca. 1500 m/s). Dies entspricht einem Ton, der auch als „Tinnitus Healing“ bekannt ist.

Aus dem Bereich der akustischen Spektroskopie ist bekannt, dass Schallwellen durchaus auch Eigenfrequenzen von Molekülen anregen können, insbesondere wenn es sich um dreidimensional ausgeprägte Kettenmoleküle handelt, die einander „die Hand geben", wie das beim Wasser der Fall ist. Unabhängig von der zugrundeliegenden Physik im Sinne der Schwingungsfrequenzen von Wassermolekülen, ist dies ein Hinweis darauf, dass eine Welle von ca. 7500 Hz, in einer Weise mit den Wassermolekülen im Körper (hier im Innenohr) kommuniziert, die in vieler Hinsicht normalisierend wirkt. Etwa im Sinne von zu viel oder zu wenig Zellwasser, im Sinne von Ionentransport oder im Sinne der Viskosität. Hmm, da kennen wir doch ein Mittel, das ganz ähnliche, wenn nicht gleiche Wirkungen hat.

Auch DMSO wirkt mit und im Wasser als Kanalöffner, als Modulator, der in der Lage ist, Wasserstoffbrückenbindungen aufzuheben/aufzulockern und dadurch die Eigenschaften innerer Wasserhüllen zu optimieren. Somit wirken also das Klopfen, „Awakening of the worm" und DMSO synergistisch.

Wie kann man das nutzen?

<u>Ganz einfach:</u>
20 Minuten vor dem Klopfen wird eine Mischlösung aus DMSO und Meerwasser mit 30 % DMSO-Gehalt oder auch die bekannte Mischung mit DMSO und Magnesiumchlorid auf den Rücken gesprüht. Sollte danach nicht alles eingezogen sein, wischt man den Rest einfach mit einem feuchten Tuch ab. Dann kann (zunächst vorsichtig) geklopft werden und das DMSO befindet sich schon im Gewebe.

Neben bloßen Rückenbeschwerden kann die Methodik natürlich vielseitig eingesetzt werden. Zur Stimulierung der inneren Organe, zur Behandlung von (Darm-)Entzündungen, Polyneuropathie, Lähmungserscheinungen, u.v.a..

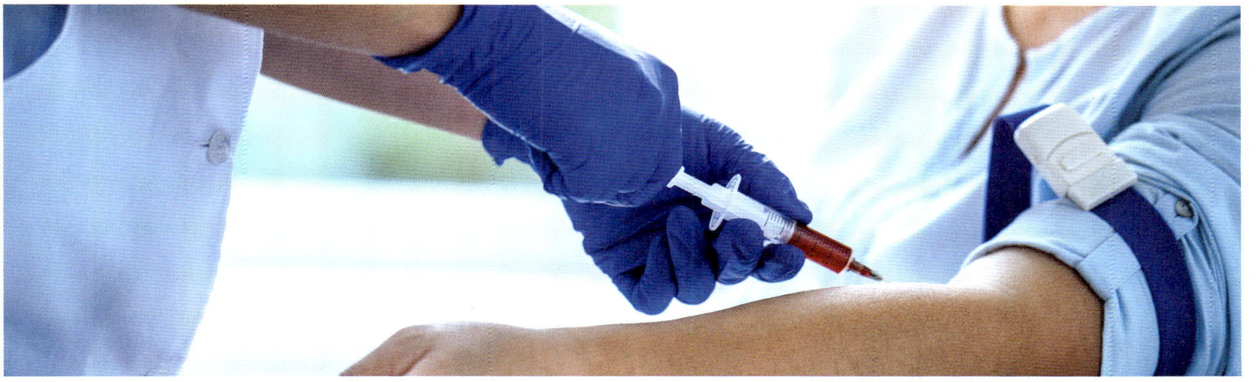

Eigenbluttherapie

Man reibt sich zweimal die Augen, man telefoniert mit Kollegen, man schaut ins Internet – so recht glauben kann man es nicht. Die Regierungspräsidien *"landauf, landab"* schreiben Heilpraktiker an und legen ein Formular bei, auf dem man mit Unterschrift versichern soll, dass man in Zukunft keine Eigenbluttherapie nach AMG Paragraph mehr anwendet/durchführt. Und soweit ich das überblicke, korrigieren Sie mich, wenn es anders ist, haben das alle brav gemacht und auch die Heilpraktikerverbände konnten nichts ausrichten.

Lässt man das vergangene Jahr in Form von Schlagzeilen Revue passieren, so waren die HeilpraktikerInnen immer wieder im „Gespräch". Wir erinnern uns: Es sollten die Heilpraktiker schon einmal in der Geschichte dieses Landes „abgeschafft" werden ... . Komisch, jetzt lese ich, dass diesmal die FDP die treibende Rolle einnimmt ... . Da es mit einer Hauruck-Reaktion offenbar nicht zu machen war, schwenkt die Politik in eine Salamitaktik ein – Schritt für Schritt sollen Kompetenzen und Befugnisse beschnitten werden. So weit, so gut. In meinem Kopf kreiste jedoch wochenlang der Gedanke: Warum jetzt speziell die Eigenbluttherapie?

Tages-Politik ist ja nicht wissenschaftlich und die Bediensteten in den Regierungspräsidien haben sich das sicher auch nicht ausgedacht, um etwa ihren Feierabend hinauszuzögern.

Immerhin wurden viele KollegInnen sogar „gesucht" und angerufen, weil ihre (Praxis-)Adressen sich über die Jahre geändert hatten. Was aber könnte das kommerzielle, das finanzielle Interesse sein – immer noch die stärkste Kraft für flächendeckende Entscheidungen wie diese der „Arbeitsgruppe Arzneimittel-, Apotheken-, Transfusions- und Betäubungsmittelwesen" (AG AATB) – als Gremium der obersten Gesundheitsbehörden der Bundesländer.

Ich ging also wieder auf die Suche im Netz. Die übliche Beschäftigung für einen Fischer. Und es fügten sich drei Puzzleteile zusammen.

Erstens hatte ich im Winter 2013/2014 auf Einladung eines äußerst erfahrenen Heilpraktikerkollegen aus Süddeutschland das große Glück, 3 Tage mit Dr. Milan Pesic in seinem Haus in Bad Harzburg zu verbringen. Kurz bevor er gegangen ist. Pesic war der Mitbegründer und Protagonist der legendären Frischzellentherapie und seine Anekdoten zu dieser HochZeit der Bergschaf-Thymuszellen-Injektionen haben dort meine Lachmuskeln ausgiebig trainiert. Die europäische und auch internationale Prominenz ist in Südbayern, in der Praxis, die er mit Kollegen hatte, reichlich einmarschiert, um ihren Hintern zu zeigen und sich dorthinein die Injektions-Flüssigkeiten verabreichen zu lassen, die am Abend zuvor der Schlachter anlieferte ... .

Aus Geheimhaltungsgründen kann ich natürlich nicht die Namen aus Sport, Politik, Religion, Musik und Lifestyle nennen, die Milan Pesic damals aufzählte, aber einige wenige davon stehen sogar in dem kurzen Wikipedia Artikel zur Frischzellentherapie.

Dr. Pesic legte beim Abendessen während der Erzählungen aus dieser Zeit Messer und Gabel beiseite und machte eine lustige Bewegung mit den Händen, die andeutete, dass er damals geübt hatte, zwei benachbart liegende „Patienten" bei geöffnetem Zwischenvorhang der „Kabinen" gleichzeitig mit der rechten und der linken Hand je eine Spritze in den Po zu injizieren … . Meine Lachmuskeln … . Jedenfalls wurden Millionen (D-Mark) pro Monat generiert und am Freitagabend immer mit Schampus gefeiert. Das Geschäft mit gefriergetrockneten Frischzellen läuft übrigens immer noch – auf anderen Kontinenten.

Dr. Pesic hat später seine Praxis in Bad Harzburg gegründet und interessierte sich von da an für die Immunologie und insbesondere für Stammzellen. Im eigenen Haus hatte er eine kleine feine Reinraum-Stätte zur „Vermehrung" von Stammzellen mit bestimmten Zytokin-Typ-Rezeptoren eingerichtet. Er zeigte uns alles ausführlich und ich erkannte schnell, dass hier wenigstens eine halbe Million Euro eingesetzt wurde. Zusätzlich beschäftigte er zwei Universitäts-Biologen/Zellbiologen, um die Zellen zu „pflegen und zu füttern". Aus 180 ml Blut kann man ca. 200 dieser Stammzellen separieren (das ist sehr sehr wenig) und in Nährlösungen vermehren, auf einige Tausend innerhalb ca. 14 Tagen. Diese Menge wurde dann schwerkranken oder schwerreichen Patienten reinjiziert. Alles sehr aufwendig und teuer.

So war eine meiner ersten Fragen an Dr. Pesic, ob es denn auch anders geht (das ist meine häufigste Frage). Antwort: Ja, man kann auch die ortsständigen Stammzellen im Körper mit Hilfe von Zytokinen „aktivieren", also zu einer Gewebe-Regenerationstätigkeit anregen, sie praktisch aufwecken. Ich kann es an einem einfachen Beispiel erklären:

Wenn sich ein gesunder Erwachsener bei der Küchenarbeit in den Finger schneidet, dann „heilt" das in aller Regel schnell und vor allem „narbenfrei", also defektlos, ab! Das heißt, die „zuständigen" Stammzellen vor Ort „generieren" genau diese Hautzellen neu, die bei dem Schnitt zerstört wurden.

Ist die Verletzung zu groß oder haben wir eine Immunschwäche oder sind wir schon sehr alt, dann funktioniert das nicht so gut – es kommt zur Narbenbildung oder der Heilungsprozess will gar nicht so recht anspringen und mündet in einer chronischen Wunde. Es gibt also diese Querverbindung von der Immun-Zellen-Funktion zur Stammzellaktivität. Zytokine werden z.B. von Leukozyten gebildet und haben folgende Funktion: „Als Zytokine werden Proteine bezeichnet, die das Wachstum und die Differenzierung von Zellen regulieren oder einleiten." Alles sehr vereinfacht ausgedrückt.

Zweites Puzzleteil: Wenn man im Netz nach Eigenbluttherapie sucht, dann taucht der Name des ehemaligen Münchner Arztes Nikolaus Klehr auf. Er nannte seine Methode damals Autologe Target Cytokine (ATC) und die Geschichte um ihn liest sich wie ein Krimi. Auch weil Peter Gauweiler sein Anwalt war. Jedenfalls, zwischen den Zeilen, würde ich sagen, hat er es gut gemeint, aber nicht besonders gut gemacht. „Autologe Target Cytokine", das klingt nach dem vorher erläuterten ziemlich gut, denn die vom Eigenblut gewonnen Zytokine können das Target, also Ziel, in Form der Stammzellen „aufwecken". Doch Nikolaus Klehr hat vermutlich noch einiges an Wissensbausteinen bzw. Labor-Fertigkeiten gefehlt, denn der Hauptvorwurf war, dass Blut von verschiedenen Patienten kontaminiert wurde und dass es außerdem keine besondere Wirkung gegeben hätte, obwohl sich viele Patienten einfanden. Wobei man natürlich nicht so genau weiß, wer welche Informationen gestreut hat.

Drittes Puzzleteil: Soweit ist klar, dass das simple Eigenblut (das man den Heilpraktikern jetzt wegnimmt) in wenigen Millilitern ein enormes Potential zur Generierung von Zytokinen hat, denn die Zellzahlen der Leukozyten sind natürlich um ein Vielfaches höher als die der (freischwimmenden) Stammzellen. Wenn etwas sehr wertvoll erscheint, dann ist es klug sich einmal in der universitären Forschung und beim Patentamt umzusehen.

Und siehe da, an einer Methode der autologen Zytokine, also aus Eigenblut gewonnene Wachstumsfaktoren und Mediatoren, zur Stammzellenaktivierung, wird reichlich geforscht, auch an deutschen Universitäten und es gibt auch Patentschriften.

In aller Kürze zusammengefasst: Man kann aus einem kleinen Volumen Blut, ca. 40 ml, ganz gezielt durch eine kurze, einfache Prozessierung im Labor die Ausschüttung von Zytokinen darin provozieren und diese reinjizieren, um damit auch bei schwerwiegenden Verletzungen/Erkrankungen die Stammzellenaktivität zu erhöhen.

Vorteile gegenüber der externen Stammzellenvermehrung:

1. Prozess dauert nur ca. 30 Minuten (!).

2. Es wird nur eine kleine Menge Blut benötigt.

3. Die Methode ist inzwischen absolut sicher, da das Blut während des Prozesses die besonderen Glasröhrchen nicht verlässt (!) und erst am Ende mit einer üblichen sterilen Einwegspritze aus den Röhrchen entnommen und in einer Kochsalz-Lösung reinfundiert wird.

4. Die Laborausrüstung für den Prozess ist für wenige tausend Euro zu haben. Es geht auch noch preisgünstiger, wenn man gebrauchte Laborgeräte einsetzt, wofür es einen großen Markt gibt.

Dies bedeutet, das Verfahren ist so simpel und preisgünstig, dass es natürlich auch jeder Heilpraktiker durchführen könnte. Und hier ist zu vermuten, dass man die Heilpraktiker derzeit elegant von einem großen zukünftigen Geschäft ausschließt und versucht, diese Entwicklungen zu institutionalisieren und ihre freie Verbreitung zu verhindern.

Denn die Methodik wurde schon erfolgreich bei schwerwiegenden Erkrankungen wie verschiedenen Neurodegenerationen, ausgedehnten Verbrennungen, Lähmungen u.a. eingesetzt.

> *So hoffe ich, dass sich ÄrztInnen finden, die sich für die Methode interessieren und die Open-Source Anwendung dieses Verfahrens mit mir ermöglichen – denn als Ärzte dürfen Sie ja auch weiterhin „Eigenbluttherapie" einsetzen.*

Man benötigt neben einer Zentrifuge, die viele sowieso herumstehen haben, noch einen sog. Blockthermostat und einen programmierbaren Röhrchenrüttler. Das sind Gerätchen, die in der Zellbiologie, Biotechnologie, Stammzellenforschung usw. üblich sind.

Und selbstverständlich gehe ich davon aus, dass die „reinjizierten" Zytokine noch besser wirken, wenn man sie zusammen mit DMSO verabreicht, was die bisherigen Therapieeinsätze in den Studien gar nicht nutzen. Zwar handelt es sich bei Zytokinen, wie gesagt, um Protein-Strukturen, die also vergleichsweise großmolekular sind und deshalb von den kleinen DMSO-Teilchen (Moleküldurchmesser ca. 300 Pikometer) gar nicht „mitgenommen" werden können. Doch wissen wir von dem Phänomen der Insulin-Verstärkung (ebenfalls ein großes Protein), dass DMSO in der Lage ist, die Zell-Rezeptoren selbst zu „schärfen", also für den Botenstoff empfänglicher zu machen. Dies würde die Zytokin Aktivierung von Stammzellen weiter optimieren.

Die Salamitaktik gegen die HeilpraktikerInnen wird natürlich generell starke Veränderungen hervorrufen. Man kann auf diesem Weg nicht die Volks-, Erfahrungs- und Naturmedizin eliminieren – auch das hat man in der Historie Europas schon einmal versucht und damals wäre es sogar beinahe gelungen. Doch ein paar wenige Heilkundige sind eben doch dem Scheiterhaufen entkommen.

<u>Die Konsequenz ist eindeutig:</u>

Es ist höchste Zeit, so viele Menschen wie möglich, an die eigenverantwortliche therapeutische Anwendung von effektiven und zugleich einfachen Mitteln und Maßnahmen für die Gesundheit und die Behandlung auch schwerwiegender Symptome heranzuführen! Nicht nur die vielzitierte „Krisenvorsorge" legt das nahe.

Eine ganze Zeit lang wurde für dieses Ziel von vielen Therapeuten und Laien, mit denen ich darüber diskutierte, die weitere Gründung und Verbreitung von Vereinen empfohlen, in denen man in einem rechtlich geschützten Raum, medizinisches Wissen und Fertigkeiten lehren und lernen kann. Doch aus meiner Sicht ist die Vereinsarbeit für die Dringlichkeit der jetzigen Entwicklungen noch zu langsam.

Und außerdem – wozu ein rechtlich geschützter Raum? Schließlich ist jede Frau bzw. jeder Mann vollkommen frei in der Eigenanwendung von Mitteln und Methoden für gesundheitliche Zwecke – für sich, seine Familie und Verwandten oder Empfehlung für Freunde, und Nachbarn. Dies schließt selbstverständlich Anwendungen wie Infusionen und Injektionen ein, die ebenfalls jeder erlernen kann.

Im Grunde genommen ein bisschen wie zu der Zeit als die Gemeindeschwestern noch alles gemacht haben, doch wir jetzt selbst tätig werden.

> *Ich setze daher eher auf möglichst zahlreiche im Land verteilte Ausbildungszentren für schnelles praktisches Lernen eines hochwirksamen Gesundheitswerkzeugkastens, auch und gerade für sogenannte Laien.*

Und ein mündiger Patient ist auch für jeden Arzt und Heilpraktiker angenehmer, wenn es um die Umsetzung eines Therapieplanes geht.

An dieser Stelle wird vielleicht ein bisschen klar, dass es bei meiner Arbeit um etwas Übergeordnetes geht, nämlich darum, dass die Medizin bei den Menschen bleibt und (wieder) zu den Menschen kommt und nicht nur institutionalisiert wird.

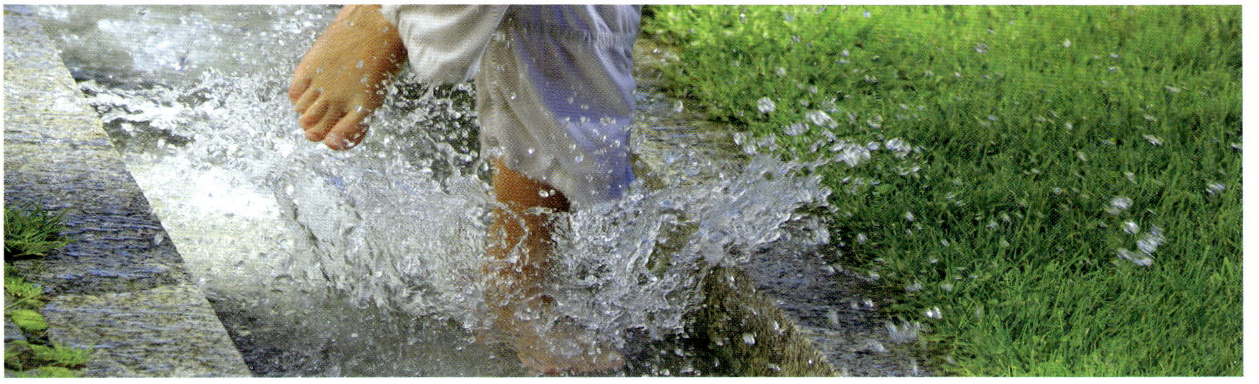

Kaltes Wasser – Die Aktualität von Sebastian Kneipp

Lange Zeit ging es im Bereich Spitzensport medizinisch gesehen lediglich um die Leistungsoptimierung, ohne Rücksicht auf langfristigen Erhalt der Leistung. Inzwischen kommen jedoch aus diesem Bereich immer mehr und immer wichtigere positive medizinische Impulse, die auch alltagstauglich sind/werden. Die Gründe liegen auf der Hand:

Die Zeiten des unkontrollierten Dopings sind vorbei (hoffe ich) und Spitzenleistungen hängen deshalb immer subtiler von optimierter „Gesundheit" der Athleten ab. Ebenso sind immer höhere monetäre Werte damit verknüpft, sodass die Beliebigkeit von „Kommen und Gehen" einem angestrebten langen „Werterhalt" der Profis weicht. Auch wenn uns dies alles menschlich gesehen teilweise schon ziemlich „schräg" vorkommt ... . Jedenfalls wird im Bereich der Sportmedizin kräftig geforscht – Immunsystem, Zellenergie, Nervenfunktionen, ... , viele wichtige Gesundheitsthemen.

Unter anderem hat sich nun seit einiger Zeit die therapeutische Wirkung von kaltem Wasser einen Platz im Interesse der Forscher erobert. Grandios – ziemlich genau 120 Jahre nach Pfarrer Kneipps Tod, wird seine Erfahrungsmedizin wissenschaftlich geadelt!

So etwas gefällt mir – schon alleine wegen der Einfachheit und Preisgünstigkeit der Anwendung, wie Sie sich denken können. Die Effekte auf die Immunmodulation sowie Auswirkungen auf das Gewebe (Stichwort „braunes Fett") scheinen inzwischen gut untersucht – man kann über PubMed interessante Sachen finden. Auch hat Namenskollege Dr. Hartmut Warnke in „Bionische Regeneration" einige Literatur dazu ausgewertet/zusammengefasst (Danke für den Hinweis eines Seminarteilnehmers). Doch was soll's: Probieren geht über studieren!

Für mich ist es, ganz simpel ausgedrückt, eine effektive Gefäßtherapie. Und damit eine wichtige Ergänzung/Erweiterung der DMSO-Therapie. Vor allem die vielen „modernen" Beschwerden, die mit Durchblutungsstörungen zu tun haben, können schnell gebessert werden. So konnte ich persönlich schon nach wenigen Tagen eine deutliche Verbesserung der Augenfunktion feststellen. Sowohl das „scharf sehen" nah und fern, als auch die Farbwahrnehmung, als auch die länger mögliche, ermüdungsfreie Arbeitszeit am Schreibtisch sind mir deutlich aufgefallen.

Es gibt unterschiedliche Empfehlungen der Vorgehensweise: Teilweise als eine Art Wechseldusche, teilweise als „Schockdusche“ ausschließlich kalt morgens oder morgens und abends. Teilweise wird empfohlen immer 1 Minute und teilweise wird empfohlen die Zeit nach und nach auf bis zu 10 Minuten zu verlängern.

Und sogar der beliebte Lyriker Eugen Roth hat, man glaubt es kaum, das Kaltduschen zum Thema eines Gedichtes gemacht:

Ein Experiment
Ein Mensch, der es noch nicht gewußt hat,
Daß er zwei Seelen in der Brust hat,
Der schalte ohne Zwischenpause
Die warme auf die kalte Brause,
Wobei er schnatternd schnell entdeckt:
Die sündige Seele wird erschreckt.
Doch wächst im kalten Strahl die Kraft
Der Seele, welche heldenhaft.
Kurz, er stellt fest, wie sich die beiden
Sonst eng verbundnen Seelen scheiden.
Hat er nun überzeugt sich klar
Von dem, was zu beweisen war,
So macht er die minder grobe,
Ja, höchst erwünschte Gegenprobe:
Die Wärme bringt ihm den Genuss,
Er fühlt sich wie aus einem Guß.
Wohlan – die heldenhafte Seele.

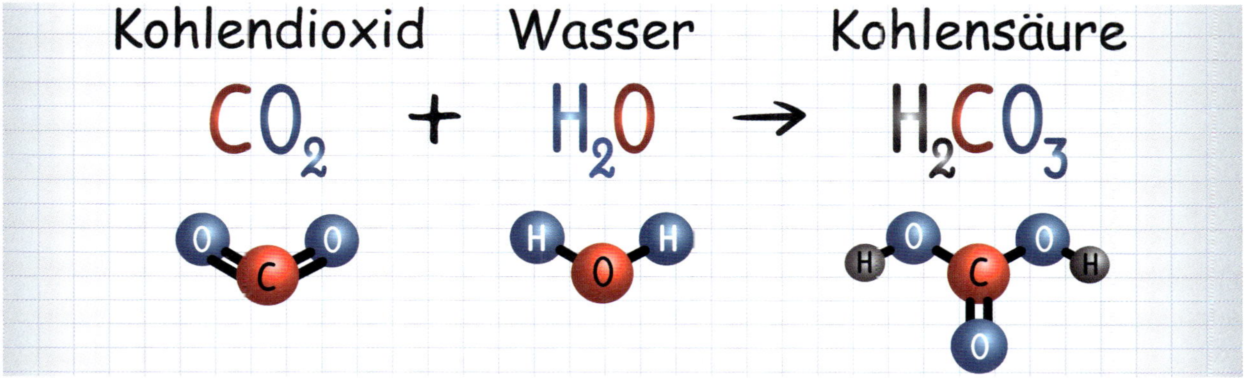

Kohlendioxid – Pro und Kontra

In den 2-tägigen Intensivseminaren „DMSO und Co. – Der Gesundheitswerkzeugkasten“ kommt es immer wieder vor, dass Teilnehmer mit ihren Fragen thematisch „abdriften“, was jedoch meist zum besseren Verständnis von physiologischen Zusammenhängen beiträgt. Deshalb beantworte ich auch sehr gerne Fragen, die nicht direkt mit DMSO & Co. zu tun haben – irgendwie jedoch schon.

Hier also die Frage der Teilnehmerin: Was ist dran an den Argumenten gegen oder für „Kohlensäure“?

Zunächst eine kurze Begriffsdefinition, damit klar ist, wovon man spricht, je nachdem welche Bezeichnung verwendet wird:

Kohlensäure ist keine isolierbare Substanz, wie zum Beispiel Milchsäure oder Ascorbinsäure, sondern entsteht nur vorübergehend in wässriger Lösung, wenn Kohlendioxid eingeleitet wird. Die entsprechende zugehörige Gleichung, wie in der Schule gesehen/gehört, lautet:

$CO_2 + H_2O \rightarrow H_2CO_3$

In Worten: Kohlendioxid plus Wasser wird zu Kohlensäure.

Das Kohlendioxid kann hierbei beispielsweise aus der Luft kommen oder aus einer Druckflasche, wie sie für Bierzapfanlagen verwendet wird.

Wenn also nach Kohlensäure gefragt wird, so handelt es sich um kohlendioxidhaltige Getränke. Hält man ein Indikatorpapier in ein solches Getränk, so wird ein pH-Wert von ca. 5 angezeigt, also im leicht sauren Bereich.

Mit einem solchen Getränk führt man also dem Körper eine gewisse Menge Kohlendioxid zu, denn die oben gezeigte chemische Gleichung ist umkehrbar, was ja eben dazu führt, dass es nach dem Schütteln eines solchen Getränkes zischt – Kohlendioxid, ein Gas, entweicht dann wieder aus der wässrigen Lösung.

Obwohl solche Getränke, insbesondere sogenanntes Mineralwasser mit Zisch, oft sehr kritisiert werden, wenn es um gesunde Ernährungsgewohnheiten geht, können diese Argumente aus sachlicher Sicht relativiert werden.

Erstens ist Kohlendioxid tatsächlich eine essenzielle Substanz für uns Menschen. Es ist ein wichtiger Teil des Blutpuffersystems, stabilisiert also in lebenswichtiger Art und Weise den pH-Wert des Blutes!

Ebenso wäre ein Gasaustausch in der Lunge und auch im Gewebe/an den Zellen ohne Kohlendioxid gar nicht möglich. Die beiden Partialdrücke von Sauerstoff und Kohlendioxid sind hochsensibel aufeinander abgestimmt und Sauerstoff könnte in den beiden Kapillarbetten, Lunge und Körpergewebe, gar nicht übertreten ohne dass Kohlendioxid für den Austausch bereitsteht. Dies wird eindrücklich deutlich, wenn man zum Beispiel zu schnell atmet, als Hyperventilation bezeichnet, und dann Schwindel aufgrund von Sauerstoffmangel eintritt. Ähnliche Symptome beim Tragen von Atemschutz sind rein zufällig.

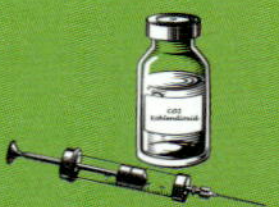

Zweitens, als Antwort auf die Frage nach der „Schädlichkeit" von Kohlendioxid, erwähne ich gerne die sogenannte Carboxytherapie. Es handelt sich um Injektionen mit gasförmigem Kohlendioxid, die schon seit Jahrzehnten bei unterschiedlichen Symptomen eingesetzt werden.

Dazu gehören Wundheilungsstörungen, Schmerzen, Durchblutungsstörungen wie PAVK („Schaufensterkrankheit"), Raucherbein oder Diabetisches Syndrom und auch ästhetische Anwendungen bei Cellulite, Schwangerschaftsstreifen und Augenringe.

Warum funktioniert das?

Es handelt sich um mindestens zwei interessante Mechanismen, die CO_2 im Rahmen der Carboxytherapie auslöst. Erstens induziert es eine lokale Übersäuerung, da es sich ja im Gewebe ebenfalls in Wasser löst und so zu Kohlensäure wird. Und zweitens ist es ein Botenstoff für die Durchblutungs- und Gefäßneubildungssituation. Der erste Mechanismus kann also in den Bereich der Reiztherapie eingeordnet werden. Der zweite in den Bereich Regeneration.

Dies alles ist kein Freibrief oder Aufruf dafür, von früh bis spät „Sprudel Classic" zu trinken. Doch wir dürfen zugestehen, dass das ein oder andere „Zisch-Getränk" auch wegen der enthaltenen Kohlensäure zu Genuss und Beschwingtheit beiträgt, denn CO_2 aktiviert obendrein das Atemzentrum im verlängerten Rückenmark.

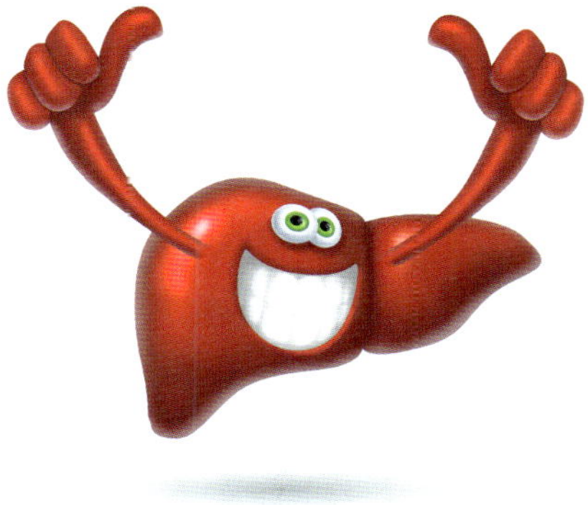

Leberreinigung

Die Leberreinigung nach Moritz (oder eigentlich Clark) dürfte den meisten bekannt sein. In diesem Verfahren gibt es eine seit langer Zeit umstrittene Komponente:

Das literweise Apfelsaft trinken. „Zuckerschock“ und häufige Unverträglichkeiten halten viele davon ab, die Reinigung anzugehen und durchzuhalten. Dabei ist es äußerst wichtig, dem Organismus, die in den Früchten enthaltene Äpfelsäure zuzuführen (ja es heißt Äpfelsäure und nicht Apfelsäure!), denn genau diese Substanz ist es, welche den Gallenfluss optimiert, also die Viskosität des Gallensekretes herabsetzt.

Diejenigen, die mich kennen, ahnen schon was jetzt kommt: Äpfelsäure kann man selbstverständlich auch in Reinform kaufen und auch hier lege ich Wert auf pharmazeutisch reine Qualität, wie bei allen anderen Mitteln in meinem Gesundheitswerkzeugkasten auch.

So weit, so gut, denn auch Andreas Moritz hat diese Möglichkeit, anstatt des Apfelsaftes erwähnt. Doch da kommt schon der nächste Nachteil daher, den man nur auflösen kann, wenn man in der Schule im naturwissenschaftlichen Unterricht zugehört hat.

Die Äpfelsäure ist als organische Säure, so wie z.B. unsere (+)-Milchsäure oder die Ascorbinsäure auch, eine, in wässriger Lösung, ziemlich stark sauer reagierende Substanz, die ebenso Unverträglichkeiten hervorruft und auch eher ungünstig zum Säure-Basen-Haushalt beiträgt.

Wir benötigen also hier den gleichen Trick, wie wir ihn mit unserer Kinder-Ahoi-Brause erlebt haben: Säure plus Basensalz plus Wasser ergibt Zisch (das Kohlendioxid aus dem organischen Säurerest verschwindet in die Atmosphäre) und übrig bleibt ein neutralisiertes Salz. In der Kinderbrause handelt es sich um die ungünstige Komponente Zitronensäure und Natron. Also können wir uns Folgendes zunutze machen:

Ein leicht gehäufter Teelöffel Äpfelsäure wird mit ca. einem gehäuften Teelöffel Basensalz im Glas gemischt und mit ca. 100 ml Wasser versetzt. Wenn es aufgehört hat zu zischen, kann man anhand einer kleinen Geschmacksprobe feststellen, ob es noch säuerlich schmeckt – dann kann noch etwas mehr Basensalz dazu. Ist man zufrieden, so wird das ganze Glas mit Wasser aufgefüllt und diese Mischung schluckweise über den Tag verteilt, zwischen den Mahlzeiten, getrunken. So kann man seinen Gallenfluss in Gang halten.

Übrigens nicht nur aus Anlass einer geplanten Leberreinigung. DMSO kann beliebig äußerlich oder innerlich dazu kombiniert werden, um auch auf diesem Weg die Sekrete fließfähiger zu machen. DMSO als Kanalöffner und Wasserstoffbrücken-Löser hat sich dafür immer wieder als sehr hilfreich erwiesen.

Als Basensalz eignet sich prinzipiell jedes Hydrogencarbonat oder Carbonat (Natron ist Natrium-Hydrogencarbonat). Ich persönlich bevorzuge jedoch bei allen Basensalzanwendungen ein gemischtes Basensalz, also keine einseitige „Natrium-Last".

Damit sind die drei wichtigen organischen Säuren Ascorbinsäure, (+)-Milchsäure und Äpfelsäure ganz simpel und kostengünstig als neutralisierte Salze zugänglich. Sie heißen offiziell Ascorbate, Lactate und Malate. Ein gemischtes Basensalz hat übrigens eine höhere sog. Kapazität, was bei den Basenbädern von Bedeutung ist. Außerdem enthält es nicht nur Natrium, sondern auch Kalium, Magnesium, Kalzium, Zink und Bor.

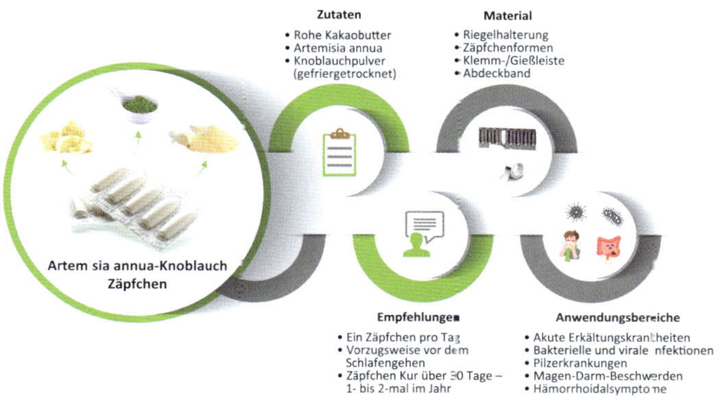

Medizin zum Selbermachen – Zäpfchen herstellen mit Kakaobutter

Sehr oft erreichen mich E-Mails mit der Frage, bei welcher Apotheke man sich denn die in den Rundbriefen schon empfohlenen Zäpfchen anfertigen lassen kann. Es hat sich gezeigt, dass es zwar Apotheker und Apothekerinnen gibt, die ihren eigentlichen Beruf noch hochleben lassen, jedoch schwankend in der Bereitschaft sind, unterschiedliche Rezepturen auszuprobieren.

Da liegt der Gedanke nahe, Zäpfchen selbst herzustellen und Dominik Dietz hat hier für sich, und nun auch für uns, Pionierarbeit geleistet. Von ihm stammt folgende Anleitung für Beifuß-Knoblauch-Zäpfchen, die, was die Inhaltsstoffe betrifft, natürlich wie immer kreativ-virtuos verändert werden kann.

So gibt es zum Beispiel auch beste Erfahrungen mit der Anwendung von DMSO-Vitamin E-Zäpfchen oder DMSO-Jod-Zäpfchen bei Prostatahyperplasie. Auch Spurenelemente können per rektaler Anwendung elegant in den Körper gelangen.

Zur Erinnerung: Die Aufnahme über den Enddarm stellt eine Umgehung des First-Pass-Effektes dar, ebenso wie eine Infusion/Injektion. Alle Inhaltsstoffe können direkt in den großen Kreislauf gelangen.

Nun aber schreiten wir mit Hilfe der Anleitung von Dominik zur Tat:

Zutaten:

- 100 g rohe Kakaobutter
- 2 TL Artemisia annua A-3
- 2 TL gefriergetrocknetes Knoblauchpulver

Verpackungs- und Labormaterial:

- Riegelhalterung für Zäpfchenform
- Zäpfchenformen
- Klemm-/Gießleiste für Zäpfchenriegel
- Abdeckband für Zäpfchenform

Herstellung der Artemisia annua-Knoblauch Suppositorien:

Will man eigenständig AA-Knoblauch Zäpfchen herstellen, so gilt es zunächst die notwendigen Ingredienzien zusammenzutragen.

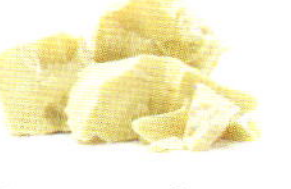

Bei der Herstellung beschränke ich mich hauptsächlich auf natürliche Zutaten, um die Rezeptur einfach und effektiv zu halten. Als Basis wird eine fetthaltige Grundmasse (rohe Kakaobutter), die bei Körpertemperatur schmilzt und so die Wirksubstanzen freisetzt, verwendet.

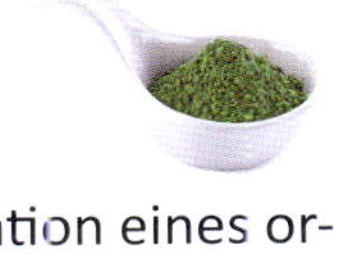

Als weitere Zutat benötigen wir der getrockneten einjährigen Beifuß A-3 aus deutschem Anbau. Dieser enthält eine hohe Konzentration eines organischen, gewebegängigen Peroxids.

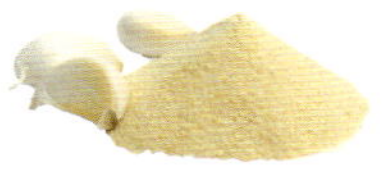

Gefriergetrocknetes Knoblauchpulver mit einem hohen Gehalt an bioverfügbarem Allicin wird als zusätzliche Substanz eingesetzt.

Vorgehensweise:

100 g rohe Kakaobutter werden in eine Glasschüssel gegeben und in einem Wasserbad auf etwa 35 Grad Celsius erwärmt. Ist die Kakaobutter geschmolzen und flüssig, lässt man diese leicht abkühlen (handwarm) und fügt 2 Teelöffel getrocknete Artemisia annua A-3 Blätter sowie 2 Teelöffel gefriergetrocknetes Knoblauchpulver hinzu. Anschließend wird das Ganze in den Hochleistungsmixer gegeben (ca. 45 Sekunden). Die Mischung wird, solange sie noch flüssig ist, in Zäpfchenformen (1, 2 oder 3 g) eingefüllt. Zu guter Letzt werden diese mit einem Abdeck-/Klebeband verschlossen und in den Kühlschrank gegeben. Es ist darauf zu achten, dass die Zäpfchenriegel an der Kontaktfläche frei von Fett und Flüssigkeiten sind, um eine optimale Haftung zu gewährleisten.

Persönliche Empfehlungen:

- Ein Zäpfchen pro Tag
- Vorzugsweise vor dem Schlafengehen
- Dauer: mind. 1 Woche, am besten ca. 1 Monat
- Zäpfchen Kur über 30 Tage – 1- bis 2-mal im Jahr

Sonstiges:

- Ausdünstung des Knoblauchs ist von Person zu Person unterschiedlich und kann von „man riecht gar nichts“ bis zu starkem Knoblauchgeruch gehen
- Anwendung zum Beispiel 2-mal im Jahr als Kur, hauptsächlich zur Prävention und als effektive Detox-Maßnahme. Man fühlt sich während und nach der Kur frisch, fit und vital und vor allem gut gelaunt.

Beispielhafte Anwendungsbereiche sind die Folgenden:

Rektalzäpfchen:

- Stärken die körpereigenen Abwehrkräfte
- Zur Unterstützung der Therapie bei Candida-Infektionen (Behandlung von und Vorbeugung vor Pilzerkrankungen)
- Bei akuten Erkältungskrankheiten mit Kältegefühl, Schüttelfrost und plötzlich einsetzendem Fieber (Anm. d. Verf.: zum Beispiel ausgelöst von dem ein oder anderen Virus)
- Behandlung von Hämorrhoidalsymptomen
- Bei akuten Magen-Darm-Beschwerden

Vaginalzäpfchen – pflegendes und schützendes Frauenheilmittel:

- Stärkung des Immunmilieus in der Scheide
- Pflege und Schutz des Intimbereiches/der Schleimhaut in der Vagina
- Regeneration der Schleimhaut am Muttermund
- Schleimhautschützend, antiviral, entzündungshemmend, keimwidrig
- Zur Vorbeugung und Behandlung von bakteriellen und viralen Infektionen und Entzündungen im Vaginalbereich
- Einsatz bei Vaginalinfekten, Eileiterentzündungen, Erkrankungen der Harnwege, Scheidenpilzinfektionen, ...
- Für die begleitende Therapie von HPV
- Naturheilkundliche Unterstützung bei einem positiven PAP-Abstrich-Test

Jeweils ein Zäpfchen wird vor dem Zubettgehen tief in die Scheide eingeführt. Da es durch das Zäpfchen zu stärkerem Ausfluss kommen kann, kann in dieser Zeit eine Slipeinlage getragen werden.

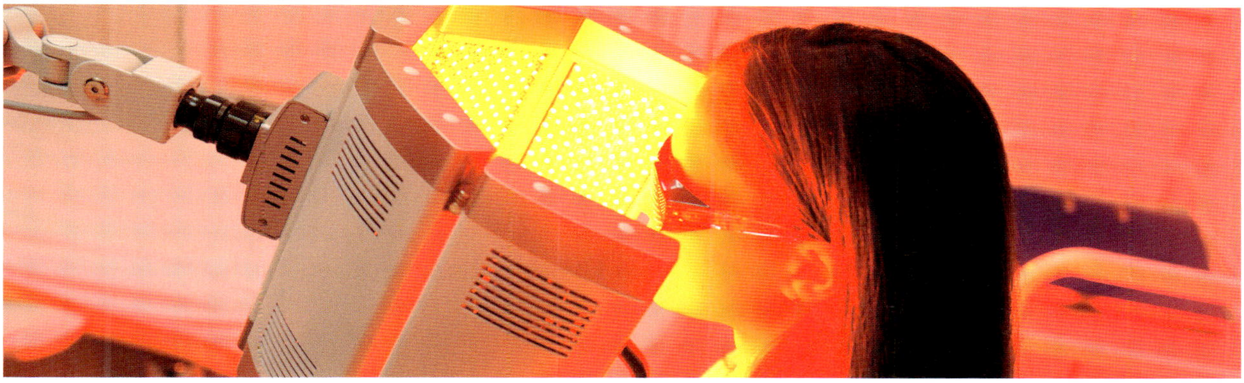

Photodynamische Therapie für jedermann – PDT im erweiterten Frequenzbereich

Die sogenannte photodynamische Therapie ist als medizinisches Verfahren zwar schon jahrelang in der klinischen Anwendung anerkannt, entwickelt sich jedoch immer noch auf breiter Forschungsfront, da die Möglichkeiten der Kombination aus Photosensibilisatoren und Licht praktisch unbegrenzt sind.

Das Prinzip ist einfach und mit dem biologisch-physikalischen Schulwissen nachzuvollziehen. Man bringt einen Farbstoff, sog. Photosensibilisator (engl. Photosensitizer), entweder lokal oder systemisch auf/in das Gewebe und bestrahlt anschließend mit Licht geeigneter Wellenlänge, also beispielsweise mit einem durchstimmbaren LASER.

Wie der Name schon sagt, absorbiert ein Farbstoff Licht und gibt Licht anderer Frequenz wieder ab, und zwar langwellig. Die Energiedifferenz und auch die emittierte Strahlung selbst kann unterschiedliche Effekte auslösen, beispielsweise die Anregung von Sauerstoff zu Singulett-Sauerstoff oder Erwärmung oder Elektronen Freisetzung. Einige Farbstoffe können dabei selbst als eine Art molekularer Katalysator für solche Vorgänge fungieren.

Da erinnern wir uns, dass in dem Gesundheitswerkzeugkasten ja auch schon ein paar Farbstoffe zu finden sind, und zwar genau solche, von denen bekannt ist, dass sie sich in oder an Tumorgewebe spezifisch anreichern können: **Hämatoxylin**, **Bengalrosa** und **Methylenblau**.

Diese Farbstoffe wurden bisher für ihren direkten Einsatz bei Krebserkrankungen erläutert und die teilweise erstaunlich guten Wirkungen sind sogar teilweise wissenschaftlich dokumentiert und erforscht.

Diese Farbstoffe nun zusätzlich mit Licht zu aktivieren, erweitert die einfach durchzuführenden Behandlungsmöglichkeiten mit ihnen deutlich.

An dieser Stelle kommt die Frage ins Spiel: Mit welcher Wellenlänge müssen diese Farbstoffe bestrahlt werden?

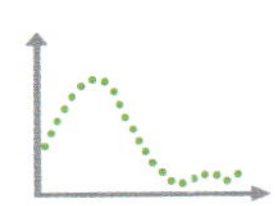

Dabei orientiert man sich an dem jeweiligen sogenannten Absorptionsspektrum jedes Farbstoffes. Dieses stellt sich als Kurve in einem Koordinatensystem aus Wellenlänge und Intensität dar und zeigt mindestens ein Maximum, also eine „höchste Stelle". Dieses sogenannte Absorptionsmaximum nutzt man nun in der Regel, um die Farbstoffmoleküle mit Hilfe von Licht anzuregen.

Die drei Absorptionsspektren von Hämatoxylin, Bengalrosa und Methylenblau kann man im Internet nachschauen.

Natürlich könnte ich die drei Wellenlängen hier einfach ohne Kommentar eintippen, es geht jedoch stets darum, dass alle Leser und Leserinnen auch befähigt werden, die Dinge selbst nachzuvollziehen und zu verinnerlichen, dass man (fast) alles im Bereich der Integrativen Medizin mit dem Schulwissen aus Biologie, Chemie, Physik und Mathematik erarbeiten und verstehen kann.

Das Ziel ist, dass möglichst viele Menschen die Mittel meines Gesundheitswerkzeugkastens bald ganz selbstständig anwenden und um kreativ-virtuose Weiterentwicklungen selbst ergänzen und also irgendwann selbst solche Rundbriefe entstehen lassen können.

Zurück zu den drei Farbstoffen und ihren Absorptionsmaxima:

1. **Bengalrosa** erscheint für unser Auge intensiv pinkrot und hat sein Absorptionsmaximum im sichtbaren Bereich bei ca. **560 Nanometer**, also **grüngelb**.

2. **Hämatoxylin** hat ein sehr breites Absorptionsmaximum, welches auch noch pH-Wert abhängig ist, jedoch hauptsächlich auch im Bereich ca. **580 nm**, also **gelb**.

3. **Methylenblau** erscheint für unser Auge dunkelblau und hat sein Absorptionsmaximum bei **660 nm**, also **rot**. Diese 660 nm entsprechen den typischen Rotlicht LASERn, die auch als sogenannte Soft LASER im therapeutischen Bereich üblich sind. Sie werden beispielsweise auch für LASER Akupunktur eingesetzt.

Die Bestrahlung, der mit den jeweiligen Farbstoffen benetzten Hautareale, sollte also mit den entsprechenden Farben/Wellenlängen erfolgen, sofern der LASER darauf eingestellt werden kann.

Durchstimmbare LASER für den therapeutischen Bereich gibt es bereits gebraucht im Internet für überschaubare Beträge.

Die Farbstoffe können lokal äußerlich appliziert und dann direkt mit dem Licht bestrahlt werden. Sie können auch innerlich angewendet werden, wie wir das typischerweise vom Hämatoxylin her kennen, welches oral und auch per Infusion angewendet werden kann. Hier besteht dann die Möglichkeit bestimmte Körperstellen durch die Haut zu bestrahlen.

Eine sehr spezielle Variante der PDT ist die Bestrahlung des Farbstoffs direkt an der Infusionskanüle, sodass er schon energetisch aktiviert in die Blutbahn gelangt. Allerdings benötigt man dafür spezielle Infusionssysteme.

<u>Zusammenfassung:</u> Die bekannten Krebsmittel-Farbstoffe Bengalrosa, Hämatoxylin und Methylenblau können zusammen mit Licht als photodynamische Methode angewendet werden. Dies erweitert ihre Anwendbarkeit und natürlich auch ihre Wirkung.

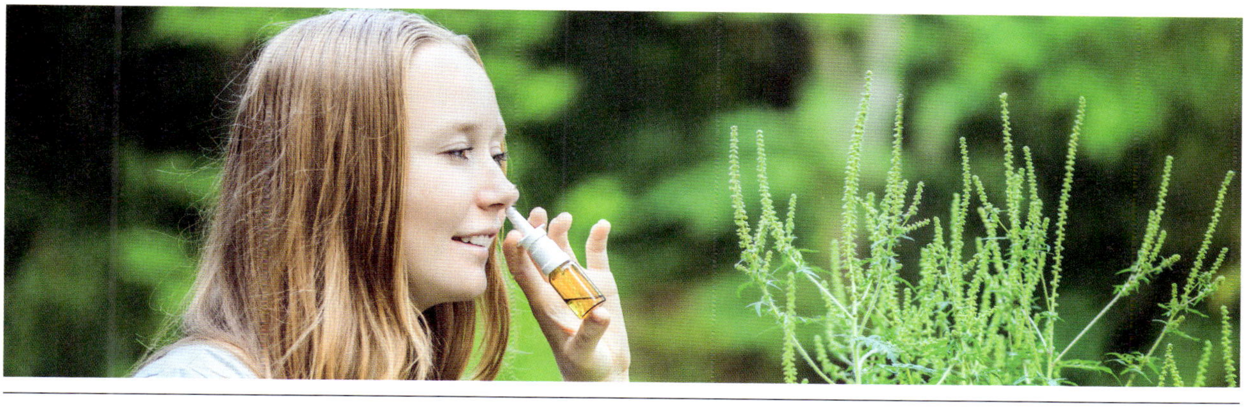

Pollensaison hat begonnen – Spezialrezeptur bewährtes Nasenspray

Symptome, die durch Pollen ausgelöst werden, können vielfältig sein. Niesen, Naselaufen, Augentränen, Schleimhautschwellung, Atemnot, Nebenhöhlenschmerzen, Kieferschmerzen, Hustenreiz, Polypenbildung, ...

Eine Reizung der Schleimhäute im Nasen-Rachen-Raum begünstigt außerdem (Sekundär-)Infektionen aller Art ... !

Bei der Nase handelt es sich weiterhin um ein Sinnesorgan und sie ist direkt gekoppelt mit dem 1. Hirnnerv! Nervus olfactorius. Das Riechorgan hat, wenn auch beim Menschen inzwischen eher verkümmert, bedeutende übergeordnete Funktionen.

Eine Beeinträchtigung des Nervus olfactorius (Hyposmie) konnte durch DMSO schon mehrfach in meiner Praxis behoben werden. Zur Bedeutung des Geruchssinns siehe zum Beispiel: https://www.nasen-ratgeber.de/beschwerden/riechstoerung/anosmie-hyposmie/

Für die Beruhigung und Regeneration der natürlichen Schleimhautfunktion und ihrer Abwehrkräfte sowie des Geruchssinns hat sich folgende Nasenspraymischung bewährt. Es handelt sich um freiverkäufliche Zutaten:

- Isotonisches Meerwasser sterilfiltriert
- DMSO Ph. Eur.
- Vitamin B12
- Procain-Lösung
- Wasserstoffperoxid 3 %

Die Mischung wende ich nicht nur bei Pollenallergie an, sondern auch bei Polypen, Sinusitis, Kieferschmerzen, ... und eben Hyposmie.

Ich benutze ein übliches 10 ml Nasensprayfläschchen und fülle direkt nacheinander hinein:

- 2 ml Procain-Lösung 1 oder 2%ig (z.B. Pasconeural, Röwo, Steigerwald)
- 2 ml Vitamin B12-Lösung (meist forte Hevert)
- 1,5 ml DMSO Ph. Eur.
- 4,5 ml bzw. auffüllen mit Meerwasser isotonisch
- 1 Tropfen Wasserstoffperoxid-Lösung 3 %

Davon verwende ich je nach Bedarf oder regelmäßig 1-mal täglich, je ein bis zwei Sprühstöße in jedes Nasenloch.

Siehe auch Kurzvideo auf der Facebook Seite Praxisinstitut Naturmedizin.

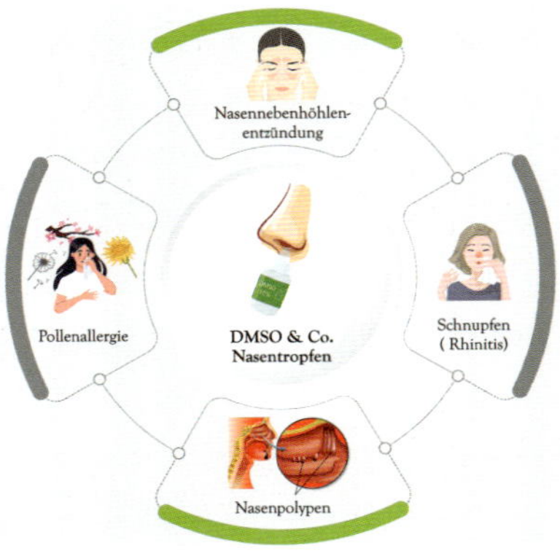

Pollen- und Sonnenbrand Saison – DMSO 10 % isotonisch

Die Pollensaison ist noch am Laufen und die zahlreichen Rückmeldungen von hocherfreuten Anwendern der DMSO Nasentropfen über die letzten Jahre zeigen, dass man mit dieser Mischung sowohl die typischen Symptome sehr gut behandeln kann als auch die Ursache, nämlich hypersensibilisierte Schleimhaut, in den Griff bekommt. Schon oft wurde berichtet, dass allergische Symptome nach der konsequenten Anwendung von DMSO Verdünnungen gar nicht mehr auftreten!

Ich spreche immer von DMSO Nasentropfen, da ich gerne die üblichen Pipettenfläschchen verwende, jedoch kann man sich natürlich auch jederzeit einen Vertikalsprüher beschaffen und aufschrauben – die Gewinde sind genormt.

Mit der Zeit hat sich durch die große Zahl der Anwender der DMSO Nasentropfen viel Erfahrung angesammelt und so kann heute folgende Empfehlung gegeben werden:

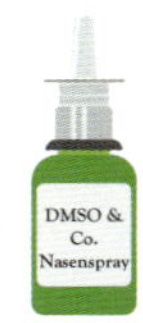

Zur Anwendung bei allen Symptomen im Nasen- und Nasennebenhöhlenbereich eignen sich besonders 10%ige DMSO-Mischungen, die bezüglich ihres Salzgehaltes (genauer gesagt, ihrer Osmolarität) zumindest einigermaßen im isotonischen Bereich liegen.

Mit dieser Information ist es nun ganz einfach, die vielen positiven Wirkungen der DMSO Nasentropfen für sich zu nutzen.

Man kann die DMSO 10 % Mischung mit isotonischem Meerwasser bestellen. Man kann sich selbst eine DMSO 10 % Mischung, z.B. mit handelsüblicher isotonischer Kochsalzlösung 0,9 % herstellen. Man kann auch, und das ist insbesondere bei allergisch anfälligen Kindern sehr hilfreich, eine DMSO 10 % Mischung mit Eigenurin machen. Oder andere.

Das Prinzip ist immer das gleiche: 1 Teil DMSO Ph. Eur. und 9 Teile Flüssigkeit werden zusammen in eine Flasche gefüllt.

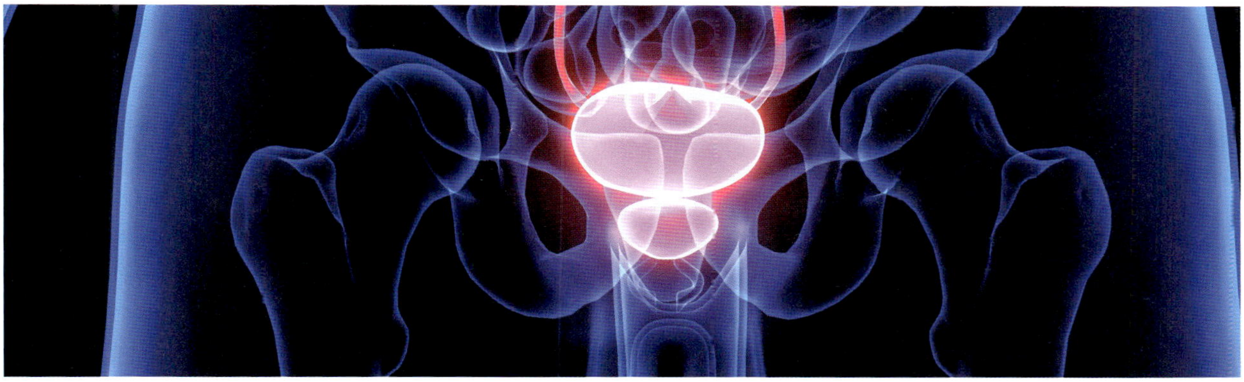

Prostata – Warum betrachten selbst Naturheilkundler diese Drüse oft isoliert?

Selbst wenn wir uns nicht zu anatomisch gut gebildeten Leuten zählen können, so ist den meisten klar, dass die Prostata nicht für sich alleine existiert, sondern Bestandteil des gesamten Urogenitaltraktes ist. Und insofern ist ihre Funktion, ihr „Befinden“, ganzheitlich betrachtet, auch an alle sonst bekannten „Querverbindungen“ gekoppelt, die uns für Niere und ableitende Harnwege im Bereich geistig-seelisch und auch somatisch geläufig sind. Dazu gehört etwa auch die Korrespondenz zur Wadenmuskulatur, die beispielsweise kinesiologisch stets „anschlägt“, wenn im Urogenitaltrakt etwas „nicht stimmt“.

Gemäß dem Umkehrprinzip kann also auch der Prostata Gutes getan werden, wenn angespannte, verkrampfte, verknotete Wadenmuskeln und Sehnen bis zum Ansatz an der Ferse mit manueller Behandlung gut gelockert, ja befreit werden.

Ein ehemaliger Seminarteilnehmer hat sich darauf spezialisiert und berichtete über sehr gute Wirkungen bei Vergrößerungen der Prostata.

Das Ganze geht natürlich auch in Eigenregie, indem man etwa mit einem Holzrührlöffel oder einem ausgewählten runden Stein, entlang von Sehne und Muskulatur mit langsam stärker werdendem Druck, von distal nach proximal, ausstreicht. Zusätzlich sind natürlich, die schon aus dem Schulunterricht bekannten Wadenmuskel-Dehnübungen anwendbar, wobei darauf zu achten ist, dass immer mindestens 20 Sekunden gedehnt wird, da die Muskulatur sonst den anfänglichen „Gegenreflex“ aufbaut und sich weiter verhärtet.

Darüber hinaus handelt es sich bei der Prostata in erster Linie um eine der vielen Drüsen im Körper, deren Aufgabe es ist, „etwas“, meist eine Flüssigkeit, zu produzieren und zu sezernieren, also abzugeben.

Drüsenfunktionen sind deshalb allgemein abhängig von Bewegung (das gilt für die kleinste Haarbalgdrüse, ebenso wie für Darmwanddrüsen, für die Leber, für ...), von genug Wasser, von regelmäßiger Benutzung und von genügend Spurenelementen wie z.B. Jod und Selen. Diese kann man auch lokal verabreichen, indem Lugolsche Lösung und/oder Natriumselenit-Lösung mit DMSO 1:1 in einem Schnapsgläschen vermischt und äußerlich im Dammbereich aufgetragen werden.

Gute Erfahrungen in der Behandlung von Prostatavergrößerung werden auch mit DMSO-Zäpfchen, insbesondere in der Kombination mit Vitamin E, geschildert.

Dafür benötigen wir die Motivation von Apothekern/Pharmazeuten, die Spaß an ihrem Beruf haben. Was die regelmäßige Benutzung von Drüsen anbetrifft, so bezieht sich diese vor allem auch auf spezifische Bewegung.

So wie wir Haarbalgdrüsen in ihrer Funktion durch Kämmen anregen und so, wie wir Mund-Speicheldrüsen durch Kauen anregen, ist für die Prostata schon alleine der Vorgang des Wasserlassens eine spezifische Bewegung.

Und genau darauf legen wir Männer doch im Allgemeinen sehr sehr wenig Aufmerksamkeit. Deshalb, und das gilt dann natürlich auch für die Frauen, dürfen wir uns an dieser Stelle gerne daran erinnern, dass wir doch Naturwesen sind und dass das Wasserlassen „gegen" weiße Hochglanzkeramik ein wenig natürlicher Vorgang ist – etwa im Vergleich zu dem Ochsen auf der Weide.

Ein schöner Waldspaziergang also und bei der Gelegenheit ein wonnehaftes, barrierefreies, bogenförmiges Pinkeln auf die Erde ist eine wahre Kur für den Urogenitaltrakt und die Funktion der Prostata im Besonderen, da sie die Harnröhre umschließt – aus verschiedenen Gründen.

Es hat nicht nur mit dem Gefühl zu tun (und bei den Männern vielleicht mit der Erinnerung, wie sie als kleine Jungs ein Wett-Weit-Pinkeln erlebt haben ...), sondern auch mit Physik.

Prostata gesund halten

Dehnübungen / manuelle Behandlung / Faszientraining
Verhärtete und verspannte Waden lockern

Regelmäßige Bewegung
Schwingen auf Trampolin, ...

Reichliche Flüssigkeitszufuhr

Ausreichende Versorgung mit relevanten Nähr- und Vitalstoffen
Vitamin C/D, Magnesium, Calcium, Zink, Mangan, Omega-3-Fettsäuren

Äußerliche Anwendung
DMSO - Lugolsche Lösung
DMSO - Natriumselenit
Mischung 1:1 im Schnapsglas

Zäpfchen
DMSO-Vitamin E

Ein geschlossener Urinstrahl auf die Erde führt zu einem blitzartigen Ladungsausgleich, weil Urin eine hochleitende Flüssigkeit ist. Da die Harnblase im Körper wie eine Kugelelektrode fungiert, von deren Oberfläche viele Strompfade in den Körper abgehen, ist das nicht nur eine Kur für die Prostata, sondern ganz allgemein.

Vielleicht erinnert das manche an die „Matten", die inzwischen verkauft werden und die man sich ins Bett legen soll, mit einem Kabel nach draußen, das in die Erde gelegt wird. Doch die Flüssigkeits-Strahl-Methode ist physikalisch gesehen selbstredend „tausend Mal" effektiver, weil unsere „Außenhaut" bekanntermaßen ein wesentlich schlechterer Leiter ist als die Harnblasen/Urin Kombination. Auch hier gilt: Probieren geht über studieren.

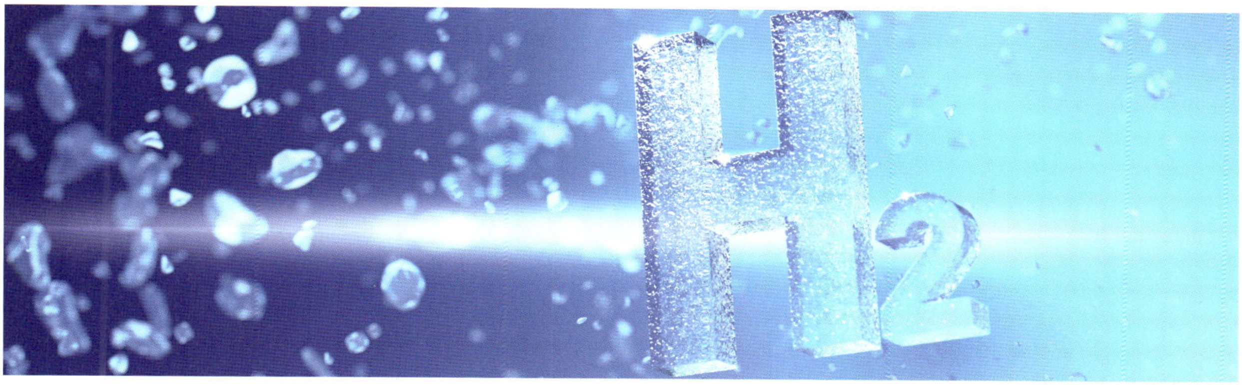

Wasserstoff Fachartikel – Neue Methode HGI veröffentlicht

Wasserstoff ist das Universal-Therapeutikum der Zukunft! Darüber habe ich seit Jahren bereits mehrfach geschrieben/gesprochen. Europa schläft bei diesem Thema noch.

Schon als Schüler betrachtete ich fasziniert das überdimensional große Periodensystem der Elemente an der Wand und richtete meinen Blick gerne auf die Position ganz oben, ganz links – Ordnungszahl 1, Atommasse 1, Buchstabe H – „Das erste Element".

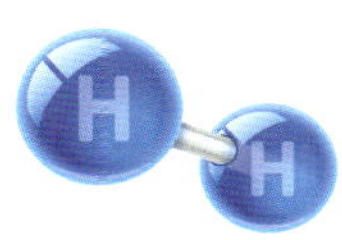

Das H steht für die Namensgebung des Wasserstoffs im Englischen: Hydrogen. „Am Anfang war der Wasserstoff" – so klingt es in uns allen, seit der Schulzeit. Genau genommen müsste es heißen „Am Anfang (Entstehung des Universums, wie wir es uns heute vorstellen) waren „Wasserstoff-Kerne", also Wasserstoffteilchen ohne Elektron. Denn das, was wir heute allgemein unter dem Begriff Wasserstoff verstehen, ist die unter irdischen Bedingungen natürlich und ausschließlich vorkommende Form des Wasserstoffs als zweiatomiges Wasserstoffmolekül H_2 , die man auch elementaren Wasserstoff nennt.

Die junge Erdatmosphäre war einst auch mit größeren Mengen Wasserstoff angereichert und dies hatte sicher maßgeblichen Einfluss bzw. bedingte sich gegenseitig mit der Entstehung und dem Wachstum erster Mikroorganismen.

Bakterien, die Wasserstoff erzeugen, finden sich auch, physiologisch und/oder pathologisch in unserem Verdauungstrakt. Bei intakter Darmflora siedeln sie lediglich im Dickdarm und nicht im Dünndarm oder Magen (wie z. B. Helicobacter pylori). Der von den Dickdarm-Bakterien erzeugte Wasserstoff kann mit einem H_2-Atemtest nachgewiesen werden. Nach der Theorie der „Einwanderung" oder Verschmelzung von Einzellern mit Bakterien, die zu den heutigen Mitochondrien wurden, leuchtet daher auch ein, warum Wasserstoff im inzwischen gut erforschten Zell-Energie-Stoffwechsel eine so zentrale Bedeutung hat.

Mehr dazu im Fachartikel im Paracelsus Magazin: https://www.paracelsus-magazin.ch/naturheilverfahren/medical-hydrogen-gas-injection-mhgi/

KAPITEL 5

Weitere Rundbriefthemen zur Erweiterung Ihres Wissensschatzes

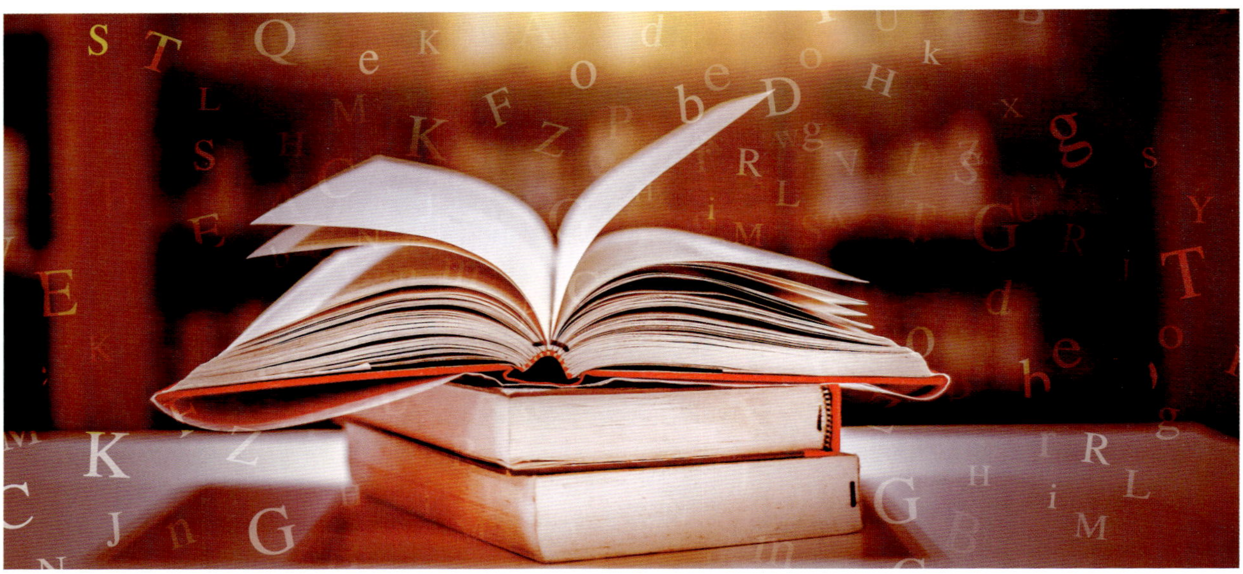

Wenn jemand nach „**der Lehre**" fragt oder nach dem **perfekten Ernährungsplan** oder nach der „**einen Heilmethode**", die man nach langer Krankheit finden müsste, dann ist unsere Meinung, dass es 7 Milliarden **Lehren** und 7 Milliarden **Wege** gibt und sie deshalb nicht woanders gefunden werden können, außer **in einem selbst**.

Praxisinstitut Naturmedizin

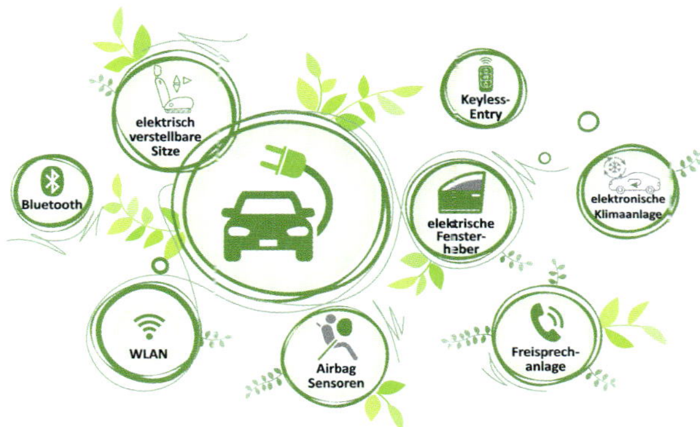

Elektroauto – Elektrosmog – Lösungen der Autoindustrie offensichtlich unzureichend

Zunächst einmal bin ich kein Elektronikspezialist. Trotzdem werde ich oft zu diesem Thema befragt. Und dass ich selbst derzeit kein E-Auto fahren möchte, hängt nicht so sehr von den Gefahren des Elektromagnetismus im Allgemeinen ab, sondern hat seine Ursache (wie fast immer) im Schulunterricht. Hier hat uns der Physiklehrer erklärt, dass batteriebetriebene Fahrzeuge etwas fürs Kinderzimmer sind, mehr nicht. Dahinter stehen grundlegende physikalisch-naturwissenschaftliche Gesetzmäßigkeiten. Es ist nicht so, dass diese Technologie nicht funktionieren würde und nun auch eindrucksvol optimiert wird, jedoch eben nur im Rahmen dieser Gesetzmäßigkeiten.

Daher werden die Akku-Mobile, auf die gesamte Wertschöpfungs- und Rückbaukette betrachtet, mehr Probleme mit sich bringen, als sie lösen können. Dies mag für Spielzeugautos vertretbar sein, für den Massenverkehr nicht. Also ohne mich, solange dies möglich ist.

Dennoch habe ich als Naturwissenschaftler eine grundsätzliche Neugierde zu Innovationen und unserer technologischen Zukunft allgemein, also werde ich warten, bis diese Brückentechnologie durch sinnhaftere Lösungen ersetzt ist.

Es ist auch heuchlerisch in dem Zusammenhang ständig das „Moralische" anzuführen, wegen den unbeschreiblichen Umweltschäden für den Lithium- und Kobaltabbau und weitere, denn jeder, der Gold kauft, ist schon an der Jahrhunderte währenden hochtoxischen Metallgewinnung beteiligt. Den meisten ist nur völlig unbekannt, welche Chemikalien hier in unfassbaren Mengen die ursprüngliche Schönheit von riesigen Landschaften als leblose Wüste hinterlassen. Das hören wir nicht gerne ... .

Zurück zu der Sache mit dem Elektrosmog. Es ist ein naiver Irrglaube, dass die Problematik der Belastung mit allerle elektromagnetischen Feldern und Wechselfeldern während des Autofahrens eine alleinige Sache der Akku-Automobile sei.

Dieser Irrglaube ist der Grund für diesen Beitrag, da ich in Gesprächen feststelle, dass hier allgemein ein Wissensbaustein fehlt. Der heißt:

Jedes elektrische Helferlein in unserer unmittelbaren Umgebung addiert sein elektromagnetisches Feld in diese Umgebung. Angefangen von der Steckdose, der Nachttischlampe und dem elektrisch verstellbaren Bett, bis hin zu den elektrischen Fensterhebern, den elektrisch verstellbaren Sitzen, der elektronisch gesteuerten Klimaanlage, die Bluetooth Verbindung, Airbag Sensoren usw. in unseren Fahrzeugen. Also selbstverständlich auch in den sogenannten Verbrennern.

> *Da amüsiert es mich schon etwas, wenn Referenten/Experten zum Thema Elektrosmog beim Kongress mit hochgerüsteten funkelnden Automobilen vorfahren, mit Verbrennermotor zwar, aber ansonsten mit allen bestellbaren Knöpfen. Und fabrikneu, mit allen möglichen Gerüchen. Dass wir freihändig telefonieren können und so den politisch initiierten Strafen für „Telefon in der Hand" entgehen, bedeutet noch lange nicht, dass es unserer Gesundheit tatsächlich zuträglich ist.*

Das Problem mit dem Elektrosmog in allen modernen Fahrzeugen ist real! Davon kann sich jeder ohne weiteres überzeugen, wenn er beispielsweise die Suchworte „auto elektrosmog" eingibt oder ähnliches. Hier stellte ich erstaunt fest, dass die Thematik tatsächlich bei den Herstellern, also der Autoindustrie, bekannt ist, anerkannt ist und bearbeitet wird! Mit allerlei Maßnahmen und technischen Kniffen will man die Belastung der Insassen durch Elektromagnetismus „in den Griff bekommen". Und es geht daraus hervor, dass dies nur mäßig gelingt. Wer messen kann, ist besser dran ... .

Noch einmal: Gesundheitlich belastender Elektrosmog im Auto ist so real, dass sich technische Hochschulen, Professoren, Ingenieure, Doktoranden, Zulieferer, Hersteller, alle, damit wissenschaftlich beschäftigen und Verbesserungen anstreben. Nix für Aluhutträger also, die Sache ist nicht geheim, sondern lange Zeit öffentlich und sogar mit öffentlichen Forschungsgeldern gefördert!

Wann hat das Problem angefangen? Zu der Zeit, als zu dem unausweichlichen Anlasser und Zündverteiler im Motorraum, elektrische Helferlein im Fahrgastraum dazu kamen.

Und jetzt. Jetzt sitzen die Menschen auf Hochleistungsakkumulatoren und auf Hochleistungselektromotoren. Nix mehr mit dem beschaulichen 12 Volt Bordnetz. Jetzt höhere Spannungen und höhere elektrische Leistungen. Direkt unter den Insassen.

Deutlich ausgesprochen: Unter der Prostata beim Mann und unter der Gebärmutter bei der Frau. Wer einmal gespürt hat, wie sich nach einem längeren Telefonat mit einem Mobile am Ohr die typischen Beschwerden einstellen, etwa Zahnschmerzen, Tinnitus, Kiefergelenkbeschwerden, der kann sich das durch den Kopf gehen lassen.

> *Wie gesagt, ich bin kein Elektronikexperte und werfe mit dieser Betrachtung hier sämtliche unterschiedliche Frequenzen und ihre spezifischen Wirkungen oder Nichtwirkungen in einen Topf. Doch wie immer bleibt die einfache Frage, die für viele Bereiche in unserer Zeit gilt: Warum ein Risiko eingehen?*

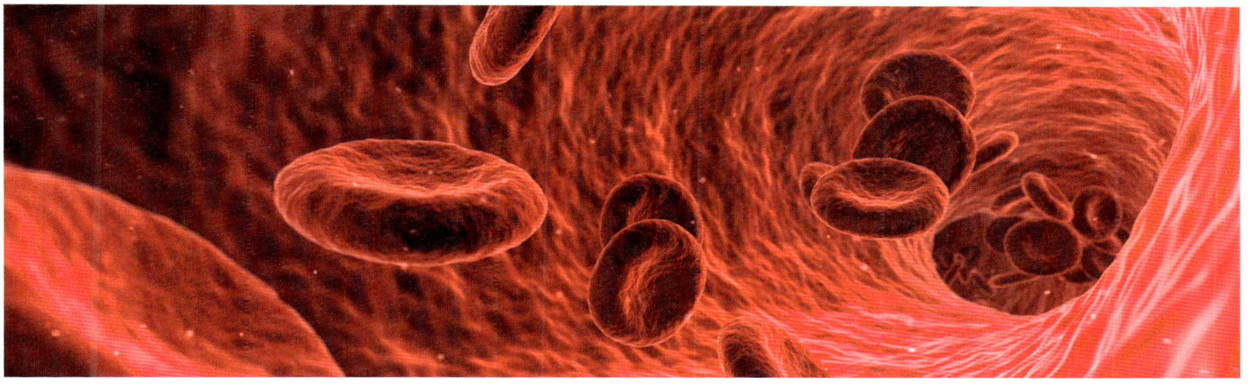

Isotonisch – Verständnis eines Fachbegriffs

Ich wurde gebeten, einmal zu erklären, was es mit dem Begriff „isotonisch" auf sich hat.

Das ist ganz einfach. Es geht um die Elektrolytkonzentrationen in unseren Körperflüssigkeiten, namentlich dem Blutplasma oder auch auf Schleimhäuten. So ist den meisten bekannt, dass man etwa mit einer isotonischen Kochsalzlösung inhaliert, weil der Nebel mit der Lungenschleimhaut in Berührung kommt.

Genauer betrachtet, werden hier nicht nur die Konzentrationen der Elektrolyte, also Salze wie Natriumchlorid (Kochsalz), Magnesium- oder Kaliumchlorid oder auch Phosphate und Carbonate betrachtet/gemessen, sondern auch anderer Substanzen. Allerdings bestimmen die Elektrolyte zu ca. 95 % den sogenannten osmotischen Druck des Blutplasmas.

Tatsächlich geht es nicht um die bloßen Konzentrationen dieser Inhaltsstoffe, sondern um ihre „osmotische Wirksamkeit". Iso-tonisch, das hat ja etwas mit Tonus, also Spannung oder Druck zu tun. Um nun im Blut die physiologischen Vorgänge aufrechtzuerhalten, ist ein gewisser osmotischer Druck nötig. Wenn im Sommer der Regen auf reife Kirschen fällt, dann platzen sie auf. Dies ist die Wirkung des osmotischen Drucks.

Das Regenwasser nämlich, enthält mengenmäßig sehr wenig Salze oder andere Inhaltsstoffe und ist somit hypotonisch, hat also im Vergleich zur Flüssigkeit im Inneren der Kirschen viel geringere Elektrolyt- oder Stoffkonzentration.

Auch Zuckermoleküle tragen zum osmotischen Druck bei. Da die Natur stets einem Ausgleich zuarbeitet, nimmt also die Kirsche das Regenwasser auf, welches die hohe Konzentration im Inneren verdünnen könnte. Jedoch platzt die Kirsche infolge der Größenzunahme, bevor es dazu kommt.

Genau dies würde auch im Blut mit den Erythrozyten (rote Blutzellen) passieren, wenn wir beispielsweise hypotonische Infusionslösungen verwenden würden.

<u>Konkret:</u> Die normale osmotische Konzentration im Blutplasma beträgt 289 Milliosmol pro Liter Wasser. Diese wird mit einer handelsüblichen Kochsalzlösung 0,9 % simuliert. Sie enthält 9 Gramm Natriumchlorid in einem Liter. Geringere Konzentrationen können, wie erläutert, die Blutzellen aufblähen und sehr viel höhere Elektrolytkonzentrationen können sie „austrocknen". Sie nehmen dann eine Stachelform an.

Der Begriff isotonisch wurde irgendwann von der Werbeindustrie entdeckt und so werden inzwischen auch Getränke damit eingeordnet. Getränke können jedoch in einem weiten Bereich der Osmolarität liegen, da sie im Verlauf des Verdauungstraktes ohnehin „neu eingestellt" werden – bis zu 20 Liter Magen- und Darmdrüsenflüssigkeit werden pro Tag beim Erwachsenen gebildet.

Insofern ist es also bei Getränken weitgehend unerheblich, ob sie im Bereich von 300 mosmol/L liegen oder nicht. Vom destillierten Wasser bis hin zum Salzwasser der Ozeane vertragen wir alles – in begrenzten Mengen jedenfalls.

Zusammenfassung:
Mit "isotonisch" werden allgemein Flüssigkeiten bezeichnet, die gleiche oder zumindest ähnliche Elektrolytkonzentrationen enthalten wie unser Blutplasma. Die Messeinheit ist Milliosmol (mosmol) pro Liter. Hierbei ist die Anzahl der Teilchen entscheidend, was zum Beispiel bedeutet, dass NaCl, also Natriumchlorid (Kochsalz), osmotisch gesehen, lediglich zwei Drittel der Wirksamkeit erbringt wie Magnesiumchlorid, $MgCl_2$, da dieses Salz im Wasser in drei Teilchen „zerfällt", nämlich ein Magnesium-Ion und zwei Chlorid-Ionen. Bei NaCl sind es nur zwei.

Ich erwähne dies deshalb, weil ich sehr gerne das isotonische Meerwasser als Verdünnungsflüssigkeit für DMSO anwende, z.B. für die Augen-, Nasen- und Ohrentropfen, ebenso für Inhalationen und Einläufe. Meerwasser enthält ebenfalls Natriumchlorid sowie die handelsüblichen Infusionslösungen, jedoch nur zu etwa 86 %. Der Rest des Gesamtsalzgehaltes von Meerwasser, der ca. 32 Gramm pro Liter ausmacht, wird von Magnesium, Kalium, Calcium und Sulfat gestellt. Etwa ein Prozent weitere Spurenelemente kommen noch dazu.

Wenn wir also Meerwasser auf einen isotonischen Wert verdünnen wollen (entsprechend 0,9 % NaCl), dann gelingt das, ohne Messgeräte, lediglich gerundet, indem man den Gesamtsalzgehalt als Natriumchlorid annimmt. Auf dieser Basis wird dann mit reinem Wasser (Pharmazeutisches Wasser Ph. Eur.) verdünnt. Gerundet ist das Mischungsverhältnis also 1:3, sodass rechnerisch eine ca. 0,9%ige Salzlösung entsteht.

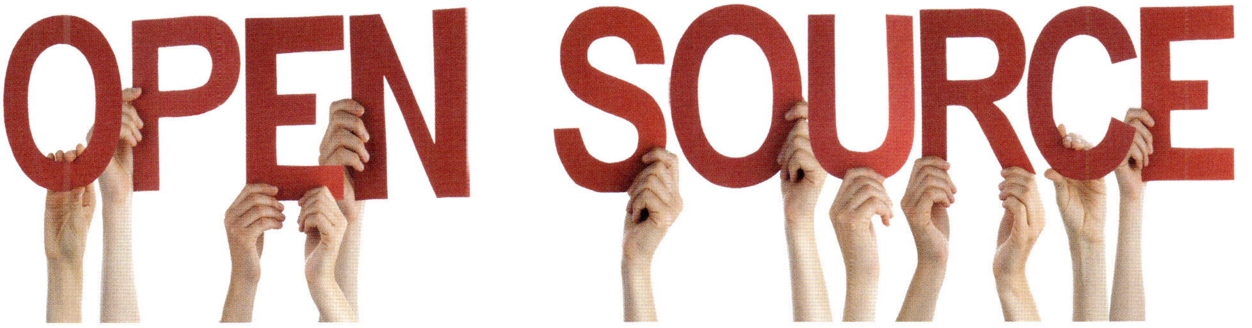

Kopieren – Zitieren – Kooperieren

Viele fragen mich, warum dieser persönliche Rundbrief kostenfrei nutzbar ist und ebenso Inhalte von Vortragsvideos oder der Internetseite. Ebenso wird gefragt, warum ich nicht rechtlich gegen diejenigen Buchnachahmer oder Internetseitenbetreiber vorgehe, die einfach Titel oder Texte von mir abgeschrieben haben, ohne den Urheber anzugeben.

Warum? Weil ich ein Fan des „Open Source Gedankens" bin – nur diese Handlungs-Philosophie kann die menschliche Gemeinschaft auf Dauer weiterbringen, was schon durch die rasante Verbreitung des Faustkeils „gleichzeitig" auf allen Kontinenten bewiesen wurde. Zum Glück durfte ich jedoch lernen, dass man jederzeit zitieren/kopieren kann, wenn man die Quelle angibt! Dies ist Ehrensache!

Ein Zitieren mit Quellenangabe macht uns frei und eröffnet gleichzeitig die wunderbare Möglichkeit der Kooperation: Uui, dein Faustkeil liegt hammermäßig in der Hand, wie machst du das? Komm ich zeig es dir, probier es mal auf diese Weise. Wahnsinn, ich erzähl meinen Freunden, wie du das machst ... .

Sich an der geistigen Urheberschaft anderer zu bedienen, gerade wenn sie kostenfrei zur Verfügung gestellt wird, ohne auf die Urheberschaft hinzuweisen, zeigt, dass keine eigenen Kompetenzen vorhanden sind.

Auch der russische Erfolgsautor Mirsakarim Norbekov hat in seinem Buch „Eselsweisheiten" auf die Unwürdigkeit von Kopieren und als das „Eigene" verkaufen hingewiesen. (Dies war ein Zitat mit Quellenangabe – ist doch ganz einfach oder?)

Wer tatsächlich mit DMSO & Co. aus dem Herzen für die Menschen agieren will, als Autor, als Therapeut, als Produzent, als Shopbetreiber, als Veranstalter, als Referent, als Mensch, der kann gerne aus meinen vielfältigen Veröffentlichungen in Schrift und Ton schöpfen, wenn er/sie den Urheber benennt und/oder mich vorher fragt. Dann besteht auch weiterhin die Motivation für diesen persönlichen Rundbrief.

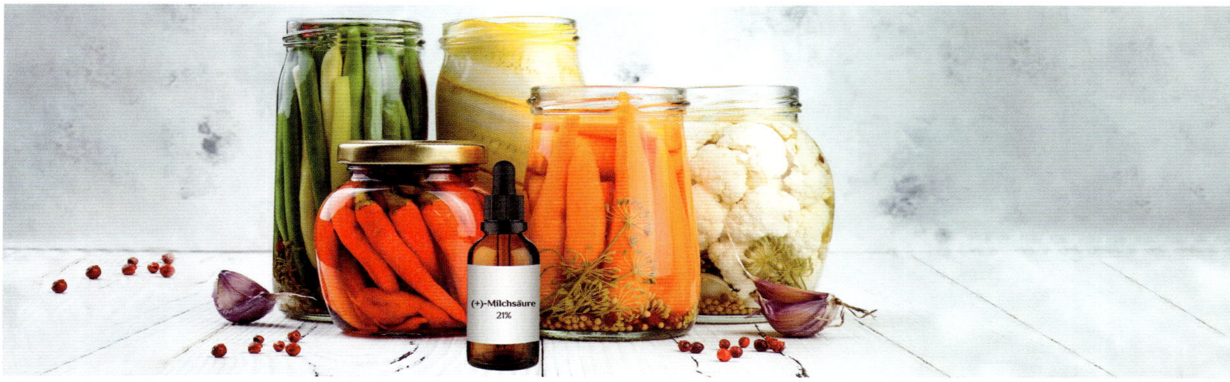

Milchsäure zur Fermentation von Gemüsesäften?

Folgende Frage wurde an mich weitergeleitet:

„Kann ich die rechtsdrehende Milchsäure auch in meinen Ansatz zum Fermentieren meiner Gemüsesäfte geben? Verringert das die Fermentationszeit?“

Antwort: Milchsäure ist diejenige Substanz, die von den Milchsäurebakterien während der Fermentation aus Zucker/Kohlenhydrate erzeugt wird. Ähnlich wie z.B. Essigsäurebakterien aus Alkohol, Essigsäure erzeugen.

Die Bakterien produzieren in einem begrenzten Ansatz solange diese Stoffwechselprodukte, bis sie in dem entstehenden Milieu selbst nicht mehr überleben oder sich vermehren können. Die entstehende Säure ist also irgendwann den Bakterien selbst zu viel, der pH-Wert steigt zu weit an.

Gibt man nun dem Ansatz von extern, Milchsäure zu, dann wird dieses „Grenzmilieu“ schneller erreicht. Die Fermentation kommt zum Stillstand, ist jedoch eigentlich noch nicht am Ende, was im Gemüsesaft enthaltene Kohlenhydrate betrifft. Dies wäre also kontraproduktiv.

Eine Zugabe weiterer Milchsäure nach beendeter Fermentation ist jedoch ohne weiteres möglich.

(+)-Milchsäure ist üblicherweise 21%ig im Handel bzw. in den Apotheken etwa als RMS 100 ml Tropfen verfügbar.

Frau Dr. Fryda, die mit (+)-Milchsäure viele erstaunliche Therapieerfolge hatte, gab die allgemeine Empfehlung heraus, täglich zwischen 2 x 20 und 3 x 30 Tropfen einzunehmen. Verteilt im Essen oder in Getränken.

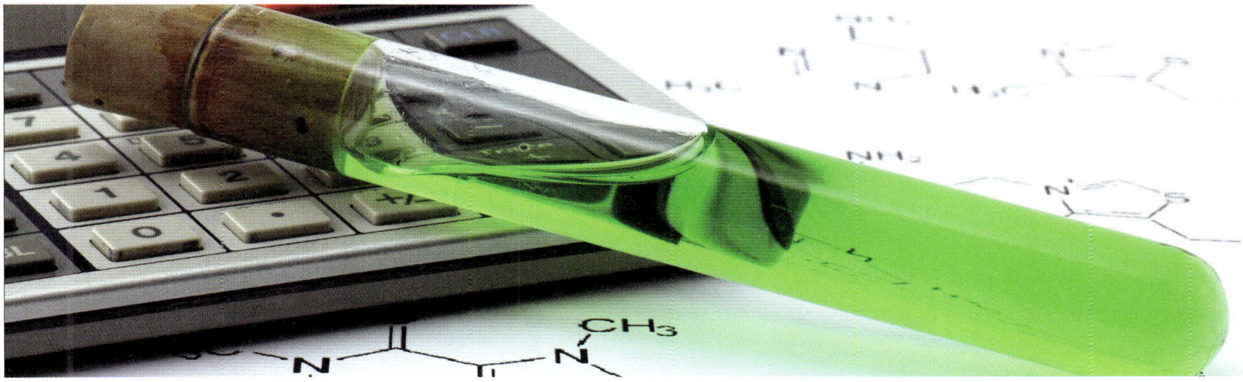

Rechnen – Stöchiometrie – Wie bestimmt man den Gehalt von Lösungen?

In den Seminaren und aus den Leserbriefen ist immer wieder zu erkennen, dass das einfache dreisatzmäßige % und mol Rechnen aus der Mittelstufe stark in Vergessenheit geraten ist. Dieses ist wichtig, wenn es um Fragen geht, wie zum Beispiel: Wie viel Bor pro Tropfen oder Milliliter ist nun eigentlich in der 0,6%igen Lösung enthalten, die im Internet allgemein empfohlen wird? Oder: Wie viele Tropfen einer 0,13%igen Natriumselenit-Lösung brauche ich, damit ich die empfohlenen 300 Mikrogramm Selen zu mir nehme?

Der große Vorteil solcher „reinen" Lösungen ist, dass sich darin ausschließlich die gewünschte Substanz/das Mittel in pharmazeutischer Qualität und pharmazeutisches Wasser für die benötigte Konzentration befindet! Dies ist entscheidend, da sonstige Mittelzubereitungen wie Tabletten, Dragees, Brausetabletten, Brausepulver, Kapseln, Tabs, ... stets mit eigentlich unerwünschten Füllstoffen, Rieselhilfen, Emulgatoren, Süßstoffen, Farbstoffen, Konsistenz-Stabilisatoren usw. belastet sind, welche sich mit der Zeit reichlich aufsummieren.

Wenn es darum geht, dem Körper über längere Zeit hin wichtige Mikronährstoffe oder Spurenelemente zuzuführen, ist es also vorzuziehen, reine Zubereitungen zu wählen, die keinerlei industrielle Hilfsstoffe enthalten.

So kann man beispielsweise das extrem wichtige Selen oder Jod lange Zeit mit einer schlichten wässrigen Lösung des Mittels supplementieren. Warum nimmt man dann nicht gleich einfach nur das Mittel selbst? Weil man in diesem Bereich oftmals nicht genau genug wiegen kann.

In einem Tropfen der Natriumselenit-Lösung von der Firma, die auf der Internetseite www.MedizinZumSelbermachen.de genannt wird, befinden sich 30 Mikrogramm Selen. Um diese winzige Menge einigermaßen genau abzuwiegen, benötigt man schon eine ziemlich professionelle Laborwaage. Sobald man jedoch eine anwendungsfertige Lösung hat, kann man einfach Tropfen zählen. 10 Tropfen davon entsprechen dann den therapeutisch sinnvollen 300 Mikrogramm.

Wir machen es einfach an Beispielen:

Bor: Die anwendungsfertige Borax-Lösung 2,5 % (Bezugsquellen auf der Internetseite www.MedizinZumSelbermachen.de) enthält in 100 ml genau 2,5 Gramm Borax. Soweit dürfte es für alle klar sein. Wenn man einen Liter davon hätte, wären es 25 Gramm Borax darin. Diese Menge entspricht also ca. dem 4-fachen der allgemein empfohlenen 0,6%igen Borax-Lösung, die man erhält, wenn man 6 Gramm Borax mit Wasser auf einen Liter bzw. auf 1000 Gramm, auffüllt.

Im zweiten Schritt benötigt man die Molmassen der Inhaltsstoffe. Die Molmasse M (früher in der Schule auch etwas ungenau als Molgewicht bezeichnet) ist bei bei der Firma, die auf der Internetseite www.MedizinZumSelbermachen.de genannt wird, auf jedem Behältnisetikett aufgedruckt. Bestellt man bei Firmen, die das nicht so machen, erfährt man die Molmasse M im Internet, wenn man die Substanz bei Wikipedia eingibt.

Für die Frage nach dem Borgehalt benötigen wir M von Borax und M von Bor. Ein Blick auf die Flasche der Borax-Lösung 2,5 % zeigt:

M_{Borax} = 381,37 Gramm.

Für Bor: M_B = 10,81 Gramm

Jetzt folgt der Dreisatz:

2,5 Gramm Borax entspricht 381,37 und x entspricht 43,24 (= 4 x 10,81, da Natrium**tetra**borat). Somit wird eingetippt: 43,24 mal 2,5 g dividiert durch 381,37.

Ergebnis: Die gesamten 100 ml der 2,5%igen Borax Lösung enthalten 282,5 Milligramm oder 0,282 Gramm reines Bor.

Um auch die Frage zu klären, wie viel Bor nun in einem ml oder einem Tropfen dieser Lösung ist, benötigen wir nur noch die Information, dass man pro Milliliter Flüssigkeit, 20 Tropfen annimmt.

In einem Milliliter der 2,5%igen Borax Lösung sind also 0,282 dividiert durch 100 = 0,00282 Gramm Bor, also 2,8 Milligramm. Und in einem Tropfen sind 0,00282 dividiert durch 20 = 0,00014 Gramm Bor, also 0,14 Milligramm.

Allgemeine Empfehlungen gehen von ca. 10 mg Bor pro Tag aus. Das wären also ca. 4 ml der oben erwähnten 2,5%igen Borax Lösung. Hat man andere Konzentrationen, kann man den Rechengang entsprechend anpassen.

Eisen: Die Eisen(II)-Sulfat-Lösung ist 3%ig. Das bedeutet in 100 ml sind 3 Gramm der Substanz Eisen(II)-Sulfat-Heptahydrat enthalten.

Molmasse Eisen(II)-Sulfat-Heptahydrat:
$M_{Fe(II)Sulfat}$ = 278 Gramm

Molmasse Eisen Fe: M_{Fe} = 55,85 Gramm

Dreisatz: 3 mal 55,85 g dividiert durch 278 g = 0,6 Gramm Eisen sind in der 100 ml Flasche enthalten. In einem ml oder 20 Tropfen sind das: 0,6 dividiert durch 100 = 0,006 Gramm, entsprechend 6 Milligramm.

Mit 10 bis 30 Tropfen der Lösung pro Tag kann man also den Eisenspeicher sukzessive auffüllen. Es ist zu beachten, dass der hier verwendete Malat-Komplex für eine bessere Aufnahme führt. Übliche Eisentabletten enthalten oft formal deutlich mehr Eisen, wirken sich dann jedoch auch problematisch auf die Verdauung aus.

Kalium: Die Kaliumchlorid-Lösung (Bezugsquellen auf der Internetseite www.MedizinZumSelbermachen.de) ist gesättigt und enthält demnach ca. 25 % Kaliumchlorid. Bei 100 ml sind das also 25 Gramm.

M_{KCl} = 74,55 g
M_K = 39,1 g

Dreisatz: 25 mal 39,1 g, dividiert durch 74,55 g = 13 g reines Kalium sind in 100 ml dieser Lösung. In einem Milliliter oder dementsprechend 20 Tropfen sind dann 130 Milligramm.

Der Tagesbedarf an reinem Kalium wird mit insgesamt ca. 3 Gramm beziffert, wobei auch verschiedene Nahrungsmittel noch Kalium enthalten. Bei Kaliummangel kann man mit der KCl-Lösung 25 %, also zum Beispiel mit 3-mal täglich 20 Tropfen, auffüllen.

Ebenso ist es möglich, die Kalium-Basensalze, Kaliumhydrogencarbonat und Kaliumcarbonat (Pottasche), als Kaliumlieferant zu nutzen, indem anstatt Natron (= Natriumhydrogencarbonat) einfach Kaliumhydrogencarbonat (M = 100,1 g) 2 Gramm in Wasser als Basengetränk schluckweise verwendet wird. Dies entspricht dann gemäß dem Dreisatz 2 g mal 39,1 g, dividiert durch 100,1 g = 0,78 g Kalium.

Weiterhin lässt sich die Pottasche (Kaliumcarbonat) als Puffer für organische Säuren wie Ascorbinsäure (Vitamin C), Äpfelsäure (Leber-Gallen-Reinigung) oder (+)-Milchsäure einsetzen. Auf diese Weise erhält man die Kalium-Salze der Säuren, also hier Kalium-Ascorbat, Kalium-Malat oder Kalium-Lactat.

<u>Beispiel:</u> Man wiegt 1 Gramm Vitamin C und 0,8 Gramm Pottasche in einen Becher ab und gibt eine kleine Menge Wasser dazu. Nachdem der Ahoi-Brause-Effekt abgelaufen ist, wird mit Wasser weiter aufgefüllt. Man erhält ein Kalium-Ascorbat-Getränk, welches das Vitamin C besser aufnahmefähig „macht" und gleichzeitig Kalium auffüllt.

<u>Selen:</u> Die Natriumselenit-Lösung hat eine Konzentration von 0,13 %. In 100 ml dieser Lösung sind also 0,13 Gramm Natriumselenit enthalten.

$M_{\text{Na-Selenit}} = 172{,}9$ g
$M_{\text{Se}} = 79$ g

<u>Dreisatz:</u> 0,13 mal 79 g, dividiert durch 172,9 g = 0,06 Gramm Selen sind in 100 ml dieser Lösung. Dies entspricht 60 Milligramm. In einem Milliliter sind das 0,06 dividiert durch 100 = 0,0006 Gramm = 0,6 Milligramm oder 600 Mikrogramm. 600 Mikrogramm Selen in 20 Tropfen also.

Möchte man den Selen-Spiegel entsprechend der sonst ärztlich verordneten 300 Mikrogramm pro Tag auffüllen, so befinden sich diese in 10 Tropfen dieser Lösung. Diese können einfach in Wasser getropft werden.

Rechnen – Mol – Wie bestimmt man den Gehalt von Lösungen?

Im Abschnitt „Spezielle Infusionslösungen – Wasserstoff, Diasporal, Alpha-Liponsäure" ist so ein Fall zu sehen – ein Fall, bei dem die Stoffgröße „Mol" vorkommt. Sowohl in den medizinischen-naturwissenschaftlichen Kategorien Physiologie und Pharmakologie als auch in der Biochemie und weiteren Forschungs- und Anwendungsgebieten ist es üblich mit Mol zu rechnen, wenn es um die Konzentrationen von Lösungen geht.

Während im letzten Rundbrief die %-Rechnung aufgefrischt wurde, tritt nun neben Gramm g und Prozent %, nur noch die sogenannte Molmasse der Substanz hinzu. Ganz einfach. Diese Molmasse kann man für jede Substanz bei Wikipedia nachlesen – rechts in dem Kasten, gleich unterhalb des Molekülbildes und der internationalen Namensgebung.

Das Beispiel aus dem oberen Abschnitt lässt sich für alle anderen Substanzen/Arzneimittel usw. verallgemeinern: Eine 4 mmol (4 Millimol, also 0,004 Mol) Magnesiumsulfat-Lösung.

Gibt man Magnesiumsulfat bei Wikipedia ein, so erscheint rechts in dem Kasten das Molekülbild, darunter die verschiedenen Namen, wie Bittersalz oder Epsom Salz und nach ein paar formellen Angaben kommen die Eigenschaften, worunter zuerst die Molmasse oder Molare Masse steht. Und schon taucht ein Fragezeichen auf: Es stehen da zwei verschiedene Werte? Im Zweifelsfall kann man meist davon ausgehen, dass diejenige Form eines Salzes unter Normalbedingungen vorliegt, die zusätzlich Wassermoleküle enthält – in diesem Fall 7 an der Zahl. Die Molmasse ist also 246,5 Gramm pro Mol.

Nun der altbekannte Dreisatz:

246,5 = 1 mol
x = 0,004 mol

Im Taschenrechner wird also eingetippt:

(246,5 x 0,004) : 1 = 0,986 Gramm

Ergebnis: Eine Ampulle Diasporal 4 mmol enthält also 0,986 Gramm Magnesiumsulfat-Heptahydrat.

Wozu das Ganze?

Nun, interessant wird es erst, wenn man unterschiedliche Stoffmengen vergleichen will. Zum Beispiel hier die Frage: Wenn ich statt Magnesiumsulfat aber Magnesiumchlorid verwenden will, wie viel muss ich dann davon nehmen, damit es einer Ampulle Diasporal 4 mmol entspricht? Oder Magnesiumorotat oder Magnesiumlactat oder oder … .

Genauso kann man den Mengenvergleich DMSO mit MSM machen oder Kaliumchlorid mit Kaliumcarbonat oder oder … .

Es geht also beim „Mol-Rechnen" darum, herauszufinden, wie ich eine vergleichbare Stoffmenge erhalte, obwohl ich eine ganz andere Substanz wähle. Erst damit ist sichergestellt, dass wir arzneilich wirksame Mittel „richtig" dosieren können, obwohl sie untereinander prinzipiell austauschbar sind.

Zurück zum Beispiel: Anstatt Magnesiumsulfat soll „Magnerot“, also Magnesium-Gluconat, eingesetzt werden (siehe auch Abschnitt Gluconate). Diese Ampullen wiederum werden nun als 500 Milligramm oder 1000 Milligramm Ampullen angeboten. Doch woher weiß man nun, wie viel der Magnerot-Lösung einer Ampulle Diasporal entspricht?

Ganz einfach: Wir benötigen zum Vergleich die beiden Molmassen. Von Magnesiumsulfat ist sie schon bekannt, nämlich 246,5 Gramm pro Mol. Magnesium-Gluconat setzt sich aus Magnesium (M = 24,3) und Gluconsäure bzw. Gluconat mit M = 195,2 zusammen, also M = 219,5 Gramm pro Mol.

Jetzt werden die beiden Molmassen, diejenige von Magnesiumsulfat und diejenige von Magnesium-Gluconat einfach ins Verhältnis gesetzt und zwar zusammen mit der Gramm-Menge, die sich in der Diasporal Ampulle befindet, nämlich 0,986 Gramm.

Dreisatz:

246,5 = 0,986
219,5 = x

Taschenrechner:

(219,5 x 0,986) : 246,5 = 0,878 Gramm

Ergebnis: Um die gleiche Stoffmenge Magnesium mit Magnesium-Gluconat/Magnerot zu erhalten, wie vorher mit Diasporal/Magnesiumsulfat, benötigt man 878 Milligramm Magnesium-Gluconat. Da es nur 500 und 1000 mg Ampullen gibt, wird man sich auf „ungefähr“ einigen ... oder?

Jetzt integrieren wir noch die %-Rechnung, denn ein dritter Anbieter von „Magnesium-Ampullen“, Verla, beschriftet seine Injektions-Lösung mit „10%ige Magnesiumbis (hydrogen-L-glutamat) x 4 H_2O“. Was jetzt?

Ganz einfach: Die Molare Masse dieses Magnesium-Salzes wird angegeben mit 388,6 Gramm pro Mol.

Wieder zum Vergleich mit dem Diasporal 4 mmol, der einfache Dreisatz:

246,5 = 0,986
388,6 = x

Taschenrechner:

(388,6 x 0,986) : 246,5 = 1,55 Gramm

Ergebnis: Um die gleiche Stoffmenge Magnesium mit Magnesium-Verla zu erhalten, wie vorher mit Diasporal/Magnesiumsulfat, benötigt man 1,55 Gramm Magnesiumbis (hydrogen-L-glutamat). Die Ampullen von Verla sind wie gesagt mit „10%ige Lösung“ beschriftet und enthalten 10 ml, also 1 Gramm des Magnesium-Glutamats. Davon benötigen wir also 1,5 Ampullen, um die annähernd gleiche Magnesiummenge anzuwenden, wie mit einer Ampulle Diasporal.

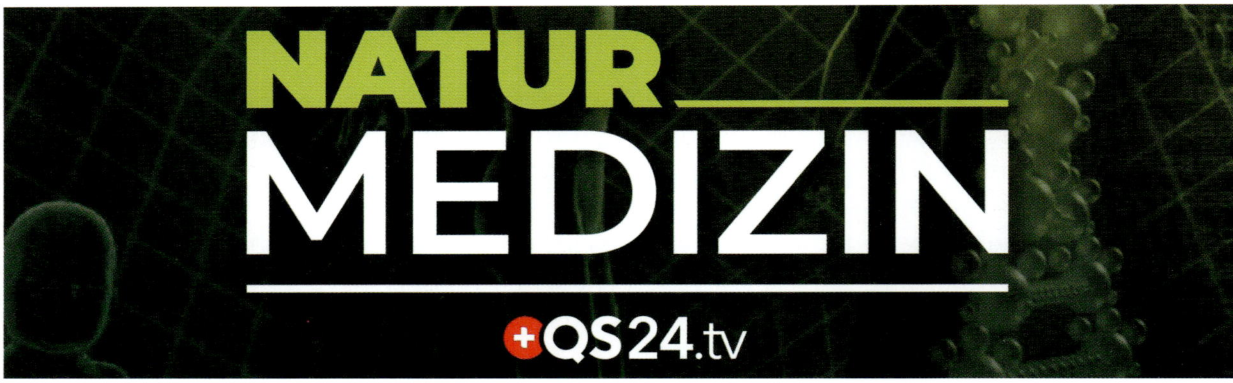

Schweizer Gesundheitsfernsehen QS24 – Alle 7 Sendungen DMSO & Co. abrufbar

QS24 ist ein Schweizer Privatfernsehsender mit Fokus auf die Naturheilkunde und Komplementärmedizin.

Der TV-Sender befasst sich hauptsächlich mit alternativmedizinischen Themen. Schwerpunkt des Programms sind Interviews.

Die entstandenen Sendungen im Bereich Naturmedizin bei QS24.tv, dem Schweizer Gesundheitsfernsehen, sind inzwischen alle ausgestrahlt und können im Menüpunkt "Veröffentlichungen" auf www.MedizinZumSelbermachen.de aufgerufen werden.

Es handelt sich um folgende Themen:

- DMSO Basiswissen
- Die Hausapotheke mit DMSO
- Burnout: Mitochondriopathien mit DMSO behandeln
- DMSO & Wasserstoffperoxid bei Akne, Krampfadern & Co.
- Borax: Was die Omas noch wussten
- Schwermetallausleitung mit DMSO & Chelattherapie
- Die Zuckerfalle

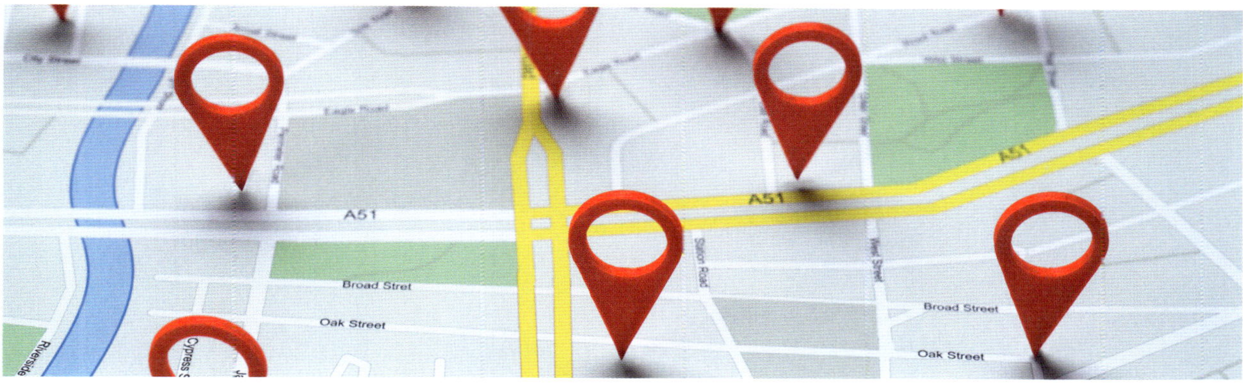

Therapeutenübersicht – Human- und Veterinärmedizin

Seit der Aufsetzung der neuen, vielseitigen Internetseite www.medizinzumselbermachen.de durch Dominik Dietz, welche die ehemalige Seite Praxisinstitut Naturmedizin www.pranatu.de deutlich erweiterte, gab es viele Rufe nach der vorher vorhandenen Therapeutenübersicht.

In ihrer damaligen Form konnte/sollte diese nicht eingebunden werden und so war noch Zusatzarbeit nötig. Jetzt ist sie erneut im Landkartendesign verfügbar: https://medizinzumselbermachen.de/therapeuten-uebersicht/

Hier finden Sie einige der Ärzte und Heilpraktiker, die DMSO & Co. Seminare besucht haben und welche diese einfachen, kostengünstigen und hocheffektiven Mittel auch in ihren Praxen anwenden und damit teilweise bei schwerwiegenden Erkrankungen Erstaunliches vollbringen.

In der Hauptsache geht es bei den Fragen zur Anwendung der bewährten Mittel um die speziellen Anwendungsformen und Anwendungstricks und hier sind eben genau die in der Therapeutenübersicht aufgeführten Ansprechpartner der Tat die richtigen Anlaufstellen.

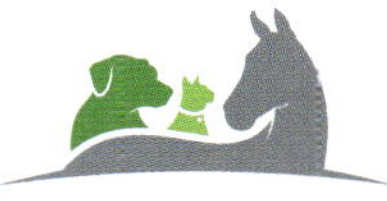

Auch werden mit DMSO & Co. seit vielen Jahren erstaunliche und teils wunderbare Erfahrungen bei Hund, Pferd, Katz, Kuh, Schwein, Kaninchen, ... gemacht, die ihre Besitzer schwärmen und so manchen „normalen“ Tierarzt staunen lassen.

Schneller als gehofft hat sich nach dem Aufruf in den vergangenen Rundbriefen eine ansehnliche Anzahl von Tierärzten und Tierheilpraktikern gefunden, die sich mit DMSO als Dachmittel und weiteren Mitteln des Gesundheitswerkzeugkastens und ihrer Anwendung bei Tieren gut auskennen.

Dieser Aufruf gilt weiterhin, denn die Nachfrage zu DMSO & Co. bei Tieren ist sehr groß und wir wollen deshalb ein Netzwerk etablieren, welches dann im weiteren Verlauf auch auf der Internetseite nutzbar sein soll.

Gerne werden nach Rücksprache bzw. Vorstellung auch weitere Tierärzte und Tierheilpraktiker in diese Übersicht aufgenommen. Nehmen Sie einfach Kontakt über unsere Internetseite auf.

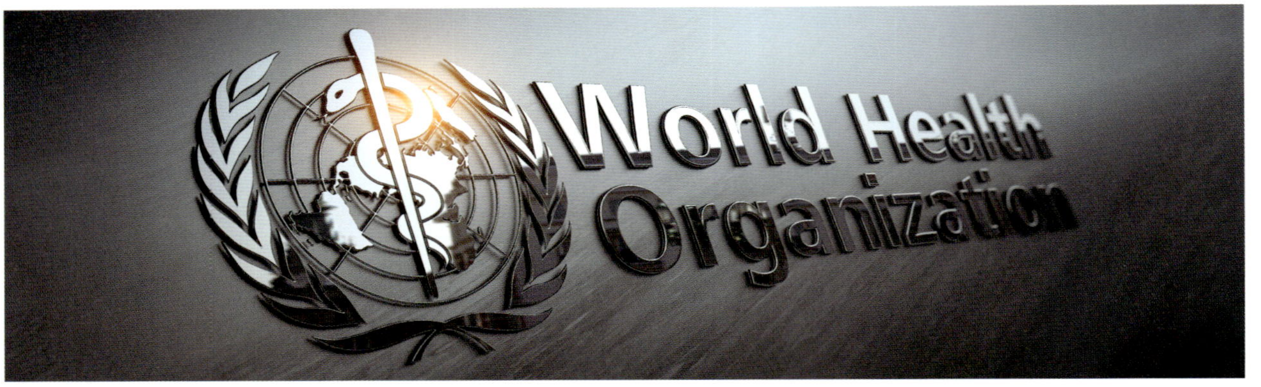

WHO Liste der unentbehrlichen Arzneimittel

Immer wieder erlebte und erlebe ich auf Kongressen und sonstigen Veranstaltungen ungezügeltes Beschimpfen und vehementes Diffamieren von Schulmedizin, institutioneller Forschung und pharmazeutischer Unternehmerschaft. Vieles wird dabei in einen Topf geworfen und solche, meist selbsternannten Kritiker lassen sich mit ihrem „Kampfgeschrei" feiern. Und immer wieder möchte ich mit Berufs- und Lebenserfahrung zu Besonnenheit und Differenzierung aufrufen.

Ein schönes Beispiel dazu ist der Blick in die sogenannte Liste der weltweit unentbehrlichen Arzneimittel, welche von der WHO seit langer Zeit veröffentlicht wird und in der wir, uns die Augen reibend, tatsächlich auch Mittel finden, die der DMSO & Co. Gesundheitswerkzeugkasten enthält.

Die WHO selbst ist, aufgrund ihrer Machenschaften, natürlich auch Gegenstand anhaltender Kritik, doch in Bezug auf die Liste wacht sie auch darüber, dass diese Mittel und ihre Hersteller geschützt werden. Ein Aspekt der auch für unsere Arbeit wertvoll sein kann. In der Liste selbst, neben all den Antibiotika und sonstigen „Sachen", erscheinen die erwähnten Mittel wie mittelalterliche Überbleibsel. Sehen Sie selbst:

... Aktivkohle ... Harnstoff (Urea) ... Methylenblau ... Natriumthiosulfat ... EDTA ... DMSA ... Magnesiumsulfat (Bittersalz) ... Lidocain ... Kaliumjodid (in Lugolscher Lösung) ... Arsen (III)-Oxid (neues Leukämiemittel) ... Eisensalze (z.B. Eisensulfat) ... Hydroxycobalamin (Vitamin B12) ... $KMnO_4$ (Oxidationsmittel) ... Zinksulfat ... Vitamin C ... .

Wir sehen also: Bewährte, simple, gut verträgliche Einzelsubstanzen als Mittel verfügbar zu haben, ist eine sinnvolle Vorgehensweise. Hier kann der DMSO & Co. Gesundheitswerkzeugkasten eine weltweit wichtige Leitfunktion entwickeln. Das erstaunliche Potential dieser Mittel, und das gilt auch für die hier aus der Liste der WHO entnommenen, ist längst nicht ausgeschöpft.

Viele von ihnen sind auch aktuell in der Forschung im Blick, wie etwa Methylenblau, Natriumthiosulfat, Kaliumjodid, ...

Vielversprechende Forschungen gibt es zum Beispiel auch zu simplen Substanzen wie Schwefelwasserstoff, der als Botenstoff im Körper identifiziert wurde, oder Magnesiumlactat, welches auch schon als „Sport aus der Flasche" bezeichnet wurde.

So werde ich Ihnen auch weiterhin mit Hilfe des Rundbriefs Mittel vorstellen, die als Reinstoffe frei verfügbar sind und mit ein paar pharmakologischen Wissensbausteinen angewendet werden können.

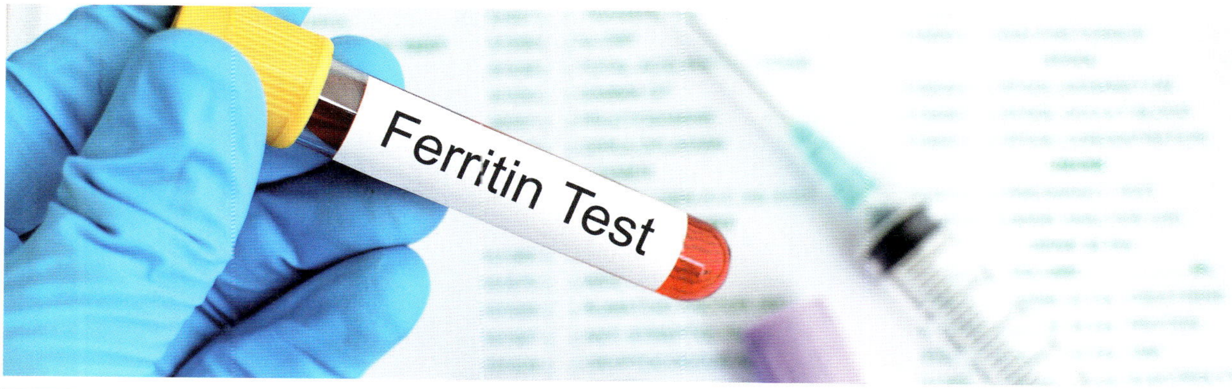

Wissensbausteine Blutwerte – Was kann hinter langanhaltenden hohen Ferritinwerten stecken?

Mit relativer Häufigkeit wird in der Praxis ein langanhaltender erhöhter Ferritinwert im Blutlabor festgestellt. Viele andere Parameter sind in der Regel dabei unauffällig oder vielleicht ist sogar das Eisen selbst erniedrigt. Oft bestehen diese erhöhten Ferritinwerte jahrelang und werden kaum beachtet oder als unwichtig betrachtet.

Nun, wie viele wissen, bin ich kein Diagnostikfan und dementsprechend ging ich in der Praxis stets sparsam mit der Beauftragung von Blutwerten um.

Diagnostik ist keine greifbare Hilfe für die Patienten und da nicht selten auch falsch gemessen wird oder sich viele Werte auch mit der „Tagesform" schnell ändern können oder auch missinterpretiert werden, setze ich mehr auf das tatsächliche Befinden des Individuums als auf ausgedruckte Zettel.

Ein weiteres gutes Beispiel ist ein Freund und Weltklasse Sportler/Abenteurer, der jahrelang mit einer stark erniedrigten Anzahl an roten Blutkörperchen, welche engmaschig bestimmt und also oft nachgewiesen wurden, trotzdem (fast) allen anderen in den Bergen davon gestiegen ist.

Hier sei zunächst einmal zitiert, was in üblichen Nachschlagewerken zu Blutwerten über einen hohen Ferritinwert nachzulesen ist:

> *„**Hohe Ferritinwerte** können auf eine Eisenspeicherkrankheit, Leberentzündung, Blutarmut, Infektionen oder Tumore hindeuten. Auch eine Überdosierung von Eisenpräparaten oder häufige Bluttransfusionen können zu einer Erhöhung der **Werte** führen. Ebenso Blutspenden.*

Das ist alles richtig, allerdings finden sich bei vielen keine der aufgezählten Ursachen und trotzdem besteht längerfristig ein erhöhter Wert.

An dieser Stelle durfte ich von einem erfahrenen Mediziner lernen, dass dies auf bisher unentdeckte, chronische Entzündungen hinweist, die auch außerhalb der Leber bestehen können. Wir hören und lesen ja seit einiger Zeit viel über sogenannte „silent inflammations" und es scheint sich herauszukristallisieren, dass gerade ein lange bestehender unerklärlich erhöhter Ferritinwert, genau auf solche hinweisen kann.

Dies ist zunächst einmal eine Anregung, sowohl für LeserInnen, die einen solchen Wert bei sich beobachten, als auch für die Ärzte und Heilpraktiker, die selbst Laborwerte beauftragen, um einmal ein Auge auf diese mögliche Ursache zu haben. Das Argument, dass dann aber auch der CRP Wert erhöht sein müsste, ist schon häufiger widerlegt worden, weil das C reaktive Protein nicht bei allen Menschen eindeutig reagiert.

KAPITEL 6

Ihr Gesundheitswerkzeugkasten für verschiedenste Symptome

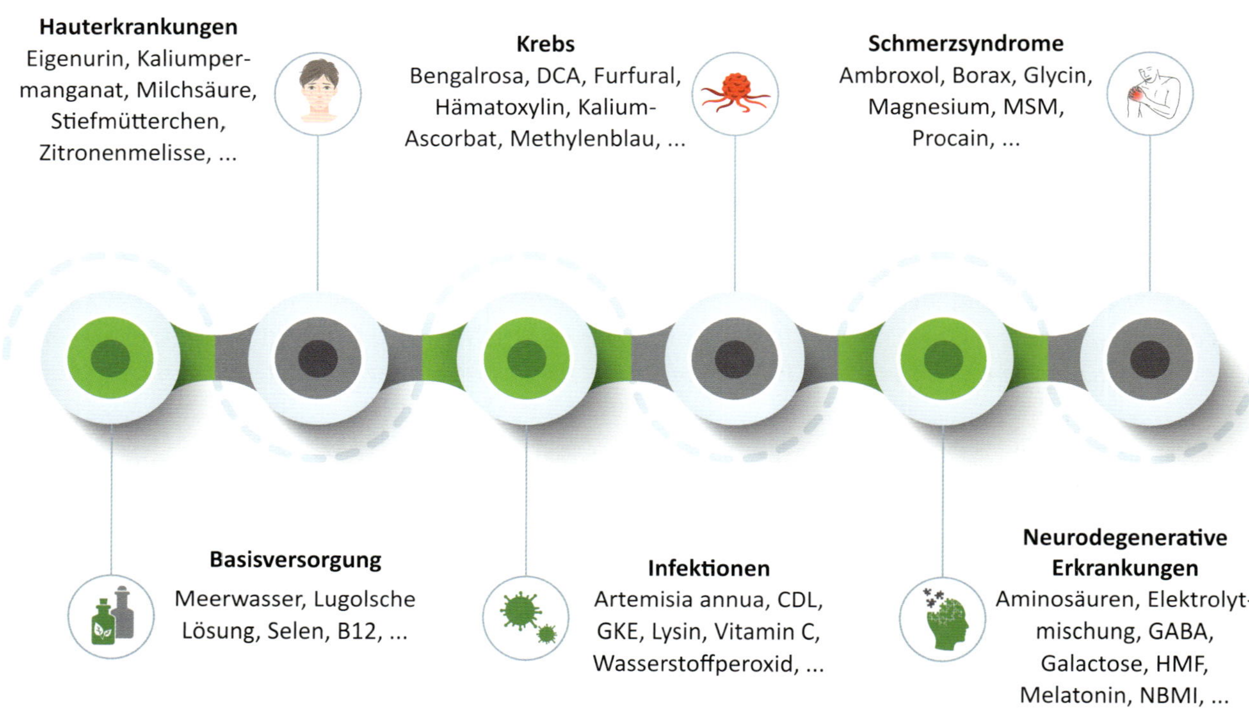

Die **Botschaft** von unserer Seite ist,
zunächst die **eigenen Lebens-**, **Ernährungs- und Denkgewohnheiten** zu **überprüfen** und
zusätzlich mit Hilfe **einfacher**, **bewährter Mittel**
aus dem **Gesundheitswerkzeugkasten**
gezielt den Körper dabei zu **unterstützen**,
möglichst rasch wieder in seine **Mitte** zu kommen.

Praxisinstitut Naturmedizin

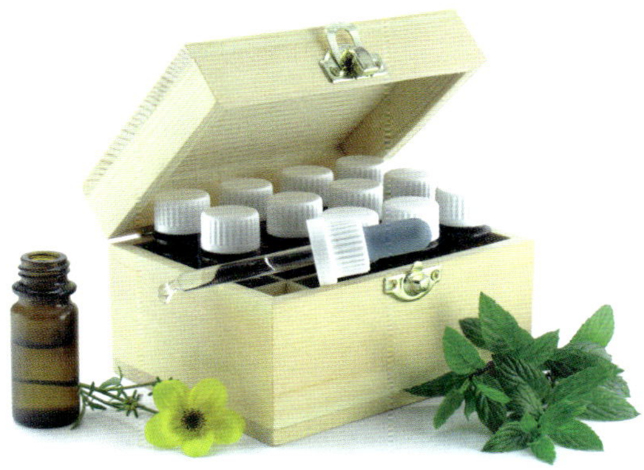

Ihr Gesundheitswerkzeugkasten für verschiedenste Symptome

Viele an DMSO & Co. Interessierte haben den Wunsch geäußert, die Mittel, zumindest die gängigsten, die in den Rundbriefen erläutert sind und Einzug in dieses Buch „Medizin zum Selbermachen" gefunden haben, als Übersicht zu finden.

In diesem Kapitel werden Substanzen und Mischungen vorgestellt, mit denen es in der häuslichen und praktischen Anwendung viele gute Erfahrungen und Rückmeldungen gibt.

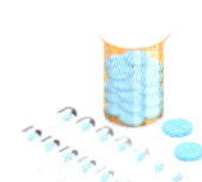

Warum also Fertigarzneimittel wie Tabletten, Dragees, Kapseln, … verwenden, die so viele unerwünschte Zusatz- und Verarbeitungshilfsstoffe enthalten, wenn wir doch mit reinen Mitteln so vieles effektiv behandeln und regulieren können?

Manche Mittel, die wir heute wieder entdecken und anwenden, werden teilweise schon seit Tausenden von Jahren medizinisch eingesetzt wie etwa Schwefel, Jod, Borax, Magnesiumsalze, Pflanzenextrakte aus Beifuß, Stiefmütterchen, Milchsäure, Urin/Harnstoff und vieles andere.

Andere haben sich in den vergangenen Jahrzehnten bewährt und werden jedoch von der institutionellen Medizin und der Industrie inzwischen wegen Unwirtschaftlichkeit oder aus anderen Gründen wieder gemieden. Dazu gehören etwa MSM, Wasserstoffperoxid, Chlordioxid, Hämatoxylin, Furfural, Galactose, Kaliumpermanganat, Grapefruitkernextrakt.

Wieder andere werden sowohl von der institutionellen als auch von der Integrativen Medizin geschätzt wie zum Beispiel Ambroxol, Procain, Aminosäuren, Vitamine wie C oder D oder B12, Melatonin, 5-HMF, Selen und DMSO.

Und schließlich gibt es Mittel, die in der Integrativen Medizin längst erfolgreich angewendet, jedoch wissenschaftlich noch intensiv erforscht werden wie Methylenblau, Lithiumsalze, Bengalrosa, Dichloracetat und NBMI.

Sie alle haben Gemeinsamkeiten. Sie sind freiverkäuflich, simpel und vielfältig in der Anwendung, gut verträglich und dabei hochwirksam. Die meisten von ihnen sind Naturstoffe, also Substanzen, die man auch auf dem Planeten natürlich vorkommend finden kann.

> *Als naturheilkundlich interessierte Leserinnen und Leser können Sie sich mit dieser Übersicht Schritt für Schritt einen individuellen Gesundheitswerkzeugkasten zu eigen machen. Viele Mittel daraus sind ohnehin selbsterklärend und werden erfahrungsmedizinisch kreativ eingesetzt, sodass sich eine erfreuliche Anwendungssicherheit bald wie von selbst einstellen kann.*

Sie werden einen guten Weg finden!

Ihr Gesundheitswerkzeugkasten – Basismittel für Ihren Körper

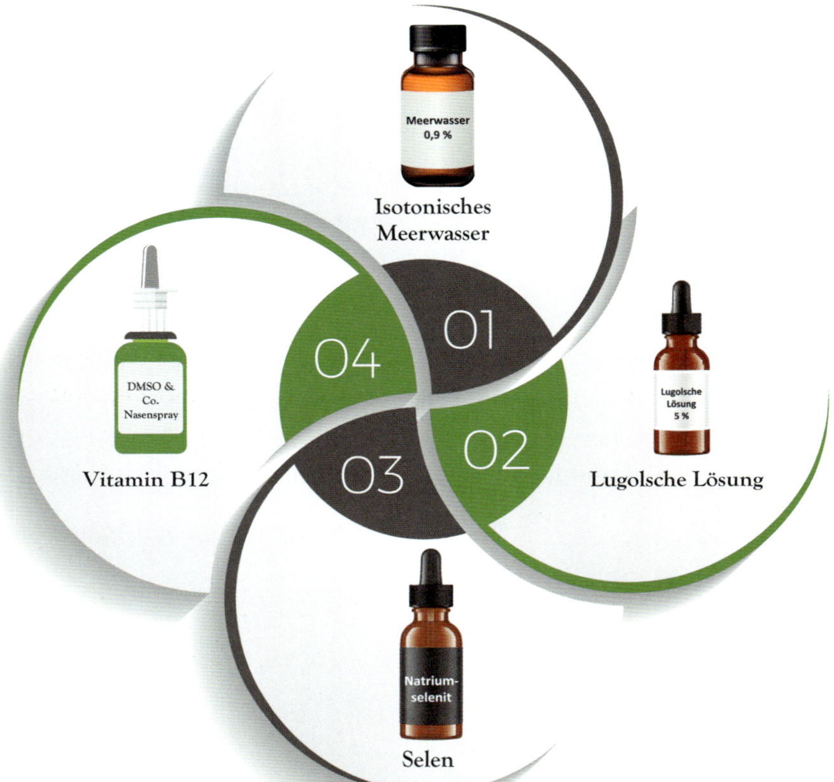

Weitere bewährte Gesundheitswerkzeugkastenmittel zur Basisversorgung

Acetylcystein, **Aminosäuren Mischung**, **Artemisia annua**, **Borax**, **Elektrolytmischung**, Glutathion, **Kalium-Ascorbat / Vitamin C**, **MSM**, NADH, Q10, Sango Koralle, Silizium, Vitamin A, D3, K2, **Wasserstoffperoxid**, Zinkcitrat, ...

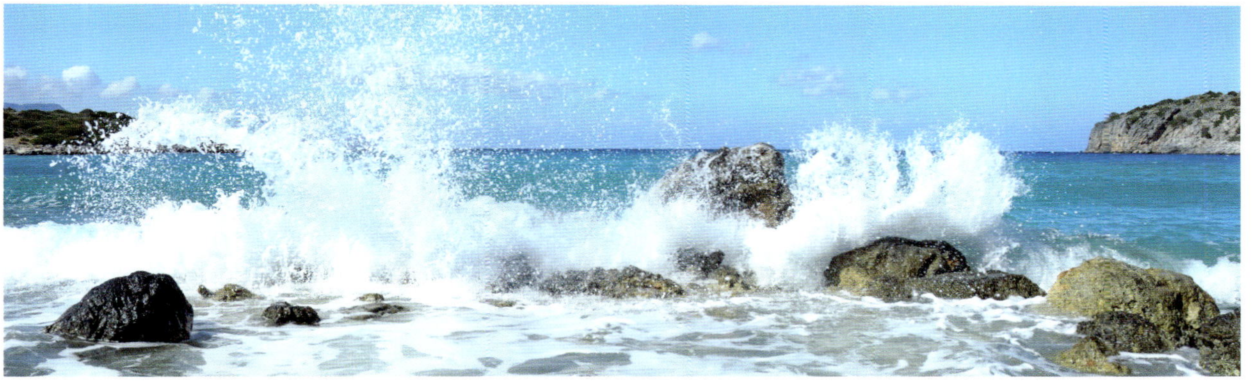

Meerwasser

Beschreibung, Anwendungs- und Dosierungsempfehlungen

Beschreibung

- Hervorragende und verträgliche Möglichkeit, Spurenelemente (Lithium, Molybdän, Vanadium, Rubidium, ...) und Mengenelemente (Natrium, Magnesium, Kalium) in natürlich reiner Form und gut aufnahmefähig zu nutzen

  → Voraussetzung: Meerwasser muss technisch aufwendig filtriert werden

  → Reinigung für pharmazeutisch-medizinische Anwendungen erfolgt über Sterilfiltration

- Ausgewogene Mischung an Natrium-, Magnesium-, Kalium-, und Calciumsalzen – genauer gesagt enthält es etwa 10-mal so viel Natrium wie Magnesium und etwas mehr als 3-mal so viel Magnesium wie Kalium

- Es finden sich die verschiedenen Salze in physiologischer Ausgewogenheit und Vollständigkeit, wie man sie in keinem prähistorischen Salzlager auf dem Festland finden kann

- Ist unserem Zellwasser ähnlich im Hinblick auf die Salzkonzentration und die osmotischen Eigenschaften

- Gut dokumentierte Anwendungserfolge mit der „Meerwasser-Therapie" (Meerwasser-Therapie nach Quinton)

- Stammt aus planktonreichen Meerwasserschichten

  → Mikroorganismen leisten eine Art Vorreinigung des Wassers (sogar radioaktives Jod nehmen die Mikroorganismen auf)

  → typische ozeanische Verschmutzungen sind von vornherein reduziert

  → endgültig wird das Meerwasser dann durch Nanofiltration gereinigt

Anwendungs- und Dosierungsempfehlungen

- Natives Meerwasser (Salzgehalt ca. 3,2 % = hypertonisch) wird für Anwendungen bei Mensch und Tier (Schleimhäute, Injektionen, Infusionen) isotonisiert

  → Verdünnung mit destilliertem Wasser/ pharmazeutischem Wasser Ph. Eur. auf einen Salzgehalt von ca. 0,9 % (Meerwasser – pharmazeutisch reines Wasser 1:2) = isotonisches Meerwasser

- Eigene Herstellung von DMSO Verdünnungen sind damit gut möglich, da es eine ausgewogene Mineralien-Mischung darstellt, im Gegensatz zu der einseitigen Kochsalzlösung, die ausschließlich Natrium-Ionen enthält

- Verwendung in selbstgemischten Kosmetika, Cremes, Wohlfühlbädern, Wärmepackungen, Gesichtsmasken, ...

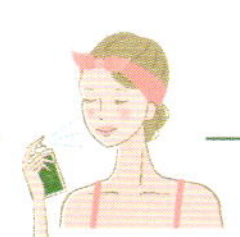

Hautpflege, Anti-Aging/Schönheit

Variante 1: 1 Teil DMSO, 9 Teile isotonisches Meerwasser

→ in Sprühflasche abfüllen und das Gesicht nach der Wäsche bei geschlossenen Augen großzügig aufsprühen

Variante 2: 10 ml DMSO, gewünschte Menge Hyaluronsäure dazugeben

→ mit isotonischem Meerwasser auf Gesamtmenge von 100 ml auffüllen

Auch andere hautfreundliche Komponenten wie Stiefmütterchen-Extrakt oder Eigenurin können auf ähnliche Weise dazugemischt werden.

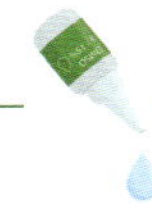

Augen-, Nasen-, und Ohrentropfen

- Augentropfen (3 ml (60 Tropfen) DMSO, 97 ml isotonisches Meerwasser)

  → wird mit einem Tropfen pro Auge und pro Anwendung appliziert

  → direkt danach die Augen wenigstens für ca. 3 Minuten geschlossen halten

  → Flaschen unbedingt deutlich und klar beschriften, da Verwechslungen am Auge unverzeihlich sind

  → Mischungen für Augentropfen können sehr einfach mit sterilen Spritzenfiltern, deren Porengröße kleiner als 250 Nanometer beträgt, keimarm gemacht werden

  → Verdünnung (3 %) ist sehr hoch – es wurden bisher keine unerwünschten Wechselwirkungen mit eingesetzten künstlichen Linsen berichtet

  → Anwendung bei allen degenerativen, entzündlichen und auch infektiösen Augenerkrankungen sowie als Prävention/ Augenpflege → besseres Sehen, weniger Blendempfindlichkeit, verbesserte Befeuchtung, Regeneration der Netzhaut, Stabilisierung der Blutgefäße, ...

- Nasen- und Ohrentropfen (15 % DMSO, 85 % isotonisches Meerwasser)

  → niedrig konzentrierte DMSO-Lösungen, insbesondere unterhalb von 20 %, sind nicht per se mikrobiologisch geschützt, also nicht konserviert – deshalb werden hier in der Regel kleine Mengen zum zügigen Verbrauch hergerichtet

  → mit 1 Tropfen Wasserstoffperoxid 3 % pro 10 ml können solche Mischungen desinfiziert werden und die Haltbarkeit kann dadurch verbessert werden (Mischungen für Augen-, Nasen- und Ohrentropfen)

Anwendungs- und Dosierungsempfehlungen

Inhalationen

Variante 1: 4 - 10 Tropfen DMSO, 20 ml isotonisches Meerwasser

Variante 2: 20 - 40 Tropfen H_2O_2 3 %, 20 ml isotonisches Meerwasser

→ Variante 1 und Variante 2 im Wechsel bei Atemwegserkrankungen

Einlauf

Erste Spülung: Vorreinigung des Enddarms ohne DMSO (Vorsichtsmaßnahme)

- Empfehlung: istotonisches Meerwasser

Folgespülungen: Gesamtmenge 500 ml

- 425 ml isotonisches Meerwasser, maximal 75 ml DMSO ≈ 15%ige DMSO-Mischung

  → Mischung auf Körpertemperatur bringen

  → bei Einlauf- oder Spüllösungen, die weniger als 20 % DMSO enthalten, können Utensilien aus Kunststoff ohne weiteres genutzt werden

  → bei Einlauf- oder Spüllösungen, die mehr als 20 % DMSO enthalten, sollten die Kunststoffgefäße und -leitungen einmalig vor der Verwendung mit einer kleinen Menge purem DMSO vorgespült werden

  → DMSO kann zu allen gängigen und beliebten Einlaufmischungen kombiniert werden, wie z.B. Kaffee-Einläufe, Meerwasser-Einläufe, Einläufe aus Kräutertees oder Auszügen, u.v.a.

Injektionslösungen

- Mit Injektionen eröffnet sich die Möglichkeit der inneren Anwendung von DMSO unter Umgehung des First-Pass-Effekts (parenteral)

  → dadurch sind steilere Blutspiegelkurven oder Gewebekonzentrationen erreichbar, was bei systemischen Symptomen und Erkrankungen von Vorteil sein kann

- Als isotonische Grundlage für die Herstellung oder weitere Verdünnung eignen sich sowohl Meerwasser und sterile Kochsalzlösung als auch Ringer-Lösung oder andere handelsübliche Infusionslösungen
- Injektionen/Infusionen (Sterilfiltration mit geeigneten 200 nm Spritzenfiltern notwendig)
- Mit sterilen/keimarmen Mischungen aus isotonischer Lösung und maximal 15 % DMSO können subcutane, intraartikuläre und intraperitoneale Injektionen durchgeführt werden
- Für intramuskuläre und intravenöse Injektionen empfiehlt es sich, noch einmal 1:1 mit isotonischer Lösung zu verdünnen, also auf 7,5 % DMSO-Gesamtgehalt
- Sterile 15%ige DMSO-Lösungen in Braunglasampullen sind für Therapeuten oder mit Rezept erhältlich
- Insbesondere die intraartikuläre Injektion, also die Verabreichung in Gelenkkapseln, stellt eine einzigartige Möglichkeit der Behandlung von Entzündungen, Verletzungen und Degeneration mit DMSO an Gelenken dar

Anwendungs- und Dosierungsempfehlungen

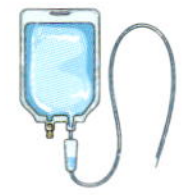

Infusionslösungen

- Mit Infusionen eröffnet sich die Möglichkeit der inneren Anwendung von DMSO unter Umgehung des First-Pass-Effekts (parenteral)

  → dadurch sind steilere Blutspiegelkurven oder Gewebekonzentrationen erreichbar, was bei systemischen Symptomen und Erkrankungen von Vorteil sein kann

- Für hochakute Verletzungen, Allergien oder Ischämien, wie z.B. Schlaganfall, Herzinfarkt, Angina pectoris, Organinfarkte und Erfrierungen stellt die DMSO-Infusion eine hochwirksame Soforthilfe dar

- Isotonisches Meerwasser eignet sich hervorragend für die Herstellung von Rektalinfusionen

  → Rektalinfusion muss nicht zwingend steril sein

  → nadelfreie Alternative zur parenteralen Verabreichung größerer DMSO-Mengen

  → hierbei wird das stumpfe Ende des Infusionssystems (Schlauchende) ohne aufgesteckte Kanüle in den Enddarm gelegt

  → bei geringen Tropfgeschwindigkeiten wird die gesamte Flüssigkeitsmenge rektal resorbiert und somit ebenfalls unter Umgehung des First-Pass-Effekts dem Körper zugeführt

  → standardmäßig werden 7,5 Gramm DMSO in einer 500 ml Infusionslösung verabreicht

  → Infusionslösungen können DMSO-Konzentrationen von bis zu ca. 5 % enthalten, was bei einer üblichen 500 ml Infusionslösung 25 Gramm ent- spricht

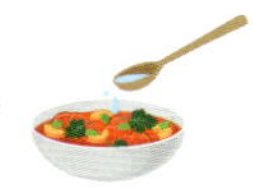

Essen „würzen“ mit filtriertem Meerwasser, anstatt Salz aus Lagerstätten

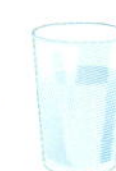

Trinklösung

- Natives Meerwasser mit einem Salzgehalt von 3,2 %
- Mehrmals täglich einen „Schluck“ in das Trinkwasser geben, um die Elektrolytvielfalt zu nutzen
- Natives Meerwasser 1:5 mit Wasser oder Tee, ... verdünnen

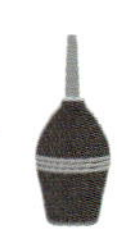

Blasenspülungen

- Den Spüllösungen (z.B. isotonisches Meerwasser) werden bis zu 50 % DMSO zugesetzt

  → Blasenwand nimmt im Bereich von bis zu einigen Minuten deutlich weniger DMSO auf als die Darmwand

  → bei akuten oder chronischen Blasenentzündungen kommen in den USA offiziell 50%ige DMSO-Mischungen, Rimso-50®, zum Einsatz

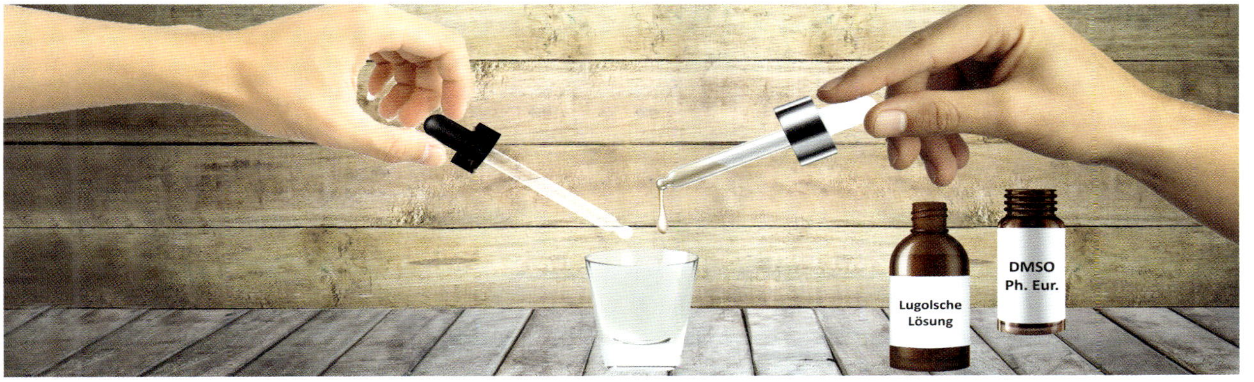

Lugolsche Lösung

Beschreibung, Wirkungen, Einsatzgebiete, Mischungen, Sauerstoff-Bad

Beschreibung

- Lugolsche Iod-Lösung ist simpel, kostengünstig, rein und sehr lange haltbar
- Enthält keinerlei belastende Zusatzstoffe wie die Povidon-Kombinationen
- Natürliche Jodsalze sind sehr leicht löslich und Jod selbst ist flüchtig, sodass Ackerböden schon lange daran verarmt sind
- Großzügige Versorgung des Körpers mit Jod

  → wichtig für Schilddrüse und für viele andere Drüsentätigkeiten unseres Organismus
- Gehört zu den sogenannten autosterilen Flüssigkeiten

  → kann aufgrund des enthaltenen antimikrobiellen Jods nicht verkeimen

  → sehr lange Zeit, also jahrelang haltbar und es behält seine volle Wirkung
- Heute besteht im Bereich der Integrativen Medizin ein breiter Konsens darüber, dass Iod eine wirksame Brustkrebs-Prophylaxe darstellt – kein Wunder, ist doch auch die weibliche Brust eine Drüse
- Gute Hautgängigkeit ermöglicht Anwendung bei den unterschiedlichsten Indikationen
- Kombination mit DMSO

  → sehr hilfreiches Medium, um Jod durch äußerliche Anwendung aufzunehmen und zusätzlich eine "lokale Konzentrationsspitze" zu erreichen
- <u>Empfehlung:</u> Elementares Jod verwenden, d.h. die originale Lugolsche Lösung

  → diese enthält ausschließlich Wasser, Jod und Kaliumjodid
- Jod-Zubereitungen, die sog. Iodophore enthalten (wie PVP (Povidon)), sind dagegen zu meiden
- Die überwiegende Mehrheit der internationalen klinischen Studien zum Thema „Hashimoto“ kommt zu dem Ergebnis, dass eine zusätzliche Iodzufuhr (zum Beispiel mit Lugolscher Lösung) den Verlauf dieser Symptomatik positiv beeinflusst und die Schilddrüsenfunktion normalisieren kann

Wirkungen, Einsatzgebiete, Mischungen, Sauerstoff-Bad

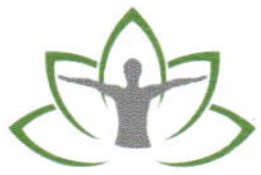

Wirkungen

- Erhöhung der allgemeinen Widerstandskraft
- Verbesserung der geistigen Leistungsfähigkeit
- Antioxidativ
- Antiseptisch
- Zellteilungsregulierend
- Alkalisierend
- Verdrängung radioaktives Jod
- Gegen Pilzinfektionen (aufgrund des enthaltenen Kaliumjodids)

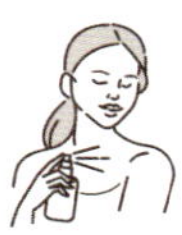

Einsatzgebiete

- Anwendung im Dammbereich bei Männern, der weiblichen Brust, dem Bereich der Ohrspeicheldrüse, Schilddrüse u.a.

  → präventive Behandlung, um keine Tumore oder Hyperplasie zu entwickeln

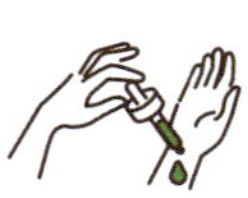

Mischung zur Drüsenbehandlung

- 1:1 Mischung für die äußerliche Applikation
  - 3 Tropfen Lugolsche Lösung 5 %
  - 3 Tropfen DMSO
  - 2- bis 3-mal pro Woche zur Prävention

  → in Schnapsgläschen/Eierbecher mischen und auf den Unterarm oder in der Ellenbeuge mit den Fingerspitzen auftragen oder gezielt auf Hautarealen über Drüsen, z.B. Hals, Brust Frauen, Dammbereich Männer, ...

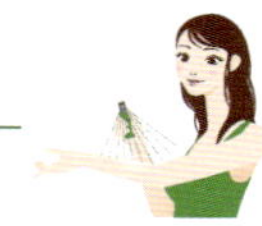

Hautspray

- 30 ml DMSO, 60 ml Wasser Ph. Eur., 10 ml Lugolsche Lösung 5 %

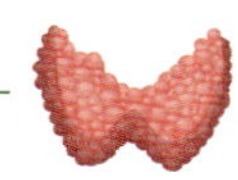

Hashimoto

- 3 ml DMSO, 6 ml $MgCl_2$ 12 %, 20 Tropfen Lugolsche Lösung 5 %

  → auf die Schilddrüsenregion, evtl. im Liegen, 1-mal jeden zweiten Tag aufsprühen/tupfen

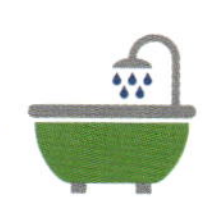

Sauerstoff-Bad

- Badewasser: ca. 15 - 30 Tropfen Lugolsche Lösung 5 %
- Fußbad: ca. 5 - 10 Tropfen Lugolsche Lösung 5 %
- Badetemperatur: 37 - 39 °C
- Dem Badewasser sonst keine Salze hinzufügen
- Einsatzgebiete: Revitalisierung nach Langstreckenflügen, entzündliche/infektiöse Hautsymptome, Hauterneuerung/Schönheit

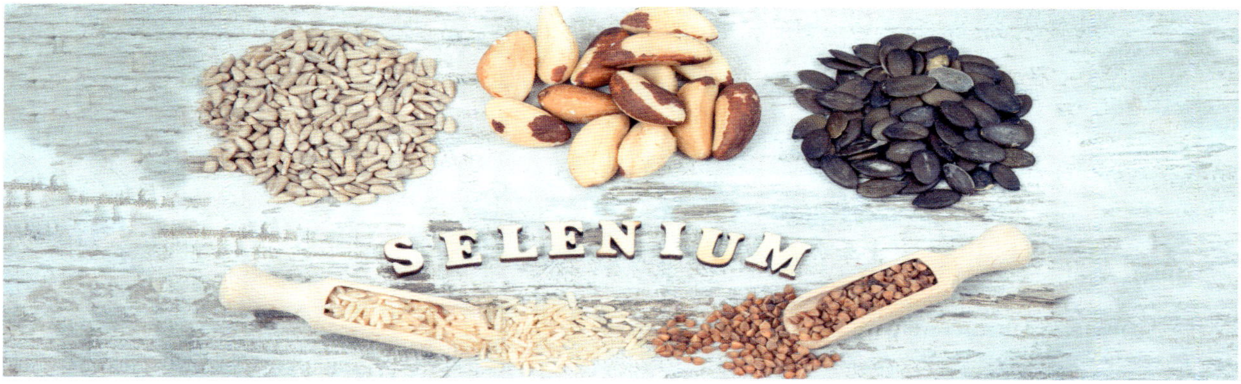

Selen

Beschreibung, Wirkungen, Einsatzgebiete,
Innerliche/orale Anwendung, Äußerliche Anwendung

Beschreibung, Wirkungen, Einsatzgebiete

Beschreibung

- Wegen seiner hohen Reaktivität mit Sauerstoff spielt Selen bei Tieren und Menschen eine wichtige Rolle zum Schutz der Zellmembranen vor oxidativer Zerstörung (Radikalfänger)
- Anzeichen für einen Selenmangel: Knorpeldegeneration, indirekte Schilddrüsenunterfunktion (T3-Mangel), verschiedene Arten von Muskelschwäche (auch Herzmuskel), Nervenschäden (Neuropathie), Anfälligkeit für Immunerkrankungen, brüchige Nägel, Gelenkbeschwerden
- Dauerhafte Zufuhr, da der Selengehalt in der heute weitgehend industriellen Nahrungsmittelproduktion stetig abnimmt bzw. die überstrapazierten Ackerböden auch kaum mehr Selen enthalten

Wirkungen

- Antioxidativ/zellschützend, entzündungshemmend, antiviral, antimutagen, lebensverlängernd, immunmodulierend, Schutz vor radioaktiven Strahlen, Schutz vor Allergenen, Herzkreislauf schützend, Leber stärkend

Einsatzgebiete

- Herz-Kreislauf-Erkrankungen, Krebs/ Tumorentstehung, Muskelschwund, Arthrose, Arthritis, Rheuma, Schilddrüsenunterfunktion, Allergien, Depressionen, M. Parkinson

Innerliche/orale Anwendung, Äußerliche Anwendung

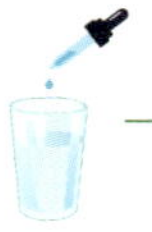

Innerliche/orale Anwendung

- Reine, wässrige Fertiglösung aus Natriumselenit in geeigneter Konzentration in ein Glas Wasser tropfen, z.B. 10 Tropfen einer 0,13%igen Natriumselenit-Lösung enthält die allgemein empfohlenen 300 Mikrogramm Selen

  <u>Dosierung:</u>

  - Kalte Jahreszeit: 300 Mikrogramm pro Tag
  - Empfehlung in der Integrativen Medizin bei Krebs: mindestens 300 Mikrogramm pro Tag

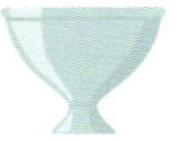

Äußerliche Anwendung

- 1:1 Mischung für die äußerliche Applikation

  - 3 Tropfen Natriumselenit-Lösung

  - 3 Tropfen DMSO

  - 3-mal pro Woche zur Prävention

  → in Schnapsgläschen/Eierbecher mischen und auf den Unterarm oder in der Ellenbeuge mit den Fingerspitzen auftragen oder gezielt auf Hautarealen über Drüsen, z.B. Hals, Brust Frauen, Dammbereich Männer, ...

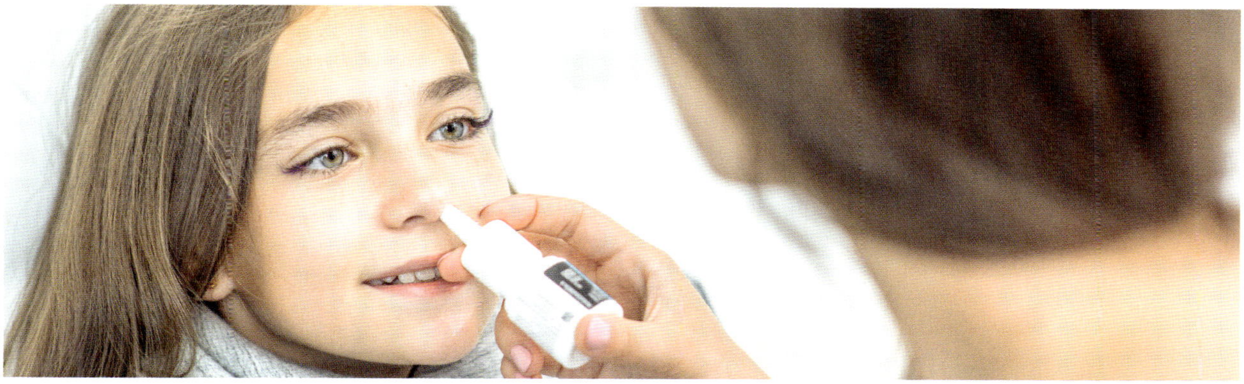

Vitamin B12

Nasenspray, Mischung

Nasenspray, Mischung

Nasenspray

- Ideal für die direkte Aufnahme über die Nasenschleimhaut
- Direkte und schnelle Absorption in den Blutkreislauf, umgeht Aufnahmestörungen im Darm
- Kontinuierliche Nasenpflege
- Vitamin B12 Zufuhr
- Neuraltherapeutische „Beruhigung" des Riechnervs → 1. Hirnnerv

Mischung

- 20 ml Gesamtvolumen
  - 3 ml DMSO Ph. Eur.
  - 2 ml Procain 2 % 2 ml 2 % Ampullen (z.B. Pasconeural)
  - 2 ml Ampulle Vitamin B12 Forte, Fa. Hevert (enthält jeweils 3.000 Mikrogramm B12 als Cyanocobalamin)
  - 13 ml pharmazeutisches Wasser

Ihr Gesundheitswerkzeugkasten für Hauterkrankungen

Abszess, Akne, Allergie, Ekzem, Fuß/Nagelpilz, Gürtelrose, Herpes, Insektenstiche, Krampfadern, Lichen sclerosus, Neurodermitis, Rosacea, Schuppenflechte/Psoriasis, Warzen, ...

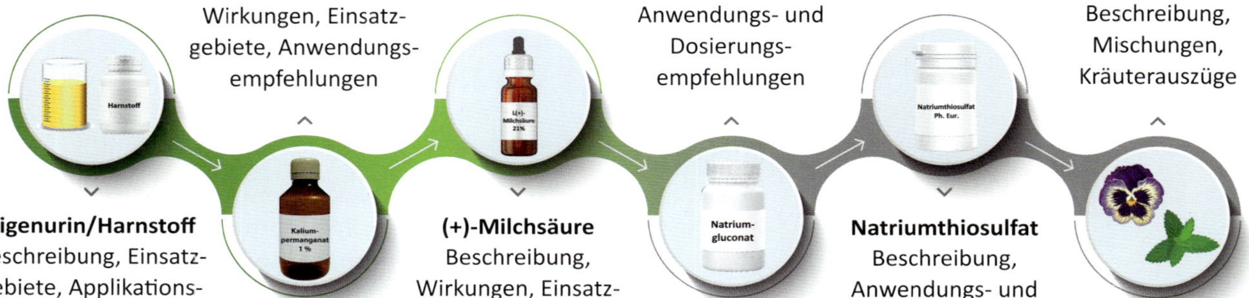

Eigenurin/Harnstoff
Beschreibung, Einsatzgebiete, Applikationsformen, Injektion, Mischungen

Kaliumpermanganat
Beschreibung, Wirkungen, Einsatzgebiete, Anwendungsempfehlungen

(+)-Milchsäure
Beschreibung, Wirkungen, Einsatzgebiete, orale Anwendung, DMSO Ampulle, Aktivator, Mischungen

Natriumgluconat
Beschreibung, Anwendungs- und Dosierungsempfehlungen

Natriumthiosulfat
Beschreibung, Anwendungs- und Dosierungsempfehlungen

Stiefmütterchen und Zitronenmelisse
Beschreibung, Mischungen, Kräuterauszüge

Weitere bewährte Gesundheitswerkzeugkastenmittel für Hauterkrankungen

Aloe vera Gel, **Borax**, DMSO-Rosskastanien-Auszug, Effektive Mikroorganismen, **isotonisches Meerwasser**, Kokosöl, Kolloidales Silber, **MSM**, Oregano Öl, ozonisiertes Olivenöl, Silizium, Vitamin A, D3, K2, ...

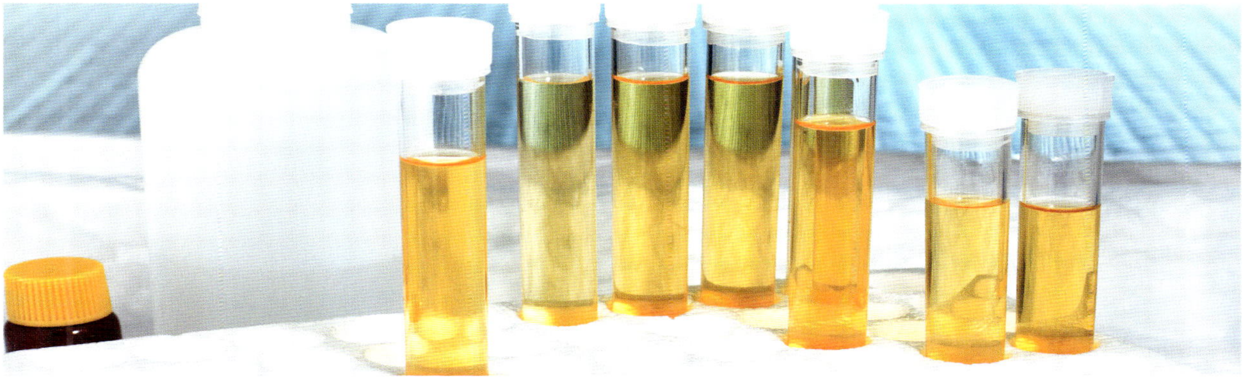

Eigenurin / Harnstoff

Beschreibung, Einsatzgebiete, Applikationsformen, Injektion, Mischungen

Beschreibung

Urin

- Wird seit Jahrtausenden therapeutisch-medizinisch eingesetzt
- Aktuell gibt es pharmazeutische „Urin-Projekte", wie z.B. das großflächige Sammeln von Schwangeren-Urin zur Gewinnung verschiedener Arzneimittel in China
- Voraussetzung für die Anwendung:
  - kein Fleisch- und Fischverzehr (2 - 3 Tage vor der Anwendung)
  - Absetzen von obligat-synthetischen Medikamenten (3 Tage vor der Anwendung)
- Eigenurin enthält natürlichen Harnstoff, Salze, Immunfaktoren, Hormone – er ist weitgehend keimarm und als Flüssigkeit für Mischungen und Verdünnungen mit DMSO & Co. hervorragend geeignet, da er zu 99 % aus Wasser besteht

  → Eigenurin-Lösungen müssen, im Unterschied zu reinen pharmazeutischen Harnstofflösungen, täglich neu gemischt werden

Harnstoff

- Bestandteil der Liste der unentbehrlichen Arzneimittel der WHO
- Eine der mengenmäßig am meisten produzierten Substanzen
- Simples, weißes, kristallines und geruchloses Pulver
- Wichtiger Inhaltsstoff für die Hautpflege (Feuchtigkeitserhalt, Hautstraffung)
- Physiologisch bedeutendste autotrophe Hautpflege (Urea) – wirkt als Geweberegenerationsmittel
- Wirkt antientzündlich, wundheilungsfördernd, geweberegenerierend und befeuchtend → Kombination mit DMSO
- Wird gebildet durch molekulare Verknüpfung aus Kohlendioxid und Ammoniak – kann jedoch auch industriell gewonnen werden
- Morgenurin enthält den höchsten Gehalt an Harnstoff
- Bei sehr großen Trinkmengen kommt es im Körper zu einer Verarmung an Harnstoff → richtiges Maß ist angesagt

Einsatzgebiete, Applikationsformen, Injektion von Urin

Einsatzgebiete

- Infektionskrankheiten, infektiöse Gelbsucht, Hautkrankheiten (Akne, Ekzeme), Asthma, Heuschnupfen, Allergien, Arthrose, chronische Angina

Applikationsformen

<u>Innerlich</u>

- Trinkkuren, Harnfasten

<u>Äußerlich</u>

- Einreibungen, Wickel, Packungen, Fußbäder, Gurgellösung
- Bei Hautkrankheiten (Akne, Neurodermitis, Schuppenflechte), Hautpflege, Cellulitis, Wundheilung, Warzen

<u>Einlauf/Spülung</u>

- Durchführung mit unverdünntem Urin
- Insbesondere bei infektanfälligen Kindern
- Zum Beispiel mit Hilfe einer 60 ml Spritze oder Blasenspritze plus Kurzkatheder

<u>Eigenharn-Injektionen</u>

- Hierbei wird der Harn vor der Injektion untersucht, keimfrei gemacht (Sterilfiltration mit Spritzenfilter) und dann subkutan injiziert
- Es gibt auch Methoden, bei denen nur die wirksamen Bestandteile extrahiert und ähnlich der Homöopathie aufbereitet werden

Injektion von Urin – Vorgehensweise

- <u>Hilfsmittel:</u> steriler Spritzenfilter mit Porengröße maximal 2,4 Mikrometer
- 50 ml Mittelstrahlurin in einem sauberen Glas (mit H_2O_2 3%ig ausspülen und staubfrei trocknen lassen) sammeln und für max. 10 Minuten absetzen lassen
- Benötigtes Injektionsvolumen durch Kanüle und Spritzenfilter in eine Spritze nahe der Flüssigkeitsoberfläche aufziehen, danach diese Aufziehkanüle und den Spritzenfilter entfernen
- Mit frischer Injektionskanüle subcutan an Störfeldern injizieren oder allgemein kleine Depots spritzen
- Zusätzlich kann der Mischung ca. 5 - 10 % DMSO hinzugefügt werden
- Intramuskuläre Injektion von ca. 2 ml sterilfiltriertem Urin
- <u>Narbenbehandlung:</u> Eigenmischung aus Procain 1 – 2 % und/oder Eigenurin und/oder isotonisches Meerwasser und/oder 15%iges DMSO Ph. Eur.

Mischungen

Akne

- 3 Teile DMSO (1,5 Teile bei empfindlicher Haut), 7 Teile Eigenurin

  → im Schnapsglas mischen und auftupfen

Aphthen/Herpes/Nagelpilz/Pickel/Warzen

- Pures DMSO direkt punktuell mit Holz- oder Glasstäbchen auftupfen

  → bei hartnäckigen Warzen: zusätzlich H_2O_2 11,9 % abwechselnd auftupfen

Ästhetische Gesichtspflege

- Isotonisches Meerwasser / Gänseblümchen-Tee 1:1, Magnesiumlactat 2 %, Natriumgluconat 2 %, DMSO 5 %, Harnstoff 2 %

Cellulite/Gesichtspflege

- 2 Teile DMSO, 2 Teile (+)-Milchsäure (21%ige Lösung), 3 Teile Eigenurin, 3 Teile $MgCl_2$-Lösung 12 %

  → Herstellung von Gel: 1 TL Hydroxyethylcellulose in die kalte Mischung nachträglich einrühren

Ekzeme oder unreine Haut

- Isotonisches Meerwasser, DMSO 10 %, (+)-Milchsäure (21%ige Lösung) 5 %, Harnstoff 3 %

Narben

Variante 1: 5 Teile DMSO, 2 Teile $MgCl_2$-Lösung 12 %, 3 Teile Eigenurin

Variante 2: DMSO/Eigenurin

→ Mischung 1:1 in Schnapsgläschen und auftupfen

Nasenpolypen

- 3 Tropfen DMSO, 15 Tropfen Urin

  → Mischung in Schnapsgläschen/Eierbecher und mit Pipette aufnehmen

Neurodermitis

Variante 1: isotonisches Meerwasser/Stiefmütterchen-Tee/Eigenurin 1:1:1, DMSO 5 %

Variante 2: 10 ml DMSO, 50 ml Urin, 40 ml Stiefmütterchen-Tee (abgekühlt)

Variante 3: 1 Teil DMSO, 9 Teile Eigenurin

→ Sprühflasche zur berührungslosen Applikation auf die Haut verwenden

→ evtl. vorher einmal H_2O_2 3 % sprühen, wenn eitrig

Trockene/rissige Haut

- Aloe Gel/Mandelfett 10:1, Meerwasser 20 %, DMSO 5 %, Harnstoff 3 - 5 %

  → Harnstoff eignet sich ebenfalls sehr gut für Kombinationen mit „hautfreundlichen“ Pflanzenextrakten wie z.B. Stiefmütterchen, Gänseblümchen oder Zitronenmelisse

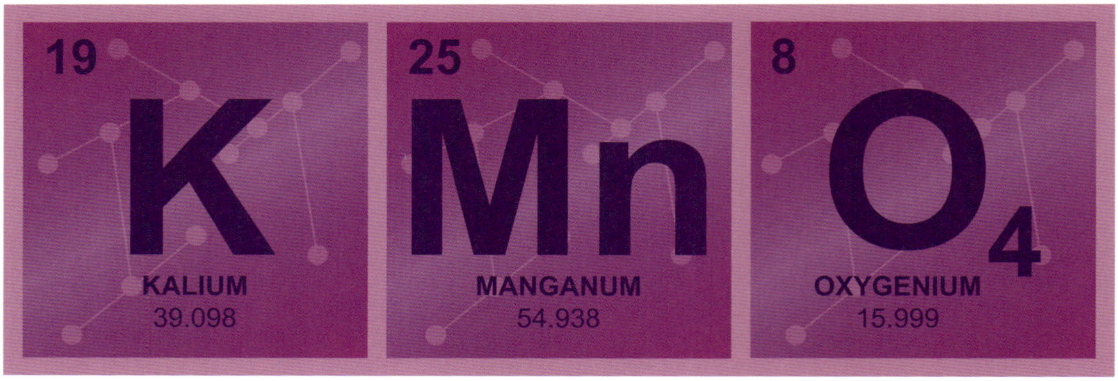

Kaliumpermanganat

Beschreibung, Wirkungen, Einsatzgebiete, Anwendungsempfehlungen

Beschreibung, Wirkungen

Beschreibung

- $KMnO_4$ – dunkel-blau-violettes Salz bzw. violett-schwarz glänzende kristalline Pulver
- Traditionell in der Medizin seit beinahe 400 Jahren angewendet
- Entdeckung geht auf Apotheker Rudolf Glauber zurück (Namensgeber für das bekannte Glauber Salz)
- Seit einiger Zeit in der EU mit Verkaufsbeschränkungen belegt, da es für Explosionsstoffe, Munition oder bei der Herstellung von Kokain verwendet werden kann bzw. wird
- Sehr reaktionsfreudig, da es mit organischem Material gemischt, sogar zur Selbstzündung führen kann
- Wird in 1%iger wässriger Lösung mit pharmazeutischem Wasser angesetzt
- Reines Salz ist trocken, lichtgeschützt und kindersicher aufzubewahren
- Haut, Nägel nehmen intensive dunkelblau-braune Färbung an

  → Vorsicht mit „wichtigen" Kleidungsstücken
- <u>Empfehlung:</u> Bezug der anwendungsfertigen Lösung
- <u>Zitat einer Mutter:</u> *„Kaliper hat bei meinen Kindern bei irgendwas an der Haut immer geholfen."*

Wirkungen

- „Reiztherapie" für die Haut, weil die Zellen abrupt mit einer unnatürlich hohen Konzentration an Sauerstoff-Aquivalenten konfrontiert werden

  → Wirksamkeit bei Warzen, Ekzemen, Hautpilz, oberflächlichen Tumoren beruht auf diesem Prinzip

  → völlig gesunde Haut zeigt nach der Anwendung gar keine oder nur kurz die typische Dunkelfärbung von Manganoxid, dem Reduktionsprodukt von Permanganat

Einsatzgebiete, Anwendungsempfehlungen

Einsatzgebiete

- Feigwarzen im Genitalbereich
- Pilzinfektionen von Haut und Nägeln
- Ekzeme
- Vorhautverengung
- Sonstige Warzen
- Herpesbläschen
- Bauchnabelinfektion

Anwendungsempfehlungen

- Kaliumpermanganat-Lösung 1 % (anwendungsfertig)

  → nur äußerlich anwenden

  → zuerst eine ca. 60%ige DMSO-Lösung auf das Hautareal auftragen

  → einige Minuten später wird punktuell mit der 1%igen Lösung gezielt betupft

  ODER

  → direktes Auftupfen auf die noch etwas feuchte Haut nach dem Duschen/Baden (ohne weitere Nachverdünnung)

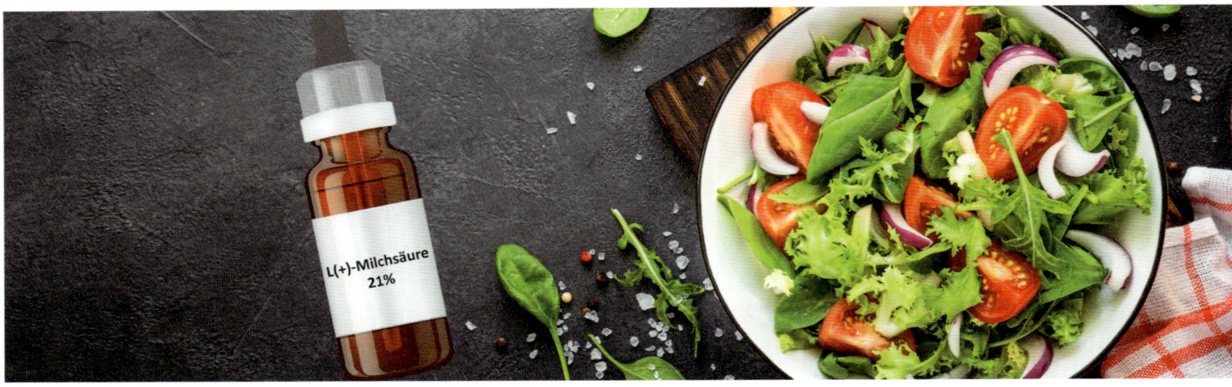

Milchsäure

Beschreibung, Wirkungen, Einsatzgebiete, Innerliche/orale Anwendung, Magnesiumlactat für Infusion/Injektion, Aktivator, Mischungen

Beschreibung

- Wird in der Natur von dienenden Milchsäurebakterien erzeugt (Sauerkraut, Sauermilch, Silage, Fermentationsprozesse)
- Frau Dr. Fryda hatte damit beachtliche Therapieerfolge
- Milchsäure, in Form ihrer Salze, die man Lactate nennt, wird im Körper bei starker sportlicher/körperlicher Betätigung/Muskeltätigkeit gebildet (im Rahmen des sogenannten anaeroben Muskelzellstoffwechsels)
- Übliche Konzentration der therapeutisch verwendeten Milchsäurelösungen ist 21 %
- <u>Empfehlung:</u> 21%ige Milchsäure anstatt Essig, auch für die Unterstützung der Verdauung in der Küche als bessere Variante verwenden (Essig = Endprodukt des Alkoholstoffwechsels und belastet den Körper → Kater)
- Verbessert die Reichweite und Stabilität des Chlordioxids im Körper (5 Tropfen (+)-Milchsäure 21 % auf 500 ml CDL)
- Einsatz von Magnesiumlactat (Magnesiumsalz der (+)-Milchsäure), damit erzeugte CD-Lösungen pH-Wert neutral bleiben
- Einsatz von Magnesiumlactat auch für DMSO-Mischungen

  → <u>Vorteil:</u> Diese erniedrigen nicht den pH-Wert in der Weise wie die Milchsäure selbst, wodurch sie weniger reizend wirken
- DMSO-Milchsäure-Mischungen können mit Natron oder einem anderen Basensalz neutralisiert werden, sodass der pH-Wert dieser Flüssigkeiten bei ca. 7 eingestellt wird

Wirkungen, Einsatzgebiete, Innerliche Anwendung, Infusion/Injektion

Wirkungen

- Zufuhr von außen erzeugt einen „Trainingseffekt", da die Milchsäure ein Botenstoff für Herz-Kreislauf und Muskulatur ist, wie man heute aus den Sportwissenschaften weiß
- Positiver, anaboler Reiz für Muskulatur und insbesondere für Herz- und Gefäßmuskulatur („Reiztherapie")

  → lösen starke Antwort des Organismus aus (Durchblutungsverbesserung, Hormonregulation, Gefäßneubildung, Aktivierung der Drüsentätigkeit, vegetative Neuausrichtung, u.v.a.)
- Unterstützung und Optimierung des Darmmilieus
- Förderung von Entgiftungsmechanismen
- Anregung der Zellneubildung bei äußerlicher Anwendung
- Verbesserte Kapillardurchblutung, Lymphfluss

Einsatzgebiete

- Behandlung von Bindegewebsstörungen unterschiedlichster Art, Cellulite, Gesichtspflege, Ekzeme, Akne, Pilzerkrankungen von Haut und Nägeln, psychische Symptome, CFS, körperlicher Abbau, Arteriosklerose

Innerliche/orale Anwendung

- Verdauungshilfe: 2-mal täglich 20 - 30 Tropfen (+)-Milchsäure (21%ige Lösung) in Erbsen-, Bohnen-, Linsengerichten, Salatdressings, Smoothies, ... geben
- 1 TL Magnesiumlactat in 300 ml Getränk über den Tag verteilt zur Optimierung der Fettverteilung, bei psychischen Symptomen sowie bei arteriellen Ablagerungen

  → zusätzlich 2 TL DMSO hinzufügen

  (Ionen wie Natrium, Kalium und Magnesium werden unter Säureeinfluss (Milchsäure ist die beste Variante) in den Arterienwänden gegen Calcium, welches die Ablagerungen mitverursacht, ausgetauscht und somit werden die Ablagerungen „abbaufähig".)

Magnesiumlactat für Infusion/Injektion – DMSO Ampulle

- DMSO ML (15 % DMSO-Lösung plus Magnesiumlactat)

  → Infusionen, Injektionen (s.c.), Wund- und Einheilungsstörungen (Implantologie, Zahnextraktion, Knochenaufbau), Abbau von Übersäuerung

Aktivator

- Einsatz von (+)-Milchsäure 21 % als Aktivator und zur Stabilisierung von CDL

  → optimaler Aktivator seit über 4 Jahrzehnten für stabilisierte Chlordioxid-Lösungen

  → als „Aktivator" eher gemütlich, stabilisiert jedoch das entstehende CDL bestens

  → Mischungsverhältnis 1:1 mit Natriumchlorit-Lösung 25%ig

  → Aktivierungszeit zwischen 3 bis 5 Minuten

  → verhindert das Austreiben des gasförmigen Chlordioxids aus dem Aktivierungsgemisch

  → kann der Chlordioxid-Lösung nachträglich in kleinen Mengen zugesetzt werden, um Stabilität und Reichweite des ClO_2 im Körper zu optimieren

Mischungen

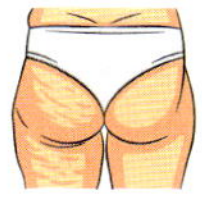

Bindegewebsstörung

- 3 Teile DMSO, 3 Teile (+)-Milchsäure (21%ige Lösung), 4 Teile isotonisches Meerwasser

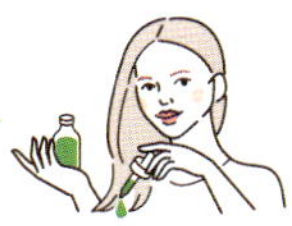

Cellulite / Falten / Gesichtspflege / Narben / Schwangerschaftsstreifen

Variante 1:

3 Teile DMSO, 2 Teile (+)-Milchsäure (21%ige Lösung), 5 Teile $MgCl_2$-Lösung 12 %

Variante 2:

2 Teile DMSO, 2 Teile (+)-Milchsäure (21%ige Lösung), 3 Teile Eigenurin, 3 Teile $MgCl_2$-Lösung 12 %

→ Herstellung von Gel: 1 TL Hydroxyethylcellulose in die kalte Mischung nachträglich einrühren

→ Erfahrungsberichte: Deutlich feineres Hautbild nach der Anwendung, Straffung der Haut

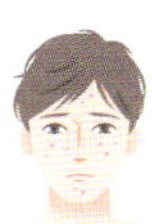

Ekzeme oder unreine Haut

- Isotonisches Meerwasser, 10 % DMSO, 5 % (+)-Milchsäure (21%ige Lösung), 3 % Harnstoff

  → Harnstoff erhöht den Wassergehalt der Haut

  → DMSO dient zur besseren Einschleusung der übrigen Zutaten und wirkt selbst regenerierend

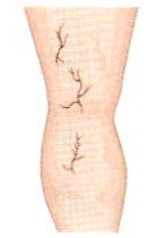

Krampfadern

- 70 ml DMSO, 30 ml $MgCl_2$-Lösung 12 %

  → mischen und zuletzt 10 g Magnesiumlactat hinzugeben

  → Magnesium-Lactat löst sich langsam in Wasser – man muss geduldig rühren

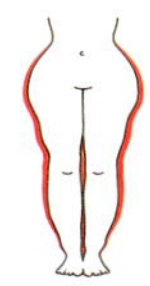

Lymphödem

- 5 Teile DMSO, 3 Teile $MgCl_2$-Lösung 12 %, 2 Teile (+)-Milchsäure

  → 1-mal täglich aufsprühen

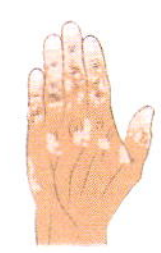

Pigmentstörungen

- 3 Teile DMSO, 6 Teile $MgCl_2$-Lösung 12 %, 1 Teil (+)-Milchsäure

  → 1-mal täglich aufsprühen

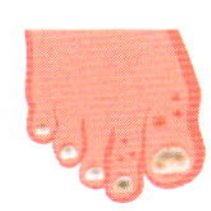

Pilzerkrankungen

Grundmischung: 3 Teile DMSO, 3 - 5 Teile (+)-Milchsäure (21%ige Lösung), 4 - 2 Teile kolloidales Silber (mind. 25 ppm)

→ Kolloidales Silber direkt vor der Anwendung hinzugeben oder in getrennte Flaschen halten und nacheinander auftragen

→ Oxidatives Mittel wenige Minuten nach dem Auftragen der Grundmischung auftupfen (H_2O_2 11,9 %, Ozon Wasser, Kaliumpermanganat 1 %, Rizol, Artemisia annua Auszug)

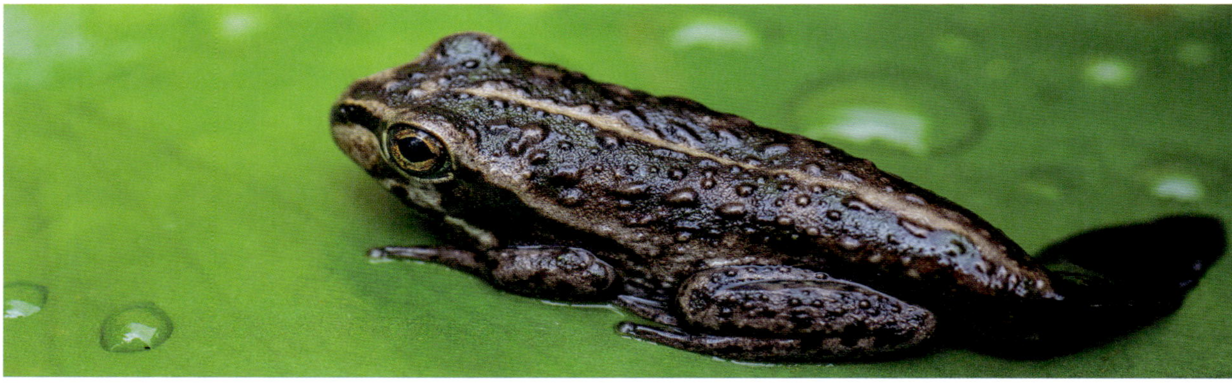

Natriumgluconat

Beschreibung, Anwendungs-und Dosierungsempfehlungen

Beschreibung, Anwendungs- und Dosierungsempfehlungen

Beschreibung

- Gluconate → Salze der Gluconsäure
- Gluconsäure → Oxidierte Glucose = oxidierter Traubenzucker
- Natriumgluconat

  → guter Chelator bei alkalischem pH-Wert, mit einer Chelatbildnerleistung, die besser ist als EDTA, NTA und andere Chelatoren

  → Einsatz bei Verletzungen (Prellungen, Schnitte, Operationen, Quetschungen, Behandlung von Falten)
- Experimentelle Forschungen an Amphibien

  → Natriumgluconat zeigt deutlich verbesserte Geweberegeneration/ Heilung
- DMSO-Natriumgluconat-Mischungen sind prädestiniert zur Anwendung bei akuten Verletzungen im Gesicht und an der Kopfhaut sowie nach Operationen
- Gerade im Sportbereich, bei Blutergüssen oder Prellungen, ist auch die Anwendung eines DMSO-Na-Gluconat-Gels vorteilhaft

Anwendungs- und Dosierungsempfehlungen

- Salben, Gele, Lotionen, Cremes
- Umschläge
- Sprühflasche 100 ml Gesamtlösung (für die Regeneration von Verletzungen)

  - 15 g Natriumgluconat
  - 15 ml DMSO Ph. Eur.
  - Wasser Ph. Eur. (auf 100 g auffüllen)
- Gesichtshaut 100 ml Gesamtlösung (zur Regeneration)

  - 15 g Natriumgluconat
  - 10 ml DMSO Ph. Eur.
  - Wasser Ph. Eur. (auf 100 g auffüllen)

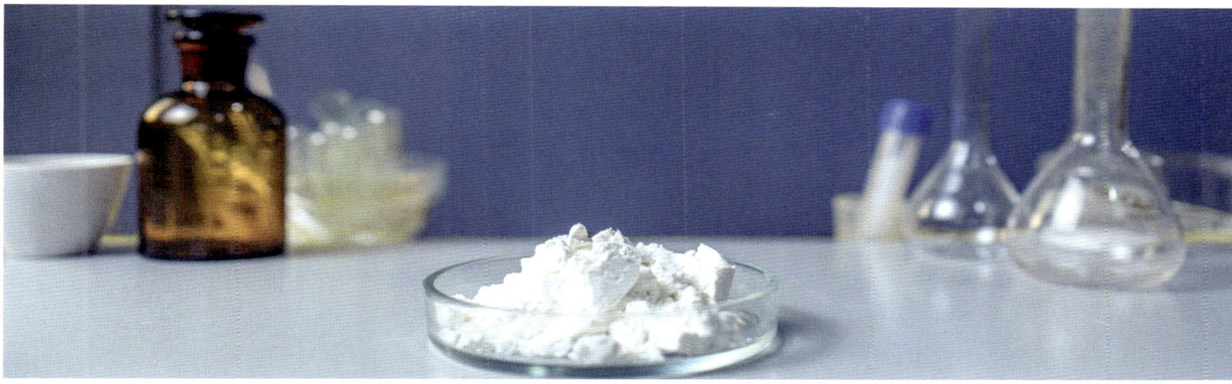

Natriumthiosulfat

Beschreibung, Anwendungs-und Dosierungsempfehlungen

Beschreibung, Anwendungs- und Dosierungsempfehlungen

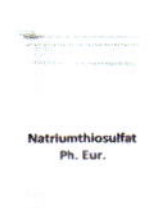

Beschreibung

- Ebenfalls auf der Liste der unentbehrlichen Arzneimittel der WHO
- Einsatz in der Medizin beispielsweise zur Behandlung von Cyanidvergiftungen
- Ermöglicht die Löslichkeit von Calcium-Salzen/Ablagerungen
- Behandlung von Kalzifikationen

  → krankhafte Ablagerung von Calciumsalzen in der Haut, in Gefäßen und in Organen

Anwendungs- und Dosierungsempfehlungen

Äußerliche Anwendung als Salbe (100 g)

- 25 g Natriumthiosulfat
- 20 g Magnesiumoxid
- 5 ml DMSO nacheinander in DAC Basiscreme einarbeiten und mit dieser auf 100 g Gesamtmenge auffüllen
- 2-mal täglich auf knotige Hautstellen auftragen

Injektionen

- Natriumthiosulfat Ampullen 25 % (Firma Köhler)
- Direkt in die betroffenen Hautstellen

→ Kalzifikation, also die Kristallbildung unter der Haut, die ähnlich schmerzhaft ist, wie diejenige bei Gicht, kann dadurch aufgelöst oder stark reduziert werden

Infusionen (i.v.)

- Natriumthiosulfat Ampullen 25 % (Firma Köhler)
- Antidot bei Vergiftung durch Blausäure, Cyanide, cyanidhaltige Halogenderivate, Nitrile, Nitroprussid-Natrium, Amygdalin, ...
- Unerwünschte Nebenwirkungen laut Literatur beachten

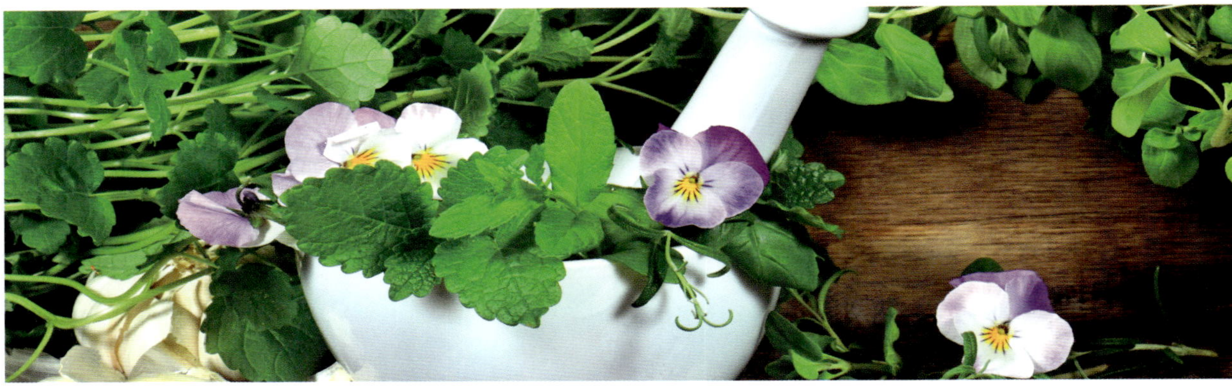

Stiefmütterchen / Zitronenmelisse

Beschreibung, Mischungen

Beschreibung

Stiefmütterchen

- Effektiver Pflanzenextrakt, dessen Inhaltsstoffe in kosmetischen Formulierungen bei unreiner, rissiger, trockener und empfindlicher Haut und vielen weiteren Hautsymptomen entzündungshemmend, juckreizlindernd und reinigend wirkt
- Unterstützt den natürlichen Hautstoffwechsel und regt die Zellneubildung an
- Schützt aufgrund enthaltener Flavonoide die Hautzellen vor freien Radikalen
- Inhaltsstoffe: Flavonoide, Phenolcarbonsäuren, Gerb- und Schleimstoffe, Vitamin C und E, Carotinoide, Saponine, Spuren von Salicylsäure
- Äußerlich angewendet hilft es bei Milchschorf sowie Hauterkrankungen, bei denen die Talgproduktion erhöht ist
- Einsatzgebiete: Akne, Neurodermitis, Ekzeme, Schuppenflechte, Rosazea, Juckreiz, Harnwegsinfekte, ...

Zitronenmelisse

- Arzneipflanze des Jahres 1988
- Melisseblätter haben eine antimikrobielle und antivirale Wirkung

  → Einsatz in Salben zur Behandlung von Herpes Simplex
- Aufgüsse, Flüssig- oder Trockenextrakte wirken beruhigend und krampflösend
- Einsatzgebiete: Einschlafstörungen, nervliche Belastungen, Magen-Darm-Beschwerden, Gallenleiden, Herpes Simplex, Erkältungskrankheiten, Kreislaufschwäche, ...

Mischungen

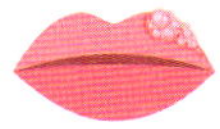

Akne und Herpes

- Herstellung eines Breis – Auftupfen wie eine „Schminke"
  - DMSO-Zitronenmelisse-Auszug (ein paar Tropfen)
  - Heilerde/Zeolith Pulver
  - Tröpfchen Mandelfett

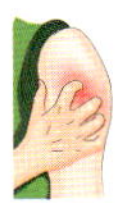

Juckreiz

- 2 Teile DMSO, 8 Teile Stiefmütterchen-Tee (1 gehäufter TL Kraut in großer Tasse bei ca. 80 °C ziehen und abkühlen lassen)

  → bei entzündlichen-infektiösen Stellen zusätzlich H_2O_2-Lösung 3 % ca. 5 Minuten vor der DMSO Anwendung aufsprühen

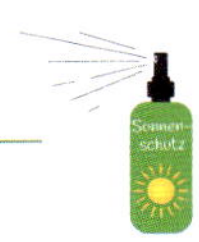

Sonnenschutz für die Haut / Sonnenbrand

- 2 Teile DMSO, Stiefmütterchen Tee / frischer Eigenurin und/oder isotonisches Meerwasser

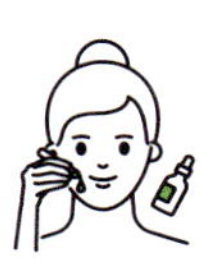

Hautstraffung / Schönheit / Anti-Aging

- CBD-Öl Tropfen, DMSO 10 bis 15 % und auffüllen mit abgekühltem Stiefmütterchen-Tee als Gesichtsspray (vor der Anwendung aufschütteln)

→ Mischungen aus CBD-Öl und DMSO lassen sich äußerlich und innerlich anwenden

→ es bietet sich die Verwendung für Hautpflege bzw. Kosmetik an, indem CBD und DMSO in entsprechende Sprays, Gele, Gesichtsmasken, Cremes eingearbeitet werden

→ CBD wird wegen der entzündungshemmenden und krampflösenden Wirkung etwa in der Schmerztherapie angewendet – auch in der Palliativmedizin wird es gerne eingesetzt, weil CBD auch angstlösende Eigenschaften hat

→ CBD zeigt auch immunsuppressive Wirkungen und wird deshalb als Kandidat für chronisch entzündliche Erkrankungen und Autoimmunerkrankungen gehandelt

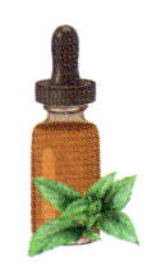

DMSO-Zitronenmelisse-Auszug für die innerliche Verwendung

- Einige Tropfen direkt auf die Zunge geben

  ODER

- Einnahme in einer kleinen Menge Wasser
- 1- bis 3-mal täglich

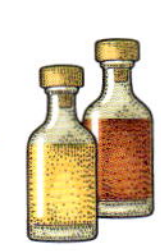

Kräuterauszüge

- DMSO-Stiefmütterchen
  → Akne-Pusteln
- DMSO-Zitronenmelisse
  → Herpesbläschen

Ihr Gesundheitswerkzeugkasten für akute und chronische Infektionen

Blasenentzündung, Borreliose, Bronchitis, COVID-19, Erkältung, Grippe, Hepatitis, Lebensmittelvergiftung, Lungenentzündung, Mittelohrentzündung, Nasennebenhöhlenentzündung, Pfeiffersches Drüsenfieber, Pilzinfektionen, ...

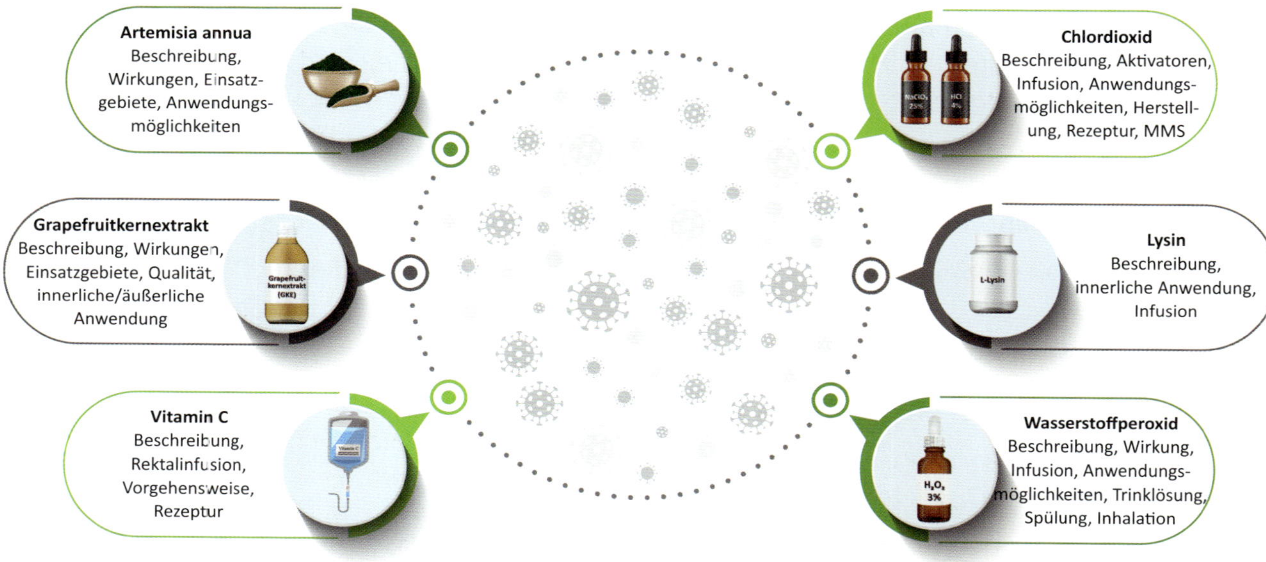

Weitere bewährte Gesundheitswerkzeugkastenmittel für Infektionen

Einläufe mit Oxidationsmitteln, Hydroxychloroquin, **Lugolsche Lösung**, **Kalium-Ascorbat**, Kolloidales Silber, **Methylenblau**, Ozon, Rizol, **Selen**, Vitamin A, D3, K2, Zäpfchen aus Kräutern, Zinkcitrat, ...

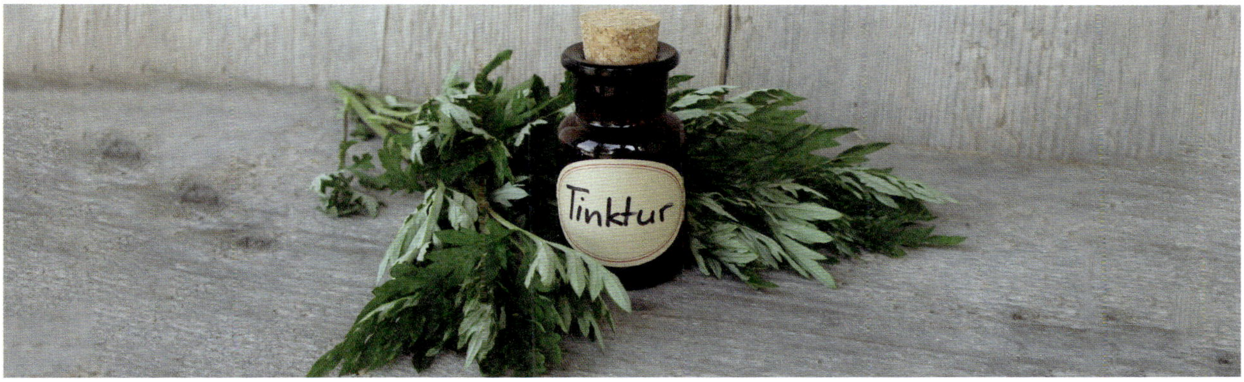

Artemisia annua

Beschreibung, Wirkungen, Einsatzgebiete, Anwendungsmöglichkeiten

Beschreibung, Wirkungen

- Medizin Nobelpreis im Herbst 2015 hälftig an chinesische Pharmakologin für die Erforschung der Wirkungen von einjährigem Beifuß bzw. des isolierten Artemisinins
- Einjähriger Beifuß, Züchtung A-3, enthält pflanzlich-organisches Peroxid = Artemisinin
- Artemisinin ist ein sogenanntes Endoperoxid

  → Peroxide sind normalerweise sehr empfindlich und neigen zum Zerfall durch Einfluss von Licht, Temperatur, Metallkontakt oder Enzymeinwirkung, indem sie andere Substanzen oxidieren → nicht so das Artemisinin → es bleibt bei Lagerung genauso erhalten wie z.B. bei der Zubereitung von Tee
- Beim Einsatz der Gesamtpflanze in Form von Trockenkraut auf die Herkunft/Qualität achten
- Jedoch: Gesamte Pflanze oder Gesamtextrakt ist wirksamer als einzelne Inhaltsstoffe
- Gesamtpflanze bringt wesentlich bessere therapeutische Erfolge hervor als das isolierte Artemisinin aufgrund des harmonischen und synergistischen Zusammenspiels von vielen Inhaltsstoffen, welches die Gesamtwirkung hervorbringt

Wirkungen

- Wirkt gegen Erreger, neuroprotektiv (nervenzellschützend), nierenschützend, stoffwechselmodulierend (Schutz vor Übergewicht), anti-allergisch, antifibroplastisch
- Gute Wirksamkeit bei den unterschiedlichsten Infektionssymptomen und -erkrankungen weltweit erforscht und anerkannt
- Hochwirksam gegenüber Mikroorganismen und Viren, wenn sie in Kontakt kommen
- Gesamtpflanze/Gesamtauszug bringt bakterielle, parasitäre sowie virale Infektionen zum Stillstand

Einsatzgebiete, Anwendungsmöglichkeiten

Einsatzgebiete

- Einsatz bei allen Infektionen durch Mikroorganismen, Partikel/Viren
- Wird ebenso zur Behandlung von Parasiteninfektionen und zur Behandlung von Tumoren eingesetzt

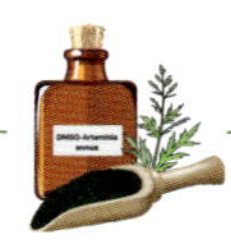

Anwendungsmöglichkeiten

Tee kochen

- Wassertemperatur am besten nicht über 80 °C

Verzehr

- 1- bis 2-mal täglich einen Teelöffel von dem getrockneten Kraut zusammen mit Fett (Kokosfett, Avocado, Butter, ...)
- Über das Essen streuen

  → erhöhte Bioverfügbarkeit des Peroxids Artemisinin durch orale Zuführung der getrockneten Pflanze, anstatt der Verabreichung des reinen isolierten Artemisinin per Injektion

  → eindrücklicher Beweis für die Synergie aller Pflanzeninhaltsstoffe

DMSO-Artemisia annua-Pflanzenauszug

- DMSO Auszüge von Naturmaterialien können sowohl äußerlich als auch oral angewendet werden
- Der Effekt, den reines DMSO nach wiederholter Anwendung bei vielen Menschen auf der Haut auslöst, nämlich eine Art Austrocknung, Juckreiz oder Rissigkeit, wird mit DMSO-Pflanzenauszügen nicht beobachtet

  → diese scheinen also grundsätzlich hautverträglicher zu sein und bieten sich somit auch zur Hautpflege an
- Bei der oralen Anwendung kann in Wasser verdünnt werden oder aber direkt auf der Zunge/im Mundraum – auch die von früher bekannte Möglichkeit des Tropfens auf ein Stück Zucker ist gut machbar
- DMSO-Auszüge werden grundsätzlich zunächst mit der Hälfte der bei alkoholischen Auszügen üblichen Dosierungen angewendet – darauf aufbauend kann individuell gesteigert werden
- Auszugsflüssigkeit: DMSO / Wassergemisch im Verhältnis 70:30

  → anstatt pures DMSO kann die Auszugsflüssigkeit auch bis zu 30 % Wasser enthalten, also ein 70%iges DMSO verwendet werden

  → dies macht insbesondere bei getrockneten Materialien Sinn, vor allem auch weil das pure DMSO mit der geringen Restfeuchte in den Kräutern beispielsweise lokale Wärmereaktionen auslöst, die vermieden werden sollten
- 10 g Artemisia annua Blätter mit 90 ml 70%igem DMSO bei Raumtemperatur ansetzen
- Während des Auszugsvorgangs und bei der anschließenden Lagerung sollte lichtgeschützt gearbeitet werden
- Nach 2 Tagen in Braunglasfläschchen mit Glastrichter und Faltenfilter abfiltrieren
- Einsatzbereiche: akute und chronische Infektionen aller Art, äußerliche Behandlung von Warzen, Hautveränderungen, Nagelpilz, Verdauungshilfe, Tumore, ...

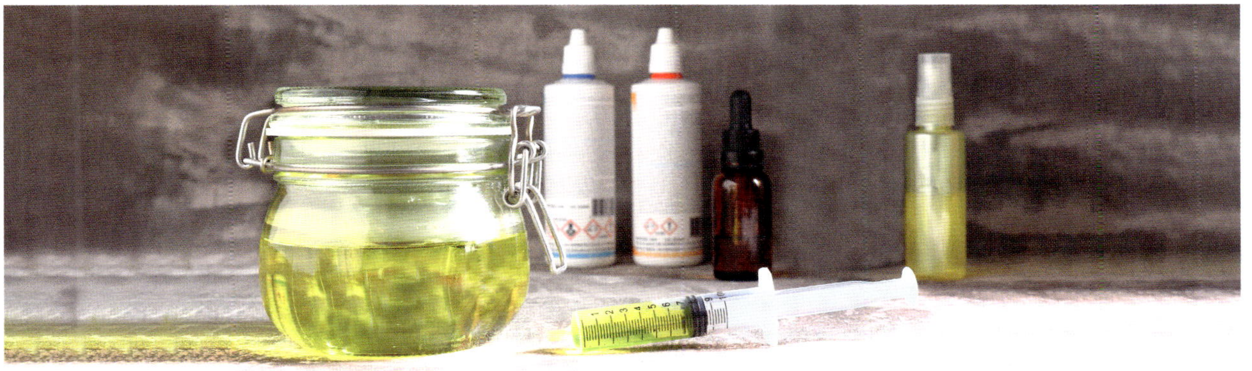

Chlordioxid

Beschreibung, Anwendungsmöglichkeiten, Aktivatoren, Infusion, Herstellung, Rezeptur, MMS

Beschreibung

- CDL und CDS meint dasselbe (Chlordioxid-Lösung (deutsch) und Chlorine dioxide solution (englisch))
- Intensiv erforschtes industrielles und medizinisches Oxidationsmittel seit den 70er Jahren – Summenformel ClO_2
- Eine Art Renaissance und Popularitätsschub erfuhr Chlordioxid als wässrige Lösung durch die öffentliche Verbreitung der MMS Rezeptur durch den US Ingenieur Jim Humble
- Gasförmig bei Raumtemperatur – je nach Lichteinfall erscheint es gelbgrün
- CDL bildet sich, wenn Natriumchlorit (Konzentration von ca. 20 bis 25 %) mit Säure (Salzsäure, (+)-Milchsäure, Natriumhydrogensulfat, ...) versetzt wird, man also den pH-Wert der Lösung in den sauren Bereich unter 7 bringt

  → Natriumchlorit ist das Salz des Chlordioxids und eine industriell gut verfügbare Grundsubstanz zur Herstellung von Chlordioxid
- CDL = Wasser, in das ausschließlich das gasförmige Chlordioxid eingeleitet wurde

  → CDL besteht ausschließlich aus dem reinen Chlordioxid-Gas, welches in reines Wasser eingeleitet wird, also weder Säure noch Salz enthält und den pH-Wert des Wassers nicht verändert

  → da es den pH-Wert einer Lösung überhaupt nicht verändert, ist die Lösung genauso neutral, wie das Wasser vorher

  → immens wichtig für Anwendungsvarianten wie Ohrentropfen, Augenspülung, Einläufe, Injektion/Infusion, da hierbei die Mischungen direkt mit Schleimhaut in Kontakt kommen

Beschreibung, Anwendungsmöglichkeiten

- CDL wird am besten frisch zubereitet (direkt am Einsatzort), wenn es um den Einsatz für gesundheitliche Zwecke geht, da es lichtempfindlich, gasförmig und instabil ist

  → zerfällt unweigerlich, sobald es erzeugt wurde

  → Zerfallsgeschwindigkeit ist von vielen Faktoren wie Lichteinfluss, Temperatur, Behältermaterial, Verunreinigungen im Wasser, pH-Wert, u.a. abhängig und kann zwar durch Kühlung und lichtgeschützte Lagerung hinausgezögert, jedoch nicht unterbunden werden

  → deshalb ist eine frische Zubereitung von CDL immer vorzuziehen, wenn man eine zuverlässige Wirkung haben möchte
- Vorteile:
  - sehr gute Verträglichkeit
  - sehr gute therapeutische Breite und einfache Handhabung im Vergleich zum klassisch angewendeten Ozon
- Nachteile:
  - muss erst zubereitet werden im Vergleich zu H_2O_2 oder Artemisinin
  - gasförmiges CDL kann nicht in Behältern gelagert/transportiert werden (zerfällt schnell unter Lichteinfluss zu Chlorat und Chlorit, neigt zur Explosion)
- Wikipedia: Von CDL ist bekannt, dass es alle bekannten Viren zuverlässig zerstört
- Käufliche CD-Lösungen bergen immer eine Ungewissheit, was den tatsächlich wirksamen Gehalt an Chlordioxid betrifft – bei manchen Produkten handelt es sich nicht um echtes CDL, z.B. CDSplus (gepresste Tablette) oder CDLplus (Pulver)

  → Lösungen enthalten dennoch die Ausgangschemikalien und sind nicht pH-neutral

Anwendungsmöglichkeiten für CDL

- Getränk, Mundspülung, Gurgellösung, Hautspray, Fußbad, Vollbad – können als reine CDL oder als MMS (also mit Natriumchlorit und Säure enthalten) angewendet werden
- Dagegen dürfen folgende Anwendungsformen ausschließlich (!) mit der säurefreien, reinen CDL ausgeführt werden: Augenspülung, Nasen-/Ohrentropfen, Einlauf, Injektion, Infusion

  → diesen Zubereitungen können nach Wunsch Magnesiumlactat, DMSO, frischer Eigenurin, ... zugemischt werden

Aktivatoren, CDL-Infusion

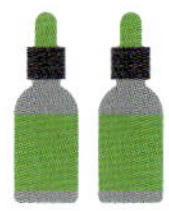

Aktivatoren

<u>Salzsäure</u>

- Eignet sich sehr gut für die schnelle Austreibung des entstehenden Chlordioxid Gases aus der Aktivierungspfütze, sodass man das Gas dann weiter für die Herstellung reiner CDL-Lösungen verwenden kann
- Beschleunigt die Reaktion zu CDL am stärksten und ist sehr kostengünstig
- Aktivierungszeit: ca. 20 Sekunden

<u>(+)-Milchsäure 21 %</u>

- Optimaler Aktivator seit über 4 Jahrzehnten
- Als „Aktivator" eher gemütlich
- Stabilisiert jedoch das entstehende CDL bestens
- Mischungsverhältnis 1:1
- <u>Aktivierungszeit:</u> zwischen 3 bis 5 Minuten
- Verhindert das Austreiben des gasförmigen Chlordioxids aus dem Aktivierungsgemisch
- Kann der CD-Lösung nachträglich in kleinen Mengen zugesetzt werden, um Stabilität und Reichweite des ClO_2 im Körper zu optimieren

<u>Natriumhydrogensulfat</u>

- Festes Pulver
- Gebräuchlicher industrieller Aktivator
- Kann man verpressen/verkapseln, um „Fertigmischungen" zu machen

<u>Kohlensäure</u>

- 10 Tropfen $NaClO_2$ 25 % in Sprudelflasche geben und verschließen

  → eine halbe Stunde später erhält man eine zuverlässige CD-Lösung

  → schluckweise über den Tag trinken

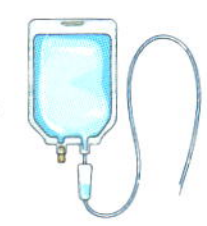

CDL-Infusion

- <u>Utensilien zur Herrichtung der Infusion:</u> Natriumchlorit-Lösung 25 %, Salzsäure 4 %, Einwegspritze 20 ml (Injekt, Luer Solo), Kanüle (Sterican), Infusionslösung NaCl 0,9 % (z.B. Fa. Deltamedica)
- Nach der Herrichtung sollte sie dunkel stehen und so schnell wie möglich genutzt werden

  → sobald die gelbliche Farbe der Flüssigkeit verblasst, ist das CDL schon wieder zu einem großen Anteil zerfallen, dabei entsteht auch das bedenkliche Chlorat
- <u>Anwendungsformen:</u> intravenöse Anwendung, subcutan am Bauch, Rektalinfusion

  → Utensilien: Infusionssystem (Intrafix Air), Braunüle
- <u>Rektalinfusion:</u> Gewindeansatz des Infusionsbestecks am unteren Ende mit Schere abschneiden und einige Zentimeter in Enddarm einführen

Herstellung, Rezeptur, MMS

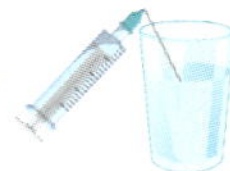

Herstellung – Vorgehensweise

- In einem Schnapsglas oder Eierbecher werden, für übliche Anwendungsmengen einer CD-Lösung von bis zu 500 ml, 3 bis 5 Tropfen der Natriumchlorit-Lösung 25 % mit der gleichen Tropfenanzahl Salzsäure 4 % (oder einer Messerspitze Natriumhydrogensulfat) versetzt
- So schnell wie möglich wird diese kleine „Pfütze“ mit einer 20 ml Spritze aufgesogen und diese auf den Stempel gestellt
- Das in der Spritze entstehende Chlordioxid-Gas (höhere Dichte als Luft) sammelt sich zunächst im Spritzenvolumen und kann dann entweder mit einer gebogenen Kanüle in ein Glas Wasser oder mit einer geraden Kanüle in eine hängende Infusionsflasche geblubbert werden
- Die so erhaltenen wässrigen Mischungen können anschließend mit (+)-Milchsäure, Magnesium-Lactat und natürlich, wenn gewünscht, auch mit DMSO ergänzt werden
- Achtung: Herstellung bei möglichst wenig Licht ausführen
- Wenn man Kanülen und Spritze direkt nach der CDL Herstellung mehrfach mit reinem Wasser ausspült, kann man den „Generator“ oft wiederverwenden

CDL Infusion – Rezeptur

- 250 oder 500 ml NaCl- oder Ringer-Lösung
- 2 bis 4 Tropfen Natriumchlorit-Lösung 25%ig werden in einer 20 ml Spritze mit 4%iger Salzsäure aktiviert
- Nach einigen Minuten wird eine frische Kanüle (gelb) aufgesteckt und der Gasraum der Spritze durch Druck auf den Stempel von unten in die hängende Infusionsflasche entleert
- Die Infusion sollte durch einen textilen Überzug verdunkelt und möglichst rasch verabreicht werden
- Anwendungshäufigkeit: 2- bis 3-mal wöchentlich bis zu 1-mal täglich in akuten Fällen
- Fließgeschwindigkeit: langsam, min. 90 Minuten mit 500 ml Infusion

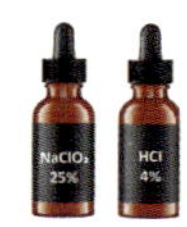

MMS

- 1:1 Gemisch aus Natriumchlorit-Lösung und einer Säure, meist Salz- oder Zitronensäure
- Wird durch Zusammenmischen von Natriumchlorit-Lösung 25 % und Salzsäure 4 %, oder besser noch Milchsäure 21%ig, und anschließendes Auffüllen mit Wasser als Trinklösung oder für äußerliche Anwendungen zubereitet
- pH-Wert in MMS-Mischungen liegt stets im sauren Bereich

  → Vorsicht bei der Anwendung an Schleimhäuten oder Wunden (Anwendungen in Ohr und Nase, Auge, Scheidenspülung, Blasenspülung, Einlauf)
- Verwendung für Fußbäder, zur Hautdesinfektion, zur punktuellen Behandlung von Warzen oder Nagelpilz (zusammen mit DMSO)
- 1 Tropfen sorgfältig zubereitetes MMS (mit (+)-Milchsäure als Aktivator) entspricht ca. 2 ml einer gesättigten CD-Lösung, bezogen auf den CD-Gehalt

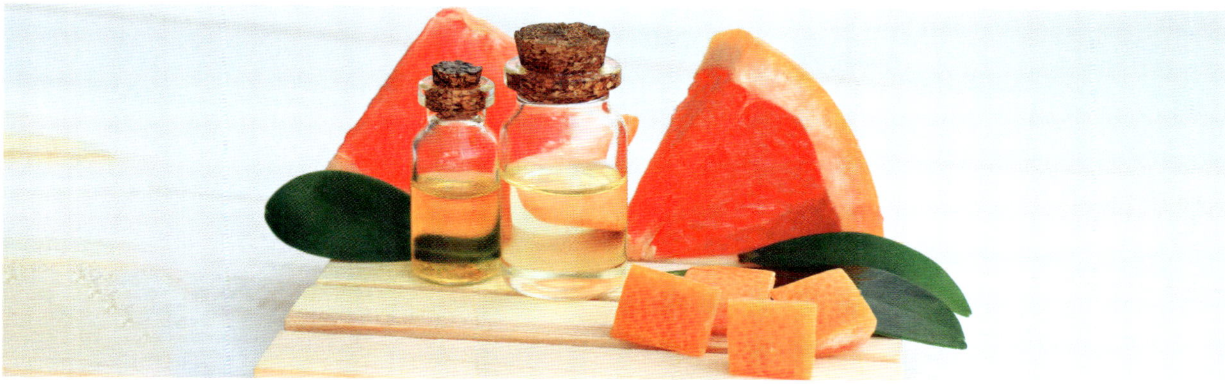

Grapefruitkernextrakt

Beschreibung, Wirkungen, Einsatzgebiete, Qualität, Innerliche Anwendung, Äußerliche Anwendung, Mischungen

Beschreibung, Wirkungen

Beschreibung

- Wird aus den zermahlenen Kernen und der Schale der Grapefruit hergestellt
- Heilkräfte im Kern der Grapefruit wurden erst vor ca. drei Jahrzehnten von der modernen Wissenschaft entdeckt
- 1980 entdeckte ein Arzt und Immunbiologe Dr. Harich, dass Grapefruitkerne auf dem Komposthaufen kaum verrotten

  → resistent gegen Schimmelpilze, Fäulnisbakterien, Viren und Parasiten
- Extrakt wird in Peru traditionell zur natürlichen Desinfektion von landwirtschaftlichen Erzeugnissen eingesetzt
- Keine isolierte Einzelsubstanz

  → Kombination aller Bitterstoffe des Grapefruitkerns in der natürlichen Ganzheit

Wirkungen

- Breitgefächertes Anwendungs- und Wirkungsspektrum gegen Bakterien, Viren, Pilze etc.
- Sehr starke antimikrobielle und antiparasitäre Wirkung
- Helicobacter pylori wird im Wachstum gehemmt und abgetötet
- Entlastet, stärkt und stabilisiert das Immunsystem
- Kombination von Grapefruitkernextrakt und Geraniumöl erzielt die besten antibakteriellen Ergebnisse bei MRSA Infektionen

Einsatzgebiete, Qualität, Innerliche Anwendung

Einsatzgebiete

Mensch

- Bei allen Infektionen, die von Bakterien, Viren oder Pilzen ausgelöst werden
- Grippe, Erkältungen, Atemwegserkrankungen, Magen-Darmerkrankungen, Gastritis, Blasenentzündung, Magengeschwüre, Parasiten, Herpes, Pilzerkrankungen (Nagel, Haut), Allergien, Asthma, Warzen, Zahnfleischentzündungen, ...

Haustiere

- Wurmbefall, Koliken, Parasitenbefall
- Beigabe zum Futter oder ins Trinkwasser
- Dosierung: 1 Tropfen pro kg (grobe Richtlinie) über den Tag verteilt
- Äußerliche Anwendung: als Shampoo (je nach Größe des Tieres 10 - 40 Tropfen) oder mit wenig Wasser oder Öl verdünnt, direkt auftragen

Qualität

- Gewinnung durch schonende Verfahren (z.B. Kaltwasserauszug)
- Extrakt sollte frei von Zusätzen (chemische Extraktionsmittel und Konservierungsstoffe wie Benzethoniumchlorid, Triclosan und Methylparaben) sein
- Wichtigstes Merkmal ist ein hoher Wirkstoffanteil an Bioflavonoiden und antimikrobiellen Substanzen

Innerliche/orale Anwendung

- Kapseln oder Tropfen niemals unverdünnt einnehmen, sondern immer mit ¼ - ½ Liter Flüssigkeit
- Prophylaxe: 5 - 20 Tropfen, verteilt auf den Tag
- Akute Symptome können auch wesentlich höhere Dosierungen von 3-mal 30 bis zu 3-mal 50 Tropfen erfordern (wahlweise DMSO hinzufügen)

  → als Richtlinie im Normalfall wird meist 1 Tropfen je kg Körpergewicht empfohlen
- Extrem empfindliche Menschen sollten sich auf eine niedrigdosierte Anwendung beschränken und anstelle einer hohen Dosis 3-mal 2 - 5 Tropfen über einen längeren Zeitraum von mind. 6 Monaten einnehmen

Äußerliche Anwendung, Mischungen

Äußerliche Anwendung

- GKE niemals pur (außer bei der Behandlung von Nagelpilz), sondern nur in verdünnter Form auf die Haut, Schleimhäute oder den Intimbereich auftragen

Mischungen

Akne und unreine Haut

- Gesicht anfeuchten und 1 Tropfen GKE mit den feuchten Händen in das feuchte Gesicht einmassieren, etwas einwirken lassen, gut abwaschen und trocken tupfen

Aphthen

- Mund regelmäßig mehrmals täglich mit 10 Tropfen GKE auf ein Glas Wasser ausspülen
- Zusätzlich die Aphthen mit einer Lösung aus 2 Tropfen GKE auf 1 EL Wasser mittels eines Wattestäbchens betupfen

Fuß- und Nagelpilz

- Grapefruitkern-Extrakt pur oder mit einem reinen Öl 1:1 auftragen

Halsschmerzen / Halsentzündung

- 10 Tropfen GKE auf ein Glas lauwarmes Wasser geben
- 5- bis 6-mal täglich mit der Lösung ausgiebig gurgeln
- Zusätzlich sollte der Extrakt auch innerlich eingesetzt werden

Hautausschläge

- 10 Tropfen GKE mit Kokosöl vermischen und auf die Haut auftragen
- 2- bis 3-mal täglich anwenden und die Wirkung beobachten

Insektenstiche

- GKE unverdünnt auftragen – bei empfindlicher Haut mit etwas Wasser oder Kokosöl vermischen

Schnupfen

- Nasenspray mit verdünntem GKE (1 Tropfen pro 15 ml, evtl. 10%iges DMSO als Verdünnungsflüssigkeit verwenden) mehrmals täglich, zusätzlich innerliche Anwendung

Schuppen und juckende Kopfhaut

- Shampoo mit 5 - 10 Tropfen GKE vermischen und ca. 2 Minuten ins nasse Haar einmassieren, danach gut ausspülen

Schweißfüße

- 30 - 50 Tropfen auf eine Schüssel warmes Wasser

  → Füße 5 - 10 Minuten darin baden

Zahnfleischentzündungen

- 1 Tropfen auf die angefeuchtete Zahnbürste geben und Zähne bis zu 3-mal täglich putzen

Zahnschmerzen

- Mundspülung mit GKE-Exrakt

  → starke antiseptische Wirkung
- 3-mal täglich 5-10 Tropfen in ein Glas Wasser und kräftig gurgeln

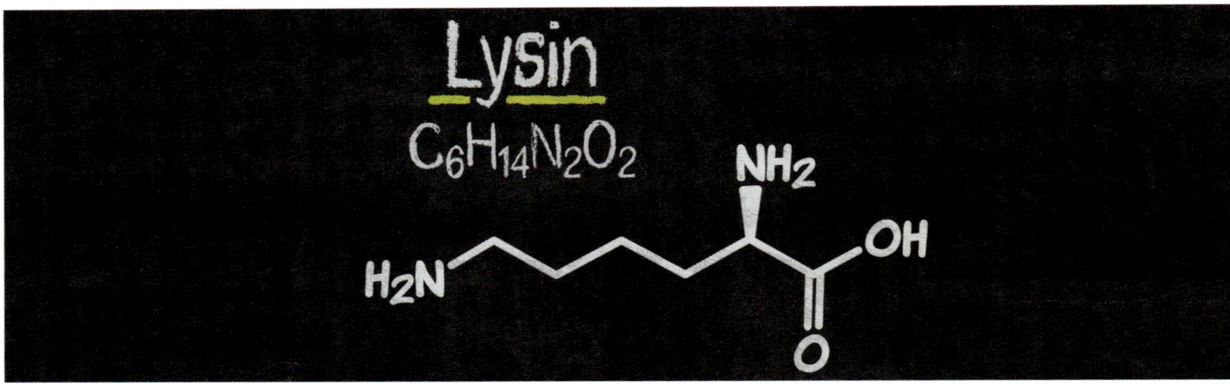

Lysin

Beschreibung, Innerliche Anwendung, Infusion

Beschreibung, Innerliche Anwendung, Infusion

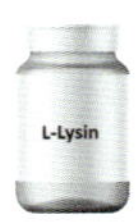

Beschreibung

- Lysin-Mangelzustände sind weit verbreitet, da insbesondere eine Getreide lastige Ernährung nicht genügend Lysin enthält

  → Defizite in der Bildung/Regeneration und Funktion von Haut, Bindegewebe, Knochen, Gelenken und Leistung

- Verhindert die Arginin-Aufnahme von Herpes Viren

  → entzieht Herpes Viren die Vermehrungsmöglichkeit

- In akut ausgeprägten Fällen von Virus Infektionen (Herpes Simplex) kann eine Lysin-Infusion schneller/besser wirksam sein als die orale Aufnahme
- Keine anwendungsfertigen Standard Lysin Ampullen/Infusionen vorhanden → Eigenherstellung
- <u>Einsatzgebiete:</u> Leistungssteigerung, bei Angstzuständen, Herpes Infektionen

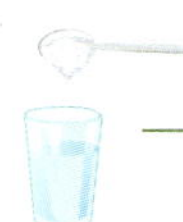

Innerliche/orale Anwendung

- 10 g pro Tag
- Nicht länger als wenige Tage, bis spätestens zum Abklingen der Infektion
- Bei akuten Herpes Infektionen

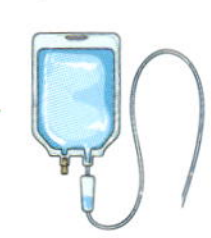

Infusion

- 3 g Lysin-HCl in 20 ml Injektionswasser lösen
- Mithilfe eines Steril-Spritzenfilters (ca. 0,2 Mikrometer Porendurchmesser, grau oder orange) in eine 20 ml Spritze ziehen

  → Lösung in einer 250 ml Kochsalz-Infusionslösung verabreichen

- <u>Empfehlung:</u> Vitamin C und Zink hinzufügen

  - Vitamin C, z.B. als Pascorbin 7,5 Gramm Stechflasche 50 ml (freiverkäuflich)
  - Zink-Citrat (100 mg)

- <u>Fließgeschwindigkeit:</u> mittel, ca. 45 min

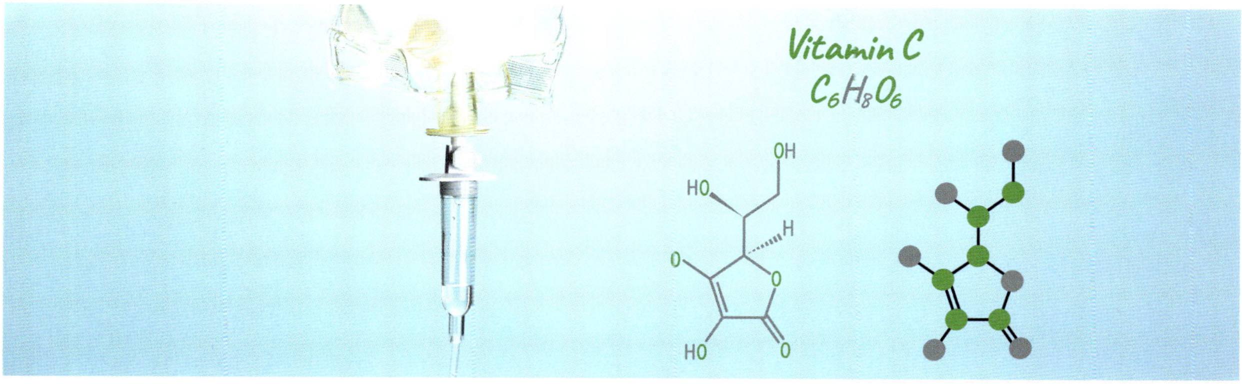

Vitamin C (intravenös, rektal)

Beschreibung, Rektalinfusion, Vitamin C Infusion, Vorgehensweise, Rezeptur

Beschreibung, Rektalinfusion, Vitamin C Infusion

Beschreibung

- Wenn man sich Infusions- oder Rektalinfusions-Lösungen selbst herstellen will, muss man auf den pH-Wert achten
- Inhaltsstoffe: Ascorbinsäure Ph. Eur., Natriumhydrogencarbonat (Natron) Ph. Eur., Wasser Ph. Eur.

  → es handelt sich immer um gepuffertes Vitamin C (Ascorbinsäure selbst erzeugt nämlich in Wasser gelöst einen sehr niedrigen, also stark sauren pH-Wert von ca. 3 = stärker sauer als Essigsäure)

  → Ascorbinsäure zuerst mit Basensalz neutralisieren (puffern) und dann erst anwenden

  → würde sonst die Venen- oder Darmwand stark reizen

Rektalinfusion

- Infusionen können auch bei schlechten Venenverhältnissen verabreicht werden
- Schnelle und effektive Anwendung ebenfalls unter Umgehung des First-Pass-Effekts
- Es müssen keine zwingend sterilen bzw. keimarmen Bedingungen gegeben sein

Vitamin C Infusion

- Indikationen: für Geweberegeneration vor/nach OP, Immunstabilisierung, Tumor-Erkrankungen, Infektanfälligkeit, Allergien, verminderte Leistungsfähigkeit und ausgeprägte Müdigkeit, Schmerzen des Bewegungsapparates, Wundheilungsstörungen, Rheumatische Erkrankungen

Vorgehensweise, Rezeptur

Rektalinfusion – Vorgehensweise

- „Schlauch“ des Infusionssets (Intrafix Air, Fa. B. Braun) wird rektal gelegt

  → Gewindeanschluss des Infusionsbestecks wird am unteren Ende mit der Schere abgeschnitten und dieses stumpfe Ende wird mit Hilfe von etwas Gleitmittel in den Enddarm gelegt
- 1 g Ascorbinsäure und 0,5 g Natron (Verhältnis 2:1) in isotonischem Meerwasser oder isotonischer Kochsalzlösung mischen
- Tropfgeschwindigkeit gering/moderat einstellen, sodass die Flüssigkeit aus der Infusionsflasche im Enddarm komplett absorbiert wird und nicht wie bei Einläufen schnell wieder ausgeschieden wird

  → gute Möglichkeit Vitamin C verlustfrei aufzunehmen
- Dauer: 60 - 90 Minuten für übliches Infusionsvolumen von 500 ml

Vitamin C Infusion – Rezeptur

- 500 ml NaCl oder Ringer-Lösung
- 15 Gramm Vitamin C, z.B. als Pascorbin 7,5 Gramm Stechflasche 50 ml (freiverkäuflich)
- Wahlweise: bis zu 7,5 Gramm DMSO Ph. Eur. dazumischen, z.B. DMSO Ampullen
- Anmerkung: evtl. muss vor dem Zufüllen der Vitamin C Fläschchen ein Teil des Inhaltes der Infusionsflasche über den Transferspike abgelassen werden
- Bei Eigenherstellung pH-Wert kontrollieren bzw. vorher puffern/neutralisieren mit Natron oder Kaliumhydrogencarbonat
- Anwendungshäufigkeit: max. 2- bis 3-mal wöchentlich
- Fließgeschwindigkeit: mittel bis schnell, ca. 30 bis 60 Minuten

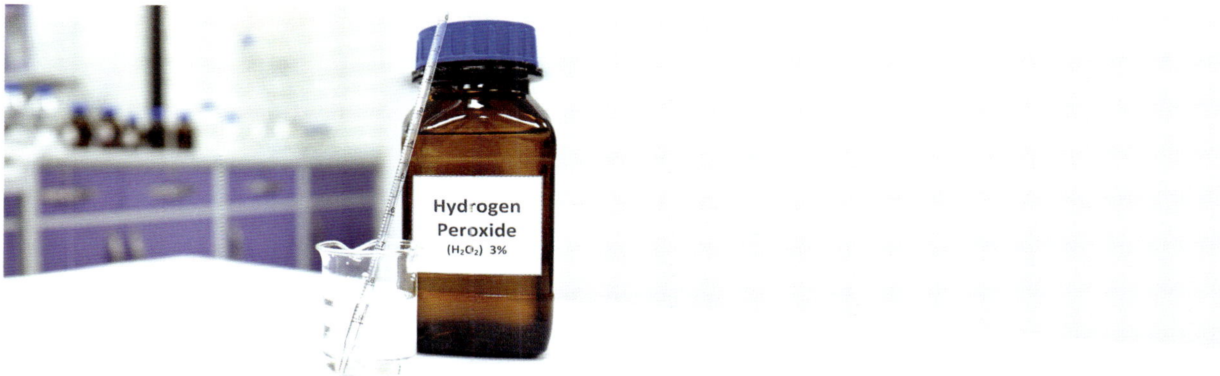

Wasserstoffperoxid

Beschreibung, Wirkungen, Anwendungsmöglichkeiten, Trinklösung, Mundspülungen, Vernebelung in der Raumluft, Inhalation, Infusion, Rezeptur

Beschreibung, Wirkungen

Beschreibung

- Abkürzung H_2O_2 , Natursubstanz, die komplett geruchsneutral ist
- Wird z.B. von unseren eigenen Abwehrzellen (Leukozyten) und auch von Bienen hergestellt
- Salben, Cremes, Sprays, Gele, Lösungen lassen sich damit konservieren
- In den meisten Fällen wird die 3%ige Lösung angewendet – sie enthält demnach ca. 97 % Wasser und einen sehr kleinen Anteil einer Säure zur pH-Wert Stabilisierung
- Unstabilisiertes Wasserstoffperoxid ist wegen der Gehaltsungewissheit nicht zu empfehlen

  → aufgrund der starken Verdünnung verliert es mit der Zeit an Aktivität

  → es ist Säure enthalten, um den pH-Wert der wässrigen Flüssigkeit unterhalb von 6 zu halten, da es in diesem Bereich nicht vorzeitig zerfällt

  → erforderlich ist daher stabilisiertes H_2O_2 , jedoch mit organischer Säure / organisch stabilisiert anstatt Phosphorsäure
- Einfach „zu bedienen" und besser haltbar als CDL und/oder MMS
- H_2O_2 11,9 %: maximale Konzentration, die nach der geltenden EU-Richtlinie an Privatpersonen ohne Nachweis abgegeben werden darf
- Lagerung von DMSO-H_2O_2-Mischungen ist zu vermeiden, weil darin das H_2O_2 das DMSO mit der Zeit zu MSM oxidiert

Wirkungen

- Hochwirksam gegenüber Mikroorganismen und Viren, die zuverlässig rasch zerstört werden
- Keine Resistenzbildung möglich

Anwendungsmöglichkeiten

Anwendungsmöglichkeiten

- Betupfen/Besprühen von Wunden (H_2O_2 3 % aufsprühen, nach ca. 3 Minuten DMSO 60 % aufsprühen)
- Mundspülungen mit H_2O_2 3 % – Wasser → 1:2 Gemisch
- Ohrentropfen bei Otitis (zuerst 2 Tropfen H_2O_2 3 % eintropfen, danach 15%ige DMSO-Mischung jeweils in Ohr und Nase tropfen, 5 - 10 Minuten in Liegeposition bleiben)
- Gurgeln bei eitrigen Mandeln, Rachenentzündung, Scharlach, Corona
- Besprühen von Mückenstichen oder der Bissstelle von Zecken
- Bei Infektionen wie Gürtelrose, EBV, Borreliose, ...
- Bei Nagelbettentzündungen (Fingerbad in H_2O_2 3 % Lösung)
- Infusion ebenso im Bereich Anti-Aging und Schönheit, da „Hautmittel"
- Raumvernebelung zur Flächendesinfektion
- Vernebelung in der Raumluft zur Inhalation (z.B. Vorbeugung Lungenentzündung, Klinik/Altenheim)
- Inhalation einer Wasserstoffperoxid-Lösung 0,5 % bei Asthma, COPD oder akuter und chronischer Lungenentzündung
- Desinfektion von Trinkwasser mit 1 Tropfen pro 100 ml
- Eignet sich auch als Zahnpflege (3 % Zubereitung mit der Pipette auf die Zahnbürste tropfen und sich damit die Zähne und das Zahnfleisch putzen)
- Zugabe von einigen Tropfen Wasserstoffperoxid 3 % für eine dauerhafte Konservierung von Gelen, Cremes und Salben
- Gesichtsspray mit 0,5 ml pro 100 ml Thermalwasser, Meerwasser, Stiefmütterchen-Tee, ...
- Besprühen der Füße nach dem Schwimmbad- oder Saunabesuch
- Infektiöse Augensymptome (DMSO 3 % Lösung in isotonischem Meerwasser + 1 Tropfen H_2O_2 3 % pro 10 ml hinzugeben)
- Verdächtige Muttermale (H_2O_2 11,9 %, DMSO 60 %) → abwechselnd punktuell auftupfen
- 11,9%iges H_2O_2 eignet sich zur gezielten, punktuellen Behandlung von Warzen oder anderen Hautwucherungen und fungiert hierbei als eine Art „flüssiges Skalpell"

  → es muss jedoch präzise gearbeitet werden, sodass das umliegende Gewebe nicht unnötig in Mitleidenschaft gezogen wird
- H_2O_2 11,9 % bei Zahnwurzelentzündung punktuell mit Wattestäbchen auftupfen
- H_2O_2 11,9 % oder 30 % für Bäder/Fußbäder (Vollbad: pro 100 Liter Wasser, 250 ml H_2O_2 30 %)

Trinklösung, Mundspülungen

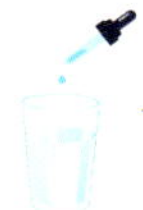

Wasserstoffperoxid Trinklösung

- Sauerstoffanwendung für die „Schönheit von innen"
  - 300 ml reines Wasser (z.B. RO-Wasser)
  - 15 Tropfen Wasserstoffperoxid 3 % ohne Phosphorsäure
  - 5 - 10 Tropfen DMSO
  - 3-mal täglich

  → sofort nach der Zubereitung nüchtern trinken, da DMSO und H_2O_2 beim Stehenlassen miteinander reagieren können

  → bei einer koronaren Herzkrankheit, Angina pectoris, Schaufensterkrankheit, Raucherbein, Gefäßablagerungen, Durchblutungsstörungen, Migräne, Herzinsuffizienz, Polyneuropathie, ...

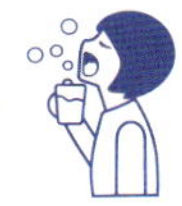

Mundspülungen

Variante 1: H_2O_2 3 % 1:1 oder 1:2 mit Wasser verdünnt

Variante 2: 15%ige DMSO-Mischung + 20 Tropfen H_2O_2 3 % direkt vor der Anwendung

Variante 3: ca 7,5 ml DMSO, ca. 20 - 30 Tropfen H_2O_2 3 %, 42,5 ml Meerwasser

→ Lösung einige Minuten im Mund lassen

→ Bakterien und andere Krankheitserreger werden durch H_2O_2 eliminiert

→ bei Parodontitis, Mundgeruch, Zahnbelag, Verletzungen im Mundraum, Zahnschmerzen, Verfärbungen, Zahnfleischentzündungen und -bluten

→ DMSO-Gehalt < 20 %, damit die Unversehrtheit von Zahnfüllungen aus Kunststoff erreicht wird

Vernebelung, Inhalation, Infusion, Rezeptur

Vernebelung in der Raumluft zur (indirekten) Inhalation

- Aromaöl Verdampfer mit Wasserstoffperoxid 3 % befüllen
- Geeignet für Wohn-, Büro-, Praxis-, Klinik-, Schul- und Pflegeräume
- Bei Atemwegserkrankungen (Asthma, COPD oder akuter und chronischer Lungenentzündung, ...) sowie allgemein zur Raumluftreinigung und Vitalisierung

Inhalation

- Variante 1: 4 - 10 Tropfen DMSO, 20 ml Salzlösung (isotonisches Meerwasser, isotonische Kochsalzlösung)
- Variante 2: 20 - 40 Tropfen H_2O_2 3 %, 20 ml Salzlösung (isotonisches Meerwasser, isotonische Kochsalzlösung)

  → Variante 1 u. Variante 2 im Wechsel

  → 2-mal täglich für 20 min inhalieren

  → bei Atemwegserkrankungen (Asthma, Atemreizungen, chronifizierter Husten, COPD, Lungenfibrose, ...)

  → alle handelsüblichen Inhalationsgeräte sind geeignet – da es sich um eine hochverdünnte DMSO-Mischung handelt, gibt es keine unerwünschten Wechselwirkungen zu Kunststoffoberflächen

  → steht kein Inhalator zur Verfügung, können auch übliche „Aromavernebler" verwendet werden, um die DMSO-Mischung für die Lunge zu nutzen – allerdings kommt dabei eine wesentlich geringere DMSO Menge in der Lunge an

Wasserstoffperoxid-Infusion

- Unterstützung des Immunsystems bei der Abwehr von Mikroorganismen durch oxidativen Angriff

  → Beschädigung der Zellwände von Bakterien oder Tumorzellen
- Erzeugung von reinem Sauerstoff durch körpereigene Enzyme (Peroxidase, Katalase)
- Indikationen: akute und chronische Infektionen, Gürtelrose, Pfeiffersches Drüsenfieber, Borreliose, akute und chronische Durchblutungsmangel-Zustände, Anti-Aging Therapie, unterschiedliche Hauterkrankungen, Tinnitus, Schlaganfall, Tumor-Erkrankungen, ...

Wasserstoffperoxid Infusion – Rezeptur

- 500 ml Kochsalzlösung 0,9 % (handelsübliche Infusionsflasche)
- 5 ml Wasserstoffperoxid 3 %
- 1 - 2 Magnesium Diasporal Ampullen 4 mmol plus 7,5 ml DMSO Ph. Eur.

  → Alternative: 1 Ampulle DMSO M (Bezugsquellen siehe www.MedizinZum-Selbermachen.de)
- Anwendungshäufigkeit: 2- bis 3-mal wöchentlich
- Fließgeschwindigkeit: langsam, ca. 90 Minuten

  → Alternative: „Halbe Portion", also 250 ml NaCl 0,9 % plus 1 - 2 Gramm Magnesiumchlorid/Magnesiumsulfat plus 2,5 ml Wasserstoffperoxid 3 % zur täglichen Anwendung

Ihr Gesundheitswerkzeugkasten für Krebs

Bauchspeicheldrüsenkrebs, Blasenkrebs, Blutkrebs/Leukämie, Bronchial-/Lungenkarzinom, Brustkrebs, Darmkrebs, Eierstockkrebs, Gehirntumor, gutartige/benigne Tumore, Hämangiome/Blutschwämme, Kehlkopfkrebs, Lungenkrebs, Magenkrebs, Melanom, Nierenkrebs, Prostatakrebs, Schilddrüsenkrebs, Weichteiltumore, ...

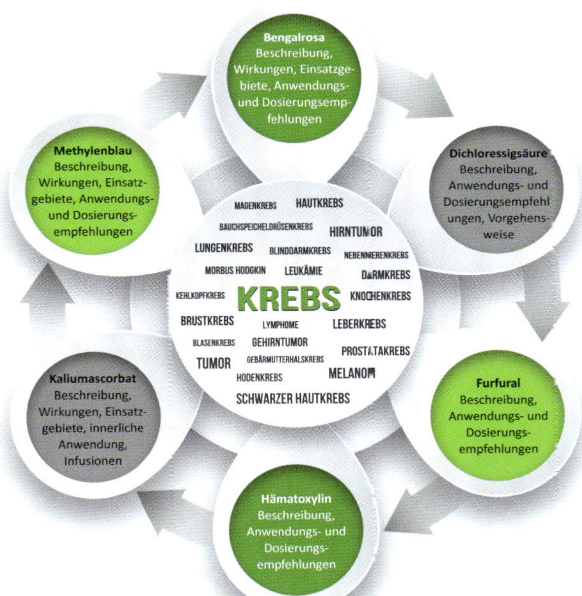
Bengalrosa
Beschreibung, Wirkungen, Einsatzgebiete, Anwendungs- und Dosierungsempfehlungen
Dichloressigsäure
Beschreibung, Anwendungs- und Dosierungsempfehlungen, Vorgehensweise
Furfural
Beschreibung, Anwendungs- und Dosierungsempfehlungen
Hämatoxylin
Beschreibung, Anwendungs- und Dosierungsempfehlungen
Kaliumascorbat
Beschreibung, Wirkungen, Einsatzgebiete, innerliche Anwendung, Infusionen
Methylenblau
Beschreibung, Wirkungen, Einsatzgebiete, Anwendungs- und Dosierungsempfehlungen
MAGENKREBS
HAUTKREBS
BAUCHSPEICHELDRÜSENKREBS
HIRNTUMOR
LUNGENKREBS
BLINDDARMKREBS
NEBENNIERENKREBS
MORBUS HODGKIN
LEUKÄMIE
DARMKREBS
KEHLKOPFKREBS
KREBS
KNOCHENKREBS
BRUSTKREBS
LYMPHOME
LEBERKREBS
BLASENKREBS
GEHIRNTUMOR
PROSTATAKREBS
TUMOR
GEBÄRMUTTERHALSKREBS
HODENKREBS
MELANOM
SCHWARZER HAUTKREBS

Weitere bewährte Gesundheitswerkzeugkastenmittel für Krebs

Artemisinin, Chlordioxid, Wasserstoffperoxid, Magnesiumperoxid, Melatonin, Ozon, Selen, Vitamin D3, K2, ...

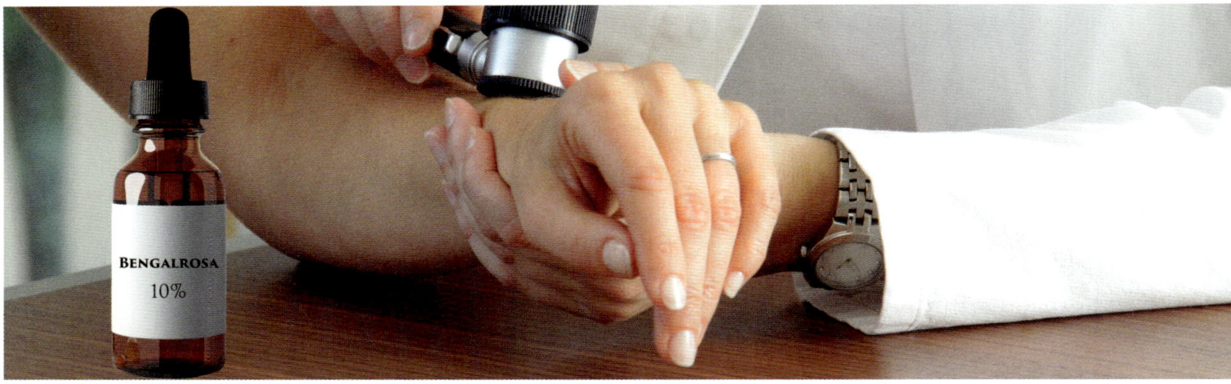

Bengalrosa

Beschreibung, Wirkungen, Einsatzgebiete, Anwendungs- und Dosierungsempfehlungen

Beschreibung, Wirkungen, Einsatzgebiete

Beschreibung

- Schnell wirksamer und kostengünstiger organischer Farbstoff
- Frei zugängliche Substanz als Mikroskopie-Farbstoff (als Pulver und Lösung (10 %))
- Pulver nur für passionierte Experimenteure (pink-rote hartnäckige Flecken auf Haut, Kleidung, Möbel)
- Ärztezeitung titelte im Jahre 2017 *„Melanom – Bengalrosa bringt Erkrankung in Remission" mit dem Untertitel „Verdünntes Bengalrosa, intraläsional injiziert, kann maligne Melanome zum Verschwinden bringen. Hinzu kommen systemische Effekte: Der Stoff wirkt auch an Stellen, an denen er gar nicht injiziert wurde."*

Wirkungen und Einsatzgebiete

- Farbstoff legt die Zellwände/-membranen von Mikroorganismen lahm
- Lagert sich, je nach Lösungsbedingungen, spezifisch an unterschiedliches Gewebe bzw. Zellen oder auch zwischenzelliges Gewebe an und erzielt teilweise erstaunliche Tumor-Wachstumshemmung oder Tumor-Abbau
- Einsatz in der längeren Vergangenheit zur Behandlung vieler weiterer Tumorarten (oberflächlich tastbare oder oberflächlich sichtbare, bösartige Tumore)

Anwendungs- und Dosierungsempfehlungen

- Kombination zusammen mit DMSO zur Verbesserung der Gewebegängigkeit bei äußerlicher Anwendung

  → Bengalrosa wird zusammen mit DMSO in/unter die Haut transportiert

  → Verzicht der Injektion bei der Anwendung an oberflächennahen Tumoren / offenen Tumoren

Äußerliche Anwendung der 10%igen

Bengalrosa-DMSO-Lösung

- Durch Tupfen oder als Injektion an oberflächlich tastbaren/sichtbaren Tumoren
- Häufigkeit: einmalig oder wenige Male
- Sonstiges: Großteil des Bengalrosa verbleibt einige Tage auf der Haut nach äußerlicher Applikation

  → es bietet sich an, in den folgenden Tagen nach der (Erst-)Anwendung einfach nur weiterhin eine 30%ige DMSO Lösung aufzutragen (1-mal täglich)

  → wenn dann die Stelle verblasst ist, kann wieder die original Bengalrosa Lösung aufgetupft werden

Innerliche/orale Anwendung

- Bisher keine Erfahrungen bekannt

Gurgellösung

- Ca. 2 Tropfen pro Schluck Wasser (Anwendung direkt tropfenweise in Wasser)

Inhalation

- Einige Tropfen der Bengalrosa-DMSO-Mischung in die Salzlösung des Inhalators geben
- Erfahrungsbericht eines Mannes vorhanden, der unter einem Melanom litt, welches in der Lunge metastasierte

Anwendungshäufigkeit

- Eher gering und richtet sich nach dem Verlauf
- Es gibt Fälle, in denen eine Einmalbehandlung ausreichte

Infusion (NaCl- oder Ringer-Lösung)

- Max. 1 ml der 10%igen Bengalrosa-Lösung
- Entspricht 100 mg in 500 ml NaCl 0,9 % oder E- oder RL-Infusion
- Fließgeschwindigkeit: langsam/mittel, ca. 60 min
- Zubereitung muss mithilfe eines sterilen Spritzenfilters ca. 0,2 Mikrometer Porengröße aufbereitet werden

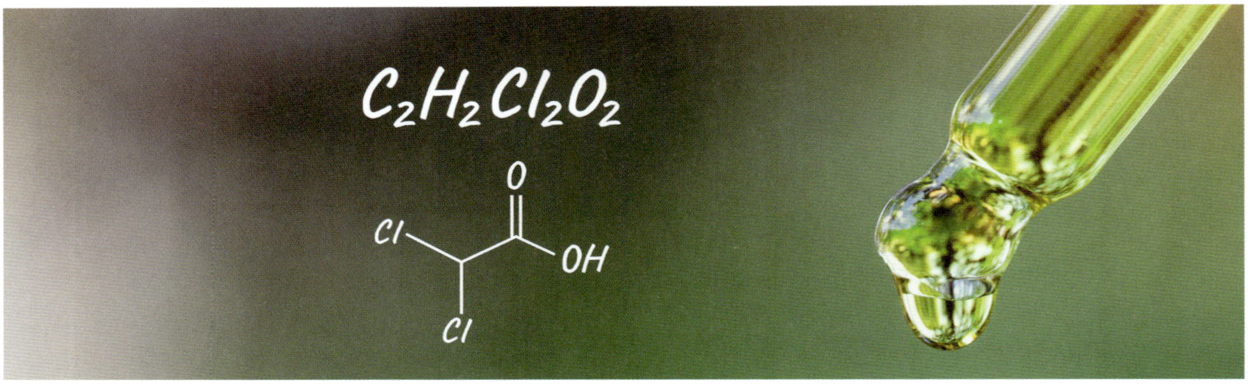

Dichloressigsäure / Dichloracetat

Beschreibung, Anwendungs- und Dosierungsempfehlungen, Vorgehensweise

Beschreibung

- In der Tumortherapie inzwischen weitverbreitet
- Wirkungen sind wissenschaftlich belegt
- Kleinmolekulare Substanz, die als wichtiger Signalgeber wichtige intrazelluläre Stoffwechselprozesse lenkt
- Außerdem Anti-Aging Potential
- Ärzte und Heilpraktiker haben die Möglichkeit DCA als sterile Ampullenabfüllung 1 Gramm in 10 ml bei der Apotheke, die auf der Internetseite www.MedizinZumSelbermachen.de genannt wird, zu bestellen
- Orale Aufnahme ist ebenfalls zielführend
- DCA unterliegt praktisch keinem First-Pass-Effekt (Säuren können nicht weiter oxidiert werden)
- **Es handelt sich um eine sehr starke Säure, die Haut- und Schleimhautschäden verursachen kann**

  → Dichloressigsäure muss zwingend mit Natron/Basensalz in Wasser zu Dichloracetat neutralisiert werden!!!
- Nicht zu verwechseln mit Desoxycholsäure, wofür ebenfalls die Abkürzung DCA gebräuchlich ist

Anwendungs- und Dosierungsempfehlungen, Vorgehensweise

Anwendungs- und Dosierungsempfehlungen

- Für die innerliche Anwendung sollte DCA entweder Magensaft resistent gekapselt oder an Pulver absorbiert oder am allerbesten vor dem Verzehr gepuffert werden

  → bei Verwendung von Natron als Puffer führt dies zum Natrium-Salz der Dichloressigsäure, nämlich Natrium-Dichloracetat

  → für Verzehranwendungen die gewünschte Menge DCA in Wasser lösen und mit Natron versetzen, bis keine Gasentwicklung (Brausetrick) mehr sichtbar ist

  → Neutralisation mit Natron ist eine simple universelle home-made Möglichkeit, um verschiedene wichtige organische Säuren (Milchsäure, Ascorbinsäure, Äpfelsäure) gut verträglich zu machen

  → wichtig, denn die direkte Einnahme der freien Säuren kann zu Magen-Darm-Reizungen führen
- Evtl. Indikatorpapier betupfen und prüfen, ob die Lösung schwach alkalisch geworden ist (pH-Wert ca. 7 - 8)
- <u>Dosierungsempfehlungen:</u>
  - ca. 300 mg
  - 2 g täglich

  → vorsichtig beginnen

Vorgehensweise

- Mit Milligramm-Waage pro 10 kg Körpergewicht 50 - 150 mg DCA abwiegen

  → Beispiel: 70 kg entspricht ca. 350 - 1000 mg = 1 g
- Abgewogene/abgemessene Menge DCA mit ca. 100 ml Wasser in einem Trinkglas mischen
- Natron zugeben, bis das Indikatorpapier keine saure Reaktion mehr zeigt, d.h. ungefähr gelb bleibt, wenn man ein Tröpfchen der angerührten Mischung auftupft (pH-Wert sollte mindestens bei 6 und darüber liegen)
- Info: zu viel Natron ist nicht schlimm

  → Mischung ist dann eben basisch

  → besser verträglich
- Trinkglas mit Wasser auf 300 ml auffüllen
- Zuletzt kann man DMSO dazugeben, in Mengen von ca. 1 bis 5 ml
- Schluckweise über den Tag verteilt trinken

Infusion (NaCl- oder Ringer-Lösung)

- Die sehr preiswerte freie Dichloressigsäure erzeugt in Wasser eine sehr starke pH-Wert Senkung und kann deshalb in dieser Form nicht für Infusionen genutzt werden
- Sie muss entweder mit einem Basensalz wie Natron oder Kaliumhydrogencarbonat neutralisiert werden („Ahoi-Brause-Trick“) oder es wird ein neutrales Salz der Dichloressigsäure verwendet. Hier bietet sich das Natrium-Dichloracetat an, welches bequem abgewogen, in reinem Wasser gelöst und mit Hilfe eines sterilen Spritzenfilters für die Infusionslösung aufgenommen werden kann
- <u>Krebs:</u> 1 – 2 Gramm Na-Dichloracetat in 500 ml NaCl 0,9 % oder andere
- <u>Fließgeschwindigkeit:</u> langsam, ca. 60 - 90 min

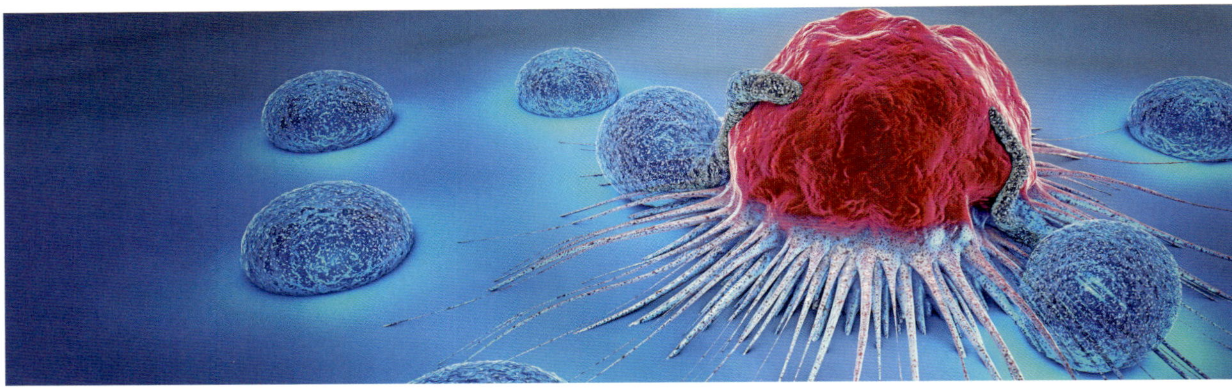

Furfural

Beschreibung, Anwendungs- und Dosierungsempfehlungen

Beschreibung

- Summenformel $C_5H_4O_2$
- Gehört zur Gruppe der zyklischen Aldehyde
- Wird aus Pflanzen gewonnen (wachsende Bedeutung als nachwachsender Rohstoff)
- Vorkommen in ätherischen Ölen (Gewürznelke)
- Hat einen eigenwilligen Geruch/Geschmack (bittermandelartig)
- Begründer der Furfural Therapie ist der österreichische Arzt Dr. Drobil
- Aufgrund des bittermandelartigen Geruchs wurde seine durch Dr. Drobil erkannte Wirksamkeit bei unterschiedlichen Krebserkrankungen fälschlicherweise manchmal mit einer Verwandtschaft zu Amygdalin begründet
- Trotzdem wird eine regulierende Wirkung auf den Zellstoffwechsel postuliert, die durch ein Spaltungsprodukt von Furfural ausgelöst werden könnte
- Löst sich nur mäßig in Wasser auf
- Wird über die Haut aufgenommen
- Kombination mit DMSO zur Verbesserung der Gewebegängigkeit
- Es wird angenommen, dass Furfural in den Zellen einen ähnlichen Wirkmechanismus wie Amygdalin betätigt
- Wirkt bei unterschiedlichsten Krebsarten erstaunlich gut, wenn man es möglichst frühzeitig anwendet (z.B. Blasenkrebs)
- Furfural wirkt nach bisherigen Erkenntnissen vor allem im Frühstadium von Krebserkrankungen und wurde insofern von Dr. Drobil auch als Prävention angesehen

Anwendungs- und Dosierungsempfehlungen

- Dr. Drobil empfiehlt eine „kurmäßige“ Einnahme, um evtl. im Körper vorhandene, noch gar nicht bekannte oder unentdeckte Krebsherde zu eliminieren
- Dr. Drobil verwendete Kapseln für die Verabreichung (Alpha FM) aufgrund des eigenwilligen Geruchs/Geschmacks sowie der mäßigen Löslichkeit im Wasser
- Furfural muss luft- und lichtgeschützt aufbewahrt werden und wird deshalb entweder in DMSO gelöst oder in Kapseln abgefüllt

  → Empfehlung einer anwendungsfertigen Lösung, da es in Reinform luftempfindlich und in der Handhabung etwas kniffelig ist
- Therapeutische Einmaldosen belaufen sich auf ca. 300 bis 1000 mg
- <u>Übliche Anwendungsmengen:</u> 3-mal täglich 300 mg

Innerliche/orale Anwendung (Blasenkrebs)

- 3-mal 1 g täglich über einige Tage (1 g ≈ 67 Tropfen ≈ 3 ml)

Äußerliche Anwendung der 30%igen Furfural-DMSO-Lösung

- 20 Tropfen ≈ 300 mg
- 3-mal täglich auftragen/auftupfen

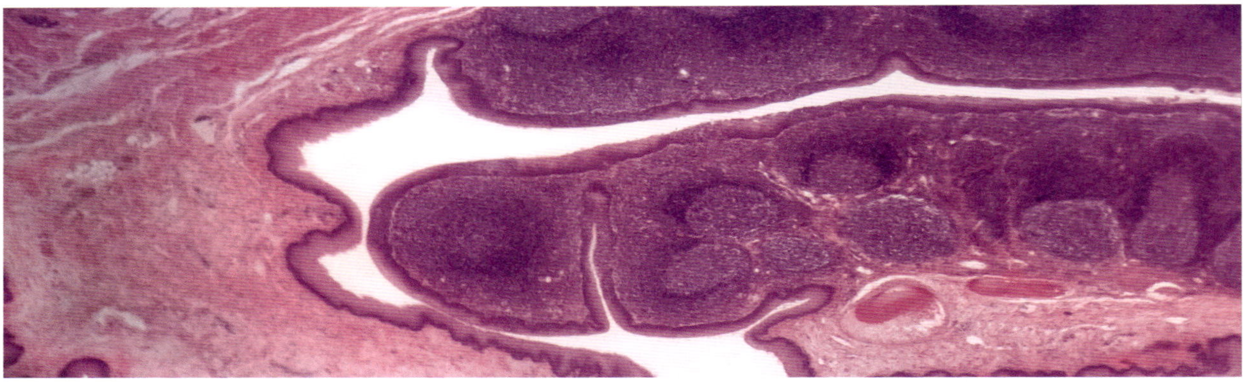

Hämatoxylin

Beschreibung, Anwendungs- und Dosierungsempfehlungen

Beschreibung

- Zählt zu der Gruppe der organischen Farbstoffe

  → Organische Farbstoffe haben, wie der Name schon sagt, eine lange Tradition für die Färbung von Textilien, für künstlerisch genutzte Farben oder für die Herstellung von Tinten
- Farbstoff wird aus Blauholz gewonnen
- Sonstige Verwendung zum Färben von Gewebe beim Mikroskopieren
- Entdeckung seiner Wirksamkeit zur Behandlung von Tumor-Erkrankungen durch Dr. Tucker
- Aussage eines Seminarteilnehmers:

  „Hämatoxylin ist die billigste Art und Weise einen Tumor mindestens zum Wachstumsstopp zu bringen."
- Kann Fieber auslösen, was jedoch meist als wohltuend/heilungsfördernd beschrieben wird
- Lagert sich zielsicher an malignes Tumorgewebe an (wissenschaftlich nachgewiesen)
- Bezug als reines Pulver oder als anwendungsfertige Stammlösung – 25%ig in DMSO

  → das Hantieren mit den reinen Farbstoffpulvern kann herausfordernd sein – hier empfiehlt sich der Kauf von anwendungsfertigen Mischungen
- Einige Tage vor einer PET-CT-Untersuchung sollte die Hämatoxylin-Anwendung unterbrochen werden, da es sonst zu falsch positiven Befundungen kommen kann
- Alle Farbstoffe (Bengalrosa, Hämatoxylin, Methylenblau) besitzen ein sogenanntes Absorptionsmaximum für Licht bestimmter Wellenlängen

  → wenn man sie damit bestrahlt, so wird die aufgenommene Energie entweder in Form von Strahlung einer anderen Wellenlänge, in Form von Elektronen oder in Form von Wärme wieder abgegeben

  → hierauf beruht das Prinzip der Photodynamischen Therapie (PDT), bei der äußerlich aufgetragene Farbstoffe, z.B. auf Hautkrebs, zusätzlich mit Licht bestimmter Wellenlängen bestrahlt werden, um die Photoaktivität der Farbstoffmoleküle zu nutzen – hieraus ergeben sich sehr viele Möglichkeiten

Anwendungs- und Dosierungsempfehlungen

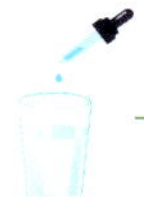

Innerliche/orale Anwendung

- 25%ige Hämatoxylin-DMSO-Lösung
- Ca. 5 Tropfen pro 10 kg Körpergewicht in Wasser/isotonisches Meerwasser oder beides mischen (Mischungsverhältnis 2:1)
- 1- bis 2-mal täglich

→ Säfte oder Tees sind nicht geeignet, da der Farbstoff mit organischem Material vorzeitig Bindungen eingehen kann

→ deshalb sollte es nüchtern angewendet werden

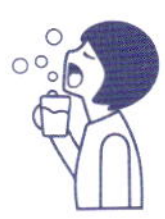

Gurgellösung

- Ca. 5 Tropfen pro Schluck Wasser (Anwendung direkt tropfenweise in Wasser)

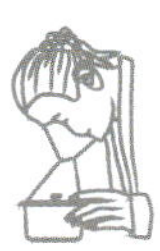

Inhalation

- 4 Tropfen Hämatoxylin-DMSO-Lösung
- 2 ml Salzlösung (isotonisches Meerwasser, isotonische Kochsalzlösung)
- In einen Inhalator füllen
- 2-mal täglich für 10 Minuten einatmen
- Der zeitliche Abstand zwischen zwei Anwendungen sollte mindestens 2 Stunden betragen
- Empfehlung von Dr. Tucker für die Behandlung von Lungenkrebs

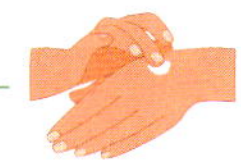

Äußerliche lokale Anwendung

- An oberflächlich tastbaren Tumoren durch Auftupfen

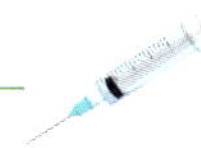

Injektion

- An oberflächlich tastbaren Tumoren
- 1 ml der 25%igen Stammlösung in einer 5 ml Spritze mit Aqua ad injektabilia oder NaCl 0,9 % Lösung auffüllen

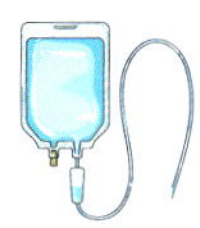

Infusion (NaCl- oder Ringer-Lösung)

- 0,5 - 1 ml von der Stammlösung (25 % Hämatoxylin-DMSO-Lösung) in 500 ml Infusion
- Mithilfe eines sterilen Spritzenfilters für organische Lösemittel reinigen (Farbe Magenta)
- Danach wird der Filter abgenommen und der Spritzeninhalt mit einer neuen Kanüle in die Infusionslösung gegeben
- Bis zu 3-mal wöchentlich
- Fließgeschwindigkeit: langsam/mittel, ca. 60 min

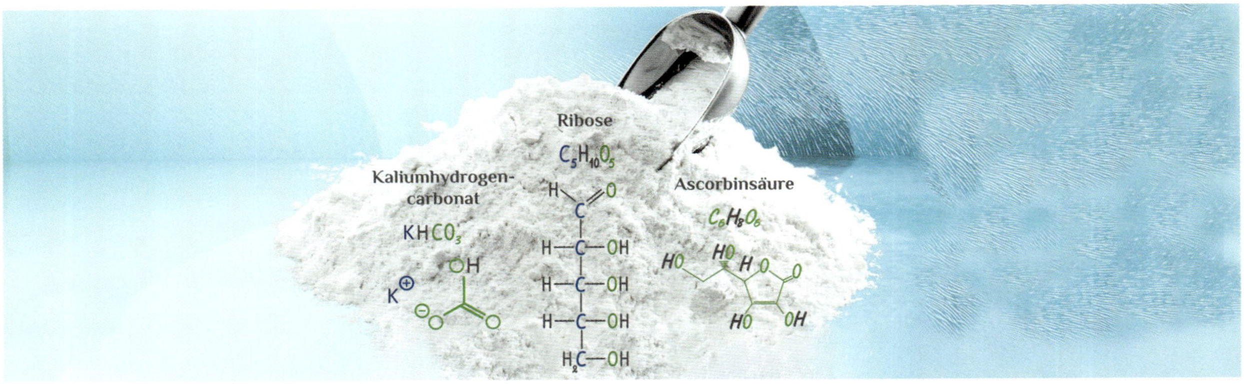

Kalium-Ascorbat

Beschreibung, Wirkungen, Einsatzgebiete,
Innerliche Anwendung, Infusion

Beschreibung, Wirkungen

Beschreibung

- Ascorbat-Lösungen werden vielfältig im Bereich Kosmetik, Hautpflege, Haarpflege, ... eingesetzt, z.B. als Spülung nach der Haarwäsche oder als Gesichtsgel zusammen mit 10 % DMSO
- Zur Herstellung von Kalium-Ascorbat aus Ascorbinsäure eignet sich sowohl Kaliumhydrogencarbonat (Kaliumbicarbonat) als auch Kaliumcarbonat (Pottasche)
- Simples Krebsmittel nach Dr. Pantellini
- <u>Bestandteile der Mischung:</u> Kaliumhydrogencarbonat, Ascorbinsäure, Ribose
- <u>Ribose:</u> natürlicher Fünffachzucker (Pentose), der Bestandteil der RNA aller Zellen ist
- <u>Kalium als Basensalz:</u> geeignet, um den Calciumabbau aus den Knochen zu verhindern

  → kann zu deutlichem Anstieg der Knochendichte führen
- Durch die Verbindung von Kalium und Ascorbinsäure (Kalium-Ascorbat) wird die Aufnahmefähigkeit und Wirksamkeit der beiden Substanzen verbessert

  → wechselseitiger Effekt
- Erstaunliche Überlebensraten bei „aufgegebenen“ Krebspatienten unterschiedlichster Tumorgenese wurden mit dieser simplen Mischung als Mittel erzielt und publiziert

Wirkungen

- Vielseitige Wirkungen (siehe Kapitel im Buch) – kann auch im Falle von Viruserkrankungen den Heilungsprozess deutlich unterstützen
- Schon mit ca. 1 Gramm Kalium zusätzlich, in Form eines organischen Salzes, lassen sich Knochendichte und Knochenstruktur über einen Zeitraum von einem Jahr deutlich verbessern

Einsatzgebiete, Innerliche/orale Anwendung, Infusion

Einsatzgebiete

- Krebs, Arthritis und andere rheumatoide Syndrome, Sklerosen, Schuppenflechte, Allergien, Hörsturz, Osteoporose, akute/chronische Stresssymptome

Innerliche/orale Anwendung

- Kleine Menge Ascorbinsäure und das Doppelte davon an Kaliumhydrogencarbonat und eine Prise Ribose in Wasser lösen und trinken
- 1-mal täglich vor dem Essen – bei akuten Symptomen bis zu 3-mal täglich
- Beispiel: 0,5 Gramm Ascorbinsäure und 1 Gramm Kaliumhydrogencarbonat werden in einer kleinen Menge Wasser (20 ml) gelöst

  → wenn es aufhört zu zischen (Ahoi-Brause-Effekt), kommt eine Teelöffelspitze Ribose dazu und es wird mit Wasser auf eine übliche Trinkglasmenge aufgefüllt
- Sonstiges: Die Aufnahme und Wirkung von reiner Ascorbinsäure entfaltet sich am besten, wenn zeitgleich auch natürliches, unerhitztes Vitamin C aufgenommen wird, zum Beispiel in Form von Vitamin C reichen Früchten und Gemüse

Kalium-Ascorbat Infusion

- 1 Gramm Ascorbinsäure und 2 Gramm Kaliumhydrogencarbonat in sauberem Glas in 20 ml pharmazeutischem Wasser lösen
- Nachdem der Ahoi-Brause-Effekt abgeklungen ist, Löffelspitze Ribose dazugeben
- Die klare Flüssigkeit wird dann mit Hilfe eines aufgesteckten sterilen Spritzenfilters und einer normalen gelben Kanüle in eine 20 ml Einwegspritze aufgezogen
- Kanüle und Spritzenfilter abnehmen und eine neue Kanüle aufstecken, mit Hilfe derer die Kalium-Ascorbat/Ribose-Mischung in eine handelsübliche 250 ml Kochsalz-Infusionslösung oder Ringer-Infusionslösung überführt wird
- Spritzenfilter für wässrige Mischungen (grau oder orange), Porengröße ca. 0,22 Mikrometer (maximal 0,24 Mikrometer), einzeln steril verpackt
- Es sind in diesem Beispiel insgesamt knapp 800 mg Kalium enthalten und die Infusion sollte daher eher langsam laufen, mindestens 30 Minuten

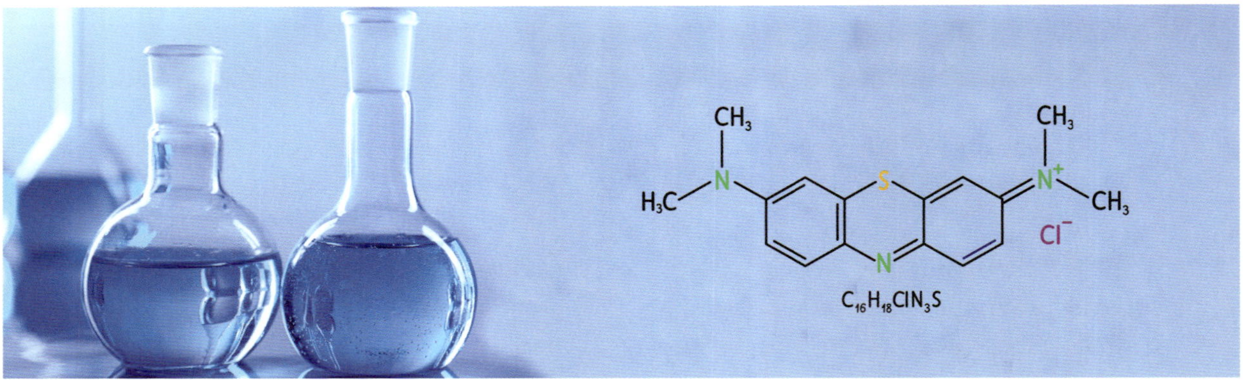

Methylenblau

Beschreibung, Wirkungen, Einsatzgebiete, Anwendungs- und Dosierungsempfehlungen

Beschreibung, Wirkungen, Einsatzgebiete

Beschreibung

- Zählt zur Gruppe der organischen Farbstoffe und zur Liste der weltweit unentbehrlichen Mittel der WHO
- Wird genutzt als Antidot, Psychopharmakon, Antiseptikum, Malariamittel und als Schmerzmittel
- Erforschung und klinische Erprobung als Notfallmedikament zur Behandlung des lebensbedrohlichen septischen Schocks
- In Kombination mit DMSO verbesserter Transport und Gewebegängigkeit

Wirkungen

- Fungizid, bakterizid, gegen Würmer bei Tier und Mensch, Steigerung der Mitochondrien-Aktivität
- Wirkt synergistisch zu Chloroquin und Endoperoxid haltigen Arzneien wie Artemisinin (im einjährigen Beifuß A-3 enthalten)

  → Sensitizer für andere Substanzen

Einsatzgebiete

- Schmerzmittel
- Parasiten/Krebszellen
- Neurodegeneration (Alzheimer)
- Arsen-Entgiftung
- Sauerstoffmangel
- Infektionen (Sepsis, Lungenentzündungen)
- Pilzinfektionen
- Schutz vor elektromagnetischer Strahlung

  → Methylenblau Spray (0,5%ig mit DMSO (10 %) und Wasser Ph. Eur.)
- Malariamittel

  → ca. 12 mg pro kg Körpergewicht ≈ ca. zwischen 750 und 1000 mg für einen Erwachsenen pro Tag

  → Kuren von 3 bis 7 Tagen sind üblich

Anwendungs- und Dosierungsempfehlungen

- 1%ige Lösung enthält nach Adam Riese pro Tropfen 0,5 Milligramm Methylenblau

  → 20 Tropfen entsprechen also 10 Milligramm
- Bei Einsatz als Trinklösung oder Infusion färbt es den Urin blau

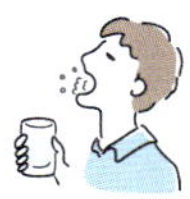

Gurgellösung

- Ca. 10 Tropfen pro Schluck Wasser (Anwendung der 1%igen Methylenblau-DMSO-Lösung direkt tropfenweise in Wasser)

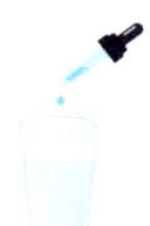

Innerliche/orale Anwendung

- Ca. 10 Tropfen der 1%igen Methylenblau-Lösung in das Trinkwasser geben
- Wahlweise ca. 20 Tropfen DMSO hinzugeben
- Einnahmezeitpunkt: am Abend

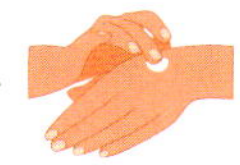

Äußerliche lokale Anwendung durch Tupfen

<u>Variante 1</u>

- 1%ige Methylenblau-DMSO-Lösung (anwendungsfertig)

<u>Variante 2</u>

- 0,75 - 1,0 g Methylenblau
- Pulver in Wasser lösen
- 20 Tropfen DMSO-Artemisa annua-Auszug hinzufügen

<u>Variante 3</u>

- 0,75 g Methylenblau
- 20 ml Wasser
- 10 ml DMSO

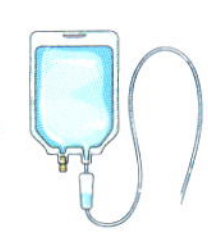

Infusion (NaCl- oder Ringer-Lösung)

- Max. 2 ml der 1%igen Methylenblau-Lösung
- Entspricht 20 mg in 500 ml NaCl 0,9 % oder E- oder RL-Infusion
- Zubereitung muss mithilfe eines sterilen Spritzenfilters ca. 0,2 Mikrometer Porengröße aufbereitet werden
- <u>Fließgeschwindigkeit:</u> langsam/mittel, ca. 60 min

Ihr Gesundheitswerkzeugkasten für neurodegenerative Erkrankungen

ALS, Bewegungsstörungen, Demenz, Multiple Sklerose, M. Alzheimer, M. Parkinson, Polyneuropathie, ...

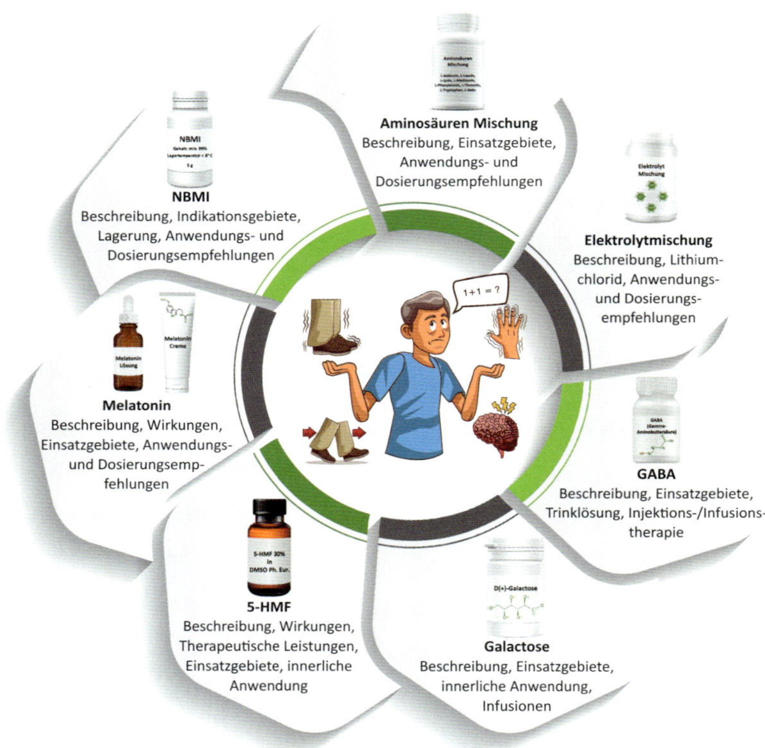

Weitere bewährte Gesundheitswerkzeugkastenmittel für neurodegenerative Erkrankungen

Acetyl-L-Carnitin, Alpha-Liponsäure, Curcumin, Ginkgo, Gotu Kola, L-Carnosin, Vitamin D3, K2, B12, ...

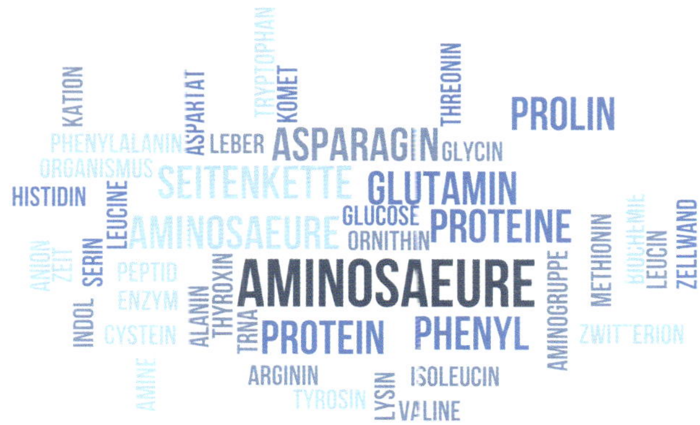

Aminosäuren Mischung

Beschreibung, Einsatzgebiete, Anwendungs- und Dosierungsempfehlungen

Beschreibung, Einsatzgebiete

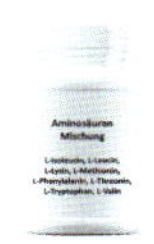

Beschreibung

- Aminosäuren können zusammen mit DMSO besser aufgenommen werden, sogar über die Haut
- Einzelne Aminosäuren haben sehr spezielle Wirkungen, zum Beispiel für die Nervenfunktion, als Botenstoffe oder als Synthesebausteine für den Stoffwechsel
- Die sogenannten acht essentiellen Aminosäuren sind als Bausteine für alle Körperproteine erforderlich

  → Gemisch aus 8 essentiellen Aminosäuren als Pulver
- Vorteilhaft auch für Kinder, da es sich nicht um Tabs handelt, die schwer zu schlucken sind

Einsatzgebiete

- Konzentrations- und Lernstörungen
- Entwicklungsverzögerungen
- Einschränkungen, die oftmals mit dem Down Syndrom einhergehen
- Neurodegenerative Erkrankungen (M. Parkinson, ALS, Alzheimer, Demenz, Polyneuropathie, ...)
- Epilepsie

Anwendungs- und Dosierungsempfehlungen

- Je nach Geschmack beliebig mischbar in Smoothies, Säften, Apfelbrei, Bananenbrei, Joghurt, ...
- Dabei in üblichen Verhältnissen kombinierbar mit DMSO, welches dann noch eingerührt wird
- Die Aminosäuren-Mischung kann auch über sonstiges Essen gestreut werden

Beispiele:

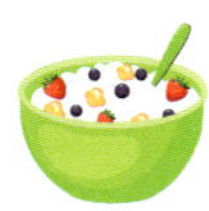

- Smoothie/Apfelbrei

  → 1/2 - 2 TL Aminosäuren-Mischung (Menge abhängig von Alter, Gewicht)

  → 1 - 2-mal täglich zwischen den Hauptmahlzeiten

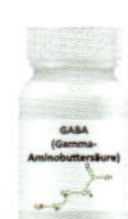

- Ergänzung mit GABA für abends

  - 0,5 bis 2 g GABA (gute Teelöffelspitze)
  - 5 g Aminosäuren-Mischung
  - 300 ml Wasser, Saft, Smoothie, ...
  - 1 TL DMSO

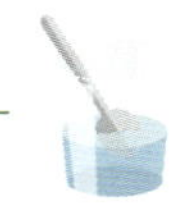

- Zusätzliche Anwendung von Galactose („Hirnzucker“)

  → 1 gehäufter Teelöffel, z.B. in Wasser gelöst

  → 1- bis 2-mal täglich, z.B. morgens und am späten Nachmittag

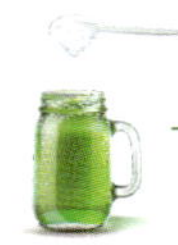

- Zusätzliche Anwendung von Magnesiumlactat

  → 1/2 Teelöffel in Saft, Smoothie, Tee, ...

  → 1-mal täglich mischen und schluckweise trinken

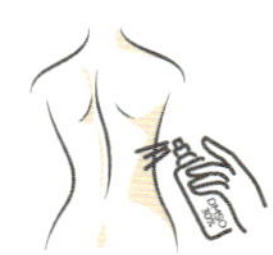

- Parallele Anwendung von DMSO äußerlich und Aminosäuren-Mischung innerlich

  → Aminosäuren wie beschrieben einnehmen und davor eine 30%ige DMSO Lösung auf Bauch, Rücken oder Beine (abwechselnd) einwirken lassen

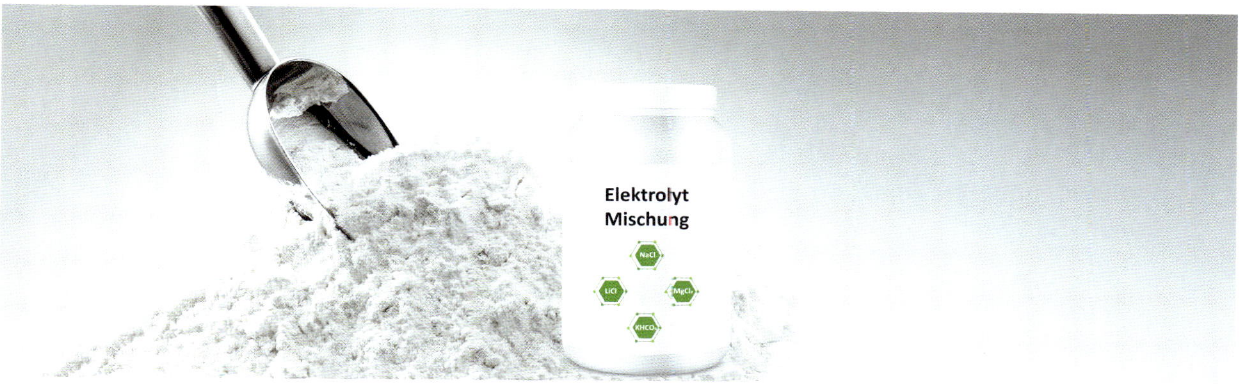

Elektrolytmischung

Beschreibung, Lithiumchlorid, Anwendungs- und Dosierungsempfehlungen

Beschreibung

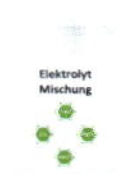

Elektrolytmischung

- Ausgewogene Mineralien-Mischung, die auch Lithium und Basensalz enthält
- Bestandteile: Natriumchlorid, Magnesiumchlorid, Kaliumhydrogencarbonat, Lithiumchlorid

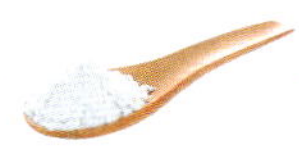

Lithiumchlorid

- Lebensverlängernde und neuroregenerative Wirkungen in Dosierungen von ca. 10 mg pro Tag gut erforscht
- Achtung: Lithiumchlorid hat eine wesentlich kleinere therapeutische Breite als zum Beispiel Natriumchlorid oder Kaliumchlorid!!! **Mengen von 25 mg pro Tag sollten keinesfalls überschritten werden!!!**
- Für gesundheitsförderliche Anwendungen von LiCl muss sichergestellt werden, dass Mengen eingesetzt werden, die weit niedriger sind als diejenigen, die in der Psychiatrie zur Behandlung von Psychosen eingesetzt werden

  → LiCl muss genau abgewogen werden
- Erstaunlich positive therapeutische Effekte zur Vorbeugung und Behandlung der Demenz

Anwendungs- und Dosierungsempfehlungen

- Beschriebene Mineralien-Mischung enthält in 2,5 g genau 10 mg Lithiumchlorid

  → höhere Mengen können zu unerwünschten Nebenwirkungen führen
- Empfehlung: 2,5 g werden in einem Liter Wasser gelöst und schluckweise über den Tag getrunken
- Bei erhöhter körperlicher Anstrengung/ Schwitzen kann eine zweite Portion angewendet werden
- Dosierung von Lithiumchlorid alleine zur Demenzprävention oder -behandlung:

  → ca. 10 bis maximal 20 mg pro Tag

  → abwiegen mit Milligramm-Waage

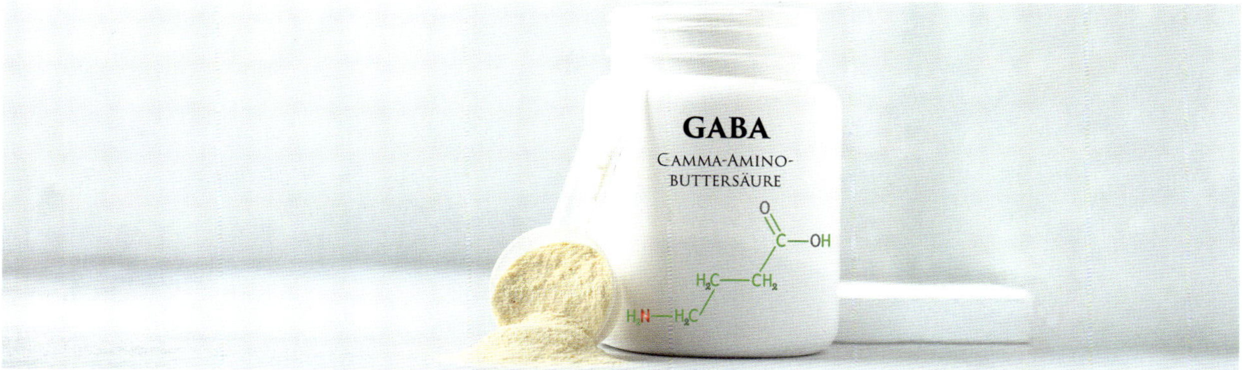

GABA

Beschreibung, Einsatzgebiete, Anwendungs- und Dosierungsempfehlungen

Beschreibung, Einsatzgebiete, Anwendungs- und Dosierungsempfehlungen

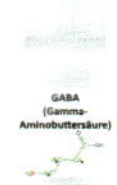

Beschreibung

- Abkürzung steht für Gamma-Aminobuttersäure und ist weder proteinogene Aminosäure noch übliche alpha-Aminosäure
- Wichtigster Botenstoff im zentralen Nervensystem von allen Säugetieren, der die Synapsentätigkeit hemmt, also „Overflow" verhindert
- Erzeugung im gesunden Körper aus Glutamat, welches seinerseits in Form der Glutaminsäure, eine alpha-Aminosäure, in vielen eiweißhaltigen Lebensmitteln reichlich vorhanden ist
- Kombination aus GABA, DMSO und weiteren Aminosäuren (siehe Abschnitt Aminosäuren-Mischung)

  → positive Forschungsergebnisse bei Kindern, Jugendlichen und Erwachsenen

  → deutlich mehr Zielstrebigkeit, Ordnungssinn, Konzentration, Motivation, ...

Einsatzgebiete

- Behandlung von Lernschwierigkeiten, Konzentrationsstörungen, Entwicklungsverzögerungen, Aufmerksamkeitsstörungen, neurodegenerative Prozesse, Einschlafstörungen, Epilepsie, Down-Syndrom, Geburtstrauma

Anwendungs- und Dosierungsempfehlungen

- Beispiel Trinklösung (siehe Aminosäuren-Mischung), 1 - 2 mal täglich, insbesondere am Abend
- Injektions-/Infusionstherapie (s.c., i.v.)
  - 0,5 g GABA in 10 ml NaCl 0,9 % lösen
  - Mischung durch Spritzenfilter (orange oder grau) in eine 20 ml Einwegspritze aufnehmen
  - 10 ml von der DMSO oder DMSO ML Ampulle dazugeben (bezogen auf DMSO handelt sich um eine 7,5%ige Lösung)
  - Fließgeschwindigkeit: mittel, ca. 45 min

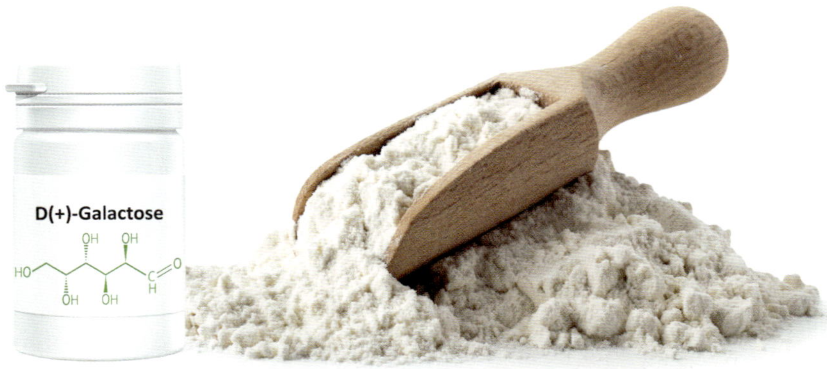

Galactose

Beschreibung, Einsatzgebiete, Innerliche Anwendung, Infusionen

Beschreibung, Einsatzgebiete

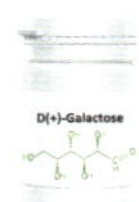

Beschreibung

- Historische Bezeichnung „Schleimzucker“ – Schwesterzucker der Glucose und Bestandteil des Milchzuckers
- Einfachzucker, der ohne Insulin von Zellen aufgenommen werden kann
- Kann im Gehirn/in Nervenzellen zur Synthese von Aminosäuren genutzt werden
- Bedingung für die lebenswichtigen Informationsübertragungen von Zelle zu Zelle und von Zelle zu Organen
- Leitet Signale der Körper-Elektrizität optimal weiter, insbesondere im Gehirn und ist somit essenziell für alles Informationsgeschehen im Körper

  → wichtiger Schutzfaktor vor Demenzgeschehen jeder Art
- Für den menschlichen Organismus essenziell

  → als Säugling erhalten wir es über den Milchzucker der Muttermilch
- Bestandteil des Zellgerüstes, welches die Zellen stabil hält
- Es wurde postuliert, dass Galactose die Bindung von mobilen Tumorzellen an Lektine verhindert und so die Metastasenbildung reduziert

Einsatzgebiete

- Neurodegenerative Erkrankungen, beginnende Diabetes, periphere Nervenschäden, Schlafstörungen, Muskelschwäche u.a.

Innerliche Anwendung, Infusionen

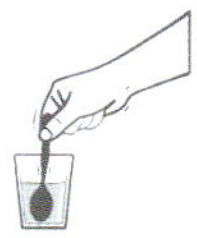

Innerliche/orale Anwendung

Variante 1

- 1-mal am Tag ca. 4 g etwa 1,5 Std. vor oder nach den Mahlzeiten
- Insulinspiegel befindet sich zu diesen Zeiten in einem Ruhezustand, was die Effektivität begünstigt
- In Wasser oder Tee einrühren oder einfach im Mund zergehen lassen

Variante 2 mit DMSO

- 1 gehäufter Teelöffel Galactose in einem Trinkglas mit Wasser verrühren
- 20 - 30 Tropfen DMSO dazugeben (ca. ein halber Teelöffel)
- 2-mal am Tag schluckweise trinken, sobald Hungergefühl aufkommt
- Sollte zwischen den Hauptmahlzeiten eingesetzt werden
- Evtl. in Kombination mit 1/2 - 2 TL Aminosäuren-Mischung

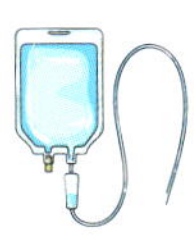

Infusionen

- Einsatz bei Morbus Alzheimer, Morbus Parkinson, hepatischer Enzephalopathie, Glucoseintoleranz, Insulinresistenz als „Erste Hilfe" für die Zellen
- Kombination aus Galactose und Xylit interessant und sinnvoll für die Infusionstherapie

Variante 1

- Gemischte Xylit-Galactose-Infusion als 5%ige Lösung
- 12,5 g Xylit und 12,5 g Galactose für 500 ml Kochsalzlösung
- Xylit gibt es als 5%ige Fertiglösung (rezeptpflichtig) oder in Eigenherstellung
- Galactose 5 g Infusionskonzentrat als Rezepturarznei oder als Eigenherstellung (siehe Variante 2)
- Xylit-Infusion zur Hälfte entleeren und mit 2 - 3 Flaschen der Galactose-Lösung ergänzen
- Mit NaCl- oder Ringer-Lösung auf 500 ml auffüllen
- Mischinfusion kann mit DMSO (DMSO M oder DMSO ML) als Kombinationspartner sowie mit Vitamin B1 (50 - 100 mg) ergänzt werden
- Infusionsdauer: ca. 60 Minuten (langsam)

Variante 2

- 5 g Galactose in einer kleinen Menge destilliertem Wasser lösen
- Durch sterilen Spritzenfilter (für wässrige Lösungen) mit ca. 0,2 Mikrometer Porendurchmesser in eine 20 ml Einwegspritze aufziehen
- Filter entfernen und die sterilisierte Galactose-Lösung mit einer neu aufgesteckten 1er Kanüle in eine 250 ml oder 500 ml Kochsalzlösung Infusion füllen
- Erweiterung: DMSO Ampulle (DMSO M, DMSO ML) hinzumischen und Vitamin B1 (50 - 100 mg)
- Infusionsdauer: mittel, ca. 45 Minuten

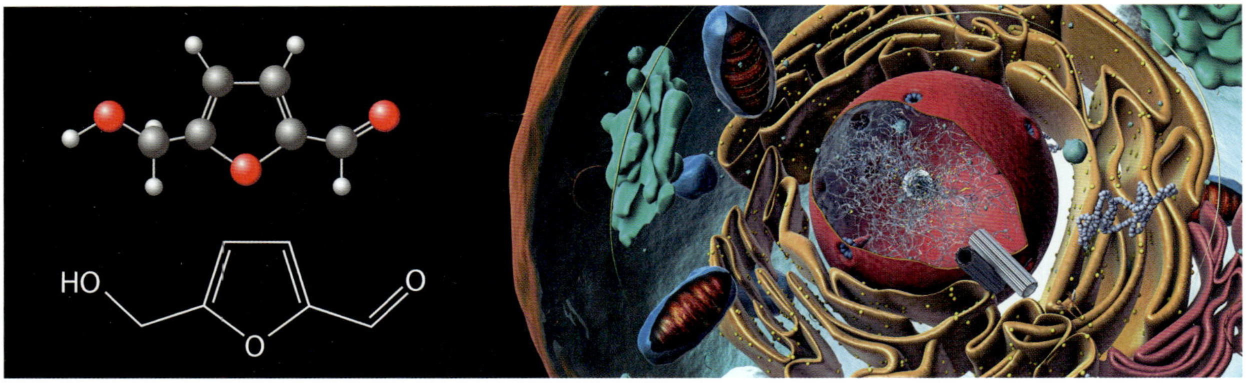

Hydroxymethylfurfural / 5-HMF

Beschreibung, Wirkungen, Therapeutische Leistungen, Einsatzgebiete, Innerliche Anwendung

Beschreibung, Wirkungen

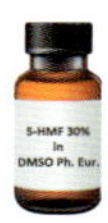

Beschreibung

- Kleinmolekulare Substanz, die mit einem Schmelzpunkt von nur gut 30 °C meist bei Raumtemperatur schon karamellartig zerflossen in der Flasche ankommt
- Ist in Spuren in Trockenpflaumen zu finden oder in länger gelagertem Honig oder Karamell
- Kein Bestandteil unseres körpereigenen Substanz Repertoires
- Gut erforschtes Mitochondrienschutz Mittel bei körperlichem und psychischem Stress

Wirkungen

- Positive Wirkung im Sinne der Regeneration und Stressreduzierung in der Vor- und Nachbehandlung von komplizierten Operationen
- Äußerst erstaunliche regenerative Wirkungen, die beispielsweise prä- und postoperativ im Bereich der Chirurgie in Studien gezeigt wurden
- Schützende und heilende Wirkung an der sogenannten inneren Mitochondrienmembran
- Schützt Zellen und insbesondere die Mitochondrien vor Zerstörung durch Stress unterschiedlichster Ursachen

Therapeutische Leistungen, Einsatzgebiete, Innerliche Anwendung

Therapeutische Leistungen

- Erhöhung Sauerstoffaufnahme
- Erhöhung Energieproduktion
- Kovalente Bindung von Ammoniak
- Entfernung Ammoniak aus dem Gehirn
- Bindung/Neutralisierung von freien Radikalen
- Erhöhung Glutathion und Superoxiddismutase
- Abbau Mitochondrien internes Peroxid

Einsatzgebiete

- Burnout
- Hoher Leistungsabruf
- Körperliches Trauma
- Oxidativer Stress
- Posttraumatische Syndrome
- Rehabilitation nach schweren Erkrankungen
- Stoffwechselveränderungen
- Vor/nach Operationen
- Chronische Müdigkeit (CFS)
- Allgemein schlechter Gesundheitszustand
- Präventiv bei Leistungssport

Innerliche/orale Anwendung

- 30%ige HMF-Lösung in DMSO Ph. Eur. (anwendungsfertig)
- 20 Tropfen in Glas Wasser, Tee oder in Smoothie einrühren ≈ 300 mg HMF
- 1-mal täglich
- 2-mal täglich in besonders akuten Fällen (nach schweren Operationen, Panikattacken, Burnout, Trauma)
- Einnahmezeitpunkt: gleichgültig und unabhängig von den Mahlzeiten, da es weder ein Oxidations- noch ein Reduktionsmittel ist

  → eher tagsüber, anstatt abends
- Zeitlich versetzte Einnahme zu Medikamenten (Abstand ca. 2 Stunden)
- Zeitlich versetzte Einnahme zu Oxidationsmitteln (Abstand ca. 1 - 2 Stunden), da 5-HMF oxidierbar ist

Infusion (NaCl- oder Ringer-Lösung)

- 1 - 3 ml 30%ige 5-HMF-Lösung in DMSO Ph. Eur. (anwendungsfertig)
- Entspricht 300 - 900 mg in 250 ml NaCl 0,9 %
- Fließgeschwindigkeit: langsam, ca. 60 - 90 min

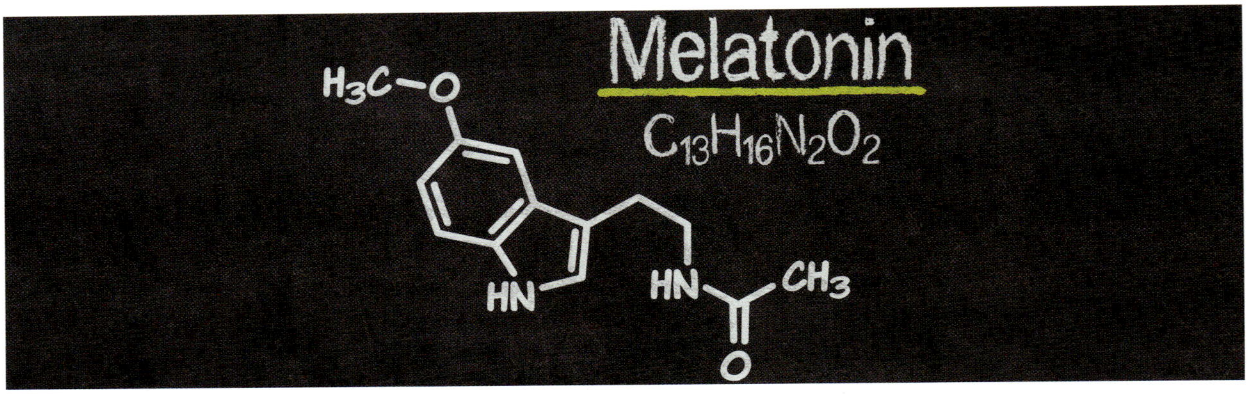

Melatonin

Beschreibung, Wirkungen, Einsatzgebiete, Anwendungs- und Dosierungsempfehlungen

Beschreibung, Wirkungen, Einsatzgebiete

Beschreibung

- Botenstoff, Nacht- bzw. Schlafhormon
- Wird von der Epiphyse (Zirbeldrüse) im Zwischenhirn aus dem Gewebshormon Serotonin gebildet

Wirkungen

- Wirkt vor allem neuroprotektiv und hilft uns in der Nacht zu entgiften und Regeneration und Heilung zu ermöglichen
- Trägt zum inneren Schutz der Mitochondrien bei
- Zusammen mit DMSO kann man beim Melatonin von vielen sich ergänzenden, synergistischen Wirkungen sprechen, wie beispielsweise auch der Gefäßerweiterung oder Bronchienerweiterung

Einsatzgebiete

- Morbus Alzheimer, vorzeitiges Altern, Krebs, Herzinfarkt, Schlaganfall, Diabetes, Grauer Star, Impotenz, Schlafstörungen, Rheuma, Allergien, Stress, Burnout, Migräne, Asthma, Epilepsie, Sehschwäche, Wechseljahrsbeschwerden, Jetlag, hoher Blutdruck, erhöhtes Cholesterin, Depressionen, Wochenbettdepression, Multiple Sklerose, Hormonhaushalt, Osteoporose, Morbus Parkinson, Schilddrüsenentzündungen, Spastiken, ALS, chronische Müdigkeit, Durchblutungsmangel, Haarausfall, Konzentrationsschwäche, Down Syndrom, ...

Anwendungs- und Dosierungsempfehlungen

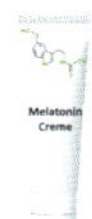

Aufnahme über die Haut

- Vorzuziehen, da es bei oraler Anwendung im Verdauungstrakt abgebaut und/oder im Zuge des First-Pass-Effekts deutlich reduziert wird
- Applikation zusammen mit DMSO an der Innenseite der Unterarme, am Bauch oder den Kniekehlen
- Anwendung über die Nasenschleimhaut als Nasenspray
- Melatonin-Creme

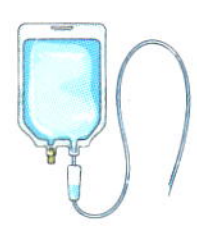

Infusion (NaCl- oder Ringer-Lösung)

- 2,5 bis 25 mg (= 1 bis 10 Tropfen einer 5%igen Melatonin-Lösung) in 250 ml NaCl 0,9 % oder andere
- Mit GABA kombinierbar
- <u>Fließgeschwindigkeit:</u> schnell, ca. 30 min

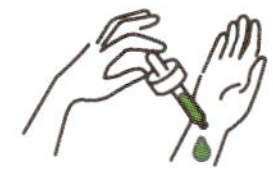

1 oder 5%ige Melatonin-Lösung in DMSO

- 1%ige Mischung enthält 0,5 mg Melatonin pro Tropfen

  → 1 - 6 Tropfen als Einschlafhilfe
- 5%ige Mischung enthält 2,5 mg Melatonin pro Tropfen

  → 10 Tropfen für Anwendungen, bei denen typischerweise mit Mengen bis 25 mg gearbeitet wird
- Beginn mit kleinen Mengen und je nach Befindlichkeit und Erfahrungen langsam steigern
- 1-mal täglich die entsprechende Tropfenanzahl vor dem Schlafengehen auf die Haut applizieren und mit den Fingerspitzen kurz verteilen

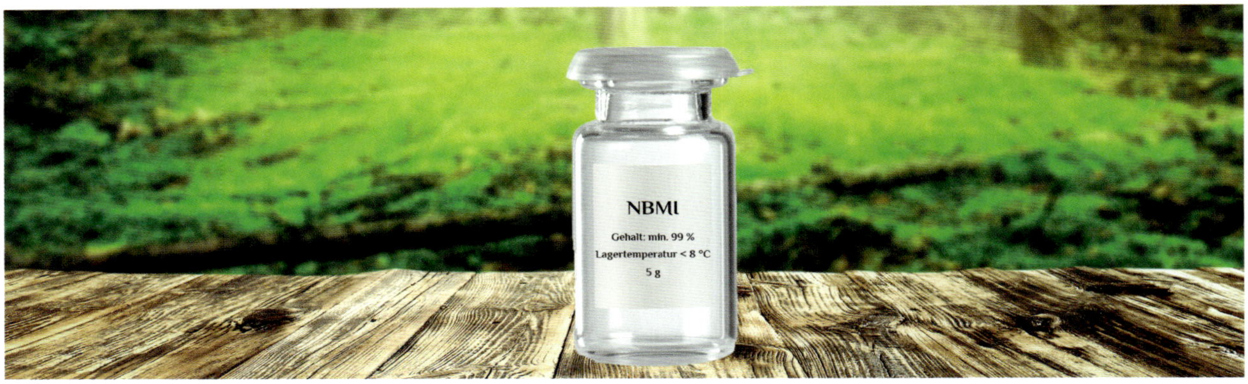

NBMI

Beschreibung, Einsatzgebiete, Lagerung, Anwendungs- und Dosierungsempfehlungen, Persönliche Empfehlungen, Injektion/Infusion

Beschreibung

- Erster und einzig bekannter fettlöslicher Schwer- und Übergangsmetall-Chelator
- Knochenmark- und Gehirn gängig
- Befreit das Nervengewebe von Quecksilber, Blei und Cadmium
- In Tierversuchen wurde eine starke Bindung von Methylquecksilber an NBMI festgestellt
- Bindungskräfte zwischen den Metallionen oder -atomen und dem NBMI Molekül sind deutlich stärker als dies mit den bisher bekannten wasserlöslichen Chelatoren wie DMSA, DMPS oder EDTA der Fall ist
- Keine Bindung und unerwünschte Ausleitung der wertvollen Metallionen (Zink, Kupfer, Eisen, Magnesium, Calcium) im Unterschied zu DMSA, DMPS oder EDTA

  → dadurch Ausleitung von toxischen Metallen ohne übliche Vorsichtsmaßnahmen wie z.B. Mineraliensubstitution

- NBMI ist fettlöslich

  → erreicht wesentlich mehr Verteilungsräume im Körper als die wasserlöslichen Chelatmittel (DMSA, EDTA, DMPS)

  → unterstützt natürlichen Ausscheidungsweg über Leber-Gallengänge-Darm

  (mit den bisherigen wasserlöslichen Chelatmitteln, DMSA, DMPS, EDTA (auch Gluconsäure u.v.a.) zwingen wir die Metalle über die Niere hinaus, was jedoch von der Natur her betrachtet eine Krücke ist, denn physiologisch entgiftet unser Körper Metalle über Leber-Galle-Darm)

  → Methode „Sammelurin-Analyse" nicht zielführend → Stuhlanalysen sind eher geeignet, jedoch aufwendiger und teurer

  → nutzen Sie Ihre eigene Körperwahrnehmung, anstatt auf Laboranalytik zu setzen

Einsatzgebiete, Lagerung, Anwendung, Empfehlungen, Injektion/Infusion

Einsatzgebiete

- Neurodegenerative Erkrankungsbilder (M. Parkinson, Demenz, Multiple Sklerose, ALS, Polyneuropathie, ...)
- Lungenerkrankungen, Entwicklungsverzögerungen, Impfschäden, Epilepsie, Schwindel, Konzentrationsstörungen, ...
- Metallbelastungen durch Zahnfüllungen, Arbeitsplatzexposition, Implantate
- Quecksilber-, Blei- oder Cadmium-Intoxikationen anderer Genese

Lagerung

- Lichtgeschützte, trockene und gekühlte Lagerung

  → im Kühlschrank (ca. 5 - 8 °C)
- Tiefkühlung bei längerer Nichtbenutzung
- Gut verschlossenes Gefäß (nur kurz für die Entnahme öffnen)

Allgemeine Anwendungs- und Dosierungsempfehlungen

- <u>Beginn:</u> 100 mg, 1-mal täglich
- <u>Im weiteren Verlauf:</u> 100 mg, 3-mal täglich
- Einnahme zusammen mit Fetten (Avocado, Pflanzenfett, Lecithin, Kokosöl, Nussmus, ...), da es gut fettlöslich ist

Anwendungsmöglichkeiten

- Abfüllen der abgewogenen Menge in magensaftresistente Kapseln und Einnahme mit Wasser vor dem Essen
- Vermischen mit Fett/Öl, wie Kokosfett, Olivenöl, Leinöl, Butter, Avocadomus, ...
- Auflösen in einigen ml DMSO und Nachverdünnung mit Wasser

Persönliche Empfehlungen

- <u>Beginn:</u> Anwendung der bekannten wasserlöslichen Chelatmittel (DMSA, EDTA, DMPS) bei vermuteter oder nachgewiesener Belastung mit blockierenden Übergangs- und Schwermetallen
- <u>Im weiteren Verlauf:</u> 100 - 300 mg NBMI Einnahme, 1-mal täglich
- <u>Für allgemeine Entgiftung:</u> Einnahme von 50 - 200 mg für ein paar Tage

  → danach pausieren
- Tägliche Anwendung für einige Wochen bei akut-schweren Symptomen oder nach konkreten Expositionen wie Füllungsentfernung, Impfung, ...
- Begleitung der Anwendung durch leberunterstützende Maßnahmen und anorganische Pulver (Heilerde, Zeolith, Kieselgur)

Injektion/Infusion

- Die Zubereitung aus NBMI mit DMSO bietet auch einen Zugang für die Anwendungsformen Injektion/Infusion
- NBMI ist alleine nicht wasserlöslich

Ihr Gesundheitswerkzeugkasten für akute oder chronische Schmerzsyndrome

Schmerzen am/im Bewegungsapparat: Arm, Becken, Brustwirbelsäule, Ellenbogen, Fuß, Gesäß, Hand, Hüfte, Kiefer, Knie, Kopf, Lendenwirbelsäule, Oberarm, Oberschenkel, Schulter, Unterarm, Unterschenkel, ...

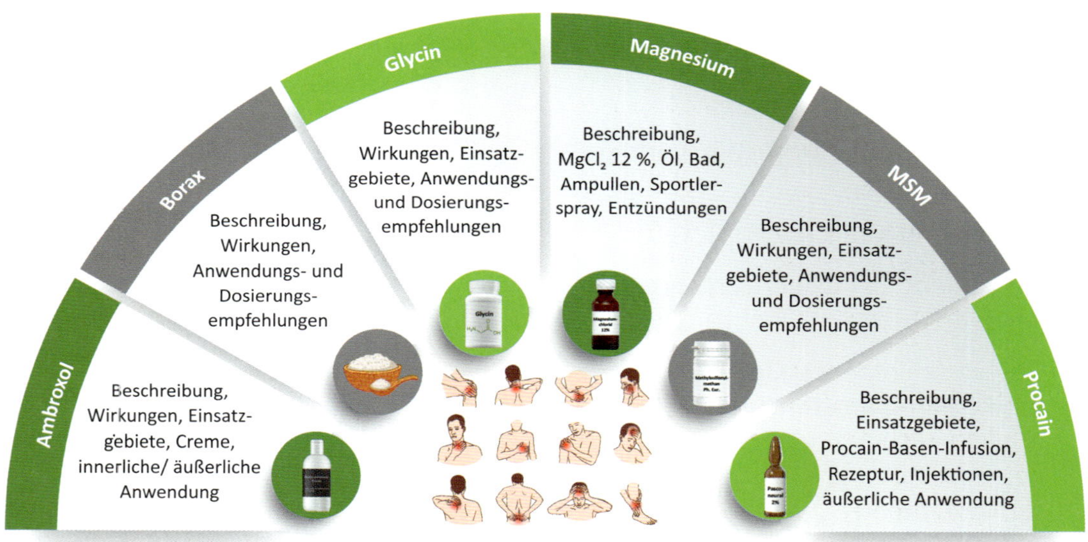

Weitere bewährte Gesundheitswerkzeugkastenmittel für akute oder chronische Schmerzsyndrome

Curcumin, DMSO-Arnika-Auszug, Glucosamin und Chondroitin, Hagebutte, OPC, Sango Koralle, **Selen**, Silizium, Teufelskralle, Vitamin D3, Vitamin K2, Zink, ...

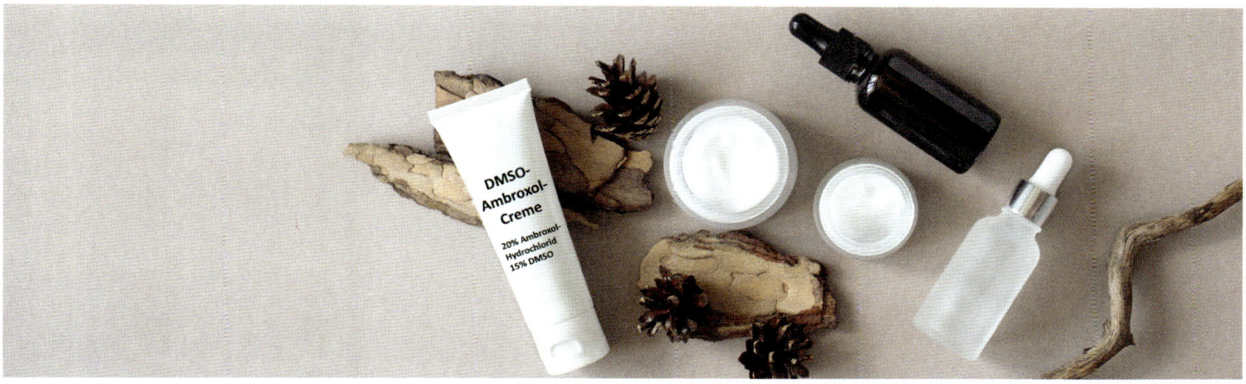

Ambroxol

Beschreibung, Wirkungen, Einsatzgebiete, Creme, Äußerliche Anwendung, Innerliche Anwendung

Beschreibung, Wirkungen, Einsatzgebiete

Beschreibung

- Ursprünglich als „Schleimlöser“ mit fraglicher Wirkung beworben

  → umso effektiver als topisches Schmerzmittel mit sehr geringem Nebenwirkungspotential
- Wirksamer als viele übliche Anästhetika
- In der pharmazeutischen und medizinischen Fachliteratur für den Einsatz bei hartnäckigen Entzündungs- und Nervenschmerzen beschrieben
- Ambroxol ist deutlich verträglicher und risikoärmer als Diclofenac
- Zählt dennoch zu den obligat Synthetics = Substanzen, die man in der Natur nicht finden kann

  → Organismus kann diese oft nicht „interpretieren“ bzw. gut abbauen, da an die Stoffklasse keine evolutionäre Anpassung erfolgen konnte

  → Ambroxol stellt eine Ausnahme dar

Wirkungen

- Antientzündliche Wirksamkeit ist belegt und damit trägt es in der Mischung mit DMSO synergistisch zur ganzheitlichen Schmerzbehandlung bei
- Hemmt Natriumkanäle etwa 40-mal potenter als Lidocain
- Auch antivirale Eigenschaften von Ambroxol werden neuerdings postuliert und untersucht

Einsatzgebiete

- Mischung aus DMSO und Ambroxol ist sehr gut äußerlich anwendbar
- Bei hartnäckigen Schmerzen wie Neuralgien, Morbus Sudeck, chronischen Rückenschmerzen, Sehnenansatz-Entzündungen, Phantomschmerzen, OP-Narben, Post-Zoster-Neuralgie, ...

Ambroxol-Creme, Äußerliche Anwendung, Innerliche Anwendung

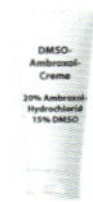

DMSO-Ambroxol-Creme

- Enthält 20 % Ambroxolhydrochlorid und 15 % DMSO
- Als Rezepturarznei für angemeldete Therapeuten bestellbar oder selbst mischen
- Hochwirksame und zugleich sehr gut verträgliche Möglichkeit, akute und chronische Schmerzen des gesamten Bewegungsapparates einschließlich peripherer Nerven zu behandeln

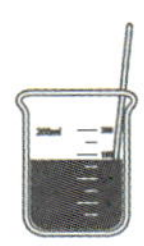

Äußerliche Anwendung als Creme

Variante 1: (50 g)

- 10 ml DMSO mit 25 ml Wasser Ph. Eur. verrühren
- 10 g Ambroxolhydrochlorid in dieser Mischflüssigkeit nach dem Abkühlen lösen
- 1 TL Hydroxyethylcellulose unter Rühren langsam dazugeben (als Gelbildner)
- 2 ml kolloidales Silber zur Konservierung einrühren

Variante 2: (50 g)

- 10 g DMSO
- 12,5 g Ambroxolhydrochlorid (als Laborchemikalie in pharmazeutischer Reinheit erhältlich)
- ca. 27,5 g DAC Basiscreme ad 50

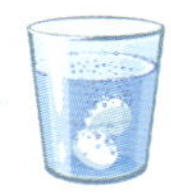

Innerliche/orale Anwendung

- Die meisten Ambroxol Tabletten kann man in Wasser aufschlämmen und diese Suspension filtern (z.B. Kaffeefilter), sodass die unlöslichen industriellen Beimengungen und Zuschlagstoffe (z.B. Stearate, Titanoxid, ...) im Filter hängen bleiben und das wässrig gelöste Ambroxol dann getrunken und/oder mit DMSO gemischt werden kann

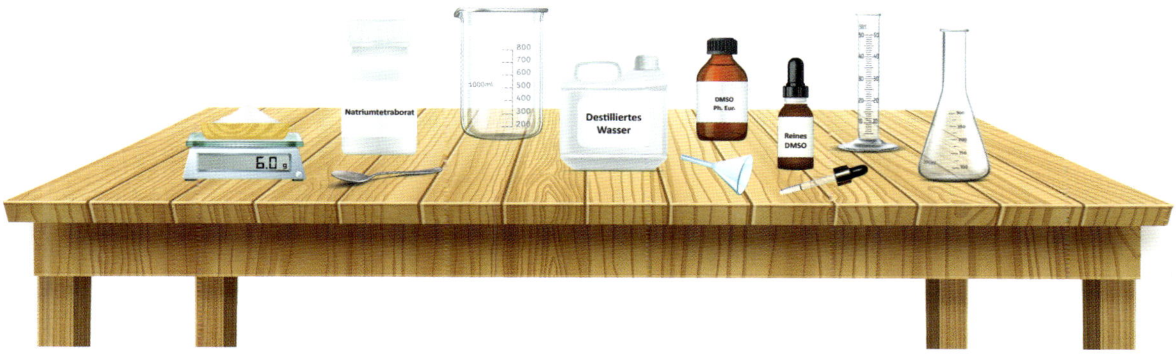

Borax

Beschreibung, Wirkungen, Anwendungs- und Dosierungsempfehlungen

Beschreibung

- Summenformel $Na_2B_4O_7$ x 10 H_2O – enthält also einen hohen Kristallwasseranteil und pro Molekül 4 Boratome im Kristallverband
- Natriumsalz der schwachen Borsäure
- Borax löst sich nur mäßig in Wasser und die Lösung hat einen pH-Wert von 9,1 bis 9,2 – ist also deutlich alkalisch, weshalb man Borax zu den Basensalzen zählen kann
- Borverbindungen werden rasch und fast vollständig mit dem Urin wieder ausgeschieden
- Durch chemische Dünger und den Griff zu minderwertigen Lebensmitteln nehmen wir heute viel weniger Bor auf als vor 50 oder 100 Jahren
- Wirksames Element ist das in Borax enthaltene Bor
- In handelsüblichem Borax (Dinatriumtetraborat-Decahydrat) ist Bor jedoch nur zu knapp 3 % enthalten
- Bor wird im ganzen Körper verteilt gespeichert

  → höchste Konzentration findet sich in den Nebenschilddrüsen, gefolgt von Knochen und Zahnschmelz
- Borax-Lösungen werden bis kurz vor der Anwendung getrennt von den DMSO-Magnesiumchlorid-Mischungen gehalten
- Borax-Lösungen ab Konzentrationen von 5 Gramm pro Liter sind langzeitstabil
- Borax muss in destilliertem Wasser oder pharmazeutischem Wasser gelöst werden, da es sonst zu Ausfällungen/Niederschlägen kommt, z.B. durch Calciumionen (im Leitungswasser)
- Der Lösungsvorgang von Borax in Wasser kann durch gelindes Erwärmen beschleunigt werden

Wirkungen, Anwendungs- und Dosierungsempfehlungen

Wirkungen

- Wirkt stark desinfizierend, insbesondere gegen Pilze und Viren, aber nur schwach antibakteriell
- Ist an der Umwandlung von Vitamin D in seine aktive Form beteiligt
- Hilft dem Körper dabei, Kalzium besser in den Knochen und Zähnen einzulagern
- Die Anwendung von Borax zusammen mit Magnesium- und Kalium-Salzen bei Osteoporose ist inzwischen etabliert
- Verbesserungen bei Herzproblemen und Schuppenflechte, Stärkung der Sehkraft, des Gleichgewichtssinns und des Gedächtnisses sowie Verbesserung der Kognitionsleistung
- Borverbindungen haben tumorhemmende Eigenschaften und sind potente Wirkstoffe zur Vorbeugung und Behandlung von Osteoporose und Entzündungen
- Wirkt gerinnungshemmend und verhindert Gewebsentartungen

Anwendungs- und Dosierungsempfehlungen

<u>Anwendungsfertige 100 ml Borax-Lösung 2,5 %</u>

- Entspricht 71 mg reines Bor in der gesamten Lösung
- <u>Empfehlung:</u> ca. 5 mg Bor pro Tag → ca. 30 Tropfen bis zu 7 ml in ein Glas Wasser einmal täglich
- Als 2,5%ige Lösung kann Borax direkt auf äußerlichen Pilzinfektionen angewendet werden – mit oder ohne DMSO

<u>Eigenherstellung</u>

- <u>Stammlösung:</u> Gehäufter Teelöffel Borax Pulver (ca. 6 - 7 g) in 1 Liter Wasser (Umkehrosmosewasser, destilliertes Wasser) geben, gut umrühren und auflösen
- In eine saubere Glasflasche füllen und beschriften
- <u>Standarddosis:</u> ca. 1 Teelöffel bis 2 Esslöffel der Stammlösung in Glas Wasser 1-mal täglich
- <u>Optional:</u> Direkt vor der Anwendung mit DMSO vermischen
- Menge kann auf 3 oder mehr Standarddosen bei akuten Symptomen und Erkrankungen wie Arthrose/Arthritis, Osteoporose, Gelenksteifheit im Alter, Entkalkung der Zirbeldrüse, ... erhöht werden

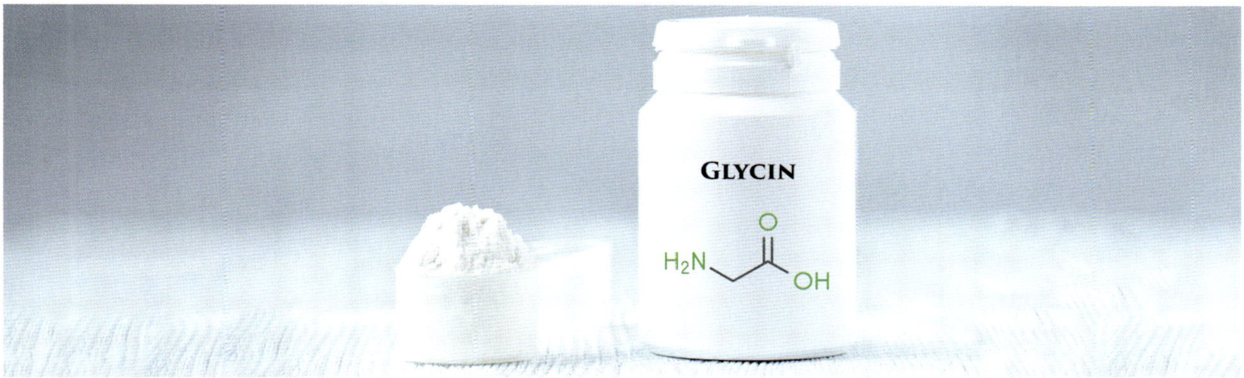

Glycin

Beschreibung, Wirkungen, Einsatzgebiete,
Anwendungs- und Dosierungsempfehlungen

Beschreibung, Wirkungen

Beschreibung

- Keine essenzielle Aminosäure

  → kann also intern weitgehend durch den Stoffwechsel aus anderen Aminosäuren oder Vorstufen erzeugt werden
- Schmeckt süßlich und wird in der Lebensmittelindustrie eingesetzt (E 640)
- Mangelerscheinungen nur möglich, wenn zu wenig Proteine aufgenommen werden oder Enzymdefizite und Enzymdisfunktionen von Enzymen, die zur Verwertung des Glycins notwendig sind, auftreten
- Höchsten molekularen Anteil hat Glycin im Kollagen

Wirkungen

- Wirkt vorzeitigen Alterserscheinungen im Bereich Haut, Muskeln/Faszien, Sehnen, Gelenke, Knochen, Gefäßwände entgegen
- Fördert Muskelaufbau, Wachstumshormonfreisetzung, Heilungsprozesse, Kollagenbildung
- Mindert den ATP Abbau
- Im zentralen Nervensystem, vor allem im Bereich Hirnstamm/Rückenmark wirkt Glycin als inhibitorischer Neurotransmitter – ein Mangel kann zu Krämpfen führen

Einsatzgebiete, Anwendungs- und Dosierungsempfehlungen

Einsatzgebiete

- Behandlung von Osteoporose, Arteriosklerose, Arthrose aufgrund der Kollagenunterstützung
- Muskelverspannungen
- Angstzustände/Panik
- Unterstützung von Gedächtnis und Konzentration
- Schlafförderung
- Hypoglykämie (Unterzucker)
- Unterstützung der Leberfunktion
- Reduktion von Entzündungsreaktionen
- Infusionslösungen für die parenterale Ernährung

Anwendungs- und Dosierungsempfehlungen

Innerliche/orale Anwendung

- Reines Pulver grammweise in Smoothies, Getränken und Speisen geben

Äußerliche Anwendung

- Glycin zusammen mit DMSO in Gel- oder Salbenform
- Evtl. in Kombination mit Magnesiumsalzen, (+)-Milchsäure oder Eigenurin
- Bei Arthrose, Gicht, Muskelschwäche, Krampfadern, Hautstraffung, Schönheit, Anti-Aging

Injektionen/Infusionen

- Sterile Fertiglösung 1 g Glycin in 10 ml (rezeptfrei)
- Eigenherstellung aus einer Lösung von Glycin in NaCl 0,9 % mithilfe steriler Spritzenfilter für wässrige Lösungen (grau oder orange)
- Bei Panikattacken, starken Krämpfen, latenter Hypoglykämie, starken Entzündungen (mit DMSO), nach Verletzungen, Operationen
- Fließgeschwindigkeit: mittel, ca. 45 min

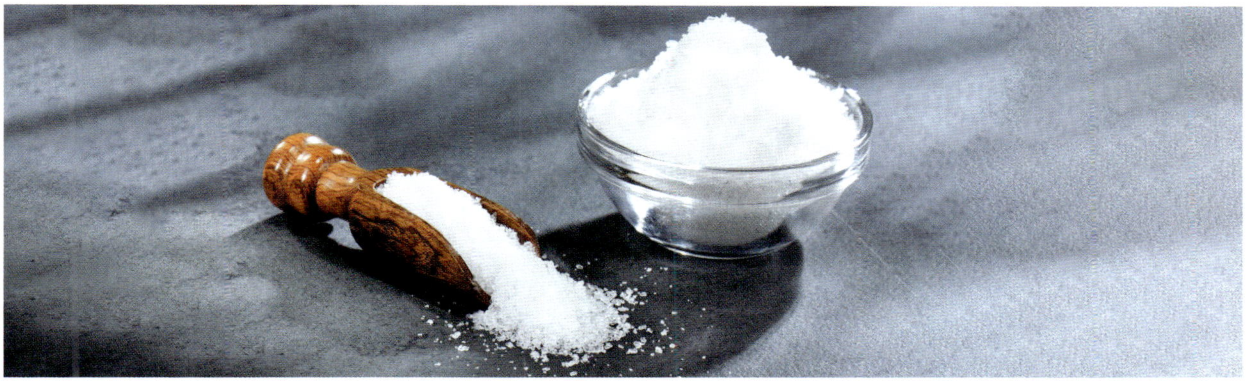

Magnesium

Beschreibung, Magnesiumchlorid, Magnesium-Öl, Magensiumbad, DMSO Ampullen, Sportlerspray, Mischungen

Beschreibung

- Magnesium-Ionen wirken gefäßerweiternd, muskelrelaxierend und Sympathikus lösend
- DMSO und Magnesium-Ionen haben ähnliche Wirkungen und können sich deshalb therapeutisch gegenseitig unterstützen
- Synergismus gilt für alle Arten von Magnesiumsalz wie Magnesiumsulfat (Bittersalz, Epsom salt), Magnesiumchlorid, Magnesiumlactat oder Magnesiumcitrat
- Bittersalz (Magnesiumsulfat, $MgSO_4$) eignet sich als Badezusatz zur Hautpflege
- DMSO-$MgSO_4$-Mischungen eignen sich zur gezielten Behandlung von Hautunreinheiten
- Sowohl Magnesiumsulfat als auch Magnesium-Chlorid erniedrigen den pH-Wert des Wassers

  → dies muss eventuell mit Basensalz ausgeglichen werden, wenn solche Mischungen in Körperhöhlen und/oder auf Schleimhaut angewendet werden sollen
- Entscheidend für Herstellung einer Verdünnungsflüssigkeit mit Magnesium-Ionen ist, dass sich das ausgewählte Magnesiumsalz in Wasser gut löst, damit die Lösung eine hohe Menge an Magnesium-Ionen enthält

  → gilt nicht für Magnesiumcarbonat oder Magnesiumoxid, da sich diese beiden ganz schlecht in Wasser lösen
- Durchgesetzt hat sich das Magnesiumchlorid, da das Anion Chlorid Cl- in unserem Körper, neben Sulfat und Phosphat, am meisten verbreitet ist
- Empfehlung: Magnesiumchlorid 12 %

Beschreibung und Herstellung Magnesiumchlorid, Magnesium-Öl

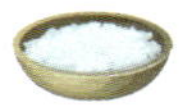

Magnesiumchlorid 12 %

- Geht auf den französischen Chirurgen Professor Pierre Delbet zurück
- Er fand heraus, dass die ca. 12%ige Lösung am besten wundheilungsfördernd wirkt
- Verwendung als „Tonicum" in Schnapsglasmengen in Wasser verdünnt
- Gemisch bleibt mit beliebig hohen Mengen DMSO immer flüssig (bei Raumtemperatur) aufgrund der richtigen Konzentration
- Auf der Haut entstehen keine unangenehmen und überflüssigen Krusten wie bei der Verwendung von Magnesium-Öl (> 30%ige $MgCl_2$-Lösungen)
- Magnesiumchlorid ist kein Basensalz, sondern erniedrigt den pH-Wert von wässrigen Lösungen
- Magnesiumchlorid eignet sich auch als „Kochsalz" für die natriumarme Küche im diätetischen Bereich, da es den Blutdruck eher senkt, die Nieren schont und die Muskulatur entspannt
- DMSO-Magnesiumchlorid-Lösungen bis kurz vor der Anwendung getrennt von Borax-Lösungen aufbewahren
- DMSO-Magnesiumchlorid-Mischungen eignen sich zur äußerlichen Anwendung bei allen Symptomen des gesamten Bewegungsapparates
- Herstellung von Mischungen als Nasentropfen, Ohrentropfen, Mundspülungen, Einlauf, Scheidenspülungen

  → Verdünnung 1:9 mit pharmazeutischem Wasser (Salzkonzentration liegt dann im isotonischen Bereich)

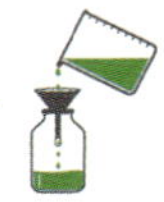

Herstellung 12%ige Magnesiumchlorid Lösung

- 120 g Magnesiumchlorid-Hexahydrat werden mit reinem Wasser auf 1000 g aufgefüllt

  → verwendet wird pharmazeutisch geprüftes $MgCl_2$ und pharmazeutisches Wasser

  → keine organischen Magnesiumsalze, wie z.B. Magnesium-Citrat, verwenden, da diese Mischungen schnell verkeimen
- <u>Beispiel:</u> 30%ige DMSO-Lösung mit Magnesiumchlorid in 100 ml Gesamtmenge

  - 30 ml DMSO Ph. Eur.
  - 70 ml $MgCl_2$ 12 % (zuvor hergestellte Lösung)
  - Abfüllung in Braunglasflasche
- Einsatz für die äußerliche Anwendung bei allen Symptomen des Bewegungsapparates

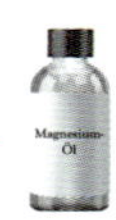

Magnesium-Öl

- Hierbei handelt es sich um eine ca. 30%ige Magnesiumchlorid-Lösung
- Bei Einsatz von Magnesium-Öl als Verdünnungsflüssigkeit für DMSO

  → Mischung wird in der Regel fest

  <u>Grund:</u> Konzentration an Magnesiumchlorid mit ca. 30 % ist zu hoch

  <u>Lösung:</u> Magnesium-Öl vorher 1:1 mit Wasser verdünnen

  → $MgCl_2$-Konzentration von 15 %

Magnesiumbad, Ampullen, Sportlerspray, Mischungen

Magnesiumbad

- Mit Magnesiumsulfat oder Magnesiumchlorid – einige Esslöffel bis 250 Gramm

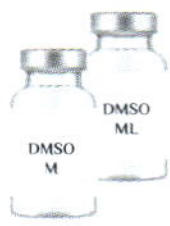

DMSO Ampullen

<u>DMSO M</u> (15 % DMSO-Lösung mit 1,5 g Magnesiumchlorid)

- Einläufe, Injektionen (Verdünnung erforderlich), Infusionen (z.B. für Wasserstoffperoxid-DMSO Infusion), Blasen- und Scheidenspülungen, Gefäßerkrankungen (Arteriosklerose)

<u>DMSO ML</u> (15 % DMSO-Lösung mit Magnesiumlactat)

- Infusionen, Injektionen (s.c.), Wund- und Einheilungsstörungen (Implantologie, Zahnextraktion, Knochenaufbau, ...), Abbau von Übersäuerung

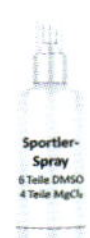

Sportlerspray

- 6 Teile DMSO, 4 Teile Magnesiumchlorid 12 %

  → 1- bis 2-mal täglich aufsprühen und ohne Kleidungskontakt einziehen lassen

- Bei empfindlicher Haut: 3 Teile DMSO, 7 Teile Magnesiumchlorid 12 %

  → eventuell mit natürlichen Fetten/ Aloe Gel nachpflegen

- In akuten Fällen bei Gelenkproblemen, Sportverletzungen, Arthrose/Arthritis, Myogelosen, Narben, Wundheilung, ...

Mischungen

<u>Gehörgangsentzündung</u>

- 1,5 Teile DMSO, 1,5 Teile Magnesiumchlorid-Lösung 12 %, 7 Teile destilliertes oder pharmazeutisches Wasser

  → 2- bis 3-mal täglich großzügig in Ohr und Nase tropfen (beidseitig), 5 - 10 Minuten in Liegeposition verbleiben

<u>Schleimhautentzündungen</u>

- 1,5 Teile DMSO, 1,5 Teile Magnesiumchlorid-Lösung 12 %, 7 Teile destilliertes oder pharmazeutisches Wasser

  → sprühen oder auftupfen

<u>Zahnwurzelentzündung</u>

- 3 Teile DMSO, 7 Teile Magnesiumchlorid-Lösung 12 %

  → Kieferbereich benetzen, 1- bis 2-mal täglich

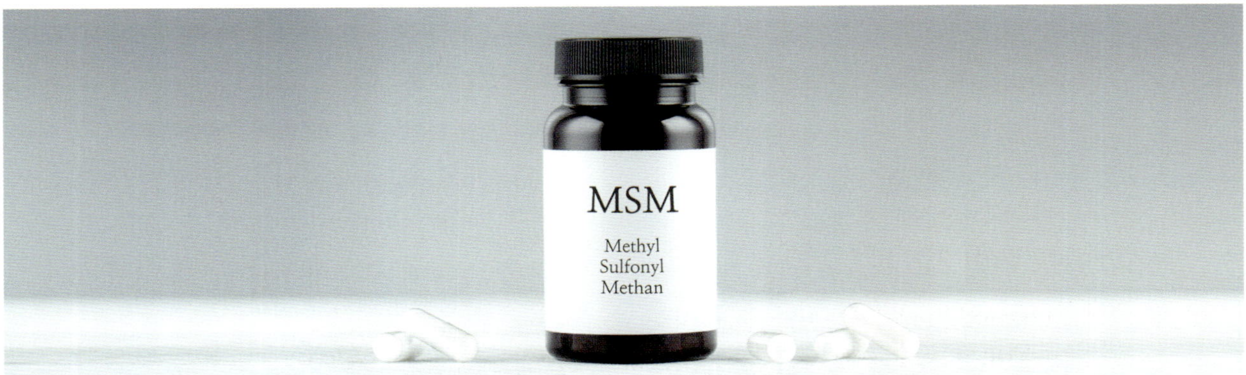

MSM

Beschreibung, Wirkungen, Einsatzgebiete, Anwendungs- und Dosierungsempfehlungen

Beschreibung

- Methylsulfonylmethan – organische Schwefelverbindung
- Internationaler Name lautet Dimethylsulfon und weist auf die enge Verwandtschaft zu DMSO hin
- Es handelt es sich um das direkte Oxidationsprodukt von DMSO (offizielle Abkürzung lautet $DMSO_2$)
- Natürlich vorkommende Substanz, welche in kleinen Mengen auch in Obst, Gemüse, Getreide, Fleisch und Milch zu finden ist
- Schwefel ist lebenswichtiges, 8 häufigstes, Element unseres Körpers

  → Körper enthält 5-mal mehr Schwefel als Magnesium und 40-mal mehr Schwefel als Eisen
- Essenzieller Baustein vieler zentraler Hormone, Enzyme und Proteine
- Wichtiger Bestandteil der Strukturproteine Kollagen und Keratin und damit wesentlich für die Gesundheit des Bindegewebes und der Gelenke, Haare, Haut und Nägel
- Wird zur Aktivierung von Biotin (B7), Pantothensäure (B5) und Thiamin (B1) benötigt
- Wird Turnierpferden vor dem Rennen verabreicht, um Muskelkater zu verhindern – nach dem Rennen wirkt es gegen Krämpfe
- Durch Einnahme in Verbindung mit Glucosamin, einer Schlüsselsubstanz für die Neubildung von Knorpelgewebe, kann MSM Schmerzen lindern und dabei unterstützen, abgenutzte oder geschädigte Knorpel in Gelenken, Bändern und Sehnen durch gesunde, flexible und neue Zellen zu ersetzen
- In unserem Organismus werden über 50 % einer aufgenommenen Menge an DMSO enzymatisch zu MSM oxidiert
- MSM und DMSO ergänzen sich in ihren Wirkungen, insbesondere bei der äußerlichen Anwendung für vielfältige Symptome des Bewegungsapparates
- Wirkung von MSM wird durch DMSO unterstützt (obwohl beide Mittel biochemisch sehr ähnlich sind)

  → DMSO zeigt prinzipiell ein breiteres Wirkungsspektrum als MSM, jedoch ist insbesondere die Sauerstoffkonzentration erhöhende Wirkung von DMSO durch MSM nochmals verbessert

Wirkungen, Einsatzgebiete, Anwendungs- und Dosierungsempfehlungen

Wirkungen

- Antioxidative, antientzündliche und immunologische Wirkungen
- Wirkt über den Abtransport von Gewebsflüssigkeit abschwellend und fördert die Durchblutung und Nährstoffversorgung des kranken Gewebes
- Reduziert Schmerzen und Entzündungen
- Fördert den Knorpelaufbau
- Stärkt das Bindegewebe
- Beschleunigt die Wundheilung
- Verlangsamt den Alterungsprozess

Einsatzgebiete

- Chronische Schmerzen, Arthritis / Arthrose, Fibromyalgie, Akne, Geschwüre, Hautschäden, Allergien, Asthma, Rheuma, Entzündungen, Sportverletzungen, ...

Anwendungs- und Dosierungsempfehlungen

<u>Beginne mit niedrigen Dosierungen von ca. 1,5 Gramm pro Tag</u>

- Um eine zu schnelle Entgiftung zu verhindern, was gelegentlich vorkommt
- In der ersten Woche z.B. 1,5 g, in der zweiten verdoppeln usw.
- Verträglichkeit beobachten, z.B. bezüglich Verdauung – zu viel MSM kann abführend wirken

<u>Auch Einnahme von hohen Dosen möglich (6 - 10 g)</u>

- Bei solchen größeren Mengen am besten auf drei Teilmengen pro Tag aufteilen
- Verträgliche Mengen können so lange wie nötig/gewünscht eingenommen werden

  → MSM hat keine bekannten Nebenwirkungen
- DMSO und MSM werden sehr gerne kombiniert benutzt

  → entweder als direkte Mischung, DMSO + Wasser + MSM für äußerliche Anwendungen oder als MSM oral und DMSO äußerlich

  → ebenso kann man DMSO oral und MSM oral nutzen

<u>Zur Geschmacksverbesserung / Wirkungssteigerung</u>

- MSM in Wasser auflösen und etwas Zitronensaft (frisch gepresst) dazugeben

  → ideal kombinierbar ist es mit Vitamin C, da dieses die MSM-Wirkung verstärkt
- Wahlweise ca. 20 - 30 Tropfen DMSO hinzufügen

DMSO-Magnesium-MSM-Infusion

- 500 ml Ringer-Lösung
- 1 Ampulle $MgSO_4$ 10 % (z.B. Verla, Drossa, Protina, ...)
- 10 Gramm MSM (Apotheke siehe Bezugsquelle auf <u>www.MedizinZumSelbermachen.de</u> oder Eigenherstellung mithilfe steriler Spritzenfilter)
- <u>Fließgeschwindigkeit:</u> mittel, ca. 45 min

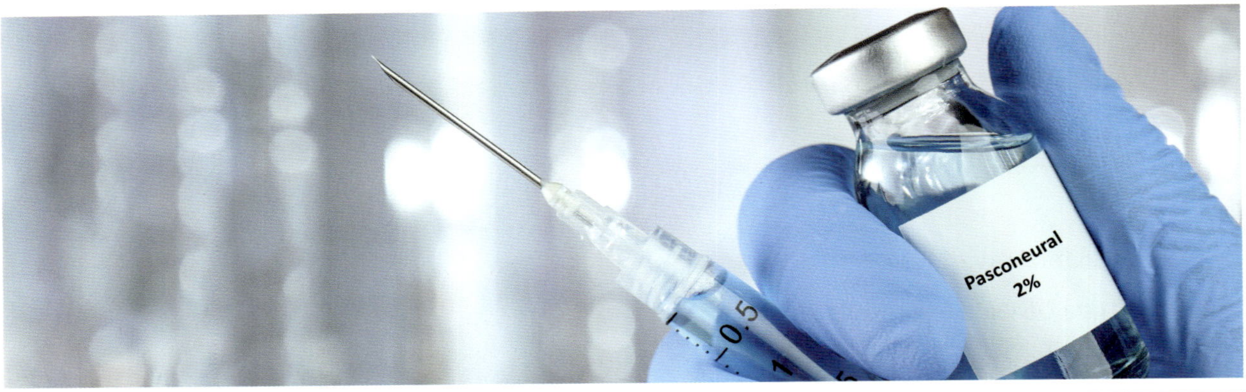

Procain

Beschreibung, Einsatzgebiete, Äußerliche Anwendung, Injektionen, Procain-Basen-Infusion, Rezepturen

Beschreibung, Einsatzgebiete

Beschreibung

- Mittel der Wahl für die sog. Neuraltherapie
- Wurde ursprünglich aus Agaven isoliert und 1904 erstmals von Alfred Einhorn bei den Farbwerken synthetisiert und mit einem deutschen Reichspatent besichert
- Reset von Schmerzpunkten (kann das „Schmerzgedächtnis“ auflösen)
- Auch Anwendung im Bereich Schönheit/Ästhetik für Mesotherapie oder in Cremes
- Anregung der Regeneration (siehe auch Altersforscherin Prof. Dr. Dr. Ana Aslan)
- <u>Einziger Nachteil:</u> keine gute Flutung im Gewebe, mäßige Aufnahme in den Zellen
- Jedoch kleinmolekulare Substanz

  → Procain wird von DMSO sehr gut transportiert und sogar pH-Wert unabhängig in Zellen geschleust

  → DMSO zur Erhöhung der Reichweite sowie zur Verbesserung der Zellgängigkeit, d.h. Procain ohne Injektion in tiefere Gewebeschichten leiten = „Neuraltherapie ohne Nadel“

Einsatzgebiete

- Neuraltherapie
- Schmerzsyndrome
- Durchblutungsstörungen
- Narbenentstörung

Äußerliche Anwendung, Injektionen, Procain-Basen-Infusion

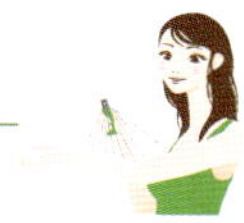

Äußerliche Anwendung

- 30 ml DMSO
- 20 ml Procain (2 % - Pasconeural)
- 50 ml $MgCl_2$-Lösung (12 %)
- Optional: 1 TL Hydroxyethylcellulose (Herstellung eines Gels)
- 1- bis 2-mal täglich aufsprühen oder auftupfen
- Behandlung von Narben, Muskelverhärtungen, Schmerzpunkten, Sehnenentzündungen, Neuralgien

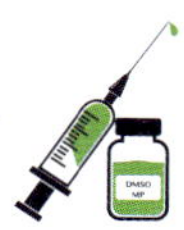

Injektionen (s.c., i.m., i.a.)

- DMSO MP (15 % DMSO-Lösung, 200 mg Procain, Magnesiumchlorid)

  → Einsatzgebiete: Neuraltherapie, Neuralgien, Behandlung von Schmerzen, Ohren-/Nasentropfen, Verhärtungen, Muskelschmerzen, Narbenschmerzen
- Eigenherstellung: 15%ige DMSO-Lösungen

  → Beispiel: 1,5 ml DMSO, 8,5 ml Procain-Lösung 1 oder 2%ig

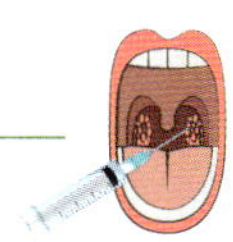

Rachenmandel Injektion

- DMSO MP oder Eigenmischung aus 2 ml Procain 1 – 2 %
- 1 ml DMSO Ph. Eur. und 2 ml NaCl 0,9 % wird mit gekürztem Kanülenköcher verabreicht

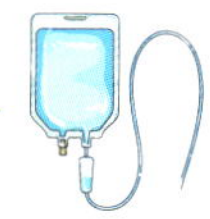

Procain-Basen-Infusion

- Anwendung von Infusionen mit Procain (Lokalanästhetikum) und Natriumhydrogencarbonat (Basensalz) in einer isotonischen Kochsalzlösung
- Kombination beider Substanzen verbessert das Durchdringen von Zellmembranen und gewährleistet verlängerte Wirkung
- Die Kombination aus Natron und Procain wird sowohl in der Schmerztherapie als auch in der Regulations- und Regenerationsmedizin erfolgreich angewendet
- Sterile Natron-Lösungen sind in Ampullen und Stechflaschen, zum Beispiel mit dem Handelsnamen NaBic von den Firmen Braun oder Köhler, erhältlich – übliche Konzentration ist 8,4 %, es gibt jedoch auch 4,2%ige Produkte
- Indikationen:
  - Akute und chronische Entzündungen
  - Akute und chronische Schmerzzustände, auch des Bewegungsapparates wie z.B. Zwischenwirbelscheiben-Syndrome, Neuralgien, Therapieblockaden
  - Rheuma- und Arthrose Therapie
  - Vor- und Nachbehandlung bei größeren Operationen (bessere Wundheilung)
  - Biologische Krebstherapie (oft in Kombination mit zusätzlichen Verfahren)

Rezepturen

Procain-Basen-Infusion – Rezeptur

- 250 ml NaCl 0,9 % Lösung oder Ringer Lösung plus 50 bis 100 ml handelsübliche Natriumhydrogencarbonat Lösung 8,4 % („NaBic“)

  ODER

  250 ml Na-Bicarbonat-Lösung 4,2 %
- Dazu kommen 10 ml Procain Lösung 2 % (z.B. Pasconeural, freiverkäuflich), entsprechend 200 mg Procain
- Wahlweise zusätzlich bis zu 7,5 Gramm DMSO mit der anwendungsfertigen Mischung DMSO MP oder einzeln als DMSO Ph. Eur.
- <u>Anwendungshäufigkeit:</u> 1- bis 3-mal wöchentlich
- <u>Fließgeschwindigkeit:</u> langsam, mindestens 60 Minuten
- Diese Infusions-Rezeptur eignet sich auch hervorragend als Rektal-Infusion
- Insbesondere für die Rektalinfusion sind keine besonderen Kenntnisse oder Fertigkeiten notwendig – das abgeschnittene Ende des Infusionssystems wird mit Hilfe von etwas Gleitmittel einige Zentimeter weit in den Enddarm geschoben und die Tropfgeschwindigkeit ausreichend langsam gewählt, sodass die gesamte Flüssigkeitsmenge im Rektum absorbiert wird
- Grundsätzlich eignen sich auch die anderen bekannten Basensalze für die Rezeptur mit Procain, also etwa Kalium-Bicarbonat oder Magnesiumcarbonat – im Falle von Kalium-Bicarbonat besteht jedoch eine Mengenbegrenzung und Magnesiumcarbonat ist schlecht wasserlöslich

Procain-Infusion – Rezeptur

- 100 ml NaCl-Lösung oder 100 ml Aqua (wenn DMSO MP verwendet wird)
- 10 bis 20 ml Procain-Lösung 2 %
- <u>Indikationen:</u> für ganzheitliche Ausgeglichenheit, Vitalisierung, Schmerzen, Verletzungen
- <u>Anwendungshäufigkeit:</u> 1-mal wöchentlich
- <u>Fließgeschwindigkeit:</u> langsam, mindestens 60 Minuten

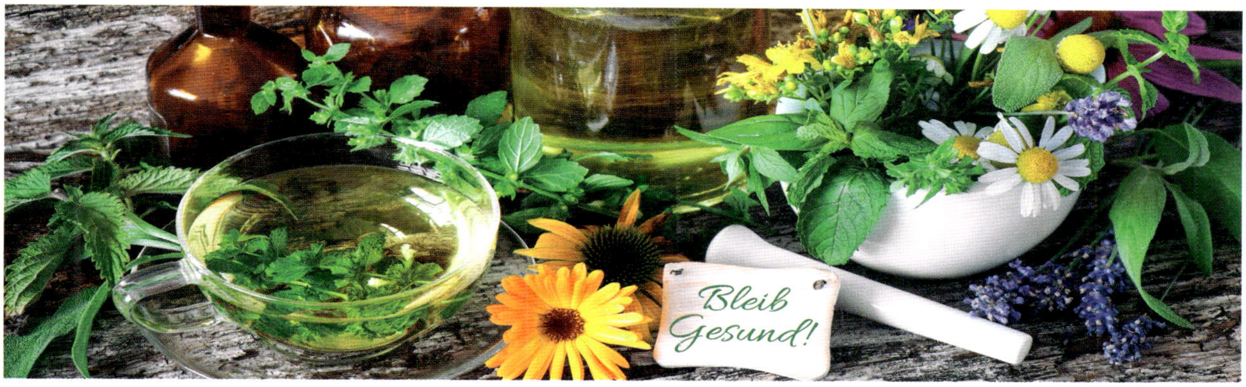

Nachwort

Dr. Fischer's Rundbriefe „Medizin zum Selbermachen" gehen weiter. Sie erhalten diese kostenfrei, wenn Sie sich dafür auf der Internetseite des Praxisinstitut Naturmedizin www.Medizin-ZumSelbermachen.de eintragen.

> *Für unsere Urgroß- und Großeltern war es noch völlig selbstverständlich, bewährte Mittel zu Hause und im Lebensumfeld eigenständig und verantwortungsvoll anzuwenden. Nicht nur bei sogenannten leichten, sondern auch bei schweren Symptomen.*

Leitgedanke

Die Medizin darf, soll und kann wieder zurück zu den Menschen kommen!

Eigenverantwortliches, intuitiv-kreatives Anwenden von einfachen, bewährten, reinen Stoffen zum Zwecke der Gesunderhaltung

Diese Selbstverständlichkeit im Hinblick auf „Selbermachen", mit der viele Menschen etwa Sachen reparieren, ihr Haus renovieren oder Gemüse anbauen, darf auch wieder einkehren, wenn es um die Gesunderhaltung des eigenen Körpers geht. Um das integrative Wohlergehen des eigenen komplexen Organismus, für das sich niemand sonst wirklich in der Weise interessiert, wie die/der BesitzerIn selbst.

Darüber hinaus haben Sie vielfältige weitere Möglichkeiten, sich zahlreiche Hausmittel, Vorgehensweisen und medizinische Methoden anzueignen, um akute und chronische Symptome und Erkrankungen zu Hause oder in der Praxis kostengünstig und effektiv zu behandeln.

Medizin zum Selbermachen

Eigenverantwortliche therapeutische Anwendung von effektiven und zugleich einfachen Mitteln und Maßnahmen für die Gesundheit

Eigene Fähigkeiten für den Krankheitsfall bzw. für Krisensituationen aneignen

Gesundheit in die eigene Hand nehmen

Therapeutische Freiheit, Sicherheit und Unabhängigkeit für ein natürlich gesundes Leben

Ob FAQs, Podcasts, Vorträge, Seminare, Online Kurse, Bücher, ... – sehen Sie sich gerne einfach auf der Internetseite www.Medizin-ZumSelbermachen.de um und nutzen Sie nach Belieben kostenfreie und kostenpflichtige Angebote für Ihr Wissen und Ihre Fähigkeiten rund um Gesundheit und Integrative Medizin.

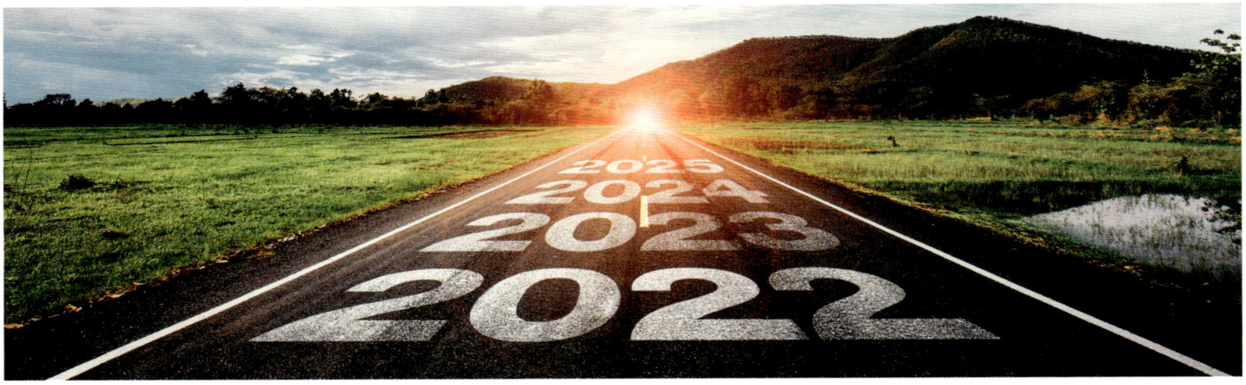

Ausblick

Weit über 1000 Teilnehmer haben seit 2013 bisher die DMSO & Co. Grundlagenseminare belegt. Diese können als Anlaufstelle und Multiplikator jetzt schon dieses Wissen praktizieren, zu Hause anwenden und weitergeben.

Doch es gilt noch weitreichendere Lehre im Bereich Integrativer Medizin zu entwickeln. Die dafür erforderlichen Wissensbausteine werden zukünftig ebenfalls in unterschiedlichen Formen dargeboten. Bücher, Videos, Webinare, Seminare etc. eröffnen umfassende Möglichkeiten therapeutische Methodiken zu erlernen. Bis hin zu den ebenso beliebten, wie manchmal lebensnotwendigen, vielfältigen Anwendungsoptionen der Injektion und Infusion.

Aktuelle Informationen und Ankündigungen finden Sie wie bisher in Dr. Fischer's Rundbriefen sowie auf der Internetseite www.MedizinZumSelbermachen.de und auf Facebook „Praxisinstitut Naturmedizin".

Wenn nicht anders vermerkt, können die besprochenen Substanzen und Rezepturbestandteile freiverkäuflich bei der Firma, die auf der Internetseite www.MedizinZumSelbermachen.de genannt wird, oder bei anderen Internetanbietern bezogen werden, sofern diese keine besonderen Berufsnachweise für die Aufnahme als Kunden verlangen.

Zusammenfassend lässt sich also festhalten, dass DMSO eine wunderbare heilende Flüssigkeit ist, die vielfältig und eigenverantwortlich bei unterschiedlichsten Symptomen eingesetzt werden kann. Ein echtes bewährtes Hausmittel und gleichzeitig eine praxistaugliche Arznei.

Die Einsatzgebiete reichen von Verletzungen, Symptomen des Bewegungsapparates und der Haut sowie Schmerzen unterschiedlichster Genese bis hin zu akuten und chronischen Infektionen, Allergien, Autoimmun- und Ablagerungserkrankungen. Auch für die Behandlung von Tumorerkrankungen hat sich DMSO in Kombination mit Oxidantien (Artemisinin, H_2O_2 , Ozon, ...), organischen Farbstoffen (Hämatoxylin, Bengalrosa) oder kleinmolekularen Substanzen wie DCA und Furfural als erstaunlich wirksam gezeigt. Ebenso ist DMSO ein Kombinationsmittel, das in Praxen und Kliniken die bewährten und bestehenden naturheilkundlichen Therapieformen sehr gut erweitert und in ihrer Wirkung verbessert.

Es gehen täglich Nachrichten mit Schilderungen von hervorragenden Anwendungsfällen mit dem Gesundheitswerkzeugkasten DMSO & Co. ein – sowohl von Privatanwendern als auch von Therapeuten. Der Erfahrungsschatz wächst auf diese Weise enorm.

Insofern hat der Gesundheitswerkzeugkasten DMSO & Co. eine sehr wichtige Botschaft in die Welt getragen, die zentraler Gedanke meiner Arbeit ist: ***Die Medizin darf, soll und kann wieder zurück zu den Menschen kommen!***

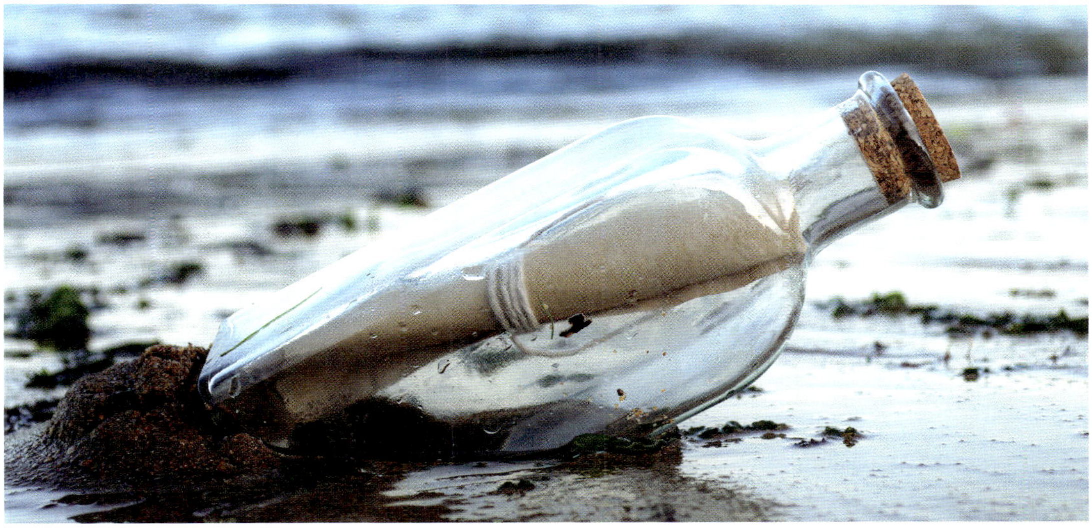

Die **Botschaft** von unserer Seite ist,
zunächst die **eigenen Lebens-**, **Ernährungs- und Denkgewohnheiten** zu **überprüfen** und
zusätzlich mit Hilfe **einfacher**, **bewährter Mittel**
aus dem **Gesundheitswerkzeugkasten**
gezielt den Körper dabei zu **unterstützen**,
möglichst rasch wieder in seine **Mitte** zu kommen.

Wenn wir uns **selbst die Hand reichen** und
uns vor den Spiegel stellen und sagen
„**ich helfe dir**", dann geht es direkt los –
ganz ohne Termine erst in zwei Monaten,
ohne Streit um Kostenübernahme und
ohne Wartezimmer.
Dann kommen wir wieder in **unsere Würde**.

Praxisinstitut Naturmedizin

Anhang

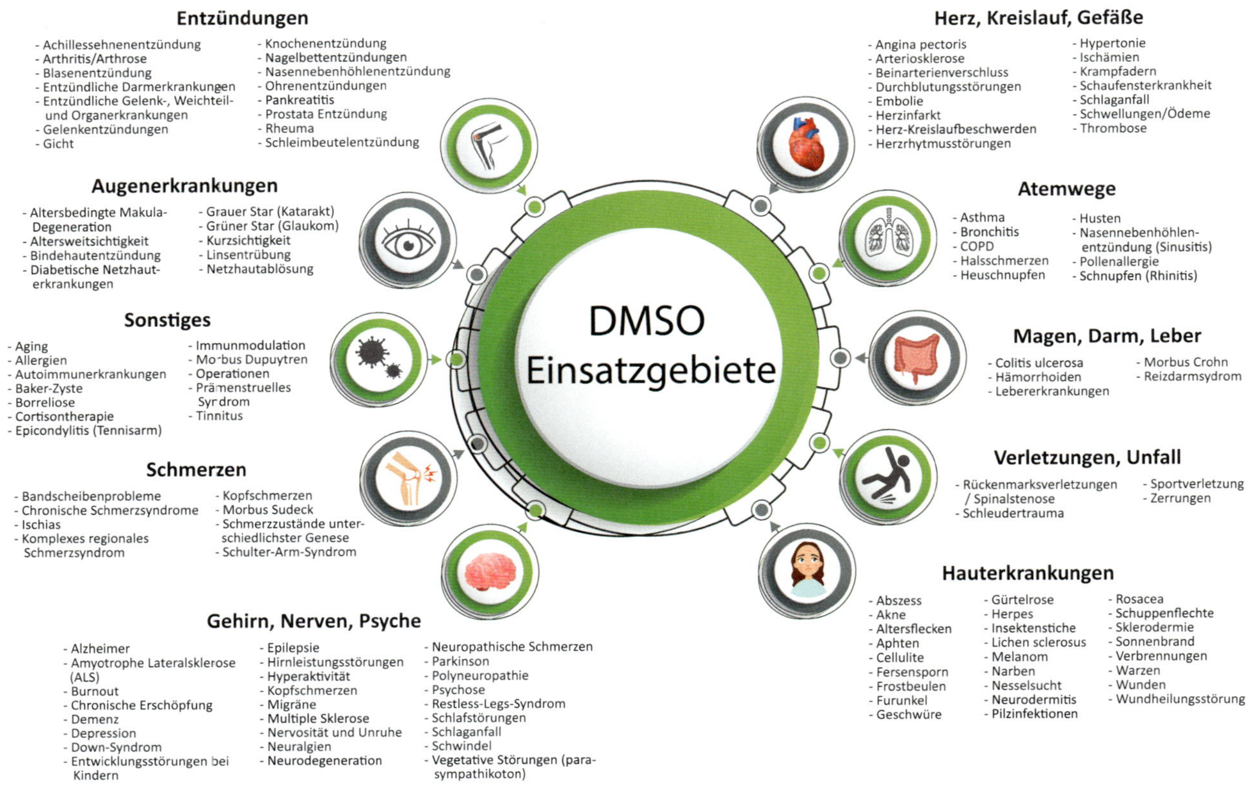
DMSO Einsatzgebiete
Entzündungen
- Achillessehnenentzündung
- Arthritis/Arthrose
- Blasenentzündung
- Entzündliche Darmerkrankungen
- Entzündliche Gelenk-, Weichteil- und Organerkrankungen
- Gelenkentzündungen
- Gicht
- Knochenentzündung
- Nagelbettentzündungen
- Nasennebenhöhlenentzündung
- Ohrenentzündungen
- Pankreatitis
- Prostata Entzündung
- Rheuma
- Schleimbeutelentzündung
Augenerkrankungen
- Altersbedingte Makula-Degeneration
- Altersweitsichtigkeit
- Bindehautentzündung
- Diabetische Netzhauterkrankungen
- Grauer Star (Katarakt)
- Grüner Star (Glaukom)
- Kurzsichtigkeit
- Linsentrübung
- Netzhautablösung
Sonstiges
- Aging
- Allergien
- Autoimmunerkrankungen
- Baker-Zyste
- Borreliose
- Cortisontherapie
- Epicondylitis (Tennisarm)
- Immunmodulation
- Morbus Dupuytren
- Operationen
- Prämenstruelles Syndrom
- Tinnitus
Schmerzen
- Bandscheibenprobleme
- Chronische Schmerzsyndrome
- Ischias
- Komplexes regionales Schmerzsyndrom
- Kopfschmerzen
- Morbus Sudeck
- Schmerzzustände unterschiedlichster Genese
- Schulter-Arm-Syndrom
Gehirn, Nerven, Psyche
- Alzheimer
- Amyotrophe Lateralsklerose (ALS)
- Burnout
- Chronische Erschöpfung
- Demenz
- Depression
- Down-Syndrom
- Entwicklungsstörungen bei Kindern
- Epilepsie
- Hirnleistungsstörungen
- Hyperaktivität
- Kopfschmerzen
- Migräne
- Multiple Sklerose
- Nervosität und Unruhe
- Neuralgien
- Neurodegeneration
- Neuropathische Schmerzen
- Parkinson
- Polyneuropathie
- Psychose
- Restless-Legs-Syndrom
- Schlafstörungen
- Schlaganfall
- Schwindel
- Vegetative Störungen (parasympathikoton)
Herz, Kreislauf, Gefäße
- Angina pectoris
- Arteriosklerose
- Beinarterienverschluss
- Durchblutungsstörungen
- Embolie
- Herzinfarkt
- Herz-Kreislaufbeschwerden
- Herzrhytmusstörungen
- Hypertonie
- Ischämien
- Krampfadern
- Schaufensterkrankheit
- Schlaganfall
- Schwellungen/Ödeme
- Thrombose
Atemwege
- Asthma
- Bronchitis
- COPD
- Halsschmerzen
- Heuschnupfen
- Husten
- Nasennebenhöhlenentzündung (Sinusitis)
- Pollenallergie
- Schnupfen (Rhinitis)
Magen, Darm, Leber
- Colitis ulcerosa
- Hämorrhoiden
- Lebererkrankungen
- Morbus Crohn
- Reizdarmsydrom
Verletzungen, Unfall
- Rückenmarksverletzungen / Spinalstenose
- Schleudertrauma
- Sportverletzung
- Zerrungen
Hauterkrankungen
- Abszess
- Akne
- Altersflecken
- Aphten
- Cellulite
- Fersensporn
- Frostbeulen
- Furunkel
- Geschwüre
- Gürtelrose
- Herpes
- Insektenstiche
- Lichen sclerosus
- Melanom
- Narben
- Nesselsucht
- Neurodermitis
- Pilzinfektionen
- Rosacea
- Schuppenflechte
- Sklerodermie
- Sonnenbrand
- Verbrennungen
- Warzen
- Wunden
- Wundheilungsstörung

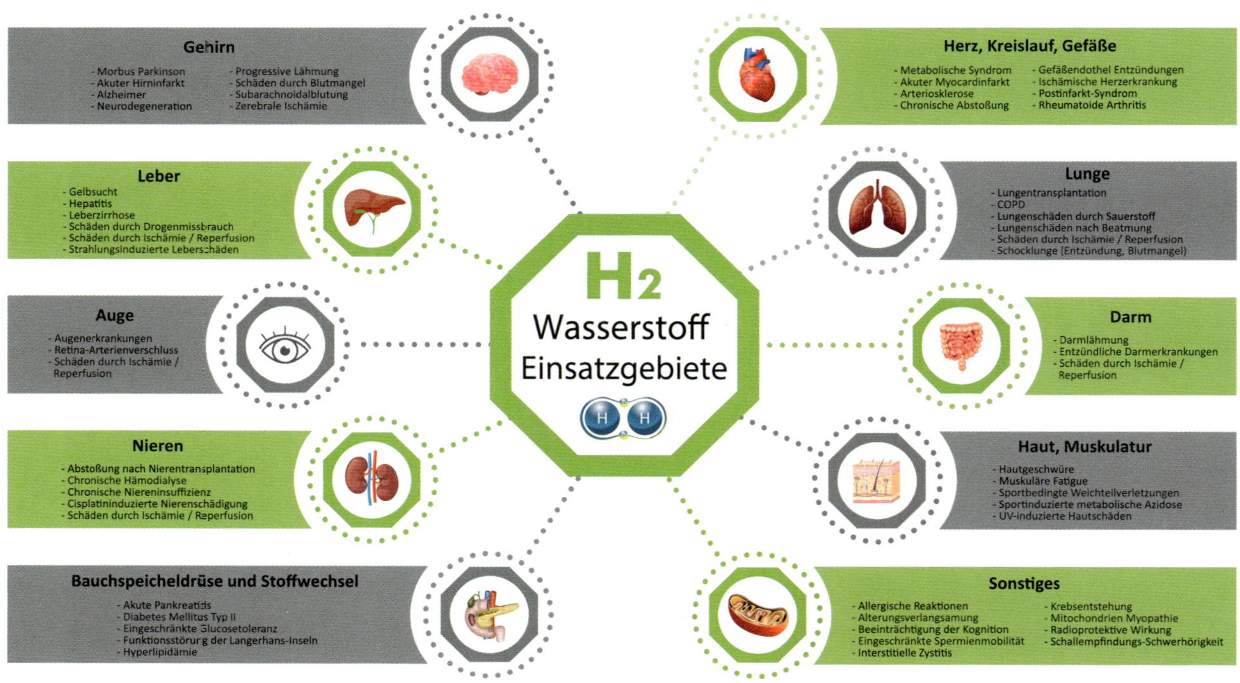
H2
Wasserstoff Einsatzgebiete
H H
Gehirn
- Morbus Parkinson
- Akuter Hirninfarkt
- Alzheimer
- Neurodegeneration
- Progressive Lähmung
- Schäden durch Blutmangel
- Subarachnoidalblutung
- Zerebrale Ischämie
Leber
- Gelbsucht
- Hepatitis
- Leberzirrhose
- Schäden durch Drogenmissbrauch
- Schäden durch Ischämie / Reperfusion
- Strahlungsinduzierte Leberschäden
Auge
- Augenerkrankungen
- Retina-Arterienverschluss
- Schäden durch Ischämie / Reperfusion
Nieren
- Abstoßung nach Nierentransplantation
- Chronische Hämodialyse
- Chronische Niereninsuffizienz
- Cisplatininduzierte Nierenschädigung
- Schäden durch Ischämie / Reperfusion
Bauchspeicheldrüse und Stoffwechsel
- Akute Pankreatitis
- Diabetes Mellitus Typ II
- Eingeschränkte Glucosetoleranz
- Funktionsstörung der Langerhans-Inseln
- Hyperlipidämie
Herz, Kreislauf, Gefäße
- Metabolische Syndrom
- Akuter Myocardinfarkt
- Arteriosklerose
- Chronische Abstoßung
- Gefäßendothel Entzündungen
- Ischämische Herzerkrankung
- Postinfarkt-Syndrom
- Rheumatoide Arthritis
Lunge
- Lungentransplantation
- COPD
- Lungenschäden durch Sauerstoff
- Lungenschäden nach Beatmung
- Schäden durch Ischämie / Reperfusion
- Schocklunge (Entzündung, Blutmangel)
Darm
- Darmlähmung
- Entzündliche Darmerkrankungen
- Schäden durch Ischämie / Reperfusion
Haut, Muskulatur
- Hautgeschwüre
- Muskuläre Fatigue
- Sportbedingte Weichteilverletzungen
- Sportinduzierte metabolische Azidose
- UV-induzierte Hautschäden
Sonstiges
- Allergische Reaktionen
- Alterungsverlangsamung
- Beeinträchtigung der Kognition
- Eingeschränkte Spermienmobilität
- Interstitielle Zystitis
- Krebsentstehung
- Mitochondrien Myopathie
- Radioprotektive Wirkung
- Schallempfindungs-Schwerhörigkeit

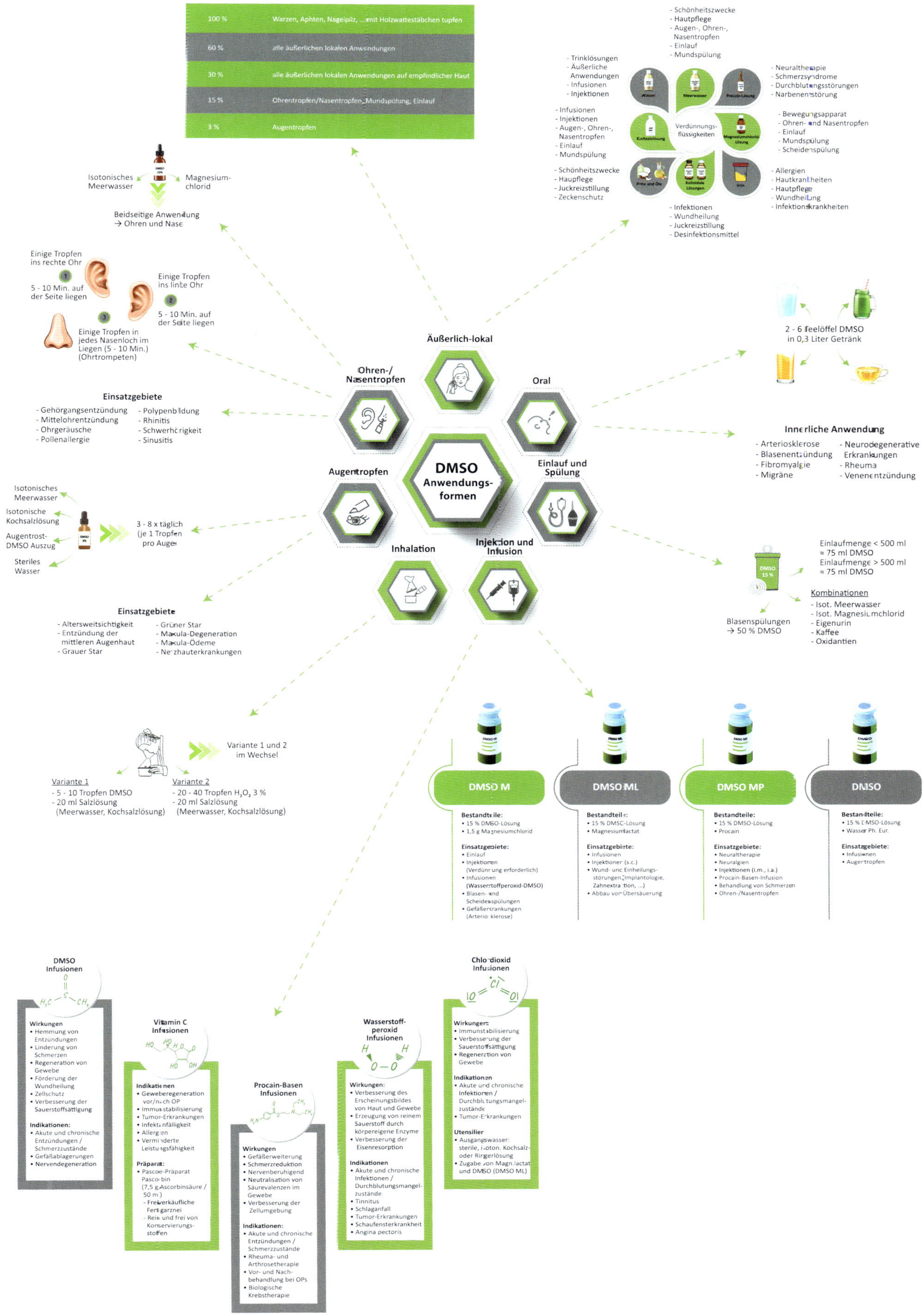
DMSO Anwendungsformen
Äußerlich-lokal
Ohren-/Nasentropfen
Oral
Einlauf und Spülung
Augentropfen
Inhalation
Injektion und Infusion
100 % Warzen, Aphten, Nagelpilz, ... mit Holzwattestäbchen tupfen
60 % alle äußerlichen lokalen Anwendungen
30 % alle äußerlichen lokalen Anwendungen auf empfindlicher Haut
15 % Ohrentropfen/Nasentropfen, Mundspülung, Einlauf
3 % Augentropfen
Verdünnungsflüssigkeiten
Wasser
Meerwasser
Procain-Lösung
Kochsalzlösung
Magnesiumchlorid-Lösung
Fette und Öle
Kolloidale Lösungen
Urin
- Schönheitszwecke - Hautpflege - Augen-, Ohren-, Nasentropfen - Einlauf - Mundspülung
- Trinklösungen - Äußerliche Anwendungen - Infusionen - Injektionen
- Neuraltherapie - Schmerzsyndrome - Durchblutungsstörungen - Narbenentstörung
- Infusionen - Injektionen - Augen-, Ohren-, Nasentropfen - Einlauf - Mundspülung
- Bewegungsapparat - Ohren- und Nasentropfen - Einlauf - Mundspülung - Scheidenspülung
- Schönheitszwecke - Haupflege - Juckreizstillung - Zeckenschutz
- Allergien - Hautkrankheiten - Hautpflege - Wundheilung - Infektionskrankheiten
- Infektionen - Wundheilung - Juckreizstillung - Desinfektionsmittel
Isotonisches Meerwasser
Magnesiumchlorid
Beidseitige Anwendung → Ohren und Nase
Einige Tropfen ins rechte Ohr
5 - 10 Min. auf der Seite liegen
Einige Tropfen ins linke Ohr
5 - 10 Min. auf der Seite liegen
Einige Tropfen in jedes Nasenloch im Liegen (5 - 10 Min.) (Ohrtrompeten)
Einsatzgebiete
- Gehörgangsentzündung - Mittelohrentzündung - Ohrgeräusche - Pollenallergie
- Polypenbildung - Rhinitis - Schwerhörigkeit - Sinusitis
2 - 6 Teelöffel DMSO in 0,3 Liter Getränk
Innerliche Anwendung
- Arteriosklerose - Blasenentzündung - Fibromyalgie - Migräne
- Neurodegenerative Erkrankungen - Rheuma - Venenentzündung
Isotonisches Meerwasser
Isotonische Kochsalzlösung
Augentrost-DMSO Auszug
Steriles Wasser
3 - 8 x täglich (je 1 Tropfen pro Auge)
Einsatzgebiete
- Altersweitsichtigkeit - Entzündung der mittleren Augenhaut - Grauer Star
- Grüner Star - Makula-Degeneration - Makula-Ödeme - Netzhauterkrankungen
Einlaufmenge < 500 ml ≈ 75 ml DMSO
Einlaufmenge > 500 ml ≈ 75 ml DMSO
Kombinationen
- Isot. Meerwasser - Isot. Magnesiumchlorid - Eigenurin - Kaffee - Oxidantien
Blasenspülungen → 50 % DMSO
Variante 1 und 2 im Wechsel
Variante 1
- 5 - 10 Tropfen DMSO - 20 ml Salzlösung (Meerwasser, Kochsalzlösung)
Variante 2
- 20 - 40 Tropfen H_2O_2 3 % - 20 ml Salzlösung (Meerwasser, Kochsalzlösung)
DMSO M
Bestandteile: • 15 % DMSO-Lösung • 1,5 g Magnesiumchlorid
Einsatzgebiete: • Einlauf • Injektionen (Verdünnung erforderlich) • Infusionen (Wasserstoffperoxid-DMSO) • Blasen- und Scheidenspülungen • Gefäßerkrankungen (Arteriosklerose)
DMSO ML
Bestandteile: • 15 % DMSO-Lösung • Magnesiumlactat
Einsatzgebiete: • Infusionen • Injektionen (s.c.) • Wund- und Einheilungsstörungen (Implantologie, Zahnextraktion, ...) • Abbau von Übersäuerung
DMSO MP
Bestandteile: • 15 % DMSO-Lösung • Procain
Einsatzgebiete: • Neuraltherapie • Neuralgien • Injektionen (i.m., i.a.) • Procain-Basen-Infusion • Behandlung von Schmerzen • Ohren-/Nasentropfen
DMSO
Bestandteile: • 15 % DMSO-Lösung • Wasser Ph. Eur.
Einsatzgebiete: • Infusionen • Augentropfen
DMSO Infusionen
Wirkungen • Hemmung von Entzündungen • Linderung von Schmerzen • Regeneration von Gewebe • Förderung der Wundheilung • Zellschutz • Verbesserung der Sauerstoffsättigung
Indikationen: • Akute und chronische Entzündungen / Schmerzzustände • Gefäßablagerungen • Nervendegeneration
Vitamin C Infusionen
Indikationen • Geweberegeneration vor/nach OP • Immunstabilisierung • Tumor-Erkrankungen • Infektanfälligkeit • Allergien • Verminderte Leistungsfähigkeit
Präparat: • Pascoe-Präparat Pascorbin (7,5 g Ascorbinsäure / 50 ml) - Freiverkäufliche Fertigarznei - Rein und frei von Konservierungsstoffen
Procain-Basen Infusionen
Wirkungen • Gefäßerweiterung • Schmerzreduktion • Nervenberuhigend • Neutralisation von Säurevalenzen im Gewebe • Verbesserung der Zellumgebung
Indikationen: • Akute und chronische Entzündungen / Schmerzzustände • Rheuma- und Arthrosetherapie • Vor- und Nachbehandlung bei OPs • Biologische Krebstherapie
Wasserstoffperoxid Infusionen
Wirkungen: • Verbesserung des Erscheinungsbildes von Haut und Gewebe • Erzeugung von reinem Sauerstoff durch körpereigene Enzyme • Verbesserung der Eisenresorption
Indikationen • Akute und chronische Infektionen / Durchblutungsmangelzustände • Tinnitus • Schlaganfall • Tumor-Erkrankungen • Schaufensterkrankheit • Angina pectoris
Chlordioxid Infusionen
Wirkungen: • Immunstabilisierung • Verbesserung der Sauerstoffsättigung • Regeneration von Gewebe
Indikationen • Akute und chronische Infektionen / Durchblutungsmangelzustände • Tumor-Erkrankungen
Utensilien • Ausgangswasser: sterile, isoton. Kochsalz- oder Ringerlösung • Zugabe von Magnesiumlactat und DMSO (DMSO ML)

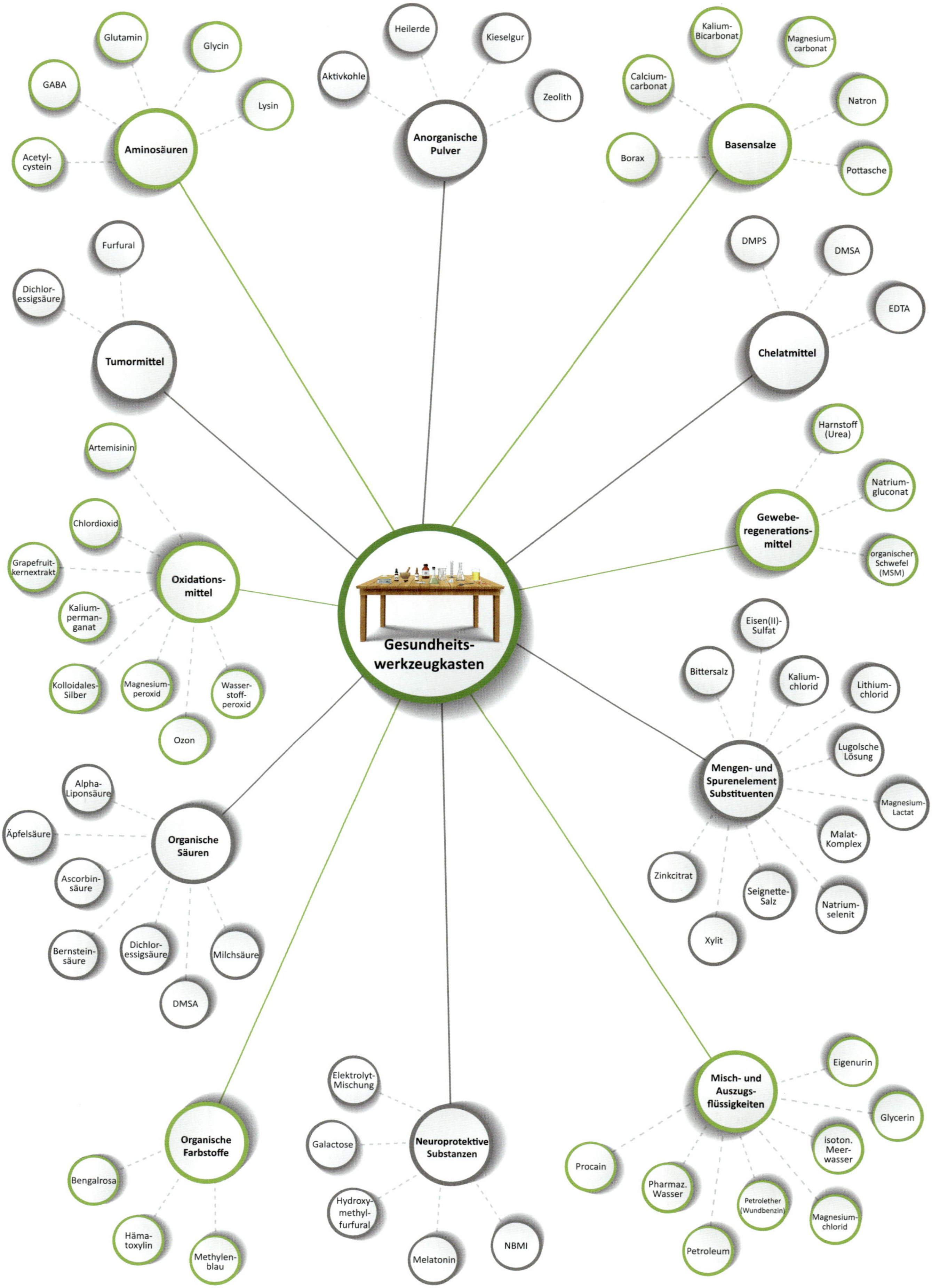
Gesundheits-werkzeugkasten
Aminosäuren
Glutamin
Glycin
GABA
Lysin
Acetyl-cystein
Anorganische Pulver
Heilerde
Kieselgur
Aktivkohle
Zeolith
Basensalze
Kalium-Bicarbonat
Magnesium-carbonat
Calcium-carbonat
Natron
Borax
Pottasche
Tumormittel
Furfural
Dichlor-essigsäure
Chelatmittel
DMPS
DMSA
EDTA
Gewebe-regenerations-mittel
Harnstoff (Urea)
Natrium-gluconat
organischer Schwefel (MSM)
Oxidations-mittel
Artemisinin
Chlordioxid
Grapefruit-kernextrakt
Kalium-perman-ganat
Kolloidales Silber
Magnesium-peroxid
Wasser-stoff-peroxid
Ozon
Mengen- und Spurenelement Substituenten
Eisen(II)-Sulfat
Bittersalz
Kalium-chlorid
Lithium-chlorid
Lugolsche Lösung
Magnesium-Lactat
Malat-Komplex
Zinkcitrat
Seignette-Salz
Natrium-selenit
Xylit
Organische Säuren
Alpha-Liponsäure
Äpfelsäure
Ascorbin-säure
Bernstein-säure
Dichlor-essigsäure
Milchsäure
DMSA
Organische Farbstoffe
Bengalrosa
Häma-toxylin
Methylen-blau
Neuroprotektive Substanzen
Elektrolyt-Mischung
Galactose
Hydroxy-methyl-furfural
Melatonin
NBMI
Misch- und Auszugs-flüssigkeiten
Eigenurin
Glycerin
isoton. Meer-wasser
Procain
Pharmaz. Wasser
Petrolether (Wundbenzin)
Magnesium-chlorid
Petroleum

Stichwortregister

A

B

J

K

L

M

N

O

P

Q

R

S

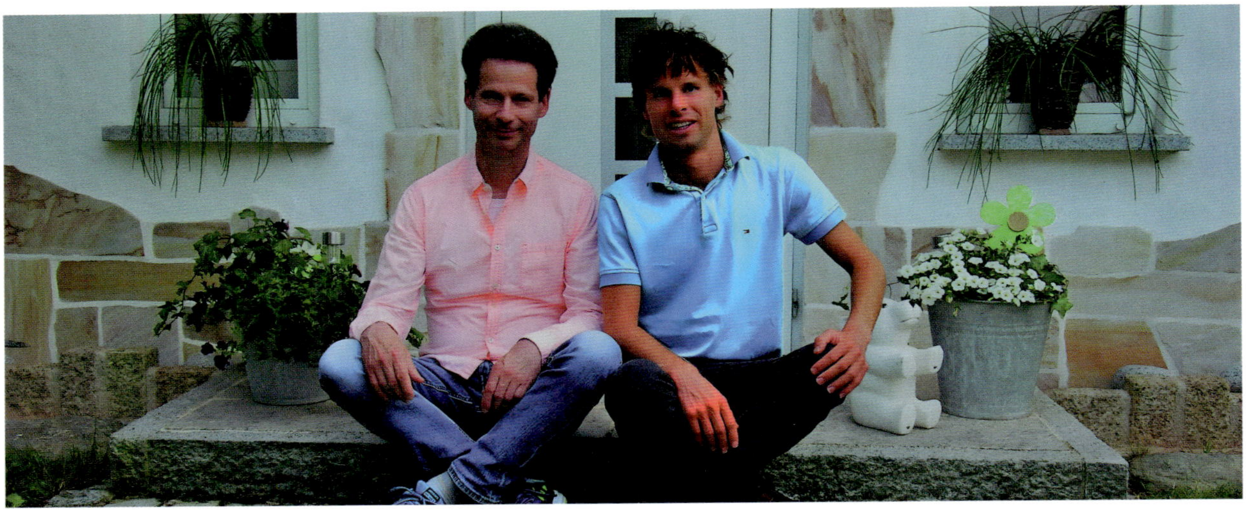

Autoren – Die DMSO & Co. Buchreihe

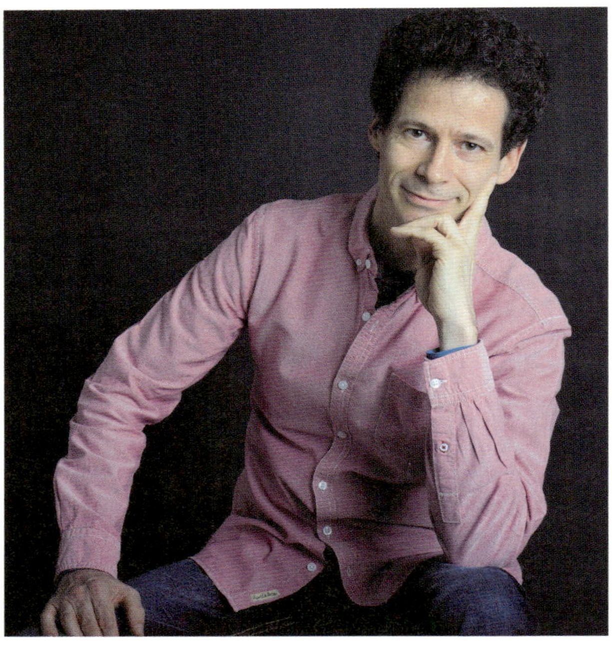

Dr. Hartmut Fischer studierte an der Fakultät für Chemie und Pharmazie der Universität Würzburg, wo er im Fach Organische Chemie auch promoviert wurde.

Berufliche Stationen sowohl in Forschung und Lehre als auch in der Pharmaindustrie wechselten sich ab, bis der Entschluss reifte, eigenständig und unabhängig zu praktizieren und zu forschen. So wurde das Praxisinstitut Naturmedizin in 2010 von Dr. Fischer aus der Taufe gehoben.

Von Beginn an spielten in der Anwendung und Entwicklung sehr bewährte und natürliche, jedoch weitgehend vergessene Mittel eine wichtige Rolle – allen voran das vor 60 Jahren als Therapeutikum entdeckte DMSO (Dimethylsulfoxid).

DMSO, eine Natursubstanz, die überall auf dem Planeten vorkommt, ist aufgrund ihrer Wirkeigenschaften als Kanalöffner und Dachmittel zu begreifen. Mit dem Erscheinen des bekannten Standardwerks „Das DMSO Handbuch“ in 2012, welches inzwischen in sechs Sprachen vorliegt, machte Dr. Fischer dieses Mittel in Europa sowohl für zu Hause als auch für Praxis und Klinik wieder salonfähig. Zahlreiche weitere Naturstoffe, die mit DMSO synergistisch kombiniert werden können, bereichern als DMSO & Co. inzwischen die Mittel des natürlichen, effektiven Gesundheitswerkzeugkastens.

So ist es nun, mit dem rasanten Anwachsen des breiten Erfahrungsschatzes über die zurückliegenden 10 Jahre, folgerichtig an der Zeit, diese „Medizin zum Selbermachen“ als umfangreiches Nachschlagewerk zu veröffentlichen. Diesem zur Seite gestellt sind die beiden Bücher „Antworten auf Ihre Fragen“ und „Erfahrungsberichte“, welche ebenfalls nützliche Arbeitsgrundlagen liefern, für alle die sich die vielfältigen Möglichkeiten mit DMSO & Co. solide erarbeiten wollen.

Neben der Patientenberatung widmet sich Dr. Fischer vor allem der Wissensvermittlung in Seminaren und Online Kursen, der Erforschung und Entwicklung vielversprechender Mittel sowie dem Schreiben von Fachartikeln und kostenfreien Rundbriefen zu aktuellen Gesundheits- und Therapiethemen.

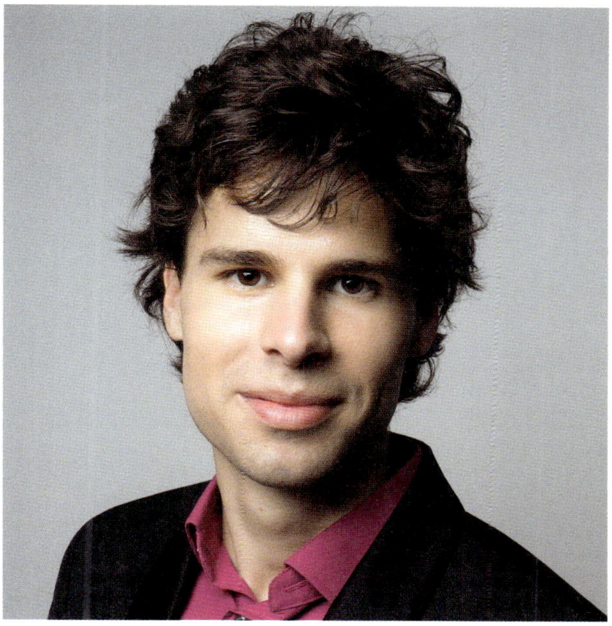

Dominik Dietz begann seinen Ausbildungsweg mit einer Berufsausbildung zum Fachinformatiker. Anschließend absolvierte er ein Ingenieur- und wirtschaftswissenschaftliches Masterstudium. Im Anschluss daran arbeitete Dominik Dietz mehrere Jahre in bedeutenden Unternehmen der Automobilindustrie.

Bereits in jungen Jahren entdeckte er die Vorzüge einer natürlichen Lebensweise und ist seit jeher an ganzheitlichen Ansätzen und Erfahrungen interessiert.

Im Laufe der vergangenen Jahre vertiefte er sein Wissen und durchlief auf dem Gebiet der ganzheitlichen Gesundheit zahlreiche Ausbildungen in den Bereichen Ernährung, Entgiftung, Elektrosmog, Schmerztherapie, traditionelle Naturmedizin sowie alternative Heilmethoden.

Dominik Dietz strebt das Ziel an, gesundheitsorientierte Menschen und Menschen mit gesundheitlichen Problemen optimal zu unterstützen sowie ihr Bewusstsein für gesunde Lebens-, Ernährungs- und Denkgewohnheiten weiter zu öffnen, damit sie ihr körperliches Potential erkennen und voll ausschöpfen können.

Bei seiner Arbeit ist es ihm ein großes Anliegen, die elementare Bedeutung von Gesundheit in das Bewusstsein der Menschen zu rücken. Denn nur, wenn wir erkennen, dass unser körperliches und geistiges Wohlbefinden der Grundstein für die Verwirklichung all unserer Wünsche und Ziele im Leben ist, können wir Gesundheit zu der Priorität machen, die sie verdient hat. Denn Gesundheit ist weder Zufall noch Selbstverständlichkeit – sie ist unsere eigene Verantwortung.

In Zusammenarbeit mit Dr. Fischer entstanden diese umfangreichen Werke, die im März 2022 erstmals veröffentlicht wurden.

In den Publikationen des Verlags „Praxisinstitut Naturmedizin“ finden sich vielfältige Wissensbausteine und Anleitungen für umfassende gute Lebensführung. Vor allem erwartet den Leser weiterhin Hilfe zur Selbsthilfe, falls sich schon Symptome oder akute und chronische Erkrankungen zeigen. Ebenso stellt der Verlag ein methodisches Repertoire und Anwendungswissen zu bewährten und reinen Mitteln bereit, mit denen TherapeutInnen ihren Patienten und Klienten schnell helfen können.

Alles in allem bildet das Verlagsprogramm einen ganzheitlichen Gesundheitswerkzeugkasten, der sich sowohl an gesundheitsbewusste Menschen als auch an Ärzte, Heilpraktiker, Medizinische Fachangestellte, Medizinstudenten, Apotheker, Gesundheits- und Ernährungsberater, Mitarbeiter im Gesundheitswesen, Schmerz- und Physiotherapeuten, Selbstversorger und viele mehr wendet.

Die Botschaft der Autoren lautet: Die Medizin darf, soll und kann wieder zurück zu den Menschen kommen!

Praxisinstitut Naturmedizin
Medizin zum Selbermachen

Praxisinstitut Naturmedizin
Dr. Hartmut Fischer & Dominik Dietz

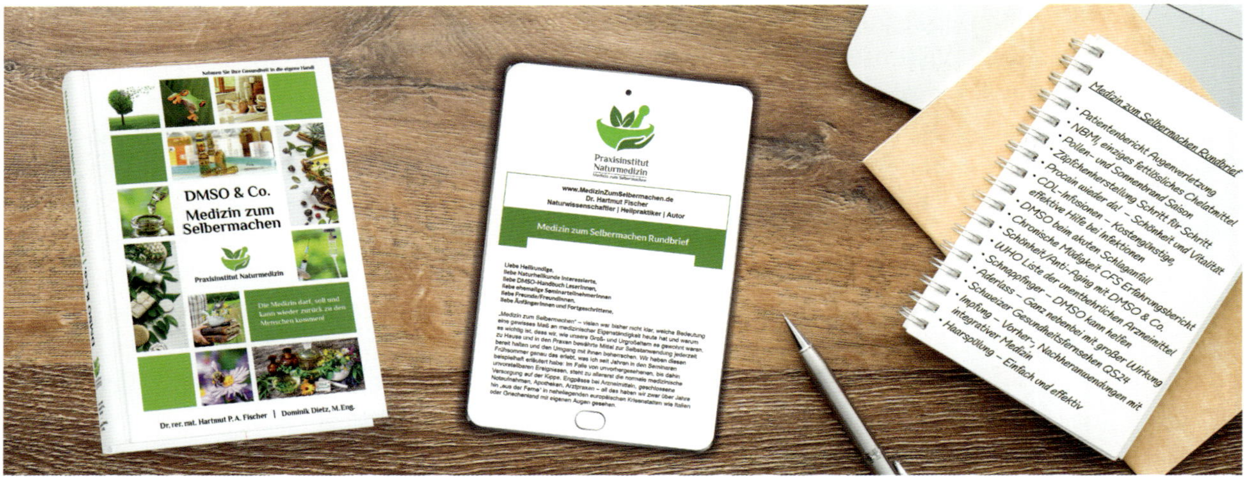
DMSO & Co.
Medizin zum Selbermachen
Praxisinstitut Naturmedizin
Dr. rer. nat. Hartmut P.A. Fischer | Dominik Dietz, M.Eng.
Praxisinstitut Naturmedizin
www.MedizinZumSelbermachen.de
Dr. Hartmut Fischer
Naturwissenschaftler | Heilpraktiker | Autor
Medizin zum Selbermachen Rundbrief
Medizin zum Selbermachen Rundbrief
• Patientenbericht Augenverletzung
• NBMI, einziges fettlösliches Chelatmittel
• Pollen- und Sonnenbrand Saison
• Zäpfchenherstellung Schritt für Schritt
• Procain wieder da! – Schönheit und Vitalität
• CDL-Infusionen – Kostengünstige, effektive Hilfe bei Infektionen
• DMSO beim akuten Schlaganfall
• Chronische Müdigkeit CFS Erfahrungsbericht
• Schönheit/Anti-Aging mit DMSO & Co.
• WHO Liste der unentbehrlichen Arzneimittel
• Schnupfenfinger – DMSO kann helfen
• Aderlass – Ganz nebenbei mit großer Wirkung
• Schweizer Gesundheitsfernsehen QS24
• Impfung – Vorher-, Nachheranwendungen mit integrativer Medizin
• Haarspülung – Einfach und effektiv

Kostenfreier DMSO & Co. – Medizin zum Selbermachen Rundbrief

Seit 2017 ist der von Dr. Fischer herausgegebene DMSO & Co. Rundbrief eine reichhaltige Quelle für den sicheren und kreativen Umgang mit den verschiedensten Mitteln und Methoden eines individuellen Gesundheitswerkzeugkastens. Aktuelle Integrative Medizin, die als Feld die Gesamtheit des Menschen und/oder des Tieres einbezieht, wird durch diese Schrift aus dem Praxisinstitut Naturmedizin maßgeblich geprägt.

Im DMSO & Co. Rundbrief sind ausführliche Erläuterungen zu Beschaffung, Handhabung, Dosierung und Einsatzgebieten von bewährten, hocheffektiven und wiederentdeckten Mitteln zu finden. Ebenso geht es um Methoden, die ohne teure Medizintechnik preisgünstig umsetzbar sind. Weiterhin werden Themen aus dem Bereich der institutionellen Medizin oder dem Gesundheitswesen neutral beleuchtet.

Darüber hinaus gibt es, ganz im Sinne der Integrativen Medizin, leicht nachvollziehbare Impulse für die geistig-seelischen Anteile von Krankheit und Gesundheit, denn diese sind meist ursächlich für akute und chronische Beschwerden.

Auch kommen kundige Anwender und Therapeuten in Gastbeiträgen zu vielfältigen Themen zu Wort und, ganz wichtig, es werden Fallberichte veröffentlicht, von Menschen, die mit DMSO & Co. maßgebende Behandlungserfolge erzielen und ihre Vorgehensweise hier schildern.

Mit Hilfe des DMSO & Co. Rundbriefs kann man also sowohl als Privatanwender wie auch als Therapeut einen eigenen Gesundheitswerkzeugkasten entwickeln und verantwortungsvoll sowie kreativ-virtuos anwenden.

Der Rundbrief erscheint unregelmäßig, ca. 5- bis 6-mal im Jahr. Die Anmeldung erfolgt mit E-Mail-Adresse auf der Internetseite www.MedizinZumSelbermachen.de.

Der jeweils aktuelle Rundbrief DMSO & Co. wird auch direkt auf der Homepage unter dem Menüpunkt „Veröffentlichungen“ bereitgestellt. Er bleibt weiterhin kostenfrei. Ist man für den Rundbrief angemeldet, so wird er automatisch zur eingetragenen E-Mail-Adresse versendet und kann auch beliebig weitergeleitet werden.

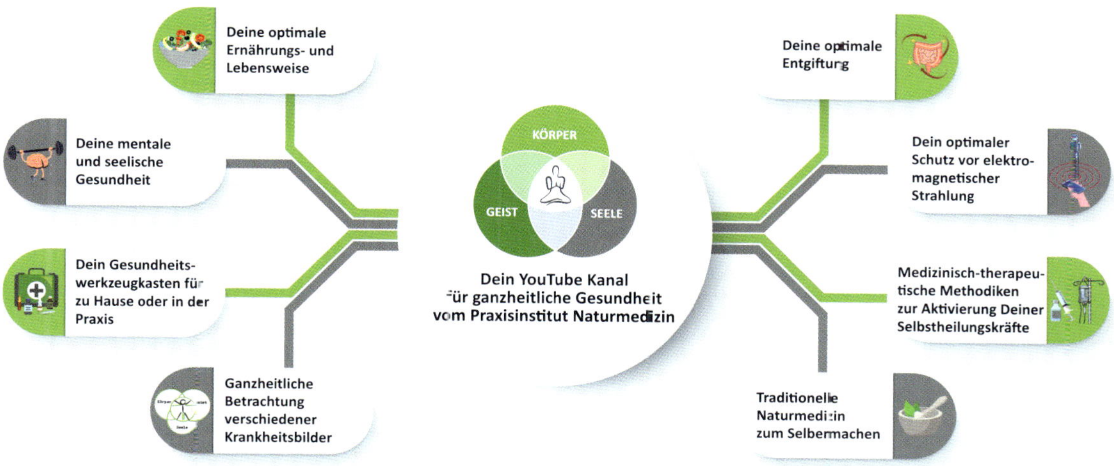

YouTube Kanal – Praxisinstitut Naturmedizin

Der YouTube Kanal vom Praxisinstitut Naturmedizin bietet vielfältige Impulse auf dem Weg zu mehr Gesundheit. Er eröffnet unbegrenzte Möglichkeiten für eine natürliche Selbstbehandlung. Auf diesem Kanal finden Interessierte vielfältige Wissensbausteine und Anleitungen für umfassende gute Lebensführung. Es geht hierbei um Hilfe zur Selbsthilfe, falls sich schon Symptome oder akute und chronische Erkrankungen zeigen.

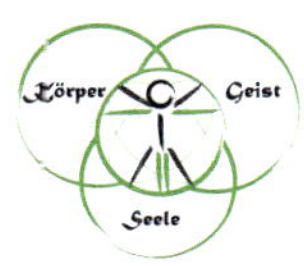

Im Fokus stehen hierbei gesunde Lebens-, Ernährungs- und Denkgewohnheiten. Zudem stellt der Kanal ein methodisches Repertoire und Anwendungswissen zu bewährten und reinen Mitteln bereit, mit dem gesundheitsbewusste Menschen als auch Ärzte, Heilpraktiker, Gesundheits- und Ernährungsberater und viele mehr ihren Mitmenschen oder Patienten und Klienten schnell helfen können, wenn sie therapeutisch tätig sind.

Der YouTube Kanal strebt das Ziel an, eigene therapeutische Fähigkeiten zu erlernen und optimale Gesundheit zu erreichen. Die Vermittlung von umfangreichen Möglichkeiten, sich zahlreiche Hausmittel, Vorgehensweisen und medizinische Methoden anzueignen, um verschiedenste Symptome und Erkrankungen kostengünstig und effektiv zu behandeln, steht hierbei im Mittelpunkt. Dieser Kanal ist Ihre Inspirationsquelle für die natürliche Selbstbehandlung.

> Beginnen Sie bereits heute, die Verantwortung für Ihren Körper mit Begeisterung zu übernehmen und lassen Sie sich dabei von uns begleiten und auch führen.

Abonnieren Sie jetzt unseren YouTube Kanal und erhalten Sie einen mächtigen Wissensschatz, der Ihnen die Möglichkeit gibt, Ihre Gesundheit wieder in die eigenen Hände zu nehmen, mit dem Ziel der therapeutischen Freiheit, Sicherheit und Unabhängigkeit für ein natürlich gesundes Leben.

Abonnieren

Die Medizin darf, soll und kann wieder zurück zu den Menschen kommen!

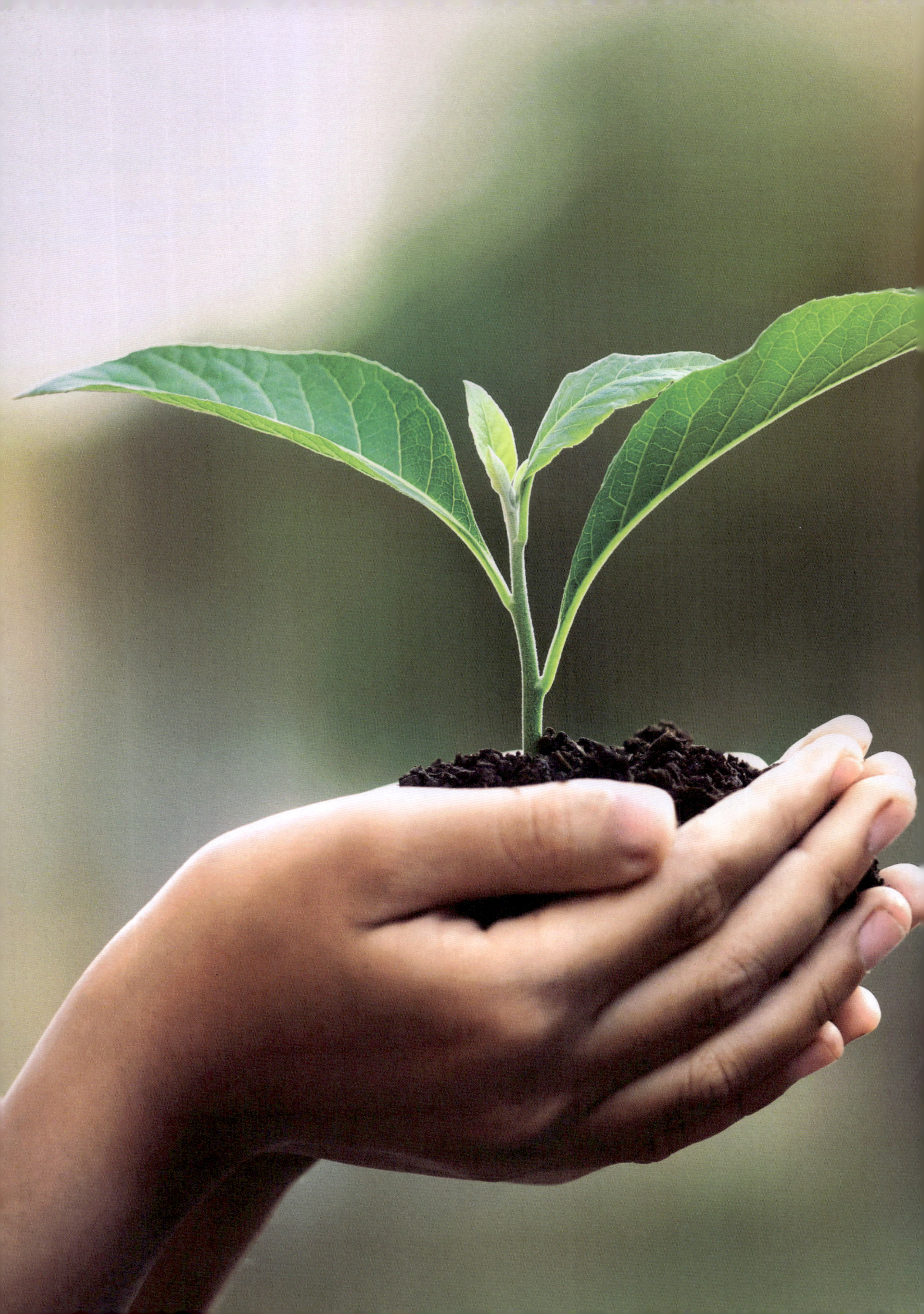